全国高等中医药院校成人教育教材

中医外科学

国家中医药管理局人事教育司委托修订

主编单位：江西中医学院

主　　编：喻文球

副 主 编：王济平　冯锦伦

编　　委：王万春　叶义森　谌莉媚

参加编写人员：王　丹　黄东北
　　　　　　　喻治达　韩珤赟

主　　审：王　沛　谭新华

湖南科学技术出版社

《全国高等中医药院校成人教育教材》编审小组

　　根据中医事业发展需要，为促进中医人才的培养，进一步提高全国中医院校函授教育的质量，1983年，原卫生部中医司指定成都、湖南、湖北、江西、浙江、长春、辽宁、陕西、南京、黑龙江、河南等11所中医院校联合编写《全国高等中医院校函授教材》，并确定了教材编审组成员。1984年元月，各参编单位在长沙举行了第一次编写会议，会议讨论了教材的编写原则和编写体例。会议一致认为，教材的编写要根据中医高等函授教育的目标，切实做到"体现中医特色，确保大专水平，突出函授特点"。为此，在内容分配上要和全日制大专教材相当；在编写过程中要坚持"一家编，多家审"的原则，广泛征求意见，力求重点明确，通俗易懂。为方便函授教学，教材统一设置了一些指导函授教学的栏目，如"自学指导"、"复习思考题"，考虑基层学员查阅文献有所不便，教材各章附有"参考文献摘录"，将与教学内容密切相关的经典著述附录在课文后，供学员借鉴，加深对课文理解。会议确定全套教材共设19门课程，按函授教学需要的先后顺序，于1985年陆续出版，1988年2月出齐。尔后，根据中医临床的需要和函授师生的反映，经国家中医药管理局同意，决定在19门中医课程教材的基础上，增设5门西医课程教材，分别由北京、广州、南京、河南、湖南5所中医院校主编，并于1988年4月在长沙举行了编写会议，在坚持整套教材编写原则和体例风格的基础上，会议商讨了有关中医学习西医知识教材编写出版事宜。西医课程教材于1990年全部出版。

　　《全国高等中医院校函授教材》的出版对规范函授中医专业教学内容及人才知识结构起到十分重要的作用。因其有重点突出，内容丰富，编写形式适合在职中医人员业余学习等优点，多年来一直被多数中医院校选用。1995年全国普通高等院校函授部、夜大学教材评估时，对这套教材的编写质量有较高的评价。

　　10多年来，随着医药科学的发展，知识更新，医学模式转变和中医药教育改革的不断深入，教材内容也需要作相应的修订和完善。1999年12月在成都召开的全国中医药成人教育学会理事会四届一次会议上，全体理事讨论了湖南科学技术出版社提出的《关于修订〈全国高等中医院校函授教材〉的报告》；2000年5月，国家中医药管理局本着政府职能转变的原则要求，为充分发挥学会和中介组织作用，决定委托全国中医药成人教育学会高等教育研究会负责组织《全国高等中医院校函授教材》的修订和编写工作。同时，为适应中医药成人教育的需求，决定将教材更名为《全国高等中医药院校成人教育教材》。根据国家中医药管理局的决定，全国中医药成人教育学会高等教育研究会2000年6月在长沙举行了教材修订主编会议，成都、广州、南京、北京、山东、湖南、河南、辽宁、浙江、黑龙江、湖北、长春、陕西、江西等14所中医药院校的主编出席了会议。会议进一步明确了《全国高等中医药院校成人教育教材》是在1983年编写的《全国高等中医院校函授教材》基础上的修订和补充编写，要求这次修订编写在原函授教材的基础上保持基本架构不变，重在充实完善，要根据教学实践中发现的问题和新形势下成人教育的需要来修订编写。考虑到成人教育主要是培养基层实用型人才，编写教材要求做到"理论够用为度，便于自学，重在实用"。

修订新版的《全国高等中医药院校成人教育教材》由国家中医药管理局人事教育司（原科技教育司）委托组织编写（修订），实行主编负责制，坚持"一家编，多家审"的原则，强调质量第一。修订后的教材保留适应成人教育、方便业余学习的体例形式，同时结合中医药成人教育改革与发展的趋势，作了进一步改进和完善。为适应当前中医药事业的发展，在课程设置上新教材增设了《推拿学》、《医学心理学》、《药理学》、《预防医学》、《急诊医学》、《卫生法规》等6门课程。为了满足不同层次的教学需要，修订新版教材采用"一书两纲"的形式，即一本教材内容定位在本科教学水准，同时考虑专科教学需要，两本大纲分别指导本科、大专两个层次的教学。教学时数分配，本科部分在中医本科成人教育教学计划未发布以前，暂时参照全日制本科教学计划安排；专科部分按国家中医药管理局确定的成人高等专科教育中医学专业教学计划安排。

中医药成人教育是中医人才队伍建设的一个重要组成部分，尽管我们已取得了相当的成绩，积累了许多宝贵经验，前进的道路仍十分漫长，还有许多课题需要我们去探索，还有许多困难有待我们去克服。教材编写是教育事业的一项基础工作，直接关系到教学质量的提高，编好教材不仅需要作者们呕心沥血，更需要教学师生的关心和支持，诸如课程体系设置是否合理、教学内容详略是否恰当、大纲安排是否切合实际等等，都有待广大师生提出批评和建议，以便今后修订再版时更臻完善。

最后，我们要感谢参编院校的领导和各位主编，他们为教材的编写、修订作出了无私的贡献和积极的努力；感谢使用教材的院校领导和师生，他们一直关心教材的编写、修订，并提出了许多宝贵的建议。我们深信，有编者、读者和出版者的共同努力，《全国高等中医药院校成人教育教材》必将成为中医药园地中一朵绚丽的奇葩。

湖南科学技术出版社

中医外科学是研究人体外部疾病为主的一门临床学科。中医外科学历史悠久，内容丰富，范围广泛，具有完整的理论体系和独特的学科特色，是中医学的重要组成部分。

本教材根据国家中医药管理局国中医药教职［2000］30 号文件修订"全国中医药院校函授教材"的精神，在原全国高等中医院校函授教材《中医外科学》的基础上，参考普通高等教育中医药类规划教材第六版《中医外科学》的内容，吸取第六版教材的精华，结合成人教育的特点编写而成。编写过程中对篇幅作了调整，体例有所不同。注意了中医外科的系统性、连贯性，尽可能使学生系统地掌握中医外科的理法方药完整概念及其诊断治疗基本技能。突出中医特色，中西贯通，重点突出，知识面广，由浅入深，层次清楚，利于掌握。并注意吸收现代中医外科的理论及临床实践研究成果，较大地充实了各章节的参考文献，尽可能地体现时代特色。

本教材的修正突出成人教育特点，学术上达到本科水平，除了有学科内容外，考虑到成人教育以自学为主、面授较少及学生找参考书有困难等情况，在每章、节后有"自学指导"和"参考文献摘要"。"自学指导"着重于"提要勾玄"；参考文献摘要着眼于扩展视野，这对于学员当有所助益。惟须注意，参考文献摘要中的治验、处方，谨供参阅，若应用于临床，理应慎重。本教材适合于成人教育本科班等各班种学生使用，也可供中医院校学生及临床外科专业人员等在学习和工作中参考。

本教材一书二纲：一书即教材深度为本科，二纲即编写本、专科两种教学大纲。本教材以自学为主，面授讲课为辅。要求学员按照各章的目的要求及教学大纲所规定的教学内容和进度，循序渐进，对照大纲阅读教材，按时完成复习思考题；课堂面授时，教师要突出以能力为主的素质教育原则，讲重点，讲疑点，讲难点，并尽可能配合图谱、幻灯、录像，注重培养学员独立思考和实际临床工作能力。在本课程行将结束时，学员可选做本教材后所附的三套考试题，以检测掌握本学科的状况。

本教材承蒙我国中医外科专家王沛教授和谭新华教授审阅，全国中医药成人教育学会高等教育研究会、江西中医学院及江西中医学院成人教育学院给予指导和大力支持，在此表示衷心的感谢。

喻文球

2002 年元月

总　论　篇

总 论 篇

第一章 中医外科的起源与发展

【目的要求】

1. 了解中医外科的起源和发展。
2. 熟悉中医外科学历代主要学术成就、代表著作和发明创造。

【自学时数】

2 学时。

中医外科学是祖国医学体系中的重要组成部分，是人类与疾病作斗争的重要科学武器。为了学习、发掘、整理这门宝贵的科学遗产，并且在新的历史条件下加以发展和提高，我们首先必须了解中医外科学的发展历史，以便根据历史的线索去探讨和研究这门科学。

一、中医外科的发展历史

中医外科大致经历了以下历史阶段。

（一）萌芽阶段

医学史家一般都认为，在原始社会人们生活相当简陋，夏日与酷暑相争，冬天和霜雪作抗，身体抵抗力是比较强的。同时，穴居野外，人口散住，传染病较难播散，加之社会交往较少，一般内科疾病似应少些。人们在和自然界作斗争的过程中，生产工具主要是石块和木棒，这种简单的生产工具是不足以克服种种不利因素的。因此，人们往往遭受毒蛇、猛兽等外来伤害，而创伤感染则极为多见。

人们对外来伤害，必须想法防治。如异物刺入肌肤，必然要除去；创伤出血，用树叶、野草堵裹伤口，于是原始的清创、止血法自发地产生。体表感染，局部红、肿、热、痛，人们往往用淤泥涂敷，以减轻不适感，以后则逐步用草药外敷。氏族公社以后，制出了较为精细的石器，并在生产的过程中用作医疗工具。《山海经·东山经》记载"高氏之山，有石如玉，可以为针"。郭璞为之注"砭针，治痈肿者"。说明石针即"砭针"，是最原始的切开排脓的医疗工具。此外，竹刺、骨针、贝壳等也是原始人的外科手术工具。

原始的清创、止血、外用药和外科小手术，是在原始人长期的生产斗争中发展起来的，成为最原始的、简单的外科基本处理，是中医外科的最早萌芽。

（二）独立分科阶段

从黄帝时代经尧、舜、禹一直到夏代前期，在这一阶段已能冶炼青铜，生产工具大为改善，提高了征服自然的能力，对医学起了很大的促进作用。到了商代开始有了外科病名的记载，如殷墟出土的甲骨文上有疾自（鼻病）、疾耳、疾齿、疾舌、疾足、疾止（指或趾）、疥疮等记载。随着社会分工的出现，民间从事医疗活动的人，擅长各有所异，因此出现了医学的分科。在《周礼·天官篇》中把当时的医生分为"疾医"、"疡医"、"食医"和"兽医"四大类，其中"疡医"即是外科医生；并指出"疡医掌肿疡、溃疡、金创、折疡之祝药劀杀之齐"（祝药即是敷药，劀是刮去脓血，杀是用腐蚀剂去除恶肉或以刀剪除去恶肉，齐是使疮面平复），从而说明了外科医生临床治疗的范围及其主要治疗方法。这部书中还记载了"凡疗疡以五毒攻之"。汉、郑玄注五毒说："五毒，五药之有毒者，今医人有五毒之药，合黄埋置石胆、丹砂、雄黄、矾石、磁石其中，烧三日夜，其烟上着，以鸡羽扫取以治疡。"根据郑玄注论，说明我国当时已能用人工炼制汞剂来治疗外科疾病，证明我国是世界上最早应用化学制剂治疗疾病的国家之一。

医学各科的具体分工，是在长期的医疗实践中随着社会的分工而出现的，这是社会发展的需要，同时又有效地推动了医学按系统深入发展。

（三）基础理论发展阶段

春秋战国时期，是我国历史上的一个重大变革时期。铁器的出现，大大地提高了生产力，促进了思想领域的活跃，医学便由感性认识向理性认识发展。这一时期中医外科已逐渐完善起来。1973年出土的马王堆文物《五十二病方》系春秋时所写，是我国目前发现最早的一部医学文献，其中有很多外科疾病，如创伤、冻疮、诸虫咬伤、痔漏、肿瘤等；在"疽病"下有"骨疽（倍）白蔹、肉疽（倍）黄芪、肾疽（倍）芍药"之说；在"牡痔"中有"杀狗，取其脬（膀胱），以穿籥（竹管）入脏（直肠）中，吹之，引出，徐以刀割去其巢，治黄芩而屡傅之"；还有用滑润的"铤"作为检查治疗漏管的探针等。可见当时外科已有较高的水平。战国时出现了有记载的第一个外科名医——医竘，《尸子》中关于他的记载有："为宣王割痤，为惠王割痔，皆愈。"

《内经》总结了前人的医疗经验，并把它上升为理论，不仅论述了中医的阴阳五行、整体观念、脏腑经络等，还载有不少的中医外科基本理论。如《灵枢·玉版篇》说"病之生时，有喜怒不测，饮食不节，阴气不足，阳气有余，荣气不行，乃发痈疽"。是说化脓性外科疾病的发生是由自然因素加上社会因素的刺激，使机体阴阳平衡失调，内环境紊乱等复杂的病理变化而引起的。《素问·生气通天论》说"高粱之变，足生大疔，受如持虚"；又说"荣气不从，逆于肉理，乃生痈肿"。说明人体是一个高度有机的整体，某一部分发生损害和病变，都可以影响到整体而发生外科疾病。《素问·刺节真邪篇》说："虚邪之中人也，洒淅动形，起毫毛而发腠理，其入深；内搏于骨则为骨痹；搏于筋则为筋挛；搏于脉中则为血闭不通，则为痈。"这说明了外科疾病的感染途径。《灵枢·痈疽篇》说"荣卫稽留于经脉之中，则血泣而不行，不行则卫气从之而不通，壅遏而不得行，故热。大热不止，热胜则肉腐，肉腐则为脓"。这说明了外科化脓性疾病的病理过程。

此外，《内经》尚载有20多种外科病名，记载了针砭、烫贴、按摩、醪药、猪膏及手术等多种治疗方法，并最早提出用截趾手术治疗脱疽。由此可见，《内经》一书也是中医外科的基本典籍，它所记载的有关中医外科理论与实践的论述，具有较高的科学水平。

（四）外治法和外科手术发展阶段

自秦第一个中央集权的封建社会开始直至宋朝以前，在这一阶段中，由于朝代彼此更替、封建统治者你争我夺及农民阶级的不断反抗，以致社会动荡，战乱频仍，人们创伤、感染特别多见。这客观地为外科工作者创造了很多实践机会，为外科手术和外用药的发展开辟了广阔的天地。

汉代出现的我国历史上著名的外科学家华佗，《后汉书·华佗传》记载他的医术说："若病发于内，针药不能及，乃令先以酒服麻沸散，既醉无所觉，因刳破腹背，抽割积聚。若在肠胃，则断截湔洗，除去疾秽，既而逢合，敷以神膏，四、五日创愈，一月之间皆平复。"麻醉是手术的前提和关键，三国时期的华佗能用麻沸散麻醉施行腹部手术，而欧洲直至19世纪中叶末才发明乙醚、哥罗仿等现代麻醉药，可见我国开展麻醉术和外科手术是世界上最早的国家。此外，张仲景的《伤寒论》和《金匮要略》创立的大承气汤、大黄牡丹皮汤、大柴胡汤等，对后世中医外科治疗急腹症有很大的贡献。

晋代有了我国现存的第一部外科专著《刘涓子鬼遗方》，成书于公元499年。记载了很多外科疾病的治疗方法，有很多外治处方。书中记载用水银膏治疗皮肤病，比其他国家应用要早600多年。此外该书对痈疽、疮癣的诊断，辨别有脓无脓都有较为详细的描述。同一时代的葛洪对外科也有很大的贡献，在他的《肘后备急方》中总结了许多有科学价值的经验，如用海藻治瘿，这是世界上最早用含碘食物治疗甲状腺疾病的记录，用疯狗脑敷治疯犬咬伤，则开创了用免疫疗法治疗狂犬病的先例。此外，皇甫谧《针灸甲乙经》记载了用针灸治疗外科疾病，为外科外治法开辟了另一条道路。

隋代巢元方等编写的《诸病源候论》，记载了不少外科内容，其中皮肤病就载有40多种，对外科疾病的病因病理进行了初步的论述。在该书的"金疮肠断候"中对"腹册"（脂肪）脱出的手术，指出先用丝线结扎血管，然后再截除；并有肠吻合术的记载。可见当时开展的腹部外科手术具有一定的水平。

唐代孙思邈的《千金方》记载了食羊靥，鹿靥治疗甲状腺肿大，这已为现代科学证实为成功经验；另外，对尿潴留患者，以葱管作导尿器械，这是世界上最先应用导尿术的记载。王焘的《外台秘要》载有不少的外科方剂，亦是中医外科的重要参考书籍。

总之，这一时期中医外科的发展的特点，是外科手术和外治法有很大的发展，对外科疾病也有某些理论记载与内服药物的应用，但其学术理论发展仍较为缓慢。

（五）中医外科学术大发展阶段

这一阶段大致从北宋年间开始到清朝鸦片战争前夕。

北宋出现了较为发展的经济、文化和科学，中医外科从此也进入了一个各家争鸣的阶段。在外科的病因病理分析上已重视整体与局部的关系；在治疗上已注意扶正与祛邪相结合、内治与外治相并重。在当时由国家出版的《圣济总录》中提出了"五善七恶"这个辨别外科疾病预后的辨证学说；以后的《太平圣惠方》则进一步完善了这一辨证学说，并总结了内消、托里等内治方法。李迅的《集验背疽方》对背疽的病源、症状、治疗方法作了全面的论述。陈自明的《外科精要》力主运用整体观念来治疗外科疾病，反对单以开刀敷药为能事。我们上文说到，在宋以前，外科虽然也有一些内服方剂，但是很少；通过陈自明等的启发，内治法从此就大量地发展起来。其他如用砒剂治疗痔疮，用蟾酥酒止血、止痛，应用烧灼法消毒手术器械等，都是这一时期的新经验。公元1227年魏岘的《魏氏家藏方》记载有治疗痔核时，先在其周围涂以膏剂，以免灼痛，使枯痔疗法更为完善。此外，东轩居士的《卫济宝书》记载了很多医疗器械，如灸板、消息子、炼刀、竹刀、小钩等。

金元时代的外科著作甚多。刘完素的《河间六书》论述了破伤风。朱震亨的《外科精要发挥》继承和发展了陈自明的观点。齐德之的《外科精义》总结了元以前各种方书的经验，并指出"治其外而不治其内"是"治其末而不治其本"。危亦林的《世医得效方》是一本创伤外科专著，在整骨方面有精确的记述，记载了使用夹板、铁钳、凿、剪刀、桑白线等器材；记载使用全身麻醉，进行各种创伤手术，该书对麻醉药的组成、适应证、剂量均有具体的说明。

明代中医外科的发展进入了全盛时代，外科专家和医著相继出现。这一时期的主要外科著作有薛己的《外科枢要》、《外科发挥》，记载了有关外科疾病的理论和经验。他的《疠疡机要》是一部麻风病专书，书中论述麻风病的病候条目清晰，并附有治案。汪机的《外科理例》提出了"治外必本诸内"的学术思想，创造了玉真散治疗破伤风。王肯堂的《证治准绳·疡医》内容丰富。其他如窦梦麟的《疮疡经验全书》，申斗垣的《外科启玄》、张景岳的《外科铃》等均各有特点。此外陈司成所著的《霉疮秘录》是我国第一部论述梅毒的专书，书中指出本病是由传染所得，且可遗传；主张应用丹砂、雄黄等含砷的药物治疗，这是世界上最早使用砷剂治疗梅毒的记载。

明代陈实功《外科正宗》共论述疾病 141 种，其中外科 52 种、皮肤病 52 种、性病 5种。在本书的卷首论病因时，就提出了"百病由火而生"，强调了外科、皮肤科疾病火邪致病的重要性，在治疗上陈氏既注重应用寒凉清热之剂，又提出了"四脏之火，皆赖一脏肾水以济之"的学术观点，强调应用滋肾养阴法治疗火邪致病。陈氏重视情志致病的研究，他认为"七情六欲者，盗人元气之贼也"，他提示医生和患者都要谨慎地对待这个问题。陈氏十分重视脾胃理论在外科皮肤科的运用。他认为"盖疮全赖脾土，调理必要端详"。强调治疗外科皮肤科疾病"先必固脾胃"。这是因为：①脾土生肺金，肺脾同主肌肉与皮毛，主则不病，失主则易发生各种疾病；②脾胃为气血化生之源，气血盛衰与否对于皮肤外科疾病的发生、发展、变化、结局具有十分重要的意义。陈氏考虑到临床医生应用苦寒清热泻火解毒治疗火毒证，而苦寒易伤败脾胃，告诫后世要考虑到脾胃在皮肤外科的重要性，应用苦寒清热中病即止，以免伤败脾胃。陈氏重视脏腑辨证，强调脾胃学说，主张不仅可苦寒清火，而且还可养阴清火，形成了皮肤外科的一大学术体系，后世清代祁坤《外科大成》、吴谦《医宗金鉴·外科心法》等崇尚陈氏学说，形成了正宗派学说。

清代王洪绪《外科全生集》以阴阳辨证为纲，善于辨治阴证疾病，他说"世人但知一概清火以解毒，殊不知毒即是寒，解寒而毒自化，清火而毒愈凝"。运用阳和汤、小金丹治疗脉管炎、硬皮病、雷诺病等疗效显著。许克昌《外科证治全书》推崇这一学术观点，形成了全生派学说。

王洪绪提倡宣开腠理排毒外出。在自序中说："阳实之证系气血热而毒滞，阳虚之证气血寒而毒凝，二者以开腠理为要，腠理一开，红痈毒平痛止，白疽寒化血行。"因此，他即使治杨梅结毒也提倡"以化毒为贵"的治法，也多应用发汗解毒排毒之雄黄、牛蒡子、菊花等。对小儿痘毒他认为医生多以为是火毒，"多服凉药，血寒气滞"，亦宜应用辛温发表散寒解毒之药。总之，他认为阳毒在表，宜辛凉开腠，发表排毒；阴毒在表，宜辛温开腠，发表散毒。以开腠理作为排毒外出的捷径。

随着温病学新兴理论体系的诞生，温病学说也向外科中渗透。温病的特点，在症状方面，热象较盛；在病理方面，容易化燥伤阴。而皮肤性病科的口疮、口疳、胎火、胎毒、小儿赤游丹、杨梅结毒、下疳、瘟毒、血风疮、天疱疮等，都有发热等温热病症状，与温病有着明显的共同特点，这为高锦庭《疡科心得集》外科皮肤科温病学的诞生奠定了理论基础。这一学术理论后世称之为心得派学说，具有如下特点：

（1）以人体上、中、下三部为辨证之纲。高锦庭将吴鞠通的《温病条辨》以三焦为纲，以病为目的辨证纲领移植到外科皮肤科中来。他认为"盖以疡科之证，在上部者，俱属风温、风热、风性上行故也；在下部者，俱属湿火、湿热，水性下趋故也；在中部者，多属气郁、火郁，以气火之俱发于中也"。以人体上中下三个部位为辨证之纲，结合各个具体不同的疾病，把辨病作为目，则可形成治疗疾病的规范化，使治疗的目的性与有序性结合起来；同时也能更科学地应用中医同病异治或异病同治的理论。

（2）全面而系统地论述了邪毒内陷、内攻五脏的新观点。高锦庭根据温热病的基本特点，结合人体体质分析了邪毒内陷的规律；指出由于邪毒盛，加之"正气内亏，不能使毒外泄，而显陷里之象；此由平日肾水亏损，阴精消涸，阴火炽盛而成"。他论述了火陷、干陷、虚陷的机制及症状。在热毒内陷的病位上，高氏还作了定位、定性分析，阐明了火毒入心、肝、脾、肺、肾、六腑的特点。

（3）仿温病卫气营血证治来治疗外科皮肤科热证。高氏在理论和实践上都善于应用气营血分方药，对热毒在气分，用黄连解毒汤清泻气分实垫；热毒在营分应用犀角地黄汤；而对于热毒内陷、热闭心胞等证还应用了三宝。

清代还有不少的杰出外科专家和专著。主要有祁广的《外科大成》，陈士铎的《外科秘录》，均有各自特色。顾世澄的《疡医大全》汇集了前人的著作，网罗浩博，不愧为大全之称。清官方出版的《医宗金鉴·外科心法要诀》，是一部有系统的外科医典，比较完整地反映了中医外科的体系。余听鸿的《外证医案汇编》，每病列有附论，阐发自己的心得体会。另外，吴师机的《理瀹骈文》专门论述了药膏的外治法，亦是中医外科的重要参考文献。

（六）中医外科新的历史发展阶段

1840年鸦片战争以后，在西医学迅速涌入的冲击下，中医外科界出现了中西医汇通的思想和主张。在近代中医外科著作中，有张山雷的《疡科纲要》，不仅对中医外科的病因病机及辨证施治理论进行了精辟的论述，还引用了西医的理论解释中医的发病机制。在"论痛"一节中，有"内已成脓，而竟不痛者，疡之变，神经已死"之说；在"论顽木不痛"中说"若夫肿势猖狂，非不坚巨，而反觉顽木不仁，不痛不痒，则苟非大毒，可以劫制神经，使失知觉"，对痛与不痛的机制作了与神经有关的论述。

中华人民共和国成立后，在党的中医政策指引下，大力继承和发展中医事业，中医外科也进入了新的历史发展阶段。1960年中医研究院编著《中医外科学简编》，1960年、1964年由上海中医学院主编全国中医学院中医外科学教材《中医外科学讲义》，同时还编著和重印了大量的中医外科专著。建国以来，培养和造就了不少的中医外科人才，出现了以顾伯华、赵炳南、朱仁康等为代表的著名中医外科专家。中医外科基本理论的研究有很大的进展。在中医外科疾病的诊疗方面积累了很多科学的经验，出现了中医外科现代化的可喜苗头。1985年10月在福建漳州召开了中华全国中医外科学会成立大会暨首届学术交流会，成立了银屑病、男性病、皮肤癌、毒蛇咬伤、脉管炎、疮疡、结缔组织皮肤病等专业学术组织，中医外科学术及临床研究蓬勃发展起来。主要表现在基本理论研究在原气血、脏腑、经络等发病学说上，重视病因学、病理学与临床密切结合，使中医外科理法方药临床体系日益完善。分支科学发展十分迅速，在大中医外科体系中分化出皮肤科、肛肠科、男性病科等众多的专病专科；专科医院如脉管炎医院、骨髓炎医院、白癜风医院等不断建立。并先后创造出五妙水仙膏、克银丸、消痔灵、湿润烧伤膏、玉容高级美容保健皂等科研成果。

二、继承宝贵遗产，努力学习好中医外科

通过中医外科发展历史的回顾，说明了中医外科和中医学其他学科一样，是一门有着自己许多独特特点的学科，有许多开创世界先例的发明，在几千年的社会发展历史中，它为人类的健康作出了重大的贡献。我们的祖先——中医外科先哲前贤为我们积累了丰富的防治外科疾病的经验，中医外科学确实是一个伟大的宝库。中医外科学是一门以中医基本理论为指导，以四诊八纲为基本方法，从人体内外是一个有机的整体来认识外科疾病，在外科疾病的发生和发展上强调毒邪与正气的关系，在诊断上重视辨证与辨病相结合，在治疗上要求局部与整体相并重的一门完整的科学。

历史发展到当今时代，正确继承和发展中医外科的任务，就客观地落到了我们身上。我们要坚持辩证唯物主义和历史唯物主义的观点，努力学习和继承中医外科这份宝贵遗产，并且不断总结和提高，让古老的中医外科学，在为社会主义现代化建设的伟大事业中，发挥更大的作用，展现出新的生命力。

自 学 指 导

中医外科的发展经历了萌芽阶段、独立分科阶段、基础理论发展阶段、外治法与外科手术发展阶段、外科理论重新发展阶段，并进入现在的中医外科新的历史发展阶段。

中医外科的起源、形成与发展是和中国社会历史的发展息息相关的。一方面是在社会历史中发展和提高，另一方面受社会发展的不利因素的制约和阻碍。运用中医基本理论创立起来的中医外科整体观的基础理论，揭示了人体的外科疾病发病观、辨证观和治疗观。

重点掌握：

1. 中医外科历史上的发明创造：①周代的丹药应用，说明我国最早应用化学药品治疗疾病。②汉代华佗应用麻沸散施行人体手术，是最早应用全麻方法做手术。③晋代应用汞剂治疗皮肤病，应用含碘药及含甲状腺素的动物器官治疗甲状腺疾病，应用免疫疗法治狂犬病等都开创了历史先河。

2. 明清时代的中医外科三大学派反映了中医外科学术争鸣及先哲前贤的永不停息的探索精神。

本章涉及概念很多，而有关概念的阐释只能在以后相关部分予以展开，因此自学时难免感到困难。注意把握住"重点掌握"的要求，中医外科的源流便比较清晰。

【复习思考题】
1. 中国外科的发展经历了哪些历史阶段？各个阶段有哪些主要特点和主要著作？
2. 中医外科对人类医学有哪些突出的贡献？
3. 正宗派、全生派、心得派各有哪些主要学术特点？

〔喻文球〕

第二章　中医外科范围和疾病命名及分类

【目的要求】

1. 了解中医外科的范围及疾病命名的特点与规律。
2. 熟悉总纲类、疮疡类、皮肤病类、肛门类、肿瘤类等病名的大体意义。

【自学时数】

自学 4 学时。

第一节　中医外科范围

中医学历史悠久，医事制度上分科变革较多，外科专著中的治疗范围也不完全相同，因此，外科的范围也就没有明确的界限。历代医事制度上的分科，最早在《周礼》天官篇设有食医、疾医、疡医、兽医的制度，其中疡医掌肿疡、溃疡、金疡、折疡。如说"未溃为肿疡，已溃为溃疡"，是指痈、疽、疖、流注等病。金疡是被刀、釜、剑、矢等物所伤；折疡是击扑、坠跌等所致的损伤，均归在疡医的范围。历代外科著作中都附有伤科疾病，在很长时间内，伤科隶属于外科学科。直至元朝危亦林著《世医得效方》，专辟正骨兼金镞科，才逐渐分立外科与伤科。唐宋之时，外科称疮肿科，明清一般称疮疡科；而外科的定名，是在明代汪机著的《外科理例》前序中才明确肯定外科的含义，其说"以其痈疽、疮疡皆见于外，故以外科名之"。说明外科的名称是从痈疽、疮疡生于人体外部这个特点而来，也与内科相对而称为外科。从外科专书所载疾病来看，大多叙述人体外部的疾病，宋代东轩居士的《卫济宝书》载有痈、疽、疖、疔、痔疾、眼病等。元代齐德之《外科精义》载有皮肤病和化脓性疾病。《疮疡经验全书》载有痈、疽、疔毒、皮肤病、痔漏、咽喉、牙舌诸症等。因此，中医外科的范围是包括疾病生于人的体表，能够用肉眼可以直接诊察到的，有局部症状可凭的，如痈、疽、疖、疔、发、流注、流痰、瘰疬、乳房病、瘿瘤、岩、皮肤病、肛肠病、虫兽咬伤、水火烫伤、眼、耳、鼻、咽喉（包括舌、唇、齿）等。

虽然古代外科专著的病种如此广泛，但是由于学术的不断发展，医事分工也愈来愈细，现在临床上跌打扭挫损伤的内伤和骨折、脱臼等外伤，归伤科处理；眼病、耳鼻咽喉、口腔均各有专科。尽管如此，中医外科所包括的疾病还是相当广泛的。

第二节　中医外科疾病命名

历代中医外科著作颇多，各家著作所载外科疾病的病名，由于地区不同，方言不一，使病名繁多而不统一，而且一个病名有时包括多种性质的疾病；有的同一性质的疾病，因所患部位、阶段、形态等不同，而取有几个病名。外科疾病虽然名目繁多，但从它的命名含义来看，还是有一定规律可循。一般是依据部位、穴位、脏腑、病因、症状、形态、颜色、疾病特性、范围大小、传染性等分别加以命名的。

以部位命名，如颈痈、背疽、手发背。

以穴位命名，如人中疔、委中毒。

以脏腑命名，如肠痈、肺痈。

以病因命名，如冻疮、水火烫伤、破伤风、漆疮。

以症状命名，如红丝疔、麻风、乳头破碎。

以形态命名，如岩、蛇头疔、鹅掌风。

以颜色命名，如白癜风、丹毒。

以疾病特性命名，如烂疔、流注。

以范围大小命名，如皮肤感染小的为疖，大的为痈，更大的为发。

以传染性命名，如疫疔。

以上所述乃是各家著作中常用的疾病命名方法，至于一些个别的命名方法，因较少应用，故不作介绍。

第三节　分类释义

外科疾病的分类，早在《内经》中以痈疽两字概之，并以脏腑隶之。后人又将疮疡两字概括一切外科疾病，且以病变在皮、肉、脉、筋、骨的不同部位，来分别表里阴阳；又依据疮疡的发病过程分为肿疡、溃疡，凡属未溃的疮疡统称肿疡，已溃的疮疡统称溃疡。这样的分类笼统，不实用。即使采取上节所述的以部位、穴位等命名来加以区分，也不能分清疾病的性质，因此予以逐一分类加以进行释义。

一、总纲类

1. 疡：有时也称为外疡，是一切外科疾病的总称，所以古代也将外科称为疡科，外科医生称为疡医。

2. 疮疡：广义地说，是一切体表浅显外科疾患的总称。狭义地说，是指感染因素引起体表的化脓性疾病。

3. 肿疡：指一切体表外科疾病尚未溃破的肿块。

4. 溃疡：指一切外科疾病溃破的疮面。

二、疮疡类

1. 痈：有外痈、内痈两大类。外痈是指生于体表部皮肉之间的急性化脓性炎症，局部具有红肿热痛的特征（少数初起局部皮色不变），一般范围在 6～9cm 者称痈。内痈是生于脏腑的脓肿，如肝痈、肺痈、肠痈。

2. 有头疽：初起即有粟米状脓头，红肿热痛，易向深部及周围扩散。溃破之后，状如蜂窝，范围常超过 9cm 以上，甚至大逾 30cm 者称有头疽。

3. 发：其病变范围较痈为大。特征是在皮下疏松的部位突然红肿蔓延成片，灼热疼痛，红肿以中心最为明显，四周较淡，边缘不清，3～5 日皮肤湿烂，随即变成色黑腐溃，或中软不溃。

4. 疖：生于皮肤浅表的急性化脓性疾病，局部有红肿热痛，但突起根浅，肿势限局，范围多在 3cm 左右，易脓，易溃，出脓即愈。

5. 疔：疔字初见于《内经》："膏粱之变，足生大丁。"盖丁与疔同，是泛指一切体表疮疡发病迅速而危险性较大者。目前临床上所称疔的含义是：凡发病在颜面、手足等部位，病势急剧，易迅速蔓散，可造成损筋伤骨，或引起走黄危险的就称为疔。

6. 无头疽：发于骨骼及关节间，患部漫肿皮色不变，疼痛彻骨，难消难溃难敛，溃后多损伤筋骨，是一种骨与关节间的急性化脓性疾病。如附骨疽、环跳疽。

7. 流注："流者，行也；注者，住也。"说明流注是由他处病灶的毒邪，随血流扩散到肌肉深部，停住了而发生的转移性、多发性脓肿。具有初起漫肿微痛，结块不甚显著，皮色如常，发生无固定部位，并有此处未愈而他处又起，容易走窜的特点。

8. 丹毒：是皮肤突然变赤，如丹涂脂染的急性感染。起病突然，局部皮肤焮红肿胀，并迅速向四周蔓延，或间有大小不等水疱，有时一面消退，一面发展。因发生部位不同而名称各异，如发于头面部的称抱头火丹；发于腰胯部的称内发丹毒；发于下肢的俗称流火等。

9. 走黄：是由于疔毒走散入血，内攻脏腑而引起的一种全身性化脓性感染。一般以颜面部疔疮合并走黄者最为多见。

10. 内陷：凡生疮疡，正不胜邪，毒不外泄，反陷入里，客于营血，内传脏腑而引起的全身性化脓性感染，称为内陷。除疔疮毒邪走散入血称为"走黄"外，其他疮疡引起毒邪内传脏腑者大多称为内陷。临床上因有头疽并发本症者较为多见，故又称"疽毒内陷"，并因其发生在有头疽的不同阶段，故又分为"火陷"、"干陷"、"虚陷"。

11. 瘰疬：因其结核累累如串珠状，故称瘰疬。《医林集要》说："又有结核在项腋，或两乳房，或两胯软肉处……属冷证也。"《外科心法要诀》说："小者为瘰，大者为疬"，"项前颈后侧旁生……成疬日久不收功。"由此可见本病发生在颈侧、腋下、乳房、腹股沟等部位，病变表现为结成核状，性质是冷证（阴证），并与痨症有关。目前一致认为瘰疬是阴证，属淋巴结结核。

12. 流痰：是好发于骨关节间的疾病。起病缓慢，化脓亦迟，溃后流脓清稀，或夹有败絮样（干酪样）物质，且不易愈合，每多损伤筋骨而形成残疾，即西医所称的骨关节结核。如发于膝关节部的称"鹤膝流痰"；于髋关节部的称"环跳流痰"等。

13. 疫疔：其疮形呈中黑凹陷，形如脐状，是一种急性传染病，故与一般疔疮不同，多见于畜牧业或皮毛制革的工作者等。《证治准绳》说："疔疮者……或感疫死牛、马、猪、羊之毒"，乃指此病的发病原因。疫疔好发丁头面，其次是颈项、手臂等部，即西医所称的皮肤炭疽。有关疫疔之名，古代外科专著并无此名，古称"鱼脐疔"，于 1964 年在全国教材会议通过用"疫疔"一名，沿用至今。

14. 烂疔：因最易腐烂，其势更急，可危及生命，故也与一般疔疮不同，《千金方》疔肿门说："烂疔其状色稍黑，有白瘢，疮溃有脓水流出，大小如匙面。"描述了烂疔的特征。本病好发于小腿、足背的皮肉间，而臂、臑、手背等处则偶或有之。即西医所称的气性坏疽。

15. 臁疮：是发生在小腿部的慢性溃疡，生于小腿下 1/3 踝骨上 10cm 的内外臁处。溃疡日久难敛，或虽经收口，每因破伤而复发。即西医所称的下肢慢性溃疡。

16. 结核：是泛指一切皮肉之间的圆形肿块。如《圣济总录》所说"结聚成核"之意。《外科心法要诀》说："此证生于皮里膜外，结如果核，坚而不痛。"此证多生于四肢或胸腹部。因此，除急性化脓性疾患引起附近淋巴结肿大称髓核、慢性淋巴结炎称痰核外，尚包括皮下囊肿及小的良性肿瘤或恶性肿瘤。此外，明清以前把乳房部的各种肿块也统称"乳房结核"，尔后以病的性质逐渐加以区分。总之，古代文献中所说的结核，均指发生皮肉间性质不同或不明的肿块，是一种症状，而不是病名，更不是指结核杆菌所致的结核性疾患。附述于此，以资鉴别。

三、皮肤病类

1. 疮：皮肤浅表起丘疹、疱疹，破后腐烂的疾病统称为疮。如黄水疮、疥疮等。

2. 疳：凡黏膜部发生浅表溃疡，呈凹形有腐肉而脓液不多的称为疳。如发于口腔的称口疳；发于牙龈部的称牙疳；发于龟头黏膜部的称下疳。

3. 斑：《丹溪心法》说："斑乃有色点而无头粒者是也"，对斑指出了确切的定义。故皮肤的色素改变称为斑，如雀斑、汗斑、黧黑斑等。

4. 疹：《丹溪心法》说："疹为浮小而有头粒者"，指出了疹的特点。凡皮肤间起发丘疹，如痱子、痤疮等皆为丘疹性疾患。

5. 痦：皮肤上的汗疹称痦，如白痦（汗疱）。

6. 痘：皮肤上起小水疱，内含浆液性的疾患称痘，如水痘。

7. 癣：癣的含义甚广，凡皮肤增厚伴有鳞屑或有渗液的皮肤病，统称为癣。《证治准绳》说："癣之状，起于肌肤瘾疹，或圆或斜，或如莓苔走散"，"搔则出白屑"，"搔则多汁"，"其状如牛领之皮厚而且坚"，从其所说包括多种急慢性皮肤病，如牛皮癣（神经性皮炎）、湿癣（湿疹）、干癣（慢性湿疹）、圆癣（体癣、股癣）等。

8. 疥：包括两个含义，一是指有传染性，皮损为丘疹的皮肤病称疥，如疥疮；二是指全身性剧痒的皮肤病，如干疥（皮肤瘙痒症）。《诸病源候论》说："湿疥者，小疮皮薄，常有汁出，并皆有虫，人往往以针头挑得，状如水内病虫……"又说："干疥但痒，搔之皮起作乾痂……"明确指出了两种疥的不同含义。

9. 疣：皮肤上良性赘生物，《医学入门》说："疣多患于手背及指间，或如黄豆大……拔之则丝长三四寸许"，指出了疣的特点。《外科正宗》、《外科心法要诀》记载的枯筋箭，也是疣，即西医所称的寻常疣。

四、肛门病类

1. 痔：痔有峙突的意思，凡肛门和耳、鼻孔窍等处，有小肉突起者，都可称痔。《医学纲目》说："如大泽之中有小山突出为痔。在人九窍中，凡有小肉突出皆曰痔，不独生于肛门边。"如生于鼻腔内的称鼻痔（鼻息肉）；生于耳道内的称耳痔（耳道息肉）；生于肛门齿线上的称内痔。此外，尚有以病变形态而命名的，如葡萄痔（属血栓外痔一类）、珊瑚痔、樱桃痔（属直肠息肉一类）等。由于痔的发病以肛门部较为多见，故归属在肛门病类。

2. 漏：凡溃疡疮孔处流脓经久淋漓不止，好像滴漏一样，故名曰漏，是以症状命名。漏的含义，包括两种不同性质的病理改变，一为现称的瘘管，是指体表与脏腑之间的病理性管道，具有内口和外口；一为窦道，指深部组织通向体表的病理性盲管，一般只具有一个外口。两者在外口部均有脓水经久淋漓不止。如肛漏是属瘘管；其他如瘰疬溃破后之成漏，以及乳痈合并之乳漏等均为窦道。

3. 肛裂：是指肛管内深及全层皮肤的棱形裂口。有关肛裂的病名，在古代外科专著中未有记载，而对其症状及发病原因等，在《外科心法要诀》痔疮中提及："肛门围绕，折、纹破裂，便结者，火燥也。"

4. 肛门周围痈疽：是指肛门周围的急性化脓性炎症。它包括肛门周围多种疾病，如生于肛门内外的肛门痈；生于会阴部的悬痈；生于尾骨略上的坐马痈；生于尾骶穴高骨上的鹳口疽等。这些痈疽溃后久不收口，大多形成肛瘘，故统称为肛门周围痈疽。即西医所称的肛门直肠周围脓肿。

5. 脱肛：《证治要诀》说："肛门者，大肠之下截也"，故大肠之下截脱出谓之脱肛。以解剖部位来说，是指直肠黏膜或直肠壁的全层脱出。

五、肿瘤类

1. 瘿：瘿如璎络之状而得名，病变多发于颈部结喉正中之处。古代文献中分有五瘿，凡局部皮色不变漫肿不痛，皮宽不急，按之软绵者称"气瘿"（单纯性甲状腺肿）；或有结块能随吞咽动作而上下移动，始终不溃者称"肉瘿"（甲状腺腺瘤或囊肿）；结块按之坚硬如石，表面凹凸不平，随吞咽动作的移动性减少或推之不移者称"石瘿"；至于"筋经（脉）呈露曰筋瘿"、"赤脉交结曰血瘿"，此两瘿皆为气瘿与石瘿的合并症。

2. 瘤：凡瘀血、浊气、痰滞停留于人体组织之中，因其聚而成形结成块物者称为瘤。本病随处可生，发于皮肉筋骨之内，中医文献中分有六瘤，即气瘤（神经纤维瘤）、肉瘤（脂肪瘤）、筋瘤（静脉曲张）、血瘤（海绵状血管瘤）、骨瘤（骨疣、骨肉瘤）、脂瘤（皮脂腺囊肿）。

3. 岩：凡病变部肿块坚硬如石，高低不平，状似岩突，破溃后疮口中间凹陷很深，形如岩穴，故名岩。生于乳房的称乳岩；生于阴茎部的称肾岩（阴茎癌）；生于唇部的称唇岩等，岩与癌同。

4. 失荣：为颈部的恶性肿瘤。常发于颈部两侧或耳的前后，肿块坚硬如石，推之不移，病的后期，患者面容消瘦，状如树木失去荣华，枝枯皮焦而命名。即西医所称的颈部淋巴结继发或原发恶性肿瘤。

5. 翻花疮：为皮肤肿瘤，以其病损部位溃破之后，不能愈合，胬肉突出疮口外翻，好似花蕊一般，头大根小，一旦碰伤，流血不止。它相当于西医所称的鳞状上皮癌、基底细胞癌及良性乳头状瘤等。

6. 锁肛痔：为肛门部的恶性肿瘤，凡直肠内赘生物堵塞肛道，引起肛门狭窄，犹如块物锁住肛门者，称锁肛痔。《外科大成》说："锁肛痔，肛门内外如竹节锁紧，形如海蜇，里急后重，便粪细而带扁，时流臭水……"大多是指肛管直肠癌晚期。

六、其他类

1. 风："风为百病之长"，故外科以风来取名的疾病很多，病种也很广泛，包括疮疡、皮肤、口腔、肛门等疾病。如破伤风、骨槽风（下颌骨骨髓炎）、麻风、白癜风、鹅掌风（手癣）、喉风（喉头水肿）、唇风（剥脱性唇炎）、肠风（便血、肛旁脓肿）等。这些以风取名的疾病有共同特点就是多与风邪有关，多数为起病较急，发展较快的急性疾患。

2. 毒：外科以毒来取名的疾病很多，且病种庞杂，不能代表某一种性质的疾病。如委中毒（腘窝部急性淋巴结炎）、时毒（流行性腮腺炎）、便毒（腹股沟淋巴结炎）、阴毒（恶性肿瘤）、丹毒、眼胞菌毒等。此外，对某些外科疾病，一时不能定出确切的病名，也常用毒来取名，如无名肿毒、胎毒、瘀毒等。由于以毒取名的疾患不能概括某一性质的疾病，故临床已较少应用。

3. 痰：以痰取名的外科疾病大多发于皮里膜外，肿硬似馒，皮色不变，按之有囊性感，将溃皮色转为暗红，溃后，或出粘液，或脓中夹有败絮样物质等表现。因此，以痰取名的疾病，归纳起来大致相当于西医的两大类疾病，一类是结核性疾病，如流痰（骨关节结核）、肾俞虚痰（腰部冷脓肿）、穿拐痰（踝关节结核）、乳痰（乳房部结核）；一类是腺体性的囊肿性疾病，如痰包（舌下腺囊肿）、痰瘤（颌下腺囊肿）等。

以上介绍了历代著作中比较常用的一些病名，加以分类释义，作为初学之用。

自学指导

中医外科经历漫长的历史发展时期，其学科范围由模糊而趋于明确，其疾病名称由杂驳而走向规范，其疾病分类也由各持己说而逐渐统一。综观历史，我们可以看到中医外科在不断演进，且这一过程在现代正在加速。因之，在此单列一章，目的在于自学时注意"温故而知新"。

中医外科一般分为疮疡与外科杂病两大类。广义的疮疡泛指一切体表化脓性感染，《医宗金鉴·外科心法要诀》说："能疗伤寒杂证易，善察痈疽肿毒精。"说明，在中医内科的伤寒，杂证两大类中，古人以伤寒为其临床基础；同理，疮疡则为中医外科的临床学基础。这是必须加以注重的。由此对中医外科范畴、命名、分类的一般规律，会有较切实的体会。

作为今天的中医外科医师，必然会对中医外科与西医外科在范畴、命名和分类上的交叉、渗透、类似或大相径庭而困惑，这同样是自学本章中要充分注意的。如中医的"痈"相当于西医的浅表脓肿和急性化脓性淋巴结炎，中医的"牛皮癣"指西医的神经性皮炎等等。"必也正其名"，在学习与实践中当时时留意。

名词甚多为学习本章的主要困难。可着重掌握其一般规律，具体名词可在以后的学习中逐渐加深理解和记忆。

【复习思考题】

1. 《外科理例》如何阐明中医外科的含义？
2. 以病因命名及以形态命名的外科疾病各有哪些？
3. 烂疔命名的依据是什么？
4. 以风命名的疾病有哪些特点？

【目的要求】

1. 了解发病机制既有局部因素，又有全身因素。

2. 熟悉各种病因引起外科疾病的一般规律，理解"有诸于内必形诸于外"、"治外必本诸内"的基本原理。

3. 掌握各种致病因素的致病特点及气血、脏腑、经络三大发病学说。

【教学时数】

面授 2 学时，自学 4 学时。

第一节　致病因素

外科疾病虽然大多数发生于人体的体表，但也是由于各种致病因素作用于机体，破坏了人体正常的生理平衡状态而发生各种各样的外科疾病。为了说明外科致病因素的性质和特点，前人对外科病因作过很多的分析和归类，为我们正确认识外科疾病提供了许多宝贵的文献。《素问·阴阳别论》指出："三阳为病，发寒热，下为痈肿。"《素问·脉要精微论》说："诸痈肿筋挛骨痛，此皆安生？岐伯曰：此寒气之肿，八风之变也。"这里扼要指出外科疾病是由于外邪从皮毛侵入，逆于肉理所致。《灵枢·玉版篇》指出"病之生时，有喜怒不测，饮食不节，阴气不足，阳气有余，荣气不行，乃发为痈疽。"指出了外科疾病可以因为情志失常、饮食不节而引起。《灵枢·脉度篇》说："六府不和则留为痈"。说脏腑功能失调可以引起外科疾病。《内经》以后，历代名医对外科病因的认识都有一定的发展。明代申斗垣所著《外科启玄·明疮疡标本论》对外科致病因素的认识则更为完善。他说："外科者外之一字，言疮虽生于肌肤之外，而其根原集于脏腑之内。"这里他强调了内因是致病的先决要素。他还说："天地六淫之气，乃风寒暑湿燥火，人感受之则营气不从，逆于肉理，变生痈疽疔疖"；"人有七情，喜怒忧思惊恐悲，有一伤之，脏腑不和，营气不从，逆于肉理，则为痈肿""或膏粱之人，受用太过；或素禀偏性；或劳逸太过，致令津液稠粘，痰涎壅塞，坠道不通"等皆可引起外科疾病的发生。

各种致病原因不同，引起外科疾病及其症状也就有差异，治疗原则也就不相同。因此，深入研究病因，对于分析病理变化，指导辨证施治有极其重要的意义。综合历代文献论述的外科病因，大致有外感六淫邪毒、感受特殊邪毒、外来伤害、情志内伤、饮食不节、房室损伤六个方面。兹分述于下：

一、外感六淫邪毒

六淫邪毒能直接或间接地侵害人体发生外科疾病；六淫因素只有在人体抵抗力低下时，

才能成为发病条件，但有时六淫毒力特强，超过了人体正常抵抗能力，也能发生各种外科疾病。六淫发病大多有季节性；此外，在同一季节感受同一种外邪，但由于侵入部位不同，可以发生不同的疾病。如侵入肌表为疖痈，侵入咽喉部为锁喉痈。感受不同的外邪也可以发生不同的疾病。在疾病的过程中，由于风、寒、暑、湿、燥邪毒均能化热化火，所以外科疾病的发生，尤以"热毒"、"火毒"为最常见。

张山雷《疡科纲要》说："风、火、暑、湿、燥、寒，天之气也，人在气交之中，强者弗能为害，弱者即留而为病，此五运六气之交乘，宜乎外感之病为独多。治内科学者，无不知时病为一大纲。而外疡亦何莫不然。诚以气化之偏，时邪之胜，其袭入经络脏腑者，则为内病；而袭于肌腠筋肉者即发外疡；殊途同归，理无二致。而谓治外疡者，可不与时推移，先其所因，而伏其所主耶？"这里指出了六淫邪毒只有在人体抵抗力低下时，才可能成为外科疾病的致病因素；并指出内科学者把六淫致病列为时病大纲，从而找到了它的致病规律。而六淫引起外科疾病也和内科一样有着它的规律性，我们应该掌握好这一规律，并把它运用于防治外科疾病的临床。

张山雷接着说："头面疮疡，发颐时毒，腮颧颔颊诸痈，牙槽、骨槽诸肿，皆风淫所胜也。诸疔暴肿，阳发大痛，咽喉口舌诸疳，胬肉翻花诸候，皆火淫所胜也。而长夏郁蒸，秋阳酷烈，暑湿热三气之中，疡患尤多，则热淫所胜；流金铄石之时，血肉之躯，蕴毒成痈，酿脓作腐，尤其易易。况乎地气溽润，天气炎熇，湿热互蒸，疮痍满目……惟燥令既行，气候凝肃，疡患独少，而津枯液耗者，每有肌肤皱揭，血燥风生之患，则又皮肤病之因于燥淫者也。若夫寒淫所胜，气滞血瘀，则又有附着骨节之大疽，及寒袭经络之脑背疽。"这里扼要地指出了六淫引起外科疾病的季节特点、部位特点及其临床症状特点；提示了因六淫引起的外科疾病的辨证施治，应该结合辨时令和辨部位。然而六淫致病不是孤立的，而是相互联系、相互转化的。兹将六淫引起外科疾病的特点分述于下：

（一）风

风为春季的主气，但一年四季均可发生；风为百病之长，因风性上行，故在头面、颈部为患多见；风邪往往又和其他病因结合在一起而发病。

1. 风温、风热、风火：温、热、火三者。只是程度不同，温者热之轻，火者热之甚。风温、风热、风火引起的外科疾病，多发在耳旁、颊下、腮侧、属阳证，春季多见；症状多为局部暄肿、红、热、痛，如面部丹毒、痄腮、颈痈等。

2. 风湿：风湿之邪引起的外科疾病多见于皮肤病。风湿浸淫皮肤，初起丘疹或水疱，破则流水，糜烂，并痒痛相兼。

3. 风痰：风痰互结所致的外科疾病多发于腮部、颌下、颈项两旁，初起大如枣核，渐大如桃核，皮色不变，如瘰疬等。

```
         ┌ 温、热、火 ── 耳旁、颊下、腮侧 ── 红肿热痛，如面丹、颈痈等
    风 ── ┤ 湿 ── 皮肤病多见 ── 丘疹、水疱、糜烂、作痒，如湿疹等
         └ 痰 ── 腮、颌、颈项两旁 ── 肿核、皮色不变，如瘰疬等
```

（二）寒

寒性凝滞，经络气血受阻，可引起气血运行障碍。寒邪蕴久也可以化热，或与湿邪相结引起外科疾病。

1. 寒邪客于肌肤：寒邪客于肌肤，致使营卫阻塞，气血运行不畅，可出现皮肤暗红肿

胀；若兼有湿邪，还可出现水疱，如冻疮，此病发于冬季。

2. 寒邪侵于经脉：肢端为诸阳之末，若人体阳气虚弱，则寒邪易于侵及，致使气血凝滞，阳气闭阻；可见指（趾）端冰凉、皮肤苍白或青紫，同时伴有疼痛，如脱疽初起等。

3. 寒邪侵及胃肠：寒邪侵及胃肠多因脾阳不振或肾阳不足、感受外寒或过食生冷引起；致使肠胃气滞，升降失调，淤滞不通。临床可见腹痛、腹泻、呕吐等症状，如肠痈等。

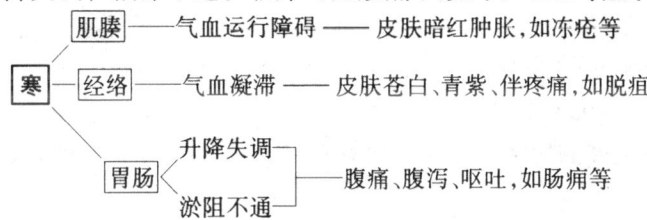

（三）暑

暑为阳邪，常常夹湿，暑邪有明显的季节性，独见于夏令。

1. 暑热：暑热壅遏肌肤，轻则长痱子，重则生疖肿，多发于头、面、颈上、臀、腿等处。

2. 暑湿：暑湿引起的外科疾病，除了暑证以外，还有胸闷、恶呕、困倦、食欲不振、大便溏、小便黄等症。暑湿郁于肌肤可使皮肤生疮疖；暑湿毒邪扩入营血，流注全身各处，可成为暑湿流注。

3. 暑湿热相兼：暑湿热邪相兼致病，多发于夏秋之交，多发于小儿头面；先起红栗，后成黄疱或脓疱，如黄水疮、脓疱疮等。

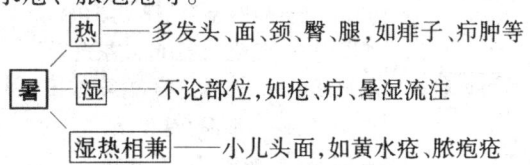

（四）湿

外科疾病由湿邪引起者也不少见。湿易与风、寒、热、痰等邪相结合，成为风湿、寒湿、湿热、湿痰等症。若偏于热者，灼痛壅脓；偏于湿重者，可发痒流水。

1. 湿热客于肌肤：临床见证主要是皮肤起水疱，有渗出及瘙痒，水疱破溃后则糜烂结痂；湿热蕴久生毒，可见皮肤红晕、水疱变脓疱，或直接起脓疱伴灼热痒痛，破后糜烂结脓痂；如急性湿疹继发感染、脓疱疮等。

2. 湿热下注：湿性趋下，湿热下注，则见肢体沉重、肿胀光亮发红，或坏死流津、溃烂不收口；如下肢丹毒、下肢慢性溃疡继发感染等。或见下肢肿胀，局部灼热疼痛、皮肤起疱、溃烂、坏死，走路时胀痛或间歇性跛行；如委中痛、脱疽合并感染等。若湿热下注膀胱，则见有尿频、尿急、尿痛、尿浊或血尿等；如急性膀胱炎、急性前列腺炎等。

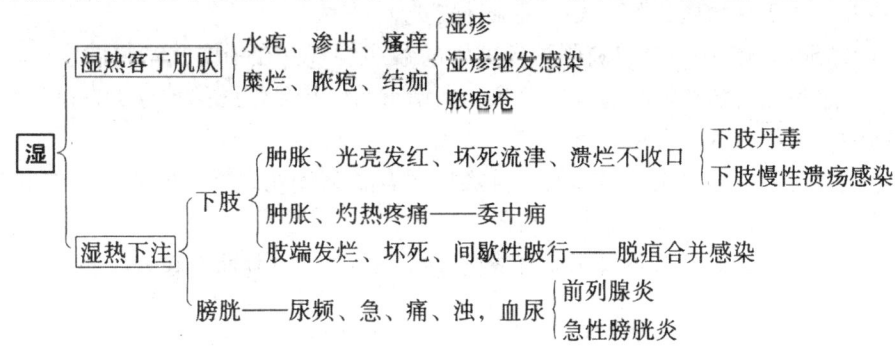

（五）燥

燥邪为敛肃之气，其性干涩，故致病最易耗伤人体津液，使皮肤失去津液柔养，而皮肤干枯皲裂、毛发不荣、发痒、起鳞屑等，如牛皮癣、白屑风等。

（六）火

《医宗金鉴》说："痈疽原是火毒生。"说明火毒是外科的主要致病因素。火乃热之极，热乃火之微，火与热虽然程度上不同，但均属于阳热之邪，两者蕴久，皆可生毒，热毒势缓，火毒势猛。

1. 火毒蕴于肌肤：可见局部焮红、肿胀、灼热、疼痛。火热毒邪蕴久，热甚肉腐，肉腐成脓，则可见溃腐流脓的症状。此外可伴有发热、恶寒、头痛、全身不适、舌红、苔黄、脉滑数等热病症状。

2. 火毒内攻脏腑：若火毒炽盛或机体正气亏损，火热毒邪可以内攻或内陷脏腑。临床上除了有发热恶寒以外，还可以出现如下脏腑的损伤性病变：

①若火毒攻心，可出现烦躁不安，神昏谵语；②火毒灼肺，可出现气粗喘息或咳吐脓血；③火毒伤肝胆，则肋痛黄疸，甚则痉挛抽风；④火毒伤于脾胃，则烦渴、嗳气、腹胀、纳呆；⑤火毒伤肾，则可出现腰痛、尿赤、血尿、尿闭等临床表现。

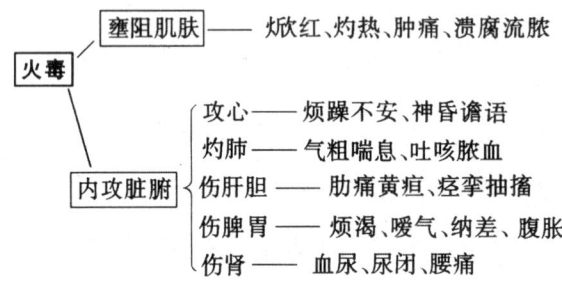

二、特殊邪毒

在外感疾病中，一些不能用六淫所致来解释的发病症状较为特殊的疾病原因，统称为特殊邪毒。由毒而致病的特点，具有发病急骤，有的有传染性，患部皮肤焮红、灼热，疼痛剧烈或麻木不仁，有的很快侵及全身，常伴有发热、口渴、便秘、溲赤等全身症状。

特殊邪毒包括虫毒、蛇毒、疯犬毒、漆毒、药毒、食物毒及疫疬之毒等。

1. 虫兽毒：如由虫蜇刺咬伤后引起的虫咬皮炎、毒蛇咬伤、疯犬咬伤等。

2. 药毒与食毒：若人体禀赋不耐，吃了某些药物或食物，可以引起一些过敏性皮肤病。

3. 漆毒：某些人由于禀性不耐，接触漆后，可以发生漆疮。此外，与漆毒致病原理相同的，有些人接触某种物质，可以发生接触性皮炎。

4. 疫疬之毒：疫疬是一类具有强烈传染性的致病邪气。在中医文献记载中，又有"温疫"、"疬气"之称。疫疬致病具有发病急骤、病情重笃、传染性强的特点。在疫疬之毒引起的外科疾病中，又可分为"温疫之毒"及"疬风之毒"两类：

（1）温疫之毒：由温疫之毒引起的外科疾病，有感染疫死之牲畜的疫毒而引起的疫疔，有因时行温疫引起的痄腮、大头瘟等。

（2）疬风之毒：因体虚感受暴疬风毒或接触传染、内侵血脉而引起麻风病。

三、外来伤害

因跌打损伤、沸水、火焰、强酸、强碱烧伤及寒冷冻伤等，均可直接伤害人体，引起损伤部位气血凝滞、凝滞化热、热盛肉腐，严重的也可以产生全身症状。同时，亦可因外伤再感受毒邪发生手足部疔疮、腋痈、颈痈及破伤风等。或因损伤后，以致筋脉瘀阻、气血运行失常，而发生静脉炎、脱疽等疾病。

四、情志内伤

情志是人体的内在精神活动，是外界客观事物作用于人体的具体反应。人的情志活动与内脏有着密切的关系，因为情志活动必须以五脏精气作为物质基础。如果长期的精神刺激或突然受到剧烈的精神创伤，超过了人体生理活动所能调节的范围，可使体内气血、经络、脏腑的功能失调而产生外科疾病。

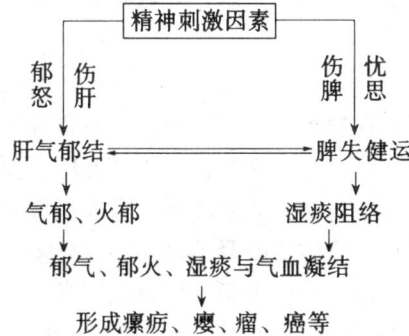

1. 情志失调与赘生性外科疾病的关系：郁怒伤肝，导致肝失疏泄、气机郁滞、肝气郁结，郁久则生火；又如忧思伤脾，致使脾失健运，久则痰湿内生；且肝脾二脏在病理上又可相互影响，以至气郁、火郁、湿痰阻于经络，并与气血瘀滞在一起，结聚成块，形成瘰疬、瘿瘤、乳癖、岩肿等赘生性疾病。正如朱丹溪所说："忧怒郁闷，朝夕积累，脾气消沮，肝气横逆，遂成隐核。"

2. 情志失调与化脓性外科疾病的关系：化脓性外科疾病，多由气血凝滞、凝滞化热、腐肉成脓而来。肝主疏泄，具有疏散宣泄的功能，对人体气机的调畅起重要的作用。如肝气不舒，则对于局部气血凝滞具有加重病情发展的作用。事实上，在许多外科方剂中，都有一定比例的疏肝行气的药物就是这个道理。

又如产妇过度精神紧张，而肝气不舒、胃热蕴滞、肝胃不和，致使乳汁积滞、经络阻塞、气血凝滞、导致乳痈的发生。

由于情志为肝所主，所以情志内伤引起的外科疾病，其患部大多在肝胆之经循行的部位，如乳房、胸肋、颈之两侧等区域。

情志内伤不仅可以发生外科疾病，而且在外科疾病的发展过程中，病人如有激烈的情绪波动，往往病情加重或恶化，这一点在临床上我们应该引起足够的重视。

五、饮食不节

饮食是摄取营养维持生命活动的必要条件，但饮食失宜则又是导致外科疾病的重要原因之一。

脾主运化水谷精微，胃主受纳腐熟水谷。饮食之伤，首先是影响脾胃的功能。《素问·生气通天论》说："膏粱之变，足生大丁，受如持虚。"说明恣食膏粱厚味、醇酒炙煿或辛辣刺激之品，可使脾胃功能失调，则湿热火毒内生，同时感受外邪就容易发生痈、有头疽、疔和疖等外科疾病。而且由饮食不节、湿热火毒内生所致的化脓性外科疾病较之单由外邪引起的更为严重。所以说"从外感受者轻、脏腑蕴毒从内而发者重也"。

又如饮食不节，胃肠运化失职，则糟粕积滞、湿热内生、气血不和，以致湿热瘀血壅结肠道，而发生肠痈。内痔的发生亦与饮食不节有关，《素问·生气通天论》说："因而饱食，筋脉横解，肠澼为痔。"临床上许多皮肤病的发生，都与饮食不节有一定的关系。由饮食不节引起的外科疾病，常伴大便秘结、脘腹饱胀、胃纳不佳、舌苔黄腻等全身症状。

饮食不节不仅可引起外科疾病，就是外科疾病发生之后，如果不节制饮食，同样也会加重疾病的发展和恶化。许克昌在《外科证治全书·饮食宜忌论》中说："饵之宜忌，涉乎病之轻重。饵者饮食之类也，凡病人恣啖无忌，以致证候因循反复，变态无常。"故临床上应针对不同疾病特点，提出适当的饮食禁忌，对治疗外科疾病很有益处。

六、房室损伤

主要指房劳过度及早婚、生育过多，导致肾精耗伤、肾气亏损、冲任失调；或小儿先天不足、肾精不充，这些原因均能导致身体衰弱，易为外邪所侵而发生外科疾病。

如肾主骨，肾气内伤，则骨髓空虚，风寒痰浊之邪乘虚侵袭而发生流痰；肾阴不足，虚火上炎，灼津为痰，痰火凝结而生瘰疬。肝肾不足，寒邪外受，凝聚经络，痹阻不通，气血运行不畅而成脱疽。又如肝肾亏损，冲任失调，而营血不足，血虚化燥生风，肌肤失养而形成的瘾疹，其发病常在月经前2～3日开始，随着月经的结束皮疹消失，但在下次临经前又反复发作。上述种种说明了外科疾病与房室损伤、肝肾不足有很大的关系。

由房室损伤引起的外科疾病可称之为"虚损性外科疾病"，其临床特点大多为慢性、迁延性，常伴有腰疼、遗精、神疲乏力、眩晕、畏寒、月经不调、经闭等全身症状。

上述各种致病因素，可以单独致病，但往往是几种因素同时致病，而且内伤与外感常常结合在一起。所以华佗说"夫痈疽疮肿之作者，皆五脏六腑蓄毒不流……非独因荣卫壅塞而发者也"。在临床上对待每一种外科疾病，我们在分析它们的病因时，不要拘泥于某一方面，尤其要注重把外因和内因结合起来分析。

上文已述，各种引起外科疾病的原因，都有着自己的特点，不同特点的各种病因侵犯人体，在发病部位上有所不同。高锦庭在《疡科心得集》中总结了病因与病位的辨证分析规律，这一规律是：外科的致病因素与其发病部位有一定的联系，凡发于人体上部（头面、颈项、上肢）的，多因风温、风热所引起，因为风性上行；凡发于人体中部（胸、腹、腰背）的，多因气郁、火郁所引起。因为气火多发于中；凡发于人体下部（臀、腿、胫、足）的，多因寒湿、湿热所引起，因为湿性趋下。这一规律在临床上辨证施治有一定的指导意义，但是还必须全面地分析病情、辨别病因，不能单纯地以此规律为依据，才能够正确地认识疾病的本质。

自 学 指 导

1. 中医外科的致病因素，大致有外感六淫邪毒、感受特殊邪毒、外来伤害、情志内伤、饮食不节、房室损伤六个方面。各种致病原因可以单独致病，但往往是几种因素同时致病，并且内伤与外感常常是结合在一起。各种致病因素都有自己的特点。我们应该全面地分析病情,认真地进行病因辨证,才能正确地认识疾病的本质,做到"有的放矢"地治疗外科疾病。

2. 本节内容一般来说通俗易懂,这里解释两条内经引文。

(1)《素问·阴阳别论》"三阳为病,发寒热,下为痈肿"。三阳指太阳,太阳之气主表,六淫邪毒致病因素,"起毫毛而腠理",邪正相搏,发为寒热表证。太阳主升,外邪壅遏,则开阖不得,则营卫不和,经络阻塞,气血瘀滞,发生痈肿。

(2)《素问·生气通天论》"因而饱食,筋脉横解,肠澼为痔。"是指由于饮食不节制,使肠胃受伤、饮食填塞肠胃、气血缺少流通,故筋脉不能维持而出现弛缓状态,这样肠中湿热澼积,而发生痔疮。

【复习思考题】

1. 六淫邪毒致病总的特点和具体特点各是什么?

2. 情志内伤是如何引发赘生性外科疾病,情志内伤与化脓性外科疾病发生、发展有什么关系?

3. 房室损伤引起虚损性外科疾病的临床特点是什么?

【参考文献摘录】

《医宗金鉴·外科心法要诀·痈疽总论歌》:"痈疽原是火毒生,经络阻隔气血凝。外因六淫八风感,内因六欲共七情,饮食起居不内外,负挑跌仆损身形,膏粱之变营卫过,藜藿之亏气血穷。"〔注〕经云:诸痛痒疮疡,皆属心火,故曰痈疽原是火毒生也。痈疽皆因荣卫不足、气血凝结、经络阻隔而生。故曰经络阻隔气血凝也。其因有三:外因、内因、不内外因也。……六淫为病,皆属外因,亦有因于八风相感……若人感受,内生重病,外生痈肿。凡此八风为病,亦属外因。故曰外因六淫八风感也。……凡此六欲为病,皆属内因。……凡此七情为病,亦属内因。故曰内因六欲共七情也。不内外因者,由于饮食不节,起居不慎。……其起于膏粱厚味者,多令人荣卫不从,火毒内结;起于藜藿薄食者,多令人胃气不充,气血亏少,凡此亦属内不外因也。"

~~~~~~~~~

第二节　发病机制

~~~~~~~~~

外科疾病的发生、发展与变化的机制,与气血、脏腑、经络的关系极为密切。许克昌《外科证治全书·痈疽证治统论》说:"人之一身,气血而已,非气不生,非血不行。气血者,阴阳之属也。阴阳调和,百骸畅适,苟六淫外伤,七情内贼,饮食不节,起居不慎,以致脏腑乖变,经络滞隔,气血凝结,随其阴阳之所属,而攻发于肌肤筋脉之间,此痈疽之所以发也。"说明病邪作用于人体,引起正邪斗争、破坏了人体的阴阳平衡,使脏腑功能失常,经络阻塞、气血凝滞,产生一系列复杂的病理变化,而发生外科疾病。这些病理变化主要表现在气血凝滞、脏腑功能紊乱和经络阻塞三个方面。这三个方面包括了外科疾病的全身和局部的病理变化环节。深入研究外科病理这三个环节,才能把握住中医外科疾病的发生、发展、变化的一般规律。

一、气血发病学说

《灵枢·本脏篇》说:"人之气血精神者,所以奉生而周于性命者也。……卫气者,所以温分肉、充皮肤、肥腠理、司开阖者也；……是故血和则经脉流行，营复阴阳，筋骨劲强，关节清利矣；卫气和则分肉解利，皮肤调柔，腠理致密矣。"这里扼要地说明了气血的生理功能。气血充足则皮肤腠理致密，外感六淫之邪则难于从肤腠侵入而引起外科疾病。

（一）外科疾病的发生与发展与气血的关系

1. 气血盛衰与否与外科疾病的发病有一定的关系：陈士铎《外科秘录·疮疡内外论》说："天地之六气无岁不有，人身之七情何时不发，仍有病有不病者何也？盖气血旺而外邪不能感，气血衰而内正不能拒。"这指出了外因是外科疾病发生的条件，但机体内因气血盛衰与否却是外科疾病发生的根据。之所以外邪不能感，是气血旺盛，"正气存内，邪不可干"；而发病者则系气血衰弱，因内正不能拒。临床上糖尿病（消渴病）患者容易生疮长疖，就是因为患者气阴亏损，而内正不能拒邪，所以较常人易患外科疾病。

2. 气血凝滞是外科疾病的发病基础：《灵枢·痈疽篇》说"寒邪客于经络之中则血泣，血泣则不通，不通则卫气归之，不得复反，故痈肿"。人身之气血，相辅而行，循环全身不息，这是气血循环的正常生态。如若各种外科疾病的致病因素侵袭人体、客于经络，则这种生态被破坏。因为经络的阻塞，发生局部的气血凝滞，瘀滞的气血不能循常道，则阻于肌肤、筋骨而发生外科疾病。由此可见局部的气血凝滞实为痈肿形成的主要病机。凡一切化脓性外科疾病都是这种病理变化的结果，故在临床上治疗外科化脓性疾病的痈肿结聚时，必用和营活血、行气化滞之剂。

3. 气血凝滞在病理过程中的转化：《灵枢·痈疽篇》说"荣卫稽留于经脉之中，则血泣而不行，不行则卫气从之而不通，壅遏而不得行，故热，大热不止，热胜则肉腐，肉腐则为脓"。这里指出了气血凝滞的发展和变化。疾病的发生和发展是个"动"的过程，因此，病理过程也是在不断地发展和变化。当致病因素造成了局部气血凝滞之后，通过治疗，去除致病因素，使气血运行正常，则使外科疾病得以消散、吸收而痊愈。假如局部气血凝滞进一步的发展，郁而化热，致使热胜肉腐、血肉腐败，酝酿液化为脓。当脓肿形成后，若治疗得当，及时切开引流；或人体正气不衰，抗病能力尚强，脓肿自行溃破，则毒随脓出而解。进而腐肉脱落，新肉生长，而疮口愈合。

（二）外科疾病预后与气血的关系

气血盛衰与否，直接关系着外科疾病的起发、破溃、收口及病程长短等。

气血充盛不仅不易发生外科疾病，就是疾病发生以后，也能依靠正气的冲托和箍束毒邪作用，而易起发、破溃，而且容易生肌长肉，因此预后好、病程短。

反之气血虚弱则预后不良，而且病程较长。一般来说，气虚者难于起发、溃破，血少者难于生肌收口；不仅如此，气血虚弱，无力抗毒托毒，毒不能随脓出而解，还容易发生邪毒内陷，扩入营血、内攻脏腑，引起危重症的发生。故治疗外科疾病无不考虑气血衰盛情况，而常用补益托毒之剂；通过补益气血，达到扶正托毒外出，使疾病早日痊愈。

二、脏腑发病学说

人体是一个完整的统一的有机体，因此，外科疾病虽然绝大多数发于体表的皮、肉、脉、筋、骨之某一局部，但与脏腑有着一定的联系。

（一）脏腑的生理病理特点与外科疾病的关系

陈实功《外科正宗·卷之一·痈疽门》说："五脏不和则六腑不通，六腑不通则九窍疲癃，九窍疲癃则留结为痈。盖痈疽必出于藏腑乖变，开窍不得宣通而发也。"由此可见外科疾病的发生与脏腑生理功能紊乱有密切关系。

1. 诸痛痒疮，皆属于心：由于心主火，各种原因引起火毒炽盛，可以发生外科疾病。故《医宗金鉴》说："痈疽原由火毒生。"因此在临床上用解毒泻火法治疗疮疡，常用黄连、莲心、连翘心、栀子、麦冬、生地等清心泻火凉血之品。

2. 诸湿肿满，皆属于脾：由于脾能运化水湿。若运化失调，则水湿泛滥，溢于肌肤可为渗出、糜烂性皮肤病，临床上常用健脾利湿法治疗湿疹等疾病就是这个道理。此外，由湿热下注、邪毒壅积，而发生的下肢丹毒、鹤膝风等致局部肿胀，也常从健脾利湿解毒治疗。

3. 诸寒收引，皆属于肾：由于肾阳是人体阳气的根本，如果肾阳不足，则会出现畏寒、肢冷现象。肾阳虚弱，则易感寒邪，寒邪外迫，阳气不能到达四末，使寒邪凝滞脉络，发生脱疽等疾病。

又如肺卫气虚，则肌表不固，易受风邪侵袭，发生瘾疹；肝主疏泄，若肝气郁结，则乳络疏泄不畅，易发生各种乳房疾病。上述等等，都说明"有诸于内必形诸于外"，外科疾病的发生与脏腑生理功能有密切的关系。

（二）体表外科疾病对脏腑功能的影响

脏腑的病理变化可以发生外科疾病，而外科疾病的发生对脏腑的生理功能亦有一定的影响。例如有头疽、颜面疔疮、大面积烧伤、疫疔、毒蛇咬伤等病，可因热毒、疫毒、蛇毒的毒邪炽盛，或因体虚正不胜邪，而使毒邪走散，内陷脏腑。如毒邪攻心、蒙闭心包、扰乱神明以致出现神昏谵语；如若毒邪犯肺，则见咳嗽、胸痛、痰血等。又如一些皮肤病虽然患于体表，虽不会出现邪毒内陷，但由于因皮肤病精神过于紧张而可产生肝气不舒、心神不宁、思虑伤脾、耗气伤阴等一系列脏腑功能紊乱、阴阳气血失调之病变。

（三）脏腑功能状况对外科疾病的预后

脏腑的病理变化可以引起外科疾病的发生，外科疾病又可以反过来影响脏腑功能。由此可见外科疾病的发生与发展与脏腑功能状况关系很密切。张仲景《金匮要略》说："若五脏元真通畅，人即安和。"指出了只要五脏真气充实，营卫通畅，抗病力则强；只有在脏腑真气内虚的情况下，邪毒才乘虚而入，而发生严重的病理变化。古人应用脏腑学说的原理，根据外科疾病发生之后出现不出现脏腑功能障碍而创立了"五善七恶"的预后辨证。提示了如果出现严重的脏腑功能障碍，则预后不良，甚至造成死亡。

陈实功《外科正宗》提出了"疮全赖脾土"的学术观点，这是因为脾胃吸收之饮食中的水谷精微是气血化生之源，而气血盛衰状态关系着外科疾病的起发、生肌收口等方面。就是内服药物，也必须经过脾胃的传化吸收，而达病所，起到治疗疾病的作用。脾胃功能旺盛不仅气血有源，而且对药物吸收也好，这些都直接关系着外科疾病的预后问题。所以说"得土者昌，失土者亡"。我们治疗外科疾病应用苦寒清热解毒药的时候，就应该考虑到脾胃功能问题，注意防止苦寒败胃引起脾胃功能的障碍。

三、经络发病学说

经络内源脏腑，外通体表皮、肉、筋、脉、骨等，具有运行气血、沟通内外、联络人体各个组织器官的作用。外科疾病的发生与传变都与经络有着密切的关系。

（一）经络的外科生理病理

人体体表皮肉脉筋骨，分别有相应脏腑所主的经络循行和司属。体表经络循行和司属，在中医基础理论里我们已经学过，这里不再赘述。这里主要叙述每条经络的气血多少及其临床意义。

《外科启玄》说"手少阳三焦经，手少阴心经，手太阴肺经，足少阳胆经，足少阴肾经，足太阴脾经，此六经皆多气少血，凡有疮疡，最难收口。如手厥阴心胞络经，手太阳小肠经，足太阳膀胱经，足厥阴肝经，此四经皆多血少气，凡有疮疡，宜托里。手阳明大肠经，足阳明胃经，此二经气血俱多"。由于经络的这些特点，在临床上一般来说，发生在多气少血经络部位的疮疡，肿胀轻而疼痛甚，收口困难；发生在多血少气经络部位的疮疡，肿胀甚而疼痛轻，且不易透脓；发生在气血俱多经络部位的疮疡，则肿痛俱甚，易于起发、破溃、生肌收口，预后较好。

（二）经络阻塞是外科的主要发病机制

《医宗金鉴》对经络的外科发病机制作了高度的概括，指出外科疾病虽然是由火毒引起而生，但必须经过"经络阻隔气血凝"的病理过程。这是因为各种致病因素作用人体，致使局部营卫不和，病邪蕴滞于经络，引起经络的阻塞不通，进而发生气血瘀滞，而瘀滞化热腐肉成脓。由此看来经络阻塞是外科疾病病理的中间环节，临床上当邪毒蕴滞、经络阻塞、红肿结聚之际，必施行气活血之品，目的在于疏通经络，逆转病机，不使化热成脓。

此外，经络也是传导邪毒的通路，体表的毒邪由外传里、内攻脏腑，脏腑内在病变，由里出表、外达肌肤，都是通过经络的传导而实现的。

各种内外致病因素，都可以引起气血、脏腑、经络功能的紊乱。各种致病因素壅滞于肌肤，首先引起局部的经络阻塞，随后气血瘀滞，进而瘀滞化热，而热胜肉腐成脓，最后脓出腐尽，生肌敛口。如在邪毒壅滞和瘀滞化热期，若正气尚充足，加之正确的治疗，则痈肿有消散之希望；若正气不足，加之失治、误治，邪毒炽盛，就容易发生邪毒内陷；就是溃后，若气血不足，不仅不易生肌收口，仍然有可能因为正气的耗散而邪毒内陷。总之，局部的经络阻塞、气血凝滞、血肉腐败以及脏腑功能失调等是总的发病机制。因而在辨证施治时，既要重视局部的病变，又要重视整体的情况，考虑病人机体正气强弱、邪正斗争的关系，必须坚守"有诸于内必形诸于外"及"治外必本诸内"的原则。

兹将外科病因病机示图如下：

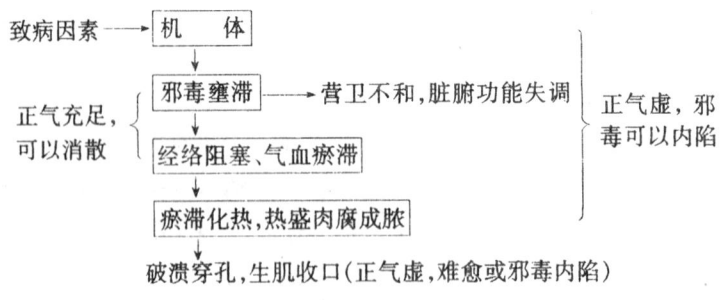

致病因素 —→ 机 体

正气充足，可以消散 ｛ 邪毒壅滞 —→ 营卫不和，脏腑功能失调 ｝ 正气虚，邪毒可以内陷

经络阻塞、气血瘀滞

瘀滞化热，热盛肉腐成脓

破溃穿孔，生肌收口（正气虚，难愈或邪毒内陷）

自 学 指 导

本节叙述了气血、脏腑、经络三大发病学说的中医外科的发病机制。说明了经络阻塞、气血瘀滞、血肉腐败及脏腑功能失调是总的发病机制；脏腑功能正常与否，及气血盛衰状况对外科疾病的发病及预后有重要的意义，经络的外科生理病理对中医外科的辨证施治有重要

的参考价值；从而揭示了人体是一个有机的整体，诊断及辨治外科疾病，必须坚守"有诸于内必形诸于外"及"治外必本诸内"的原则。其中三大发病学说及外科疾病总的发病机制是学习与理解的重点。

正确理解经络阻塞、气血瘀滞的关系。本文是指邪毒壅滞于经络，使经络发生阻塞不畅，而引起气血凝滞。但是气血凝滞又会加重经络阻塞，形成一对互为因果的病机。

建立气血，脏腑、经络的系统发病观，从而在临床上应用系统调节及控制。我们应把人体当做一个有机的整体，各系统都是统一在这个有机的整体之内，系统与系统之间能相互促进，亦能相互影响。因此，我们在学习和研究病机时，必须把系统观统一在整体之内，注意局部病理病变，又参考全身因素，以把握住总的发病机制。

解词：①脏腑乖变，即脏腑功能紊乱。②稽留：营行脉中，卫行脉外；卫气推动营的运行。因病邪阻滞使营卫运行障碍、滞涩于经脉之中而化热成脓。③元真通畅：元气和真气通畅之意。

【复习思考题】

1. 气血盛衰与否及脏腑功能状况对外科疾病预后有什么关系？
2. 气血凝滞在病理过程中如何转化？
3. 为什么说先有经络阻塞，后才气血凝滞？
4. 外科总的发病机制是什么？
5. 应该如何理解"有诸于内必行诸于外"及"治外必本诸内"的原则？

〔喻文球〕

第四章　辨　证

【目的要求】

1. 了解外科疾病常见症状、体征与四诊的关系，外科辨阴阳意义，肿、痛、痒、脓、麻木、溃疡发生机制，经络在外科的辨证意义。

2. 熟悉阴阳错杂及阴阳转化在外科的例证，肿、痛、痒、脓、麻木、溃疡的病因，经络的外科生理病理意义，善恶顺逆的基本含义。

3. 掌握四诊在外科运用的方法及特点，外科辨阴阳要点，肿、痛、痒、脓、麻木、溃疡不同表现及与机体邪正斗争关系，外科疾病按经络气血多少辨证治疗意义，把全身症状与局部症状结合起来的辨证方法。

【教学时数】

面授2学时，自学4学时。

第一节　四诊在中医外科的运用

外科疾病大都生于人体体表，有形症可见，因此外科的四诊内容更为丰富。然而外科疾病与脏腑、经络、气血有密切的关系，所以通过四诊诊察外科疾病显现的症状和体征，就可了解疾病的原因、性质及其内部联系。

一、望诊

1. 望患部形色：外科的望诊很重视观察患部情况，因为患部的形色能反应疾病的性质及发展变化、预后的情况。如疮疡皮色红者多为热证、属阳；色黑者多为肌死；青紫者多为血瘀。若原系阳证的肿疡，突然疮陷而色褐，是走黄、内陷之特征；若阴证溃疡颜色紫暗，则为难愈、难敛的现象。

2. 望神：《素问·移精变气论》说："得神者昌，失神者亡"，说明察神的存亡，对判断正气盛衰，外科疾病轻重及预后有重要意义。凡病人精神振作、形容如常、目光有神、呼吸均匀，这是正气未衰，无论新久疾病，均属佳兆；若精神委顿、形容憔悴、目陷睛暗、呼吸急促或不均匀，这是正气已衰，不论急、慢性疾病，均属凶险；若神志模糊不清、烦躁不安，为邪入营分、毒传心胞之表现，多见于疗疮走黄、有头疽内陷。

3. 望形态：即观察病人的形体状态，包括观察体质与体位两个方面。不同的体质不仅反应机体正气盛衰，而且还能说明疾病的某些属性。如肥胖者多湿痰，瘦者多火。再则不同的疾病，能表现出不同的姿态和体位；如见病人行路脚跛者，多数是下肢筋骨关节有病；驼背者，多数是脊椎有病，如龟背痰、肾腧痰等；颈项强硬不能转侧者，提示颈项部有病变；

如有头疽，颈痛等；若患者以手托下颌，而呈颈缩俯形之态，多为颈椎流痰；如手托乳房缓慢而行者，多为患有乳痈；又如脸若狮面、眉毛脱落者，多是麻风病等。

4. 望舌苔：包括观察舌质、舌苔和舌的形态三个方面的变化。舌为心之苗，苔为胃气之反应，因此脏腑气血之虚实、病邪深浅、津液盈亏，均可在舌质和舌苔上表现出来。如舌质红，在外科急性病见之多属热证；慢性疾病见之则多属阴虚；红而起刺者属热极；红而干燥属热盛而津液不足，舌绛为邪热入于营分，多见于疔疮走黄、有头疽内陷等。舌质淡而白，一般均为气血两虚；如果淡白而胖，多属阳虚，多见于疮疡溃后、脓出过多之患者，或为慢性消耗性疾病（如流痰等）；舌胖嫩而舌边伴有齿痕，多属气虚、阳虚，系统性红斑狼疮后期或应用大量激素之后，常能见到此种舌质形态。舌光如镜，舌质红绛，伴有口糜，为病久阴伤胃虚；或应用大量抗生素之后，亦能见到此种舌质。青紫舌，多属瘀血症，常见于瘀血流注。白苔，见于外科疾病兼有表证，或属寒证，或属脾胃有湿。苔黄多为邪热蕴结，疮疡在化脓阶段常见此苔。腻苔多为湿重的征象，白腻为寒湿，黄腻为湿热。若黄腻不化，舌绛起刺，体温升高，疮疡兼见疮陷色暗，则为病情恶化或并发内陷、走黄之象。黑苔有寒热之分，热者是苔黑干燥，为热极似火、火过炭黑所致；寒者是苔黑而薄湿润，为阳虚极寒，黑色上泛所致。在望舌苔时，需注意内服药或由饮食而染色的假苔，尤其是舌苔与病症不相符合的情况下，更要注意询问；如原为薄白苔，食橘子、糖后，每染成黄苔；食橄榄后，能染成黑苔，但刮之即去；夜间看黄苔，每看成白色等，这些均应加以辨别。

二、闻诊

闻诊包括听与嗅两个方面的内容。一是以听觉来辨病人的声音，如语言、呼吸、呕吐、呃逆等；二是以嗅觉来嗅辨病人分泌物的气味，如脓液、痰涕等。

1. 听声音：

（1）语言：病人谵语、狂言，多是疮疡热毒走黄或内陷的证候之一；呻吟呼号，多是疮疡毒势鸱张或溃烂时出现剧烈疼痛的表现，常见于脑疽、指疔、岩症晚期等。

（2）呼吸：病人气粗喘急，是走黄或内陷、毒邪迫肺的危险证候之一；气息低促，是正气不足的虚脱现象，多见于久病之人，如岩症晚期、系统性红斑狼疮脾肾阳虚型等。若急性病患者，由气粗喘息转为气息低促，为正气已伤，病情更为危重。

（3）呕吐、呃逆：由于病邪犯胃，胃气不降，浊气上干，而致胃功能失职。在疾病的不同阶段见到呕吐、呃逆，其发生的原因也截然不同，若疮疡初起见之，多为热毒炽盛；溃疡后期见之，多为阴伤胃虚；若大面积烧伤、岩症晚期见呃逆，为胃气已绝，预后多不良。

2. 嗅气味：主要嗅辨脓液。如溃疡脓液无异样气味者，容易痊愈；倘脓液腥臭难闻，病在深里，则较难愈。如胸腹部溃疡闻到臭气，一般是透膜的见证，常见于脐漏等病。如肛门直肠周围痈疽溃脓臭秽，则易成瘘管。儿童头部糜烂结有黄痂，伴有鼠尿臭者是头癣。小腿部糜烂坏死，有浅棕色混浊稀薄脓液，并有恶臭气味者，可能是烂疔。其他如损骨之指疔、脂瘤等其脓液及分泌物亦是带有臭秽的。

三、问诊

问诊是通过询问病人或了解病人的家属，以得知病情的发生经过和自觉症状，这是诊断疾病最为首先的方法之一。因为问诊可以全面地掌握疾病的发生、发展、发病因素、诊治经过及既往健康状况等全过程，从所得的资料中可以进一步选择其他检查，作出明确诊断。问诊的顺序，包括现在病情（即现病史），如主要明显的痛苦感觉、发病日期、发病时的初起症状和病情演变情况、发病的可能原因和诱因、发病后的治疗经过（包括药物、手术、X线摄片、病理切片、其他各项检验）等。还应追询与现病有关的旧病情况（即过去史），家庭成员中有无遗传性或传染性疾病（即家族史），以及个人史如月经、胎产、职业、嗜好等。

1. 问寒热：形寒发热是人体与疾病抗争的反应，外科疾病一有寒热，则标志着病邪的鸱盛。发热通常可以分为三期，即上升期、持续期、下降期，这与疮疡病程演变的初、中、后期基本相一致。如疮疡阳证，初起体温逐渐上升，常在 37.5～38℃，多因火毒内发、外感风邪所致。如寒多热少，为风寒表证；热多寒少，为风温表证。中期发热持续不退，常在 38～39℃，兼之疮疡肿势渐渐增大，这是酿脓的现象。后期，脓毒已泄，发热逐渐下降，是属一般正常规律。若脓泄而发热依然不退，是为毒邪未清，正不胜邪。若疮疡中、后期，出现寒战、高热，多为毒邪走黄或内陷。疮疡阴证，初起一般不发热，中期可有低热，后期则往来潮热。

2. 问汗液：如疮肿见汗出热退是邪随汗泄，有消散的可能，如汗出热不退，是邪盛难消，为酿脓之表现。若暑湿流注，汗出热不退，除有酿脓之变外，还当考虑有多处发生的可能。若流痰、瘰疬等兼有潮热盗汗或自汗，多是阴虚火旺或气血不足的现象。

3. 问饮食：渴而喜冷饮，多为热重；渴不多饮，多为湿重。纳食有味，为脾胃无恙，病情较轻；纳食不思，为脾胃已衰，病情较重或疮疡病势进展。有很多过敏性皮肤病，常与饮食、虾、酒等腥发之物有关。

4. 问二便：大便秘结，小便短赤黄浊，为火毒湿热内盛的现象；如大便溏薄、小便清长，为寒湿内蕴的表现。如肠痈出现大便次数增多，似痢不爽，小便频数似淋，为酿脓内溃之征兆。大便长期秘结，带血色鲜红，便时疼痛，多为内痔或肛裂。大便形状变细，久泻久痢，出现习惯性改变，可能为锁肛痔（肛管直肠癌）的证候，或为肛门病手术后引起肛门狭窄。

5. 问病因或诱因：如见乳房结块，经久不散，因情志所伤引起的，每易成为乳房肿瘤。如因感受疫畜之毒，每易发生疫疔；因受针尖、竹木或鱼骨刺伤，每易发生手足疔疮。如因接触漆器，而禀性不耐者，每易发生漆疮等。因服某些药物，而禀赋不耐者，每易发生药物性皮炎。

6. 问旧病：如肛漏、瘰疬、流痰病人曾经患过肺痨病，一般治疗比较困难。痈、有头疽、疔疮、疖等病人，以往有过消渴证，一般比较顽固难愈。肝肾宿疾而近期功能不佳者，对砒剂的外用、内服，以及黄药子的内服均属禁忌。

7. 问职业：有许多皮肤病，常与个人劳动职业有关，如染匠、渔民、机器制造工人，常发生皲裂疮。

8. 问妇女经信：外科内服药物，一般多用破瘀活血、行气通络之品，有碍胎气和影响经信，若不加询问而草率施用，可能造成堕胎和崩漏之弊。冲任不调型乳癖常伴月经不调，且在经前胀痛加剧，肿块增大，经后症状减轻。某些风疹块，常在月经来潮前发作，经后则自愈。

9. 问家族：如麻风、疥疮、头癣、痄腮等，可能由于家人相互传染而来。梅毒可能是由先天遗传所得。松皮癣有的有家族遗传史。

四、切诊

切诊包括切脉（脉诊）和触诊两大类。历代中医外科学者对切脉十分重视，它能了解病变的深浅、毒邪的盛衰、正气的强弱，以观察疾病之变化、预测疾病的预后。所以张山雷在他的《疡科纲要·诸脉总论》中说："兹为疡科计，则证发于外，而脉见于里，亦自有彼此响应，历验不爽之理，姑就各种脉象之切合于外疡者，详其形态，溯其源流，以定吉凶，以别疑似。"因此切脉意义极其重大。触诊是通过手的感觉，接触病变，以测知病变的性质、有脓及无脓等。

（一）脉诊

关于脉诊的内容，在《中医基础学》中已经详细介绍了，本节仅选其与外科有关的常见脉象，归纳分述于下。

1. 浮脉：肿疡脉浮有力，为风寒、风热在表，或为风热邪毒客于上部；脉浮无力，为气血不足；溃疡脉浮，若非外感之邪未净，则有续发之可能；若外感之邪已散，疡无继发则为气从外泄，是正虚而邪未去。

2. 沉脉：肿疡脉沉，是邪气深闭、病在深部，为寒凝络阻、气血壅滞；溃疡脉沉，是遗毒在内、气血凝滞未解。

3. 迟脉：肿疡多是寒邪内蕴，气血衰少；溃疡脉迟，多是脓毒已泄、邪去正衰。

4. 数脉：肿疡脉数，为热邪蕴结，其热正盛，或为酿脓；溃疡脉数，为热邪未净、毒邪未化、正气已衰。

5. 滑脉：肿疡脉滑而数，为热盛、为有痰或为酿脓；溃疡脉滑而大，为热邪未退或痰多及气虚。

6. 涩脉：肿疡脉涩，为实邪窒塞、气血凝滞；溃疡脉涩，为阴血不足之象。

7. 大脉：肿疡脉大，为邪盛正实；溃疡脉大，为邪盛病进、其毒难化。

8. 小脉：肿疡脉见细小，为正不胜邪；溃疡脉细而小，大都属气血两虚。

以上所述的 8 种临床上常见的脉象，在临床上运用时，还须辨明有力与无力、有余与不足，方可得出正确的诊断（表 4-1）。一般来说，外科疾病在未溃之前，正是邪盛的时候，应该见有余之脉；已溃之后为邪去正衰之际，应该见不足之脉，这是正常的现象。若未溃时见不足之脉，如虚、弱、细、缓等脉，则为气血衰弱、毒深邪盛；已溃之后见有余之脉，如实、洪、弦、紧等脉，则为邪盛气滞难化。这

表 4-1　外科辨脉纲要

不足之脉（无力）	肿疡	毒气盛、正气衰
	溃疡	正气虚、毒亦去
有余之脉（有力）	肿疡	毒气盛、正不虚
	溃疡	正未伤、毒未去

都是不正常的现象。若外科疾病在未溃（肿疡）或已溃（溃疡）之时，见到结代之脉，均属气血衰弱或寒痰瘀血凝滞，是更为不良现象。若在痛极之时，亦可偶尔出现结、代之脉，这并不一定都为坏现象。不论肿疡与溃疡而见散、促之脉，均为气血衰竭、脏腑之气将绝，且病邪尚在进展，预后多为不良。

近年来对脉象中的脉率，也非常重视，它对诊断疮疡的转归有一定的价值。如阳证初起一般脉率稍带数象，常在 80～84 次/min；中期（化脓期）病情进展，则脉率较快，可在84～

100 次/min；后期（溃后）和中期肿疡渐消之时，症情向愈，则脉率由数转缓，一般在 72 次/min。若症情恶化，并发走黄或内陷，则脉率由数而转快，常在 100～120 次/min，甚至更疾。阴证脉率初期一般较缓，常在 72 次/min 以下；中期症情发展，脉率由缓转数，可在 80～100 次/min；后期或中期症情向愈，则脉率由数逐渐转缓；若症情发展，可见脉率由数转为更数，常在 100～120 次/min。

（二）触诊

触诊是利用手的感觉触摸病变局部进行诊断的一种方法，以辨别疾病的性质、疮肿的软硬及有脓无脓等问题。疮疡肿疡时，若触之高肿、焮热、痛剧，为阳证；相反，疮肿平坦、不热不痛，为阴证。如触及肿块高低不平、坚硬如石、推之不移、表面与皮肤粘连，多属岩性肿块。如肿块表面光滑、硬而不坚或质软如棉，或按之有囊性感，根脚活动，不与表皮粘连者，多为良性肿瘤之肿块或为囊肿。触诊在外科应用很广泛，是四诊中重要的一环，至于具体内容，将在有关各章节中叙述。

自 学 指 导

在中医学基础中已经学习了四诊，本节着重论述了中医外科有关的四诊内容，在学习时应该在复习所学四诊的基础上，着重掌握中医外科的四诊内容和特色，以利今后临床上诊断、辨证施治中医外科疾病时能熟练地应用。

学习本节应抓住如下重点：①望神中的望患部形色。通过望患部形色，掌握外科疾病的性质及变化。②望舌苔。一般来说舌质反应气血状况，舌苔反应脾胃状况，而中医外科疾病的发生，发展及预后与气血关系十分密切，与脾胃健衰亦关系重大，故应特别注意外科的舌诊。③闻诊中的嗅气味。外科疾病的脓性分泌物，是外科不同于其他临床学科的特征之一，不仅可以反映病情之轻重，而且还可以协助某些疾病性质判断的确立。④问诊第一应注意问寒热，因为这是毒邪与正气斗争的反应，并应注意掌握外科疾病的一般寒热规律。第二应注意问毒邪的出路，如汗及二便情况，因为肿疡汗出热退，是为毒随汗解的佳象；二便不畅，则容易导致邪毒内结；所以汗及二便能反映邪的出路情况，当然也应该掌握汗及二便的变态情况。⑤切诊所述的 8 种脉象，都是外科临床上常见的脉象，应该全部掌握，特别应该掌握外科的辨脉纲要，把脉与证候结合起来分析，并注意推求气血、脏腑的盛衰变化。⑥要注意把四诊有机地结合起来，做到四诊合参，才能系统地、全面地了解病情，作出正确的判断。

总之，努力掌握四诊在外科的运用，对于诊断及辨证施治中医外科疾病有极其重要的意义，可以说是辨证施治的先着。

【复习思考题】

1. 中医外科常见的舌质与舌苔有哪些表现？各说明什么问题？

2. 疮疡演变与寒热表现有什么临床规律？

3. 疮肿汗出热退与汗出热不退各有什么临床转归？

4. 问旧病对外科疾病的预后有何临床意义？

5. 疮疡未溃之前见不足之脉及已溃之后见有余之脉各有什么临床意义？

【参考文献摘录】

1. 陈实功《外科正宗·察形色顺逆》：凡看人病，兼视其形色，后与脉病相参。……阴病见阳色，腮颧红献；阳病见阴色，指甲呈青，此二者俱死。又身热脉细，唇吻反青，目珠直视者死。面如涂脂，色若土黄，油腻黑气涂抹者死。唇舌干焦，鼻生烟煤，眼神透露者死。形容憔悴，精神昏短，身形缩小者死。喘粗气短，鼻煽睛露，语言谵妄者死。循衣摸床，遗尿失禁，摄空者死。头低项软，眼视无神，吸吸短气者死。皮破无血，肉绽烂斑，麻木不知痛痒者死。齿黄色如煮豆，唇白反理无纹，耳黑枯焦不听，人中缩而坦平，口张气出无回闭，鼻煽相随呼吸行，汗出如珠不散，痰若胶而坚凝，白血红如肺色，指甲弯而带青，神昏神浮，神乱神离，缁衣生满面，黑气惨天庭，缝之都没命。

2. 陈士铎《外科秘录·疮疡辨脉论》：若疮疡则辨证而不必辨脉，以疮疡之病在外也，虽然有诸中必现于外，安在诊其里不可以知其表哉。况疮疡之毒，皆出诸脏腑乎，既是脏腑内病，乌可徒辨证而不辨脉乎？

第二节 辨阴证阳证

外科疾病的发生，是由于致病因素作用于机体，引起邪正斗争，破坏了人体的阴阳平衡，使脏腑、气血功能紊乱而产生一系列的外科疾病的病理变化。所以尽管外科病的症状表现多种多样，但其本质问题仍然是阴阳失调。

一、阴阳是外科辨证的总纲

外科疾病大多数都既有局部症状，又有全身症状，所以在辨证时要求必须把局部症状和全身症状两方面结合起来综合分析。阴阳是八纲辨证的总纲，阳可以概括表、热、实证，阴可以概括里、寒、虚证，所以抓住了阴阳辨证就抓住了辨证总纲。

历代中医外科医家都十分重视辨阴阳，顾世澄在《疡医大全》中高度概括了外科辨阴阳的意义。他说："凡诊视痈疽、施治，必须先审阴阳，乃医道之纲领。阴阳无谬，治焉有差！医道虽繁，可以一言蔽之，曰阴阳而已。"这说明了诊断外科疾病，必须首先辨清它的阴阳属性，抓住这个辨证纲领，在治疗上就不会发生或少发生原则性错误。

二、症状的阴阳分类

外科疾病症状的阴阳分类主要从发病的病势、病位、局部与全身症状进行辨证（表4-2）。一般来说阳证易消、易溃、易敛，预后一般良好，因而病程较短；而阴证则难消、难溃、难敛，预后多为不良，因此病程比较长。

三、结合全身情况辨阴阳

以上论述了外科症状的阴阳分类，但在临床上不能只根据个别症状辨别，而应该把局部症状与全身表现综合起来进行分析，才能够辨清疾病的阴阳属性。所以《疡科纲要·论阴证阳证》中说："要之见证论证，分别阴阳，务必审察其人之气体虚实，及病源浅深，而始有定论。望色辨脉，兼验舌苔，能从大处着想，则为阴为阳，属虚属实，辨之甚易。若仅以所患之地位为据，已非通人之论；而顾拘拘于方寸间之形色，亦祇见其目光之短浅。"这说明了分辨外科疾病的阴阳，关键要从人的整体观念出发，四诊合参，才能作出较为正确的判断。

表 4-2　外科症状的阴阳分类

证类		阳证	阴证
病势		发病较急、变化快	发病较慢、变化慢
病位		在表、位浅、多发于皮肉	在里、位深、多发于筋骨、脏腑
局部症状	皮温	灼热、得冷则舒	不热或微热、得暖则适
	皮色	红、光亮	皮色不变或紫暗
	肿势	肿胀高起、根脚收缩	漫肿或平塌下陷、根脚散漫
	硬度	软硬适中、酿脓则软	坚硬如石或柔软如棉
	疼痛	剧烈	不痛、隐痛、酸痛或抽痛
	脓汁	稠厚、黄润	稀薄、不泽或夹有败絮物
	疮面	肉芽红活而润实	肉芽不鲜或苍白水肿松软
全身症状	症主	初起常伴有寒热、口渴、纳呆、便干、溲赤、呼吸气粗、烦躁不安等热病症状	常伴有低热（潮热）、颧红、面色苍白、自汗、盗汗等虚象，溃后日久不敛，虚象更显著
	脉象	弦、滑、数、大有力	细、弱、沉缓无力
	舌象	苔白、黄燥、焦黑、舌质红	苔薄白、白腻、舌质淡

辨阴证阳证是以类比的方法将常见的一些症状，概括地分别归纳为阴阳两类。而实际上外科疾病的临床表现是很复杂的，可能阳中有阴，如流注发热、疼痛等证属于阳，但局部化脓之前无明显肿块，皮色亦不红，看起来属于阴；也可能阴中有阳，如脱疽局部症状，颜色发白或青紫，皮温降低属于阴，但其剧烈的疼痛又属于阳；也有属于介于阴阳之间的症状，如瘰疬痛而不甚剧烈，局部微热微红的表现。这就是说在临床上，一个外科疾病不会有单纯的阴证或阳证。况且疾病的属阴属阳不是固定不变的，而是随着病情的变化而转变，有因误治而阳证变为阴证的；有初起阳证日久正虚而转变为阴证的；亦有因治之得法，阴证转为阳证的。因此，在临床上不仅要注意辨别疾病的阴阳属性，还要注意辨清疾病的阴阳转化，用动态的、发展的观念对待辨证，这样才能把握住疾病的本质，作出正确的诊断。

自 学 指 导

本节论述了外科疾病辨阴阳的重要意义，提示了辨阴阳是外科辨证的总纲，叙述了外科症状的阴阳分类，以及与全身情况结合起来。综合分析辨别阴阳的基本原则，并扼要地说明了在外科的临床上没有单纯的阴证，也没有单纯的阳证；即可能有阴中有阳，阳中有阴；也有介于阴证与阳证之间的证候。我们应该用发展的、动态的观点看待问题，注意阴阳的相互转化，把握住疾病的本质，才能辨证明确、诊断无误。

辨证首先要分析。辨认疾病的证候，不仅应该明辨疾病的属性，还应对疾病的病因、病位、邪正消长等情况全面综合分析。所以学习外科的辨阴阳，应该从整体观念出发，应用四诊收集第一手资料，结合辨表里、寒热、虚实，并把外科疾病发生、发展的变化，落实到脏腑、经络、气血之上。

【复习思考题】
1. 为什么说辨阴阳是外科的辨证总纲?
2. 应该怎样辨别外科疾病的阴阳属性?

【参考文献摘录】

张山雷《疡科纲要·论阴证阳证》:"疡科辨证,首重阴阳。然阴阳二字,所包者广。不仅以热证为阳,寒证为阴;红肿焮起为阳,平塌坚硬为阴也……有可以经络之部位分阴阳者,如头面为阳,背后为阴;股外为阳,股内为阴之类是也。有可以人体之向背分阴阳者,如面前及胸腹之部多阳证,脑后及腰背之部多阴证,是也……有可以病因之寒热虚实分阴阳者,如热病皆阳证,寒病皆阴证;实病多阳证,虚病多阴证是也。有可以病势之迟速分阴阳者,其来也疾,三日五日而其形已巨者,皆阳证;其来也缓,旬日匝月而无甚变迁者,多阴证是也。有可以病形之浅深分阴阳者,发于肤表之间,不着筋骨而肢体运动自如者,皆阳证;发于肌肉之里,推筋着骨,而身躯之动作不便者,皆阴证是也。有可以肿势之坚软分阴阳者,如其肿坚凝,按之如石者,多阴证;其肿虽巨,按之犹如和者,多阳证是也。有可以痛势之缓急分阴阳者,如暴戾迅速,掣痛猛烈者多阳证;顽木不仁,痛反和缓,或但觉酸楚牵强,竟不作痛者,多阴证是也……究之红肿一证,末可定为阴阳之代表。……若夫疡发于肌肉之里,去皮毛尚远,则肌肉纵成脓,而肤表必不改色;或肩背肌肤致密之处,及其人色苍皮老者,发疡虽浅,色亦不变,又何得因其不红,而概谓之为阴证。"

第三节　辨肿、痛、痒、脓、麻木及溃疡色泽形态

肿、痛、痒、脓、麻木是外科疾病几大主要症状。痒、痛、麻木是病人的自觉症状,通过问诊由病人自己陈述反映出来。肿与脓是他觉症状,除了询问病人以外,还必须通过医生详细诊察,引起肿痛痒脓的原因不同、程度相异,因此根据这些不同的情况,可以分辨疾病的不同性质,以便于诊断和治疗。但应当注意,这些症状不是孤立的,必须综合起来进行辨证,才能抓住引起这些证候的主要因素,为治疗提供依据。

一、辨肿

正常人体的气血,是周流不息的,如遇各种致病因素侵犯,引起经络阻隔、气血凝滞,壅肿便随之发生。正如《素问·生气通天论》所说:"营气不从,逆于肉理,乃生痈肿。"说明在致病因素作用下,由于经络阻隔,营气不能循行于经络之中,而逆入于肌肤,这是外科疾病产生壅肿的主要机理。由于病人体质的强弱及致病因素的不同,发生肿的症状亦有所差异。而肿势的缓急,集散又常为诊断病情虚实、轻重的重要客观依据。

(一)辨肿的原因

1. 火:肿而色红,皮薄光泽,焮热疼痛。

2. 寒:肿而木硬,皮色不泽,不红不热,常伴有酸痛。

3. 风:漫肿喧浮,或游走不定,不红微热,轻微疼痛。

4. 湿:肿而皮肉重垂胀急,深则按之如烂棉不起,浅则光亮如水疱,破流黄水。

5. 痰:肿势或软如馒,或硬如结核不红不热。

6. 气：肿势皮紧内软，不红不热，常随喜怒消长。

7. 郁结：肿势坚硬如石，或边缘有棱角，形如岩突，不红不热。

8. 瘀血：肿而胀急，色初暗褐，后转青紫，逐渐变黄消退。

9. 虚：肿势平坦，根盘散漫。

10. 实：肿势高起，根盘收束。

（二）辨肿的部位和色泽

由于发病部位的局部组织有疏松和致密的不同，肿的情况亦有差别，兹举例如下：

1. 病发于手掌、足底等处，因病处组织较疏松，肿势易于蔓延，其肿每较他处为大而明显。

2. 手指部因组织致密，故局部肿势不甚，但其疼痛剧烈。

3. 大腿部由于肌肉丰厚，肿势虽甚，但外观往往不很明显，故在检查时须与健侧对比，必要时以皮尺测量腿围，以求得正确的诊断。

此外，一般浅表的疮肿以赤色为多；而患在深部的则以色白者居多，并至脓熟仅透红一点。

二、辨痛

李梴《医学入门》说："邪客于经络之中则血泣，血泣则不通，不通则卫气归之，不得复反，故肿，不通则痛。"说明了痛是由于致病因素阻塞不通所致。痛是外科疾病最普遍出现的自觉症状，而疼痛的增剧与减轻，又常为病势进展与消退的标志。由于患病邪正盛衰与痛的原因不一，发病部位的深浅不同，而疼痛的发作情况也有所不同。因此疼痛的辨证，应从疼痛的原因、发作情况、疼痛性质等几方面进行分析。此外还应该把疼痛与肿胀结合起来辨别。

（一）辨疼痛的原因

1. 热：皮色焮红，灼热疼痛，遇冷则痛减。

2. 寒：皮色不红、不热、酸痛、得暖则痛缓。

3. 风：痛无定处，忽此忽彼，走注甚速。

4. 气：攻痛无常，时感抽掣，喜缓、怒甚。

5. 化脓：形势急胀，痛无止时，如有鸡啄，按之中软应指。

6. 瘀血：初起隐痛、微胀、微热、皮色暗褐，继则皮色青紫而胀痛。

7. 虚：喜按，按则痛减。

8. 实：拒按，按则痛剧。

（二）辨疼痛性质

1. 卒痛：疼痛突然发作，痛势急剧，多见于急性疾患。

2. 阵发性痛：忽痛忽止，发作无常，多见于胆道、胃肠道寄生虫等疾患。

3. 持续性痛：痛无休止，持续不减，一般阳证未溃前多见此种痛；若痛势缓和，持续较久，则一般阴证初起多见之。

4. 刺痛：痛如针刺，病变多在皮肤浅表，如缠腰火丹等。

5. 灼痛：痛而有灼热感，病变多在肌肤，如疖、有头疽、颜面疔疮、丹毒等。

6. 裂痛：痛如撕裂，病变多在皮肉，如肛裂、手足皲裂较深者。

7. 钝痛：疼痛滞钝，病变多在骨与关节间，如流痰、附骨疽转入慢性阶段。

8. 酸痛：又酸又痛，病变多在关节，如系统性红斑狼疮之关节肌肉酸痛及骨关节流痰等。

9. 抽掣痛：除痛有时抽掣外，并伴有放射痛，传导至邻接部位，如石瘿、乳岩、失荣之晚期。

10. 绞痛：痛如绞割，以致坐卧不宁，辗转不安，病变多在脏腑，如泌尿系结石伴有梗阻时。

11. 啄痛：痛如鸡啄，并伴有节律性痛，病变多在肌肉，多见阳证化脓阶段。

（三）把疼痛与肿胀结合起来辨

1. 先肿而后痛者，其病浅在肌肤。

2. 先痛而后肿者，其病深在筋骨。

3. 痛发数处、同时肿胀并起或先后相继者，是时邪或病后余毒流注所致。

4. 痛无定处、勿此勿彼而无肿形者，由风胜之行痹而起。

5. 肿势蔓延而痛在一处的，是毒已渐聚，其形虽巨，可以无虑。

6. 肿势散漫而无处不痛的，是邪毒四散，其势方张，变端甚速。

7. 肿块坚硬如石不移、日久逐渐肿胀、时觉掣痛者，常为岩证，痼疾难疗。

8. 肿渐坚巨、已成脓而觉痛的，症情多轻；若已成脓而竟不痛的，证情多重。

三、辨痒

痒是发生在皮肤上的一种不适的感觉，好像虫虱游行，它是皮肤病的一个主要自觉症状。在肿疡与溃疡的病变过程中，也有痒的症状发生。

关于皮肤病作痒的原因，孙思邈在他的《千金方》论瘾疹中说："素问云：'风邪客于肌中，则肌虚，真气发散，又挟寒搏皮肤，外发腠理，开毫毛，淫气妄行，则为痒也。'所以风疹瘙痒皆由于此。"当然引起皮肤瘙痒的原因不仅是风邪，尚有湿、热、虫邪，但其发生机制都是邪气客于肌肤，使真气发散，腠理开泄，淫气妄行而产生作痒。此外，古人尚有"诸痒属虚、属风"的说法，是说明血虚而致风燥，肌肤失养而产生作痒。

至于疮疡作痒，张山雷《疡科纲要·论痒》中作了概括性说明，"惟疔疮大肿之时，毒势未达，脓犹未成，颇有肌里作痒，淫溢四散者，此则疔毒之走散……若溃疡流脓已畅，而围余肿未消，亦有时微微作痒，此肿势渐化，气血流通之朕兆，是为佳象；亦有腐肉已脱，新肌盎然，皮肉间时作微痒，亦是除旧布新，气血贯注之故。"这段话虽然是谈痒的辨证，却提示了在一般情况下，肿毒作痒是由毒邪猖獗所致，溃疡作痒则为正气恢复毒邪衰退的表现。

综上所述，皮肤病痒的辨证，主要应辨清病因；疮疡作痒的辨证，主要应从不同的病理阶段发生的痒来辨别疾病的进展及预后。

（一）辨皮肤病作痒的原因

1. 风胜作痒：常走窜四注，遍体作痒，抓破血溢，随破随收，不致化腐，多为干性。

2. 湿性作痒：常浸淫四窜，黄水淋漓，最易沿表皮蚀烂，或有传染，越腐越痒，多为湿性。

3. 热胜作痒：常皮肤瘾疹，焮红作痒，或只发于暴露部位，或遍布全身，甚则滋水淋漓，但不会传染。

4. 虫淫作痒：常浸淫蔓延，黄水频流，状如虫行皮中，其痒尤烈。最易传染。

5. 血虚作痒：常伴皮肤干燥，脱屑作痒。

（二）辨疮疡作痒

1. 肿疡作痒：一般很少发生，如有头疽、疔疮初起，局部肿势平坦，根脚散漫，脓犹未化之时，若有作痒的感觉，这是毒势炽盛，病变有发展的趋势。如肿疡经治疗之后，局部根脚收束，肿痛已减，余块未消之时，有痒的感觉，这是毒势已衰，气血通畅，病变有消散的趋势。

2. 溃疡作痒：如疮疡既溃之后，自当诸苦消失，而突然感觉患部焮热奇痒不安，这是因为护理不善，脓区不洁之故；或因应用汞剂、砒剂、贴敷膏药等引起皮肤过敏所致。如溃疡经治疗后，脓流已畅，四周余肿未消之时，或于腐肉已脱，新肌未生之际，而皮肉间感觉微微作痒，这是毒邪渐化，气血渐充，助养新肉，将要收口的好现象。

四、辨脓

脓是由热胜肉腐蒸酿而成的，也是由气血所化生的。脓是肿疡在不能消散的阶段所出现的主要症状。疮疡毒气随脓而泄的情况，如同伤寒表证从汗而解，腑证从下而解，有着同样的道理。《疡科纲要·论脓之色泽形质》说："惟脓与水，皆其血肉所酝酿，可以验体质之盛衰，决病情之夷险。"所以疮疡辨脓的临床意义很大。辨脓首先应辨其脓之有无及脓之部位深浅，可以决定是否开刀引脓及其他适当的处理；同时在脓成既溃之后，必须辨察脓的形质色泽，并用闻诊来嗅脓水的气味变化，以诊断体质的盛衰，病情之顺逆。

（一）辨脓的有无

1. 手法辨脓：其方法一般用两手示指的指端轻轻放于脓肿患部，相隔适当的距离，然后以一手指端稍用力按撤一下，则另一手指端即有一种波动感觉，这种感觉称应指。经过多次反复及左右相互交替试验，若应指明显者为有脓。在检查时注意两手指端应放于相对的位置，并且在上下左右四处相垂直的方面均应检查。若脓肿范围较小，则用左手拇、示两指，固定脓肿两侧，以右手示指按撤脓肿中央，如有应指的为有脓。现将手法辨脓的要点列表如表4-3。

表4-3　手指辨脓法

辨证		要　点
脓	有	按之灼热、痛甚、中软、指起即复（即应指）者
	无	按之微热、不甚痛、块硬、指起不复（无应指感）者
脓肿	成熟	肿块已软、边界已分、疼痛已缓者，是脓已成熟
	未成熟	肿块散漫、边界不清、其块仍硬、疼痛不缓者，是脓未成熟
部位	浅	肿块高突或其上薄皮剥起者，小按之便痛而应指者
	深	肿势平坦，皮色不红不热或微红微热者，大按之乃痛而应指者

2. 透光辨脓法：医生以左手遮着患指（趾），同时以右手把手电筒照到被检查者的患指（趾）下面，利用光线对准患指（趾）照射，然后注意观察指（趾）背上面，如见有深黑色的阴影为有脓。如尚未化脓时，则见清晰鲜红，此法仅适用于指、趾部甲下的辨脓。

3. 穿刺辨脓法：患于深部的脓肿，当脓已成而脓液不多、用手法辨脓有困难时，则可采用注射器穿刺抽脓的方法。这种方法不仅可以用来辨别脓液的有无，而且可以用于采集脓液标本。在操作时必须注意严格消毒，以及穿刺的部位、进针的深度等。

此外古人以脉象来辨脓之有无，是祖国医学中一个独特的诊断方法，尤其在诊断内脏脓肿时具有更重要的意义。《金匮要略·疮痈肠痈浸淫病脉证并治》说："肠痈者……其脉迟紧者，脓未成……脉洪数者，脓已成。"《外科精义·论脉证名状二十六种所主病证》说："诊诸疮洪数者，里欲有脓结也。"以脉辨脓在临床上尚有一定的指导意义。

（二）辨脓的形质、色泽和气味

1. 脓的形质：宜稠不宜清。一般稠厚者，其人元气较充；淡薄者，其人元气多虚。若先出黄的稠厚脓液，次出黄稠滋水，为将敛佳象；若薄脓转厚脓，为体虚渐复，为收敛佳象；若厚脓转为薄脓，为体质渐衰，一时难敛。若脓成日久不泄，一旦溃破，脓质虽如水直流，但其色不晦，其气不臭，未为败象；如脓稀似粉浆污水，或夹有败絮状物质，而色晦臭腥者，为气血衰竭，是属败象。

2. 脓的色泽：宜明净不宜污浊，如黄白质稠、色泽鲜明者，为气血充足，最是佳象；黄浊质稠，为气火有余；黄白质稀、色泽净洁者，气血虽虚，不是败象；脓色绿黑稀薄者，为蓄毒日久，有损伤筋骨之可能。脓中夹有瘀血色紫成块者，为血络受伤。脓色像姜汁，则每多兼患黄疸，病势较重。

3. 脓的气味：脓液略带腥味的，其质必稠，大多是顺证的现象；脓液腥秽恶臭的，其质必薄，大多是逆证的现象，而且往往是穿膜着骨之症。其他如蟹沫者，亦内膜已透，每多难治。

五、辨麻木

麻木是由于气血不运或邪毒炽盛，以致经络阻塞而成。由于麻木的致病原因不同，所致的麻木情况也有差别，如疔疮、有头疽坚肿色褐、麻木不知痛痒，伴有较重的全身症状，为邪毒炽盛，常易导致走黄和内陷。如麻风患部麻木不仁，不知痛痒，脱疽早期患部麻木且冷，为气血不运，脉络阻塞，常易腐筋烂骨，顽固难愈。

六、辨溃疡色泽形态

（一）辨溃疡的色泽

一般阳证疮疡的溃疡，疮面脓液稠厚黄白，色鲜不臭，腐肉易脱，色泽红活鲜润，新肉易生，疮口易敛，知觉正常。阴证疮疡，疮面脓液清稀，或时流血水，腐肉不易脱落，或虽脱而新肉不生，色泽灰暗，疮口经久难敛，疮面不知痛痒。如疮面污浊不清，腐肉不易脱落，四周紫暗，疮面上方青筋暴露，或动脉搏动消失，有的患部肤温减低，多为气血凝滞所致。如疮面腐肉已尽，而脓水灰薄，或偶带绿色，新肉不生，状如镜面，光白板亮，不知疼痛，是为虚陷之证。上述等等说明了辨溃疡色泽的临床意义，《外科正宗·疮疡看法》对这一意义作了一个概括："已溃脓稠，色鲜不臭，腐肉自脱，焮肿易消，身轻者顺。溃后脓厚稠黄，新肉易生，疮口易敛，饮食渐进者顺。……已溃皮烂，内坚不腐，肿仍不消，痛仍不减，心烦者逆。溃后脓水清稀，腐肉虽脱，新肉不生，色泽臭秽者死。"当然这里所说的死，是指病情较严重而言。

（二）辨溃疡形态

各种不同性质的外科疾病有不同的溃疡形态，掌握这些形态特征，对于外科疾病的诊断及预后的判断均有一定的临床意义。如岩性溃疡，疮面多呈翻花或岩穴状，有的在溃疡底部见有珍珠样结节，疮周色泽暗红，内有紫黑色坏死组织，渗流血水，溃疡始终不能愈合。瘰疬之溃疡，疮口有空腔或伴漏管，疮面肉色不鲜，脓水稀薄，并夹有败絮状物，疮口愈合较为缓慢。附骨疽、流痰之溃疡疮口呈凹陷形，四周皮肤乌黑，伴有漏管形成，前者有死骨从疮孔中排出，后者脓液中夹有败絮状物，收口均十分缓慢。麻风溃疡呈穿孔形，常可深及骨部，而发出腐臭气味。褥疮之溃疡，疮面坏死不易脱落，或疮口凹深，肉色不鲜，日久不易愈合。梅毒性溃疡边缘削直而如凿成或是略微内陷，基面高低不平，有暗黄色坏死组织而带有臭味。手指部疔疮，疮孔二三处，溃后肿胀不消，状如蛇头，脓水臭秽，每多损骨。有头疽疮面渐渐腐烂，形似蜂窝；若气血两虚者，腐肉难脱，闷肿胀痛，疮口易成空壳。

　　总之，溃疡阶段脓毒已泄，但气血亦衰，当以补养为主，但不深究溃疡之形色，则往往补而无益。如溃疡顽腐不脱，疮脚较硬，则为虚中有实，故治该扶正托毒、解毒；外治当用提脓祛腐之药，或应用腐蚀平胬之药。如有漏管形成、流脓不止，亦应补托与解毒兼施，外用药线引流。如脓腐已尽，新肉不生，则该纯补气血，外用生肌收口之药。所以辨清溃疡局部之形色，对于溃疡的内治和外治有很重要的意义。

自学指导

　　本节论述了肿、痛、痒、脓形成的一般机制，分析了各种不同症状及外在表现的肿、痛、痒、脓的不同致病因素，提示了辨脓的方法。在学习中应该抓住这些要点，掌握其辨证的基本原理及基本技能，通过这些自觉症状和他觉症状，揭露出疾病的本质。并且把这些症状联系起来，把这些症状辨证和其他辨证方法结合起来进行分析，才能全面地认识外科疾病。

　　肿、痛、痒、脓首先要辨证求因，即通过病人诉述及对客观症状的观察分析出病因。要注意不同部位肿之外形，以免辨识阴阳上的错误，如肿发于深部的阳证疮疡，而往往肿势不明显，皮色多不变，虽属于阳证但外形呈阴证表现。还应该把肿和痛结合起来辨证，因为肿痛的发生都是由于各种致病因素引起局部经络阻塞、气血凝滞、阻塞不通而致；肿痛发生的不同时间，又可以提示病位的深浅；如《医学入门》说："先痛后肿伤乎血，先肿后痛伤乎气，肿痛并攻，气血俱伤。"伤气者病尚浅，而伤血者病已入深。故先肿后痛者，其病多浅在肌肤；先痛后肿者，其病多深在筋骨。

　　痒虽为皮肤病的主证，但是在疮疡亦有作痒现象。在一般的情况下，肿疡作痒是由毒邪猖獗所致，溃疡作痒是为正气恢复、毒邪衰退的表现。

　　出脓是外科疾病的一个病理反应，是毒气随脓而泄。但脓为血肉所酝酿，故通过脓的形质、色泽可以分析出气血的盛衰，而气血盛衰与否与外科疾病又有着密切的关系。故张山雷说辨脓"可以验体质之盛衰，决病情之夷险"。辨脓的几种技能应该掌握，因为辨别脓的有无及浅深，对于是否切开引流及采取其他适当的内、外治法有重要的意义。

　　本节还叙述了溃疡的一般常见形色，论述了通过观察局部形色辨认不同性质的外科疾病及分析预后、转归以确定治疗的方针。局部形色不是孤立地存在的，在学习时，我们不仅要把形与色结合起来看问题，还应该把形色与局部其他症状、全身症状结合起来综合分析。

【复习思考题】
1. 引起肿、痛、痒各有哪些病因？其临床表现各是什么？
2. 通过辨别脓的形质、色泽和气味，如何辨别机体邪正之盛衰？
3. 如何辨别脓的有无？

4. 为什么应该把肿和痛结合起来辨证？肿与痛的不同先后出现各有什么临床意义？

5. 阳证和阴证的溃疡面各具有哪些临床特征？

6. 岩性溃疡、有头疽溃疡各具有哪些形态特征？

【参考文献摘录】

1. 陈士铎《洞天奥旨》：疮疡痛痒麻木论：经云：诸痛为实，诸痒为虚。实者，邪实也；虚者，正虚也。邪实多是阳症，正虚多是阴疽。凡疮疡之生，肿而大痛者，阳邪之大实也；肿而微痛者，阳邪之差实也。小痛而大痒者，阳中之阴大虚也；大痛而微痒者，阳中之阴少虚也。大痒而不痛者，阴大虚而无阳也；微痒而不痛者，阴微虚而无阳也。更有麻木而不知痛痒，为阴虚而不能通于阳，阳虚而不能运于阴也。论其轻重，似乎痛重于痒与麻木也，而孰不然。盖疮疡最重者，莫过于痒，其次则在麻木。凡阴痈初发，多起于痒。人见皮肤之痒，手爬搔之为快，往往痒变为痛，遂至败坏决裂而不可治。盖痛乃阳毒，而痒乃阴毒。夫同是火毒，胡为阴毒烈于阳毒？大约阴痈之生，半成于鬼祟之缠人，祟凭人身，未敢骤侵，先以痒试之。故初发之时，每每作痒，及至人自爬搔，鬼无所畏，乃大肆其侵凌，故大痒而转变为痛矣。

2. 张山雷《疡科纲要》：论肿：以发肿之大小缓急，辨别轻重。然其实不可以外形论也，要在视其病源之浅深缓急，及部位之虚实险夷为主义。……大率肿在皮肤之表，肌肉之中，虽有大疡，尚易治；若在筋骨之间，大节之界，起病虽微，亦多难疗。凡外疡之浅者，肿必高突，而根围收束，不甚平塌者，最是佳象；若散漫不聚，毫无畔岸者，则多棘手。而其深者，初发时，但酸痛不仁，甚者且微酸而不痛，然皮肉如故，无所谓肿硬块也。至数日而重按之，始觉其中有僵硬之处，然后渐以延开，其势日巨，而尚无高突形象，其皮肤之色泽如故，其肤表之肌肉亦如故，此附骨大疽，发肿之次序，病家恒不自知为疡证者也。若以肿势之已发见者言之，则坚肿而四围分明者，其证顺；坚肿而畔岸散漫者，其证重，非毒势之不聚，即元气之不充也。若坚肿大痛，按之四围皆硬，而其中有一点独软者，则内已成脓矣。亦有软肿散漫，杳无边际，其人但苦其重而不作痛，则气血大衰，断非佳状，此证甚有成脓而始终不痛者。盖其人正不胜邪，神经之知觉不灵，邪正已不能相争，所以毫不知痛，最为败象。又有起处皮肤间，一粒如黍，上有白头（其形如暑天痱痤之状，故吾吴俗语，谓之毒痱子），而皮肤肌肉，丝毫不变，无所谓肿也。然黍粒虽小，而或痒或痛，或且顽木，如失知觉，经脉不利，牵强不仁，则必为外疡之证。延至三日五日，而根围渐大，肿坚且深，其后腐化，必不甚小，此脑疽、背疽、腹皮痈及疔毒等，诸大疡之肿势也。若头面额颅、颐颊口唇间，见此黍粒，而或为麻木，或为痒痛者，则尤为疔毒之重候。初亦不肿，至其渐形肿硬，而大波轩然作矣。若头面漫肿，无此黍粒，其肿或坚或软，或亦作痛作痒，顷刻而起，其势甚速，或有寒热，或无寒热，则大头疫也。此证病家必以为外疡，而疡科或且不识，妄用刀针敷药，误人最多。

3. 李梴《医学入门》：疮口不敛，由肌肉不生；肌肉不生，由腐肉不去；腐肉不去，由于脾胃不壮，气血不旺；务以补托为主，而佐以行经活血之药。

第四节 辨经络部位

经络内源脏腑，外通体表皮、肉、筋、脉、骨等，具有运行气血、沟通内外、联系人体各个器官的作用。《外科秘录·疮疡经络论》说："五脏七腑（注：七腑包括奇恒之腑）各有经络，脏腑之气血不行，则脏腑之经络即闭塞不通，而外之皮肉即生疮疡矣。"说明了外科疾病与脏腑、经络、气血的关系极为密切；脏腑不和，则经络不通。经络阻塞是外科疾病的发病病理基础。所辨外科疾病的经络部位，追溯它与脏腑及气血的关系，对于外科疾病的诊断和治疗有很重要的意义。

一、人体各部位与经络方面的归属

《外科大成·经络大略》说："人生之有经络，犹地理之有界分。治病不知经络，犹捕盗不知界分。其能无诛伐无过之咎乎？岐黄问答，以经络为主，惟经络一明，然后知症见何经，用何经之药以治之。"说明了辨清外科疾病的经络所属，就能够以经络为线索，辨清脏腑所属、气血之多少，从而指导临床治疗。

依据经络的循行部位，可以辨出如下部位的经络所属：头顶及后项，正中属督脉经，两旁属足太阳膀胱经。面部、乳部，属足阳明胃经（乳房属胃经，乳外属足少阳胆经，乳头属足厥阴肝经）。耳部前后，属足少阳胆经和手少阳三焦经。手足心部，手心属手厥阴心包经，足心属足少阴肾经。背部，总属阳经（因背为阳，中行为督脉之所主，两旁为足太阳膀胱经）。臀部，外侧属手三阳经，内侧属手三阴经。腿部，外侧属足三阳经，内侧属足三阴经。腹部，总属阴经（因腹为阴，中行为任脉之所主）。其他如《外科大成》上篇所说："痈疽之作，其行也有处，其主也有归。如心之发于喉舌，肺之发于皮肤，脾之发于肌肉，肝之发于筋肋，肾之发于骨髓是也。"亦有一定参考价值。

此外内脏疾病从经络反应于外，如胃肠道系统疾病，可在足阳明胃经的足三里穴有压痛点；肝胆系统疾病，可在足少阳胆经的阳陵泉穴有压痛点等，也可以作为辅助诊断的一个方法。

二、辨经络对治疗的意义

经过经络的外科生理病理及人体各部位经络归属的学习，可以得出辨经络的治疗意义，包括经络的生理病理治疗及按经用药治疗两个方面。

1. 经络的生理病理治疗：针对经络阻塞，气血凝滞的病理基础，应用不同性质的消散邪毒凝滞的药物，疏通经络，使气血流通，恢复经络气血的生态功能，达到治疗外科疾病的目的。

对于患在属于多血少气的手足太阳。手足厥阴经部位的外科疾病，一般结合辨证施治，配合和营活血，补气托毒的方法进行治疗。患在属于多气少血的手足少阳、手足少阴、手足太阴经部位的外科疾病，配合应用养血行气的治疗方法。生在属于多气多血的手足阳明经部位的外科疾病，则大多配合行气活血的治疗方法。

2. 外科引经药的使用：此外还应该结合经络所主的一定部位而选用一些引经药物，使药力直达患处，从而收到更显著的效果。如手太阳经用黄柏、藁本；足太阳经用羌活；手阳明经用升麻、石膏、葛根；足阳明经用白芷、升麻、石膏；手少阳经用柴胡、连翘、地骨皮（上）、青皮（中）、附子（下）；足少阳经用柴胡、青皮；手太阴经用桂枝、升麻、白芷、葱白；足太阴经用升麻、苍术、白芍；手厥阴经用柴胡、丹皮；足厥阴经用柴胡、青皮、川芎、吴茱萸；手少阴经用黄连、细辛；足少阴经用独活、知母、细辛。

自 学 指 导

学习本节应在熟悉经络的外科生理病理的基础上，结合人体各部位与经络的归属关系，从而明确辨经络的临床意义。在学习中应注意把经络的外科生理病理、辨证意义、治疗意义三者结合起来，以联系成为一个经络辨证施治的整体，并注意掌握经络的生理病理治疗和外科引经药的应用。应该说明，经络的辨证施治，仅仅是外科辨证施治的一个方面，临床上还应着重辨阴阳、气血、脏腑及邪正斗争关系等方面，而不应该局限于经络辨证一个方面。

【复习思考题】

1. 辨经络的目的和意义是什么？
2. 经络的生理病理治疗包括哪些方面？
3. 外科不同经络部位的疾病，各有哪些常用的引经药？

【参考文献摘录】

1.《外科大成·经络大略》：手足十二经有气血多少之分。歌曰：多气多血君须记，手经大肠足经胃；多气少血有六经，三焦胆肾心脾肺；多血少气心胞络，膀胱小肠肝所异。治以气多者行气，血多者破其血。气少者难于起发，补托之。血少者难于收敛，滋养之。虽然，厥阴经有相火，难治；少阳经有相火，而更难治。故足少阴当做气血两虚治也。

2.《外科启玄·卷之一·明疮疡生十二经络当分气血多少论》：夫分经用药，当知气血多少，多则易愈，少则难痊。疮科之医，明此大理，不致有犯禁颓败坏逆之失也。如手少阳三焦经、手少阴心经、手太阴肺经、足少阳胆经、足少阴肾经、足太阴脾经，此六经皆多气少血，凡有疮疡，最难收口。如手厥阴心包络经、手太阳小肠经、足太阳膀胱经、足厥阴肝经，此四经皆多血少气，凡有疮疡，宜托里。手阳明大肠经、足阳明胃经，此二经气血俱多，初宜内消，终则收功易得。

3.《洞天奥旨·卷一·疮疡经络论》：部位者，经络之外应也。如疮疡生于头顶，即属足太阳经之病，盖头顶乃膀胱之部位也。生于面，即属足阳明经之病，面乃胃之部位也。生于颈项，即属足厥阴经之病，盖颈项乃肝之部位也。生于肋，即属足少阳之病，盖肋乃胆之部位也。生于手足心，即属手少阴经之病，盖手足心乃心之部位也。生于背，为诸阳；生于腹，为诸阴。臀膊即手之三阴、三阳经之所行，股胫即足之三阴、三阳经所属。七窍者，五脏之窍也。生于目，乃肝经病也；生于耳，乃肾经病也；生于鼻，乃肺经病也；生于舌，乃心经病也；生于口，乃脾经病也。……经络有气血多少之异，气血多者，易于成功，气血少者，难于建绩，又当分别之也。若三焦，若心经，若肺经，若胆经，若肾经，若脾经，此六经，皆气多而血少，非补血，则未溃不能化，已溃不能消也；若包络，若小肠，若膀胱，若肝经，此四经，皆血多气少，非补气，则未溃不能散，已溃不能生也；若胃经，则气血俱多，初可用消，而终亦必佐之以补气血，则收功自速矣。

第五节　辨善恶顺逆

善恶顺逆是对外科疾病预后的判断，在辨证过程中具有一定的重要性。故齐德之《外科精义·辨疮疽善恶法》说：痈疽证候，"善恶逆从，不可不辨"。所谓"善"就是好的现象，"恶"就是坏的现象，"顺"就是正常的现象，"逆"就是反常的现象。善恶顺逆系指病理过程的相对而言，而其中的"善"和"顺"，并不是指生理功能的正常情况。所以外科疾病在其发展过程中，按着顺序出现应有的症状即称为顺证；反之，不以顺序而出现不良的症状即称为逆证。在病程中出现善的症状，表示预后较好；出现恶的症状，表示预后较差。

历代医家在长期临床实践中，总结了一套判断外科疾病预后的方法，提出了"五善七恶"。"顺逆吉凶"的辨证学说。五善七恶学说是宋人在继承前人大量实践经验的基础上，加以整理、提高、总结出来的。在内经中就有过外科疾病预后好坏的记载，如《灵枢·痈疽篇》

说："痈疽发于嗌中……脓不泻，塞咽，半日死。""脑烁，其色不乐，项痛而如刺以针，烦心者，死不可治。"《金匮要略·疮痈肠痈浸淫病脉证并治》有"浸淫疮从口流向四肢者，可治；从四肢流入口者，不治"的记载。南北朝龚庆宣《刘涓子鬼遗方》能从脓的色泽、多少、疮形的局部症状，以及局部结合全身症状等多方面来判断预后。书中有"发脓青黑者死，白者尚可治"；"骨疽，脓出不可止，壮热碎骨六十日死"；"丁疽三日，身肿痛甚，口禁如痉状……不可治"等记载。隋代巢元方《诸病源候论·痈溃后候》说："凡痈破溃之后，有逆有顺，其眼白睛青黑而眼小者，一逆也。内药而呕，二逆也。伤痛渴甚者，三逆也。膊项中不便者，四逆也。音嘶色脱者，五逆也。除此者，并为顺也。此五种皆死候。"宋代最初是《太平圣惠方》有五善七恶的记载，以后的历代外科古籍都有关于五善七恶的记载。综上所述，善恶、顺逆是古代医家在长期的医疗实践中总结出来的辨证方法。为我们在诊疗外科疾病的过程中提供了可以遵循的指标。根据历代医家的学术观点，善恶大多指全身症状的表现，顺逆多指局部情况；判断外科疾病的预后良好与否，既要观察局部症状的顺逆，又要结合全身症状的善恶，两者必须综合参考，才能有正确的判断。现将善恶顺逆的具体辨证内容分述于下。

一、辨善证、顺证

（一）五善

1. 心善：精神爽快，言语清亮，舌润不渴，寝寐安宁。
2. 肝善：身体轻便，不怒不惊，指甲红润，二便通利。
3. 脾善：唇色滋润，饮食知味，脓黄而稠，大便和调。
4. 肺善：声音响亮，不喘不咳，呼吸均匀，皮肤润泽。
5. 肾善：并无潮热，口和齿润，小便清长，夜卧安静。

（二）顺证

1. 初起：由小渐大，疮顶高突，焮红疼痛，根脚不散。
2. 已成：顶高根收，皮薄光亮，易脓易腐。
3. 溃后：脓液稠厚黄白，色鲜不臭，腐肉易脱，肿消痛减。
4. 收口：疮面红活鲜润，新肉易生，疮口易敛，感觉正常。

善证与顺证，是人体在感受病邪后而发生的一系列的局部情况和全身症状，但由于正气未衰，气血尚充，能与病邪相争，而且人体的正气占优势地位，故发生外科疾病后，其在初起时根脚不散；已成时顶高根收，易脓易腐；溃后脓稠腐肉易脱，肿痛很快消失，收口时新肉易生，疮口易敛，而且还能胜邪，毒邪不易扩散，不致侵及人体内脏，也无明显的全身症状，均为预后良好。

二、辨恶证、逆证

（一）七恶

1. 心恶：神志昏糊，心烦舌燥，疮色紫黑，言语呢喃。
2. 肝恶：身体强直，目难正视，疮流血水，惊悸时作。
3. 脾恶：形容消瘦，疮陷脓臭，不思饮食，纳药呕吐。
4. 肺恶：皮肤枯槁，痰多音暗，呼吸喘急，鼻翼扇动。

5. 肾恶：时渴引饮，面容惨黑，咽喉干燥，阴囊内缩。

6. 脏腑败坏：身体浮肿，呕吐呃逆，肠鸣泄泻，口糜满布。

7. 气血衰竭（阳脱）：疮陷色暗，时流污水，汗出肢冷，嗜卧语低。

（二）逆证

1. 初起：形如黍米，疮顶平塌，根脚散漫，不痛不热。

2. 已成：疮顶软陷，肿硬紫暗，不脓不腐。

3. 溃后：皮烂肉坚无脓，时流血水，肿痛不减。

4. 收口：脓水清稀，腐肉虽脱，新肉不生，色败臭秽，疮口经久不敛，疮面不知痛痒。

恶证、逆证，是因人体感受病邪后，由于正气虚衰，气血不充，在相争过程中，正不胜邪。而以病邪占优势地位，毒邪扩散内侵脏腑，则恶证频现。

善恶顺逆的辨证，在临床上还应注意，即使见到预后良好的善证，顺证也不能疏忽，应时刻预防转变成为预后不良的恶证、逆证；若见到恶证、逆证，也不可惊慌，应及时进行救治，如治疗得当，也能转为善证、顺证。正如《外科启玄·辨疮疡分五善七恶论》所说："然疮有七恶，而观其皮肤紧急，脉无止数，微有神气善能会调摄者，亦可保其生命。此凶中变吉也。然疮虽有五善，见其皮肤肉缓，又不能善会调养，多欲多劳，亦伤生命，此吉内生凶。"清楚地说明了善证与恶证并不是绝对的，而是可以相互转化的，所以不管是善顺之证还是恶逆之证都应该谨慎辨证施治，把握住外科疾病的发展变化规律，使之朝康复方面转化。

自 学 指 导

本节提示了善恶顺逆的含义，追溯了善恶顺逆学说的发生与发展的源流，叙述了辨善恶顺逆的基本内容，说明了应该正确看待善恶顺逆之证。学习善恶辨证应紧扣脏腑的生理病理，应用分析的方法加以记忆和掌握。如肝主筋，肝经得养，则肝气疏畅，而身体轻便为肝善；若肝经失养，则身体强直而为肝恶。又如脾主运化，饮食知味为脾善；不思饮食，纳药则吐为脾恶。五脏之善为五脏之功能正常，五脏之恶则为五脏之功能不正常。顺逆是指局部变化，应该首先熟悉疮疡局部的正常转归的顺证，再注意其逆证的不同特点。辨善恶顺逆是外科疾病辨预后的辨证方法，应该把整体的善恶与局部的顺逆辨证相结合起来，才能有正确的预后判断。

【复习思考题】

1. 试用脏腑学生理病理分析五善七恶的证候。

2. 顺证的初起、已成、溃后及收口四个阶段各有哪些局部症状？

【参考文献摘录】

1.《洞天奥旨·卷一·疮疡善恶论》：大约善有五，恶有七。吾先言其善者，起居安适，无躁动之状，一善也；大小便如常，无诸病苦，二善也；凡服药饵，随手奏效，肿易平复，无脓血之多，三善也；神清气爽，言语响亮，四善也；饮食健旺，易于消化，口不太渴，五善也。有此五善，虽疮疡形大，而病实轻吉之征也。吾再言其恶者，口大渴呼饮，烦躁不常，腹中时痛，口中时咳，大便作泻，小便成淋，此恶之一也；脓少血多，不肿而痛，皮肉腐坏，臭气难闻，疮口低陷，沿开广阔，此恶之二也；喘粗气短，不足以息，恍恍惚惚，如见鬼祟，此恶之三也；黑睛紧小，白睛青赤，长多斜视、上视，此恶之四也；手足无措，神气昏暗，面目炭色，此恶之五也；见食厌恶，服药呕吐，不能饮食，此恶之六也；声哑面肿，鼻黑唇青，此恶之七也。有此七恶，虽疮疡形小，而病实重凶之征也。凶者多死，吉者多生。

2.《洞天奥旨·卷一·疮疡顺逆论》：有辨顺逆之真法，如疮疡之初起，顶高根活，色赤发热，焮肿疼痛，日渐突起，肿不开散者，顺也；若顶平根散，色暗微肿，不热不疼，身体倦怠者，非逆而何？如疮疡之已成，疮形……焮痛，皮薄光亮，易脓易腐，饮食知味，二便调和，身温者，顺也；若肿坚色紫，不作脓，不腐溃，疮顶软陷，口干作渴，心多烦躁者，非逆而何？如疮疡之已溃，脓稠色鲜，不臭，腐肉自脱，焮肿易消，身轻痛减者，顺也；若皮烂，肉坚不腐，肿仍不消，痛仍不减，心烦卧不宁者，非逆而何？如疮疡之溃后，脓厚稠黄，新肉易生，疮口易敛，饮食渐进，无有痛楚作痒者，顺也；若脓水清稀，腐肉虽脱，新肉不生，色败臭秽，饮食不进者，非逆而何？倘逆而变顺，生之机也，逆而不顺，死之兆也。

〔喻文球〕

【目的要求】

1. 了解消法、托法、补法的概念。

2. 熟悉消法八个具体法则与方药及常见外科虚证与治法。

3. 掌握消法、托法、补法的临床具体运用。

【教学时数】

面授4学时，自学8学时。

　　外科疾病的过程贯穿着邪正斗争、阴阳失调这一病理变化，它与气血、脏腑、经络有密切的关系，因此在外科疾病的辨证上必从整体观出发，在治疗上即不仅辨别方寸之间形色，还应坚持"治外必本诸内"的原则。《疡科纲要·治疡药剂》说"疡家药剂，必随其人之寒热虚实、七情六淫，气血痰湿诸证，而调剂之，故临证处方，无论外形如何，要必以内证为之主。此疡医之最上乘也，苟能精明内科治理，而出其余绪，以治外疡，虽有大证，亦多应手得效。"说明外科的全身辨证理同内科，只要从整体观进行辨治，就能够获得较满意的疗效。

　　然而，外科疾病亦有自己的病理规律，依据化脓性外科疾病的发生发展的过程，一般可以分为初起、成脓、溃后三个阶段。初起为邪毒蕴结、经络阻塞、气血凝滞；成脓期，瘀滞化热、腐肉成脓；溃后则为脓毒外泄、正气耗损。根据这三个病理变化规律，我们可以确立消、托、补三个总的治疗原则，即初起消散毒邪、解除经络阻塞；成脓期托毒透脓外出，以免毒邪内陷；溃后补益调治，扶助正气，助其新生。而消、托、补三大法是个原则，在此原则基础上还要根据病因及全身状况分别应用具体的治疗法则，选用适当的方药。

　　应该指出消、托、补三大治疗方法，不仅适用于常见的化脓性外科疾病，对于治疗其他各种外科疾病亦有普遍指导意义。

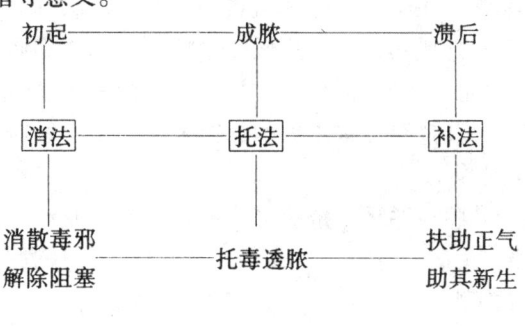

第一节　消　法

　　《外科大成·内消内托法》说"消者，灭也。初起红肿结聚之际。施行气、活血、解毒、消肿之剂……使气血各得其常，则可内消也"。外科疾病的初起成形，是由于邪毒及各种致病因素，引起经络阻塞、气血瘀滞，于是才有外形的红肿或结聚成形，此时，尚未化热腐肉，只要消除邪毒及各种致病因素，解除它们对经络的阻塞，再加行气、活血、通络之品。自然壅者易通，结者能散，从而使疾病的形和症一起消除，而达到治疗目的。因此，所谓消法，是用不同性质的消散药物，使初起肿疡得到消散，以避免化热腐肉溃脓及开刀之苦。

《疡科纲要·论肿疡退消之剂》说"消肿之法，最为细密，一病有一病之来源，七情六淫，三因各异；若不能于病之本，探其源而治之，则断无消散之希望"。提示消法的临床运用，必须针对病因、病情，运用不同的方法。如表邪者解表，里实者通里，热毒壅结清热解毒，寒邪凝滞者温通，痰凝者祛痰，湿阻者理湿，气滞者行气，血瘀者行瘀和营；并且把患者的体质因素，如气血盛衰、脏腑功能正常与否、病变部位所属经络等结合起来考虑。

消法的正确使用不仅能使毒邪结聚消散无形，即使不能内消，亦能够使毒邪移深居浅、转重为轻，起到灭毒、减毒的作用。所以消法是一切肿疡初起的治法总则。但是疮形已成，并已化热腐肉成脓，则不可概用内消之法。这时应用消法不仅不能使之消散，还可能使毒邪走散、正气受损、脓毒内蓄、侵袭好肉，甚至腐烂筋骨，反使症情加重。

消法的临床具体运用，包括解表、通里、清热、温通、祛痰、理湿、行气、和营八大法则，兹分述于下：

一、解表法

应用解表发汗的药物，使邪毒通过发汗随汗外出而解，而达到消散和治疗外科疾病的方法叫外科的解表法。

【应用机制】肌表是人体的外卫，所以外感邪毒侵犯肌表，多引起发热、恶寒等卫表证，此时邪气尚浅，可应用解表散邪之剂，使邪毒随汗而解。此即内经所谓"汗之则疮已"。李东垣《东垣十书·总论》说"疮热奋然高起，结硬而痛，色赤微带暗色，其邪在血脉之上，皮肤之间，急发其汗，则毒随汗散矣"。说明外感邪毒侵入肌表与正气相搏，此时邪气尚滞结于肌表，主要引起营卫失和，故其邪在血脉之上，皮肤之间，故能通过发汗解表法，使邪毒表散，而避免经络阻塞，气血凝滞等病理变化的发生，而达到治疗外科疾病。所以说"毒气随汗而散，最为捷径"。

【临床运用】在临床具体运用时，当分辨风热、风寒，治法分辛凉解表与辛温解表。

1. 辛凉解表：适用于外感风热证、疮疡焮红肿痛；或咽喉疼痛，或皮肤起风团、丘疹、红斑等，伴有恶寒轻、发热重、汗少、口渴、小便黄、舌苔薄黄、脉浮数者。如颈痈、痄腮、乳痈、瘾疹（风热型）、药疹等。常用方剂如银翘散，牛蒡解肌汤等，常用药物如薄荷、桑叶、蝉衣、牛蒡子、连翘等。

2. 辛温解表：适用于外感风寒证，疮疡肿痛酸楚，或皮肤起风团、丘疹、皮疹颜色白，伴恶寒重、发热轻、无汗、头痛、身痛、口不渴，苔薄白，脉浮紧者。常用方剂有荆防败毒散、万灵丹等。常用药物如荆芥、防风、麻黄、桂枝、生姜等。

【注意事项】

1. 从解表药的药理及外科疾病的病理来分析，辛凉与辛温不仅能发汗，而且具有辛散疏通经络的作用。而外科疾病邪毒壅聚之时不仅毒邪在表，而且壅滞经络。所以解表法不单是为了解表发汗，而且还要发挥它的消肿解毒、通利经脉的作用。解表药本身亦具有这种作用，但临床上为了加强这些作用，往往要加上这一类的药物，才能提高解表法的疗效。

2. 《伤寒论·辨太阳病脉证并治法》说"疮家虽身疼痛，不可发汗，发汗则痉"。这里虽然是指金创出血过多和大的化脓性感染出脓过多，气血阴津均受损，不可发汗，以免重伤津液，引起痉厥之变。但却提示了我们在临床上遇见阴血不足的患者患疮疡疾病，要注意掌握解表药的使用，以免变证发生。

3. 此法除应用于风寒型疮疡及皮肤病外尚对麻风初起肢体麻木及破伤风进展期痉挛抽搐，虽然无表证，但此时邪毒尚在表，亦可以用驱风通络解痉的解表法。

二、通里法

用攻逐里实的药物，将蕴积体内的里热实邪逐出，从而达到除积导滞、荡涤实热、逐瘀止痛、邪去毒消的目的的治疗方法叫通里法。

【应用机制】因脏腑蕴热而引起的外科疾病，是因为脏腑蕴热生毒，加之外感邪毒而成。所以毒热较之单纯外感为重。古人将此类外科疾病称之为"受之内者"或"内之外者"，这种证候以内热、毒蕴为主要矛盾，表现一派脏腑蕴结、毒热炽盛、大便不通等症状。《外科理例·疮疽分三治》说："内之外者，其脉沉实，发热烦躁……故先疏通，以绝其源。"疏通，即疏通脏腑，排泄内蕴之热毒，才能达到邪去毒消、脏腑安和的目的。

【临床运用】综上所述，说明通里法不单纯是泻下法，而且包括清火解毒等治疗方法。而泻下法又包括攻下和润下等法。

1. 清泄脏热：适用于痈疽肿硬，发热作呕，大便秘结，烦躁饮冷，心烦胸闷，舌干口苦，六脉沉实有力等邪毒在脏之症。常用方剂如内疏黄连汤，常用药物有黄连、黄芩、山栀、大黄等。

2. 攻下：适用于表证已罢，热毒入腑，内结不散，如外科疾病的实热阳证，焮红高肿，疼痛剧烈；皮肤病之皮损焮红灼热；肠痈之腹痛拒按。伴口干饮冷、壮热烦躁、呕恶便秘、腹胀腹痛、舌苔黄腻或黄糙、脉沉数有力者。常用方剂有大承气汤、凉膈散等，常用药物有大黄、枳实、槟榔、芒硝、厚朴等。

3. 润下法：适用于阴虚肠燥便结，如疮疡、肛门病、皮肤病等阴虚火旺病，由于胃肠津液不足，出现口干食少、大便秘结、脘腹痞胀，苔黄腻或薄黄、舌干质红、脉象细数者。常用方剂有润肠汤，常用药物有瓜蒌仁、火麻仁、杏仁、蜂蜜等。

【注意事项】

1. 攻下法必须严格掌握适应证。对年老体衰、妇女妊娠或月经期更宜慎用。

2. 使用泻下法应中病即止，不宜过剂，否则会损耗正气，尤其在化脓阶段，过下之后，正气一虚，则脓腐难透，疮势不能起发，反使病情恶化。

3. 泻下药物虽然可以直接泻下壅结之热毒，但在使用时应该适当加上清热解毒之品，使排毒与解毒两方面的作用协同起来。

三、清热法

清热法是运用寒凉的药物，使内蕴之热毒得以清解，这是治疗热毒蕴结的主要法则，也就是《内经》所谓"热者寒之"的治法。

【应用机制】《疡科纲要·论外疡清热之剂》说"外疡为病，外因有四时六淫之感触，内因有七情六欲之损伤……盖外感六淫蕴积无不化热，内因五志变动皆有火生……此世俗治疡，所以无不注重于清润寒凉"。说明外科疾患由热邪火毒所致者甚多，火毒内壅则腐肉成脓，且因火毒炽盛，正气虚损，可致火毒"内陷"、"内攻"。此时应用"寒凉直折火毒"之剂，则能够解毒清火。

【临床运用】在具体运用时，首先必须分清热之盛衰、火之虚实。实火宜清热解毒；热在气分者，当清气分之热；热在营血分者，当清营血分热；阴虚火旺者，当养阴清热。

1. 清热解毒：适用于红肿热痛的阳证，如疮疡中的疖、疔疮、有头疽等。常用方剂为五味消毒饮。常用药物有蒲公英、紫花地丁、银花、野菊花等。

2. 清气分热：适用于红肿热痛或白肿热痛的阳证，以及皮肤病之皮损焮红灼热、脓疱糜烂等，如颈痈、流注、附骨疽、蕴热型肠痈、接触性皮炎、脓疱疮等。伴有发热、口渴、喜冷引饮、大便燥结、小便短赤，苔薄黄或黄腻，脉数或滑数等症。常用方剂有黄连解毒汤，常用药物有黄连、黄芩、山栀、石膏、知母、鸭跖草等。

在临床上清热解毒药与清气分之热有时不能截然分开，常相互合并使用。

3. 清血分热：适用于焮红灼热的外科疾病。如烂疔、乳发、大面积烧伤；皮肤病之红斑、瘀点、灼热，如丹毒、药物性皮炎、红斑性狼疮、血热型白疕；可伴有高热、口渴不喜饮、苔黄腻、舌质红、脉弦滑数等症。常用方剂有犀角地黄汤、清营汤等，常用药物有犀角、水牛角、生地、赤芍、丹皮、紫草、大青叶、板蓝根等。

以上三法在热毒炽盛之时往往同用。假如热毒内传，而见烦躁不安、神昏谵语、晕厥不语、苔焦黑而干、舌质红绛、脉象洪数或细数，如走黄、内陷，又当加用清心开窍法，常用药物如安宫牛黄丸（注射剂为醒脑净、清开灵）或紫雪丹。

4. 养阴清热：适用于阴虚火旺的外科疾病，如系统性红斑狼疮或走黄、内陷后期阴伤有热者。常用方剂有知柏八味丸、沙参麦冬汤，常用药物有生地、玄参、天冬、麦冬、龟板、沙参、知母、黄柏。

5. 清骨蒸潮热：适用于虚损性外科疾病虚热不退的病症，如瘰疬、流痰等。常用方剂有清骨散。常用药物有地骨皮、青蒿、鳖甲、银柴胡等。

【注意事项】

1. 清热药大都苦寒，过服可以伤败胃气，而致嗳酸、便溏、纳呆等症状出现。而脾胃一败，对外科疾病的预后有重大影响，所以必须兼顾胃气。特别是对素有脾胃虚寒者，更应慎重使用。

2. 朱丹溪说"凡疮既破、脏腑已亏，一毫凉药亦不可以用"。说明疮疡溃后不可滥用清热药，以免虚虚。故《外科正宗·痈疽治法总论》说"凡疮疡溃后，五脏亏损、气血大虚，外形虽似有余，而内脏真实不足……而误用寒凉，谓之真气虚而益虚，邪气实而益实，多致疮毒内陷"。

四、温通法

温通法是运用温经通络、散寒化痰的药物，以驱散阴寒凝滞之邪，这是治疗外科寒证的主要法则。

【应用机制】有些外科疾病，由于寒邪凝滞经络，气血运行受阻，阳气不能畅达，出现外形漫肿，不红不热，或暗紫色，局部发凉等，而形成所谓的寒凝证。用具有温散作用的药物，可以驱散寒邪，通达阳气，以解除寒凝，通行气血，而达到治疗作用。此即内经所谓"寒者热之"的治寒以热的方法。

【临床运用】本法在临床运用时，分有温经通阳、散寒化痰和温经散寒、祛风化湿两法。

1. 温经通阳，散寒化痰：适用于体虚寒痰阻于筋骨。患处隐隐酸痛，漫肿不显，不红不热，口不作渴，形体恶寒，小便清利，苔白脉迟等内寒现象，如流痰、脱疽等病。常用方剂有阳和汤，常用药物如附子、肉桂、干姜、桂枝、麻黄、青葱管、白芥子等。

2. 温经散寒，祛风化湿：适用于体虚风邪寒湿袭于筋骨，患处酸痛麻木，漫肿不红不热，恶寒重、发热轻，苔白腻、脉迟紧等外寒现象，如脱疽及麻风初起。常用方剂如独活寄生汤，常用药物如细辛、桂枝、生姜、羌活、独活、秦艽、防风、桑寄生等。

上述两法中的阳和汤以温阳补虚为主，一般多用于体质较虚者，而独活寄生汤是祛邪补虚并重。

【注意事项】

1. 阴虚有热者，不用本法，免温燥药助火劫阴，而变生他症。

2. 临床上多以补气养血、活血通络的法则配合使用，能提高更好的疗效。这是因为正气充足，血可运行无阻，经脉流通，阳气自然畅达。

五、祛痰法

祛痰法是运用化痰软坚的药物，使因痰凝聚之肿块得以消散的法则。

【应用机制】痰是脏腑功能失调的产物，轻注经络、筋骨、皮肉，而形成外科的疾病。外科的痰病除内生之痰外，还有外感之痰，如风热夹痰邪侵犯而成颈痈等。此外，外感六淫或内伤情志，以及体质虚弱等，均能使气机阻滞而聚液成痰，引起外科痰病的发生。故张山雷《疡科纲要·论外疡治痰之剂》说"人之运行不健，营卫周流有时偶滞。遂令经脉中固有之津液，留顿于不知不觉之中……此四肢百骸，皮里膜外，所以停痰积饮之渊源。……惟痰能为疡，基础则本于气机之阻滞"。所以治疗外科痰病，应针对不同的病因进行治疗，才能达到化痰消肿、软坚散结的目的。

【临床运用】当"分别源流，投机处治"，而分有疏风化痰，解郁化痰，养营化痰等治疗方法。

1. 疏风化痰：适用于风热夹痰之病证。如颈痈肿块结痛、咽喉肿痛，伴有恶风、发热等症。常用方剂如牛蒡解肌汤合二陈汤，常用药物如牛蒡子、薄荷、菊花、蝉衣、夏枯草、陈皮、杏仁、茯苓、半夏等。

2. 解郁化痰：适用于气郁夹痰之病证，如瘰疬、乳癖、肉瘿等，结块坚实，色白不痛或微痛，伴有胸闷气塞、性情急躁等。常用方剂如逍遥散合二陈汤，常用药物如柴胡、川楝子、郁金、香附、海藻、昆布、贝母、海蛤壳、白芥子等。

3. 养营化痰：适用于体虚夹痰之症，如瘰疬、乳岩，结块坚硬，经久不消，伴形容消瘦，神疲肢软者。

常用方剂如香贝养荣汤，常用药物如当归、白芍、丹参、熟地、首乌、川芎、贝母、陈皮、茯苓、桔梗、瓜蒌等。

【注意事项】

1. 因痰而致的外科疾病。多与气滞、火热相结合，故一般很少应用温化之品，以免助火生热之弊。

2. 根据病变部位经络脏腑之属，而随经用药，如病在颈项腮颐加疏肝清火之品，又如病在乳房加清泄胃热之品。

六、理湿法

理湿法是运用化湿，利湿或燥湿的药物，以祛除湿邪的一种治法。

【应用机制】湿是重浊黏腻的邪气，其中人缓，其入人深，能阻塞气机，能潴留成水，病难速愈。况湿又有外湿和内湿之分。《素问·阴阳应象大论》"地之湿气，感则害人皮肉筋脉。"说明湿邪犯人，使营卫壅滞，而能变生外科疾病。《疡科纲要·论外疡理湿之剂》论湿邪为犯说："其源由于脾土之卑监，而脾主肌肉四肢，湿邪淫溢，则浸渍于肌肉，走窜于四肢"而发生外科疾病。所以理湿之剂，当分清内外之湿而分别治之。湿邪致病常和其他邪气结合为患，最多为夹热，其次为夹风，最次为夹寒，故张山雷又说："湿邪为疡，最多夹热，苟非湿与热蒸，亦不四散走窜，惟与热交并，乃流注于肢体，外达于皮毛，所以治疡之湿，亦必以清热之剂，相助为理。有湿而兼风热者，……必佐以疏风；有湿而兼血热者，则清热化湿，而必主以凉血；有脾胃湿热，……宜醒胃快脾，而分利以通之；有肝肾湿热而下流于阴股者，……宜凉肝清肾，而苦寒以燥之；若湿热下注……燥湿清热，仍非淡渗通利不为功；惟湿盛火盛，红肿巨腐之阳发火证……苟非大剂清热解毒，急起直追，鲜不误事；……若夫湿重热轻，流入关节，则为流注；寒湿互阻，滞于经络，则为痹着；凝于筋骨，则为附骨、环跳、鹤膝、委中诸证……是宜于燥湿宣络。"说明理湿之法不能单独使用，必须结合清热、祛风等法，才能达到治疗的目的。

【临床运用】外科疾病兼有胸闷呕恶，腹胀腹满，神疲乏力，纳食不佳，舌苔厚腻多用理湿法；一般下肢疮疡，皮肤病有糜烂渗液者，多用利湿法。

1. 清热利湿：适用于湿热交并证，如湿疹、漆疮、臁疮，症见肌肤焮红作痒，滋水淋漓。常用方剂如二妙丸、萆薢渗湿汤等，常用药物如黄柏、苍术、萆薢、薏苡仁、泽泻等。

如患部灼热肿胀疼痛为主则系热重于湿，如委中痛、附骨疽等，则可选用五神汤，如病变部位在肝经部位，因湿热引起的乳发、脐痈、囊痈等疾病，则宜清泻肝经湿热，可选用龙胆泻肝汤。

2. 祛风除湿：适用于风湿袭于肌表之症，如白癜风等，常用方剂有豨莶丸，常用药物有豨莶草、羌活、防风、威灵仙等。

3. 健脾理湿：适用于脾虚运化失职、水湿外泛肌肤，如脾虚型的湿疹、脂溢性皮炎，天疱疮及下肢慢性溃疡，证见皮肤糜烂、渗液、皮肤肥厚、病势缠绵不愈，舌质淡、舌体胖大或边有齿印，脉濡缓或弦滑。常用方剂有除湿胃苓汤、参苓白术散，常用药物有白术、苍术、厚朴、陈皮、茯苓、扁豆、薏苡仁等。

【注意事项】

1. 湿邪常与热、风、寒、暑等邪相合发病，故治疗时应结合清热、祛风、散寒、清暑等方法。

2. 根据湿邪致病的部位特点，一般来说在上焦宜化。在中焦宜燥。在下焦宜利。

3. 理湿之药，妄用每能伤阴，故阴虚、津液亏损者，宜慎用或一般不用。

七、行气法

行气法是应用行气理气的药物，使气机条达，气血调和，从而达到消肿、消痞、散坚、止痛的目的的治疗方法。

【应用机制】气血瘀滞是外科疾病的病理变化中的一个重要环节。气行则血行，气滞则血瘀，可见气滞是血瘀的前提。所以《疡科纲要·论肿疡行气之剂》说："血之壅，即由于气之滞。苟得大气斡旋，则气行者血亦行……此则古人治疡，注重气分。"又肝有疏泄条达气机的功能，所以气机郁滞，亦可通过疏肝来调达，使之通畅。

【临床运用】因为气血之间有着密切的关系，所以行气药多与活血药联合使用。

1. 行气活血：适用于疮疡初起，酸痛板滞或结块肿痛，红热不甚者；或痈疽后期，寒热已除，毒热已退，肿硬不散者。常用方剂如木香流气饮，常用药物如木香、槟榔、川芎、当归、陈皮等。

2. 疏肝行气：适用于肝气郁结、肝失条达所致的外科疾病，如气瘿、乳癖等。常用方剂如逍遥散、清肝解郁汤，常用药物如木香、枳壳、青皮、川楝子、延胡索、柴胡等。

【注意事项】

1. 行气一法在外科应用非常广泛，但一般很少单独使用，常与祛痰、和营、清热解毒等法配合使用。

2. 行气药物多有香燥辛温特性，容易耗气伤阴，若气阴亏虚者或火毒炽盛者，须要慎用或禁用。

八、和营法

和营法是用调和营血、活血散瘀的药物，使经络疏通、血脉流畅，从而达到消肿止痛的目的。

【应用机制】外科疾病的形成，虽然有各种致病因素，但总的来说，是由于"营气不从，逆于肉理"而成。应用调和营血，活血散瘀的药物，使经络疏通，营卫气血畅行，而逆转病机的发展，达到治疗外科疾病的作用。所以唐容川《血证论》论疮血说"疮者，血所凝结而成者也。或是寒凝，或是热结，或是风肿，或是湿郁，总是凝聚其血而成。初起总宜散血，血散则寒热风湿均无遗留之迹矣"。说明了治疗外科疾病应重视和营法的使用。

【临床运用】和营活血在外科临床运用相当广泛，可单独使用，但大都配合其他疗法使用。

1. 活血化瘀：适用于经络阻隔，气血瘀滞引起的外科疾病。肿疡或溃后肿硬疼痛不减、结块、色红较淡或不红或青紫者，皆可应用。常用方剂如桃红四物汤、活血化坚汤，常用药物如桃仁、红花、当归、赤芍、丹参、红藤等。

2. 破血逐瘀：适用于瘀血凝聚、闭阻经络所引起的外科疾病，如结节性红斑、瘢痕疙瘩、脱疽、盘状红斑狼疮等。常用方剂如大黄䗪虫丸等，常用药物如䗪虫、水蛭、蛴螬、赤芍、虻虫、大黄、三棱、莪术等。

【注意事项】

1. 本法须与其他治法相结合，如有寒邪，宜与祛寒药同用，共奏和营散寒通经之功；如有湿邪，则与祛湿药同用，共奏和营化湿之功。

2. 气行则血行，气滞则血瘀，故和营法又应和行气法配合使用。

3. 和营祛瘀药一般多性温，所以火毒炽盛，不应使用，以防助火；对气血亏损者，破血药也不宜过用。以免伤血。

自 学 指 导

外科疾病初起成形，是由于各种致病因素，引起经络阻塞、气血瘀滞，只要消除各种致病因素，解除经络阻塞，外科疾病的形和症才能一起消除。本节论述解表、通里、清热、温通、祛痰、理湿、行气、和营等就是针对外科疾病的病因病情而运用的八个不同的内消法则，这八个法则一般可以单独使用，但在临床上通常数法合用。因此，辨证施治时，除了分析病因以外，还必须把患者体质因素及病变部位所属经络等结合起来通盘考虑。

消法虽只适用于外科疾病的初起，但有些疾病不仅是初起，即使是中、后期也可应用。如行气、和营法等则是在外科中应用极为广泛的治疗法则，只要有气血郁滞现象存在，就有行气活血的必要。又如解表法虽然只用于初起表证，但破伤风、麻风等无表证亦可使用。所以临床使用消法不必单纯拘泥于病之初起，而应根据病情灵活应用。

《外科启玄·明内消法论》说："如形症已成，不可此法也。"申斗垣的这句话是指：火毒内壅用苦寒清泄内消，但是蕴热成脓。则不用消法，而应用托里排脓法。故这句话不应作为所有的内消八法的理解。强调消法在初期应用，只不过是强调外科疾病治疗的一般规律。对特殊情况，对于不化脓的外科疾病，还应具体辨证施治。

学习本节应首先明确消法的概念。弄清各种具体法则的治疗机制，并和临床应用结合起来比较。消法的八个法则是在整体观基础上，结合疾病的属性而制定的，故学习消法。必须牢固树立整体观念。

【复习思考题】

1. 什么叫消法？消法包括哪些具体治法？
2. 如何正确掌握消法的临床运用？什么情况下不用消法？
3. 《内经》提出"汗之则疮已"，《伤寒论》说"疮家……不可发汗"各是什么意思？有无矛盾？
4. 通里法以"疏其内，绝其源"的治疗作用。为什么可以治疗外科疫病？
5. 张山雷为什么说"世俗治疡无不注重于清润寒凉"？临床上应该如何使用？
6. 温通法应用的范围有哪些？
7. 试述祛痰法与理湿法的治疗机制及临床运用、注意事项异同？
8. 行气法与和营法为什么应配合使用？

【参考文献摘录】

《论解表通理法的解毒与排毒》：文章首先指出中医对外科疾病的治疗，始终重视毒邪与正气的关系，对于外感的邪毒或内生的邪毒均应解毒或排毒。其次，文章指出，外科疾病中表证与里证是密切相关的；并认为，中医内科注重伤寒六经之太阳之表与卫气营血之卫分表证的区别，而外科临床所见外感邪毒常为多种邪毒杂至，故无绝对的"风寒"、"风热"之分。再次，文章综述了现代药理学与《内经》对解毒排毒原理的分析，举出三类处方（解表通便方、解表利尿方、解表通便利尿方）说明解表通里法之临床应用。

〔喻文球. 江西中医药, 1993, 24 (1): 24～25〕

第二节 托 法

《外科启玄·明内托法论》说"托者起也、上也"。所谓"起也"、"上也"就是托毒外出。因为外科疾病发展到中期即成脓期,热毒已腐肉成脓,由于一时疮口不能溃破,或机体正气虚弱无力托毒外出,均会导致脓毒滞留,或在局部散漫走窜,或扩入营血、内陷脏腑,形成严重的证候,因此应用补益和透脓的药物,扶助正气,托毒外出,以免毒邪扩散和内陷的治疗方法,称之为托法。此法适用于疮疡的中期,正虚毒盛,不能托毒外出,疮形平塌,根脚散漫,难溃难腐的虚证。如毒气虽盛而正气未衰,一时疮口不破者,可以用透脓法,使之促其早日毒随脓泄,以免脓毒旁窜深溃。

历代对托法论述很多,大约有以下几种观点:

元·齐德之《外科精义·托里法》认为疮疡"经久不除,气血渐衰,肌寒肉冷,脓汁清稀,毒不出,疮口不合,成聚肿不赤,结核无脓,外证不明者,并宜托里"。从而达到"脓未成者,使脓早成;脓已溃者,使新肉早生"的治疗作用,说明齐氏的托法是和补法结合在一起的。

明·申斗垣《外科启玄·明内托法论》认为托法应用,为因外感为主引起的疮疡当内托,免毒邪深入攻内"痈疽之发外之内者,邪必攻内,自然之理,当用托里汤液"。主张把补益加调和营卫及解毒消肿结合起来。强调疮家无一日不用托里法。

明·李挺《医学入门·痈疽证治》"毒因外感发者,内无便溺阻隔,外有六经形证,肿痛虽甚,饮食如常,脉浮数邪在表也,宜托里微汗以表散之"。说明李氏把内托与解表结合起来。

陈实功《外科正宗》的透脓散,其方歌曰"透脓散内用黄芪,山甲芎归总得宜,加上角针头自破,何妨脓毒隔千皮"。说明透脓散是一个透托之方,是用于脓肿一时不能破溃,而正气不虚的方剂,促进脓毒早破早泄。

近代张山雷《疡科纲要·论外疡提脓托毒之剂》对用托法持有不同看法,他说"自浅者误读洁古黄芪为疮家圣药一句,而疡医家竟以托里为能事,开口黄芪,动手参术,纵能迎合富贵家嗜好,而养痈贻祸之说,于以实践,岂以其腐烂不巨,不足以显医者之绝技,必补之托之,使苦痛既深,而痛者之呼号益切。……初非全恃蛮补,而可有消散之希望,若误认托里为必要之诀,则外证愈巨,而元气愈伤,未有不速其成脓而殒其生命。……苟其证尚可消,而轻率用之,则不能内消而令外溃,小事化大,终是医者之过"。深刻地批评了治疗疮疡滥用补托的弊病,并强调应严格掌握托法的适应证。

因此,现在临床使用托法,是在疮疡疾病的脓肿形成期,应用托法的目的是促其早腐早溃,从而脓出毒解。根据病情虚实情况,托法又分补托和透托两类。

一、补托

用益气补血、养阴、温阳之药,使正虚之体不致毒邪内陷,并尽早脓毒外泄,从而毒随脓解,以达到治疗外科疾病的目的。

【应用机制】疮疡疾病发展到酿脓之时，脓毒蕴滞；并在邪正斗争的过程中，机体正气已受到损伤；或素体正气亏虚者，皆正气不足抗邪，无力托毒透脓外出。则不易破溃出脓，更容易扩散旁窜。甚则扩入营血，内陷入里。应用补托法，补其不足，助其正气，促进腐脓及溃破。并托毒外出，使毒邪随脓出而解。

【临床运用】根据机体阴阳气血虚实状况，结合邪正斗争情况的分析。临床运用分益气托毒、养阴托毒、温阳托毒及清热托毒四类。

1. 益气托毒：适用于肿疡毒势亢盛、正气已虚、不能托毒外出，以致疮形平塌、根盘散漫、难溃难腐或溃后脓水清稀；坚肿不消，并出现身热、精神不振、脉数无力等病症。常用方剂有托里消毒散，常用药物如党参、黄芪、白术、白芷、皂角刺等。

2. 养阴托毒：适用于体虚阴亏，毒邪不得外泄，疮形平塌、根盘散漫、疮色紫滞、腐脓难成或溃出脓水稀少、或带血水，伴壮热口渴、唇燥、大便秘、小便赤，脉细数，舌质红苔黄等病证。常用方剂有竹叶黄芪汤加味，常用药物如黄芪、党参、麦冬、生地、皂角刺、桔梗等。

3. 清热托毒：适用于疮疡肿痛，毒热壅滞，难于破溃；或溃破坚硬，脓水清稀等症。常用方剂如四妙汤，常用药物如银花、甘草、黄芪等。

4. 温阳托毒：适用阳气虚弱的疮疡患者，疮形漫肿无头，疮色灰暗不泽，化脓迟缓；或局部肿势已退，腐肉已尽，而脓水灰薄；或偶带绿色，新肉不生，不知疼痛；伴自汗肢冷，腹痛便泻，精神萎软；脉沉细，舌质淡胖等症。常用方剂如神功内托散，常用药物如附子、干姜、党参、黄芪、山甲等。

【注意事项】

1. 补托法在正实毒盛的情况下，不可施用，否则不但无益，反能滋长毒邪，使病势加剧，而犯"实实"之戒。

2. 补托各法均须认真辨证施治，尤其是温阳托毒的应用更须慎重。

二、透托

用透脓的药物使已酿脓的疮疡早日脓出毒泄，肿消痛减，以免脓毒旁窜深溃。

【应用机制】疮疡疾病的酿脓之时，邪毒结聚，形症已成，虽然正气不虚，但毒邪深沉散漫，不能高突成脓外溃。透托剂具有促进酿脓和加速溃破之能力，其中皂刺、山甲之类具有攻坚穿透之功，故能使毒邪移深居浅，使疮疡早脓早溃。

【临床运用】用于疮疡疾病的酿脓之时，虽然正气不虚，但毒邪深沉散漫，高突但不能成脓外溃之症。常用方剂如透脓散，常用药物如山甲、皂刺等。

【注意事项】

1. 透脓法不能用之过早，否则易使毒邪扩散走窜变生他证。故张山雷《疡科纲要·论外疡提脓托毒之剂》说"苟其证尚可消，而轻率用之，则不能内消而令外溃，小事化大，终是医者之过"。

2. 体虚者不能纯用透托法，以免透托助毒邪走散，反而内陷入里。

自 学 指 导

用补益和透脓的药物，扶助正气，托毒外出，以免毒邪扩散和内陷的治疗方法叫托法。

此法适应疮疡中期，但后期亦可辨证使用。根据患者体质状态及邪正斗争状况，临床使用又分补托和透托两类。补托法在正实毒盛的情况下，不可施用。透托法亦不能用之过早，否则不但无益，反而使邪毒走散，症情加重。

黄芪能温养脾胃而生肌，补益元气而托疮，故一般称为疮痈要药。临床上多用于气血不足，疮痈内陷，脓成不溃，或溃破后久不收口等症。故张洁古说"黄芪为疮家圣药"。后人在这句话指导下，努力运用疮疡治疗实践。因为黄芪有益气举陷的功用，不少医家制方自初期到后期都把黄芪等益气托毒药加入，目的是托撑邪毒，移深居浅，不致内陷入里，故曰"疮家一日不可无托里"。但是益气托里只有针对虚证而言，如若系实证初起，就应该用消法，使之消散，若加入益气托里药就有可能犯"实实"之戒，故在临床上托法一般用于疮疡的中期或后期，如系初起有虚象，可应用扶正祛邪的法则，不要一概认为应该用补托法，以免概念上的混淆。

学习本节必须弄清托法的概念及其临床应用等，并把托法与扶正祛邪区别开来，托法是把补益与透脓结合起来，而扶正祛邪，是把补益与消除病邪的各种治法结合起来的方法。

【复习思考题】

1. 什么叫托法？托法包括哪些具体治法？
2. 如何正确掌握托法的临床运用？在什么情况下不用托法？
3. 补托与透托有何异同？
4. 应该如何理解"疮家无一日不用托法"？

第三节　补　法

用扶正补虚的药物，使机体气血充足，以消除各种虚弱现象，恢复人体正气，以抗邪气，助养新肉生长，使疮口早日愈合的治疗方法叫做外科的补法。

外科的补法一般适用于疮疡的后期，即生肌收口期。《外科正宗·痈疽治法总论》说："凡疮溃脓之后，五脏亏损，气血大虚，外形虽似有余，而内脏真实不足，法当纯补，乃至多生。"因为脓液为气血所化，出脓即耗气伤血。再则在疮疡的过程中，正邪斗争到后期正气亦有损伤，故会出现气血损伤、脏腑亏损的症状，如果不补其不足，则不仅疮口不能愈合。而且因为正气亏损，邪毒亦可死灰复燃而变生他症。应用补益法，则"因其衰而彰之"，使"气血壮而脾胃盛，使脓秽自排，毒气自解，死肉自溃，新肉自生，饮食自进，疮口自敛"。

补法不仅适用于疮疡后期，即使是初起及成脓期，只要有虚象，亦可施用补药。不过这是一种扶正祛邪或扶正托毒的治疗方法，须临床上结合情况正确使用。补法在治疗皮肤病和其他外科疾病中也经常运用，如卫表虚弱易发瘾疹，应用补气固表疗法；阴血亏虚，皮肤干燥作痒、脱屑等应用养血润肤；又脱肛不收，应用补中益气升提疗法等等。说明补法在外科中的应用是非常广泛的，但通常以应用于疮疡的生肌收口期最多，这是因为调补气血对于生肌收口有特殊重要的意义，所以把补法作为生肌收口期的必用法则。

补法包括调补气血阴阳及调补脾胃两个方面。而补气补血虽有重点，但不能截然分开，如血虚补血，宜加入补气之药，以助生化，或者着重补气以生血；但气虚则多用补气药，而一般较少加入补血药，这是因为补血药性多滋腻，易于滞气。如出现气血俱虚，则可气血双补。补阴补阳亦是如此，阴是阳的物质基础，阳是阴的作用和动力的表现，阴阳是互相作用，互相促进和互相维系的。因此，在补阴与补阳的时候，不能只强调一面，而应看到阴阳是一个整体，必须互相兼顾。脾胃是气血的化生之源，气血在外科疾病的发生、发展、变化和预后中有非常重要的作用。所以《外科正宗·痈疽治法总论》说："盖疮全赖脾土，调理必要端详。"

补法是治疗虚证的法则，外科疾病只要有虚证现象存在，特别是疮疡的生肌收口期，都可以用补法。然而外科疾病的发生，多因气血瘀滞，邪毒壅结，经络阻塞，故治疗时应该以驱邪为主，以防养痈贻害。就是疮疡的收口期应用补法也要注意未尽之余毒，以防死灰复燃。

一、调补气血阴阳

调补气血阴阳分为益气、养血、滋阴、助阳四个方面。

【应用机制】各种致病因素作用人体，人体正气奋起反抗，扶正就是帮助机体抗邪。病邪作用于人体，引起人体阴阳平衡失调，脏腑、气血功能紊乱，经络阻塞，气血凝滞，发生外科疾病。调整阴阳能恢复生态平衡，促进疾病康复。特别是疮疡的后期，由于脓毒外泄，耗伤气血，损伤阴阳，更应调补，使之机体虚弱状态改善，助其肌肉新生，加快疮口愈合，从而缩短病程。

【临床运用】

1. 益气：适用于肿疡疮形平塌散漫，顶高不突，成脓迟缓，难于溃破；或外科疾病兼见呼吸气短、语声低微、疲倦乏力、自汗。饮食不振，舌淡苔少，脉虚无力者。常用方剂如四君子汤，常用药物如党参、黄芪、白术、棉花根等。

2. 补血：适用于溃疡脓水清稀，难于生肌收口，或外科疾病兼见面色苍白或萎黄，唇色淡白、头晕眼花、心悸失眠、手足发麻；脉细无力，舌质淡者。常用方剂如四物汤，常用药物如当归、熟地、鸡血藤、白芍等。

如皮肤病皮肤干燥、脱屑、肥厚、粗糙皲裂、伴血虚症状者，宜养血润燥。

3. 气血双补：适用于疮形平塌散漫，顶不高突，成脓迟缓；溃后日久不敛，脓水清稀，神疲乏力，头昏目眩；舌淡苔白，脉细弱或虚大无力等症。常用方剂如八珍汤，常用药物：党参、黄芪、当归、熟地、鸡血藤等。

4. 滋阴：适用于外科疾病兼见口干咽燥，耳鸣目眩，手足心热，午后低热，形体消瘦，舌红少苔，脉细数者。常用方剂如六味地黄丸，常用药物如生地、玄参、麦冬、女贞子、旱莲草等。

5. 温阳：适用于疮疡肿形软漫，不易酿脓腐烂，溃后肉色灰暗，新肉难生；或肠痈脓成溃后，兼见大便溏，小便频数，肢冷自汗，少气懒言，倦卧嗜睡，脉细弱，苔薄质淡等症。常用方剂如附桂八味丸或右归丸。常用药物如附子、肉桂、仙茅、仙灵脾、巴戟天、鹿角片等。

【注意事项】

1. 正虚外邪未尽，不能过早使用补益剂。当先祛邪，以免留邪为患，必要时扶正祛邪并用。《疡科纲要·论外疡补益之剂》说疮疡"大势乍平，必不当骤然蛮补，反以留恋余邪，酿成变幻"。所以补法在一般阳证溃后，亦多不应用，如需应用，也多用清热养阴醒胃之法。补益法若用于毒邪炽盛，正气未衰之时，不仅无益，反有助邪之害，若火毒未清而见虚象者，当以清理为主，佐以补益之品，切忌大补。

2. 运用补益剂时，首先要注意患者的脾胃运化功能，如脾胃运化较差，可适当加入醒脾理气的药物，增进脾胃的吸收功能，达到补而不滞，防止"虚不受补"。此即"填补必先理气"之意。

3. 外科疾病没有单纯气虚或血虚、阴虚或阳虚，也有气血两虚、阴阳互伤，所以应用补法，也当灵活，但以见不足者补之为原则。

二、调补脾胃

用调脾胃的药物，使脾胃健运、纳谷旺盛，从而促进气血生化的来源，起到间接补益气血的作用。调补脾胃包括理脾和胃、和胃化浊、清养胃阴三个方面。

【应用机制】《疡科纲要·论溃后养胃之剂》说"外疡既溃，脓毒既泄，其势已衰，用药之法，清其余毒，化其余肿而已。其尤要者，则扶持胃气，清养胃阴，使纳谷旺而正气自充，虽有大疡，生新甚速。……但得胃气一调，转机立见"。《外科证治全书·论敛》也说"肌肉者，脾胃所主，收敛者，血气所关，苟使脾胃强，血气旺，则昨腐今生，朝脓夕敛，何致迁延岁月"。凡疮疡溃后，脓血大泄，必须靠水谷之营养，以助气血之恢复，而调补脾胃，则促进了气血的生化之源，起到了间接补助气血的作用，气血充足，则易于生肌敛口。因此，调补脾胃之法。是疮疡溃后治疗的重要手段。

【临床运用】

1. 理脾和胃：适用于脾胃虚弱，运化失职，如溃疡兼见纳呆食少，大便溏薄，苔薄质淡，脉濡等症。常用方剂如异功散，常用药物如党参、白术、茯苓、陈皮、砂仁等。

2. 和胃化浊：适用于湿浊中阻，胃失和降，如疔疮或有头疽溃后，症见胸闷欲呕，胃纳不振，苔黄腻，脉濡滑者。

常用方剂如二陈汤，常用药物如陈皮、茯苓、半夏、竹茹、谷芽、麦芽、枇杷叶等。

3. 清养胃阴：适用于胃阴不足，如疔疮走黄、有头疽内陷、大面积烧伤，症见口干少津而不喜饮、胃纳不香，舌质光红，或伴口糜，脉细数者。

常用方剂如益胃汤，常用药物如沙参、麦冬、玉竹、生地、天花粉等。

【注意事项】

1. 古人云"有胃气则生，无胃气则死"，故治疗外科疾病，自始至终都要注意到胃气。在外科疾病的过程中如出现脾胃虚弱，运化失司，应及时调理脾胃，不必拘泥于疮疡的后期。因为脾胃不仅是气血生化之源，对外科疾病的发生变化有重要关系；而且药物入胃，亦需要脾胃的运化、吸收，才能发挥治疗作用。故除见脾胃虚弱、脾胃功能失调应调补外，就是用药也应考虑脾胃功能，如过用苦寒，就可以伤败脾胃。所以调补脾胃不仅适用于疮疡后期，而在外科疾病整个过程中都应根据情况予以考虑。

2. 理脾和胃、和胃化浊二法的运用，适应证中均有胃纳不佳之症，但前者适用于脾虚而运化失职，后者适用于湿浊中阻而运化失常。区别之点，在于苔腻之厚薄，舌质之淡与不淡，以及有无便溏、胸闷欲呕之间。而清养胃阴之法，重点在于抓住舌光质红之症，假如此法用之不当，则更增胃浊。

自 学 指 导

补法是用各种调补的药物，消除机体虚弱现象，使气血充足，正气恢复，以利抗邪，促进疮口的愈合，适用于外科疮疡疾病的生肌收口期。此外对各种外科疾病，只要有虚象，就有调补的必要，或扶正祛邪，或补益托毒或调补脾胃。

补法有直接补充阴阳气血，有通过调补脾胃间接补充气血。然调理脾胃一法，在临床上不可忽视，因为各种调补脾胃的方法，都可使脾胃健运，纳谷昌盛，气血生化有源，而气血在外科疾病的发生、发展变化过程中有极其重要的意义。

补法的应用应避免"实实"，以免"养痈为害"。就是溃后余毒未尽，也要注意清解余毒，以防死灰复燃。如若脾胃运化功能不良，当加入理气之品，以防虚不受补。

学习本节应着重理解补法的应用机制及注意事项，以正确地使用调补之法治疗外科疾病。通常把补法说成是适应于疮疡的生肌收口期，这是鉴于生肌长肉、敛口与气血的关系最为密切，然而外科疾病的发生与发展都与气血有密切的关系，所以补法的应用就不光局限于生肌收口，而可贯穿应用于整个外科疾病的全过程，当然辨证要准确，配方应恰当。

【复习思考题】

1. 外科补法的概念是什么？
2. 为什么补法适应于疮疡的生肌收口期？为什么还可用于外科疾病的全过程的虚弱证？
3. 为什么调补脾胃也列入补法，调理脾胃治疗外科疾病的原理是什么？
4. 应用补法有哪些注意事项？

【参考文献摘录】

1.《外科正宗·痈疽治法总论》："脉虚病虚，首尾必行补法；表实里实，临时暂用攻方。"如病初未破时，脉得微、沉、缓、濇、细、数、浮、空，外形又兼身凉、自汗、便利、呕吐少食者，疮形又不起发，不焮不痛，无溃无脓，此等症者，皆缘气血虚弱之故，若执前云未破毒攻脏腑之说，必投凉药，复损元气……予论治病，不论首尾，难拘日数，但见脉证虚弱，便以滋补，乃可万全。

2.《外科证治全书·胃气论》："故善治外证者，无论大小轻重，必先顾其胃气，察其能食，不能食以验之。能食者，胃气强，内顾无忧，固可专治外证。不能食者，胃气弱，中川坐困，祸起萧墙；必须先定内患，令其能食，待血气有所资赖，然后再治外证，所谓本立而道生也。然理脾胃者，人只知参、苓、术、草、查、朴、麦芽之类为脾胃之药。而不知风寒湿热、饮食劳倦，皆能伤脾。如风邪伤者宜散之，寒邪伤者宜温之，湿邪伤者宜燥之，热邪伤者宜清之，饮食伤者宜行之，劳倦伤者宜补之。但去其伤脾胃之病，即是理脾胃之正药也。……殊不知肌肉乃脾胃所主，治药乃胃气所关，肌肉不能自病，脾胃病之；诸药不能自行，胃气行之。诸药入口，必先入胃，而后行诸经，以治其病也。

〔喻文球〕

病类	病程	病机	病情		主证	治则		方剂	说明
肿 疡	初 期	毒 邪 结 聚	表证	风热 风寒	寒热 头痛 { 恶寒轻,发热重,少汗恶寒重,发热轻,无汗	解表	辛凉解表 辛温解表	银翘散、牛蒡解肌汤 荆防败毒散万灵丹	①内治法初期宜"消散",中期宜"内托",后期宜"补养" ②内治各法虽各有适应证,但病情变化错综复杂,往往需数法合并使用 ③除按本表治法外,尚应结合按部位的治疗方法,如上部加祛风药,中部加行气药,下部加利湿药
			里热	脏热 腑热 虚热	口干 便秘 { 便结,烦躁饮冷,心烦胸闷腹胀拒按,苔黄腻,脉沉数脘腹痞胀,大便秘结	通里	清泄脏热 攻下 润下	内疏黄连汤 大承气汤 凉膈散 润肠汤	
			热结	毒热 气分热 血分热 阴虚火旺 骨蒸热	具有红肿、热痛的疮疡发热、口渴、喜冷饮、便秘、高热、口渴不喜饮 低热、舌红、脉细数、潮热、盗汗	清热	清热解毒 清气分热 清血分热 养阴清热 清骨蒸热	五味消毒饮 黄连解毒汤 犀角地黄汤 清营汤 知柏八味丸 沙参麦冬汤 清骨散	
			寒凝	寒痰凝阻 风寒痹阻	形体恶寒,漫肿酸痛,不红不热; 恶寒重,发热轻,酸痛麻木	温经通阳 散寒化痰 温经散寒 祛风化湿		阳和汤 独活寄生汤	
			痰凝	风热夹痰 气郁夹痰 体虚夹痰	肿块结硬疼痛,伴恶风发热; 结块坚实,不痛或微痛,伴胸闷气塞,性情急躁; 结块坚硬,经久不消,伴形容消瘦	驱风化痰 解郁化痰 养营化痰		牛蒡解肌汤合二陈汤 逍遥散合二陈汤 香贝养营汤	
			湿阻:湿热交并		下肢疾患,焮红,灼热,肿胀,疼痛	清热利湿解毒		五神汤	
			气滞	气滞血瘀 肝气郁结	结块肿痛,酸痛板滞,肿块增长与情志有关	行气活血 疏肝行气		木香流气饮 逍遥散	
			血瘀	气血瘀滞 瘀血凝聚	肿块疼痛持续不减,质硬,微红或青紫;结硬疼痛,肤温降低,皮色发白或青紫	活血化瘀 破血逐瘀		桃红四物汤 大黄䗪虫丸	

病类	病程	病机	病情	主证	治则	方剂	说明
肿疡	中期	毒化成脓	毒盛正虚	疮形平塌、根盘散漫，精神不振	益气托毒	托里消毒散	①内治法初期宜"消散"，中期宜"内托"，后期宜"补养"
			阴虚毒滞	疮形散漫，疮色紫滞，壮热口渴，便秘，脉细数	养阴托毒	竹叶黄芪汤	
			毒滞难溃	疮疡肿痛，难于破溃伴肢软乏力	清热托毒	四妙汤	②内治各法虽各有适应证，但病情变化错综复杂，往往需数法合并使用
			阳虚毒滞	疮色漫肿无头，疮色灰暗不泽，化脓迟缓，伴自汗、肢冷，精神萎软、脉沉细	温阳托毒	神功内托散	
			正气不虚毒邪深沉	高肿，但不能速脓外溃	透脓托毒	透脓散	
溃疡	后期	脓出毒泄	一般向愈	肿势渐消、痛楚日减全身症状消失	不需内治		③除按本表治法外，尚应结合按部位的治疗方法，如上部加祛风药，中部加行气药，下部加利湿药
			虚证	初溃脓少，或脓水清稀，或坚硬不软	辨证运用补托	托里消毒散 竹叶黄芪汤 神功内托散	
		生肌收口	气虚	溃后兼见自汗，语声低微，乏力，脉虚无力	益气	四君子汤	
			血虚	溃后脓水清稀，面色苍白或萎黄，头晕眼花，手足发麻	补血	四物汤	
			气血双亏	溃后日久不敛，脓水清稀神疲乏力，脉细弱或虚大无力	气血双补	八珍汤	
			阴虚	溃后兼见低热、咽干，手足心热，形体消瘦	滋阴	六味地黄丸	
			阳虚	溃后肉色灰暗，新肉难生，肢冷自汗	温阳	附桂八味丸 右归丸	
			脾胃虚弱	溃疡兼见纳呆食少，便溏	理脾和胃	异功散	
			湿浊中阻	溃后兼见胸闷欲呕，胃纳不振	和胃化浊	二陈汤	
			胃阴不足	溃后口干少津，舌质红光或口糜	清养胃阴	益胃汤	

【目的要求】

1．了解外治法在外科中的地位，膏药的种类及制剂方法，掺药的概念及种类，手术疗法的目的意义。

2．熟悉油膏的种类及制剂方法，箍围药的调剂方法，各类掺药的配制方法，垫棉法、药筒法、灸法、熏法的临床应用，及常用手术疗法适应证、操作方法。

3．掌握外治法理法方药的运用，常见膏药、油膏、箍围药的配方、功效及应用，消散药、生肌收口药、止血药，升、降二丹的临床应用，及药物引流法、洗涤法的应用。

【教学时数】

面授 2 学时，自学 4 学时。

第一节　概　论

外治法是运用药物和手术或配合一定的器械等，直接作用于病人体表某部或病变部位以达到治疗的一种方法。中医学对外治法应用源远流长，如原始人的简单外科处理，砭针的应用，"祝、副、杀之齐"的应用都是外治法应用的见证。张仲景虽然被推为汤药之祖，而"导引吐纳、针灸膏摩"也经常应用。历代医学家对外治法都有过很多的发展，至清·吴师机《理瀹骈文》对外治法作了高度的总结，并把外治法开辟为治疗人体各种疾病的一种重要给药途径。吴师机在该书的"略言"中说："外治之理，即内治之理，外治之药，即内治之药，所异者法耳，医理药性无二，而法则神奇变幻。"说明外治法是与内治法相对而言的法则，只是给药的途径不同，其治疗机制与内治法一样，都要从整体观上来运用。

《疡科纲要·论外治之药》说："疮疡为病，发见于外，外治之药物，尤为重要。凡轻浅之证，专持外治，固可以收全功，而危险大疡，尤必赖外治得宜。"说明外治法不但可以配合内治以提高疗效，而且疮疡浅轻之证，有时可以专用外治收功，特别是危险的大症，更必须用外治法配。除此以外，临床上皮肤病外用药的选择，更为重要，如选择得当，不仅减轻病人的自觉症状，而且使皮肤损害迅速消退。上述等等说明外治法在中医外科中具有非常重要的地位。因此，必须认真研究和探讨外治法。

中医外科常用的外治法包括药物疗法、手术疗法及其他疗法三大类。这三大类外治法的应用，同内治一样，也要进行辨证施治，即根据疾病不同的发展过程，选用不同的外治方法。兹将外治法应用机制分述于下：

一、药物外治的理法方药

张山雷"论外治之药"说："虽曰理法必本于治内，煎剂是其基础，而薄贴、末子、洗涤等事，尤为专门学术。"说明药物外治和内治一样，在同一理论和治疗原则指导下立法、处方和选药，却又有许多不同于内治的特点。

1. 给药途径与吸收机制：药物外治法就是用药物制成不同的剂型，施用于患处，并赖药物的特性，使直达病所产生作用，从而达到治疗的目的。此外局部药物可以被吸收作用于全身，或药物自局部吸收引起机体内部的调整，但是药物外治法局部作用仍然是最主要的。

《理论骈文·序（一）》说："变汤液而为薄贴，由毫孔以入之内，亦取其气之相中而已。"说明外用药吸收，是以药的气从毫孔中透入肉内。现代医学认为外用药吸收的障碍是皮肤的角质层，因为角质层含有大量的角质蛋白纤维丝等物质，形成对外界物质吸收入内的屏障。但是，角质层被毛囊和腺管所穿透，而提供了吸收药物的通道；再则如果皮肤水合程度增高，则可提高药物的吸收。外敷药，密封包扎可阻止汗液和不显汗的蒸发，从而提高皮肤水合程度。而增强药物的吸收。

2. 外用药的配伍：中医外科外治方剂的组成，除单味药外，在其结构上和内治处方一样，有一定的组方和配伍原则。如冲和膏由紫荆皮、独活、赤芍、白芷、石菖蒲组成，其中紫荆皮能破气逐血消肿为本方之君，赤芍活血配白芷行气为臣，独活发表宣毒、散寒、合石菖蒲宣气通窍以消坚肿为佐，随症用酒、蜜、葱汤、姜汁等调药为使，而共奏活血、疏风散寒消肿之功。用以治疗疮疡阴阳不和，冷热相凝的半阴半阳之证。从这个方例可以看出外治处方的配伍结构概貌。

3. 药物外治的剂型与制备及其选择：中医外科的先哲前贤积累了很多外治药物的制备经验，并创造了丰富的药物剂型，如膏药、油膏、箍围药、掺药、药线、熏洗剂、热熨剂等。关于这些剂型的制备与功用，本章将分节论述，这里就不赘述。由于各种外症的特点不同，及各种剂型的性能不一，临床上考虑选择外治剂型时，要求重视对剂型的选择。否则不但不易达到治疗的目的，相反还可能出现一些副作用。例如，皮肤病滋水糜烂则应选用敷洗剂，而不能用膏药或油膏外敷，否则可能引起皮肤糜烂更甚；又如疮疡初起用膏药或油膏应掺消散剂的掺药，则不宜掺腐蚀剂的掺药，否则引起皮肉的溃烂，肿毒反而不消散。

二、手术疗法在外科治疗中的地位

手术治疗指用一定的器械施用于患部，起到排脓泄毒、除赘破漏等作用。手术疗法能起到药物内治与外治一时起不到的作用，对于缩短病程，治疗外科疾病有重大的意义。如内脓已成，而脓毒难出，采用切开引流方法，以排出脓毒，从而达到早日治愈的目的。所以，手术治疗法在治疗外科疾病中，具有非常重要的地位。明代外科专家陈实功治疗外科疾病全身与局部并重，药物与手术并重，刀、针、药线广泛应用。后世的《外科大成》《医宗金鉴》继承了陈氏这一特点，而构成中医外科一大学派——正宗派。

现代外科学继承和发展了古人的手术疗法，在治疗外科疾病中手术疗法更具有非常重要的地位。

总之外治法"虽治在外，无殊治在内也。外治之学，所以颠扑不破者此也；所以与内治并行，而能补内治之不及者此也"。要使外治法应用得心应手，必须以中医整体观念为指导思想，牢记"治外必本诸内"的学术思想，辨证地应用外治法。

为了深入研究外治法，本章分膏药、油膏、箍围药、掺药、手术疗法及其他疗法分别论述其功用及临床应用等，以便为继承和发展中医外治法奠定必要的理论基础。

自 学 指 导

通过本节的学习，应明确外治法是治疗外科疾病的一条重要给药途径；外治的方药与内治方药一样，具有理、法、方、药的应用特点并有一定的组方、配伍原则；手术疗法在外科治疗中占有重要地位，能起到药物内治与外治一时起不到的作用。总之，外治法不仅有本身许多特点，而且还具有"能补内治之不及"的特殊作用。

【复习思考题】
1. 什么叫外治法？
2. 外治法有哪些重要特点？
3. 外用药方剂有何配伍特点？

【参考文献摘录】
外用药的应用：外用药是外治的主要法则，临床上对一些轻微浅表的外疡，仅外用药可获效；若是危重大症，应内外并治，而外治仍处于重要地位，因其能直接在病所起到治疗作用，改善局部症状，从而达到内消于无形，或去腐拔毒，生肌长肉，或以大化小，化险为夷，故一直为外科的主要治法，也是外科临床上治疗特点之一。

围敷药在外科临床上为重要的外治疗法之一，其适应范围，初起用于消散，成脓时以围敷促使脓肿的局限化，溃后余肿不消，则可使根盘收缩，截其余毒，总的作用，在于化散其毒，解其壅滞。

"涂以豕膏"是外科史上关于油膏的最早记载，考古代油膏的应用，大多用于溃疡，既用以被覆疮面而起保护作用，并具去腐去肌等药效，其组成包括基剂的猪脂、植物油等及相应的药物两个部分，猪脂不能久储，易于变质，已少用不用，现多代以凡士林等。植物油则多制成药油，按临床需要而适当选用清热解毒或生肌长皮之药配伍煎熬而成，疗效较好，此法迄今仍有应用价值；药物方面除了制成药油外，也采用部分药物以作凝固的赋形剂，方法较多，并均有一定的配伍意义，如黄白蜡等兼有生肌作用，松香、黄丹等兼有拔毒作用，甘石、密陀僧等兼有收敛作用，有因经热后引起药效降低的，如麝香、梅片等，则又须俟凝结时加入调匀。随着时代的发展，现在大部分油膏制剂，采用凡士林、羊毛脂等调制，在操作上简便，除了部分药物必须煎熬者外，均可应用之。

膏药为中医外科传统外治法之一，分为两大类型，一为适用于肿疡的消散，或是成脓未溃前的箍毒之用，一为适用于溃疡的保护疮面，并具解毒生肌之功。临床上对肿疡内消来说，现阶段属阳热之证，每用相应的围敷药或软膏外敷，至于阴寒之证，则仍以膏药敷贴为好，以其药力持久，并能渗透入里而使症状改善；如阳和解凝膏，具有温经通络，祛风散寒，行气化痰等疗效，能统治阴证疮疡，初起能消，溃后能改善局部症状，对愈合有帮助，但制炼复杂，故目前均以市售制成品敷贴。其他如《医学心悟》的普救万全膏，配药五十余味，《赤水玄珠》的三妙膏，配药六十余味，均能统治外科诸症的初、成、溃、敛，又能兼及有形之内症，曾见民间有制作馈送者，均有不同疗效，现较少见。近代膏药大多以太乙膏作基剂，用于溃后遮风护肉的，则以纸薄摊；作为肿疡内消的，则以末药拌入厚摊，临用亦有再掺消散药末，以增药效。

生肌药：生肌为溃疡后期的主要治法，凡属阳实之证，仅以九一丹等外敷，即可愈合，所谓毒尽则肌自生。至于溃疡面大，以及阴虚之证，因正气渐虚而无力生肌者，则外用药的辅治，极为重要；在方剂组成上，除应稍加轻微去腐作用的药物配伍，使余毒得以外排，其他亦有以参茸珍珠等品伍入，以加强生肌疗效。

鉴定外用药的疗效，首应掌握其配伍原则，包括药物的选用，剂量的轻重，均有一定的关联，吴师机在通过临床实践的经验积累，所写《理瀹骈文》一书中，提出外治同于内治，外治之药亦即内治之药，就是治疗方法的不同，为外用药作出了正确的评价和指导意义。

外用药原则上是分为肿疡、溃疡两大类，肿疡外治的要求是内消与箍脓，内消在于活血化瘀，相应地根据肿疡的致因，解决其局部症结，酿脓阶段则以聚脓箍毒为法；溃疡首先拔毒去腐，选用适当药物，以使腐去新生，其后因肌肉不生，则审其原因，则助以收敛生皮之品。

（凌云鹏. 临诊一得录. 北京：人民卫生出版社，1982. 279～294）

第二节 膏 药

膏药是民间对铅丹膏的统称，此外还有薄贴等名称。铅丹膏是一种最常见的硬膏，是用铅的化合物（如黄丹、铅粉、密佗僧）与植物油，在高热下经过物理变化，凝结而成的制剂。铅丹膏在常温下较硬，加热则变软，呈软膏样，但极黏稠。膏药敷贴患处，能固定患部位置，使之得到充分的休息；保护溃疡创面，避免外来刺激和病邪的侵害，具有改善局部血液循环，增强抵抗力，提脓拔毒，生肌收口等诸方面的重要作用。此外亦有不用煎熬，经捣烂而成的膏药。膏药的方剂组成不同，不同的膏药有不同的疗效，临床上运用选择也就有不同的适应证，因此膏药也必须辨证施用。

【功用及用法】外科常用的膏药有太乙膏、阳和解凝膏、千捶膏、咬头膏等，由于各种膏药组成的方剂不同，因此疗效也不同，故临床上应根据病情辨证地选用。例如太乙膏性偏清凉，功能消肿、清火解毒、生肌，一般适用于阳证，为肿疡、溃疡通用之方。阳和解凝膏性偏湿热，功能温经和阳、祛风散寒、调气活血、化痰通络，一般适应于阴证未溃之症。千捶膏性偏寒凉，功能消肿、解毒、提脓、祛腐、止痛，初起贴之能消，已成贴之能溃，溃后贴之能祛腐，适用痈疽疔疖等一切阳证。咬头膏具有腐蚀性；功能蚀破疮头，适用于脓疡已成，不能自溃，同时患者不愿接受手术治疗者。

膏药摊制有厚薄之分，二者皆有临床所宜，薄型膏药，多用于溃疡或浅表脓疡，以拔毒提脓、生肌，并遮风护肌，保护创面；厚型膏药，多适用于深部肿疡，用以推散壅结，改善瘀滞，以达到消肿散结的目的。在换药方面，薄型应勤换，厚型一般5～7日换1次。

【注意事项】

（1）膏药风及湿疹的处理：使用膏药后，有时可能引起皮肤焮红、起丘疹、发水疱、瘙痒、糜烂等现象，这种现象叫膏药风，现代医学称接触性皮炎。或因脓水浸渍疮口周围肌肤，而引起湿疹，即红斑、丘疹、水疱、糜烂等病变。见于这两种情况，即于皮损外以青黛散软膏外搽，疮肿外用改用油膏或其他药物。

（2）膏药不可去之过早，否则，疮面不慎受伤。可再次感染，再次引起溃腐。

自学指导

膏药是中医外科外用药最常用的剂型，因外科所用膏药大多作为提脓拔毒之用，而摊涂膏药所摊膏肉很薄，故又有薄贴之称。但治疗阴疽及深部外科疾患，则药肉宜摊厚，以质重久贴，通络贯经，行气和血，而消散痈结。所以不能一概认为外科之膏药都为薄贴。

膏药的种类根据配方偏寒、热、温、凉不同而异。而分别有适用于阳证性偏寒凉的太乙膏，适用于阴证性偏温热的阳和解凝膏等。临床应辨证选用。

【复习思考题】
1. 膏药有何主要作用？
2. 太乙膏与阳和解凝膏的功用及临床适应证各是什么？
3. 使用膏药的注意事项有哪些？

【参考文献摘录】
膏药的作用机制：膏药之所以能够治疗多种疾病，是有它一定的物质基础与理论依据。它的处方组成来源于一般中药方剂，与西药中许多外用药、注射剂、口服剂有同一作用。……用药数广而多形成大的复方，以适应复杂的病理变化，由于许多药物中含有脂溶性、挥发性及刺激性的药物，因此可透入皮肤产生消炎、止痛、去腐、生肌、收敛等作用，如治痈疖疮、肿疡、溃疡等。……利用丹、油熬膏作赋形剂，以防腐，防燥、保护疮面，保持药效持久，促使药物和经过表皮产生深部和全身作用。……贴于患处刺激神经末梢，通过反射，扩张血管，促进局部血液循环，产生神经特异性，以调整机体增强组织抗御力量，达到镇静、消炎作用。(中国膏药学．王光清编著．西安：陕西科学技术出版社，1983. 15)

第三节　油　膏

油膏即现代所称的软膏，是用适宜的基质与药物混合制成的一种均匀、细腻、半固体的外用制剂。

油膏包括基质和药粉两个部分。基质一般都是应用油质性的基质。如猪脂、羊脂、植物油、类脂类的羊毛脂、蜂蜡以及凡士林等。基质是药物的赋形剂，通常占油膏的大部分，使油膏具有一定的粘稠度和涂展性。药粉是按一定的配方要求，将配方的中药研成粉末而成。

油膏对皮肤具有亲和性，柔软、滑润、无板硬黏着不舒的感觉，尤其对病灶凹陷摺缝处，或大面积的溃疡，使用软膏更为适宜。故现在临床上多用油膏来代替膏药的应用。

【功用及用法】中医外科中常用的油膏有金黄油膏、玉露油膏、冲和油膏、回阳玉龙油膏、生肌玉红膏、红油膏、生肌白玉膏、疯油膏、青黛油膏、消痔膏等，由于这些油膏的配方不同，所以治疗作用各异，临床上应根据病情及油膏方剂的作用，辨证地选择应用。

外科疾病的阳证肿疡，可选用金黄膏、玉露膏，因为这两种油膏具有清热解毒、消散肿结的功用。属于阴证的外科肿疡，可以应用具有温经活血、散寒化痰的回阳玉龙膏。属于半阴半阳的肿疡则可应用解毒消肿、活血祛寒的冲和膏。

生肌玉红膏功能活血祛腐、解毒止痛、润肤生肌收口，可适用于一切溃疡或烧伤，腐肉未脱、新肉未生之时，或日久不能收口者。而生肌白玉膏功能润肤生肌收敛，则适用于溃疡腐肉已尽。疮口不敛及皮肤皲裂、乳头破裂、肛裂等疾病。

红油膏，内含九一丹及东丹有防腐祛腐作用，若腐肉已去，则发挥防腐生肌之功用。

疯油膏有杀虫止痒、润燥功用，主要适用于鹅掌风、牛皮癣、慢性湿疹等干燥、脱屑作痒性皮肤病。

青黛油膏有收湿止痒、清热解毒功用，故适用于皮肤病皮肤焮红肿痛。少量渗液之症，也可作用湿敷间歇期的用药。

消痔膏有消痔、消肿止痛功用，适用于内痔脱出水肿，或直肠脱垂等症。

【注意事项】动物油易氧化酸败，其酸败物对皮肤有刺激性；矿物质油因其油腻、能阻碍皮损处分泌物排泄及汗液和热的发散，均可刺激皮肤引起皮炎。

因而如若皮肤湿烂，疮口腐化已尽，摊贴油膏，应摊薄些，使之透气，并注意勤换，以免脓水浸渍皮肤，而影响疮口的愈合。如若对凡士林油膏过敏者，表现为皮损周围红肿、渗出、瘙痒，则应改用它药，或改换油膏基质，如换植物油或动物油膏。

自学指导

油膏的种类较多，使用范围广泛，不仅肿疡期可用，溃疡期、生肌收口期亦可用；皮肤病、痔疮都可辨证地选用油膏。油膏因其粘腻，会妨碍皮损分泌物及汗液的排泄挥发，造成浸渍，引起炎症等刺激，故应摊薄并勤换，以克服不透气及对皮肤的刺激。

【复习思考题】

1. 油膏具有哪些临床应用的优点？
2. 常用油膏有哪些？各有什么功能？
3. 油膏会产生哪些不良现象？应该怎样处理？

【参考文献摘录】

膏药的作用机制：因"软膏具有保护局部皮肤的湿润柔软作用，是通过皮肤角质层细胞间隙、毛囊壁、汗腺、皮脂腺，使药渗透与吸收，对创伤、皮肤病、粘膜病变的治疗，均有防腐、消炎、止痛等局部作用。"（中国膏药学. 王光清编著. 西安：陕西科学技术出版社，1983. 19）

第四节 箍围药

箍围药也就是围敷药，古代称之为敷贴。它是把按处方研成的药粉与水、酒、醋等液体调制而成；围敷于疮肿周围。随着液体的挥发，借助药粉的紧束，发挥箍集围聚、收束疮毒的作用；从而使疮形缩小，肿势局限乃至消散。即使疮肿破溃之后，若疮周肿结未消者，仍然可用之拔毒消肿。所以箍围药在外科临床上有重要的应用价值。

【调制法】箍围药包括两部分，即药粉与调制液体。药粉是根据配方要求而研成的粉末，而调制的液体是根据病情的性质与阶段不同而分别采用醋、酒、水、葱、姜、蒜等捣汁。一般来说：以醋调的，取其散瘀解毒之功；以酒调的，取其助行药力；以葱、姜、韭、蒜捣汁调的，取其辛香散邪；以菊花汁、丝瓜汁、银花露调的，取其清凉解毒；以鸡子清调的，取其缓和刺激。如缺乏上述调剂原料的，亦可以用冷开水或冷茶叶水调制。但一般来说，阳证多用菊花汁、银花露或冷茶叶水调制；半阴半阳证多用葱、姜、韭捣汁或蜂蜜调制；阴证多用醋、酒调敷。无论以何种液体调制，都应调制成糊状，不能太稀，太稀则敷之易于滑脱。亦不能太干，太干则无黏稠性而不能起到箍束的作用。

【功用及用法】常用的箍围药有金黄散、玉露散、回阳玉龙散、冲和散等。由于这些方剂有性偏寒、热的不同，而外敷药一般均属反治法即以寒药敷阳热证的疾病，以温热药敷阴寒证的疾病。所以箍围药的应用亦应该辨证选敷。

例如金黄散、玉露散药性偏于寒凉，功能清热消肿、散瘀化痰，而适用于红、肿、热、痛的一切阳证。特别是金黄散中有大量的活血行气消肿之药，故对肿而有结块的特别适宜。玉露散因芙蓉花叶能清热解毒消肿，故焮红、灼热、漫肿无块的外科疾病更为适宜。回阳玉龙散药性温热，具有温经活血、散寒化痰的功用，故适用于不红不热，甚至局部发凉的阴证疾患。冲和散药性平和，具有行气疏风、活血定痛、散瘀消肿的功能，适用于疮形肿而不高、疼痛不甚、微红微热或不红不热，介于阴阳之间的半阴半阳证。

箍围药的外敷方法，若初起用于内消，基本上以全敷肿处为主。对初起有头或成脓阶段，则以中留空隙，围敷四周为宜，不要完全涂布，以免阻止脓毒外泄，反而闭塞毒邪。此外敷贴药物应超过肿势范围，一则是防止毒邪扩散，起箍毒作用，再者是通过药物作用收束毒邪、提毒、拔脓。

【注意事项】《外科理例·外施贴药》说："外施贴药，正是发表之意。经曰，'发表不远热'。大凡气得热则散，得冷则凝，庸医贴冷药，岂理也。"

敷贴药的目的，不仅在于箍束疮毒，还在于消散肿毒。外疡通过外敷而消散，是消散肌表的毒邪凝结，即起到发表之意。所以对于初起的疮肿，宜用消散的箍围药。

除了根据阴阳证候制成的反治方剂，还应根据气血的生理来用药。一般不宜过分寒凉，否则冰凝气血，则不能消散。故应配伍一些行气、活血、疏理经络之药品。但阳证则不能过用温热药，以免助长火毒，阴证则忌用寒性药敷贴，以免寒湿痰凝滞不化。

箍围药敷后，干燥时，应该时时以原调剂液体潮润，以保持粘稠箍束之力，并避免药物剥落及干板不舒之感觉。

自 学 指 导

箍围药，包括药粉与调剂液两部分。调制时宜搅匀成黏稠之糊，不能过稀过干，否则都不能发挥箍束毒邪的功用。箍围药与油膏，很多处方都相同，如金黄膏（散）、玉露膏（散）等。不同的方面是，箍围药主要以液体调，取其易于干燥、紧束的作用，而达到收束疮毒、拔毒解毒消肿散结。油膏则是用油剂调成稀糊状，取其对皮肤的亲和、柔软、润滑的特性，使药能借湿润以通窍，深入于内发挥作用；特别对于凹陷、褶缝之处，或大面积的溃疡，因油膏有柔软、保护之功用，故更为适宜。箍围药虽然也适用于溃疡，但只能围敷四周，继续发挥收束疮疡的作用。

总之箍围药偏重于束毒提毒，油膏偏重于解毒、生肌收口、润滑保护等多方面功能。剂型不同，作用上也有一定的差别。

【复习思考题】

1. 箍围药的功用主要有哪些方面？
2. 玉露散、金黄散的功用有何异同？
3. 箍围药为何要选择不同的调制液体？各种不同的调剂液体有何作用？

【参考文献摘录】

《医宗金鉴·外科心法·肿疡敷贴类方》：凡肿疡初起时，肿高赤痛者，宜敷凉药，以寒胜热也。然亦不可太过，过则毒为寒凝，变为阴证。如漫肿不红，似有头而不痛者，宜敷温药，乃引毒外发也。经云："发表不远热"。敷热药亦发表之意。凡调敷药，须多搅，则药稠粘。敷后贴纸，必须撕断，则不崩裂，不时用原汁润之。盖借湿以通窍，干则药气不入，更添拘急之苦矣。凡去敷药必看毛孔有汗，意者为血脉通、热气散也，反此者逆。

第五节 掺 药

将各种不同的药物研成粉末，根据配方要求配伍成方，或单味应用，用时掺布于膏药或直接掺于病变部位。这种用来掺附膏药或病变部位的药粉便谓之为掺药。也称之为散剂或粉剂。

掺药的配制分为两大类，一类为研制，一类不仅需研制，而且还要经过特殊的工艺流程才能制成。研药时应研得极细，研至无声为度。其植物类的药物，应该另研筛过。矿物类药品，应该水飞。所谓水飞是把药物放入乳钵中，加入清水同研，研后倾出上层清液，另器储存，候其澄清后，取其沉淀物。这样水飞过的药物就非常细嫩。

麝香、樟脑、冰片、珍珠、牛黄等香料贵重药品，应该另研后下，再与其他药物和匀。采取这些精制的方法，药物的疗效就更高，否则若用于肿疡、药性不易渗透；用于溃疡容易引起疼痛。

关于掺药的储藏，一般宜用瓷瓶或有色玻璃瓶装藏，若香料药品应紧塞瓶盖，如较长时间不用，则应用蜡封口。

掺药中的提脓祛腐药升丹及腐蚀平胬药降丹，一般称之为外科红白二丹，其制作工艺另有一翻程序。

掺药的种类很多，用来治疗外科疾病的应用范围很广，不论肿疡、溃疡，需要消散、提脓、收口等均可应用。但由于病情性质和阶段不同，故应辨证地选用。

掺药使用的方法有如下三种：

（1）将药粉直接撒布于溃疡创面，可用新毛笔或棉签蘸少许药末，轻轻拨动，使药粉轻撒在创面上。用量则应随用药的目的而定，一般有少许药末轻浮创面即可。

（2）将药末薄撒于膏药上，直接敷贴于患处，或将药粉糅合于膏中敷贴。

（3）将药末掺于药捻上再插入窦道或瘘管。如药捻本身能黏着药粉即直接撒上，如不能黏着药粉，则先将药捻蘸油或水再在药粉中拖过，待干燥后使用。

兹将各种不同功能的掺药分述于下。

一、消散药

应用具有渗透和消散作用的药散，掺布于膏药上，贴于疮肿处，发挥消散疮疡壅结的作用，或使疮毒移深居浅，进而使肿毒消散，具有这种性质的药物就叫消散药。

【适应证】消散的方法是处理疮疡早期的重要方法，任何疮肿，如能消散，就可以避免化脓开刀之苦，可以缩短疗程。总之消散药适用于肿疡初起，特别是适应于肿势局限于一处者。

【功用及用法】常用的消散药有阳毒内消散、红灵丹、阴毒消毒散、桂麝散、黑退消散等。阳毒内消散、红灵丹活血止痛、消肿化痰解毒，适用于一切阳证肿疡。阴毒内消散、桂麝散、黑退消散有温经散寒、化痰软坚之功、适用于一切阴证。

【注意事项】消散药作为掺药、仅适用于外科疾病的初起，主要是加强消散作用，若肿势散漫，不局限者，此时则应使用箍围药，若用消散药就有可能促进扩散。再者若已成脓，则应用提脓祛腐之药，不能再使用消散药，以免脓毒走散。

二、提脓祛腐药

疮疡成脓、破溃之初，若脓水不能流出，则内蓄于内，并可腐筋蚀骨，甚至脓毒内陷入里；再则若脓腐不去，则新肉难生，所以必须使脓液外泄。

提脓祛腐药，具有提脓排腐的作用、能使疮疡内蓄之脓液排出，使毒随脓解，腐肉得以脱落，新肉早日生长。由此可见提脓祛腐药是处理溃疡早期的重要药物。

提脓祛腐药的代表药物是升丹，升丹对于溃疡初期、脓栓未落、腐肉未脱、新肉不生等都可使用。升丹在中医外科中的应用占有极端重要的意义，不仅可以用作提脓祛腐，对一些久不愈合的慢性顽固之症等都有较好疗效。

【功用及用法】红升丹的功用前面已述，主要有提脓祛腐拔毒生肌等功用。其用法除部分溃疡使用纯品外，其余大部都采用稀释品。用稀释品的目的，是为了稀释药物的浓度，避免丹药对疮口的过分刺激。升丹的稀释品是应用熟石膏粉，熟石膏也叫升丹的赋形剂，具有生肌敛疮的作用，恰好与升丹的腐蚀脓腐的作用相反。这一配伍原则就是"反佐"法。即以生肌敛疮的作用鉴制腐蚀作用，以免升丹对正常组织产生腐蚀作用。

临床上根据局部疮口情况，如脓腐较多则应用一半丹药一半熟石膏配伍，意在半生肌半祛腐，这种配伍叫各半丹或五五丹。若腐脓较少，则腐蚀性的丹药应减少，以配成7份石膏、3份升丹，或8份石膏、2份升丹的七三丹、八二丹。若脓腐将尽，则可应用9份石膏1份丹的九一丹。七三丹、八二丹、九一丹，均以生肌收敛为主，而提脓祛腐降至次要的地位。这种既有生又有杀的作用的配伍方法，适合溃疡即要生肌合口；又要提脓杀菌的实际情况，可以取到生杀并举的双向作用。

临床上亦有应用纯粹的丹药，并不配合任何一种赋形药物者。例如溃疡坏死的组织未脱落，腐肉不去，新肉不能生；疮疖的脓栓不易拔出，不能使毒随脓出而解等则应用纯丹，意在祛腐生新、提脓拔毒以驱邪为主，邪去则肌自生。

上述两种应用方法，临床使用时，若疮口大者，可掺于疮口上；疮口小者，可黏附在药线上插入，也可以掺于膏药、油膏上盖贴。

【注意事项】升丹因其具有提脓祛腐的作用，所以它属于刺激品，凡对升丹有过敏者，则应禁用。如病变在眼部、唇部附近也宜慎用，以免强烈腐蚀而影响容貌。大面积创面，也宜慎用，以防过多吸收而发生汞中毒。凡是不明原因的高热、乏力、口中有金属味等汞中毒症状时应立即停药。

此外，升丹如能陈久使用，则可使药性缓和，而可减轻疼痛。

三、腐蚀药与平胬药

腐蚀药又称追蚀法，具有腐蚀外疡不正常的组织如赘疣、息肉等腐蚀枯落。平胬药具有平复胬肉的作用，能使疮口增生的肉芽组织收缩平复。

（一）降丹

腐蚀平胬药的代表药物是白降丹，白降丹是中医外科传统的重要外用药之一，兹将白降丹的功用、用法及注意事项叙述如下：

【功用及用法】白降丹具有腐蚀、平胬功用，治溃疡脓腐难去或已成瘘管，肿疡成脓不能自溃，疣、痣、瘰疬等证。

白降丹的用法，也可以分成纯丹剂、稀释剂等剂型来应用。

1. 纯丹剂：是将炼成的丹药研成细末，不加任何赋形物进行应用，一般用于已经化脓而不穿头的阶段，以代替刀针切开引流。

2. 稀释剂：是根据疮口情况，加赋形物配成的剂型，一般都用熟石膏粉作赋形剂，其配制方法与升丹相同。石膏与丹药的比例多少是以疮的需要为转移的。稀释剂多用于痈、疽及疮疡切开或穿溃后，有腐肉及一切疮疡有腐肉不化者。

3. 糊剂：用降丹与赋形剂（一般用面粉）加水调成稠糊（比例为面粉 3g，丹药 15g），然后加入丹药拌匀即成、备用。如用时变干，可临时加入开水调稀使用。

4. 锭剂：是将降丹糊剂，用手指捻成如线香状条形的锭子（又叫药线或药捻），直接插入瘘管及较深窦道有死骨的创口，或用于溃疡疮口过小而引流不畅者。

具体运用是，如若疮疡初起红肿坚硬、未成脓者，用蓖麻油调丹少许，涂在疮口上，外以膏药盖之，即能消散；疮已化脓，用清水调丹少许，点于化脓处，外以膏药盖之，次日揭开膏药，疮即穿头出脓。溃疡久不愈合，瘀肉重叠，或胬肉突出者，以蓖麻油调丹少许，涂于疮面，外贴膏药，2 日换 1 次，数次之后，即可腐肉剥脱，脓汁减少。如疮已成瘘管后，即用降丹锭子插入瘘管内，外盖膏药，次日揭下膏药挤脓，如此 2～3 次，瘘管即化为脓汁排出。溃疡日久，腐蚀筋骨，内有死骨，亦用降丹锭子插入，外盖膏药，可拔出死骨。痰核、瘰疬等，可将制成的锭剂，用米粒大 1 粒，放于膏药中心，贴于患处，约 7～10 日，即可将核拔出。

（二）三品一条枪与平胬丹

三品一条枪由白砒、明矾、雄黄、乳香等药物烧煅而成。其用法主要用药锭，能腐蚀瘘管，蚀去内痔，攻溃瘰疬。

平胬丹由煅乌梅肉、月石、轻粉、冰片等经研制而成。主要作掺药用，适用于疮口胬肉突出，掺药其上，能使胬肉平复。

腐肉平胬药品一般均含有汞、砒成分，因而腐蚀力量比较大，在应用时，需要谨慎，尤其是头部、指、趾等肉薄近骨之处，不宜使用浓度较大的腐蚀平胬药，必须加赋形药降低其腐蚀性，以免对正常组织的侵害。

腐蚀平胬药的使用原则，以不伤及周围健康组织为原则，待腐蚀目的已达到，即应改用其他提脓生肌药物。此外对汞、砒有过敏反应的患者，则应禁用此药。

四、生肌收口药

生肌收口是处理溃疡后期的一种治疗方法，所以生肌收口药亦是治疗外科疾病的一种重要的药物。疮疡溃后或腐脱新生的时候，若仅仅依靠机体的再生能力来长肉收口，时间上较为缓慢；此外此时虽然局部邪毒已衰，但尚有湿毒留恋，湿毒之邪又是妨碍伤口愈合的重要障碍。因此，运用具有解毒、收湿、收敛、促进新肉生长的药物，掺于疮面使疮口加速愈合，具有这些功用的药物，就叫做生肌收口药。

常用的生肌收口掺药有生肌散及八宝丹等。不论阴证和阳证的疮疡溃疡面都可以应用。用时掺于疮中，外盖膏药或油膏。

使用生肌收口药应注意，如系脓毒未清、腐肉未尽时，则不能使用生肌收口药，否则不仅无益，反而溃烂，甚至引起毒邪炽盛、迫毒内攻。如若已成瘘管，也不能用之，否则勉强收口，日后还可以溃出瘘管。若溃疡肉色灰淡而少红活、新肉生长缓慢，应用生肌收口药时，则应配合内服补养药及食物营养，以补充气血，以助新生。若用于臁疮日久难敛之症，应配合内服活血通络、解毒利湿的中药，以清利湿毒，改善局部的气血运行。

五、止血药

具有收涩凝血作用的药叫止血药。止血药用作掺药，是以药粉掺布于出血之外，外由纱布包扎固定，而促使创口血液凝固，达到制止出血的目的。

常用的止血药有桃花散和如圣金刀散，桃花散适用于溃疡性出血，如圣金刀散适用于一般创伤性出血，此外田七粉也有止血的作用。外用止血药只是针对一般性出血而言，如遇大出血时，必须配合手术与内治等方法急救，以免因出血不止而引起晕厥等严重病变。

除上述掺药外，还有清热收涩的青黛散、三妙散等，具有收敛止痒等作用，常用于皮肤病的外用治疗，这里只作简单介绍，这一方面药物将在皮肤病概论中论述。

自 学 指 导

用来掺附于膏药、药膏及病变部位的药粉叫做掺药，所谓掺附是指用少量掺着黏附之意，这类药的应用不需大量填塞，只需少量施用。

掺药的种类很多，本节叙述的消散药、提脓祛腐药、腐蚀平胬药、生肌收口药及止血药，各有不同的适应证及功用。依据疮疡的初起、成脓、溃后三个阶段。初起宜消散，因而掺药可选择消散类掺药；成脓则宜提脓祛腐，使毒随脓解，不致内陷，因而掺药应用提脓祛腐类的升丹；若疮口瘀腐之肉不除，或胬肉生长，则影响创口愈合，此时则应该选择腐蚀平胬类的降丹。此外一些浅表赘生的疣赘，也可用降丹平蚀。生肌为溃疡后期的主要治法，凡属阳实之证，仅以九一丹外掺即可愈合，此即脓尽肉自生；至于溃疡面大，或正气虚弱而不生肌者，则外用生肌散极为重要。所以生肌类掺药是治疗溃疡后期的重要药物。至于止血类掺药，则是应用于溃疡及创伤出血的一类急用之掺药。综上所述掺药的选择及应用是有一定的临床规律，但各类掺药性质不同，故临床上必须针对病情辨证地选用。

【复习思考题】

1. 什么是掺药？怎样使用掺药？
2. 疮疡的初起、出脓、溃后、腐尽各应该应用什么类的掺药？
3. 升丹的功用是什么？临床上如何应用？
4. 降丹的功用是什么？临床上如何应用？

【参考文献摘录】

红升丹与白降丹：红升丹的化学原理：是利用各种无机药物经过高温炼成的一种化学制剂。当其在加温过程中，药与药之间产生出一系列的化学变化，而生成氧化汞和氧化铅等新的化合物。在烧炼过程中的高温情况下，汞和铅为火硝中硝酸基及烧后的氧气所氧化而生成氧化汞等化合物。这些药物经过加热后，极易发生升华作用，而凝聚为霜样的丹药。

红升丹的药理：红升丹的药理作用可能是由于氧化汞等化合物的功能使畏氧细菌感染后的坏死组织痈、疽等脓栓软化腐蚀而易于脱落，产生了所谓去腐作用。同时因汞化合物有消毒、杀菌作用，病原微生物被杀灭后，创伤中炎症逐渐消退，脓液和渗出物亦被吸收、局部组织再生而促进疮口的愈合。因此，红升丹就起到了拔毒、去腐、提脓、拔疔根、去瘘管、生肌、长肉、结痂等作用。

白降丹化学原理：白降丹有强腐蚀作用，主要化学成分是氧化汞，它的颜色以雪白而呈长柱形者为上品，粉末状者次之。

白降丹药理：白降丹具有强大的杀菌防腐力，能直接与蛋白质凝合而沉淀，其沉淀溶解的过剩毒液，又能蔓延于周围而侵蚀广泛部分。故对腐蚀和杀菌力更强大。（张觉人著．中国炼丹术与丹药．成都：四川人民出版社，1981．25）

第六节　手术疗法

手术疗法是运用各种器械和手法操作来进行治疗的方法，它在外科治疗中占有十分重要的位置。虽然重视应用辨证施治及外敷药物治疗外科疾病，但如果脓毒已成或赘生积聚的体表肿瘤通过内服药不能消散等，则宜配合手术处理，以排出脓腐，割除积聚，从而使疾病早日治愈。

由于外科疾病的证候不同，手术疗法的方法也有多种多样，如有切开法、烙法、砭镰法、挂线法、结扎法等，分别可应用于疮疡、皮肤病、肛门病等，在手术操作过程中，必须严格消毒、进行局部麻醉，并注意出血、刀晕等事项。

一、切开法

切开法就是运用手术刀，进行脓肿切开的一种手术疗法。以使脓液排出，而达到疮疡毒随脓泄，肿消痛止，逐渐而愈的目的。《证治准绳·针烙》说："若当用针烙而不用，则毒无从而泄，脓瘀蚀其膏膜，烂筋坏骨难乎免矣。"这指出了刀法在治疗外科疾病中的重要性。

【适应证】一切外疡，不论阴证、阳证，确已成脓者，均可使用。

【用法】使用刀法排脓，应当辨清脓成的生熟，脓在深浅，患部的经络位置等情况，然后决定切开与否。

切开法应注意如下几个方面：

1．选择有利时机：即辨清脓成的生熟和正确掌握切开排脓的有利时机。

2．切口位置：应选择在脓肿稍低的部位，可使脓液畅流，不致有袋脓的弊病，即为正确的切口位置。

3．切开方向：一般疮疡，宜循经直开，刀头向上，免伤血络；乳部宜放射形切开，免伤乳囊；面部脓肿如能沿皮肤的自然纹理切开，较为适宜；手指脓肿，最好侧方切开，免伤伸屈功能；关节区附近的脓肿切开，切口尽量避免越过关节；若在关节区一般施行横切口，不用纵切口，因纵切口在瘢痕形成后，能影响关节功能。总之除了特殊情况下，很少采用横断的切开法。

4．切开深浅：不同的病变部位，进刀深浅必须适度。如脓腔浅的，或者疮疡生在皮肉较薄的头、颈、胁肋、腹、指等部位，必须浅开；如脓腔深的，或者疮疡生在皮肉较厚的臀、臂等部位，可以稍深无妨。总以得脓为度，如疮疡脓深而浅开，则内脓不得外出，血反走泄；或脓浅而深开，则内脓虽出，而好肉受伤。

5．切口大小：切口的大小，应视疮疡的脓肿范围大小以及病变部位的肌肉厚薄而决定。凡是脓肿范围大，肌肉丰厚而脓腔较深的，切口宜大；脓肿范围小，肉薄而脓腔较浅的，切口宜小。一般切口不宜过大，以防损伤好肉和筋络，且愈合后形成瘢痕较大；但切口也不能过小，以免脓水难出，拖延治愈日期。

【注意事项】在关节和筋脉的部位，宜谨慎开刀，不要损伤筋脉，致使关节不利。如病人过于体弱，应先内服调补药物，然后开刀，以免晕厥。凡颜面疔疮，尤其在鼻唇部位，应忌早期开刀，以免疔毒走散、并发走黄危证。切开后，由脓自流，切忌用力挤压，以免感染扩散，毒邪内攻。在手术操作过程中，必须注意严格消毒，操作切忌粗暴，以免发生意外事故。进刀时要求刀头向上挑取，不宜向下挑取，刀头向上易于控制切口大小深浅，不致造成过深、过大。

【附】刀晕防治

刀晕就是在进行手术时突然发生严重的全身性综合征，而不是一种独特的疾病。它表现的症状，患者每有头晕欲吐，或自觉心慌意乱，心悸不宁，恶寒出汗等现象；重者可以突然面色苍白，神志昏糊，四肢厥冷，大汗淋漓，以及呼吸微弱，脉搏沉细，血压下降等。所以为了勿使病人受不必要的痛苦和危害，对刀晕的防治非常重要，防治的方法应注意以下几个方面。

1．刀晕的预防：

(1) 手术前，先做好解释工作，以减少病人精神紧张和恐惧。

(2) 若病者体质虚弱、营养不良的，手术前应先内服调补药物。

(3) 不要在患者饥饿、睡眠不足、体力疲乏时进行手术。

(4) 手术时要注意患者的适当体位。

(5) 进行手术时，工作要细致，动作要敏捷，不宜操作时间太长或动作粗暴。

2．刀晕的处理：

(1) 手术时，如病人发生刀晕，应立即停止手术，进行急救。

(2) 刀晕轻症的处理，只要扶持病人、安静平卧，或头位稍低，给服开水，稍待片刻，精神就会恢复。

(3) 刀晕重症处理，除上述处理外，必须止痛保暖，同时灸百会、人中，或刺合谷、人中、少商等穴急救。如因牙关紧闭，即用开关散吹鼻，得喷嚏后，则气通窍开，可转危为安。若素体血虚，加以手术时出血过多的刀晕，则应内服补气，补血的药物，或中西医综合治疗。

二、烙法

烙法是应用针和烙器、在火上加热后，进行手术操作的一种方法。烙法一般分为两种，一种是火针烙法，另一种是烙铁烙法，其适应证与用法均不相同。

1．火针烙法：是指将针具烧红后刺激患部的治疗方法。

火针系铁或铜制成，形如细筷，长约24cm，针头尖细而圆（如结绒线针），针柄较粗或圆或方。它是借着灼烙的作用，来代替开刀，从而达到脓肿溃破引流，并能防止出血的目的。

【适应证】适用于附骨疽、流痰等肉厚脓深的阴证，脓熟未溃，或虽溃而疮口过小，脓出不畅者均可使用。

【用法】使用时将针头蘸麻油在炭火或酒精灯上烧红，在脓腔低处向上方斜入烙之，脓即随之流出（需要疮口开大，可在拔针时向上一拖，取斜出方向；需要疮口开小，可在拔针时取直出方向）。一烙不透，可以再烙，烙后可插入药线，使疮口一时不致粘合，便于畅快排脓。至于进针宜深宜浅等，其具体要求均与"切开法"的要求相同。

【注意事项】对红肿焮痛的阳毒小疮，用之反增肿痛，加深溃烂；筋骨关节之处，用之恐焦筋灼骨而形成残废；胁肋、腰、腹等部位，不可深刺，否则易伤及内脏；头面为诸阳之会，而且皮肉较薄，也在禁用之列。

2. 烙铁烙法：烙铁古代采用银制，现均改用铁或铜制成，其头如半粒小蚕豆大小，上有一柄；它主要利用器械烧灼后，不但可以止血，而且又能烫治病根。

【适应证】适用于创伤，脉络裂断出血。还可用于赘疣、息肉等。

【用法】先在患处作局部浸润麻醉后，用烙器烧赤烙之，如赘疣、息肉等证，可用刀剪齐根剪除后再烙；如脉络裂断，可向出血点烧灼。

【注意事项】使用之际，勿使病人看见，以免引起精神上的极度紧张，而发生晕厥之变。对血瘤及岩肿等证，禁用烙灼。

三、砭镰法

《外科精义·砭镰法》说："病在血脉者灼之以砭石。此举《素问》血实宜决之……要在决泄其毒"。砭镰法俗称"飞针"，现在一般用三棱针或刀锋在疮疡患处浅刺皮肤或黏膜，从而放出少量血液，促使内蕴热毒随血外泄的一种治疗方法。

【适应证】一般适用于急性的阳证，如丹毒、红丝疗等证。

【用法】在常规消毒下，然后用三棱针或刀锋直刺皮肤或黏膜，迅速移动击刺，以患部出血为度。

【注意事项】对慢性的阴证、虚证禁用。并不可刺得太深以免伤及经络；刺后可再敷药包扎。

四、挂线法

挂线法是采用普通丝线，或药制丝线，或纸裹药线，或橡皮筋线等来挂断瘘管或窦道的治疗方法。使用之后，利用线的紧力，从而促使气血阻绝、肌肉坏死，而达到切开的目的。

【适应证】凡疮疡溃后，脓水不净，虽经内服、外敷等治疗无效而形成了瘘管或窦道的；或疮口过深，或生于血络丛处，而不宜采用切开手术者均可使用。

【操作法】先用球头银丝自甲孔探入管道，使银丝从乙孔穿出，（按：有时没有乙孔的，可在局麻下用硬性探针顶穿，再从顶穿处穿出）。然后用丝线做成双套结，将橡皮筋线一根结扎在自己孔穿出的银丝球头部，再由乙孔回入管道，从甲孔抽出。这样，橡皮筋线与丝线贯穿瘘管管道两口，此时将扎在球头上的丝线与橡皮线剪开（丝线暂时保留在管道内，以备橡皮筋线在结扎折断时，用以另引橡皮筋线，更换之便），再在橡皮筋线下先垫两根丝线，然后收紧橡皮筋线，打一个单结，再将所垫的两根丝线各自分别在橡皮筋线打结处予以结缚固定，最后抽出管道内上述保留的丝线，这样挂线的手术就算完毕。

【注意事项】如果瘘管管道较深较长，发现挂线松弛时，则必须加线收紧，以免不能达到切开的目的；且须仔细探查管道，以免形成假道而不能达到治愈的目的。

五、结扎法

结扎也是利用丝线的紧力，通过结扎，促使患部经络阻塞、气血不通，结扎部的病变组织失去营养而致逐渐坏死脱落，从而达到治疗的目的。同时对较大的脉络断裂而引起的活动性出血，利用本法结扎血管，可以制止出血。

【适应证】一般适用于瘤、赘疣、痔、血栓闭塞性脉管炎等病，以及脉络断裂引起出血之症。

【操作法】凡头大蒂小的赘疣、痔核等，可在根部以双套结扣住扎紧；凡头小蒂大的痔核，可以缝针贯穿它的根部，再用8字式结扎法，两线交叉扎紧，或采用"回"字形结扎；如截除血栓闭塞性脉管炎的趾、指，可预先用丝线缠绕十余转，渐渐紧扎；如脉络断裂，可先找到断裂的络头，再用缝针引线贯穿出血底部，然后系紧打结。一般多采用较粗的普通丝线或医用缝合线。

【注意事项】如内痔行缝针穿线术，不应穿过患处的肌层，以免化脓；一般扎线应扎紧，否则不能达到完全脱落的目的；扎线未脱，应俟其自然脱落，不宜硬拉，以防出血。对血瘤、岩肿当禁忌使用。

【附】出血治法

出血治法就是运用各种止血方法，如压迫、冷凝、结扎、络法以及外用药物和内服药物等，以制止出血。这里仅叙述血液自皮肤上的破口，向体外流出的一种外出血的治法。出血对病人有着很大的威胁，如果出血过多，可以引起虚脱、晕厥而导致死亡，所以止血是外科中一种急救的治疗方法。

【适应证】凡因手术不慎，损伤血络，或因疮疡溃烂，血络受到腐蚀，或因疮部突然受到撞击，或因热迫血妄行，或因气虚不能摄血等引起外出血者，均宜采用止血法。

【用法】治疗原则，应堵塞破口，抬高患肢使出血停止。由于出血原因很多，要达到止血目的，还必须辨出血性质，究因论治。例如小络损伤，出血少而缓者，可以采取压迫法（用消毒的棉花放在出血点上，并用手指压住）、冷凝法（用棉花浸透消毒的冷水或等渗盐水，按住出血点，因血得冷则凝），或外掺桃花散、如圣金刀散等以止之；如大络裂断，大量出血如射箭，则不是上法可以止住，须用结扎法（找到裂断的血络）用缝针穿线贯穿血络两端，扎紧打结）来阻止出血。如因血热妄行，或因气不摄血而突然出血者，则除选用上述止血方法外，必须配合清热凉血（凉血地黄汤）或补气摄血（独参汤）的内治方法；否则一边止血，一边又流，或今日暂止，明日又出，不能达到完全止血的目的。

【注意事项】治疗出血，必须细致审慎，找查原因，方可得到止血效果，至于癌、瘤等证出血，则止血较难。

自 学 指 导

本节介绍了中医外科几种传统的手术疗法。这些方法一部分在现在临床上仍然有重要的使用价值。如切开排脓法，是外科治疗脓肿的常用手术方法；挂线法与结扎法在治疗肛瘘疾病方面仍然是一大特色，有缓慢切开，边切边长，可避免现代切开法的伤口过大、难以愈合的弊病；砭镰放血对红丝疔、丹毒、毒蛇咬伤等毒邪蕴积之症，通过砭镰放血，可使毒邪随血流外泄。至于烙法，随着科学的发展，火针排脓为切口排脓所代替，铬铁灼赘疣、瘜肉也逐步由电灼或冷冻所代替，这是科学的进步，但在基层无条件情况下尚可开展一些烙法治疗。对于这些传统的手术疗法，我们应该在继承的基础上，结合现代科学加以提高，使中医手术疗法更加科学，更加完善起来。

【复习思考题】

1. 切开排脓应注意哪些问题？
2. 砭镰法适应证是什么？主要功用是什么？
3. 挂线法和结扎法的操作方法各应怎样进行？

【参考文献摘录】

《外科秘录·疮疡刀针论》：因内消蹉跎……遂成高突之势，疼痛作脓，不得不用刀针去其脓，而泻其火，败其毒，而全其肌肉也。若危恶之症发于致命之所，祸在返掌，不得不刺。故砭石、铍针、刀镰之类，皆古人所制，为决疮毒之器也。古人岂好为忍心，诚有所不得已耳。然则刀针之类，古人不得已而用之。今人不论可刺不可刺，动用针以去脓，动用刀以割肉，往往有无脓而进血，割肉以损肌。疮疡不愈，而变症峰起，归咎于刀针，岂不冤哉。

第七节　其他疗法

外治法除药物疗法及手术之外，还有药线引流、垫棉法、药筒拔法、灸法、熏法、熨法、溻渍法等，这些方法很难归入上述两法之内，故另列一节叙述。

一、药线引流

药线俗称纸拈或药拈，大多采用桑皮纸、丝棉纸或拷贝纸等做成。按临床实际需要，将纸裁成阔狭长短适度，搓成大小长短不同之线形药线备用。药线的类别有外粘药物及内裹药物两类。药线的功用，是借着药物及物理作用，插入疮疡孔中，引导脓水外流；同时利用药线之线形，能使坏死组织附着药线而使之引流外出。采用药线引流、痛苦少，病人能自行更换，具有简单而又方便等优点。目前，将捻制成的药线，经过高压蒸汽消毒后应用，使之无菌而更加科学。

【适应证】凡溃疡疮口过小，脓水不易排出者，或已成瘘管、窦道者，均可使用。

【用法】

1. 外粘药物法：分有两种：一种是将捻成的纸线，临用时放在水、鸡蛋清或米汤中润湿、沾药插入疮口；另一种是预先用白及汁与药和匀、黏附在纸线上，候干存储，随时取用。目前大多采用前法。外粘药物，一般多含有升丹成分之方剂或黑虎丹等，因它有提脓祛腐的作用，故适用于溃疡疮口过深过小，脓水不易排出者。

2. 内裹药物法：是将药物预先放在纸内，裹好搓成纸线备用。内裹药物，一般多用白降丹、枯痔散等，因它有腐蚀化管的作用，故适用于溃疡已成瘘管或窦道者。

【注意事项】药线插于疮口中，应留出一小部分在疮口之外、并应将留出的药线末端，向疮口侧方或下方折放，再以膏药或油膏盖贴固定。如脓水已尽流出淡黄色黏稠液体时，即使脓腔尚深，亦不可再插药线，否则会影响收口的时间。

二、垫棉法

垫棉法是用棉花或纱布折叠成块以衬垫疮部的一种辅助疗法，它的作用是借着加压的力量，能使溃疡的脓液不致下袋而潴留，或使过大的溃疡空腔皮肤与新肉得以黏合而达到愈合的目的。

【适应证】适用于溃疡脓出不畅有袋脓现象者；或疮孔窦道形成 脓水不易排尽者，或溃疡脓腐已尽，新肉已生，而皮肤与肌肉一时不能黏合者。

【用法】有袋脓现象者，使用时将棉花或纱布垫衬在疮口下方空隙处，并用阔带绷住。对窦道深而脓水不易排尽者，用棉垫压迫整个窦道空腔，并用绷带扎紧。溃疡空腔的皮肤与新肉一时不能粘合者，使用时可将棉垫按空腔的范围，稍为放大，满垫在疮口之上，再用阔带绷紧。至于腋部、腘窝部的脓疡，该处易于袋脓或形成空腔，影响疮口愈合或虽愈合而易复溃，故该处的脓疡应早日加用棉垫法，以助疮口早日愈合。总之具体的应用，需根据不同部位，在垫棉后并采用不同的绷带予以加压固定，如项部用四头带、腹壁用多头带、会阴部用丁字带、腋部、腘窝部用三角巾包扎，小范围的用阔橡皮膏加压固定。

【注意事项】在急性炎症红肿热痛尚未消退时，不得应用本法，否则有促使炎症扩散之弊；如应用本法未能取得预期效果时，则宜采取扩疮引流手术，使之脓流通畅而逐渐愈合。

三、药筒拔法

药筒拔法是采用一定的药物，与竹筒若干同煎、乘热急合疮上，以吸取脓液毒水的方法。它是借着药筒具有宣通气血、拔毒泄热的作用，从而达到脓毒自出、毒尽疮愈的目的。同时还可减少因挤压所致的痛苦，防止因脓毒不得外出，而引起毒反内攻的流弊。本疗法《外科启玄》中称吸法，在《医宗金鉴》则名药筒拔法。现在临床上一般用拔火罐方法代替此法。

【适应证】一般适用于有头疽坚硬散漫不收，脓毒不得外出者；或毒蛇咬伤，肿势迅速扩散，毒水不出者；以及反复发作的流火等症。

【用法】先用鲜菖蒲、羌活、独活、紫苏、蕲艾、白芷、甘草各15g，连须葱90g，用清水10碗煎数十滚、待药浓缩为度、备用。次用鲜嫩竹数段，每段长23cm、口径4.2cm，一头留节，刮去青皮留白，厚约0.3cm，靠节钻一小孔，以杉木条塞紧，放煎药水内煮数十滚（药筒浮起用物压住），将药水锅放在病人榻前，取筒倒去药水，乘热急对疮口合上，按紧自然吸住，待片刻药筒已凉（5~10min），拔去杉木塞，其筒自落。并视其需要和病体强弱，每天可拔1~2筒或3~5筒。如其坚肿不消，或肿势继续扩散，脓毒依然不能外出者、次日可以再次吸拔，如此连用数天。

【注意事项】必须验其筒内拔出的脓血、若是鲜明红黄稠厚者预后较好；纯是败浆稀水、气秽黑绿者预后较差。此外操作时须避开大血管，以免出血不止。

四、灸法

灸法是用药物在患处燃烧，借着药力，火力的温暖作用，可以和阳祛寒、活血散瘀、疏通经络、拔引郁毒等；从而使肿疡未成者易于消散，既成者易于溃脓，既溃者易于生肌收口。

【适应证】适用于肿疡初起坚肿，特别是阴寒毒邪凝滞筋骨，而正气虚弱，难以起发，不能托毒外达者；或溃疡久不愈合，脓水稀薄、肌肉僵化、新肉生长迟缓者；以及风寒湿痹等证，都可应用。

【用法】灸的方法虽多，但主要不外乎两类，一种单纯用艾绒作艾柱着肤施灸，叫做明灸，此法因有灼痛，并容易引起皮肤发生水疱而成灸疮，所以比较少用。一种捣药成饼，或切药成片（如豆豉、附子等作饼，或姜、蒜等切片），上置艾柱，于疮上灸之，它是不直接着皮肤施灸，叫做隔灸。此外，还有用艾绒配伍其他药物，做成药条，隔纸燃灸，叫做雷火神针灸。豆豉饼灸、隔姜、蒜灸等，适用于疮疡初起，毒邪壅滞之证，取其辛香之气，行气散邪。附子饼灸适用于气血俱虚，风邪寒湿凝滞筋骨之证；取其温经散寒，调气行血。雷火神针灸适用于风寒湿侵袭经络痹痛之证；取其香窜经络，祛风除湿。至于灸柱的大小，壮数的多少，须视疮形的大小及疮口的深浅而定；总的原则，务使药力达到病所，以痛者灸至不痛，不痛者灸至觉痛为止。

【注意事项】疔疮实热阳证，不宜灸之；以免以火济火。头面为诸阳之会，颈项接近咽喉；灸之恐逼毒入里。手指等皮肉较薄之处，灸之恐皮肉溃烂。

五、熏法

它是用药物燃烧后，取其烟气上熏，借着药力和热力的作用，使腠理疏通、气血流畅而达到治疗目的。

【适应证】不论肿疡、溃疡及皮肤病都可适用。

【用法】神灯照法功能活血消肿，解毒止痛，适用于痈疽轻证。未成者自消，已成脓自溃，不腐者即腐。桑柴火烘法功能助阳通络、消肿散坚、化腐、生肌、止痛，通用于疮疡坚而不溃、溃而不腐、新肉不生、疼痛不止之证。烟熏法功能杀虫止痒，通用于干燥而无滋水的各种顽固性皮肤病。

【注意事项】需要随时听取病人对治疗部位热感程度的反映，避免引起皮肤灼伤；室内烟雾弥漫时，亦要适当调节空气流通。

六、熨法

熨法是用药物加酒、醋炒热布包熨摩患处。这是一种直接接触于皮肤的温熨疗法。可使腠理疏通，气血流畅而达到治疗的目的。目前常因药物的炒煮不便，而很少应用，但是在临床上单纯的热敷方法还是普遍使用的。

【适应证】凡风寒湿痰凝滞筋骨肌肉等病症，以及乳痈初起或回乳均可应用。

【用法】熨风散药末，取赤皮葱连须240g，捣烂后与药末和匀，酸醋拌炒极热，布包熨患处，稍冷即换。功能温经祛寒，散风止痛，适用于附骨疽、流痰之皮色不变症和筋骨酸痛或风湿性关节炎（风寒湿型）等。又如以皮硝（芒硝的粗制品）80g，置布袋中，四周缝合，置于乳房部，再用热水袋，置在布袋上待其溶化吸收；功能消肿回乳，适用于乳痈初起或乳痈的回乳。

【注意事项】一般同"熏法"。此外阳证肿疡应禁用。

七、溻渍法

是用药物煎汤淋洗患部的方法。它能使疮口洁净，祛除毒邪等，从而达到治疗目的。

【适应证】凡痈疽疮疡，溃后脓水淋漓或腐肉不脱，以及皮肤病瘙痒、脱屑，内、外痔的肿胀疼痛，均可使用本法。

【用法】临床常用的有淋洗、坐浴、浸泡等。如2%～10%黄柏溶液或生理盐水有清热解毒作用，适用于痈疽疮疡溃后，脓腐不脱、疼痛不止、疮口难敛者；苦参汤有祛风除湿、杀虫止痒的功能，可以洗涤麻风溃疡、松皮癣等病；如香樟木有调和营卫、祛风止痒的功能，可以煎汤淋浴，适用于风疹块；扁平疣外洗的方药有清热解毒之功，单味可用板蓝根30～60g，复方可用鲜马齿苋30g（干者加倍），苍术、蜂房、白芷各9g，细辛6g，蛇床子12g，苦参15g，陈皮15g（成都中医研究所方）加水浓煎，将药汁待温洗擦病变处，最好擦破表皮，以微微灼痛效果较好。又如五倍子汤，有消肿止痛和收敛止血的作用，可以煎汤坐浴，适用于痔疮、脱肛等肛门病。

【注意事项】在溻渍时，冬月应该保暖，夏令宜避风凉，以免感冒加重病变。

【现代研究进展】天津医院骨科中创组自1959年起，应用"煨脓长肉"换药法，以外敷中药生肌橡皮膏治疗感染性开放性骨折，127例中疗效为优者60例（占65.2%），良者28例（占30.5%），总优良率为95.7%。治疗过程中发现创面经外敷中药后脓液渗出增多，而增多的脓液可促使"皮岛"、"骨肉芽岛"的出现和生长，从而加速创面愈合。他们还应用生肌橡皮膏外敷治疗大面积软组织感染性损伤2 000余例，治愈率达95%。研究认为，该药具活血化瘀，祛腐生肌之效，同时用药之后分泌物增多，可分解坏死组织并可防腐，具有控制感染快，坏死组织脱落快，肉芽新皮生长快等特点。其应用方法为：对创面污染或坏死组织予以剪除，用脱脂棉将创口及其周围分泌物清拭干净（不用传统的乙醇及碘酒消毒方法），然后用压舌板将药膏平涂于创面，约0.5cm厚，有窦道者可置入降丹类药捻，保持引流通畅，创口即便有裸露骨也可使用药膏（但骨质上不可用降丹类药物），不必剔除之。

上海毛文贤从1968年起应用长皮油膏治疗5 000余例手指开放性损伤者，总结的1998例手指开放性损伤中，新鲜外伤647例，感染创口243例，组织坏死创口215例，骨髓炎伤口105例，烧伤创口51例，糖尿病伤口12例，手指坏死者725例。仅皮肤缺损的用1号长皮油膏，有皮下软组织缺损者，或骨髓炎者一律用2号长皮油膏，隔日或隔2日一换，一般陈旧性损伤需待坏死组织完全脱落，死骨剥离排尽后方能长皮收口，其总的治疗优良率达88.3%。此治疗方法简单，可减少或避免皮肤及手指坏死的发生，避免炎症的扩散，经治疗的手指愈合皮肤基本不留疤痕，手指功能恢复良好。毛文贤认为，经外用中药所"煨"之分泌物（包括脓性和浆液性分泌物），可以促进创面的肉芽组织和上皮生长，但要达到这一目的，创口需要具备两个条件：一是创面畅开，二是不含异物。

临床实践表明，溃疡疮口经中药换药后，即在创面肉芽生长旺盛的同时，其黄稠无味的脓液分泌随之增多，感染也得到基本控制，伤口愈合快；反之，伤口不易愈合。对脓液的分析发现，中药所"煨"之脓并不是坏死组织溶解而产生的脓液，而是血浆内各种成分自血管内向外渗出的物质，其中包括大量的白细胞和蛋白质，这种渗出不但能稀释毒素，促进白细胞的吞噬作用，而且可以刺激创面四周上皮生长。

进一步的实验基础研究表明，"煨脓长肉"换药法所"煨"之脓具有营养、增强局部免疫和抗感染的能力。外用中药能增加局部巨噬细胞定向趋化移动，并增强其吞噬作用，大量巨噬细胞在创口聚集，吞噬破坏细菌、细胞碎片及其他异物，起到"净化"伤口的作用，从而达到抗感染的目的。其次，外用中药后可使局部的微循环明显改善，并促进创面血管再生。研究还发现，用药后局部脓液中各种与创口愈合有关的氨基酸含量增加，局部组织中糖及糖结合物丰富，这样就为组织的再生与修复提供了有利的条件，从而使肉芽生长、上皮爬生，促进了创面的愈合。

自 学 指 导

　　药线引流是中医外科一大治疗特色，特别对于深的窦道，不需用探针帮助，就可以直插深部；而且痛苦少，病人能自行更换。学习时，可对照本书提示的方法，分别制作外粘药线和内裹药线，做到边学边做，以利掌握。

　　垫棉法主要适用于脓出不畅、有袋脓现象，及皮肤与肌肉一时不能黏合的溃疡。主要用加压的力量使溃疡的脓液不致下袋而潴留，使溃疡空腔皮肤与新肉得以粘合而达到愈合的目的。应该掌握好临床应用的具体方法。

　　药筒拔法现在一般较少应用，或为火罐方法所代替，所以仅要求对此法有一般了解。

　　灸法主要适应于阴寒毒邪凝滞筋骨、正虚难以起发者，或适用于肿疡初起坚肿。目前主要用隔灸。灸法使用原则是"以痛者灸至不痛，不痛者灸至觉痛"为止。达到温散寒凝、宣通气血的作用。

　　熏法是通过烟气上熏的药力和热力作用，来宣通气血，目前主要应用于慢性、干燥性、顽固性皮肤病。

　　熨法也是通过对皮肤的温熨作用宣通气血，达到治疗某些寒凝性疾病的目的。用皮硝热熨回乳，是通过温散作用散乳回乳。

　　渍法是皮肤病常用的治疗方法；至于疮疡现一般不常用，已为生理盐水、过氧化氢溶液等消毒冲洗剂所代替。不同药物的渍，是有不同的功能，临床上应辨证地应用渍法。

【复习思考题】

　　1．药线的种类及功用？使用药线有哪些注意事项？

　　2．临床上如何应用垫棉法？

　　3．临床应如何具体应用渍法？

【参考文献摘录】

　　1．《外科精义·灸疗疮肿法》：故《圣惠方》论曰：认是疽疮，便宜灸之一、二百壮，如绿豆许，灸后觉似焮痛，经一宿，乃是火气下撤，肿内热气被火导之，随火而出，所以然也。

　　2．《证治准绳·疡医·淋洗》：淋洗之功，疽疽初发，则宣拔邪气，可使消退；已成洗之，则疏导腠理，调和血脉，探引热毒，从内达外，易深为浅，缩大为小；红肿延蔓、洗之则收；殷紫黯黑、洗之红活；逐恶气、祛风邪、除旧生新。

〔喻文球〕

【附】   外治法简表

病类	病程	治法	方法	阳　证	阴　证	备　注
肿 疡	初 期	消 散	敷药	金黄散、玉露散	回阳玉龙膏	介于阴阳之间者，亦可用冲和膏，若使用膏药引起皮肤过敏，可改用油膏
			膏药	太乙膏、千捶膏	阳和解凝膏	
			掺药	红灵丹、阳毒内消散	桂麝散、阴毒内消散	
			砭镰	三棱针刺血	禁忌	
			艾灸	禁忌	艾灸、隔蒜、姜灸、附子饼灸、豆豉饼灸	
	化 脓	排 脓	手术	切开	切开或火针烙法	为了减少病人痛苦，手术时可注射普鲁卡因局麻
			掺药	白降丹		
			膏药	咬头膏、千捶膏		
溃 疡	溃 破 漏 管 胬 肉	提 脓 祛 腐	拔法	药筒拔法		脓出不畅可加药线引流法
			掺药	升丹、九一丹、五五丹等		
			熏洗	2%～10%黄柏溶液		
		扩创	挂线或切口	橡皮筋、药制丝线、纸裹药线、挂线或切开法		
		腐蚀	掺药	三品一条枪、白降丹等		其他尚有手术剪去或丝线结扎法
		平胬	掺药	平胬丹		
	出血	止血	掺药	桃花散、如圣金刀散		其他尚有压迫冷凝、结扎、烙法等
	收 口 期	生 肌 收 口	掺药	生肌散、八宝丹		溃疡新肉已生一时不能与皮肤粘连、或有袋脓，可加用垫棉法
			膏药	太乙膏		
			药膏	生肌玉红膏、生肌白玉膏		
			灸法	不用	附子饼灸等	

第七章 疮 疡

【目的要求】

1. 了解：①各类疔疮的病名、意义；②中西医之"痈"内涵有什么不同；③发的定义与特点；④各部位有头疽的命名；⑤无头疽范畴病名、属性划分；⑥流注的概念及命名；⑦发颐的概念；⑧下肢丹毒容易反复发作的特点及预防；⑨走黄与内陷的概念及与现代医学全身性感染的关系；⑩瘰疬为什么属阴证疮疡；⑪流痰的概念及发病情况。

2. 熟悉：①疮疡的特殊形态及体态，以及损骨透膜的辨证识别方法；②蝼蛄疖的预防；③烂疔、疫疔的特点和防治；④不同部位痈的证治区别；⑤老年人及消渴患者患有头疽容易引起内陷症的原理及防治；⑥无头疽其病变致骨与关节的后果；⑦髂窝流注与环跳疽的鉴别；⑧发颐与痄腮的区别；⑨丹毒与发的鉴别；⑩走黄与内陷的预防与调摄及病因病机；⑪瘰疬与瘿核、失荣的鉴别；⑫流痰的病因病机；⑬窦道的成因。

3. 掌握：①疮疡的病因病机、辨证规律及症状和治疗共性；②有头疽、无头疽、疖病的诊断和辨证施治；③颜面部疔疮、手足部疔疮、红丝疔的诊断和辨证施治；④各类痈的病因病机及辨证施治；⑤不同部位发的辨证施治；⑥有头疽的诊断及辨证施治；⑦附骨疽与环跳疽的诊断及辨证施治；⑧流注的诊断及辨证施治；⑨发颐的诊断及治疗；⑩丹毒的诊断及治疗；⑪走黄与内陷的诊断与治疗；⑫瘰疬的诊断及辨证施治；⑬流痰的诊断及治疗；⑭窦道的外治法。

【教学时数】

面授 12 学时，自学 24 学时。

第一节 概 论

疮疡是最常见的中医外科疾病。古人对疮疡曾有"疮者创也，疡者伤也"的解释，这是把疮疡看做机体在致病因素的作用下，产生损伤病变的一种外科疾病。这种损伤病变主要表现为体表痈肿溃脓。历代中医文献又常用痈疽来概括疮疡疾病，这痈疽与本书所述"痈"、"疽"不同，它是泛指两大类部位深浅不同的最常见的外科疾病，包括了所有的肿疡和溃疡，即是现代医学所称的体表化脓性感染。因此，所谓疮疡，系指体表化脓性感染，包括了所有的肿疡和溃疡；其外形表现，在肿疡阶段一般都有红、肿、热、痛的表现，在溃疡阶段则有溃腐流脓及机体组织损伤的症状，与此同时也可以出现功能障碍及全身的中毒症状。

疮疡是中医外科的临床基础部分。《医宗金鉴·外科心法·痈疽总论歌》说"能疗伤寒杂症易，善察痈疽肿毒精"。这说明了外科的疮疡与内科的伤寒病一样，都是本科必须掌握的临床基础，掌握了疮疡的基础知识，便能运用其指导其他外科杂病的辨证施治，所以学好疮疡对学好整个中医外科有着重要的意义。

一、病因病机

疮疡的病因病机与总论篇第二章的病因病机大致相同，但红、肿、热、痛，溃腐流脓，全身热毒症状是疮疡的重要特征，因此疮疡的病因病机有其特殊方面，故应加以探讨。

（一）致病因素

1. 病因以热毒、火毒为主：《医宗金鉴·外科心法·痈疽总论歌》说："痈疽原是火毒生……外因六淫八风感，内因六欲共七情，饮食起居不内外，负挑跌仆损身形，膏粱之变营卫过，藜藿之亏气血穷。"说明疮疡疾病总的来说是由火热毒邪引起的，但火热毒邪的产生与外感六淫、内伤七情、饮食、劳损等都有关系。

疮疡由火毒而生，有以下几条原理：

（1）疮疡的发生致病因素，确以"热毒"、"火毒"为多见，因而大多数疮疡都有红肿热痛的火热毒邪为患的临床症状。

（2）风、寒、暑、湿等引起的疮疡，有的在初起阶段，并不都有热毒、火毒的红热症状，但蕴久化热，到了中期也会出现红热的现象。

（3）内伤情志，气郁化火也可以产生热毒，外发而发生疮疡。

（4）饮食肥甘炙煿及腥荤发物，湿热火毒内生，也可以发生疮疡。

（5）肝肾亏损、阴血不足，若感染外邪化成热毒时，因阴虚不能制阳，则火毒更炽盛。

（6）不管是哪一种病因引起的疮疡疾病，发展到后期，都会产生溃腐流脓的现象。而脓之来，必由火热熬炼血肉，才能腐肉成脓。

由此可见疮疡疾病的病因确实与热毒、火毒关系密切，因此在临床治疗疮疡确是常以清热解毒为主。

2. 由内伤引起的，大多因虚致病："正气内存，邪不可干；邪之所凑，其气必虚。"说明正气内伤，则不足以抗邪，而可以发生各种疾病。疮疡疾病的发生同样与内伤正气有密切的关系。如肾虚络空则易为风寒痰浊侵袭而发生流痰；肺肾阴虚，虚火上炎，灼津为痰而发生瘰疬；脾胃虚弱，气血不足，则疮口难于愈合，上述等等都是脏腑内伤、正气虚损而致病。内伤引起的疮疡大多属于慢性、迁延性，对于这类疾病，则应该采取扶正补虚为主的治疗方法，而不可妄用苦寒泻火，以免再损伤正气。

此外，由于饮食不节，内伤脾胃导致火毒内生而引起的疮疡，虽然有时正气尚未虚衰，但较之单纯为外邪引起则更为严重。所以古人说"从外感受者轻，脏腑蕴毒从内而发者重"。

（二）发病机制

1. 经络阻隔，气血凝滞：无论是哪一种致病因素发生的疮疡，都可以引起局部和全身的一系列病理反应，首先是在人体局部产生"经络阻隔，气血凝滞"的病理变化，而这一病理变化过程是由于邪毒蕴结于肌肤筋骨，使局部的经络不通，而营卫气血瘀滞。所以《内经》说"营气不从，逆于肉理，乃生痈肿"。经络阻塞，气血运行受阻，气不通则肿，血不通则痛。正如李梴的《医学入门·痈疽证治》说"先痛后肿伤乎血,先肿后痛伤乎气,肿痛并攻,气血具伤"。因而在临床辨证论治时,治疗疮疡的肿痛,应该应用行气活血的方法,而不可单纯应用止痛药。

2. 瘀滞化热,肉腐成脓:各种致病因素引起经络阻隔、气血瘀滞,发生肿痛现象,若失治误治,或人体正气抗病能力低下,致使病邪不能及时控制,则进一步形成蕴久化热、热胜肉腐成脓,从而导致脓肿的形成。

3. 脏腑功能失调:脏腑功能失调不仅可以导致疮疡疾病的产生,而且体表的疮疡疾病的邪毒炽盛时,超过了人体正气的生理防御限度,或机体正气虚弱,不足以抗御毒邪,则毒邪可以通过经络的传导内攻或内陷脏腑,引起脏腑功能的失调,产生一系列的病理反应。轻则发热、口渴、便秘、溲赤,重则恶心呕吐、烦躁不安、神昏谵语、咳吐痰血。以上是指实热阳证的疮疡,如痈、疽、疔、疖等引起的脏腑功能失调。就是虚证的瘰疬、流痰等固然是由于脏腑虚损引起,但它们本身在病理的发展过程中,亦可耗气伤津,损伤脏腑精气,重伤气阴而出现低热不退的症状,致使疾病迁延不愈。所以应用脏腑辨证的方法,分析有无脏腑的病理反应,可以作为辨别疮疡轻重的一个重要依据。

二、辨证

疮疡的辨证亦是根据脏腑、经络、气血、津液等学说,它的辨证方法同样是按照四诊八纲的原则。因为疮疡在临床症状上,除了有全身症状外,更有明显的局部症状,所以局部形态的辨证是认识疮疡的一个重要的辨证方法。既重视疮疡的局部辨证,又把它和整体结合起来,这就是疮疡辨证的独特体系。

疮疡的辨证,一般同总论的辨证,这里主要论述辨临床的普遍规律、辨疮疡的转化过程、辨特殊体征、辨损骨透膜等几个方面。

(一)辨疮疡临床表现的普遍规律

任何事物都有它的发展变化的普遍规律,疮疡亦不例外。疮疡临床表现的普遍规律,是病邪侵入人体后发生正邪斗争及产生局部与全身的症状。但是由于疮疡的性质、发生的部位、毒邪的强度及人体状态等各个方面的因素不同,其表现也可能有所差异,但仍然是局部症状与全身症状的表现。

1. 局部症状:各种致病因素侵入机体后,在局部瘀滞化热、热盛肉腐,这一病理过程可以出现红、肿、热、痛和功能障碍的临床表现。这是一般阳证实热疮疡的共同局部临床表现的规律。但有些急性疮疡,如颈痈、附骨疽、流注等疾病,在初起时则表现为白(皮色如常)肿、热、痛,除由部分病属尚未化热外,主要是由于病位较深,邪热一时不能反映到体表而致,在辨证时不能误辨为阴证。此外尚有阴寒证的疮疡,如流痰、瘰疬等,初起亦无红、热现象,待到寒凝化热之后才有轻微红热现象,但肿、痛却有不同程度的存在。所以辨疮疡局部症状的一般规律时,应分辨阴阳、寒热、虚实及病变部位的深浅。兹将疮疡的病理过程与临床局部症状的关系列表如下(表7-1)。

2. 全身症状:全身症状的产生,主要是疮疡的毒邪由表及里,内侵脏腑或扩入营血,或由里及表引起邪正斗争的临床表象。如阳证的疮疡一般都可伴由轻重不同的畏寒、发热等全身反应;较重者可出现寒战、高热、头昏、头痛、骨节酸痛、食欲不振、大便秘结、小便短赤等症状。因热毒炽盛,邪毒内攻者,还可以出现烦躁不安、神昏谵语、脉象洪数或弦数、舌苔黄糙或灰腻、舌质红绛等严重症状。此外，当机体反应能力减弱时尤其是年老体衰之人，可能全身症状并不明显，而实际病情很严重，临床上应予以特别重视。

表 7-1　疮疡的局部临床症状与病理关系

临床症状	病　　理	说　　明
红	热邪与气血相搏	①若病变部位较深,邪热一时反应不到肌表,则不红。②若阴寒凝滞症,要到中期化热后才有红的表现
肿	经络阻塞、气血瘀滞、气血不能循环运行,逆于肉理	①阳热实证之肿为高肿。②阴寒虚证之肿为漫肿
热	邪毒蕴而化热,热毒炽盛外蒸肌肤	灼热一般属阳,微热一般属阴
痛	气血瘀滞,阻塞不通,不通则痛	疼痛剧烈一般属阳,隐痛一般属阴
溃脓,功能障碍	热盛肉腐成脓,肌肤筋骨损伤	

（二）疮疡的转化过程

疮疡的转化过程即是指疮疡的发展、转化、结局的过程。邪毒同人体正气之间的斗争，邪正的相互消长，决定着疮疡的转化和结局。

疮疡的初期，正是邪毒蕴结，若人体抗病能力较强，则正能胜邪，而拒邪于外，使邪不能鸱张，渐渐肿势局限，疮疡消散。如人体抗病能力较弱，则正不能胜邪、热毒深壅、滞而不散，久则热胜肉腐，肉腐成脓，导致脓肿的形成。

疮疡的中期，此时已经成脓，如若治疗得当，及时切开引流，脓液流畅，毒随脓解，进而腐肉逐渐脱落、新肉生长，最后疮口结痂愈合；或者人体抗病能力尚好，正气充足，赖正气冲托之力，则脓肿可自溃，脓毒外泻。同样使溃疡腐脱新生，疮口结痂愈合，这一过程则为疮疡的后期即溃疡期。

若在疮疡的初、中期，人体气血两虚，抗病能力低下，则不能托毒外达，致使疮形平塌，肿势不能局限，难腐、难脓、难溃；如再未能得到及时的处理，则毒邪不得外泻，而扩入营血或内陷脏腑，形成"走黄"、"内陷"恶逆之证，可以危及生命。疮疡的后期，如果由于气血大伤，脾胃损伤而功能不得恢复，加之肾阳亦衰，可致生化乏源、阴阳两竭；此时邪毒虽然衰退，但由于机体正气相比较更为虚弱，没有抗邪能力，同样可使毒邪内陷（虚陷）而危及生命。

掌握疮疡的转化过程的规律，就可以把握住疮疡的发展，在疮疡的每一个发展转化的阶段中，积极开展防治工作。如疮疡初期宜消散，以祛邪为主；中期宜补托，以扶正祛邪并重；后期宜补养，以扶正为主。无论是驱邪还是扶正，都是为了消除致病的邪毒，克服邪毒对机体的损害，进而达到治愈疮疡的目的。

（三）辨疮疡的特殊体征

在疮疡发展过程中，由于病理变化造成的特殊形态，或由于功能障碍产生的特殊体形，对诊断常有一定的意义。如颜面疔疮局部突然疮口凹陷、皮色暗红，常是"走黄"的先兆；红丝疔必有红丝一条或数条；蛇头疔的损骨，其溃后每多形如蛇头；胸椎流痰形成"鸡胸"及"驼背"；髋关节流痰除有两臀肌肉不对称，甚至患肢短缩，髋部外凸；膝关节流痰因大小腿肌肉萎缩后可形成鹤膝；指关节流痰则指肿形如蝉腹；髂窝流注使患者肢屈曲而难伸。

（四）辨疮疡损骨、透膜

疮疡邪毒久蕴，深烂入里，便可产生损骨骼和穿透内膜（即胸膜和腹膜）的症状。

1. 辨损骨（主要指四肢）：疮疡的肿疡和溃疡阶段，不管是疮疡内烂深腐，还是病直接发生于骨骼，均可发生损骨症状。其辨证要点是：

（1）肿疡：肿势为胖肿，皮面可有细小红丝或青筋暴露，以手摸之骨骼有增粗感，多已损骨。

（2）溃疡：疮口胬肉外翻，经久不愈，脓出带臭，以纸捻之有锯齿感，多损骨。

2. 辨透膜（主要指躯干）：疮疡脓肿深溃，便可穿透内膜，产生透膜症状。

（1）肿疡：肿势漫无边际，扪之绵软。或有捻发感，多为气肿或透膜。

（2）溃疡：脓出似蟹味，或夹有气泡。在胸壁有时可听到如小儿啼哭声，贴纸实验，即取薄纸片贴疮口之上，可见纸片随呼吸而微微扇动；在腹部有时可看到有粪质流出，多系透膜。

总之疮疡的辨证，除应辨清疮疡的局部症状外，还应当注意到全身的情况，整个发病史，以及季节、环境等各个方面的因素，力求全面系统地去分析病情，不应局限于疮疡外形的方寸之间，这样才能正确地认识疮疡疾病。

三、治疗

治法分内治及外治，内治是指全身治疗，外治是局部治疗。无论是内治还是外治都应该辨证施治。在疮疡的治疗过程中，往往采取综合性措施，即内治和外治相结合。但浅轻的疮疡，有时专用外治也能获得痊愈。所以外治法更为重要。所谓"外科治法最重外法"说明了外治法是中医外科的一个重要特色。

（一）内治

根据疮疡的转化过程可以分为初期、中期（成脓期）、后期（溃后）三个不同阶段，按照这三期疮疡疾病邪正斗争和转化过程，相适应地设立了消、托、补三个治疗大法。消法适应于疮疡初期尚未成脓时，目的是使蕴结的邪毒消散；托法用于中期脓成不溃或脓出不畅阶段，使之托毒外出，毒随脓泻；补法用于疮疡后期，恢复正气，促其新生，使疮口早日愈合，这是疮疡内治法的总原则。兹将疮疡三个不同阶段的治疗阐述于下：

1. 初期：宜用消法。以祛邪为主，是用消散祛邪的药物，使初起尚未化脓的炎症得到消散吸收。消法的具体应用方法很多，但清热解毒是疮疡初起的最常用的法则，代表方剂有五味消毒饮、黄连解毒汤、五神汤、犀角地黄汤等。

2. 中期：宜用托法，以扶正祛邪并重，是用补益托毒或透脓托毒的药物，扶助正气，托毒外出，以免邪内陷。补托法使用于疮疡中期正虚毒盛，不能托毒外达，疮形平塌，肿势散漫，难溃难腐的虚中夹实证，常用的方剂是托里消毒散；透托法是用于疮疡酿脓尚未成熟，毒盛正不虚者，常用方剂为透脓散，并应与清热、和营等法相配合使用。

3. 后期：宜用补法，以扶正为主，通常分为益气、养血、滋阴、助阳四个方面。一般来说轻浅的疮疡后期很少应用补法；如较大、较重的溃疡，出脓较多、溃烂较大，则创口愈合缓慢，故大多应用调补气血之剂。如疮疡高热之后，热甚伤阴，或慢性疮疡见有伤阴者，只要有阴虚症状的疮疡都可以应用补阴法。至于补阳的方法一般很少应用，因为疮疡的病因主要是火毒而生，但在疮疡的发生过程中，耗气伤阴，阴损及阳，引起脾肾阳虚的，则应温补阳气。

上述疮疡的初、中、后三期的各种内治法则，是疮疡内治的一般规律。但是疮疡疾病在其邪正斗争的病理过程中，病情变化是错综复杂的，因此上述内治疗法应该灵活运用，或以祛邪为主，或以扶正为主，或以扶正祛邪相并重，或用补法，或数法合用。总之，应根据全身和局部情况，按病情的发展和变化，抓住主要的矛盾立法、选方、用药。

4. 支持疗法：疮疡在病理发展过程中，邪毒往往可以耗损人体的气阴，造成机体的正气虚损。除了分别采用扶正祛邪相并重，或扶正为主的法则外，还可以应用加强营养、输液、输血等支持疗法。支持疗法的目的是为了改善病人全身情况和增强免疫功能，有助于其他疗法发挥作用。

（1）保证病人有充分的休息和睡眠，必要时用镇静、止痛药物。

（2）加强饮食营养，可食精猪肉、新鲜蔬菜、蛋类等，但应忌食鱼、虾、牛肉、狗肉、羊肉等发物。

（3）高热病人宜用物理降温法，即可采用冷敷、冰袋及乙醇擦浴等；针刺曲尺穴也可降温，以减少体质的消耗，即避免热邪耗伤气阴。

（4）高热而又不能进食的病人，应该行静脉输液，供给必要的体液和热量，以加速体内毒邪的排泄，并且纠正水、电解质和酸碱紊乱。

（5）有贫血或血浆蛋白低或全身性消耗者，应予输血。

（6）体质衰弱者，可注射丙种球蛋白、胎盘球蛋白以提高机体的抵抗能力。

（二）外治

疮疡的外治主要是应用药物和手术并配合一定的器械，直接作用于体表病变部位，以达到治疗目的的一种方法。外治疗法的应用，也要进行辨证施治，根据疮疡的初期、中期、后期的发展过程，外治法也相应的分为箍围消肿法、透脓祛腐法、生肌收口法三大法则。

1. 初期——箍围消肿法：初期治疗原则是箍围消肿。使用的剂型有草药、箍围药、油膏、膏药、掺药等，使之发挥活血、行气、祛风、解毒、消肿、定痛等功效。使疮毒收束，不致扩散；使蕴结消散，不致化热腐肉成脓。即使是重症疮疡者，也可使毒气结聚，疮形缩小高突，从而早日成脓和溃破毒随脓出。

（1）草药：可以选用蒲公英、紫花地丁、犁头草、马齿苋、芙蓉花叶、野菊花等具有清热解毒、消散肿结的草药，这些草药适用于红、肿、热、痛的阳证。应用时可将新鲜草药洗净，加食盐少许，捣烂敷患处，每日1～2次。

（2）箍围药：阳证可选用金黄散、玉露散；阴证可用回阳玉龙膏散，介于阴阳二者之间的半阴半阳证则用冲和散。一般可以用冷开水调成糊状后，直接涂敷于患处，也可以先把调好的药摊于不吸水的纸上再贴于患处。

（3）油膏：阳证常用金黄膏、玉露膏；阴证常用回阳玉龙膏；半阴半阳证用冲和油膏。应用方法是将油膏摊于纱布上，涂药宜厚，一般1～2日换1次，如果皮肤因为敷药过敏，则应停用。

（4）膏药：阳证用太乙膏、千捶膏，太乙膏为肿疡、溃疡之通用方，但使用时应随证加用掺药；而千捶膏则不需加掺药，可单独用于病变部位。阴证用阳和解凝膏，临床应用时若用于肿疡则膏药宜摊厚些，一般5～7日换1次，用于溃疡则宜摊薄些，一般每日换1次。贴用膏药如果出现皮肤过敏现象，即当揭去，不宜再用。

（5）掺药：阳证常用的消散性掺药有阳毒内消散，红灵丹；阴证用黑退消、桂麝散、丁桂散。同时将药粉掺在膏药或油膏上敷贴患部，一般数天一换，若过于勤换，药力未到就揭掉膏药，则反而影响疗效。敷药后，属过敏现象，则应停止使用。

2. 中期——透脓祛腐法：透脓祛腐法又名追蚀法。疮疡到了中期，脓肿已成，此时则应该应用透脓祛腐法，促使疮疡内蓄之脓毒，早日排出，从而毒随脓解，进而腐脱新生。故《外科精义·追蚀疮疽肿法》说："盖疮疽脓溃烂之时，头小未破，疮口未开，或毒气不出，疼痛难忍者，所以立追蚀脓之方法，使毒邪外泻而不内攻，恶肉易去，好肉易生也。"说明了本法是肿疡的后期，溃疡的早期即疮疡的中期处理的一种基本方法。透脓祛腐的方法主要有切开术及药物腐蚀代刀破头法。当疮疡酿脓成熟时，宜作切开排脓术，以免疮疡毒邪扩散、走黄或内陷等严重证候的发生，同时也可减少组织坏死，使脓液顺利地及时排出，既可减轻患者的痛苦，又有利于疮口的愈合。此外，药物腐蚀代刀破头法，已逐渐少用，但如代刀散、咬头膏等，仍然为体弱病人或畏惧手术的患者可选用的方法。

3. 后期——提脓祛腐与生肌收口：疮疡后期脓肿切开或自行穿溃，宜提脓祛腐，待脓腐已尽则应使用生肌收口法。临床上根据溃疡疮面的具体情况，又分为洗涤、药线、提脓祛腐、腐蚀、生肌收口、垫棉法等。

(1) 洗涤：用于疮口脓水较多时，作洁净疮口之用。阳证可用草药野菊花、蒲公英、乌蔹莓等煎淡汁冷却后，冲洗或揩洗创口。不论阳证、阴证均可应用等渗盐水清洗创口。

(2) 提脓祛腐：用于溃疡脓腐未尽的阶段，阳证一般应用含升丹浓度较低的九一丹、八二丹；阴证一般应用含升丹浓度较高的七三丹、五五丹。对浅表性溃疡，可直接掺于疮面上，掺药宜均匀、宜少。对疮口深者，可将药粉黏附在药线上插入疮口中，作引流之用；而后外用红油膏或太乙膏盖贴。一般脓水多时每日换药一次。若患者对升丹有过敏现象则当停用，或改用黑虎丹，同时将外盖药膏改为青黛膏。

(3) 腐蚀：用于溃疡创口太小或疮口僵硬，或腐肉不脱，或疮面胬肉突出等。常用的腐蚀药有白降丹、千金散，适用于溃疡创口太小，脓腐难去。可用桑皮纸或丝棉纸做成裹药药线，插入创口，使创口扩大，脓腐则易于排出。此外如将白降丹以米糊作条，还可作为攻溃拔核的治疗瘰疬作用。平胬丹适用于创面胬肉突出，药掺其上，能使胬肉平复；其用法和提脓祛腐药一样，可直接掺、涂，或做成药条插入；用于祛腐或平胬者，每日一换，用蚀管可数日一换；并均可外盖红油膏或太乙膏。腐蚀类药物大多含砒、汞等腐蚀和刺激性强的药，故应用时需要谨慎，尤以头部、指趾等肉薄近骨或近大血管之处，不宜应用此等腐蚀药物，即使需要，也必须加赋形药以减轻其药力，以免损伤筋骨、血管。此外，掺烈性的腐蚀药，应以不伤及周围健康组织为原则，待腐蚀的目的已经达到，即应改用其他提脓祛腐生肌收口的药，如八二丹、九一丹。若对汞、砒有过敏者，则应及时停药。

(4) 生肌收口：用于溃疡创口腐肉已脱，脓水将尽的时候。生肌收口的药能促进生肌长皮，从而加速创口愈合，所以生肌收口法是处理溃疡后期最后愈合的一种基本方法。常用的药有八宝丹、生肌散，不论阳证、阴证均可应用，可直接掺在疮面上，再贴太乙膏或生肌白玉膏，也可以将生肌类药物调成油膏使用。不论用药粉或油膏，均宜薄而均匀，药粉过多堆积形成痂盖，药膏过厚易生胬肉，都不易生肌收口。换药应一日换一次。如若脓腐未尽，则不宜用生肌收口药。否则反增溃烂，延长疗程，甚至引起迫毒内攻之变。

(5) 棉垫法：用于溃疡脓出不畅，有袋脓现象者；或溃疡新肉已生，而皮肤与肌肉一时不能黏合者。若用于袋脓者，可将棉垫或纱布垫衬在创口下方空隙处，并用阔绷带扎紧；用于溃疡空腔的皮肤与新肉一时不能黏合者，可将棉垫按空腔的范围，稍微放大，垫在创口之上，再用阔绷带扎紧，使用此法不能取效时，则应采取清创术。

3. 固定与局部休息：无论哪一期的疮疡，采用固定与局部休息的方法，都可以防止因为活动过多而引起的毒邪扩散，并能减轻疼痛，在适当的内、外治疗下早日痊愈。固定与休息的方法要根据疮疡发生不同的部位来采取不同的方法，如颜面部和颌颈部的疮疡，应尽量少说话，进流食，避免咀嚼；发生于四肢的疮疡，可将患肢抬高，固定于功能位置。

总之，治疗疮疡疾病不仅要辨证地运用各种内治方法，还要注重外治法的应用，并把内治与外治有机地结合起来。此外疮疡的护理工作也是整个治疗过程中的重要一环，对病人的精神、饮食、起居、换药几个方面尤其应该注意。同时在医疗和护理的过程中要争取病人的密切配合，以求共同战胜疾病，早日愈痊。

自 学 指 导

疮疡是最常见的中医外科疾病，是指人体体表的化脓性感染，包括了所有的肿疡和溃疡，是中医外科临床的基础部分。学习好疮疡基础知识，对于学好整个中医外科有重要的指导意义。在一些中医外科文献中又常用痈疽来概括疮疡。

疮疡以其红、肿、热、痛及溃腐流脓为临床特征，而"脓之来必由温"，所以疮疡的病因病机是以"热毒"和"火毒"为主，因此临床治疗疮疡确实以清热解毒为主。然而当分辨这些热毒、火毒产生的多方面原因，而针对不同的原因采用各种不同的治疗方法，不可概用清热解毒。此外由内伤引起的疮疡，大多因脏腑虚损而致病，具有慢性、迁延性的特点，故采取扶正补虚为主的治疗方法。

疮疡的病因病机主要是邪毒蕴滞，以致经络阻隔，气血凝滞，而后化热腐肉成脓。另外脏腑功能失调导致疮疡的发病，疮疡邪毒炽盛时也可以通过经络传导内攻或内陷脏腑，引起脏腑功能失调产生一系列全身症状。

疮疡的辨证是依据四诊八纲的原则，根据脏腑、经络、气血、津液等学说的基本理论进行全身和局部症状的辨证。而局部形态的辨证又是认识疮疡疾病的一个重要方法，把局部辨证和全身辨证结合起来是疮疡辨证的独特体系。而且还必须着重辨别疮疡临床表现的普遍规律、疮疡转化过程、疮疡的特殊体征及疮疡损骨、透膜，力求全面系统地分析病情，而不应该局限于疮疡外形的方寸之间，这样才能正确地认识疮疡疾病。

根据疮疡的初起、成脓、溃后三个不同阶段的特点，分别设立了消、托、补三大疗法，这是疮疡内治的一般规律，但在病情发展变化过程中，应根据具体情况灵活运用。又因疮疡热毒耗伤气阴，故除按辨证施治外，还应适当地采取支持疗法，以改善病人的全身情况及增强抵抗能力，使各种疗法可以通过人体发挥作用。

疮疡的外治初起宜箍毒消肿，中期采用透脓祛腐方法，后期宜提脓祛腐与生肌收口。此外为了防止因活动引起邪毒扩散，还应采取固定和局部休息的方法。

学习本节应该着重掌握疮疡的病因病机、辨证及治疗的规律，因为疮疡疾病的病名较多，但病因病机及治法上有共同特点。若能先掌握共同点，再逐一把握各自的不同点就可"纲举而目张"。

学习本节应注意如下几个问题：

（1）痈疽与疮疡的关系：《疡科纲要·论阴证阳证》说"痈者壅也，疽者止也。皆为气血壅闭，遏止不得行之意，本是外疡笼统之名词"。这里说明古文献中有些所说的痈疽是疮疡的代名词。如《医宗金鉴》说"痈疽原是火毒生"就是泛指疮疡，而不是单指痈疽二病。

（2）疮疡病因以热毒、火毒为主：对于这个原理在课文中已经谈到六个方面，目的是要使明白这火毒的形成有的要经过一定的变化阶段，其最初并不一定都是火热之邪，因此治疗疮疡则不能概用清热解毒法，而应该针对具体病因分别采用疏风、散寒、清暑、利湿、化痰、疏肝行气等不同的治疗方法。

（3）临床表现的普遍规律：局部症状为红、肿、热、痛和功能障碍，这是一般阳热证的共同临床表现，但有的阳证疮疡因病位深，初起则是白肿；此外阴证疮疡初起亦为白肿不热，到后期瘀滞化热才有红、肿、热、痛症状，但症状比阳证要轻，所以仍然可将红、肿、热、痛作为局部症状的普遍规律，只不过辨证是应分辨阴阳、寒热、虚实及部位深浅等方面。

【复习思考题】

1．疮疡疾病的致病因素有哪些基本特点？

2．疮疡的临床表现有哪些普遍规律？

3．疮疡的转化过程要经过哪些阶段？各个阶段有哪些变证出现？

4．疮疡为什么应采取固定和局部休息的方法？

【参考文献摘录】

疮疡是指体表急、慢性化脓性感染。感染的病原菌有细菌、真菌和病毒等，但以细菌最常见。除了葡萄球菌、链球菌、大肠杆菌、绿脓杆菌和变形杆菌五种与外科感染有重要关系的化脓性病原菌外，尚有一些革兰阴性杆菌和厌氧杆菌等所致的特异性感染，如结核杆菌所致的流痰、瘰疬，梭状芽孢杆菌所致的烂疔（气性坏疽），炭疽杆菌所致的疫疔（皮肤炭疽病）。大部分外科感染由几种细菌混合感染。多数有明显的局部症状，与全身症状相比，局部症状常常较突出。当人体抵抗力减弱，细菌进入人体组织，局部即发生炎症。最初是细菌毒素导致的血管反应，因血管内皮细胞受损而通透性增高，以致大量白细胞游出和血浆渗出增多，在渗出的血清蛋白中含有许多抗体、补体等，当补体被抗体复活物激活后释放趋化物质，吸引大量的白细胞向细菌周围凝聚，白细胞将进一步将细菌吞噬，并在白细胞内将细菌破坏和杀灭。而炎症早期渗出的白细胞以中性粒细胞为人体最主要的吞噬细胞。

在感染灶处，吞噬细胞和抗体、补体等的集中，均有赖于血管系统的参与。如组织灌流减少或炎症反应的发生受阻，则吞噬细胞和抗体、补体均会释放不足，人体易受感染。感染的演变过程主要受病人抵抗力、细菌的毒力和治疗措施三方面的影响。细菌毒力的大小决定于细菌的种类、菌株、数量、繁殖速度和毒素的性质。混合感染时，细菌之间可以出现协同作用。因此，急性感染发生后一般有三种结局：①局限化：吸收或形成脓肿；②转化为慢性感染；③扩散：如疔疮走黄、疽毒内陷等全身性化脓性感染。（吴阶平，裘法祖．黄家驷外科学．第5版．北京：人民卫生出版社，2000）

第二节　疖

疖是皮及皮下组织的急性化脓性疾患，多发于夏秋季节，尤以小儿、青年多患，随处可生，并可分为有头、无头两种。发于暑热季节者，又有"暑疖"、"热疖"之称。

《外科理例·疮名有三》说"疖者，初生突起，浮赤无根脚，肿见于皮肤，止阔一二寸，有少疼痛，数日后微软，薄皮剥起，始出清水，后自破脓出"。说明了本病的特点是皮肤上有1~2寸范围的色红、灼热的肿块，自觉症有疼痛，出脓即愈。疖的症状一般较轻，易于治疗，因此民间通俗说"疖无大小，出脓就好"。但是亦有因治疗或护理不当而形成的"蝼蛄疖"，反复发作，日久不愈的"多发性疖病"则不容易治疗。虽然都属于疖的范围，但前者属疖之常，后者属疖之变，故治疗不相同，因而本节分别论述。

疖虽属于一种轻浅的疮疡疾病，但是如果失治误治也可以转化为痈，甚至毒邪内攻变生严重的全身症状。所以对于疖病亦应认真防治。

暑 疖

暑疖发生于夏秋季节，因时值暑热季节长疖故又名热疖，多发于头、面、颈、背部，小儿易患之，新产妇亦常见此病。

【病因病机】本病的病因病机主要包括以下两个方面：

1. 夏秋炎热季节，人体在强烈的日光暴晒下，大量出汗，以致气阴耗伤，抵抗能力降低，因而感受暑毒，蕴结于肌肤之间而成暑疖。

2. 夏秋季节，湿热交蒸，天气闷热，湿热壅遏肌肤，以致汗出不畅，使机体内热不能随汗蒸发外散，故暑、湿、热蕴蒸于肌肤，引起痱子，痱子作痒，复经搔抓，破伤染毒而发生疖肿。

此外若体质虚弱者，在夏秋季节气阴更易耗伤，故更容易发病。

【临床表现】可以发生在任何有毛囊的皮肤区，常见于皮脂腺多和经常受到摩擦的部位，如头、面、颈、背及臀部。

初起局部皮肤潮红，次日发生肿痛，红肿范围局限，多在3cm左右。临床上又分有头疖、无头疖两种。有头疖是先有黄白色脓头，随后疼痛加剧，能自行破溃，流出黄白色脓液，肿痛才逐渐减轻。无头疖是结块无头，而红、肿、疼痛、肿势高突，3~5日成脓，一般需要切开排脓，可排出黄稠色脓液，若迁延一周以上，切开则脓水稀薄，或类血水，排脓后一般2~3日收口。

暑疖轻症者，一般无全身症状。但感染暑热毒邪较重者，则能遍体发疖肿，少则几个，多则几十个，或疖肿簇生在一起，破溃后流出脓水浸淫成片，同时可伴有恶寒发热、头痛、全身不适、心烦胸闷、口苦咽干、便秘溲赤等全身症状。

生在面部的疖，初起若用力挤压或碰伤，则容易转变成"疔疮"，出现全身性严重症候；患在头项皮肉较薄之处，如脓成未及时切开引流，或因切开太小引流不畅，致使脓液内蓄，头皮窜空，转变成"蝼蛄疖"；生在大腿或小腿的有头疖，由于挤压或碰伤，或失治、误治有的可以转化成"痈"或"发"。

【鉴别诊断】颜面疔疮，虽然发于颜面，但初起为粟粒状脓头，根脚深，肿势散漫，脓出日期较晚而有脓栓，大多有全身症状。

【辨证施治】

〔证型〕暑湿蕴结型。

〔主症〕疖肿发生于夏秋季节，好发于头面、颈、背、臀。单个或多个成片，或入夏以后即生出。并有此愈彼起的特点。疖肿红、肿、热、痛，破流脓水；伴心烦、胸闷、口苦、咽干、便秘、溲赤等症状。

〔治则〕清暑化湿，解毒散结。

〔方药〕清暑汤合五味消毒饮

连翘　天花粉　银花　六一散　车前草　鱼腥草　生地　赤芍　马齿苋　蒲公英　紫花地丁

〔方解〕方中六一散、车前草清暑利湿，连翘、银花、鱼腥草、马齿苋清热解毒，天花粉清热生津消暑止渴，生地、赤芍清热凉血。若热毒盛者，加黄连、黄芩、生山栀等苦寒直折火热之邪；大便秘结者加大黄通便泻热。

【外治】

1. 初期：用千捶膏盖贴；或用金黄散、玉露膏、用金银花露或冷开水调成糊状，围敷于患处；或用三黄洗剂外搽；或用新鲜的穿心莲、蒲公英、紫花地丁、马齿苋等选用1~2味捣烂外敷，每日换药2~3次。疖肿数目较多者，宜用青黛散以麻油调涂，或用麻油调涂，或用麻油调金黄散、玉露膏外搽。

2. 成脓：脓成宜切开排脓。

3. 溃后：用九一丹掺太乙膏盖贴，1日换药2~3次。

【其他治疗】

1. 草药单方：可选用新鲜马齿苋、野菊花、车前草、鱼腥草单味或1~2味适量煎汤代茶饮。

2. 成药：穿心莲片、牛黄解毒片、六神丸、银翘解毒片等均可选用。

【预防调理】❶个人卫生，勤洗澡、勤理发、勤换衣，夏日衣着宜宽畅。❷忌挤压、针刺，以免邪毒扩散。❸夏秋炎热季节，宜服清凉饮料，或经常吃绿豆及苡米煮粥，可以清暑解毒。❹有消渴病及体质衰弱者，应积极治疗原发病。

蝼蛄疖

蝼蛄疖又名蟮拱头，多生于小儿头皮上，未破如曲蟮拱头，破后形似蝼蛄串穴，而以形状得名。

【病因病机】《外科大成·蝼蛄疖》："蝼蛄疖……其因有二，胎中受者小而悠远，生后受毒者大而易愈。"《医宗金鉴》认为本病是因胎中受毒或是感受暑热毒邪而成。

疖肿形成后，多由于治疗不当、疮口太小、脓液引流不畅，致使脓液潴留所致；或因护理不慎，搔抓碰伤，以致脓毒旁窜；又因头部肌肉较薄，而头皮较厚，脓毒潴留不得穿破外泻，因而在头皮下蔓延，致使头皮窜空。

【临床表现】临床上可分为两个类型。一是疮形肿势虽小，而根脚坚硬；溃破虽出脓水但坚硬不退；疮口愈合后，过一个时期还会复发；出现一处未愈，他处又生的现象。二是疮口大如梅李，相连三五枚；溃破脓出，疮口不敛，日久头皮窜空。上述两种类型，若无适当的治疗，往往迁延日久；以探针或药线探之，可触到粗糙之骨擦音，说明损伤颅骨，待死骨脱出之后，才能收口。

【辨证施治】一般不需要内治。如病久耗伤气阴者，宜健脾养阴及加强营养饮食。

【外治】

1. 药物外治：用太乙膏掺各半丹外贴，一日换2~3次，脓尽用生肌散收口。或者用草药穿心莲、紫花地丁、芙蓉叶等捣烂外敷。

2. 手术治疗：

（1）扩创手术：将互相窜通的空壳作"十"字形剪开；如出血，可用垫棉法，以压迫止血。

（2）有死骨者，待死骨松动时可用镊子钳出。

多发性疖

多发性疖是指多数疖同时或反复出现。其特点是：此愈彼起，日久不愈，治疗往往不能控制其再发。常常发生于幼儿或一般情况衰弱、营养不良者和消渴病患者。

【病因病机】

1. 湿热内蕴、外感风邪：脾胃运化失职，湿热内生；或肝气不舒，以致肝胆疏泄不畅；或膀胱开阖不利等都可导致代谢紊乱而湿热内蕴。湿热外泛肌肤致使肌肤防御能力降低，而易感受风热毒邪，内外两邪搏结，致使经络阻塞、气血凝滞而成本病。又因湿热黏滞，故病情反复不愈。

2. 正虚染邪：阴虚内热之消渴病患者或脾虚失职之便溏患者，久之气阴双亏。气虚则不足抗邪，故易于感染邪毒；阴亏则火热毒邪更炽；故正虚邪恋，邪毒内结，症状迁延不愈。

【临床表现】本病好发于项后、背部、臀部等处。其临床特点是，在一定的部位可发生几个或数十个疖肿，反复发作，缠绵不愈；或者是在身体各处散发，一处将愈，他处又起，或间15～30日再次发作。

生于项后发际或发内的称之为"发际疮"，生于臀部的又称为"坐板疮"，好发于青壮年。其特点是长出黄豆至蚕豆或更大些的疖肿，疖肿顶白（脓头），结节红赤坚硬，常在原发病灶附近继续延生，疖肿数月为几个到几十个不等。

若由于消渴病或其他慢性病伴发的疖肿，则可散发全身各处，且疖肿多暗红、形状较大、按之较软、反复发作、难于痊愈。有的易于成痈。

【鉴别诊断】

1. 暑疖：此病多在夏秋季节发生，并以小儿、初产妇为多见。

2. 囊肿性痤疮：初起为坚实的丘疹，以后可以挤出白色粉样的物质，反复挤压形成大小不等的结节。

3. 沥青皮炎：有接触沥青和日光照射史，夏秋季节发病严重，暴露部位多见，皮损以丘疹或黑头粉刺样损害为主。

【辨证施治】

1. 内蕴湿热、外感风邪型：

〔主症〕疖肿多发于项后、背部、臀部，多见于青壮年。经常反复发作或经久不愈。疖肿色暗红、硬结，有脓头但脓水少，痛痒相兼。伴有大便干结、小便短赤。苔黄腻，舌质红，脉滑数或弦数。

〔证候分析〕项后、背部、臀部多属于太阳膀胱经所属，湿热之邪随膀胱经外泛，故多在上述区域发病。湿热蕴结，故大便干结，小便短赤，疖肿暗红硬结。太阳主一身之表，风邪多犯卫表；疖肿反复发作，迁延不愈为内郁湿热之邪、外感风热之邪所致。

〔治则〕清热利湿祛风。

〔方药〕防风通圣散加减

防风　荆芥　生大黄（后下）　生石膏　黄芩　滑石　泽泻　车前草　连翘　鱼腥草　当归　赤芍

〔方解〕生大黄泻热通便、清阳明大肠热邪，生石膏清阳明胃热，黄芩清肺热，连翘、鱼腥草清热解毒，滑石、泽泻、车前草清热利湿，荆芥、防风解表祛风，当归、赤芍和营散结。全方共同起到解表通里、祛风清热、利湿解毒、和营散结的功效。若大便秘结尚可加芒硝，心烦可加山栀子等。

2. 正虚邪恋型：

〔主症〕疖肿散发于全身各处，形状较大，有的可形成痈肿；疖肿颜色暗红，脓水稀少，此起彼伏，迁延不愈。常常伴有低热、烦躁口渴，或乏力肢软。舌苔薄，舌质红，脉细数等。

〔证候分析〕正气虚损则抗邪无力，卫表虚弱，故皮肤易生疖肿；气血不足故脓水稀少；正虚毒恋，故迁延不愈。低热、烦躁、口渴为阴虚内热，肢软乏力为气虚。

〔治则〕扶正解毒。

〔方药〕六味地黄汤加减

生地　淮山药　山萸肉　石斛　丹皮　泽泻　银花　蒲公英　半边莲　肿节风　生黄芪　当归　太子参

〔方解〕以六味地黄汤加减养阴制火，用当归、太子参调补气血以祛邪毒，加解毒清热药祛除蕴积之邪。

【外治】发际疮、坐板疮多用三黄洗剂外搽，大的疖肿应用千捶膏或金黄膏敷贴，溃后外治同一般疖肿治疗。

【其他治疗】三黄丸，每日9g，分2次吞服；清解片每次5片，1日2次；六应丸或六神丸，每日10粒，1日3次。以上成药可根据病情选用。

【预防调理】❶忌食辛辣、鱼腥发物，少食甜腻物。❷经常保持局部皮肤清洁，病在头部者宜勤理发，病在背部、臀部者宜勤洗澡、勤换衣，并在疖肿周围用75%乙醇搽擦。❸头项、臀部的多发性疖肿，应尽量少用油膏类药物敷贴。

自 学 指 导

疖是一种轻浅的疮疡，一般易于诊断及治疗；但有暑疖、蝼蛄疖、多发性疖病之分，虽然都属于疖，但前者属于疖之常，而后两者属于疖之变。

暑疖发于夏秋季节为暑湿蕴结引起，多用清暑利湿解毒方法治疗。蝼蛄疖为一般的疖肿，治疗不当，致使脓液潴留、脓毒旁窜；多发于头部，常常使头皮窜空。多发性疖病，为疖肿反复出现、迁延不愈的特点，若发于后项发际的又有"发际疮"之称；发于臀部的称之为"坐板疮"，此两者多发于体质较壮实的青壮年；此外多发性疖肿还可发生于体质虚弱、营养不良及消渴病患者，因此多发性疖病有虚实之分。

疖虽然属于轻浅之疾病，但处理不当，疖毒扩散可形成痈肿或引起严重的全身症状；疖外治不当，亦会引起不良的后果。如头部疖肿处理不当可形成蝼蛄疖、发际疮；坐板疮如用油膏敷贴，致使毛孔闭塞，毒气内郁而病情可加重。

学习本节应该对暑疖、蝼蛄疖、多发性疾病加以比较，注意它们的病因病机、症状及内外治疗方法的不同特点，掌握各种疖的不同辨证治疗方法。

本节只介绍了三种类型的疖，至于不是夏秋季节的疮疡，范围大小在 $3cm^2$ 左右亦属于疖，治疗总原则是清热解毒，并可参照本节及痈的辨证施治。

【复习思考题】

(1) 暑疖、蝼蛄疖、多发性疖病在病因病机、症状及治疗方法等方面有什么区别？

(2) 疖病的预防调理应注意什么？

【参考文献摘录】

1. 马绍尧将疖病分为三型：①湿热风邪相搏型：多发于项后、背部、臀部等处，常在原发病灶附近，延续发生，缠绵不休，如星罗棋布，或几十个散在全身。常常伴有大便干结，小溲黄赤，舌苔薄黄腻，脉弦滑数。治疗拟祛风清热利湿，拟防风通圣丸、三黄散加减。②阴虚内热火毒型：多有慢性病而继发者，散发全身各处，常常无固定部位，疖肿较大，易于成痈，或发展成有头疽。常伴有发热、头痛、口渴、咽干、唇燥，苔薄舌红，脉细数。治疗拟益气养阴、清热解毒，拟增液汤合仙方活命饮或六味地黄汤加减。③沥青皮炎染毒型：多发生在暴露部位，有时疖肿融合成片，或呈囊形肿块，触之坚硬，压痛明显，较难成脓。常伴有发热、纳呆、便秘、溲赤，舌质红，苔黄腻，脉滑数。治疗宜清热解毒软坚，拟黄连解毒汤合银花甘草汤加减。1个月为1个疗程。治疗33例，用药1～3疗程，结果痊愈25例，有效5例，无效3例，无效的3例均为患有糖尿病。〔马绍尧. 疖病辨证施治——附33例临床分析. 辽宁中医杂志，1983，(9)：29〕

2. 蔡文墨等用天仙消肿膏治疗疖肿476例：药用天仙子50g，藤黄、浙贝母、蚤休各10g，赤芍15g，乳香、没药各6g，共研细末，加入研细冰片3g，调匀备用。取适量药粉，加蒸馏水调成糊状，摊于纱布上，面积大于疖肿，厚约1～2cm，敷贴患处，并用大黄、黄芩各30g，黄柏15g，黄连5g，加水煎成浓缩液，用纱布吸附药液，盖于本品上，每日数次，保持湿润。结果痊愈465例，无效11例。〔蔡文墨，等. 天仙消肿膏治疗疖46例疗效观察. 新疆中医药，1995，(2)：19〕

第三节　疖

疔疮是中医外科特有的病名，此证随处可生，但多发于颜面和手足等处。发于颜面的疔疮，常易于发生走黄而危及生命；发于手足的疔疮，则易于损伤筋骨影响功能。疔的范围很广，包括了颜面部、手足部的急性化脓性感染，以及部分特殊性感染，是一种发病迅速而危险性较大的疾病。

疔疮之名由来已久，《素问·生气通天论》说："膏粱之变，足生大丁。"这"丁"与"疔"同，所以是"疔"字的最早记载；不过这个"丁"字是代表着体表的一切疮疡，并非完全指现代的"疔疮"。汉·华佗《中藏经·卷三·论五疔状候第四十》始将面部疮疡定名为疔。他的书中说疔，"其名有五……白疔起于右鼻下……赤疔在舌下……黄疔起于唇齿龈边……黑疔者，起于耳前……青疔者起于目下……五疔之候，最为巨疾，不可不察也。"将疔疮应五色五脏五窍之属，并首次明确指出发生在颜面部的疔疮具有很大的危险性。

唐·孙思邈《千金方·疔肿》把疔疮分为13种，并指出本病的临床特点是："初起必先痒后痛，先寒后热，热定则寒，多四肢沉重，头痛心惊眼花，若大重者，则呕逆，呕逆难治。"

"经五六日不瘥，眼中见火，神昏口干，心烦即死也。"进一步说明了本病的一般表现及危重变证的征象。宋·窦汉卿《疮疡经验全书·疔疮总论》说疔"初生时突起如钉，故名疔疮"。首次提出了疔疮的病名。明·陈实功《外科正宗·疔疮论》说"夫疔疮者，乃外科迅速之病也。有朝发夕死，随发随死……"申斗垣《外科启玄·明膏粱之人生恶疮论》说："疔也，若不急早治之，恐其毒喜归心，千金莫救。"均强调了疔疮病变迅速发展的严重性。故民间有"走马看疔疮"之说，以喻治疗疔疮须速不可误。《医宗金鉴·外科心法·疔疮》论疔疮说："盖疔者，如丁钉之状，其形小，其根深，随处可生。由恣食厚味，或中蛇蛊之毒，或中疫死牛、马、猪、羊之毒，或受四时不正疫气，致生是证。"说明了疔疮的特点和各种发病原因。

现在临床上一般根据疔疮发病部位和性质的不同，分为颜面疔、手足疔、红丝疔、烂疔、疫疔五种进行辨证施治。兹分述于下。

颜面部疔疮

本病多发于额前、颧、颊、鼻、口唇等部位，其特征是疮形如粟，坚硬根深，状如钉丁之状。它包括现代医学所称的颜面部的疖和痈，是一种急性化脓性疾病。由于颜面部具有丰富的血管，毒邪易于扩散，炎症反应激烈，如治疗失时或不当易引起走黄的危险。

颜面部疔疮由于发生部位的不同，故名称各异。如生在眉心的叫眉心疔，生在两眉棱的叫眉棱疔，生在颊车的叫颊疔，生在鼻部的叫鼻疔，生在人中的叫人中疔，生在人中两旁的叫虎须疔，生在口角的叫锁口疔，生在唇部的叫唇疔，生在颏部的叫承浆疔等。总之，病名虽异但其病因、辨证施治基本相同，故均合并论述，并统名为颜面部疔疮。

【病因病机】汉·华佗《中藏经》在论颜面五疔时说："五疔者，皆由喜怒忧思，冲寒冒热，恣饮醇酒，多嗜肥甘、毒鱼酢酱，色欲过度之所为也。"由此可见，本病发生与感受火热、脏腑蕴毒有关。

1. 感受火热，毒蕴肌肤：感受火热之气，或因昆虫咬伤等，复经抓破染毒，蕴蒸肌肤，以致经络阻隔、气血凝滞而成本病。

2. 脏腑蕴热，火毒结聚：喜怒忧思、七情内伤，气郁化火，火炽成毒；或嗜饮醇酒、多食肥甘，以致脾胃运化失常，脏腑蕴热，火毒结聚。

总之，本病主要是火毒为病。其毒或由于外感及染毒所得，或从脏腑蕴热内发，蕴蒸肌肤，以致经络阻隔气血凝滞而成。

头面为诸阳之首，而且面部具有丰富的血管网，罹患本病之后若不及时处理，或妄加挤压，或不慎碰伤，或过早切开等，皆能助火长毒，以致正不胜邪，毒邪走散入于营血，可引起走黄危证。如毒邪内传脏腑又可引起内脏器官的转移性脓肿；或毒邪流窜于肌肉经络而形成流注；或毒邪流窜附着于骨骼而形成附骨疽。

【临床表现】本病病程一般在 10~14 日。依据病程变化，临床可分为三期：

初期：开始在颜面部的皮肤上面有一粟粒样疮头，或痒或麻；以后渐渐红肿热痛，肿块范围 4cm 以上，顶突根深坚硬。此时轻者无全身不适，重者可伴有恶寒发热。

中期：5~7 日，肿势逐渐增大，四周浸润明显，疼痛加剧，脓头出现。此时可伴有发热口渴、便秘尿赤、苔黄腻、脉实数等。

后期：7~10 日，顶高根软溃脓，脓栓（疔根）随脓外出，随即肿消痛止而愈。此时全身症状一般随局部症状减轻而消失。

以上是顺证演化的一般规律。但凡生在鼻翼、上唇部的疔疮，若因处理不当，强力挤压碰伤，肿势扩散，失去护场，最易于引起"走黄"。症见疮顶陷黑无脓，四周皮肤暗红，肿势扩散；并伴寒战高热、烦躁神昏、肋痛气急、恶心呕吐、皮肤瘀斑；舌红绛，舌苔黄糙，脉洪数等；还可并发流注、附骨疽。

【鉴别诊断】诊断本病时，应注意与下列几种病症鉴别：

1. 疖：虽然也好发于颜面部，但红肿范围不超过4cm，无明显根脚，一般无全身症状。

2. 有头疽：虽然初起也有粟粒样脓头，但逐渐形成多头和蜂窝状；红肿范围往往超过6cm，多发于项背部肌肉丰厚之处，发展较慢病程较长。

3. 疫疔：虽然也好发于头面，但初起在皮肤上为一小红斑丘疹，而且自觉痒而不痛是其特点，而后疮形呈中黑凹陷，形如脐状。

【辨证施治】根据病因病机及临床表现的分析，本病主要是为实证，具体施治又可分为感受火热、毒蕴肌肤和脏腑蕴热、火毒结聚两个证型。

1. 感受火热，毒蕴肌肤：

〔主症〕疮头如粟粒，或痒或麻，可见红肿热痛，肿块范围4cm以上，顶突根深坚硬。或伴有恶寒发热。舌质或边尖红，苔薄黄，脉数。

〔证候分析〕感受火热之邪，热毒蕴于肌肤，以致营卫不和，经络阻隔，气血凝滞。气不通则肿，血不通则痛；火为阳邪，性热而色赤，故皮肤色红而灼热；毒邪炽盛，病变有发展趋势，故可或痒或麻；又因热毒壅积，与正气相搏，故伴有恶寒发热。

〔治则〕清热解毒。

〔方药〕五味消毒饮加减

银花　连翘　蒲公英　紫花地丁　野菊花　石斛　半边莲　肿节风　天花粉　七叶一枝花

〔方解〕以五味消毒饮去天葵子清热解毒，加半边莲、七叶一枝花、肿节风、连翘加强解毒散结，加天花粉、石斛养阴清热。

2. 脏腑蕴热，火毒结聚：

〔主症〕疔肿增大，四周浸润明显，疼痛加剧，脓头出现；伴有发热口渴、便秘溲赤。苔黄腻，脉实数等。

〔证候分析〕火毒炽盛，邪热鸱张故肿胀浸润明显。热毒内结，耗伤津液，故便秘口干。

〔治则〕泻火解毒。

〔方药〕黄连解毒汤加减

黄连　黄芩　栀子　金银花　紫花地丁　野菊花　大青叶　生甘草

〔方解〕方中用黄连为主药，以泻心火兼泻中焦之火，黄芩泻上焦之火；栀子通泻三焦之火，导火热下行从小便而出；金银花、紫花地丁、野菊花、大青叶、生甘草均为清热解毒治疗疔疮之良药。若壮热口渴可加生石膏、知母清热生津；若大便秘结可加生大黄、玄明粉泻热通腑；若热毒入血，可加赤芍、丹皮、生地等凉血清热解毒。

【外治】

1. 初期：宜箍毒消肿，用玉露膏或千捶膏敷贴。

2. 中期：宜提脓祛腐，用九一丹或八二丹放于疮顶，再用金黄膏或玉露膏或千捶膏敷贴，如脓出不畅，加用药线引流。

3．后期：脓尽新生，宜生肌收口，用生肌散以太乙膏或红油膏盖贴。

【其他治疗】

1．内治清热解毒，可服用解毒消炎丸或穿心莲片。

2．外治可服用药制苍耳子虫放于疮顶，再用玉露膏或千捶膏敷贴。

3．若并发流注、附骨疽，甚至走黄，参照有关章节辨证施治。

【预防调理】❶忌内服发散药。❷忌灸法、早期切开、针挑及挤脓；并要防止跌扑碰伤患部，以防毒邪走散，发为走黄。❸忌房事和愤怒，并要忌辛辣、鱼腥等。❹有全身症状者，宜卧床休息。

手足部疔疮

本病是发生在手足部的急性化脓性疾病。其发病率以手部多于足部。因为在劳动过程中，手部容易受到损伤和感染，若不及时治疗，容易引起损筋伤骨，可以影响甚至丧失手的劳动功能。

由于发病部位和形态的不同，手足疔疮有很多名称。如发生在指头的叫沿爪疔，发生在指甲后的叫蛇背疔，发生在手指中节间的蛀节疔，发生在指甲旁的叫蛇眼疔，发生在五指丫处的叫手丫疔，发生在手掌中心的叫托盘疔，发生在足掌中心的足底疔等等。兹将临床常见的沿爪疔、蛇头疔、托盘疔及足疔分述如下：

沿爪疔（蛇眼疔）

本病是指甲沟一侧的周围组织化脓性感染，严重的能引起指甲溃空及指甲脱落，即现代医学所指的甲沟炎。

【病因病机】常因外伤，如针尖、竹、木、鱼骨、修甲等刺伤及昆虫咬伤等，从而感染毒邪，阻于皮肉之间，流于经络之中，引起经络阻隔、气血凝滞而成本病。

【临床表现】 初起时多局限于指甲的一侧边缘的近端处，有轻微的红肿热痛。一般2～3日即成脓。如不及时治疗，可蔓延到对侧而形成指甲周围炎（图7-1）。若脓液侵入指甲下（指甲下脓肿），则在指甲背面上透现黄色或灰白色脓液积聚阴影，形成指甲溃空或有胬肉突出。

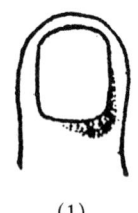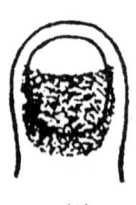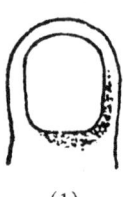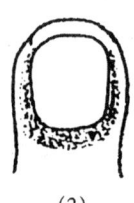

    （1）   （2）   （3）   （1）   （2）

图7-1　沿爪疔　　　　　　　图7-2　沿爪疔切开排脓

【辨证施治】参照颜面部疔疮。

【外治】分初起、脓成、溃后三期治疗。

1．初起：宜消肿止痛，用金黄散或蒲公英捣烂外敷。

2．脓成：宜切开排脓，可用刀尖沿甲旁切开排脓（图7-2）。如指甲周围有脓，应在甲根旁两侧近端各做一切口，并以一横切口将其连接起来；横切口应离甲沟2～3mm，掀起这些切口清除脓液，用九一丹、红油膏外敷。若指甲下有脓肿，则应剪去部分指甲或拔除指甲，外用红油膏；如有胬肉突出，可加用平胬丹或枯矾粉。

3．溃后：脓尽宜生肌收口，可用生肌散、白玉膏。

【预防调理】❶如外伤破损皮肉，应及时清洁消毒以免感染邪毒。❷患肢忌提重物，应以三角巾悬吊。❸其他参照"颜面部疔疮"。

蛇头疗（螺钉）

本病是手指末节的急性化脓性炎症。手指末节是一个由脂肪和坚韧的纤维组织所组成的密封结构，手指生疔肿胀时，指内压力随炎症肿胀而增加，可压迫血管而引起坏死，所以容易形成指骨骨髓炎而损伤骨骼。本病即是现代医学所称的脓性指头炎。

【病因病机】类同"沿爪疔"，但其火毒郁结更甚，较难外泻，故易于入里损骨。

【临床表现】

1．初期：或痒或麻，灼热疼痛，有的红肿明显，有的红肿并不明显。

2．中期：肿势逐渐扩大，手指末节呈蛇头状肿胀，红热显著，疼痛剧烈而呈搏动性，可引起同侧肘或腋部臖核，约1～2周成脓。伴有畏寒、发热、食欲减退等。

3．后期：一般脓出黄稠，逐渐肿退痛止，趋向痊愈。若溃脓迟缓，在10～14日穿溃，而且溃后脓水臭秽，经久不尽，余肿不消，多是损骨的征象，需要时可拍X线检查证实，必待死骨取出后，方能愈合。

【辨证施治】参照颜面部疔疮。方药，成脓时可加皂角刺、白芷等透脓药。

【外治】

1．初期：用玉露膏或金黄膏外敷，或用鲜猪胆一枚套入患指，每日1次。

2．中期：宜切开排脓减压。切口不可做在指掌面正中，以防术后伤瘢影响手指的活动和触觉；应在指掌侧面做一纵行切口，应贯穿指端直至对侧（图7-3）；切开后用药线蘸取八二丹或九一丹插入疮孔，外敷金黄膏。

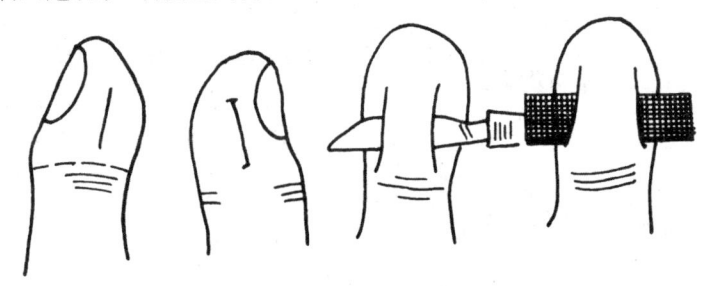

图7-3　蛇头疗切开排脓

3．后期：脓尽用生肌散、白玉膏外敷。

4．合并骨髓炎：溃烂肿胀，久不收口，可用2%～10%的黄柏溶液浸泡患指，每日1～2次，每次10～20分钟；再按中期用药；如有死骨存在，用镊子钳出部分碎骨片，才能愈合。

【预防调理】 参照"沿爪疗"及"颜面部疗疮"。

蛇肚疗与托盘疗

本病是发生在指腹及手掌部的急性化脓性炎症，多见于外伤感染。它有损筋的特点，如果筋脉损坏，可影响手的伸曲功能。本病相当于现代医学的化脓性腱鞘炎和掌中间隙感染。

【病因病机】多由于脏腑火毒凝结，尤以手厥阴心包与手少阴心两经火毒炽盛，加之外伤染毒，阻隔经络，气血凝滞而成。

【临床表现】

1. 蛇肚疗：患指整个红肿，疼痛逐渐加重，皮肤极度紧张、发亮；肿胀成圆柱状，患指呈轻度屈曲，不能伸展，任何伸指动作都会引起剧烈的疼痛。一般 7～10 日成脓，但由于指侧皮肤坚厚，不易于出现波动。溃后脓出黄稠，症状逐渐减轻，约 2 周左右愈合。如损伤筋脉则愈合缓慢，并影响手部功能。

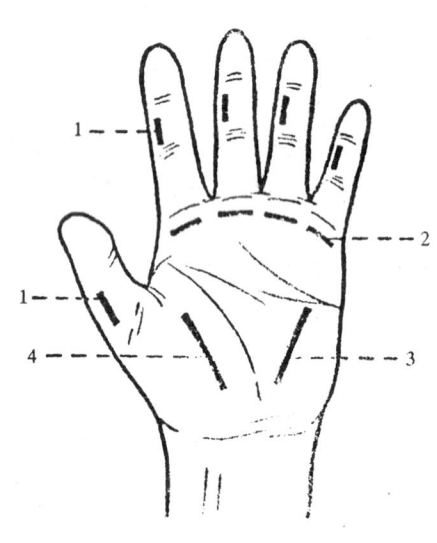

图 7-4　蛇肚疗与托盘疗的切开排脓
1. 手指部的切口　2.3.4.手掌各部的切口

2. 托盘疗：初起先见红点如粟，继而坚硬起泡，随后变为黑色。肿胀可失去正常的掌部凹陷或稍凸出，肿势还可延及手臂，疼痛剧烈，约 2 周成脓。因患指皮肤坚韧，虽然已经化脓，不易向外透出，亦有损伤筋骨的可能。

蛇肚疗与托盘疗初起即有发热、头痛、食欲不振等全身症状，并可在患侧肘部或腋部发生臖核；严重者，也可以发生走黄。

【辨证施治】类同颜面部疗疮可选加当归、赤芍、天花粉、皂角刺、白芷、穿山甲、乳香、没药等和营、托毒、透脓、止痛等药物。

【外治】

1. 初起：用金黄膏或玉露膏外敷。

2. 脓成：宜切开排脓。患在指腹部的切口应做在手指的侧面，患在手掌部的应依照横纹切口（图 7-4），切开后的处理同蛇头疗。当肿胀消退尽，即可开始功能锻炼，帮助手掌早日恢复功能。

3. 后期：脓尽用生肌散、白玉膏外敷。

【其他治疗】

1. 肿势延及手掌、病情较重者可加用抗生素或磺胺类药物。

2. 有损伤筋骨者，参照"附骨疽"治疗。

3. 合并走黄者，参照"走黄"治疗。

【预防调理】❶生于手掌部者，宜手背向上，使脓毒容易流出。❷愈合后影响伸曲功能者，当早期加强手指活动及功能锻炼。❸其他参照"沿爪疗"及"颜面部疗疮"。

足 疗

足部疗疮相对手部疗疮而言发病率较低，但就外科感染而言，亦不属少见。足部疗疮的具体部位对应于手部疗疮，如发生于趾丫、趾甲旁、趾甲下、足底等；但其又有人体上下部位的区别，故其有火毒夹湿的特点。现以足底疗为例论述于下。

【病因病机】多由于湿热下注、毒邪蕴结、气血凝滞而成。

【临床表现】初起时足底部疼痛，不能着地，肿块按之坚硬。3～5 日后有搏动性疼痛。修去老皮后，可见到白头。严重者肿势蔓延到足背，痛连小腿，不能活动。伴有恶寒发热、头痛、纳呆，舌苔黄腻，脉滑数。偶可并发红丝疗。破溃后流出黄稠脓液，肿消痛止，全身症状也随之消退。由于患处皮肤坚厚，故成脓不易外透，因此有损伤筋骨的可能。

【辨证施治】

〔证型〕湿热下注、毒邪蕴结。

〔主症〕足底部肿痛、坚硬，肿势可蔓延到足背，痛连小腿；伴有恶寒发热、纳呆。舌苔黄腻，脉滑数。

〔证候分析〕湿热、火毒之邪蕴结，故足底肿痛、坚硬；因足底皮肤坚厚，邪毒难于外发而旁窜，故肿势蔓延；邪正交争，故恶寒发热；湿邪中阻故纳呆；舌苔黄腻，脉滑数为湿热之邪蕴结之象征。

〔治则〕清热解毒利湿。

〔方药〕五神汤合萆薢渗湿汤加减

银花　紫花地丁　车前子　赤茯苓　川牛膝　黄柏　萆薢　丹皮　泽泻　甘草

〔方解〕银花、紫花地丁、甘草清热解毒，为治疗疗疮要药；黄柏苦寒燥湿为治下焦湿热要药；车前子、赤茯苓、萆薢、泽泻清热利湿，导湿热邪毒从小便而出；丹皮凉血散瘀通络止痛；川牛膝既可活血通络，又能导药下行，直达病所。若发热、口渴甚可酌减利湿药而酌加黄芩、生地、生石膏、知母等清热及生津护阴之品；若大便秘结，可酌加生大黄以通腑泻热。

【外治】同托盘疗。

【预防调理】❶忌多走动，休息时患足抬高约 30°。❷其他参照"颜面部疗疮"及"手部疗疮"。

红 丝 疗

本病多发于四肢，因有红丝一条，迅速向上走窜，故名红丝疗。现代医学认为其是因化脓性细菌从破损的皮肤侵入淋巴管而引起的急性淋巴管炎。

【病因病机】内有火毒凝聚，外因手部疗疮、足癣糜烂，或皮肤破损感染邪毒，邪毒扩散以至毒流经脉，向上走窜，而继发本病。

【临床表现】　好发于前臂及小腿的内侧。先在原发病灶处有红肿热痛，继则有红丝一条，由前臂或小腿迅速向躯干方向走窜；上肢的导向肘部或腋部，下肢的导向腘窝或胯间（图7-5）；肘、腋或腘窝、胯间常有臖核肿痛。伴有轻重不同的全身症状，如恶寒发热，头痛、食欲不振、周身无力、苔黄、脉数等。红丝较细的，1～2 日可愈。有的可有结块、一处未愈，他处又起；有的二三处相互串连。病变在浅部的，结块多而皮色较红；病变在深部

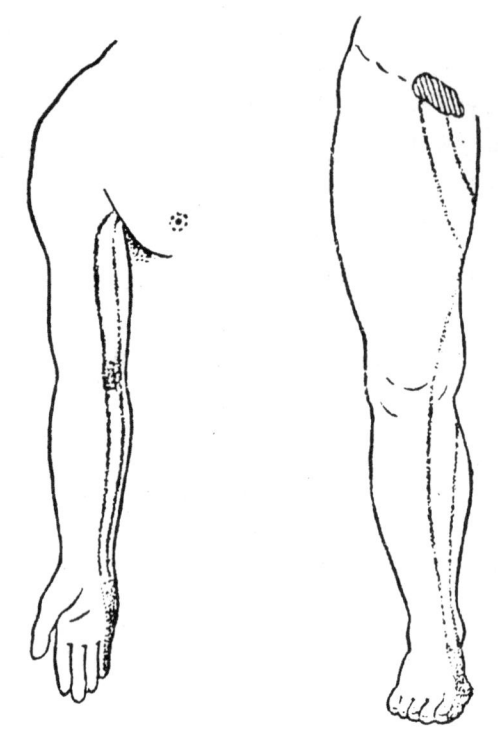

图7-5　手足部红丝疔

的，皮色暗红，或不见"红丝"，但患肢出现条索肿胀和压痛，如不消退而化脓则结块少而大。

化脓在发病后7日左右，溃后一般收口尚易，如二三处串连贯通则收口较缓。严重的伴有高热神昏，胸痛咳血，是为合并走黄之征。

【辨证施治】内治参照"颜面疔疮"。

【外治】

1. 对红丝较细的，可局部皮肤消毒后，以刀针沿红丝行走途径寸寸挑断，并用拇指和示指轻捏针孔周围皮肤，微令出血；或在红丝尽头挑断，挑断处盖贴太乙膏掺红灵丹。

2. 脓成：宜切开引流。

3. 溃后：可用八二丹或九一丹线引流，外敷红油膏，如二三处相互贯通的，可用绷带缠缚患部，或将串连贯通处彻底切开，以加速疮口愈合，脓尽改用生肌散、白玉膏。

【其他治疗】

1. 红丝粗的，内、外治法可参照"痈"。

2. 合并走黄的，参照"走黄"辨证治疗。

【预防调理】❶积极治疗原发病灶，如手部疔疮、足癣糜烂及皮肤破损等。❷其他参照"手足部疔疮"治疗。

烂　疔

本病是发生于皮肉之间的容易腐烂的一种急性疾患，来势暴急，容易并发走黄，可危及生命。因为患部皮肤容易腐烂，故诸书称之为烂疔，俗名水疔、卸肉疔、脱靴疔等。虽然名为疔，但又与一般疔疮不同，好发于小腿、足背的皮肉之间，而臂、臑、手背等部则偶可有之。它是由于多种厌氧菌经创口侵入人体皮肉所致的一种急性严重感染，现代医学称之为气性坏疽，多见于战场和农业劳动中意外创伤的患者。

【病因病机】《疡科纲要·论溃疡之水》说："别有足部之疡，积湿蕴热，忽发红肿，形势坚巨，浮红光亮，按之随指陷下，一时不能即起，此证湿火若盛，化腐最易，即是阳发大毒，俗名水疔。"说明了本病发病原因，其一有溃疡（创口），其二有湿热火毒内蕴所致。当受到意外创伤或已有溃疡（创口），加之接触潮湿泥土中毒气，以致毒聚肌肤、气血凝滞而成本病。由于湿热火毒炽盛，热盛则肉腐，故容易腐烂，如毒邪入营血，则易造成走黄重证。

【临床表现】

1. 局部表现：《千金方·疔肿》说："烂疔其状色稍黑，有白瘢，疮溃有脓水流出，大小如匙面。"这说明本病患处皮肤颜色稍黑，疮面凹形如碟，容易腐烂，范围较大，以及轻按患处可闻到捻发音等特征。下面分初、中、后三期叙述：

初期：初起患肢有沉重和包扎过紧感觉，继则逐渐出现"胀裂样"疼痛，创口周围皮肤高度水肿，紧张光亮，按之陷下，一时不能即起，迅速蔓延成片，状如丹毒，但皮肤颜色呈暗红色。

中期：1~2日后，肿胀疼痛剧烈，皮肤上可出现许多含有暗红色分泌液的小水疱，积聚形成数个大水疱。伤口远侧皮肤温度降低或寒冷。此时皮肉大部分已经腐烂，四周皮损转为紫黑色，有浅黄色死肌。疮面略带凹形，轻按患处可有捻发音。重按患处，有浅棕色混浊的稀薄脓液自创口流出，混以气泡，并有恶臭气味。

后期：患处四周红肿消失，腐肉与正常皮肉分界明显，并在分界处流出稠脓，此后腐肉大片脱落，疮面虽然大，但多能渐渐收口而愈合。

2．全身表现：初起即有高热（40~41℃）、寒战、头痛、神昏谵语；一昼夜后，虽然身热略降，但仍有神志时昏时清；烦渴引饮，食欲不振，小便短赤，大便秘结，舌质红绛，苔黄腻而干，脉洪数等。

若肿势蔓延、腐烂不止、持续高热、神昏谵语、黄疸、苔黄焦燥、脉细而数，为合并走黄之征，可危及生命。

【辅助检查】血常规白细胞总数可升高到（5.0~20.0）×10⁹/L，红细胞及血红蛋白的含量明显低于正常，并可呈进行性下降，局部脓液涂片检查和细菌培养发现革兰阳性梭状芽孢杆菌和大量红细胞、白细胞，X-RAY 检查见气泡阴影。

【鉴别诊断】

1．腓腨发：此即小腿部的蜂窝组织炎症。其红肿以中心最为明显，四周较淡；溃烂后患处无捻发音，全身症状较烂疗为轻。

2．流火：此即下肢丹毒。其患部皮色鲜红，边缘清楚，高出周围皮肤，在红肿处用手按压能退色，无水疱，即使有也为小水疱，刺破后流出黄水，肉色鲜红，无恶臭气味；可有反复发作史。

【辨证施治】本病来势急暴，容易并发走黄，就其临床表现可按"湿热火毒壅聚，内犯营血"论治。

〔证型〕湿热火毒壅聚型。

〔主症〕患部肿胀灼热剧烈，创口周围皮肤暗红，其上可有数个大水疱，疮面皮肉腐坏，有稀薄污脓流出，伴有高热寒战、神昏谵语等。舌质红绛，苔黄腻而干，脉洪滑数等。

〔证候分析〕内有湿热蕴结，外有创口染毒，以致湿热火毒聚集于肌肤；经络阻塞，气血凝滞故肿胀疼痛；湿毒壅积，故有大水疱；热毒炽盛，邪正剧烈争斗，故高热寒战，而且皮肤颜色暗红而灼热；热盛肉腐成脓，故疮面腐烂，有稀薄污脓流出；湿热火毒扩入营血，心神被扰，故神昏谵语；舌质红绛，苔黄腻而干，皆为气营两伤之象。

〔治则〕凉血活血解毒，清热泻火利湿。

〔方药〕犀角地黄汤、黄连解毒汤、三妙丸合方加减

生地　丹皮　赤芍　黄芩　黄连　栀子　黄柏　川牛膝　萆薢　生薏苡仁　紫花地丁
生甘草

〔方解〕生地、丹皮、赤芍凉血活血解毒；黄芩、黄连、黄柏、栀子清热解毒泻火；萆薢、生薏苡仁利湿化浊；紫花地丁清热解毒，为治疗疔疮要药；川牛膝活血通滞，更引诸药下行到病位；生甘草解毒而调和诸药。若神昏谵语可加犀角冲服凉血定惊；若烦渴引饮可加淡竹叶、生石膏、知母，清热除烦、生津止渴；若大便秘结，可加生大黄、枳实以泻火通便；若并发走黄，发展为毒入营血型，治疗宜凉血解毒，清热利湿，方用犀角地黄汤、黄连

解毒汤合三妙丸加减，具体参照"走黄"一节辨证论治。

【外治】

1．初起：用玉露膏或金黄膏外敷，如皮色紫黑，加掺蟾酥合剂或五五丹。

2．腐肉与正常皮肉分界明显，改掺5%～10%的蟾酥合剂或七三丹，应掺在腐肉与正常皮肉交界处，仍以上述药膏外敷。

3．腐肉脱落，掺生肌散，红油膏盖贴。

4．手术治疗：

（1）若肿势局限，呈一片黑色，匙形疮面，按之有轻微波动感和捻发音时，此内有积脓，应做多个切口引流。

（2）一经诊断立即迅速手术，在不用止血带下进行多处纵深切开，直到颜色正常，能够出血的健康组织为止，并切除一切坏死或濒于坏死和已经变色的组织和肌肉群，彻底清除异物、碎骨片，用大量双氧水清洗创口，创口完全敞开，用双氧水或高锰酸钾溶液纱布填塞，或用上述初起外用药物。

（3）如感染发展迅速、范围广、全身中毒症状严重，非截肢不能抢救生命，或肢体坏死范围大而确实无法保存者，应及时进行截肢手术以保存生命。

【其他治疗】

1．早期大剂量应用青霉素或四环素，青霉素每日总量1 000万U，四环素每日总量2g，加入葡萄糖溶液中，静脉点滴。

2．应用多价气性坏疽抗毒血清，用量为预防剂量的3～5倍，肌内或静脉注射。

3．给予高蛋白、高热量和富含维生素的饮食；并且给予口服镇静止痛剂，补液或少量多次输血，增强全身抵抗力。

【预防调理】❶早期实行彻底清创术，严重损伤应彻底清创，切除一切坏死及血液供应不良的组织，清除异物，消灭死腔，污染严重的创口，清创后用双氧水纱布松填，不给予缝合。❷增加创伤部位血液循环，及时纠正休克，注意保暖，避免包扎过紧，上止血带时间不可太长。❸注射多价的气性坏疽抗毒血清，有严重污染的肌肉创伤，受伤后即刻注射抗产气荚膜杆菌血清10 000万U，抗腐败弧菌血清5 000万U及抗毒性水肿杆菌血清15 000万U，伤后超过24小时者，预防注射剂量应增加3倍，注射前应做血清皮内敏感实验。❹必须实行消毒隔离，用过的敷料，必须毁灭，换药用具应彻底灭菌。❺应加强宣传教育工作，尽量避免赤足劳动，以预防本病的发生。❻其他参照"手足部疔疮"。

疫　疔

本病疮形如脐凹陷，中医文献中称"鱼脐疔"。如《诸病源候论·疔疮病诸候·鱼脐疔疮候》中说："此疮头黑深，破之黄水出，四畔浮浆起，狭长似鱼脐，故谓之鱼脐疔疮。"《疡医大全·卷三十四·疔疮门主论》引胡公弼曰："鱼脐疔如鱼之肚脐，多生腨肚，小腿肚上。"因其是一种特殊的急性传染病，与一般疔疮不同。故名"疫疔"。疫疔多见于畜牧业、屠宰或皮毛制革等工作者，有传染性，多在接触1～3日发病。

【病因病机】《证治准绳·疔疮》中说："疔疮者……或感疫死牛、马、猪、羊之毒。"即指本病的发生因素。因此，疫疔是由于感染疫毒，阻于皮肤之间，以致气血凝滞，毒邪蕴结而成。

【临床表现】好发于头面、颈项、手、臂等暴露部位。

1. 初起：在皮肤上有一小红色斑丘疹，多瘙痒而不疼痛，形如蚊迹瘾斑，全身有轻微发热。

2. 中期：第二日斑丘疹顶部变成水疱，内有淡黄色液体，周围肿胀焮热，第3~4日，水疱很快干燥，形成暗红色或黑色坏死，并在坏死的组织周围，有成群的灰绿色小水疱，疮形如脐凹，很像牛痘，同时局部肿势散漫增剧，软绵无根，并有臖核肿大。伴有明显的发热、全身不适，头痛骨楚，苔黄脉数等症状。

3. 后期：10~14日后，若中央腐肉与正常皮肉开始分离，或流出少量脓水，四周肿势日趋局限，身热渐退者，是为顺证。但腐肉脱落较为缓慢，疮口愈合亦迟，一般3~4周可以愈合；若局部肿势继续发展，伴有壮热神昏、痰鸣喘急、身冷脉细者，是为合并走黄之征。

【辅助检查】血液培养或泡液涂片可发现革兰阳性炭疽杆菌。

【鉴别诊断】

1. 颜面疔疮：疮形如粟高突、红肿热痛，坚硬根深。

2. 丹毒：皮色鲜红，边缘清楚，焮热疼痛，常常有反复发作史。

【辨证施治】初中期参照"颜面部疔疮"，另服外科蟾酥丸6粒，分2次吞服。后期若并发走黄，按"疔疮走黄"治疗。

【外治】

1. 初期：宜消肿解毒，用玉露膏掺蟾酥合剂。

2. 后期：腐肉未脱，改掺10%蟾酥合剂或五五丹，腐脱新生掺生肌散。

【其他治疗】用抗生素，青霉素为首选，四环素亦有效。青霉素每日240万U，分次肌内注射；四环素每日2g，分次口服，疗程为7~10日。

【预防调理】❶隔离患者，病人所用敷料均应烧毁，所用器械必须严格消毒。❷加强屠宰管理，及早发现病畜，予以隔离或宰杀。死畜必须加深掩埋或烧毁。❸制造皮革和羊毛的工人，在工作期间应该用橡皮手套、口罩和围巾保护。

自学指导

本节叙述了疔疮的沿革；分述了颜面疔、手足部疔疮、红丝疔、烂疔、疫疔的病因病机及其证治；指出了所谓的疔疮是包括了颜面部、手足部的急性化脓性感染及部分特殊感染，是一种发病迅速的，危险性较大的疾病。本节内容虽然较多，但都通俗易懂。学习本节主要掌握颜面部疔疮的辨证施治，总的原则是清热解毒，临床上根据不同情况而分别采用清热解毒和泻火解毒；颜面部疔疮处理不当，容易引起疔疮走黄。手足部疔疮又可分为沿爪疔、蛇头疔、托盘疔、足疔等，要熟悉它们的临床特点，着重掌握它们的外治疗法和调护方法；手足部疔疮处理不当，容易损伤筋骨而影响肢体的功能。烂疔和疫疔都属于特殊性感染，容易并发走黄而危及生命，要熟悉它们的临床表现，着重掌握好抢救的内外治疗方法和预防这两个疾病的方法。

【复习思考题】

1. 疔疮是一种什么性质的疾病？

2. 颜面部疗疮的病因病机是什么？具有什么重要病理特点？

3. 沿爪疗、蛇头疗、蛇肚疗与托盘疗成脓后切开各采用什么切口？

4. 沿爪疗、蛇头疗、蛇肚疗、托盘疗、足疗各有哪些临床特点？

5. 红丝疗有哪些临床特点？

6. 烂疗临床分为几期？各有什么特点？

7. 疫疗临床分期及各期特点。

【参考文献摘录】

1. 发病学研究：疗疮是一种发病迅速，易于恶化的外科感染疾病，它包括了多种不同性质的急性化脓性疾病。其发病部位不同，细菌感染的种类也有所区别，颜面部疗疮多为金黄色葡萄球菌自毛囊或汗腺侵入所引起的单个或多个相邻的毛囊及所属皮脂腺或汗腺所致。其中以生于唇、鼻周围及耳部的危险性比较大，因为面部有丰富的毛细血管和淋巴管网，随意挑刺或挤压可使脓栓或细菌进入血液，造成颅内感染，即中医所谓的"走黄"。如唇和鼻周围疗，感染可经眼内角的内眦静脉引起脑膜炎。手足部疗疮以甲沟炎、脓性指头炎多见，手掌深部间隙、腱鞘、骨与关节感染相对较少，感染多因外伤引起，如木刺、针戳、擦伤、刀切和剥逆等，均可有细菌侵入，常见的为金黄色葡萄球菌。感染严重时可造成不同程度的病残，以致影响手部功能。红丝疗则多由溶血性链球菌从破损的皮肤和其他感染病灶蔓延到邻近淋巴管引起。主要病理变化为淋巴管壁和周围组织充血、水肿、增厚，管腔内充满细菌、凝固的淋巴液和脱落的内皮细胞。烂疗多由厌氧菌梭状芽孢杆菌感染所致，梭状杆菌在泥土、尘土、大多数动物肠道中大量存在，系腐生菌，产气荚膜杆菌为引起本病的主要致病菌。溶组织梭菌、诺氏梭菌、败毒梭菌、索氏梭菌也能引起本病，这些细菌的外毒素破坏正常肌肉和毛细血管，导致广泛坏死、出血、水肿，感染组织内不见纤维蛋白和中性白细胞浸润。疫疗由炭疽杆菌引起，该杆菌是一种粗大无鞭毛的革兰阳性需氧杆菌，角钝圆，常常链状排列，细菌外层有一种薄膜，称荚膜。人类的炭疽多由接触有病的家畜或感染皮毛而得的，其细菌和毒素可从局部病灶侵入血液，引起严重的败血症和毒血症，毒素能改变毛细血管的通透性，引起水肿、出血和血栓形成，并能损伤伤血细胞。(吴阶平，裘法祖. 黄家驷外科学. 第5版. 北京：人民卫生出版社，2000)

2. 颜面部疗疮的治疗：本病内治多以清热解毒为主，并可针对兼症加减用药，归纳为疏表清热解毒、消肿散结、凉血清热解毒、泻火清热解毒、清热解毒佐以托毒透脓、益气养阴、补气健脾八种方法。吴介诚提出疗疮初起，其形如粟，兼有表症者，用荆防败毒散和银翘散化裁。方中重用金银花、连翘，另加紫花地丁、蒲公英等，凌云鹏对初、中期颜面部疗疮多以七味治疗汤（夏枯草、菊花、紫花地丁、金银花、蚤休、生甘草）治疗。热入营血者，则加金石斛、羚羊角。赵炳南对于颜面部疗疮中期，脓成不溃者，用金银花、天花粉、陈皮、川贝母、生皂角刺、蒲公英、制乳香、制没药、紫花地丁治疗，若正虚者则加黄芪、党参补气透脓。王沛以苍耳根、叶捣烂，入童便绞汁，冷服一盏，1日3次，对疗疮未成脓者效果甚好。其还用白芷、贝母自拟名为二仙散水煎服，每日1剂，对疗疮未溃或成脓已溃者亦有较好的疗效。〔洪泉，等. 颜面部疗疮的治疗近况. 中医药信息，1991，(4)：17〕

第四节 痈

痈有内痈和外痈之分，内痈生于脏腑，外痈发于体表，内痈在内科有论述，本书有关章节亦有专论，这里只论述外痈。

《灵枢·痈疽篇》说："痈者，其上皮薄以泽。此其候也。""……热胜则肉腐，肉腐则为脓，然不能陷，骨髓不为焦枯，五脏不为伤，故命曰痈。"说明了本病的特点、性质及一般性预后。《外科精义·辨疮疽疖肿症候法》说："六腑积热，腾出于外，肌肉之间，其发暴甚，肿皮光软，侵展广大者痈也。"说明了痈是六腑积热外泛肌肤而发及痈的基本症状。张景岳《景岳全书·外科钤·论证》说："痈者，热壅于外，阳毒之气，其肿高，其色赤，其痛甚，其皮薄而泽，其脓易化，其口收敛，其来速者，其愈亦速。"这些条文文献更加详细地描述了痈的临床表现及其转归。总之痈是由于六淫侵袭，或内郁湿热毒邪外泛，致使营卫不和，经络阻塞，气血凝滞，而成的一种发生于皮肉之间的急性化脓性疾病。其特点是局部红肿热痛（少数初起白肿），范围多在 6～10cm，发病迅速，易肿、易脓、易溃、易敛，并且一般来说，不会损伤筋骨，也不会造成毒邪的内陷症。

由于发病部位的不同，故痈有许多不同的名称。如生在颈部的叫颈痈，生于腋下的叫腋痈，生于脐部的叫脐痈，生于胯腹部的叫胯腹痈，生于委中穴的叫委中痈等。这些痈分别生于人体的上、中、下三个不同的部位，具有一定的代表性，它们在病因病机及症状方面虽然有一定的共性，但各有不同的特点和差异，故本节着重论述这些痈。此外还有生于乳房部的乳痈，生于肛门旁边的肛门痈，生于阴囊的囊痈，在病因病机和治疗上与上述的有所不同，故分别在乳房疾病、肛门疾病和男性前阴病的章节中论述。

颈 痈

颈痈是发生在颈部两侧的急性化脓性疾病。俗名"痰毒"，与《医宗金鉴》中的"夹喉痈"、《外科秘录》中的"耳后耳下发"相似。惟有《疡科心得集·辨颈痈锁候痈论》对该病论述较详细，如"颈痈生于颈之两旁，多因风温痰热而发。盖风温外袭，必鼓动其肝木，而相火因之具动，相火上逆，脾中痰热随之。颈为少阳络脉循行之处，其循经之邪至此而结，故发痈也"。

本病的特点：多见于儿童，初起局部白、肿、热、痛，肿块边界清楚，具有明显的风温外感症状。现代医学认为，它是由细菌侵入淋巴结而引起的急性淋巴结炎。

【病因病机】颈部两侧为少阳、阳明、厥阴等经络经过之地，多因风温痰热蕴发。

1. 外感风温痰热：颈项位于人体上部，易于感受风邪袭之。风温、风热之邪夹痰侵袭少阳、阳明经络，蕴结于颈侧而发痈肿。

2. 肝胃火毒挟痰热上攻：足厥阴肝经、足阳明胃经上行支经过颈侧，若因肝郁气结化火及嗜好膏粱厚味以至脾胃痰热内生，而肝胃火毒内结，可循经上攻，蕴结于颈侧而发。

3. 头面、口腔染毒诱发：头面部疮疖及乳蛾、口疳、龋齿之邪毒亦可循经而致颈部，以致诱发颈痈。

以上三个方面可以单独致病，但大多数既因外感风温痰热又因肝胃火毒上攻，或肝胃火毒挟痰热上攻，加之头面、口腔染毒诱发而成。总之内因是重要的方面，故《灵枢·脉度篇》说："六腑不和则留为痈。"

【临床表现】本病多发于颈旁两侧，但颌下、耳后、颏下等处亦可发生。

初起患部结块，形如鸡卵，白肿、灼热、疼痛、活动度不大；约经过 7～10 日，如不消散，即欲成脓，此时结块处皮色较红，肿势高突，疼痛加剧，痛如鸡啄，按之中软而有波动感；溃后脓出黄稠，肿痛减少，经 10 日左右愈合。

本病一般都伴有轻重不同的全身症状，如恶寒、发热、头痛、口干、便秘、尿赤，舌苔多黄腻，脉多滑数。这些症状在化脓时加剧，在溃脓后大多会逐渐消失。本病如在初起应用大量的抗生素，当急性炎症控制后，往往形成慢性迁延性炎症，可导致肿块坚硬，很久不能消散，如炎症不能控制，则腐化为脓，化脓时间一般在起病后第3周左右。

【鉴别诊断】

1. 痄腮：现代医学认为本病为流行性腮腺炎。多发于腮部，常常双侧发生，色白漫肿，酸胀少痛，一般不化脓，大约经过1周左右时间症状可以消失。本病有传染性。

2. 臖核：本病为慢性颈部淋巴结炎症，大多由于头面疮节，口腔感染等疾病引起。但结核肿形较小，推之活动，一般不会化脓，并无全身症状。

【辨证施治】

1. 风热挟痰型：

〔主症〕颈侧或耳下，缺盆处白肿、热、痛，疼痛牵引肩部及上臂，肿块形如鸡卵，活动度差。伴有恶寒发热、头痛、咳嗽。舌苔黄燥，舌质淡红，脉弦数。

〔证候分析〕外感风温痰热之邪，蕴结于颈侧，阻于少阳、阳明之络，气血运行受阻而成肿块。风温犯表而有恶寒发热、头痛；风邪犯肺，故有咳嗽；舌苔薄黄、舌质淡红为风热表证之征；脉弦数为少阳受风热鼓动之象。

〔治则〕散风清热，化痰消肿。

〔方药〕牛蒡解肌汤加减

牛蒡子　薄荷　连翘　山栀　金银花　夏枯草　桔梗　柴胡　黄芩　川贝母

〔方解〕方中牛蒡子、薄荷、夏枯草、柴胡疏风清热化痰散结，银花、连翘清热解毒，黄芩清肺热，合山栀清少阳经热，桔梗、川贝母化痰散结。成脓时可加炙山甲、皂角刺，肿块坚硬可加玄参、赤芍、天花粉，减去牛蒡子、柴胡、薄荷。

2. 肝胃火毒挟痰上攻型：

〔主症〕颈部白肿（或红肿）、热、痛，肿势散漫，连及前额或耳下，硬结疼痛，伴有高热口渴欲饮，小便黄赤，大便干燥或秘结。舌苔黄腻，舌质红，脉弦滑数。

〔证候分析〕本证高热、口渴欲饮系内热炽盛，口渴、大便秘为阳明热甚，高热烦躁为肝胆炽热；肝胃火毒不得从二便疏泻，必挟风痰上攻，循经蕴结于颈部，故肿势散漫，硬结疼痛。

〔治则〕清热解毒，化痰消肿。

〔方药〕普济消毒饮加减。

黄芩　黄连　生石膏　山栀　玄参　板蓝根　僵蚕　牛蒡子　生大黄　车前草　生甘草

〔方解〕黄芩、黄连、山栀清肝胆之热，生石膏、玄参泻胃热，诸药合板蓝根、生甘草泻火解毒；僵蚕、牛蒡子疏风化痰，生大黄、车前草通利二便，使内结之毒热从二便排除。若红肿硬结甚，应加生地、天花粉、赤芍以凉血消肿；若高热抽搐应加钩藤以熄风；成脓热退时应削减苦寒之品，加山甲、皂角刺以透脓。

【外治】

1. 初起：可用鲜蒲公英或鲜紫花地丁、鲜野菊花、鲜芙蓉叶1~2味捣烂外敷，或用玉露膏、金黄膏围敷。

2. 成脓：宜切开排脓，外掺各半丹并围敷金黄膏。

3. 溃后：用九一丹或八二丹药线引流，外盖金黄膏；脓尽则改用生肌玉红膏或生肌白玉膏。

【其他治疗】高热、惊厥可加服用安宫牛黄丸或紫雪丹，或适当配合使用液体疗法及抗生素。

腋痈

腋痈又名"夹肢痈"，为痈肿生于腋窝内。现代医学称本病为化脓性腋窝淋巴结炎。中医外科文献中把生于肘部内侧称之为"肘痈"，其病因及辨证施治与腋痈基本相同，故可参考本节，本书不再赘述。

【病因病机】本病多因肝脾郁结，致使腋窝部气滞络阻，加之上肢皮肤破损，毒邪从创口侵入；或身体其他部位疮疡循经流窜至腋窝，以致腋窝邪毒蕴结，气血瘀滞而成痈。

【临床表现】初起腋窝部肿胀，皮色不变，但灼热疼痛，与此同时上肢活动不利，并可伴有恶寒发热等症状。若肿痛日增、寒热不退，经 10～14 日肿块中间变软，皮色此时可转红，按之波动明显时，此为已经成脓，则应切开排脓，可排出稠而厚的脓液，当脓尽、肿消、痛止时，则逐渐收口。如若溃后流脓不止，肿势不退，多因创口太小，或切开的位置偏高以至袋脓，则需扩创，否则迁延日久，不仅难以收口，还会导致瘘管的形成。

【辨证施治】

〔证型〕肝脾气结、热毒瘀滞型。

〔主症〕腋窝内肿胀、疼痛，可牵引至胸壁及肩背部；上肢活动不利。伴恶寒发热、纳呆、心烦、口渴、呼吸不利，大便干结或秘结，小便黄赤。苔黄、舌质红，脉弦滑数。

〔证候分析〕肝脾郁结，以致腋窝经络不畅。气郁化火，加之皮损感染邪毒，郁结于腋窝，气血瘀滞成痈。毒热郁结，经络不利，故活动不利、牵引作痛。恶寒发热为毒热犯卫；心烦、口渴、大便干结、小便黄赤，为毒热内结；纳呆为脾土郁结。

〔治则〕清肝解郁，解毒消肿。

〔方药〕柴胡清肝汤加减

柴胡　牛蒡子　黄芩　生栀子　花粉　生地　赤芍　银花　连翘　当归　生甘草

〔方解〕柴胡、牛蒡子疏肝，又可条达、通利经络；黄芩、栀子清泻肝经郁热；花粉、生地、赤芍、当归清热和营消肿；银花、连翘、生甘草清热解毒。若大便干结可加生大黄、厚朴泻热通便，小便黄赤加车前草、泽泻利尿清热，呼吸不利加瓜蒌、枳壳宽胸理气。脓成时应去柴胡、牛蒡子，并减少苦寒药物，加生黄芪、皂刺、山甲等透脓托毒。

【外治】

1. 初起：外敷玉露膏或金黄膏，或用马齿苋、蒲公英、穿心莲、野菊花、半边莲 1～2 味鲜草捣烂外敷。

2. 成脓：宜手术切开引流，刀法宜循经直开、低位引流，创面可填塞雷佛奴尔纱条，或掺各半丹围敷金黄膏。

3. 收口期：脓水已尽可掺生肌散，外盖生肌玉红膏，并加盖棉垫，紧压疮口，以加速愈合。

脐痈

脐痈是发生于脐部的化脓性疾病，一般多见于初生的婴幼儿。多因结扎、剪断脐带，或在包扎处理时感染毒邪而发病。小儿为稚阴稚阳之体，抗邪能力不足，故往往容易发生邪毒内陷以及脓毒扩散，引起严重的全身症状。有的脐痈是由于脐部的先天性畸形卵黄管残留症或脐尿管闭合不全而继发感染邪毒引起，则主要以溃后久不收口，形成脐瘘为主要临床特征。

【病因病机】《医宗金鉴·外科心法·脐痈》："此证由心经火毒流入大肠、小肠所致。""亦有脐中不痛、不肿、甚痒、时津黄水，此属肠胃湿热积久。"故本病多由于心脾湿热、火毒流入小肠，结于脐中，以致毒滞血瘀而成；或因脐中出水，引起怪痒，复因搔抓染毒而成。

【临床表现】发病前脐孔有的排出黏液、有的排出尿液，感染邪毒后，一旦化脓，溃后脓出臭秽，有的夹有粪汁，创口久不收口，脐孔部腐肉高突，脐孔正中下方有条索状硬结，此症为透膜成瘘，是由于卵黄管残留或脐尿管闭合不全而引起。

部分患者有脐孔湿疹病史，经过搔抓染毒后引起脐部微微肿痛，逐渐高突如铃，或肿大如瓜，皮色或红或白，触之剧痛，在酿脓时可伴有全身症状，溃后脓出稠厚而无臭味，容易收口愈合。

【辨证施治】

1．火毒蕴结型：

〔主症〕脐部肿胀，高突如铃或肿大如瓜，皮色或红或白，伴有疼痛、发热、大便干结、小便短赤、口渴、心烦等。舌苔黄，舌质红，脉数。

〔证候分析〕心脾湿热毒邪蕴结于脐中，以致毒滞血瘀故肿痛胀痛；湿热蕴结已久化火，故有发热、口渴、大便结节、溲赤、心烦等。

〔治则〕清火解毒，祛湿。

〔方药〕黄连解毒汤合四苓散加减

黄连　黄柏　栀子　生地　赤芍　茯苓　泽泻　蚤休　鱼腥草　甘草

〔方解〕黄连、黄柏、栀子清心、肝、肾及三焦之热，苦寒直折，泻火解毒；蚤休、鱼腥草、甘草清热解毒；生地、赤芍凉血清热；茯苓、泽泻利湿清热。

2．气虚湿恋型：

〔主症〕脐痈破溃，创口经久不收口，脐孔部胬肉高突，中心有瘘管，脓出臭秽或夹有粪汁及尿液。面色萎黄、肢软无力，纳食不佳，大便溏软。舌苔白，舌质淡，脉细无力。

〔证候分析〕脐痈破溃，脓液大泄，以致气血亏损，气虚则固摄无力，故有尿液及粪汁漏出；气虚则不能运化水湿，故湿邪滞留，湿滞成毒，蕴结而生胬肉；面色萎黄、肢软乏力、纳食不佳、大便溏软均为脾胃虚弱。

〔治则〕健脾益气，燥湿。

〔方药〕四君子汤合平胃散加减

党参　黄芪　白术　黄连　陈皮　苍术　厚朴　甘草　鱼腥草

〔方解〕党参、白术、黄芪健脾益气、固摄止血，陈皮、苍术、厚朴燥湿化滞，黄连、鱼腥草、甘草清热解毒。

【外治】

1．初起：用金黄膏或玉露膏外敷；若脐周合并湿疹，可用麻油调祛湿散外搽。

2．溃后：用红油膏或青黛散掺九一丹外敷；脓尽则改用白玉膏掺生肌散；若瘘管已成可在瘘管中插入白降丹药线，以提脓化管。

3．手术治疗：可采用瘘管切除术及修补术。

委中痈与胯腹痈

委中痈是发生于委中穴的痈证,历代医著又称之为委中毒。胯腹痈是发生在腹股沟的痈证,属于古代外科书籍上所记载的鱼口、便毒、横痃疽、阴疽的范围。这两种疾病,相当于现代医学的腘窝部急性淋巴结炎症和腹股沟部淋巴结炎,并发展到脓肿阶段。两种病虽然发病部位不同,但都属于人体下部的痈证,在病位、证治等方面基本相仿,故合并论述。

【病因病机】二病发生于人体下部,由于湿热下注,阻滞腘窝及腹股沟的脉络,致使局部气血壅滞而不得行;或由于足跟破损、冻疮溃烂、足癣糜烂、下肢湿疹、肛门湿疹等感染邪毒,以致湿热蕴结,气血凝滞而成。

【临床表现】委中痈初起时腘窝木硬疼痛,皮色不红或微红,或焮红色赤,待肿块形成时,则患肢小腿伸屈困难,行动不利;可伴有发热等全身症状。若肿痛日渐加剧,身热持续不退,约经2~3周才会成脓。溃破以后,往往因脓出过多,筋失营养,以致筋缩而不能屈伸,必须经过较长时间(2~3个月)加以活动锻炼,才会恢复功能。若初起即焮红色赤,则收口较快;若溃后流脓不尽,肿势不退,日久不能收口,多由于切口太小,脓毒不尽所致,在这种情况下,必须进行清创才能收口。

胯腹痈初起时腹股沟部位结块形成如鸡卵,白肿灼热、疼痛,患肢步行不便。如肿块继续增大,皮色转红,持续性跳痛,为化脓之象。破溃后若脓稠,一般很快收口;若脓水如败浆,则很难收口,久之必成漏管或疮口形成空腔。

【辨证施治】

〔证型〕湿热蕴结型。

〔主症〕腘窝或腹股沟硬肿疼痛,皮色不红或微红,屈伸不利,行走艰难;伴有发热、口渴,大便干结或微溏软,小便短赤。舌苔黄腻,舌质红,脉濡数。

〔证候分析〕湿热之邪下注,蕴结于腘窝及腹股沟,经络阻塞,气血瘀滞,故硬肿疼痛;邪毒阻滞经络,以致经络不利,故屈伸不利、行走困难。

〔治则〕清热利湿,和营消肿。

〔方药〕五神汤合萆薢渗湿汤加减

银花　川牛膝　紫花地丁　车前草　萆薢　黄柏　赤芍　丹皮　泽泻

〔方解〕方中银花、地丁、黄柏清热解毒,赤芍、丹皮清热凉血活血,车前草、萆薢、泽泻清热利湿,川牛膝引药下行,又可宽筋活血祛瘀。若脓成可加皂角刺、鸡血藤,肿势严重可加天花粉、贝母、乳香、没药。

【外治】

1. 初起:外敷金黄膏或玉露膏。

2. 脓成:宜切开排脓。委中部的不宜过早切开,切口位置应在腘窝中央折纹偏下方。

3. 溃后:先掺八二丹以红油膏盖贴。脓腔深的加用药线引流,若脓出如鸡蛋清样时,即停止药物引流;腐脱新生,改掺生肌散以白玉膏盖贴;疮口有空腔的用垫棉法加压。

【预防调理】此二痈在收口后筋缩难伸,应及早注意患肢功能的锻炼。

自 学 指 导

痈是由于六淫邪毒侵袭人体体表,或内郁湿热邪毒外腾肌腠,以致营卫不和、经络阻塞、气血凝滞而成的一种发生于皮肉之间的急性化脓性疾患。一般来说痈发病迅速、易肿、易脓、易溃、易敛、不易损伤筋骨，一般不引起内陷症。故《灵枢·痈疽篇》曰："……然不能陷，骨髓不为焦枯，五脏不为伤，故命曰痈。"

发生于颈部两侧的痈命曰颈痈，好发于儿童。白、肿、热、痛为临床特征。主要由于外感风温痰热之邪及肝胃火毒挟痰热上攻而致。因颈位于人体上部，风邪犯上，风为百病之长，多挟温、热、痰邪；颈侧为少阳、阳明、厥阴诸经所辖，故本病分有风热挟痰及肝胃火毒挟痰两型。本病多发于儿童，小儿肝常有余，故风热之邪常引动肝风，发生高热抽搐等症，治疗时应该注意疏风、化痰、熄风、清热。

腋痈由邪毒蕴结腋窝，气血瘀滞而成，因腋窝皮肤松软，加之外治不当，容易袋脓，难于收口，甚至形成瘘管。

脐痈是一种特殊的痈。发生于初生婴儿，多由于结扎脐带时感染而生病，有的是由于先天性畸形，卵黄管残留或脐尿管闭合不全而继发感染。小儿为稚阴稚阳之体，抗邪能力不足，故容易发生邪毒内陷及脓毒扩窜等严重全身症状，局部易发生脐瘘或肠瘘。

委中痈与胯腹痈同属于人体下部的痈症，由湿热下注所致，容易引起下肢活动功能障碍，表现为筋缩而不能屈伸。

颈痈、脐痈、委中痈，分别发生于人体上、中、下三个不同的部位；由于风邪犯上、气火生中、湿热下注的病理特点，故颈痈多由风温、风热引起，脐痈多为火毒蕴结，委中痈多为湿热蕴阻。在治疗上，上部颈痈多疏风清热，中部脐痈用清火解毒，下部委中痈用清热利湿法，这三个部位的痈症的辨证施治，可作为其相邻部位痈、疽、发、毒的辨证施治的一般规律，所以必须重点掌握。

【复习思考题】

1. 痈的含义及基本特征是什么？
2. 颈痈的风热挟痰型及肝胃火毒挟痰上攻型各有哪些临床特点？其治则及方剂是什么？
3. 腋痈有哪些临床表现？
4. 脐痈辨证施治分几型？各型主症、治则、方药是什么？
5. 委中痈与胯腹痈有哪些临床特征？
6. 颈痈、脐痈、委中痈在病因病机、治法上有什么不同？为什么？

【参考文献摘录】

1.《外科秘录·耳后耳下发》：耳后发者……盖手少阳三焦经之火毒也，三焦经多气少血，是经生疮最难奏效。况又生于耳后，耳属肾经，单治三焦而不兼补夫肾，则水不足于济火，其火毒未必不更炽也，虽消风、抑火、内疏、内托，随证施治俱是良法，而不大补其血与重填其精，恐未易遽愈也。又有发于耳后下……亦系三焦之经，实系致命之所，尤宜早治。然早治而不大补气血，徒用化毒败火之剂，少少轻疗，治阳证当有变阴之害，况原是阴虚火旺之证，又何以济哉。凡生此疽多憎寒壮热，七、八日可刺，脓水黄白色可治，以其属阳也；如黑色稀水，乃阴症也，大恶，若发渴者，即死。

2. 108例颈痈（颈项部急性淋巴结炎）按三型论治：风热痰阻型，7岁儿童用牛蒡子、荆芥、连翘、山栀、丹皮、石斛、玄参、夏枯草各6g，薄荷3g，其他年龄药量酌情加减。气郁化火型，成人用柴胡、黄芩、山栀、牛蒡子、连翘、夏枯草、玄参各10g，生甘草6g，生石决明、银花各30g。胃火壅盛型，用清胃散或玉女煎加味，或用金银花30g，连翘、牛蒡子、生地各10g，薄荷6g，知母15g。以上各型成脓者加山甲、片皂角刺，日 1 剂煎服；结肿期，均用铁箍散（由大青叶 2 份和大黄、黄连、黄柏、五味子、乳香、没药、芙蓉叶各 1 份制成）或消炎止痛膏（浙贝母、白芷、生大黄各等份，冰片制成）外敷。结果：结块内消者 102 例，成脓切开 6 例。服药 320 剂，外用膏 3～20 次，平均治疗 7.4 日。〔何炳元. 颈痈 108 例辨证施治分析. 中医杂志，1991，32（5）：40〕

3. 痈分成三型论治：内治法：红肿期用清热消痈饮（银花、蒲公英、黄芩、当归尾、赤芍、连翘、薄荷、川军、大青叶），成脓期用消痈透脓汤（银花、蒲公英、连翘、黄连、白芷、桔梗、炒山甲、皂角刺、陈皮），溃后期用补托清解汤（生黄芪、当归、生地、白芍、白术、天花粉、银花、陈皮、甘草），正虚邪实用扶正解毒汤（生黄芪、沙参、玄参、石斛、天花粉、天冬、麦冬、连翘、银花、蒲公英、赤芍、白芍、当归尾、黄连）。外治法：红肿期于红肿区外敷黑布化毒膏，周围以铁箍散软膏和化毒散软膏各半调匀外敷。成脓由中心溃破处纳入甲子提毒棉捻或由脓栓脱落疮孔纳入甲子提毒纸捻，腐肉不脱者改用京红粉药捻，外敷黑布化毒膏。溃后酌用化毒散软膏、甘乳膏、生肌膏、珍珠膏。收治重症痈 73 例均治愈，其中 13 例行手术切开，均未行植皮术。〔吴信爱. 中西医结合治疗痈的体会：附 73 例分析. 中西医结合杂志，1986，6（9）：554〕

4.《外证医案汇编·脐痈》：脐痈，心为火脏，小肠火府，火郁于内，寒气凝于外。芩、连苦先入心泻热，加以行滞理气解毒，再以隔蒜外灸通阳，治法极密。脐漏伤阴，固本育阴之六味滋肾水，则火焰自熄矣。脐中瘙痒出水，以黄连平胃散除湿化热……腹部之疡，用药须保脾胃，佐行经络活血之品，倘误用寒凉克伐，脾胃一败，肿陷难溃，溃后难敛，里膜一穿，多致不救。

第五节　发

《医学大辞典》解释"发"说："痈之大者名发。"说明发的病变范围较痈为大。故一般把来势迅猛而大于痈的外疡称之为发。所谓"发"就是急性发作，发展变化快，面积范围大的意思。本病的特点是在皮肤疏松的部位突然红肿蔓延成片，灼热疼痛，红肿以中心最为明显，而四周较淡，边缘不清，3～5 日皮肤湿烂，随即变成色黑腐溃，或中软而不溃，伴有明显的全身症状。

在古代文献中，发常和有头疽共同命名，如《外科精义·论五发疽》说："夫五发者谓疽发于脑、背、眉、髯、鬓是也"；又如把生于后项发际的脑疽叫"对口发"。此外，有些痈之大者应属于发的范围。但在古文献中称之为痈，如锁喉痈、臀痈等。为了疾病性质的归类清楚，本书已把对口发归有头疽论述，而把锁喉痈归于本结论述；此外生于手背部的手发背，生于小腿部的腓腨发均归于本结论述。再者，考虑到乳房疾病的系统性，将发生于乳房部的乳发，则在乳房疾病中另行论述。

锁 喉 痈

锁喉痈生于颈前正中结喉部位，因红肿绕喉，故称之为锁喉痈。咽喉是人体呼吸、吞咽的要冲，锁喉有闭锁咽喉之意，故《内经·痈疽篇》把本病称为"猛疽"，以其毒势猛烈可畏之意。本病相当于现代医学所称的颏部蜂窝组织炎，其症状发生变化之快，是中医外科的危急疾病，虽名为痈，其实是"发"。此病以儿童患者为多见。

【病因病机】结喉为任脉、肝、肺、胃诸经所主；位于人体上部，易受风邪侵袭。故本病多因外感风温、风热挟痰毒之邪，侵入结喉；或肝肺胃积热，循经上攻，注于结喉；或麻痘之后，体虚余毒未清，挟痰热结聚所生；或因体弱，口唇齿龈生疖，咽喉糜烂感染毒邪。

【临床表现】初起结喉处红肿绕喉，根脚散漫，坚硬灼热疼痛，来势猛烈，经2～3日后肿势可延及两颈，甚至上延腮颊，下至胸前。可因肿连咽喉、舌下，而并发喉风、重舌，以致吞咽、呼吸困难，而汤水难下，甚至可引起窒息。

全身症状可出现壮热、口渴、头痛项强、大便秘结、小便短赤，甚至可以出现气喘痰壅，发生痉厥。

若肿势渐渐局限，按之中软者，为成脓之象；若按之中软应指者，为脓已成熟。

经治疗后，本病转归以根脚渐收，肿势高起，渐趋局限，容易溃烂的为顺证；若根脚不收，漫肿平塌，色转暗红，难以溃脓的则为逆证。溃后脓出稠黄，热退肿消者轻；脓出稀薄、疮口有空壳，或内溃脓从咽喉部穿出，全身虚弱者重，收口亦慢。

【辨证施治】

1. 风温挟痰、毒热结聚型：

〔主症〕结喉处红肿绕喉，坚硬灼热疼痛，或肿势蔓延腮颊及胸前。伴有发热、口渴、头痛项强、吞咽困难、呼吸不利、大便结硬、小便短赤。舌苔黄腻，舌质红绛，脉弦滑数。

〔证候分析〕外感风热挟痰热之邪，内因肝肺胃积热，痰热毒邪，壅结于结喉，故红肿、坚硬、灼热疼痛；发热为风温热毒与正气相搏之征；头痛、项强，为风温、痰热之邪阻滞经络所致；结喉为吞咽及呼吸之要冲，因有邪毒蕴结，故出现吞咽困难、呼吸不利。

〔治则〕散风清热，化痰解毒。

〔方药〕普济消毒饮加减

牛蒡子　薄荷　僵蚕　升麻　黄芩　黄连　生石膏　生地　玄参　板蓝根　连翘　山栀子

〔方解〕牛蒡子、薄荷、僵蚕疏风清热、化痰利咽，升麻清泻肝肺积热，生石膏、生地、玄参清胃热养胃阴，板蓝根、连翘清热解毒。若便秘加枳实、生大黄、玄明粉以通腑泻热，气喘痰壅、呼吸困难，加鲜竹沥、天竺黄、莱菔子以化痰清热。若高热痉厥，加服用安宫牛黄丸或紫雪丹，脓已成加炙山甲、皂角刺。

2. 热毒伤阴型：

〔主症〕锁喉痈溃后，低热不退，疮色暗红，疮口难敛，伴有口干少津、胃纳不香。舌质红，脉细数。

〔证候分析〕溃后脓血大泄，加之高热耗津以致胃阴伤败，故口干少津，胃纳不香。胃纳不佳，气血化生乏源，故疮口难于愈合。阴液亏损之余毒未尽，故低热不退，疮色暗红。

〔治则〕益胃养阴，清热解毒。

〔方药〕益胃汤加减。

沙参　麦冬　生地　玉竹　银花　连翘　谷芽　党参　生黄芪

〔方解〕沙参、麦冬、生地、玉竹养阴清热益胃，加谷芽消导助运，则纳谷能昌，化生有源。党参、黄芪益气托毒，益气能助脾胃津液的生化，银花、连翘清解余毒。

【外治】

1. 初期：宜箍围束毒，用玉露散，以金银花露或菊花露调敷患处，并经常保持敷药湿润。

2. 脓成：应早期切开排脓，刀法应循经直开。

3. 溃后：参照"颈痈"。

【预防调理】❶一旦发现结喉部红肿不适，应迅速治疗，不得延误。❷注意治疗面部、口腔原发病灶。❸箍围药宜注意湿度，使其药力易于透达。❹高热时应卧床休息，气喘痰雍时应取半卧位。

臀　痈

臀痈是发生在臀部肌肉丰厚处的，范围较大的急性化脓性疾病。相当于现代医学的臀部蜂窝组织炎症。其特点是位置较深，范围大，来势凶猛，易于腐溃，收口慢。

【病因病机】急性者多由湿热火毒蕴结，或注射时感染毒邪而成，亦可局部疖疮发展而来。慢性者，多由湿痰凝结，营气不从，逆于肉理所致，或注射药液吸收不良所致。

【临床表现】局部常有注射或疖疮史。

1. 急性者：臀部一侧红肿热痛，患肢步行困难，红肿以中心最为明显，而四周较淡，边缘不清。红肿逐渐扩大而有硬结，数天后红肿溃烂，随即变成黑色腐溃或中软不溃；溃后一般脓出黄稠，但有的伴有大块腐肉脱落，以致疮口深大，1个月左右可以愈合。初起即有恶寒、发热、头痛、骨节酸痛、胃纳不香等全身症状，待脓出腐脱后逐渐减轻。

2. 慢性者：初起漫肿，红热不显，而硬块坚巨，有疼痛或压痛，患肢步行不便，进展较为缓慢，全身症状不明显。一般经过治疗后，多半自行消退。

【鉴别诊断】

1. 流注：漫肿疼痛皮色如常，不局限于臀部一处，有此处未愈合，他处又起的征象。

2. 环跳疽：髋部筋骨隐痛，皮色不变，活动受限，尤其是旋转活动受限，继则疼痛加剧，下肢呈半屈曲状，臀部外突，大腿略外屈。伴有寒战、高热。

【辨证施治】

1. 湿火蕴结型：

〔主症〕臀部红肿热痛，或湿热糜烂溃脓，恶寒发热，头痛骨楚，食欲不振。舌苔黄腻，脉数。

〔证候分析〕湿热蕴结，气血瘀滞，化热成毒故有肿痛溃烂。正邪相争则有发热。湿邪中阻故食欲不振。

〔治则〕清热解毒，和营化湿。

〔方药〕黄连解毒汤合仙方活命饮加减。若仅有肿胀疼痛，浸肿不红，结块坚实，进展缓慢，而全身症状不明显，多为湿痰凝滞型，治疗宜和营活血，化痰利湿，方选仙方活命饮加减。

2. 气血两虚型：

〔主症〕溃后腐肉大块脱落，疮口较深，形成空壳，收口缓慢，面色萎黄，神疲乏力，纳食不香。舌质淡，苔薄白，脉细。

〔证候分析〕溃后气血耗伤，故生肌长肉困难，湿热邪毒损伤脾胃气机，故纳食不香，而又影响气血的生成，而且有余毒留恋故更难愈合。

〔治则〕调补气血，清解余毒。

〔方药〕八珍汤合五味消毒饮加减。

【外治】

1. 初起：用玉露膏或金黄膏外敷，红热不明显者用冲和膏外敷。

2. 成脓：宜切开排脓，切口应低位够大，以利于脓液排出，可用八二丹及红油膏盖贴，或药线引流。

3. 后期：腐脱后，改用生肌散，白玉膏外敷，若有空壳不易于愈合，可加用棉垫法加压固定。

腓腨发

腓腨发是发生于小腿部位，小腿古称为腓腨，故名腓腨发。因部位不同，而有不同名称，如生在足三里者，叫三里发，与本病病因证治相同，故合并论述。

【病因病机】由湿热下注，致使局部经络阻塞，气血凝滞，湿热毒邪蕴结而发。或因劳损筋脉，瘀血积滞，感染毒邪而导致。

【临床表现】初起局部肿痛不舒，行走活动障碍；继而皮肤焮红，根脚不清，中间略紫暗，高肿疼痛；伴有发热恶寒、纳呆、便干、溲赤、苔黄腻、脉滑数等全身症状。1周左右局部跳痛如针刺，按之波动，为内脓已成。溃破后脓水黄白，夹有血水，全身症状即随之减轻或消失。

在夏秋之间，常因有头疖或虫咬后搔抓破损而并发本病。其患处有一绿豆大溃孔，中心有脓点，四周大片红肿灼热；经过治疗后红热消退，脓栓脱落，伤口逐渐愈合，严重者，或失治或误治者，可发生大片组织坏死。

【辨证施治】湿热蕴结型：

〔主症〕小腿腓腨部肿痛不舒，继而高肿、皮肤焮红，伴有发热恶寒、纳呆便干、溲赤。苔黄腻，脉滑数。

〔证候分析〕湿热蕴结，经络阻滞，故腓腨部胀痛不舒；湿热滞邪蕴结化成火毒，故皮色焮红，高肿疼痛；湿热毒邪与正气交争，故发热恶寒。

〔治则〕清热利湿，解毒和营。

〔方药〕五神汤合萆薢渗湿汤加减。

【外治】

1. 初起：外敷金黄膏或玉露膏以解毒消肿。

2. 脓成：切开引流，宜循经直开。

3. 溃后：掺九一丹，外盖红油膏。

4. 脓净：掺生肌散，外盖白玉膏。

手发背

发生于手背部的发叫手发背，为毒邪聚集于手背部外发。《医宗金鉴·外科心法·手发背》说："初起如芒刺，渐感疼痛，高肿红活……其无论形势大小，但溃深露筋骨者难愈。"说明了本病的症状及其预后。

【病因病机】手背部为三阳经所主，手背中心为少阳三焦所辖。本病多由风火湿热之邪，聚结于手背部，以致经络阻塞，气血瘀滞，化火壅毒外发溃烂为发。或因手背部外伤，感染邪毒所致。

【临床表现】初起手背部漫肿无头，边界不清，色红灼热，胀痛不舒，伴有恶寒发热、苔黄、脉数等全身症状。约经 7～10 日后，肿块中间肿胀高突，色紫红，灼热，疼痛如鸡啄，全身症状加重；此时可有高热、口渴、便秘、溲赤等症状。若按之有波动感者，则内脓已成。溃破时皮肤湿烂，脓水色白或黄，或夹有血水，全身症状也随之减轻。如 2～3 周肿势不趋局限，溃出脓液稀薄，则为损伤筋骨之征。

【鉴别诊断】应与"托盘疔"鉴别，此疔肿势可波及整个手背，但红肿热痛以掌心中部明显，脓成后亦可在掌中。

【辨证施治】热毒蕴积型：

〔主症〕手背部红、肿、热、痛，伴有发热、恶寒、口渴、便秘、溲赤。舌苔黄，舌质红，脉数。

〔证候分析〕风火湿热之邪客于手背，蕴而化热化毒；邪毒蕴结，经络不通，故有红、肿、热、痛；邪毒与正气相搏，故有恶寒发热；热毒炽盛，故有口渴、便秘、溲赤等症状。

〔治则〕清热解毒，和营消肿。

〔方药〕五味消毒饮合仙方活命饮加减

公英　忍冬藤　紫花地丁　天花粉　赤芍　贝母　当归　没药　桑枝

〔方解〕公英、忍冬藤、紫花地丁清热解毒，当归、赤芍、天花粉、贝母和营消肿，乳香、没药和营止痛，桑枝为引经药。若初起恶寒重可加荆芥、羌活、升麻、前胡，去天花粉、赤芍，以祛风发汗，使毒随汗解。若热毒炽盛可去当归、乳香、没药，加黄连、山栀子、黄芩等清泄热毒。若大便秘结可加生大黄、玄明粉以泄滞通便。若小便短赤可加白茅根、车前草以利尿清热。成脓时，可加炙山甲、皂角刺、白芷以透脓托毒。溃后脓水稀薄，损伤筋骨则宜用八珍汤调补气血。

【外治】

1. 初起：外敷金黄膏或玉露膏。

2. 脓成：宜切开排脓。

3. 溃后：掺八二丹敷红油膏，有深腔加药线引流；脓净，改掺生肌散敷白玉膏。

【预防调理】❶患手忌持重和剧烈活动，应以三角巾悬吊。❷愈后宜早期加强功能锻炼。

足 发 背

发生于足背部的发称为足发背，为毒邪于足背外发。顾世澄在《疡医大全》论述本病说"脚发背生于脚背筋骨之间，乃足三阴三阳之所司也，比之手发背为尤重，皆缘湿热相搏，血滞于至阴之交或赤足行走沾染毒涎，抑或撞破误触污秽而成。总之，外染者轻，内邪留滞者重。"顾氏对本病的成因作了较为详细的论述，并且指出了本病比手发背的症状更为严重。

【病因病机】足背为人体下部，容易为湿邪所伤。本病多由湿热下注于足部，蕴积成毒化热外发；或因足部外伤，瘀血积滞，感染毒邪而成。

【临床表现】初起足背红肿、灼热、疼痛、肿势弥漫，边界不清，以及活动障碍。一般 5～7 日后肿势迅速增大并且化脓。伴有寒战、高热、纳呆、舌苔黄腻、脉象滑数等全身症状。溃破后脓液稀薄，夹有血水，疮口周围皮肤湿烂，这时全身症状也随之减轻。总之，症状较为轻浅者，预后较好；症状严重者可产生热毒入血的严重证候，及局部溃破迟缓，溃后久不收口，损伤筋骨等不良预后。

【辨证施治】湿热毒结型：

〔主症〕足背红肿、灼热、疼痛，肿势弥漫。伴有寒战高热、纳呆呕恶、大便干结、小便短赤。舌苔黄腻，脉滑数。

〔证候分析〕湿热毒邪蕴结于足背，故红肿、灼热、疼痛；湿热化火，毒热之邪与正气相搏故寒战高热；湿邪中阻故纳呆、呕恶，湿热内结故便干、溲赤。

〔治则〕清热解毒、和营利湿。

〔方药〕五神汤合仙方活命饮加减

金银花　紫花地丁　黄柏　车前草　川牛膝　天花粉　赤芍　乳香　没药　生甘草

〔方解〕金银花、紫花地丁、生甘草、黄柏清热解毒，合车前草、川牛膝清热利湿；天花粉、赤芍清热和营；乳香、没药和营止痛。若恶寒重可加防风、荆芥，纳呆、呕恶可加青木香，脓成加炙山甲、皂角刺，溃后脓出去乳香、没药、山甲、皂角刺，加党参、生黄芪、茯苓、白芷，若伤筋损骨、脓出清稀、疮口不合以八珍汤加减。

【外治】参照"手发背"。

自 学 指 导

"发"是发生、发展、变化很快，面积范围比一般的痈疽都大的体表化脓性疾病；此外以其溃破疮面大，疮口周围皮肤湿烂为重要临床特征。

古代外科文献对痈、疽、发的命名较为混乱，如应该命"发"的锁喉痈、臀痈等而命名为"痈"，应该命为疽的对口发、发背等却命名为"发"。在本章中，我们把相当于化脓性淋巴结炎都归结于痈，如颈痈、腋痈、胯腹痈、委中痈；把其他疏松皮下组织的化脓性感染则称为"发"，如锁喉痈、臀痈、腓腨痈、手背发、足背发；把生于皮肤较坚厚地方的化脓性感染称为疽，如脑疽、发背疽等。这样就初步的把痈疽发基本归类清楚。痈疽发三者虽然都属于体表化脓性感染，但在病因病机、症状及辨证施治等方面都有一定的差异。在学习时，应该善于将这三个病种加以比较，以得出它们的共同之点和不同之处，这样才能更好地掌握这些疾病。

发生于结喉部的锁喉痈，是中医外科的危急之症。因为结喉是呼吸、吞咽之要冲，锁喉痈可造成吞咽、呼吸困难，甚至汤水难下，或引起窒息的发生，导致生命危险。有的还会从咽喉部溃脓穿出，造成十分痛苦的后遗症。辨证施治分为风温挟痰和热毒伤阴两型，分别应用普济消毒饮加减及益胃汤加减。外用箍围药应注意保持敷药的湿润，以使药物易于透达，最大效果地发挥治疗作用。切开引流刀法宜循经直开，以免损伤咽喉部更多的组织和器官，并且可以避免袋脓的发生。

臀痈目前临床上由注射引起较多见，治疗宜活血解毒；由湿热蕴结形成者重点在清热利湿解毒；后期生肌困难重在补气血。

腓腨发为湿热蕴结腓腨所致，治宜清热利湿，解毒和营，用五神汤合草薢渗湿汤加减。脓成宜循经切开引流。

手发背和足发背，都是发生在皮薄、肉少、骨多的部位的急性化脓性疾病。前者为风火湿热之邪引起，治疗宜清热解毒、和营利湿。它们的局部症状及全身症状都较为严重，而且都容易损伤筋骨，以致疮口经久不能愈合。

辨证治发，无论是内治还是外治都需要及时正确施治，以避免组织大面积损伤和溃烂，以防损伤筋骨，并且抑制热毒侵入营血。所以本节的重点就是要熟练掌握"发"病的病因病机、证候转归、内治外治法。

【复习思考题】

1. "发"的含义包括哪些？
2. 锁喉痈有哪些主要的临床表现？风温挟痰与热毒伤阴两型有哪些主症？
3. 锁喉痈的外治应该注意哪些？
4. 腓腨发有哪些临床特征？
5. 手发背与足发背在病因病机、临床表现、辨证施治方面有哪些异同点？
6. 手发背应该与哪些疾病相互鉴别？

【参考文献摘要】

1. 余听鸿《外科医案汇编·猛疽》：猛疽，俗名结喉毒。生于颈前、结喉之上，呼吸之要道。皆属忧郁化热，或肝肺积热，膏粱炙煿壅热而成。其不拘大小，先以散肿软坚、解肌化热，冀其速溃，脓泄可保。若误用寒凉，或成脓不针，或肿硬太甚，脓不得泄，咽喉闭塞，呼吸不通，汤饮不入，半日死矣。《内经》曰："发于嗌中，名曰猛疽，猛疽不治，化为脓，脓不泻，塞咽半日死。"其化脓者，泻则合豕膏，冷食，三日已。"《内经》取名猛疽者，因其来势太猛，倚猛不可遏，命立而倾也。

2. 醋调五倍子散治疗蜂窝组织炎：取纯净五倍子适量研细，过 100 号筛，装瓶放到阴干处备用。局部剃光毛发，以肥皂水擦洗患处，常规消毒，视疮面大小取本品加醋调成糊状，均匀涂布于敷料上（3cm厚），贴于患处固定，3 日换药 1 次。结果一共治疗 156 例，痊愈 79 例，显效 57 例，有效 14 例，无效 6例。〔李永高，等. 新疆中医药. 1990（1）：26〕

3. 基本方：黄芪 40g，皂角刺、当归、紫花地丁各 15g，黄芩、丹参各 15g，连翘 20g，姜半夏 12g。热毒炽盛型，加双花、丹皮；阴虚火旺型加生地、白芍、葛根；气血两虚型加四君子、四物。配合局部切开，病灶清除和疮面引流等外治。治疗结果：60 例全部治愈，疗程 14～32 日者 27 例，57～70 日者 30 例，70 日以上者 3 例。〔尹作文. 中药治疗急性蜂窝组织炎 60 例. 湖北中医杂志，1996，（3）：16〕

第六节 丹 毒

本病因其发病时突然发红，色如丹涂脂染，因而得名丹毒。中医学有关丹毒的记载，首先见于《内经·素问·至真要大论》："运气丹熛皆属火。""少阳司天，客胜则丹疹外发，及为丹熛是也。"丹熛即是丹毒。顾世澄《疡医大全·赤游丹门主论》引"太平圣惠方"说："圣惠云：夫一切丹毒者，为人身体忽然变赤如丹之状，故谓之丹毒也。或发手足，或发腹上，如手大，皆风热恶毒所为。"指出了丹毒的症状，并且认识到本病是由于毒热之邪感染所致。《诸病源候论·丹毒病源候》把丹毒分为 13 种之多，虽然不一定都是指现在的丹毒，但是却对丹毒做出了专门的论述。在古文献中，本病有很多不同的名称。发生于头面者称为抱头火丹，发于躯干者称为内发丹毒，发于腿者称为游风、流火，新生儿丹毒称为赤游丹。

现代医学认为本病是由于溶血性链球菌（丹毒链球菌）侵入皮肤或黏膜内的网状淋巴管所引起的急性感染。现代医学亦称本病为"丹毒"或"网状淋巴管炎"。

【病因病机】《疡医大全·赤游丹门主论》说："发丹色状不一，痒痛亦异，大概因血热肌虚，邪气所搏而发。"故本病是由于血分有热，肌肤不固，火热毒邪乘虚侵入，并与血分热邪相结，暴发于皮肤间而成。

或由于皮肤黏膜破损（如鼻腔黏膜破损、皮肤擦伤、脚气糜烂、毒虫咬伤、臁疮等），肌肤失去固卫，毒邪乘间隙侵入而成。

丹毒发于头面，夹有风热；发于胸腹夹有肝火；发于下肢者夹有湿热；新生儿丹毒，多由于内热火毒所致。

【临床表现】发病急骤，有皮肤擦伤，挖鼻或足癣史。初起往往先有发热、恶寒、头痛、骨节酸痛、胃纳不香、便秘、溲赤、苔薄白或薄黄、舌质红、脉浮数或滑数等全身症状。继则皮肤先为小片红斑，并迅速蔓延成鲜红一片，稍高出皮面，边界清楚。红斑按压时红色稍退，放手后立即恢复。局部仅有红肿，称为红斑性丹毒。但严重的红肿处可伴发瘀点、紫癜或大小不等的水疱，疱内有浆液或脓液，称为脓疱性丹毒。红斑有时一面发展，一面消退。如在红斑向四周扩散的同时，中央处可由鲜红转暗红或棕黄色，经过五六日后，发生脱屑，逐渐痊愈。偶尔结毒化脓或皮肤坏死。患处附近的臖核可发生肿痛。若见壮热烦渴、神昏谵语、恶心呕吐者，是毒邪内攻之险证征象。

本病因发生的部位不同而各具特征：

（1）发生在头面部的，如由鼻部破损引起者，先发于鼻额，次肿于目，而使两目肿胀不能开视；如由耳部破损引起者，先肿于耳之上下前后，次肿及头角；如由头皮破损引起者，先肿于头额，次肿及脑后。

（2）发生于腿胫部的，多由趾间皮肤破损引起，先肿于小腿，亦可延及大腿，痊愈后容易复发，常常因为反复发作，形成象皮腿。

另外，新生儿丹毒往往游走不定，但多见于臀部，多有皮肤坏死，伴有高热、烦躁、呕吐等严重的全身症状，甚至发生生命危险。

总之，本病由四肢走向胸腹，或由颜面走向胸腹者多逆。若新生儿患赤游丹，老年人患抱头火丹，因体质娇嫩、衰弱，毒邪容易内攻，症状比较严重。

【辅助检查】白细胞总数常在 20.0×10^9/L 以上，中性粒细胞 $0.8 \sim 0.9$。

【鉴别诊断】

1. 发：局部暗红肿胀，疼痛，皮色红以肿块中间明显，周围较淡，边界清楚，并有持续胀痛，化脓时跳痛，大多容易坏死、溃烂，全身症状也没有丹毒严重。

2. 接触性皮炎：有明显过敏物质接触史，皮损以肿胀、水疱、丘疹为主，焮热、瘙痒，一般无明显的全身症状。

【辨证施治】

1. 风热毒蕴型：

〔主症〕红斑肿胀发生于头面部。症见鼻、额、目周红肿，两目上下肿胀不能开视；或耳之上下前后、头角处、脑后红肿。伴恶寒发热、头痛。苔薄白微黄，舌质红，脉浮数。

〔证候分析〕风温毒邪犯上，与血分热邪蕴结，经络阻塞，不通故头面有肿胀疼痛；热毒与气血相搏，故起红斑；热毒与正气相搏故恶寒、发热；恶寒发热、苔白微黄，说明邪热尚在表。

〔治则〕疏风清热，解毒化斑。

〔方药〕普济消毒饮加减

牛蒡子　薄荷　升麻　僵蚕　生地　玄参　天花粉　板蓝根　银花　连翘　夏枯草

〔方解〕牛蒡子、薄荷、升麻、僵蚕疏风清热，生地、玄参、天花粉清热凉血化斑，板蓝根、银花、连翘清热解毒。若高热、口渴，加黄芩、黄柏、生石膏、知母，适当减去疏风药。若大便干结宜加大黄、玄明粉。

2. 肝经湿热型：

〔主症〕红斑肿胀发生在胸腹、肋胁、腰胯等肝经部位。红斑、灼热、疼痛，伴有发热，口苦心烦，大便秘结，小便短赤。舌苔微黄腻，舌质红，脉弦数。

〔证候分析〕肝经湿热之邪毒与外染毒热之邪蕴结于肝经部位，与气血相搏，故有红斑、肿胀、疼痛等症状。湿热内结故有发热、烦躁、口苦、便秘、溲赤等症状。

〔治则〕疏肝清热，解毒化斑。

〔方药〕龙胆泻肝汤加减

龙胆草　山栀子　黄芩　柴胡　生地　玄参　天花粉　生石膏　车前草　泽泻　生大黄　玄明粉

〔方解〕龙胆草、山栀子、黄芩、柴胡疏肝清热；生地、玄参、天花粉、生石膏清热凉血解毒化斑；车前草、泽泻清热利湿；生大黄、玄明粉通涤阳明积热。

3. 湿热毒蕴型：

〔主症〕肿胀红斑先发于小腿，亦可延及大腿，伴有轻度发热，患肢酸胀，胃纳不香。苔白腻，或微黄腻，舌质红，脉滑数。此症可反复发作，以致形成象皮腿。

〔证候分析〕湿热下注，并外感之邪毒瘀结于小腿，以致经络阻塞，故肿胀疼痛；邪热与气血相搏，故起红斑；湿邪中阻而胃纳不香；湿性粘滞而症状反复发作。

〔治则〕清热解毒，利湿消肿。

〔方药〕五神汤合萆薢渗湿汤加减

银花　紫花地丁　黄柏　苍术　川牛膝　萆薢　泽泻　紫草　丹皮　白茅根　车前子　通草　十大功劳　茯苓

〔方解〕银花、紫花地丁、十大功劳、黄柏清热解毒，通草、苍术、萆薢、茯苓、泽泻、车前子清热利湿，紫草、丹皮、白茅根清热、凉血、活血、化瘀。若肿胀甚或形成象皮腿，可加苡米、防己、赤小豆、丝瓜络、鸡血藤以利湿通络。

4. 毒热炽盛型：

〔主症〕不管什么部位的丹毒，特别是新生儿丹毒及老年人丹毒，症见肿胀性红斑、灼热、颜色鲜红，甚至伴发瘀点、紫癜或水疱。伴壮热烦躁、神昏谵语、恶心呕吐。舌苔黄干，舌质红，脉洪数。

〔证候分析〕邪毒炽盛，热迫血妄行，故皮色鲜红、灼热，并有瘀点、紫癜及水疱；壮热烦躁、神昏谵语为邪入心包，心神受扰；邪热扰脾胃故恶心呕吐。

〔治则〕凉血清热解毒。

〔方药〕犀角地黄汤加减

犀角　生地　赤芍　丹皮　玄参　栀子　竹叶　麦冬　银花　黄连

〔方解〕犀角、生地、赤芍、丹皮凉血清热；生地、玄参、竹叶、麦冬清热护阴，栀子、黄连、竹叶清心热而除烦躁，全方凉血、清热解毒、养阴。如神昏谵语可加服安宫牛黄丸或紫雪丹。

【外治】

1. 用金黄散、玉露散以冷开水或植物油调敷，或用新鲜的野菊花叶、鲜地丁全草、鲜蒲公英等捣拦外敷。

2. 反复发作，形成象皮腿患者，可用鲜乌柏叶、鲜樟树叶、松针各60g，生姜30g，煎汤，每晚熏洗1次。

3. 局部出现水疱，应抽出积液，或在水疱下方剪一小口引出浆液后，用马齿苋煎水局部湿敷。

4. 慢性丹毒可用冲和散掺在阳和解凝膏中贴患处，1周1换。

【其他治疗】

1. 砭镰法：患部消毒后，用七星针或三棱针叩刺患部皮肤，放血泄毒。亦可配合拔火罐，可以减少丹毒复发，但禁用于抱头火丹及赤游丹，

2. 慢性复发性丹毒，可长期服小金片，此外还可酌服大黄䗪虫丸或散结灵。

【预防调理】❶患者应卧床休息，多饮开水，床边隔离。发于小腿的宜抬高患肢30°～40°。❷有皮肤黏膜破损，应及时治疗，以免感染毒邪。❸有脚湿气者，必须彻底治疗。❹患者所用器械、敷料，必须严格消毒。

自 学 指 导

丹毒的病因是内因血热肌虚，外有毒邪感染；其发于上者挟风热，发于中者挟肝火，发于下肢者挟湿热。本病的治疗着重清热解毒、凉血。清热凉血多用生地、玄参、生石膏、花粉、丹皮、赤芍、紫草、白茅根之类，清热解毒常用板蓝根、银花、连翘、紫花地丁、黄芩、黄柏等。上部用药注重疏风，中部注重疏肝泻热，下部偏重利湿通络。至于热毒炽盛、毒入营血型，则应注重凉血解毒；并注意邪热伤阴，而应加强养阴。慢性复发性丹毒应注意利湿通络；并坚持服中成药小金片、大黄䗪虫丸等，以清血分伏热及湿毒；活血通络，则湿热毒邪不能瘀积于经络，能达到防治复发的作用。

【复习思考题】

1. 丹毒有哪些主要临床特征？头面部丹毒、腿脚部丹毒、新生儿丹毒各有哪些主要特征？

2. 丹毒应与哪些疾病鉴别？其鉴别要点是什么？

3. 丹毒辨证施治分几型？每型治则及方剂是什么？

4. 如何预防丹毒？

【参考文献摘要】

1. 郑则敏根据丹毒发生的不同部位而使用不同外治药物：如发于颜面者用紫草油（紫草30g，黄连3g，冰片0.3g，茶油500mL）涂患处；发于下肢者用金花散（煅石膏30g，广丹1.5g，冰片0.3g，共研细末），麻油调敷患处。象皮腿者用金黄散调蜜水各半外敷。〔郑则敏. 辨证论治丹毒64例小结. 福建中医药，1986，(5)：25〕

2. 龚景林用马勃、朴硝各90g，冰片5g，共为细面，与捣烂的鲜马齿苋，适量麻油调成糊状外敷。〔龚景林. 四妙勇安汤治疗丹毒31例临床观察. 黑龙江中医药，1986，(4)：41〕

3. 窦金华等用芒硝湿敷治疗丹毒。其方法是芒硝 250g，溶于 500mL 开水中，待凉，用其溶液浸湿毛巾外敷患处，1 日 4~6 次，24 小时后更换新鲜药液。一般 3~5 日可愈合。也可用蚯蚓 1 条，洗净，加入白糖适量，外涂局部。〔窦金华. 中医杂志，1993，(9)：548〕

第七节　有头疽

《灵枢·痈疽篇》认为疽和痈一样，是由于毒邪阻滞，营卫稽留，血泣不行，壅遏生热，热盛肉腐成脓的一种皮肤与肌肉的化脓性疾患。

历代对"疽"的论述的学术观点均不一，现代学者一般把疽分为"有头疽"与"无头疽"两大类。本节论述的有头疽相当于现代医学的痈，是多个相邻的毛囊和皮脂腺的急性化脓性感染。东轩居士《卫济宝书·痈疽五发》说："疽起初如麻豆子大……以次皮破，窍穴渐如蜂房，多有脓毒不出结痛。"《外科理例·疮名有三》论疽说："疽者，初生白粒如粟米，便觉痒痛、触着其痛应心，此疽始发之兆……三四日后，根脚赤晕展开，浑身壮热微渴，疮上亦热……疽顶白粒如椒者数十，间有大如莲子房者，指捺有脓下流，时有清水，微肿不突，根脚红晕，渐渐展开。"这指出了本病的特点是患部先有粟米粒样脓头、焮热、红肿、疼痛、易向深部及周围扩散，脓头逐渐增加，溃烂之后状如莲蓬、蜂窝。并且由于脓液排泄不畅而向周围蔓延扩展，病变范围则越来越大，常超过 9cm 以上，甚至大愈盈尺，所以古代文献有时把范围较大的有头疽也称作"发"。

齐德之《外科精义·论五发疽》说"其发于脑者，为脑疽也，其发于鬓、眉、须者，以类呼也"。说明了有头疽由于发病的部位不同而名称各异。通常把发生于脑后（项后）的叫"脑疽"，发生于腹部膻中穴的叫"膻中疽"，生于少腹的叫"少腹疽"，上述等等，尽管名称很多，发生的部位不同，但是它们的病因、症状和治法基本上是一致的，故本节合并论述。

本病以中、老年患者为多见，凡在皮肤较厚的坚韧之处均可发生，但一般发生于脑后、背部。发生于项后和背部的常常不容易透脓；而脓毒内陷症较为多见，故病情重。发于四肢的易于透脓、内陷变症较少见。应该指出的是，本病的轻重及内陷与否，主要与热毒的轻重、气血的盛衰、年龄的大小等有密切关系。

【病因病机】

1. 外感风温、湿热之邪：外感风温、湿热邪毒侵入肌肤，毒邪蕴结以致经络阻塞、气血运行失常。

2. 脏腑蕴毒：情志内伤，气郁化火，火炽成毒；或嗜食膏粱厚味、醇酒炙煿以致脾胃运化失常、湿热火毒内生；此两者可使脏腑蕴毒。

3. 内伤耗气：由于劳伤精气，以致气阴亏损，气虚则容易感受毒邪，而且感染毒邪之后，亦无力托毒外出；阴血亏，真阴伤败，虚火内生，而水亏火炽；气血两虚，在感受毒邪之后，往往毒滞难化。

总之，本病的病因病机是外感风温、湿热邪毒，内有脏腑蕴毒、邪毒凝聚肌表，以致营卫不和、经络阻塞，气血瘀滞而发病。如若内伤精气者，则更容易发病，故本病多见年老体弱之人及消渴疾患者。阴虚者，因水亏火炽而使热毒蕴结更甚；气血两虚者，气虚无力托毒，血虚无血化脓，则不能使毒随脓出而解，故往往毒滞难化；故正气虚弱者，往往容易导致疽毒内陷，而出现严重的症状。

【临床表现】患部呈现紫红色浸润，微隆起，较硬，界限不清；中间部分可有多数脓栓，先后破溃而呈蜂窝状（图7-6）；以后中央区逐渐坏死、液化、变软、皮肤有压痛，而且有扩散趋势。除有局部剧烈疼痛外，多有全身症状，处理不当及因正气虚弱，可以发生疽毒内陷。依据病程演化，临床可分为三期：

（1）初期：患部起一肿块，上有粟粒状脓点；肿块渐渐向周围扩大，脓头增多；色红灼热，高肿疼痛；并有发热、恶寒、头痛及食欲不振等症状。

（2）溃脓期：疮面渐渐腐烂形似蜂窝，肿块范围常超过9cm以上，伴有高热口渴、便秘溲赤，如脓液畅泄，腐肉脱落，则病情停止发展。

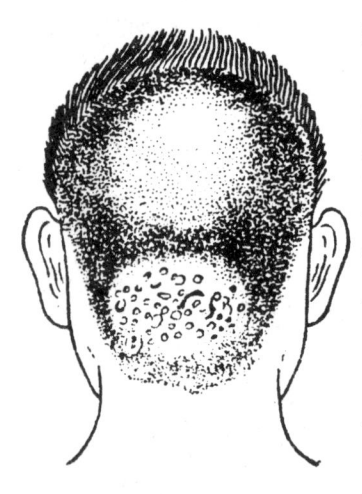

图7-6　后颈部有头疽

（3）收口期：脓腐渐尽，新肉开始生长，逐渐愈合。

整个病程大约1个月左右，分为四候：病情初期为一候，成形在第一周；二候化脓在第二周；三候脱腐在第三周；四候生新在第四周。以上是顺证的一般发展规律，如阴虚及气血两虚者便可产生逆证及疽毒内陷的症状。

若阴虚水亏者，则疮形平塌，疮脚散漫，疮色紫滞，不容易化脓，或溃流出稀少的脓水，有的带血水，疼痛剧烈。伴有高热、唇燥、口干、食欲不振，大便秘结，小便短赤。此型多见于老年瘦弱之人。如阴液恢复则火毒渐化，则溃脓期及收口期与顺证相仿。

若气血两虚不能透毒外出者，局部疮形散漫，疮色晦暗，化脓迟缓，腐肉难脱，脓水清稀带灰绿，闷肿胀痛，疮口容易形成空壳。伴有发热、精神不振、面色苍白。此型多见于老年肥胖者。如气血恢复，毒邪外泄，则溃脓期与收口期和顺证相仿。

内陷证多见于脑疽、发背的患者，尤以脑疽为多见。余听鸿《外科医案汇编》论脑疽说："若化火太过，与脑门最近，肿甚脑气不得流通，脑为肾水之精华，最怕热烁，化热甚则髓热脑烁，神志溃乱，神去则死，此症外科大险症也。"指出了本病在病变过程中，若兼见神昏谵语、气息急促等全身严重症状，则为疽毒内陷，是中医外科的险恶证候之一。

【辨证施治】根据病因病机及临床表现的分析，本病的辨证施治可分为虚、实两大证，具体又可分为热毒蕴滞、阴虚火炽、气血两亏三个证型。

（一）实证

热毒瘀滞型：

〔主症〕肿块色红灼热，疮脚散漫，上有粟粒脓头，疮面腐烂，形似蜂窝，脓液不畅，伴有疼痛、发热（或恶寒）、口渴、便秘溲赤。脉滑数，舌苔黄。

〔证候分析〕外感风温、湿热邪毒，内有脏腑蕴毒，邪毒蕴结于肌表，以致营卫不和、经络阻塞、气血凝滞故肿胀疼痛；热毒炽盛故有发热（或有恶寒）、肤色红而灼热；热盛肉腐，故疮面腐烂；又因毒盛而正气相对虚弱，正气不能托毒外出而热毒蕴滞，故疮形似蜂窝脓出不畅；口渴、便秘、溲赤、脉数、苔黄皆为热毒内盛。

〔治则〕和营托毒，清热利湿。

〔方药〕仙方活命饮加减

当归　赤芍　银花　蒲公英　天花粉　乳香　没药　白芷　穿山甲　生首乌　白茅根　生甘草

〔方解〕当归、赤芍和营祛瘀，乳香、没药行瘀止痛，银花、蒲公英、甘草清热解毒，天花粉养阴清热消肿，白芷、穿山甲透脓托毒外出，生首乌解毒泄热通便，向有"疮扫帚"之称，白茅根清热凉血利尿。若阴虚者加生地、玄参、石斛1～2味，以养阴清热，气血两虚者加生黄芪、党参以益气托毒；表证明显者，可适当加防风、荆芥等以解表祛毒。

（二）虚证

1. 阴虚火炽型：

〔主症〕疮形平塌，疮脚散漫，疮色紫滞，脓水稀少或带血水，疼痛剧烈。伴高热、口唇干燥、大便秘结、小便短赤。舌质红，舌苔黄，脉细数。

〔证候分析〕素体阴液亏虚，虚火内生，又感受湿热毒邪，阴虚无水制火热之邪，而使热毒蕴结更甚，故疮色紫滞疼痛剧烈；毒甚走散，故疮脚散漫疮形平塌；阴血亏，无血化脓，故脓水稀少；毒热入里，故有高热、便秘、尿赤等症状。

〔治则〕滋阴生津，清热解毒。

〔方药〕竹叶黄芪汤加减

人参　生黄芪　麦冬　生地　白芍　当归　川芎　皂角刺　银花　竹叶　甘草　黄芩

〔方解〕人参、黄芪益气托毒，配合生地、麦冬、白芍益气生津清热；当归、川芎、皂角刺和营透脓托毒，银花、黄芩、甘草清热解毒，竹叶渗湿利尿清热。

2. 气血两虚型：

〔主症〕疮形平塌、疮脚散漫，化脓迟缓，脓水稀少、腐肉难脱，疮口成空壳，闷胀疼痛；伴有精神委靡、面色苍白。脉数无力，舌质淡红，舌苔白腻。

〔证候分析〕气血虚弱者，气虚无力托毒和束毒，故疮平散漫；血虚无血化脓，故毒滞难化；气血虚，不能生肌长肉，故疮口成空壳而愈合迟缓。

〔治则〕扶正托毒。

〔方药〕托里消毒散。

〔方解〕本方有补益气血、托毒消肿的作用，如若系顺证收口期，有气血两虚现象而出现创口愈合迟缓者，可用本方加减。

【外治】分初起、溃脓、收口三期治疗。初起和溃脓期宜用消散药合并提脓引流之剂，收口期可用生肌散。

1. 初起：用金黄散掺入千捶膏外敷。

2. 溃脓期：金黄膏掺入八二丹外敷。如脓水稀薄或灰绿，则改用七三丹；若腐肉阻塞、脓液积蓄难出而有波动感时，可按疮形大小采用"十"、双"十"字或平行纵切开手术，手术的原则是广泛切开，清除坏死组织，彻底引流。

3. 收口期：用白玉膏掺生肌散外敷。若疮口有腐肉高突，可掺平胬丹，或剪除胬肉后再掺生肌收口药；若疮口有空腔，皮肤与新肉一时不能黏合，可用垫棉法，如无效时，则应该采用手术清创。

【其他治疗】

1. 消渴病并发有头疽者，应该积极治疗原发病。

2. 合并内陷者，参照内陷治疗。

3. 若气血两虚、疮形不起虽溃不腐，亦可配合神灯照法或桑柴火烘法。

【预防调理】❶实证宜忌食鱼腥辛辣等发物，气血两虚、阴虚者可适当增加营养。❷外敷药膏宜紧贴患部，掺药宜散布均匀。❸由于本病病情较长，因而疮口皮肤要经常保持清洁，以免并发湿疹。

自 学 指 导

有头疽是发生在皮肤与肌肉的化脓性疾病，好发于中、老年人，多发于项后、背部。先有粟粒样脓头，脓头逐渐增多，焮热红肿热痛。由于脓流不畅，故疮脚散漫，范围较大。溃烂之后，状如莲蓬蜂窝，同时伴有比较严重的全身症状。

本病的辨证论治可分为虚实两大证并热毒蕴滞、阴虚火炽、气血两虚三个证型。实证宜和营托毒、清热利湿，虚证则调补与托毒解毒相互结合。外治分三期，初期与溃脓期应该箍毒束毒、提脓祛腐，若腐肉阻塞、脓毒积蓄，可采用手术切开，以彻底引流。

本节疑点及难点较多，可通过面授解答。在此解释两个问题：

1.《外科正宗》说："得于湿热交蒸从外感受者轻，五脏蕴结从内发者重。"所谓"内发"系指脏腑蕴毒、内伤精气者发生有头疽比单纯由于外感的要严重，这里应该理解为既有内因，又有外感邪毒之外因，实际上疮疡的发病除了外因以外，不同程度都存在脏腑功能失调、正气虚弱等内因。

2. 临床表现一般分初期、溃脓期、收口期三期变化过程。至于阴虚及气血两虚者，其病程变化亦分三期，只不过因为其病因病机较为复杂，而出现与正常病程临床表现不太相同的特殊表现，并且容易发生疽毒内陷。这里要求我们在掌握一般发病规律的同时，还要掌握病情发展的特殊变化，以便采取相应的措施，转危为安，使疾病朝康复的方面发展转化。

学习本节应注意如下方法：

1. 首先要掌握有头疽的临床特点，并与痈、发等加以区别，使前后学的知识连贯起来，从而加深对本病的认识。

2. 辨证施治分虚实两大证并三证型，在辨证这三型的时候我们要把它和临床分期联系起来。例如热毒蕴滞型，这一主症包括了有头疽的初期和溃脓期。因此，在立法和处方时，就要考虑这个问题。如症状以初期为主，治疗以和营清热利湿为主，托毒次之；如症状以溃脓期为主，则应加重托毒透脓的分量。又如气血两虚型，既可见于气血两虚体质发生有头疽的临床特点，就是有头疽的顺证发展到收口期，由于耗伤气血，亦会出现气血两虚的现象，因此治疗上亦可仿此。

【复习思考题】

1. 有头疽的病因病机有哪些特点？

2. 有头疽的临床表现主要特点有哪些？

3. 阴虚、气血两虚的体质发生有头疽为什么容易引起疽毒内陷？

4. 有头疽切开引流、适应证及手术原则是什么？

【参考文献摘要】

1. 顾世澄《疡医大全》引薛立斋论脑疽：脑疽俗名对口，乃湿热交蒸而成，从外感受者轻，从五脏蕴结内发于外者重。项后虽属于督脉，又乃太阳膀胱寒水司行之道。从外感得之者多生正穴，气禀纯阳，故多不治而愈。……偏穴属太阳膀胱经，太阳膀胱主司寒水……此处发疽毒壅于此，气血流行，随毒而下，疮形平塌，肿高不尖，根脚走散，而肩漫肿，背如石，难以成脓，难溃难敛。

2. 脑疽治验：将艾绒 30g 放入自制熏灸器（30cm×20cm×11cm）的炉盘上，表皮红肿未溃者，治疗时仅需局部点刺出血而后直接熏灸；已溃化脓者先取脓性分泌物作脓液培养及药敏，再以 0.9% 生理盐水清洗患处，除净腐烂组织，根据脓液培养选用菌类敏感之复方新诺明或庆大霉素、氨苄青霉素等。取一片碾成粉状置疮上（如是水剂则用药棉浸润外敷于疮面）。熏灸后敷上消毒纱布。治疗结果：185 例均愈，平均治疗天数为 6~7 日。〔王振琴，等. 重加抗生素外治脑疽 185 例. 中国中西医结合杂志. 1996. 16（3）：179〕

第八节　无头疽

无头疽是一种初起无头，发于骨骼及关节的化脓性疾病。它的临床特征是：漫肿色白，疼痛彻骨，难消、难溃、难敛，并能形成瘘管。若发生于骨骼的，多在四肢长管骨，容易损伤筋骨，产生死骨、窦道及慢性脓疡；发生于关节的，最易造成畸形。

在古代中医外科文献中，"疽"的概念很广泛，归类不清楚。本书将疽分成有头疽和无头疽；把脑疽、发背疽等放在有头疽中论述；此外，流痰、流注等疾病在古代亦属于有头疽范围，我们根据这两个疾病的性质及治疗方法与一般无头疽不同，而另行分述；至于古文献中的腋疽、股阴疽，则应属于腋痈、胯腹痈或瘰疬的范畴；还有胁肋疽则可归于流痰之中。

本节选择临床上常见的附骨疽及环跳疽作为无头疽的代表性疾病，通过这两个疾病的学习，对于掌握骨、关节化脓性感染的临床转归及辨证施治的一般规律有指导性意义。

附骨疽

附骨疽是一种毒气深沉、附着于骨的化脓性疾病。《千金方》说："以其无破，附骨成脓，故名附骨疽。"在古文献中，根据发病部位的不同有不同的名称。一般把生在大腿外侧的叫附骨疽；生在大腿内侧的叫咬骨疽；生在手、足、小腿、胳膊等处，破溃后出腐骨较多的叫多骨疽。病名虽异，但病因、证治基本相仿，故本书合而论述。本病相当于现代医学的化脓性骨髓炎，好发于儿童，多发于四肢长骨。局部胖肿，疼痛彻骨，溃后脓水淋漓，不易收口，可形成窦道，有时流出死骨。

【病因病机】

1. 由于疗疮、疖、痈的治疗与护理不当；或麻疹、猩红热、伤寒等病后，耗伤正气、肝肾不足、气血两虚，以致全身或局部骨骼的抵抗力降低，余毒湿热内盛，窜入血道，留结于筋骨而发病。

2. 由于外来伤害，尤其是开放性骨折，局部骨骼损伤，复因感染邪毒，邪毒与损伤之瘀血蕴结于筋骨，蕴而化热，腐肉蚀骨而成本病。

【临床表现】本病为邪毒、湿热之邪，窜入血道，留结于筋骨最为多见。故本节主要论述这类型，相当于现代医学的急性血源性骨髓炎。

本病好发于 2~10 岁的小儿，男性儿童多见。多发于长骨的干骺端，发病部位以胫骨为最多，其次为股骨、肱骨和桡骨。

起病急骤，先有全身不适、寒战，继以体温升高到 39～40℃、口干、溲赤、便结、苔黄腻、脉滑数。

1. 初起：患肢疼痛彻骨，1～2 日内则不能活动。继则皮肤微红微热，胖肿骨胀。如患在大腿部位时，红肿则不易于出现，病变的骨端具有深压痛和叩击痛，可作为本病早期诊断的重要依据。

2. 成脓期：大约在得病后 3～4 周，身热持续不退，色红胖肿，骨胀明显。当骨膜下脓肿破入组织后，髓腔压力解除，疼痛可以减轻。

3. 溃后：脓肿自行穿破或经手术切开后，脓出初稠后薄、淋漓不尽，不易收口，而形成窦道。此时患部可摸到骨骼粗大，高低不平；用药线或探针探之，常常可触到粗糙的死骨，即转为慢性骨髓炎。其特征是流脓、瘘管经久不愈，或时发时愈，这是由于感染骨腔存在或死骨存在所致。大多数病例具有一个或多个不易愈合的窦道，窦道周围常伴发湿疹、脓疱以及色素沉着、疮口凹陷。死骨可能是一大块，也可能是多数小块，小的能自行排出，大的不能自出，以后必等死骨脱出才能愈合。

【辅助检查】

^{99m}Tc（锝）-MDP、^{67}Ga（镓）骨显像对早期诊断有辅助作用，X-RAY 常在发病 10～14 日后才显示病变，而 CT 检查明显提早发现病灶，并清楚显示组织的变化，可以明确炎症位置。

【鉴别诊断】

1. 历节风：相当于现代医学的急性风湿热。常常波及多个关节，关节肿痛呈现游走性，压痛不在骨端而在关节本身。全身症状不如附骨疽严重，有的有反复发作史。

2. 骨肉瘤：大多发生于 10～25 岁的青少年。发病部位主要为股骨下端，胫骨上端和肱骨上端。局部开始为阵发性疼痛，以后呈现钻孔样疼痛以至不能忍受，尤以夜间为甚，发热不如附骨疽严重。

3. 化脓性关节炎：其疼痛在关节处而不在骨端，关节活动功能障碍。

【辨证施治】

1. 湿热蕴结型：

〔主症〕患肢疼痛彻骨、胖肿骨胀、皮肤微红微热。伴有高热、寒战、全身不适，口干、溲赤、便结。舌苔黄腻，舌质红，脉滑数。

〔证候分析〕湿热邪毒蕴结于骨骼，以致经络阻塞，气血凝滞，不通故疼痛彻骨；气血凝滞故胖肿骨胀；温热毒邪与正气交争故高热、寒战；湿热内结故口干、溲赤、便结。

〔治则〕清热化湿解毒，行瘀通络。

〔方药〕黄连解毒汤合五神汤加减

黄连　黄柏　山栀子　天花粉　忍冬藤　车前草　川牛膝　紫花地丁　白茅根　赤芍　丹参

〔方解〕黄连、黄柏、山栀子清热化湿，泻火解毒；忍冬藤、紫花地丁清热解毒；车前草、白茅根利湿清热；天花粉、赤芍、丹参、川牛膝行瘀通络。若高热、烦渴，应加生石膏、知母泻阳明实热，清气分热邪；若恶寒重，加荆芥、防风以发汗驱毒；大便秘结，加生地、玄参养阴生津，或加生大黄、玄明粉通腑泄热；疼痛甚者，加乳香、没药和营止痛；发于上肢者，加桑枝、姜黄，既能引药，又能通络。若内脓已成者，体温开始下降，疼痛减轻，可适当去苦寒之黄连、黄柏、山栀子，加太子参、生黄芪、炙穿山甲、皂角刺以透脓托毒。

2．气血两虚、邪毒留恋型：

〔主症〕附骨疽破溃成瘘，转为慢性，脓水淋漓不尽，久不收口，或时发时愈，有时流出死骨。伴有消瘦、乏力、面色㿠白、食欲不振。舌质淡、苔白，脉细弱。

〔证候分析〕脓液为气血所化，久流脓液及邪毒久恋势必耗伤气血，以致正气亏损；正气亏虚又无力祛邪，以致邪毒留恋，造成恶性循环，故经久不愈。消瘦乏力 面色㿠白、食欲不振皆为气血亏损脾胃虚弱之征。

〔治则〕调补气血、解毒化湿。

〔方药〕托里消毒散加减

党参 黄芪 当归 川芎 茯苓 桔梗 皂角刺 银花 蒲公英 苍术

〔方解〕党参、黄芪、当归、川芎调补气血，益气和营托毒；银花、蒲公英清热解毒；茯苓、苍术健脾化湿；黄芪、桔梗、皂角刺托毒透脓。若症见脾肾阳虚者，加肉桂、附子、淮山药；阴虚盗汗低热者，去苍术、川芎，加地骨皮、丹皮、生地、浮小麦。疮面周围继发湿疹，潮红渗水作痒，加地肤子、泽泻、白鲜皮。

【外治】

1．初起：用金黄膏或玉露膏外敷。

2．成脓：宜早期切开引流。

3．溃后：用七三丹或八二丹药线引流，红油膏或冲和膏盖贴。如触及死骨松者，可用镊子钳出。形成窦道者，用千金散或五五丹药线以腐蚀使疮口扩大，并用太乙膏或红油膏盖贴。慢性期如无死骨存在，脓液转为黏稠液体时，则应及时停用药线，即使创口深也不用药线，否则不易于收口；若疮口较深或有空腔时，可用垫棉法压迫，促使疮口愈合。

4．手术治疗：

（1）急性附骨疽经中西药治疗2~3日不见好转者，可先行局部穿刺，如抽得骨膜下脓液，应急行骨钻孔引流术。如髓腔脓液较多，应行开窗引流术。

（2）慢性附骨疽必须等待死骨周围包壳充分形成，能代替死骨的作用后，方可进行手术。根据病程选用死骨摘除术或碟形手术等。

【其他治疗】溃后体质虚弱者可配合服用中成药十全大补丸、金匮肾气丸、六味地黄丸等；体质不虚者，可服用小金片。

【预防调理】❶急性附骨疽患者，患肢必须用夹板作临时固定，以减少疼痛和防止病理骨折。对股骨上端骨髓炎病者，最好作下肢皮肤牵引以防止病理脱位。❷慢性附骨疽虽然成了骨包壳，但应避免负重及跌跤，以防骨折发生。

环 跳 疽

疽毒发于髋部环跳穴者，称之为环跳疽。本病相当于现代医学的化脓性髋关节炎。关于化脓关节炎，在古代中医外科文献中根据不同的部位有不同的名称，如把发于膝关节的叫疵疽；生于足踝关节的叫足踝疽；生于肩关节的叫肩中疽，又名过肩疽；生于肘关节的叫肘疽；生于腕关节的叫兑疽。虽然病名不同，但都属于关节间的急性化脓性疾病，其病因、证治基本与环跳疽类似，在此着重论述环跳疽。

本病的基本特征是，好发于男性儿童，局部漫肿疼痛，关节屈伸障碍，全身症状严重，溃脓后难于收敛，容易造成残废。

【病因病机】基本与附骨疽相同，也可以由附近外伤感染毒或由附骨疽直接蔓延到关节，而引起本病的发生。

【临床表现】

1. 初期：全身有恶寒、高热、头痛、舌苔黄腻、脉滑数等全身症状。髋部筋骨隐隐作痛，皮色不变，活动受限。继则疼痛加剧，局部肿胀，不能屈伸，可导致臀部外突，大腿略微外翻。

2. 中期：皮肤焮热，皮色微红，疼痛剧烈，关节呈现半屈曲位；漫肿上延及腰胯，下及大腿；伴有高热、口渴、便结，舌苔黄、舌质红、脉弦滑数等全身症状。若肿胀按之有波动感者，为内脓已成。一般化脓期大约在病后的1～2个月。

3. 后期：溃后脓出黄稠，后变稀薄，全身症状减轻，疮口不易愈合。可损伤骨和关节，以致关节畸形僵硬，不能活动，或造成脱位，形成残废。

【鉴别诊断】

1. 附骨疽：多发生在长骨，其压痛点局限在骨骺端，不影响关节活动，愈合后一般不造成残废。

2. 历节风：多个关节红、肿、热、痛，呈现游走性，不会化脓破溃，常有反复发作史。

3. 髂窝流注：系髂窝部脓肿，表现为患肢不能伸直，向上收缩，大腿向内翻，愈后不会造成残废。

4. 髋关节流痰：相当于现代医学的髋关节结核。初起局部和全身症状均不明显，化脓期大约在得病后半年到一年，溃后脓液中有败絮样物质。

【辨证施治】

1. 湿热蕴阻型：

〔主症〕髋部筋骨隐隐作痛，活动受限，皮色不变，继则疼痛加剧，局部肿胀，不能屈伸。伴有恶寒、高热、头痛。舌苔黄腻，舌质红，脉滑数。

〔证候分析〕湿热蕴结，经络阻塞，气血瘀滞，故筋骨活动不利及肿痛并作。

治则方药等与附骨疽湿热蕴阻型基本相似。

2. 气虚血滞型：

〔主症〕后期全身热病症状已经解除，关节疼痛、屈伸不利，或挛缩畸形，或僵硬不能活动。疮口脓出稀薄，疮口不合。伴有消瘦、神疲、乏力。舌苔白，舌质淡暗，脉沉细。

〔证候分析〕湿热毒邪损蚀骨节，热邪耗伤正气，流脓不止，损伤气血；正气不足，邪毒留恋，以致气虚血滞。气滞血瘀，瘀阻不通，则筋骨不利。

〔治则〕益气化瘀，通经活血。

〔方药〕补阳还五汤加减

生黄芪　赤芍　川芎　当归　地龙　桃仁　红花　鸡血藤　忍冬藤　伸筋草

〔方解〕方中重用黄芪益气活血，赤芍、川芎、当归、桃仁、红花活血化瘀，鸡血藤、忍冬藤、伸筋草、地龙通经活络。

【外治】

1. 初期：外敷金黄膏或玉露膏。

2．中期：成脓宜切开引流。

3．溃后：用药线引流，并可作关节灌洗，用灭菌生理盐水加入各半丹少许，用注射器导尿管灌入病变关节，冲洗脓液，每日1次。

【预防调理】❶局部固定：用夹板或石膏托固定患部于功能位置，下肢可采用持续性皮牵引，以防止畸形。❷功能锻炼：起病3周以后，如急性炎症已经消退，关节无明显破坏，可逐渐锻炼关节功能。

自 学 指 导

本节论述的无头疽系指骨与关节的化脓性疾病。其基本特点是：漫肿色白、疼痛彻骨、难消、难溃、难敛，并能形成瘘管。

附骨疽主要是由于余毒、湿热之邪，窜入血道，留结筋骨所致，这相当于现代医学的血源性骨髓炎。外伤、开放性骨折感染也是一个致病因素。病程分初起、成脓、溃后三期。初起与成脓期全身症状较为严重，有的可发生疽毒内陷。疼痛彻骨、胖肿骨胀、病变的骨端具有深压痛和叩击痛是本病早期的重要诊断依据。但要与骨肉瘤相互鉴别，钻孔样痛，夜间更甚，发热不如附骨疽高是它们之间的主要区别点。辨证实质可分湿热蕴结及气血两虚、邪毒留恋两型。外治应注意溃后使用药线引流的要点。调理方面应注意固定患肢，防止病理性骨折。

环跳疽的临床特点是环跳部漫肿疼痛，关节屈伸障碍，容易产生关节畸形，僵硬不能活动，或脱位以至残废。初起全身症状比较严重，后期主要是关节损伤症状，疮口亦难愈合。本病应与附骨疽、髂窝流注鉴别。辨证施治分两型，其湿热蕴阻型与附骨疽同型的治则、方药基本相同，至于气虚血滞型，则主要是针对关节活动障碍，应用补阳还五汤加减化裁。

【复习思考题】

1．无头疽具有哪些临床特征？它与有头疽、痈、发四者之间有什么区别？

2．附骨疽的临床特征及转化过程如何？早期的诊断要点是什么？

3．附骨疽应该与哪些疾病相互鉴别？鉴别要点是什么？

4．环跳疽的临床特征及转化过程如何？应与哪些疾病相互鉴别？鉴别要点是什么？

5．附骨疽与环跳疽在预防调理方面应注意什么？

【参考文献摘要】

1．朱胜良等制成家兔慢性骨髓炎模型：分为实验组：外敷陈氏膏（当归尾、川芎、丹参、血竭、乳香、没药、皂角刺、金雀根、木芙蓉、土槿根、苦参、山豆根等，按传统方法制成膏）。对照组：局部不做任何处理。实验结果：肿胀消退率实验组快于对照组（$P<0.01$）；窦道闭合率，两组比较无显著性差异，但对照组有25%复发而实验则无；死腔面积缩小率比较实验组优于对照组。体外抑菌实验结果表明，陈氏膏无抑菌效果，作者认为其治疗疾病机理在于促进排脓通畅，死骨排出，并提高机体免疫抗病能力，促进坏死组织吸收，促进肉芽组织向脓腔内生长。〔朱胜良．陈氏膏对慢性化脓性骨髓炎模型的实验研究．中医杂志，1994，（9）：553〕

2．中药骨炎膏纱条治疗窦道引流：中药骨炎膏制成的含药薄、中、厚纱条，在疮面消毒，清除疮面及窦道脓汁后，用纱条填塞窦道引流。另组用庆大霉素骨泥珠链（简称庆大霉素链，Sepeopal链，消除坏死组织，将各种内固定器材取出，把庆大霉素植入骨髓腔内，从第4日起，每天拔出一个泥珠链，直至拔完)，治疗 20 例，中药骨炎组 6 例有效（适用于窦道切除不愈合及蜂窝组织炎样改变）。庆大霉素组有效 8 例（适用于四肢管状骨骨髓炎）。〔谢升春. 中医治疗慢性骨髓炎近况. 广西中医药，1989，(6)：36〕

第九节　发　颐

发颐，《外科秘录》称之为"颐发"，又有"汗毒"之名称。为化脓性肿胀、疼痛发生于颐颌之间，现代医学称之为急性化脓性腮腺炎，是一种由热性病后余毒所引起的化脓性疾患，病势较为严重，有时可以出现逆证。

【病因病机】《疡科心得集·辨发颐豌豆疮论》说："发颐，乃伤寒汗下不彻，余热之毒未除，邪结在腮颌之上，两耳前后硬肿疼痛。"因此，本病多由伤寒或温病治疗不彻底，以致余邪、热毒未能外达，而结聚于少阳、阳明之络，经络阻塞，气血凝滞而成。或由于大手术之后，损伤气血，加之禁食，以致阴津亏损，口腔干燥，毒邪从口腔侵入。

【临床表现】

1. 初期：在颐颌之间的一侧发生疼痛并有紧张感觉，轻微肿大，开口稍微困难；继则肿胀逐渐显著，并延及耳之前后；如压迫局部，在第二臼齿相对的颊黏膜上的腮腺开口处可有黏稠的分泌物。

2. 成脓期：疼痛加剧，呈现跳痛性，压痛明显，皮色发红，肿胀可波及同侧眼睑、颊部、颈项等处。局部可触及波动感，同时颊黏膜上的腮腺开口处能挤出脓性分泌物。

3. 后期：若不及时切开，脓肿可在颐颌部、或口腔黏膜、或外耳道溃破，脓出臭秽。

本病初期有轻度发热，发展严重可伴有高热、口渴、纳呆，大便秘结，舌苔黄腻，脉弦数。如患者极度衰弱或失于调护，或因于过投寒凉克伐之品，可发生肿延咽喉、痰涌气塞、汤水难下、神志昏迷等毒邪内陷等症。

【鉴别诊断】痄腮：发于颐颌之间，但多双侧同患，色白，肿软，不会化脓，好发于儿童，有传染性。

【辨证施治】

温毒壅结型：

〔主症〕一侧颐颌肿胀疼痛，局部发红、灼热、肿胀逐渐波及同侧眼睑、颊部、颈项等处，张口困难。伴有高热、口干口渴、思冷饮。舌苔黄腻，舌质红，脉滑数。

〔证候分析〕温热毒邪结聚于颐颌部，故肿胀疼痛；颐颌乃少阳、阳明所辖，毒邪壅聚，鼓动风木，以致肝胆风火循经外发颐颌，故肿胀宣浮，与日继增。足阳明胃经环口绕唇，因经络为风温毒热之邪蕴结，以致开口不利。温热毒邪与正气相搏故发高热，口干口渴，思冷饮为阳明气分热盛。

〔治则〕清热解毒，疏风消肿。

〔方药〕普济消毒饮加减。药物及方解、加减基本同锁喉痈的风温挟痰、毒热结聚型。若内陷神昏，宜清营解毒、化痰泄热，用清营汤合安宫牛黄丸加减。

【外治】

1. 初期：用金黄膏或玉露膏外敷。

2. 成脓：切开排脓。

3. 溃后：先用八二丹药线引流，外敷金黄膏。脓净改用生肌散、红油膏。口腔黏膜出脓的，先用等渗盐水漱口，次用青吹口散，每日搽涂 4～5 次。

【预防调理】❶注意伤寒或瘟病的后期调治。❷手术患者，应该注意口腔卫生，加强口腔护理，经常给予酸性食物，以刺激唾液分泌，以防邪毒从口腔感染。

自学指导

应着重掌握诊断要点，本病在发病前一般有某些急性传染病史或胸腹部手术史，以致气阴亏伤，余毒、湿热之邪乘虚侵犯。发病急骤，多伴有高热及风温毒热炽盛的证候；正气内虚，毒邪发展猖獗，引动肝胆风火，故风温毒热炽盛，肿势、病情进展迅速。由于毒邪蕴阻阳明经络，故出现开口困难。

本病的辨证施治，拟清热解毒、疏风消肿，方药可参考"锁喉痈"。方中注意勿过多使用寒凉药物，否则更易化燥伤阴；亦忌过分寒凉，以免更使经络闭塞而壅滞更甚。

【复习思考题】

1. 发颐的临床表现及其转归如何？
2. 发颐与痄腮有什么区别？
3. 发颐的内治应该注意什么？

【文献参考摘录】

1. 《医宗金鉴·外科心法·发颐》：此症又名汗毒，发于颐颌之间，属足阳明胃经。……初起宜荆防败毒散汗之，外以二味拔毒散敷之即消。如消之不应者，肿痛日增，势必溃脓，宜服托里透脓汤，溃后按痈疽溃疡的治法。若此症失于调治，或误损寒凉克伐之药，毒必内陷，肿至咽喉，痰涌气堵，汤水难咽者逆。

2. 消瘰汤治疗慢性化脓性腮腺炎：药用丹皮 9g，山栀子 15g，玄参、生牡蛎各 30g，夏枯草 20g，僵蚕、皂角刺各 15g，天花粉 5g，水煎服，日 1 剂，连服 30 日为 1 疗程。同时根据细菌培养的药敏试验选用最敏感抗生素加生理盐水进行腮腺导管冲洗，每日 1 次，连续 7～10 日，到腮腺分泌液清亮为止。治疗结果：治愈 9 例，显效 6 例。〔蔡现良. 辽宁中医杂志，1996，23（8）：364〕

第十节　流　注

流注是发生于肌肉深部的多发性脓肿。其特征是漫肿疼痛，皮色正常，好发于四肢、躯干肌肉丰厚之深处，并有此处未愈，它处又起的现象。现代医学认为是由于感染病灶的细菌栓子随着血液被带到肌肉深部组织，而形成多发性、转移性的肌肉深部脓肿。

本病除头面、前后二阴、腕、踝等远端比较少见外，其余任何部位均可发生。依据发病情况不同而有很多的名称。如发于夏秋之间的，名"暑湿流注"；由于疗、疖后引起的，名"余毒流注"；产后恶露停滞或跌打损伤而引起的，名"瘀血流注"；仅发于髂窝部的，名"髂窝流注"。这些不同名称的流注，因其性质基本相仿，故合而论述。

在古代中医外科文献中，有关流注的论述还包括了骨及骨关节的脓肿，如附骨疽和附骨流痰等，与本节所论述的流注在性质和预后上都有很大的区别，为了疾病的性质归类清楚，这些已经专节论述。

【病因病机】《外科正宗·流注》说："夫流注者，流者行也，乃气血之壮，自无停息之机；注者住也，因气血之衰，是以凝滞之患。故行者由其自然，住者由其瘀壅。"说明气血的正常生态是周流不息的前提。但是由于气血衰弱，加之邪气壅滞，这种正常的生态就受到破坏，邪毒客于衰弱之气血，随其流行，注于最虚之处，而邪壅血瘀，发生化脓性疾病。故《医部全录》引《薛氏医案·论流注》说："流注之证，多因郁结，或暴怒，或脾气虚，湿气逆于肉理，或腠理不密，寒邪客于经络，或痰湿，或闪仆，或产后瘀血流注关节，或伤寒余毒未尽为患，皆因真气不足，邪气乘之，故气凝血聚为患也。"

总之，本病是由于机体正气虚弱，加之伤寒、温病治疗不彻底，湿热余邪留恋；或因患疖、疔疮、痈失治误治，或切口感染，或因夏秋暑湿毒热感染，以致邪毒扩散入血道，随气血运行，注于人体最虚之处，或血流缓慢的部位，以致壅滞毒聚，化热肉腐成脓；或因跌仆损伤，瘀血停聚；或因产后瘀血积聚，加之外感毒邪，毒邪与瘀血凝结而成本病。

由此可见，本病的发生与发展，是正邪交争的病理过程，只有在人体防御功能降低的情况下易于发生。

【临床表现】发病前常有疖、疔、痈、外伤、分娩及内科感染性疾病史，继而出现高热、恶寒、口渴等热病征象，体表局部疼痛，肢体功能活动受限，但颜色正常，肿胀不明显，多发生于臀部腰背部及四肢。

1. 肿疡期：开始时四肢近端或躯干部有一处或数处肌肉疼痛，漫肿色白微热，2～3日后肿胀焮热、疼痛明显，并可触及肿块。伴有寒战、高热、周身关节疼痛、头痛、头胀、食欲不振。发生于夏秋季节兼感暑湿的，伴有胸闷、渴不多饮，舌苔白腻微黄，脉滑数等；由疖、疔、痈等引起的，伴有口渴、喜冷饮，舌苔黄腻脉洪数等；因产后瘀血停滞或跌打损伤引起的，则多发于小腿及大腿等处，舌苔薄，舌质暗红或有瘀点瘀斑，脉濡涩。

2. 脓疡期：肿块增大，疼痛加剧，约经过2周左右肿块中央微红而软，按之有波动感，兼见高热不退，时时汗出，胸腹可有白痦，口渴欲饮，苔黄腻，脉洪数。

3. 溃疡期：溃后流出黄稠或白黏的脓水，肿硬疼痛渐消，身热减退，食欲增加，经2周左右，脓尽疮口愈合。

发于髂窝部的，除上述病因外，也可由会阴、肛门、下肢的破损或疮疔等引起。病变仅在髂窝部的一侧，初起患侧大腿突然拘挛不适，步履跛行；2～3日后，大腿即向上收缩而不能伸直，但膝关节仍能屈伸，若用手将患肢拉直，则可引起剧烈疼痛，此时可使腹部向前突起，脊柱似弓状，疼痛也可牵及腰部。经7～10日，在髂窝部可触及一长圆形肿块，成脓约1个月左右，但皮色正常，疮口愈合一般约20日左右。愈合患侧大腿仍然屈曲，不能伸直，往往要经过1～2个月才能恢复正常。

本病在溃破后，往往有此处未愈，它处又起的现象，此时则发热不退、身体消瘦、面色苍白、脉象虚数，此属正虚邪恋。若兼见神昏谵语，胸胁疼痛，咳喘痰血等症，是毒传脏腑引起的内脏器官的转移性脓肿。

【辅助检查】血白细胞总数及中性粒细胞比例可增高。由培养可有细菌生长。B超检查有助于判断是否成脓，有脓腔可显示液平面。

【鉴别诊断】一般流注容易诊断，下面提出几个疾病与髂窝流注鉴别：

1. 环跳疽：疼痛在髋关节部位，可导致臀部外突，大腿略微向外旋，患肢不能伸直和弯曲（髂窝流注是屈而难伸），甚则漫肿上延腰胯、下及大腿，必要时可做髋关节穿刺以做鉴别。

2. 历节风：患病关节大都红、肿、热、痛，呈游走性，有反复发作史，不会化脓溃破，如患在髋关节部，其大腿收缩屈曲度较轻。

3. 髋关节流痰：起病缓慢，有结核病史，患肢伸而难屈，局部及全身症状均较明显，化脓约在得病后 6 个月以上。

【辨证施治】

1. 热毒壅结型：

〔主症〕四肢或躯干部有一处或数处肌肉疼痛，肿胀焮热，但肿块色白或微红；伴有寒战高热、周身关节疼痛、食欲不振、口渴、大便秘结、小便短赤。苔白腻或黄腻，舌质红，脉数。

〔证候分析〕热毒扩入血道，注于最虚部位，热毒与气血壅结，故有肌肉肿痛；热毒与正气交争，故寒战、高热；毒热内结，故口渴便秘、溲赤、食欲不振。

〔治则〕清热解毒，活血行瘀。

〔方药〕黄连解毒汤合五味消毒饮加减

黄连　黄芩　山栀子　黄柏　银花　蒲公英　紫花地丁　天花粉　生地　赤芍　丹皮

〔方解〕用黄连解毒汤泻火解毒、清化湿热，配银花、蒲公英、紫花地丁加强清热解毒作用，加天花粉、生地、丹皮、赤芍，以活血凉血、化瘀消肿，天花粉、生地又养阴生津、清降火毒的作用，若发于夏秋之间、感受暑湿邪毒的，加藿香、佩兰、六一散等清暑利湿；因产后瘀露停滞或跌打损伤引起的加丹参、桃仁、红花，并可适当减少清热解毒的药物；发于髂窝部的加苍术、苡仁、川牛膝，以加强化湿；合并胸胁疼痛、咳喘、痰血者，加象贝母、芦根、瓜蒌、白茅根，以宽胸、化痰、止血；若神昏谵语，可再服用清营汤、安宫牛黄丸或紫雪丹；若大便秘结者，加大黄、芒硝，以泻下泄热；若脓已经成者，加当归、皂角刺、穿山甲，以托毒透脓，并适当减去凉血之品。

2. 阴伤、胃浊型：

〔主症〕流注溃脓后，高热已退，肿硬、疼痛渐渐消减，但时发低热，痿软乏力，胃纳不佳或饥不欲食，口干舌燥，干呕呃逆，大便干结，小便短赤。舌红少津，脉细数。

〔证候分析〕阴火热毒邪耗伤阴液，胃为湿土，喜湿恶燥，胃阴不足，津不上承故舌干口燥；胃失津润，故不欲纳食；热浊中扰，胃失和降，故干呕呃逆；津伤肠道失调，故大便干结；余热未尽，阴液损伤，故时有低热；热邪伤阴，亦必耗气，故痿软无力。

〔治则〕益气养阴，和胃化浊。

〔方药〕益胃汤加减

沙参　麦冬　生地　玉竹　银花　紫花地丁　竹茹　谷芽　太子参　生黄芪

〔方解〕沙参、麦冬、生地、玉竹，养阴生津益胃，太子参、生黄芪，益气生津托毒，竹茹、谷芽，化浊和降健胃，而使胃纳昌盛，银花、紫花地丁清解余毒。

【外治】

1. 肿疡期：肿而无块的，用金黄膏或玉露膏外敷；肿而有块的，加掺红灵丹，或用鲜马齿苋、鲜紫花地丁、鲜蒲公英选 1~2 味捣烂外敷。

2. 脓疡期：宜切开引流。

3. 溃疡期：先用八二丹药线引流，脓尽改用生肌散，并均以红油膏或太乙膏盖贴。

【其他治疗】

1. 卧床休息，如脓肿位于肢体，应略抬高患肢。

2. 加强营养饮食，但切勿食鱼虾牛肉等之腥荤发物。

3. 髂窝流注，愈合功能障碍，应早期做适当的伸曲功能锻炼，或早期进行皮牵引。

自 学 指 导

流注是发生于肌肉深部的多发性脓肿；是由于机体正气虚弱，加之伤寒、温病余毒或疮、疖之湿热毒邪，乘虚扩入血道，随气血运行，流注于人体最虚弱之处，或血流缓慢的部位；大多发于体表深部肌肉内，也可以发生于脏腑；也有因跌仆及产后瘀血积聚，感染毒邪而引起，因为瘀血之处，也为最虚之处，瘀血的积滞为毒邪停滞创造了条件。流注的名称很多，由内科感染性疾病及疮疖引起的，称为"余毒流注"；由产后及跌仆瘀血引起的，称为"瘀血流注"；由暑湿毒邪引起的，称为"暑湿流注"；此外发于髂窝者，称为"髂窝流注"；前三者为病因命名，而"髂窝流注"则为病位命名。

流注的临床转归分肿疡期、脓疡期、溃疡期，不仅有局部的肿痛脓疡，更有严重的全身症状，在肿疡期及脓疡期常常可因正虚而产生毒邪内陷及脏器脓疡。辨证施治必须十分小心，当肿疡期热毒正盛，局部壅滞瘀结，此时应用黄连解毒汤，以其苦寒直折之势，泻火清热而解毒结，热毒得清解，诸症自然平息，肿结则能内消。由于病因的不同，故应注意加减使用，或暑湿合犯加清暑利湿，或因瘀血停滞加活血化瘀，或有兼证则随症加减。总之，积极消除病因，则热毒壅结有消散之希望。后期往往因邪热耗伤气阴，当按瘟病后期治法，清养胃阴为主，使胃纳昌盛，自然疮口愈合，余毒能尽；若误用温补，则有可能使热邪余毒复燃。

【复习思考题】

1. 流注有何生理病理的含义？

2. 流注的病因病机如何？

3. 流注临床转归包括哪几期？各期的主要临床表现是什么？

4. 热毒壅结型使用黄连解毒汤合五味消毒饮加减，应如何加减？

5. 髂窝流注的临床特征如何？应与哪些疾病相互鉴别？其鉴别要点是什么？

【参考文献摘要】

1.《外科正宗·流注看法》：初起漫肿，皮色光亮，微热微寒，筋骨不牵强者为顺。已成身体微热，饮食有味，疼痛有时，肿生红色者顺。已溃脓稠而黄，肿消痛止，身体轻便，起坐如常者顺。溃后内肉易生，脓水易止，精神复发，脓口易合者顺。

初起身体发热，脉细而数，皮色微肿，痛彻筋骨者险。已溃脓水清稀，肿仍不消，虚热不退，疼痛不减者逆。溃后脓秽不止，肌肤瘦削，饮食不够，发热皮粗者死。

2. 用芒硝、大黄、蒜泥治疗腹腔、阑尾脓肿及背部、臀部、大腿部深部脓肿，伴有不同程度发热者：治疗方法如下：取大蒜瓣100g、芒硝50g、大黄15g，捣烂如泥搅匀，病灶表面涂红霉素软膏，覆盖一层纱布，然后把芒硝、大黄、大蒜泥均匀涂于纱布上，再覆盖纱布，胶布固定。药物保留时间成人为1~1.5小时，小孩为20~30分钟，观察数29例，效果好。〔杨学金，等. 芒硝大黄蒜泥治疗深部脓肿. 新中医.

第十一节　走黄与内陷

　　走黄与内陷是痈、疽、疔、疖等感染性疾病的火热毒邪不能内消或随脓出外解，反客于营血、内陷脏腑，引起严重的全身性中毒症状，包括营血分证及脏腑七恶证，是中医外科的险恶性变证。它属于现代医学的全身化脓性感染疾病的范畴，是由于细菌在血液中迅速生长繁殖或毒素大量进入血液循环而引起的，根据发病机制及临床表现的不同，分为毒血症、败血症和脓血症三种临床类型，又可统称为脓毒败血症。走黄与内陷的发生是依据人体的正气与病邪之间相互斗争情况而决定的，凡疔、疖火毒炽盛，早期失于治疗，未能及时控制毒势，火毒扩入营血、内攻脏腑，称为走黄；凡生痈、疽，正不胜邪，毒不外泄，反陷入里，客于营血、内传脏腑，称为内陷。

　　走黄与内陷同属于外科温热症，其病理演变过程与温病大体一致，卫气营血的病理变化十分典型。因此《外证医案汇编·论时毒》说："风温先犯肺卫，热阻上焦气分……急宜轻清辛凉解上焦之邪……热邪内陷，传入营分……陷入手厥阴，即神昏呓语痉厥险证见矣，……热在气分者羚羊角等彻之，传营分者，犀角地黄凉之……邪热蒙秘，金汁花露等泄之。"又毒邪陷入脏腑又可产生脏腑变证，如《疡科心得集·疡证总论》说："毒入于心则昏迷，入于肝则痉厥，入于脾则腹疼胀，入于肺则喘嗽，入于肾则目暗手足冷；入于六腑，亦皆各有变象，兼证多端，七恶叠见。"上述脏腑损害，相当于伴发肺炎、胸膜炎、脓胸、肺脓肿、肝脓肿、化脓性脑膜炎等疾病。

　　依据温热病的发展变化规律，火热毒邪引起的外科温热症，不仅产生寒战、高热、心烦神昏、呓语谵语、烦渴引饮、溲赤而短、大便干结的气营分火毒证；并因火热伤阴产生内热不退、神昏谵语、动风惊厥、渴喜冷饮的营血分伤阴证；以及热厥亡阳或阴损及阳的神萎气怯、自汗、四肢厥冷的阳虚证；甚则气阴两伤阴阳离决而发生生命危险。

　　走黄与内陷虽然属于温热病的范畴，但在辨证施治时不能完全照搬。即不仅结合温热病的一般治疗规律，还应结合外科致病是火热毒邪这一特点，而在辨证施治中始终抓住毒邪不放。因此，走黄与内陷治疗的原则是：火毒炽盛宜清热泻火解毒，伤阴则养阴清热解毒，阳虚则温阳托毒。

　　走黄与内陷都相当于现代医学的全身性化脓性感染，为了掌握走黄与内陷的中西医结合的抢救措施，有必要把现代医学的全身化脓性感染概念及其临床表现分述如下。

　　1. 毒血症：是细菌毒素和坏死组织的分解产物进入血循环而引起的全身性中毒表现。高热、脉数、贫血是毒血症的三大特征；并有头痛、口渴、食欲不振、恶心呕吐，小便短赤、大便秘结，舌质红，舌苔黄腻或黄糙，白细胞数增高等，严重者有谵妄，中毒性心肌炎，感染性休克等。血培养则无细菌生长。

　　2. 败血症：是细菌从局部感染病灶侵入血循环，并在血内迅速生长繁殖产生严重的全身症状。寒战、高热（不规则热型或稽留热型），体温可升高至39℃以上，头痛、烦躁、胸闷、四肢萎软无力，大量出汗，舌质红绛，苔多黄燥，脉洪数或滑数或弦数；皮肤上可有瘀斑、瘀点、风疹块、黄疸等；白细胞数显著升高，血浆蛋白下降，尿蛋白阳性；血培养有细菌生长；或伴有恶心呕吐、口渴喜饮、便秘、腹胀或腹泻；或伴有咳嗽、气喘、胁痛、痰血。病情严重者，则有神志昏迷、谵语或发痉、发厥、血压下降等。

3. 脓血症：感染性病灶的细菌栓子侵入血循环，并在身体其他组织或器官中形成转移性、多发性脓肿，称为脓血症。明显的寒战，弛张热型和身体各部不断发生新的脓肿为本病的主要特征。剧烈的寒战之后，继之以高热出汗，于 24～48 小时内间歇发作一次，间歇期间体温下降达到正常。病人有衰弱、脉数气促、食欲不振、恶心呕吐、全身消瘦等。白细胞升高，血培养不一定有细菌生长。如细菌栓子流注肌肉深部组织，则为肌肉深部脓肿。细菌栓子流入肺，则形成肺脓肿；可见气粗、喘急、鼻翼扇动、咳嗽胸痛、痰带脓血等。细菌栓子流入肝，则形成肝脓肿，肝肿大、有压痛，甚至出现黄疸等。新脓肿一般在原发病灶发病后 1～2 周开始不断出现，常不易为本人发觉。长期严重的脓血症，由于大量蛋白质丢失，血浆蛋白减低，可出现消瘦、水肿、电解质紊乱、酸中毒等。

由于机体抵抗力和细菌毒力的强弱不同，以上三种类型可相互转化，在临床上三者往往同时出现。其鉴别要点如表 7-2。

表 7-2　毒血症、败血症、脓血症的鉴别表

病名	毒血症	败血症	脓血症
概念	细菌毒素进入血液循环	细菌在血液循环中生长	细菌栓子经过血液循环，停留在组织器官中。
体温	持续高热	寒战高热，热度波动小（稽留热型）	寒战高热，波动大、间歇发作（弛张热型）
血培养	无细菌生长	有细菌生长	细菌时有时无
转移性脓肿	无	可能有	有
病程	急性	急性，凶险	亚急性或慢性

由于走黄与内陷的病因病机有所不同，临床症状也有差异，因此要将走黄与内陷分开论述。

走 黄

走黄是疔毒走散，毒入血分内攻脏腑的一种急性危重证候。"走黄"这一名称出现于《疮疡经验全书·疔疮》："疔疮初生时红软温和，忽然顶陷黑，谓之'癀走'（癀走即走黄），此症危矣。"至《外科正宗》则有"走黄"的正式名称。历代对走黄有不同的论述解释，有的说"黄即横，散也"。意思是说毒势巨大，扩散全身；《外科证治全书·疔疮》说"黄即毒也，疔毒内走攻心"。则是说明毒邪炽盛，内攻脏腑，产生严重的证候谓之走黄。

【病因病机】由于生疔或痈疖之后，因早期失治，未及时控制毒势；或因挤压碰伤，或因过早切开，造成毒邪扩散；或误食辛热之药及酒肉鱼等发物或加艾灸。而更增火毒之势。凡疔毒俱由火毒而生，上述原因皆可反助其邪，促使火毒鸱张。以致机体防御功能破坏，而邪毒走散，窜入营血，内攻脏腑成为走黄之症。

【临床表现】局部症状：《证治准绳》"疔之四周有赤肿，名曰护场，为可治。疔之四周无赤肿，名不护场，不可治"。在原发病灶处忽然疮顶陷黑无脓，肿势软漫，迅速向周围扩散，皮色暗红。并伴有高热、头痛、烦躁不安，脉洪数、舌苔黄燥。舌质红绛，或伴有恶心

呕吐，口渴喜饮，便秘、腹胀或腹泻；或伴有肢体拘急、骨节肌肉疼痛，或并发附骨疽、流注等；或伴有身发瘀斑、风疹块、黄疸等；甚至伴有神志昏迷、呃语、谵妄、咳嗽、气喘、胁痛、痰血、发痉、发厥等。

【辅助检查】血细胞总数和中性粒细胞显著增高，尿中检查出蛋白。通过脓液及血液的细菌培养及药敏试验及肝功能、肾功能测定等，及时掌握病变情况。

【辨证施治】

1．气营两燔型：

〔主症〕寒战、高热不退，或寒热往来，口大渴，大汗出，头痛，小便短赤。舌质红绛，舌苔黄，脉弦数而大。

〔证候分析〕高热、大渴、大汗、脉洪大为邪热入于气分的主症，舌质红绛为邪热入于营血；邪热入于气营分，与正气相争，此时邪气虽然鸱张，但正气并不虚弱，正邪交争故寒战高热。

〔治则〕解毒泻火、清泄气营。

〔方药〕黄连解毒汤合清营汤加减

黄连　黄柏　山栀子　黄芩　生石膏　知母　天花粉　银花　连翘　生地

〔方解〕黄连解毒汤加天花粉、生地清气分以泄毒热，防止热入血分，此合"透营转气"的原则；又黄连解毒汤以其苦寒可直折热邪，石膏、知母、天花粉、生地又可养阴生津，银花、连翘解毒透热。若高热不退，成热盛动风，拘急抽搐者，加羚羊角粉0.5～1g冲服，以清热熄风止痉；若大便秘结，加生大黄、芒硝以泻下热滞，急下存阴。

2．热入营血型：

〔主症〕壮热不退，躁扰不安，神志昏蒙，或见发斑衄血，严重时可见神昏谵语。舌质红绛，舌苔少而干，脉细数。

〔证候分析〕邪热入于营血，较在气营分更为深重，故壮热不退。血热扰心，故躁扰不安，甚至神昏谵语；血热妄行，故发斑衄血；血热炽盛，故舌质红绛或深绛；热毒伤阴故舌干。

〔治则〕清热解毒、凉血清营。

〔方药〕犀角地黄汤合五味消毒饮加减

犀角　丹皮　赤芍　生地炭　玄参炭　紫花地丁　蒲公英　生石膏

〔方解〕犀角地黄汤合生石膏，清热、凉血、化斑、散瘀，此因热毒入血耗血、动血，故用凉血散血；生地炭、玄参炭入血分清血分热毒，又可凉血止血；银花、紫花地丁、蒲公英加强清热解毒作用。若合并咳吐脓血者，加鱼腥草、沙参；出现黄疸者，加茵陈、金钱草、龙胆草；若尿闭者，加车前草、竹叶、滑石；若痉厥抽风者加钩藤、白芍、龙骨；若神昏谵语者，加服安宫牛黄丸或紫雪丹。

3．热盛亡阴型：

〔主症〕身热烦躁，大汗出（味咸不黏），四肢温，呼吸气粗，渴喜冷饮，目干涩，口唇燥裂。舌质红而干，脉细数无力。

〔证候分析〕热盛伤津亡阴，阴虚不能潜阳，故身热烦躁；大汗出为邪热灼阴津外泄；四肢温为虚阳外脱。

〔治则〕养阴生津，凉血解毒。

〔方药〕犀角地黄汤、生脉散、五味消毒饮合方加减。

4. 热厥亡阳型：

〔主症〕汗出（味淡）如油，四肢厥冷，气微，口不渴，喜冷饮。舌质淡润，脉虚而空或脉细微欲绝。

〔证候分析〕热深厥深，阳气耗散，而致热厥亡阳，而产生上述诸症。

〔治则〕回阳救逆。

〔方药〕参附汤。

〔方解〕用参附汤益气回阳救逆。等厥逆缓解后，再辨证加减。

【外治】积极处理原发病灶，包括脓肿切开、扩创引流及外敷箍围束毒药。具体参考疗疖痈的外治。

【其他治疗】除了中医辨证施治外，应该积极开展中西医结合治疗。下列西医西药治疗方法和原则可以根据病情选用。

1. 早期大量应用抗生素：开始时可根据原发病选用相应的抗生素；在治疗中，应该定期做细菌培养，并作抗生素敏感试验。及时选用敏感的抗生素。

2. 支持疗法：每日或隔日输入新鲜血液 200～400mL，补充各种维生素，给予丙种球蛋白，纠正水电解质平衡。

3. 对症治疗：高热不退可用退热剂或物理降温。在补足循环血容量的情况下，可应用人工冬眠，发生休克时，应该积极抢救。

4. 激素疗法：病情急骤，机体反应不佳者，在大量应用抗生素同时，可配合使用激素治疗。每日可用氢化可的松 300～500mg。

内　陷

凡生疮疡，毒不外泄，反陷于里，即称为"内陷"。历代学者一般都把疔毒走散入里，内攻脏腑称为"走黄"；而把有头疽并发的严重全身症状称为"内陷"。实际上一切痈、疽、疔、疖等外科感染性疾病，因邪毒炽盛，超过了人体的防御功能，都可以引起"走黄"或"内陷"。只不过是根据邪正斗争状况来区分，若邪盛正盛，邪正斗争反映剧烈的称为"走黄"；如果邪盛正衰者，正不胜邪则称为"内陷"。因内陷的病因及临床表现不同，故又可分为火陷、干陷、虚陷三种类型。不管何种类型的内陷，均属于现代医学的全身性化脓性感染。

【病因病机】内陷证发生的根本原因，在于正气内虚，火毒炽盛，加之治疗失时或不当，以致正不胜邪，反陷入里，客于营血，内犯脏腑而成本证。

1. 火陷型：多由于阴液不足，火毒炽盛，复因挤压疮口，或治疗不当，或治疗失时等影响，以致正不胜邪，毒邪内陷入里而成。

2. 干陷型：多由于气血两亏，正不胜邪，不能酿化为脓、托毒外出，以致正气愈虚，毒热愈盛，从而形成内闭外脱症。

3. 虚陷型：毒邪虽已衰退，而气血大伤，脾气不复，肾阳亦衰，生化乏源，阴阳两竭。

【临床表现】内陷多见于老年人，正气虚弱的患者，或患有消渴证的患者。

1. 火陷型：多见于疽证第一、第二候，局部疮顶不高，根盘散漫，疮色紫滞，疮口干枯无脓，灼热剧痛。伴有壮热口渴，便秘溲赤，烦躁不安，神昏谵语，或胁肋隐痛，舌苔黄腻或黄糙，舌质红绛，脉洪数或弦数等。

2. 干陷型：多见于疽证第二、第三候，局部脓腐不透，疮口中央糜烂，脓少而薄，疮色晦暗，肿势平塌，散漫不聚，闷胀疼痛或微痛，伴有发热或恶寒、神疲、少食、自汗、胁痛、神昏谵语、气息粗促、舌苔黄腻、舌质淡红、脉虚数；或体温反而不高、肢冷，大便溏薄，小便频数，舌苔灰腻，舌质淡，脉沉细等。

3. 虚陷型：多见于疽毒第四候，局部肿势已退，疮口腐肉已脱，而脓水灰绿，或偶带绿色，新肉不生，状如镜面，光白板亮，不知疼痛。全身出现虚热不退，形神萎顿，饮食日减，或有腹痛便泄，自汗肢冷，气息低促，舌苔薄白或无苔，舌质淡红，脉沉细或虚大无力等，随后可陷入昏迷厥脱，此属于脾肾阳衰；若见舌光如镜，口舌生糜，舌质红绛，脉细数等，此属阴伤胃败。

以上三种陷证的预后，一般来说均属于危重，死亡率较高。但其中以火陷的邪盛热极型，预后较佳；干陷的正虚邪盛型，预后较次；虚陷的阴阳两竭型，预后最差。

【辅助检查】血白细胞总数及中性粒细胞显著升高，虚陷证有时总数反而降低。血培养多有细菌生长，血糖、尿糖均可升高。

【辨证施治】

1. 火陷型（邪盛热极型）：

〔主症〕见临床表现。

〔证候分析〕壮热口渴，便秘溲赤为火毒炽盛；烦躁不安，神昏谵语为邪毒陷入营血，蒙扰心神；疮口干枯无脓，灼热剧痛，疮色紫滞为阴虚毒滞；疮顶不高，根盘散漫为内陷之象。

〔治则〕凉血清热解毒，养阴清心开窍。

〔方药〕清营汤合黄连解毒汤加减

犀角　玄参　生地　麦冬　天花粉　黄连　山栀子　黄芩　银花　连翘　竹叶

〔方解〕犀角、玄参、生地、麦冬、天花粉清营凉血，养阴清热；合黄连、山栀子、黄芩清营解毒泻火；银花、连翘、竹叶解毒透热转气。若神昏谵语者，可加安宫牛黄丸或紫雪丹，以清心开窍安神。

2. 干陷型（正虚邪盛型）：

〔主症〕见临床表现。

〔证候分析〕脓腐不透，脓少而薄，疮色晦暗，肿势平塌等为气血两虚，不能化脓，使毒随脓出而解，以致疮毒滞留局部，内陷入里；发热、恶寒、神疲、自汗、神昏谵语、气息粗促为毒热内陷营血；肢冷大便溏、小便频数，为阳气虚弱，毒邪内陷。

〔治则〕补养气血，托毒透邪，清心安神。

〔方药〕托里消毒散加减

人参　生黄芪　当归　川芎　白芍　皂角刺　桔梗　银花　连翘　白芷

〔方解〕人参、黄芪、当归、川芎、白芍补益气血，扶正以抗邪，补气血助化脓，使毒随脓出而解；人参、黄芪、皂角刺、桔梗、白芷益气托毒透脓举陷；银花、连翘解毒透脓。若肢冷便溏，宜加附子温阳托毒；若神昏谵语，则加安宫牛黄丸清心开窍。

3. 虚陷型：

(1) 脾肾阳虚型：

〔主症〕局部肿势已退，腐肉已尽，脓水灰薄，新肉不生，不知疼痛。伴有腹痛便泄，自汗肢冷，气息低促，舌苔薄白，舌质淡，脉沉细。

〔证候分析〕毒邪已经衰退，而阳气大伤，正气衰竭，但余毒尚存。

〔治则〕温补脾肾。

〔方药〕附子理中汤加减

附子　人参　白术　干姜　炙甘草

〔方解〕本方温补脾肾，以复衰阳；阳气恢复则余毒能化，疮口能合。若自汗肢冷者，加肉桂；昏迷厥脱者，加别直参、龙骨、牡蛎以敛阳固脱。

（2）阴伤胃败型：

〔主症〕局部肿势已退，腐肉已尽，新肉不生，状如镜面，伴有虚热不退，形神萎靡，饮食日减，口舌生糜，舌质红绛，脉细数。

〔证候分析〕毒邪已经衰退，而阴液被热毒耗伤，脾胃伤败，余热尚存。

〔治则〕养胃生津。

〔方药〕益胃汤加减药物及方解参考"流注"的伤阴胃浊型。

〔外治〕参照"有头疽"。

【其他治疗】宜中西医结合治疗，参照"走黄"。

【预防调理】走黄与内陷是中医外科的险恶症状，除了正确的辨证施治及开展中西医结合治疗抢救以外，还应特别注意护理。

按病重病危护理。绝对卧床休息，昏迷时按昏迷常规处理护理；此外还应注意下列问题：❶壮热、恶寒、无汗者，切勿袒露胸腹和当风受凉。❷壮热不恶寒、头昏烦躁、气急脉数者，头部可用冰袋。❸壮热、多汗、口渴，渴喜冷饮，可给予芭蕉根汁或菊花叶加凉开水冲服，或服西瓜汁，总之应该大量饮水。❹饮食宜忌荤腥发物及甜腻之品，视病情酌给素流质，或半流质或素普食。❺局部换药应强调不能挤脓，务必使创伤得到休息；有原发病灶的肢体，应该给以固定。

此外在预防方面，痈、疽、疔、疖，尤其是颜面部疔疮切忌挤压碰伤及过早切开排脓。

自 学 指 导

走黄与内陷是中医外科的险恶性疾病，属于西医全身性化脓性感染的范畴。走黄与内陷的发生是依正邪相争的情况而定，若邪毒炽盛，正气亦较强盛，但邪毒走窜，扩入营血，内攻脏腑，正邪之间的斗争反映剧烈，则称为走黄；而机体素体正气亏虚，患疮疡后，正不胜邪，邪毒乘虚而入，表现为正气虚而邪毒盛或以正气衰竭为主，则称为内陷。又一般地把因为疔毒而引起的称为走黄，把因为有头疽而引起的称为内陷，但在实际上，痈、疽、疔、疖等一切体表化脓性感染都可以引起走黄或内陷，只不过两者的病因及其症状有所不同而已。

走黄与内陷其病理变化过程与温热病大体一致，卫气营血的病理过程十分典型。但在辨证施治时不能完全套用，应结合疮疡致病主要是"火毒"这一特点，而在施治中始终注重消除火毒之邪；特别是内陷证是因虚而引起，在辨证施治中始终要注意扶正祛邪。如是虚陷证更是以扶正为主。

因为走黄与内陷均属于全身化脓性感染。为了掌握好走黄与内陷的处理及其抢救，有必要了解一些关于脓毒败血症的知识，在临床上应开展中西医结合治疗及抢救。

走黄与内陷是痈、疽、疔、疖等阳热性疮疡疾病发展衍化而来，故学习时，应注意前后参照。

【复习思考题】

1. 何谓走黄与内陷？它们在病因、症状、治法上有什么不同特点？
2. 毒血症、败血症、脓血症各有何临床主要特征？
3. 走黄与内陷辨证施治各分几型？每型的治法及代表方剂是什么？
4. 走黄与内陷的西医治疗有哪些具体的方法及原则？

【参考文献摘要】

1. 《疡科心得集·辨脑疽对口论》：其中犹有三陷变局，谓火陷、干陷、虚陷也。火陷者，气不能引血外腐成脓，火毒反陷入营，渐致神迷，发痉发厥；干陷者，脓腐未透，营卫已伤，根盘紫滞，头顶干枯，渐致神识不爽，有内闭外脱之象；虚陷者，脓腐虽脱，新肉不生，状如镜面，光白板亮，脾气不复，恶谷日减，形神俱削，渐有腹痛便泄寒热，宛似损怯变象，皆不治之症也。

2. 凉血解毒治疗疔疮走黄：中药：鲜生地 30g，水牛角（先煎）40g，赤芍 10g，丹皮 10g，生石膏（先煎）30g，生大黄（后下）10g，野菊花、金银花各 30g，黄连 5g，黄芩 10g。中成药梅花点舌丹 3 粒，每日 3 次，重症加服西黄丸或抗生素。外用三黄膏、八二丹、九一丹、生肌玉红膏、生肌散等。治疗结果：痊愈 34 例，无效 1 例，平均治愈时间 16.2 日。〔崔云. 凉血解毒治疗疔疮走黄 35 例. 浙江中医学院学报，1996，20（2）：21〕

第十二节　流　痰

流痰是发生在骨与骨关节的疾病，可在病变附近或较远的空隙处形成脓肿，破溃后脓液稀薄如痰，所以命名为"流痰"。本病到了后期，可以出现虚痨现象，因而又有"骨痨"的名称。

本病相当于现代医学的骨与骨关节结核，是体内的继发性结核病灶。80％以上的原发结核病灶发生在肺部和胸膜，淋巴结、消化系统和腹膜的结核亦能引起。本病的特点是：起病缓慢，化脓亦迟，溃后不易收口。因发病在骨与关节，故每多损伤筋骨，轻则形成残疾，重则危及生命。本病好发于儿童与少年，根据有关资料统计，40.7％发生在 15 岁以下的小儿，其中 10 岁以下的患者占 31.2％；老年或壮年人在抵抗力极低的时候或侵入的结核菌数量大、毒性高时，偶尔亦可引起本病的发生，其预后远不如幼儿和少年患者好。本病的发生部位以脊椎为最多，其次为上肢、下肢。

流痰一症，在古代文献中大都混淆在阴疽（无头疽）、流注及鹤膝风等疾病中论述，至清代《疡科心得集》才开始把它区别开来，有了附骨痰、肾俞痰等病名；以后《马培之外科医案》及赵谦的《医门补要》又有了鸡胸痰、龟背痰等论述，并认识到本病是中医外科中的虚损性疾病。

在古代文献，本病尚有许多不同的名称，如发生在背脊的称龟背痰，在腰椎两旁的称肾俞虚痰，在环跳部的称附骨痰，在膝部的称鹤膝痰，在足踝的则称穿拐痰等，虽然名称不同，但在病因、症状及治法上基本是一致的，故统一命名为流痰。

【病因病机】肾主骨生髓，肾精充足，则骨髓化生有源，骨骼得到髓的滋养而坚固有力。本病的致病原因，多因先天不足，骨骼柔嫩，或有所损伤，致使气血失和，风痰浊凝滞，留于骨骼，才发本病。故《疡科心得集·辨附骨疽附骨痰肾俞痰论》说："肾主骨，肾经阳和之气不足，故肾部隧道骨缝之间气不宣行，而阴寒之邪得深袭伏结，而阴血凝滞，内郁湿热，为溃为脓。"又说："附骨痰者……为纯阴无阳之证。小儿三岁五岁时，先天不足，三阴亏损，又或因有所伤，致使气不得升，血不得行，凝滞经络，隐隐彻痛，遂发此疡。……又大人亦有之，男则系房劳不禁，色欲过度，肾水干涸而生；女则由真阴不足，经枯血闭而发。"所以流痰的形成，与肾脏的亏虚有着密切的关系。因为肾主骨，肾强则骨质坚强，外邪不易侵犯；反之则生长有障碍而骨质疏松，外邪才有隙可乘。总之，流痰的形成，先天不足，肾亏骼空是病之本；而痰浊凝聚，风寒侵袭，或有所损伤，则是病之标。

在整个病程中，开始为寒凝，既有先天不足，肾亏髓空之虚，又有气血不和，痰热凝聚之实；其后化为热，当其化脓之时，不仅寒化为热，阴转为阳，而且肾阴不足的情况更逐渐显露，此后阴愈亏、火愈旺，所以在病之中、后期，常常出现阴虚火旺的证候。由于病久脓水淋漓不间断，因为脓是气血所化，故又可出现气血两虚的证候。

<pre>
先天不足，骨骼柔嫩 ┐
劳伤肾精，骨骼失养 ├ 骨骼空虚 ── 风寒痰浊之邪凝聚 ── 久则寒化为热 ──
损伤筋骨，气血失和 ┘   （阴寒凝滞）   （阴转为阳）

                    ┌ 虚热伤阴 ── 阴虚火旺
── 蚀骨腐肉成脓 ┤
                    └ 脓水淋漓 ── 气血两亏
</pre>

【临床表现】

1．一般症状：

（1）初期；初起骨内虽然有病变，而外形并不明显，既不红热，又不肿胀，仅仅觉得患处隐隐酸痛；继则关节活动障碍，动则疼痛加剧，但全身情况尚无明显变化。

（2）中期：日久在原发或继发部位渐渐肿起，身热朝轻暮重，此为寒化为热，进入酿脓阶段，如脓已经成熟，则患处出现透红一点，按之应指。

（3）后期：破溃之后，疮内时流稀脓，或夹有败絮样物质（干酪样坏死）；久则疮口凹陷，周围皮色紫暗，形成瘘管，不易收口。如病变在四肢者，则肌肉日渐萎缩；病在颈椎、胸椎、腰椎者，则四肢僵直不遂，或瘫痪不用，甚至二便失禁。若病久元气不支，而身体日渐消瘦，精神委靡，面色无华，形体畏寒、心悸、失眠、自汗、舌淡红苔薄白、脉细或虚大，此属于气血两虚。如午后潮热、夜间盗汗、口干、咽燥、食欲减退，或咳嗽痰血、舌红少苔、脉象细数者，此属于阴虚火旺，到此阶段，则渐渐成骨痨，预后差；倘脾胃未败，亦有可能治愈。凡病变在大关节者，治愈率较低；若在小关节者，则治愈率较高。

2．特殊表现：由于发病部位的不同，各部位的流痰又有一些特殊的临床特点。

（1）颈椎部：患者以手托下颌，而呈颈缩领俯之态，其脓肿多出现于颈部。可导致呼吸及吞咽困难。

（2）胸椎部：脊骨外突，行路时常常以手支持腰胁，其脓肿多出现于肾俞附近。

（3）腰椎部：脊骨突出不明显，腰部挺直如板状，小儿若患此症，在俯卧时如将两腿向后拉高，则腰部不呈正常前凸曲线，相反地保持僵直状态与大腿一齐抬高。其寒性脓肿大多出现于少腹、胯间或大腿内侧。

（4）髋关节部：患肢关节不能伸直和弯曲，两臀部肌肉不对称，患肢先长后短，稍有跛行；患处不痛，痛反在膝部。其寒性脓肿可出现在原发病灶附近，或大腿外侧较远之处。

（5）肘膝腕踝部：受累关节肿大，上臂和前臂肌肉萎缩，关节呈梭形而屈伸不利，寒性脓肿出现在原发病变附近。

（6）指关节部：以中指的掌指关节较多，指关节肿大如蚕肚，脓肿穿破在原发病变附近。

【辅助检查】血细胞数和血红蛋白降低，淋巴细胞数增加，血沉增快，X-RAY 显示：早期滑膜肿胀，骨质疏松，有脱钙现象，以后关节软骨破坏或有病理性脱位，骨关节表面明显破坏，死骨形成。

【鉴别诊断】

1．附骨疽：大多发生于长骨干骺断，起病较快，开始就有高热，病变处呈胖肿，疼痛也比较剧烈。

2．流注：发于肌肉，无固定部位，随处可生，大多为多发性，起病较快，疼痛较轻，成脓较快，溃后亦容易收口。

3．历节风：本病虽然亦生于关节，日久也可出现肌肉萎缩，关节变形，但初起即有寒热、汗出、肢节窜痛无定处，且有多发性关节炎史。

4．骨肉瘤：多见于 10～25 岁的青少年，病灶多在肩关节下方或膝关节上方，初起隐隐酸痛，皮色渐渐变紫黄，坚硬如石，推之不移，紧贴于骨，掣痛难忍，不化脓。

【辨证施治】

1．寒痰凝聚型：

〔主症〕形体消瘦、面色㿠白，精神委靡，食欲不振，畏寒肢冷；患部隐隐作痛，而肿胀不明显，皮色不变，表面不热，肢体活动功能障碍。舌苔薄白，舌质淡红，脉沉细而无力。

〔证候分析〕形体消瘦、面色㿠白、精神委靡、纳差、畏寒、肢冷，为脾肾亏损、气血不足、阳气虚弱；风寒痰浊之邪乘虚侵入筋骨，使骨骼气血失和，寒痰凝聚、瘀阻不通，故疼痛、微肿、功能活动障碍。

〔治则〕益肾温经，散寒化痰。

〔方药〕阳和汤加减

熟地　当归　鹿角胶　麻黄　桂枝　茯苓　蚕砂　白芥子　甘草　白术

〔方解〕熟地、当归补养精血；鹿角胶温补肾阳、益精髓、壮筋骨；麻黄、桂枝达卫散寒，宣通气血，且使熟地、鹿角胶补而不滞；茯苓、白术健脾化痰；蚕砂散寒祛风除湿；白芥子温化寒痰，消肿止痛；甘草解毒，并调和诸药。若寒象较重者，可加肉桂、炮姜、附子；发于胸腰椎者，可加杜仲、川芎；发于上肢者，加姜黄、桑枝；发于下肢者，加牛膝。

2．寒痰化热、腐骨酿脓型：

〔主症〕局部肿胀明显，皮色微红，按之应指；身热朝轻暮重，舌苔薄黄，舌质红，脉弦细数。若病在颈椎，则颈缩颌俯；若病在胸椎，则背脊外突，状如龟背，重则二便艰难，下肢废痿；若病在腰椎，则腰部挺板，不能弯腰，可出现少腹胀肿；若病在关节，则关节功能障碍，肌肉萎缩，关节肿胀，并出现脓肿。

〔证候分析〕风寒痰湿之邪蕴久化热，热邪腐蚀筋骨肌肉而成脓肿，并出现骨关节功能障碍；又因精气亏损，故虽然已经化热，而呈潮热。

〔治则〕育阴清热，托毒透脓。

〔方药〕托里消毒散加减。

3. 阴虚火旺型：

〔主症〕溃破后脓流稀薄，夹有败絮样物质，伴有午后潮热，夜间盗汗，口燥咽干，食欲减退，或咳痰血。舌红少苔，脉细数。

〔证候分析〕素体精气亏损，病后蕴热伤阴，溃后流脓耗伤阴血，皆可致使阴液亏损，阴虚则生内热，故有上述症状。

〔治则〕养阴除蒸。

〔方药〕清骨散加减

银柴胡　鳖甲　秦艽　青蒿　地骨皮　知母　胡黄连　甘草　百合　麦冬

〔方解〕银柴胡、青蒿、秦艽清血热而除骨蒸；地骨皮、胡黄连、知母，清肺、心、肾之虚火；鳖甲、百合、麦冬滋阴清热，治虚痨；甘草调和诸药，以免苦寒药物损伤胃气。若自汗不止，选加黄芪、浮小麦、煅龙骨、煅牡蛎以固表敛汗；咳嗽痰血，加南沙参、川贝母、丹皮、白茅根以润肺止咳止血。

4. 气血两虚型：

〔主症〕溃后脓液稀薄，淋漓不尽，身体日见消瘦，精神萎顿，面色无华，形体畏寒，心悸、失眠，自汗。舌质淡红，舌苔薄白，脉细或虚大。

〔证候分析〕溃后脓水淋漓不尽，耗伤气血故产生上述症状。

〔治则〕调补气血。

〔方药〕人参养营汤加减

党参　白术　茯苓　炙甘草　炙黄芪　当归　熟地　白芍　大枣　陈皮　肉桂

〔方解〕党参、白术、茯苓、炙甘草、大枣、炙黄芪健脾益气，健脾则气血生化有源；当归、熟地、白芍补养阴血；肉桂温肾振奋脾阳，通利血脉，与补气补血药物一起鼓舞气血生长，从而加速愈合；陈皮配入补方之中，以健脾益气，并使补而不滞。若腰脊酸痛，或合并下肢瘫痪者，选加川断、狗脊、菟丝子、怀牛膝、鹿角粉等。

【外治】

1. 初期：用阳和膏加掺黑退消外敷。

2. 中期：脓成可考虑穿刺抽脓。

3. 溃后：用五五丹药线提脓祛腐，外敷红油膏；形成窦道，应继续用药线引流；脓尽可用生肌散收口。

4. 手术治疗：根据不同情况进行病灶清除术，必须重视术前准备和术后处理，掌握好手术时机和指征。手术的指征是：①单纯骨结核，骨质破坏明显，有穿入关节的可能性；②全关节结核有明显死骨或久治不愈合的窦道；③滑膜结核经过非手术治疗无效或后期有滑膜增生肥厚者；④脊柱结核并发冷脓肿或截瘫，但全身情况过差，中毒症状明显，或有活动性肺、肠、肾结核，或骨与关节结核处于活动期间，均不宜采用手术治疗。

【其他治疗】

1. 本病各期无明显虚象时，可选服：鹿角粉 3g 服 1 次，或小金片每次 4 片，或虎挣散每次 0.3g，每日 2 次。

2. 雷米封 0.1g，每日 3 次。利福平 150mg，每日 3 次口服。

3. 链霉素 0.5g，每日 2 次，肌内注射。

【预防调理】对于胸椎、腰椎、髋关节流痰的病人，宜卧木板床；对肘、膝、腕、踝部流痰，给予适当固定以限制活动。凡局部和全身症状严重而未能控制时，必须绝对卧床休息。

自学指导

"流痰"以其脓肿破溃后，流出稀薄如痰的脓液而得名：并在后期可出现阴虚火旺，骨蒸潮热的"骨痨"症，是虚损性的疮疡疾病。

疖、疔、痈、发、有头疽、无头疽、流注等阳证、实热证疮疡疾病，特点是火热毒邪是其主要致病的病因，一般都有明显的红、肿、热、痛等阳证、实热证证候；而本节学习的流痰及下一节所要学习的瘰疬两病，主要的致病特点则是正气亏损为致病的病因，局部红、肿、热、痛不明显，表现为虚损性症状为主，属于虚损性疮疡疾病。对两者加以对照区别，目的是进一步把疮疡疾病的属性归类清楚，以便根据其不同病因，把握不同的治疗方法。

流痰病因病机主要特点是：肾亏髓空是病之本，而风寒痰浊之邪凝聚则是病之标，即既有先天不足，肾亏髓空之虚，又有气血不和，痰浊凝聚之实。故本病初期的辨证要点是扶正驱邪即益肾温经、散寒化痰；而痰浊凝滞虽为阴寒滞结之症，但久之亦能化热，便使阴转为阳。有热便能蚀筋骨、腐肌肉而为脓，但因素体亏虚，所以不能一看到这种热邪表现，就使用苦寒清热解毒，这样有可能重伤正气，而正确的方法是扶正托毒，使热毒随脓出而解。后期因脓水淋漓不尽及虚热连绵，损伤气血，耗伤阴津，以致气血两虚，或阴虚火旺，故后期应该扶正为主。

纵观流痰整个病程，从病因病机到本病结局，无不有正虚，这正是虚损性疮疡疾病的特点，所以整个治疗过程，就应抓住一个补字，或扶正祛邪，或扶正托毒，或扶正为主。

【复习思考题】

1. 流痰的病因病机的特点是什么？

2. 流痰的各期临床表现有哪些特点？各部位的流痰有哪些临床特殊体征？

3. 流痰应与哪些疾病相互鉴别？鉴别要点是什么？

4. 寒痰凝聚型的治则及方剂是什么？如何加减使用？

【参考文献摘录】

1. 治疗骨与关节结核 375 例：辨证分为：①痨毒内攻型：见于病情演进期，宜调和阴阳、通经活络，兼顾脾胃，用阳和解痨汤：鹿角胶 10g，杭芍 15g，金银花 30g，蜈蚣 1 条，白及 10g，砂仁 6g，熟地 18g，炮姜 3g，炒白芥子 9g，淫羊藿 10g，夏枯草 30g，制南星 10g，陈皮 9g，甘草 6g。②寒凝痰热型：见于痨毒郁久、化热成脓期，应滋阴清热，软坚散痰，托脓解毒。用清热抗痨汤：生地、赤芍各 12g，皂角刺 6g，黄芪 15g，白术 12g，白芷 6g，银花、白花蛇舌草各 12g，贝母、百部、夏枯草各 9g，甘草 6g。③阴阳两虚型：见于病久伤筋蚀骨，气血不足，阴阳两虚者，治宜益气养血、扶阳滋阴、健脾补肾，用固本抗痨汤：鹿角胶、龟板胶各 6g，人参 3g，黄芪 15g，当归 10g，川芎 6g，熟地 24g，白术、白芍各 9g，山药、丹参各 10g，金银花 3g，蜈蚣 1 条，甘草 6g。用时配合口服自制中药制剂"消核丸"及外治法。共治 375 例，痊愈 271 例，基本治愈 41 例，有效 38 例，无效 25 例。〔阎贵旺，等. 中医药为主治疗骨与关节结核 375 例. 辽宁中医杂志，1994，21（11）：499〕

2. 辨证与辨病结合治疗骨与关节结核 122 例：辨证为：阳虚寒滞型，用阳和汤加减：熟地、麻黄、白芥子、鹿角霜、炮姜、肉桂、白术、熟附子、杏仁、甘草、细辛；阴虚瘀热型，服用抑痨解毒汤：生地、赤芍、白头翁、黄精、百部、苡仁、冬瓜仁、白花蛇舌草、连翘、瓜蒌；阴阳两虚型，用加味养营汤：人参、黄芪、当归、川芎、熟地、白芍、鹿角胶、龟板胶、砂仁、山药、鸡内金、甘草。配合中成药骨痨丸口服，每次 1 丸（12g）日服 4 次。西药应用雷米封、利福平、乙胺丁醇、链霉素，强化 5 个月后，改为雷米封、利福平、吡嗪酰胺维持 4 个月，用于以上各型。配合外治疗法，治疗 122 例，显效 6 例，有效 7 例，无效 1 例。〔范岚民. 中西医结合治疗骨关节结核 122 例临床观察. 实用中医药杂志，1994，（6）：26〕

3. 对 31 例骨关节结核中西医结合治疗前后免疫球蛋白含量的变化：检验结果提示：治疗前患者血清 IgG、IgA、IgM 含量有显著增高，而病灶部含量和血沉的变化有一致性改变，经使用西药抗痨药及骨痨汤（以虎杖、瓜子金、金银花、重楼、紫花地丁、赤芍、川牛膝、徐长卿、当归为主）骨痨片（蜈蚣、天龙、地鳖虫、制乳没、三七粉、炮山甲），IgG 含量明显下降。作者认为免疫球蛋白的增高反应了结核菌感染后特异抗体含量的增高，可辅助诊断骨关节结核，免疫球蛋白可较早反应结核感染和结核活动，对于预防复发有参考价值。并且认为骨关节结核治疗较难，原因在于机体的免疫功能紊乱所致，故在有效地抗痨治疗基础上应用，中药进行免疫调整，则取得了理想的疗效。中药在免疫调整中，不仅可以双向调整机体的免疫系统，而且能减轻西药的副作用，使化疗能够按疗程进行到底。〔郝晋丰. 江苏中医，1994，15(11):44〕

第十三节 瘰 疬

瘰疬是好发于颈部淋巴结的慢性感染性疾患，因其结核累累如贯珠之状而得名。俗称"疬子颈"或"老鼠疮"。本病多见于儿童或青年人，好发于颈部及耳后（偶尔也可见于腋下）；起病缓慢，初起时结核如豆，皮色不变，不觉疼痛，以后逐渐增大，并可窜生；成脓时皮色转为暗红，溃后脓水清稀，每夹有败絮样物质，往往此愈彼溃，形成窦道。本病相当于现代医学的颈部淋巴结核。

《内经·素问·寒热篇》首先记载了本病"黄帝问于岐伯曰：寒热瘰疬，在于颈腋者，皆何气使生？岐伯曰：此皆鼠瘰疬寒热之毒也，留于脉而不去者也"。说明了瘰疬的发生，是由于寒热之毒气，侵脏入腑，上通于颈腋之间，留于脉而不去，则发生瘰疬疾病。以后在历代中医有关书籍中都有关于瘰疬的专论，而且名称甚多。有以经络部位命名的，如生于项前的属阳明经，名痰疬；生于颈项两侧的属少阳经，名气疬；有以病因命名的，如风毒、热毒；有以形态命名的，若累累如贯珠之状的名瘰疬；三五堆叠的名重瘰疬等等。应该指出的是，在古文献中所称的瘰疬，往往泛指颈部很多不同性质的肿块，有包括急、慢性颈淋巴结炎，如《薛氏医案·瘰疬》说："其候多生于耳前后项腋间，结聚成核，初觉憎寒恶热，咽项强痛"；有时甚至包括转移癌的锁骨上淋巴结肿大，如《河间六书·瘰疬》说："夫瘰疬者，今所谓结核是也。或在耳前后，连及颈颔，下连缺盆，皆为瘰疬。"

根据本病的临床症状可分为急性与慢性两类，急性的多因外感风温而发，是属于风热痰毒的范畴，其证治与颈痈相仿，故本节不再赘述；慢性的多因气郁虚劳所致，即目前临证上所称的瘰疬，故本节主要叙述这一类型。

【病因病机】《外台秘要·瘰疬》说："肝肾虚热则生疬。"《疮疡经验全书·瘰疬》："此症原系膏粱之变，因虚劳气郁所致。"说明本病是由于肝肾不足，阴精亏损，或因阴虚瘰疬，或因肝脾气郁生痰而致。

1. 气郁痰结：由于情志不畅，肝气郁结，气滞伤脾，以致脾失健运，痰热内生，随阳明胃经循于颈项，痰凝气结而成瘰疬。久之瘀结化火，腐肉成脓；因脓水淋漓，可耗伤气血，再则肝郁过久，亦可化火，下灼肾阴，皆可导致阴血亏虚，而转入虚损痨症。

2. 肺肾阴亏：由于阴虚瘰疬，肺肾阴亏，肺津不能输布；阴虚火旺，虚火灼津为痰，痰火凝结于颈项而成瘰疬。

综上所述，无论是由于气郁还是肺肾阴亏，都会导致痰邪的凝结而成瘰疬，因此古人说"无痰不成核"；又因痰凝气结成痰火凝结，久之皆可化火，故不仅有局部的溃腐流脓症，亦有全身的阴虚火旺的虚劳症。亦有因流脓过多，而形成气血两虚证。

【临床表现】本病好发于颈项及耳前、耳后的一侧或双侧，也有延及颌下、锁骨下凹、腋部。

1. 肿疡期：淋巴结肿大如豆粒，一个或数个不等，皮色不变，按之坚实，推之能动，不热不痛。

2. 脓疡期：淋巴结逐渐增大，与表皮粘连，有的数个淋巴结相互融合成块，推之不能活动。如果液化成脓时，则表皮转成暗红而微热按触有轻微波动感。

3. 溃疡期：液化成脓的淋巴结经切开或自行溃破后，脓水清稀，夹有败絮样物质（干酪样坏死），疮口呈潜行空腔，创面肉色灰白，四周皮肤紫暗，可以形成窦道，如果脓水转厚，肉芽转成鲜红色，表示即将愈合。

本病初起一般无全身不适，或有精神抑郁，胸胁胀痛，腹胀纳呆等气滞脾失健运之症；中期液化成脓时，可有轻微发热，食欲不佳等；后期溃破日久不愈，肝肾亏损，气血虚衰，可有潮热、咳嗽、盗汗或面色苍白、头晕、疲劳等虚劳等症状。若先由肺肾阴亏所致的，则在初起时就有上述虚象的表现。此外，在后期局部症状、肿疡、脓疡、溃疡往往可以同时存在。

总之，本病结核如延之数年，仍按之能动，且既不破溃、亦不长大的，其病较轻；如初起即累累数枚，坚肿不移，并粘连在一起的，则其病较重。预后一般良好，但每因体虚而复发，尤以产后更为多见。为了确诊及与其他疾病区别，可做血沉及结核菌素试验，必要时可取活体组织检查。

【鉴别诊断】

1. **臂核**：可由头面、口腔等处的疮疖或破损感染引起，一般为单个淋巴结肿大，起发迅速，压之疼痛，很少化脓。

2. **失荣**：口腔、鼻咽、喉部的恶性肿瘤可转移到颈部淋巴结，初起肿块即质硬如石，高低不平，推之固定不动；常常伴有头痛、鼻衄；破溃后原创面如石榴样，血水淋漓；多见于中、老年人。

3. **恶性淋巴瘤**：男性青年多见，以颈部淋巴结肿大最为多见，早期淋巴结肿大，结块质中等硬，各自分开，活动度大，与淋巴结结核相似，但后期即互相粘连，肿块较结核性病变大而坚硬，带有弹性（如硬橡皮样）。此外，全身的淋巴结（腋窝、腹股沟、纵隔等）以及肝脾肿大，严重贫血。早期可有不明原因的周期性发热或不规则发热，也是其特征之一。可取活体组织检查明确诊断。

【辨证施治】

1. 气郁痰结型:

〔主症〕颈部淋巴结肿大如豆粒,或状如串珠,皮色不变,推之能动,或融合成块,按之坚实,不热微胀感。伴有精神抑郁,胸胁胀痛,腹胀纳呆,疲乏等症。舌苔薄白或微黄,舌质淡,脉细弦数。

〔证候分析〕精神抑郁、胸胁胀痛为肝气不舒;腹胀纳呆为木克脾土,脾失健运;肝脾郁结,运化失常以至痰热内生,随经络循行到颈部,痰凝气结而成肿块。因局部凝结尚在初期,尚未化热,故皮色不变,不热;因郁结甚故肿块坚实并有胀感。

〔治则〕疏肝养血、健脾化痰。

〔方药〕逍遥散合二陈汤加减

当归　白芍　夏枯草　柴胡　连翘　茯苓　法半夏　浙贝母　玄参　陈皮　生牡蛎 甘草

〔方解〕当归、白芍养血柔肝,合柴胡、夏枯草疏肝散结,条达一身之气机;夏枯草、浙贝母、连翘解毒散结;玄参、生牡蛎咸寒软坚散结;茯苓、法半夏、陈皮、甘草健脾化痰,以绝生痰之源,若合并胀痛者,加橘核、青皮;质地坚硬还可加海藻、昆布、猫爪草;若肿块日久,局部有红晕,伴有发热者,加银花、黄芩、赤芍,去半夏、陈皮温燥之品;若已成脓者,则加生黄芪、太子参、皂角刺、炙山甲,并减去柴胡、夏枯草等疏散之品,及牡蛎、玄参咸寒之药。

2. 肺肾阴亏型:

〔主症〕全身症状有潮热、盗汗、咳嗽或有痰血、心烦、失眠,或伴有面色苍白、头晕、精神疲乏、胃纳不香,舌苔薄,舌质红,脉细数。局部症状,或初起颈部硬结肿块;或溃后脓水清稀,夹有败絮样物质,脓液淋漓不尽;或疮面肉色灰白,四周皮肤紫暗,不易收口;或形成窦道。

〔证候分析〕潮热为阴虚内热,盗汗为虚热迫津外泄,咳嗽痰血为虚火伤肺络,心烦、失眠为虚火内扰心神,亦有肾阴不足,不能上济心火,面色苍白、头晕、神疲为精血不足,胃纳不香为脾气虚弱。局部初起结硬肿块,为虚火灼津为痰,痰与虚火互结而成;溃后脓水清稀、淋漓不尽、夹败絮样物质、疮面灰白、皮肤紫暗、窦道不易收口等,皆为气血、阴精亏损,形成虚劳。

〔治则〕滋肾补肺健脾。

〔方药〕六味地黄丸加减

生地　熟地　山茱萸　淮山药　丹皮　黄芩　知母　川贝母　太子参

〔方解〕生地、熟地滋阴补肾、益精髓而生血,山茱萸补养肝肾,收涩精气;山药、太子参健脾益气;丹皮、知母凉血清热,而泻肝肾之火;知母合黄芩清泻肺热;川贝母化痰清热散结。若初起颈部有结硬肿块,加海蛤壳、牡蛎、玄参,以清热、化痰、散结、软坚;若已成脓者,可减少黄芩、熟地,加生黄芪、桔梗、皂角刺、穿山甲以托毒透脓;若潮热、盗汗严重,选加地骨皮、青蒿、龟板、鳖甲、玉竹、沙参、浮小麦;气血亏,肉芽灰白,不易合口,加人参、黄精、黄芪、丹参,减去丹皮、黄芩、知母、太子参。

若疮口脓出清稀,夹有败絮物样脓,消瘦,精神差,面色无华,是为气血两虚夹痰,治宜益气养血化痰,方用香贝养营汤加减。

【外治】

1. 肿疡期：局部肿块处可外敷冲和膏或阳和解凝膏加黑退消盖贴。

2. 脓疡期：仍可敷上述药物；已经液化成脓，可以在脓肿周围正常皮肤进针，潜行性穿刺抽脓，或切开排脓。

3. 溃疡期：用七三丹或八二丹掺于药棉纳入溃口，外敷红油膏；如肉芽红活，则用生肌散、白玉膏；如有空腔或窦道时，可用千金散药线以祛腐生肌，亦可手术将坏死组织刮除。

【其他治疗】

1. 针刺：直接刺入肿大的淋巴结，配穴肝俞、膈俞，每日1次，中等刺激，对已化脓的淋巴结不宜应用。

2. 挑刺：先在肩胛下方，脊柱两旁寻找结核点（略高于皮肤，色红指压不退色的即为结核点），进行挑治；也可以在肩井、肺俞及其附近挑治。

3. "0"号疗法：适用于未化脓之时，以细针横向贯穿淋巴结，可通电加温，也可不加温，5日1次，5次为1疗程。

4. 拔核疗法：适用于肿核日久不能内消。肿核较小而浅表，体质尚好者，可用白降丹少许掺于太乙膏上，盖贴于结核处，每3日1次，结核小者约7日左右脱落，大的约10日左右可将结核拔去，待结核脱落后，可用生肌散、白玉膏。因所用的药物有很大的刺激性，故使用时必须严格掌握适应证，对淋巴结结核核较大者，或与周围组织粘连的，或年老体弱的均不宜使用本法。

5. 成药验方：体质不虚衰者，不论初起或溃后，均可服小金片，每次4片，每日2次；或服内消瘰疬丸，每次4.5g，每日2次；或服芋艿丸，每次6g，每日2次；或猫爪草30g水煎服；或夏枯草30g，抱石莲30g水煎服。

6. 西药：可配合雷米封、利福平或肌内注射链霉素。

自 学 指 导

瘰疬以其颈部结核累累如贯珠之状而得名，以结核为第一症状。本病与痰的关系最为密切，然而本病痰之生，是由于肝郁气滞，脾失健运，痰热内生，痰凝气结而成瘰疬，因此实证偏多，但不仅有气滞之实证，亦有肝血不足，脾气虚弱之虚症，故拟疏肝养血，健脾化痰，扶正祛邪为治，此其一；二是由于肺肾阴虚，虚火灼津为痰，痰火凝结而成瘰疬，因此虚证偏多，故拟滋肾补肺健脾，以扶正为主。治痰之法，健脾可以化痰，又可绝生痰之源；咸寒软坚散结之品，亦可绝虚火痰邪。临床上可根据情况，辨证选用，总之痰邪一消，结核则除。

又病之后期，往往因病邪久留损伤气阴，或因脓水淋漓耗伤气血，以致阴虚火旺，或气血亏损而成虚劳。治则主以滋补阴血、精气；又因虚火者盗人之气贼也，故佐以清泻虚热，以保精气；这样使阴生阳长，气血旺盛，则溃疡可以愈合。

本书所列到两个证型，每一型都包括了病的全部过程，学习时应该注意方解中的各期及各种兼并证的加减，灵活应用。

本病外治亦为紧要，尤其是拔核疗法，可代替西医之手术治疗，为中医特色之一。

【复习思考题】

1．引起瘰疬之痰如何内生的？

2．瘰疬的肿疡、脓疡、溃疡三期有何临床特征？

3．瘰疬应与哪些疾病相鉴别？鉴别要点是什么？

4．瘰疬辨证施治分几型？代表方剂是什么？如何加减应用？

5．拔核疗法的适应证使用方法注意事项是什么？

【参考文献摘要】

1．《外科秘录·瘰疬治法》：瘰疬之病甚多名……而治法止有三种也。其一治在肝胆，其二治在脾胃，其三治在心肾。治肝胆者，其左关之脉必涩，而右关之脉必滑者也，盖肝胆之郁不开，必下克脾胃之土，土气受制，难化水谷，必至生痰以助结，而瘰疬不化矣。治脾胃者，其右关之脉必浮而无力或滑而有力也，明是脾胃之中无非痰气升腾，土气之萧索，不健脾则痰不能消，不健胃则涎不能化，痰涎日盛，瘰疬难开，何能治乎？故必大补脾胃，以消化痰涎，然后佐以败毒之味，则病去如扫矣。治心肾者，切其左寸之脉必滑，右尺之脉必涩者也，明是心肾两开，不能即济，而肝胆胃各不相应，故痰块不消，瘰串更甚；补其心肾，则阴阳和合，而少佐之去毒破坚之味，则取效亦速矣。倘不明三治之法，而妄用刀针，俞亏其根本，安得济事乎？

2．将慢性淋巴结肿大（主要为瘰疬）辨证分为四种类型：①热毒蕴结证：治宜清热泻火，软坚散结。用凉膈散加减：大黄6g，山栀子6g，连翘15g，竹叶9g，海藻15g，射干12g，昆布15g，鳖甲18g，浙贝9g，黄芪20g。②脾虚痰湿证：治宜健脾益气，祛湿散结。用六君子汤和玉屏风散加减：党参24g，黄芪24g，防风6g，白术9g，茯苓12g，陈皮6g，半夏6g，连翘12g，枳实9g，鳖甲18g，昆布15g，海藻15g。③气滞血瘀证：治宜活血益气，祛瘀散结。桃红四物汤加减：桃仁9g，红花6g，当归15g，赤芍15g，白芍15g，川芎9g，生地12g，瓜蒌18g，薤白12g，丹皮9g，丹参18g，黄芪24g，大枣7枚，甘草3g。④痰火郁结证：治宜清热化痰，软坚散结。玄参12g，生地12g，麦冬12g，大黄4g，百合30g，桔梗9g，连翘12g，瓜蒌18g，枳实6g，鳖甲18g，昆布15g，海藻15g。〔杨秀明．慢性淋巴结肿大辨证施治体会．福建中医药，1993，(6)：29〕

3．钮晓红等报道：用拔瘰丹（内含水银、火硝、食盐、皂矾、明矾）、Ⅰ号丹（轻粉、血竭、尿浸煅石膏、红黄升、冰片研细制成）、拔瘰Ⅰ号丹（20%拔瘰丹和80%Ⅰ号丹组成）、Ⅱ号丹（黄升、血竭、樟丹、九一丹共研细末组成）。治疗淋巴结结核210例，观察组用中药，脓液清稀、肉芽苍白用拔瘰Ⅰ号丹，脓腐脱落者用Ⅰ号丹，肉芽鲜红、脓液稠厚者用Ⅱ号丹；对照组用链霉素粉，每次约75mg。治疗结果，第1个月观察组105例，痊愈55例，好转50例；对照组105例，好转45例，无效60例，疗效观察组优于对照组（$P<0.01$）。拔瘰Ⅰ号丹做体外抑菌试验，结果表明可抑制结核杆菌生长，通过急性和长期毒性实验，提示在治疗剂量下拔瘰丹制剂安全无毒。〔钮晓红．中药外治淋巴结结核216例临床及实验研究．中国中西医结合杂志，1994，14（7）：412〕

第十四节　窦　道

窦道是一种只有外口而无内孔相通的病理性盲管。其特点是管道由深部组织通向体表，只有一个外口，与内脏不相通连。多数窦道细而狭长，或直或弯。属中医瘘管范畴。

【病因病机】由于手术创伤，残留异物或坏死组织刺激深部组织化脓溃破而成。

【临床表现】患病前常有外科手术史或外科感染史。

局部有一个小疮口，常有脓性分泌物流出，疮周皮肤可呈潮红、丘疹、糜烂等湿疹样表现。一般无全身症状。有时外口闭合，脓液引流不畅，可引起红、肿、热、痛，或伴有轻度发热等症状。有时疮口中可有手术丝线、死骨片等异物流出。窦道深浅不一，可有数厘米到十几厘米长。

【辅助检查】可用球头探针慢慢顺势探入窦道，以探查窦道的走向和深浅。用40%碘油注入窦道作X线窦道造影，可了解窦道的长度，有无残腔，以及和邻近器官的关系。

【辨证施治】一般不需要内治，若慢性窦道合并感染时，可应用益气托毒、清热利湿法，方选用托里消毒散合五味消毒饮合五神汤。若为经久不愈之窦道，或属于气血两虚者，可应用补益气血、托毒闭漏法，方选用补中益气汤加减。

【外治】选用五五丹或千金散药线引流蚀管，红油膏或太乙膏盖贴，每日一换。有丝线、死骨等异物时，应及时取出。待脓液由多而稀薄转为少而黏稠厚时，改用八二丹药线引流。约1~2周后脓净，创口流出黏液稠水时，改用生肌散收口。腹部窦道应用棉垫及腹带紧压创口；会阴部窦道应用丁字带棉垫紧压会阴部。创口愈合后应继续压迫2周，以巩固疗效。

自 学 指 导

窦道的治疗，先应诊断有无内瘘及窦道内部有无死骨或异物。若有异物或死骨，以及脓腐分泌较多，应当使用扩创引流法，即使用五五丹或千金散药线引流蚀管，若无异物及死骨，且脓腐极少，可使用闭管外治法即生肌收口。并适当使用垫棉加压法，目的是使瘘管黏合，加速生肌收口。

【复习思考题】

1. 窦道辅助检查的方法及意义是什么？
2. 为什么使用引流蚀管法，具体如何使用？
3. 什么情况下使用生肌闭管法，如何具体使用？

【参考文献摘要】

1. 海马拔毒生肌散有提脓拔毒、生肌长肉作用：治疗各种痈疽溃烂，顽疽恶疮，瘘管死肌，不论阴证、阳证，久治不愈者，均可用之。处方：海马、广丹、炮甲、黄柏、姜黄各60g，蜈蚣40条，飞雄黄、甘草各45g，生军、淡全蝎各30g，麝香6g。上药共研极细末，瓶密储。根据疮面坏死组织的情况，采用不同含量红升或黄升的散剂，掺于患处，以膏药贴之。瘘管则根据其大小深浅，采用粗细适度之桑皮捻纸（用冷开水或凡士林少许使纸捻表湿润），沾以配成含5%、20%、50%、80%的红升或黄升的本散；如瘘管或溃疡面接近愈合时，即可单用本散，直至痊愈为止。〔朱良春. 虫类药的应用. 江苏科学技术出版社. 1981. 156〕

2. 腹壁瘘治验：用鲜壁虎置新瓦上，文火焙燥（不可使焦），研成细末，以盐水棉球洁净局部后，撒上守宫末1层，外以膏药盖贴，每日换1次。治疗20例，其中愈合者16例，无效者4例。〔李世文等编. 一味中药祛顽痰. 人民军医出版社. 1995.（12）：60〕

〔喻文球〕

第八章　乳房疾病

【目的要求】

1. 了解乳房疾病与经络脏腑的关系；了解乳痈、乳痨、乳核、乳癖、乳疬和乳衄的发病情况及特点；了解乳痈的沿革、乳发的特点与命名和乳疬的分类。

2. 熟悉乳房的解剖生理及检查方法；熟悉乳痈、乳痨、乳癖、乳疬、乳瘘和乳衄的病因病机；熟悉乳发与乳痈的区别，乳核与乳癖、乳岩的鉴别，乳疬的鉴别诊断，乳衄的临床表现。

3. 掌握乳房疾病的发病特点及辨证治疗；掌握乳痈、乳发、乳痨、乳核、乳癖、乳疬的诊断与治疗；掌握乳瘘的辨证施治和手术治疗适应证及乳衄的治疗方法。

【教学时数】

面授 4 学时，自学 8 学时。

第一节　概　论

乳房疾病是发生在乳房部各种外科疾病的总称。由于女性乳房有其特殊的生理功能，其发病率明显高于男性，故乳房疾病多见于女性。

本章除乳岩在岩章中论述外，其余如乳痈、乳发、乳痨、乳核、乳癖、乳疬、乳瘘和乳衄等均在本章讨论。

【解剖与生理特点】女性乳房位于前胸壁的 2、3 至 6、7 肋骨水平，胸大肌的浅面。乳头位于乳房的中心，由乳晕包围。女性乳房主要由乳腺、脂肪及结缔组织构成。乳房的轮廓基础主要为脂肪和结缔组织，乳腺比例很少。乳房腺体分 15～20 乳腺叶，以乳头为中心呈放射状排列。每乳腺叶有其单独的腺管（输乳管），也呈放射状排列，分别开口于乳头。整个乳房腺体有一层脂肪包围，构成半球状。乳房腺体的每一乳腺叶及脂肪组织又都由纤维组织包围，在腺叶间垂直行走的纤维束，称为乳房悬韧带。韧带上连皮肤和浅筋膜浅层，下连浅筋膜深层。

乳房内的淋巴管极为丰富。其引流途径（图 8-1）主要有：①乳房外侧淋巴液经胸大肌肌外缘的淋巴管流至腋淋巴结，再至锁骨下淋巴结。锁骨下淋巴结有许多小淋巴管与锁骨上淋巴结相通；②乳房内侧淋巴液沿肋间隙淋巴管流入胸骨旁淋巴结，再流向锁骨上淋巴结；③乳房深部淋巴网还沿腹直肌鞘和肝镰状韧带通向横膈和肝脏；④乳房表皮淋巴网与胸壁、颈部、腹壁的皮肤淋巴网有广泛沟通；一侧乳房的淋巴管不仅与对侧乳房的淋巴管相通，还可以通向对侧腋窝，甚至两侧腹股沟的淋巴结。

【乳房与脏腑经络的关系】乳房与脾胃、肝胆、冲任等脏腑、经络有密切关系。清·余听

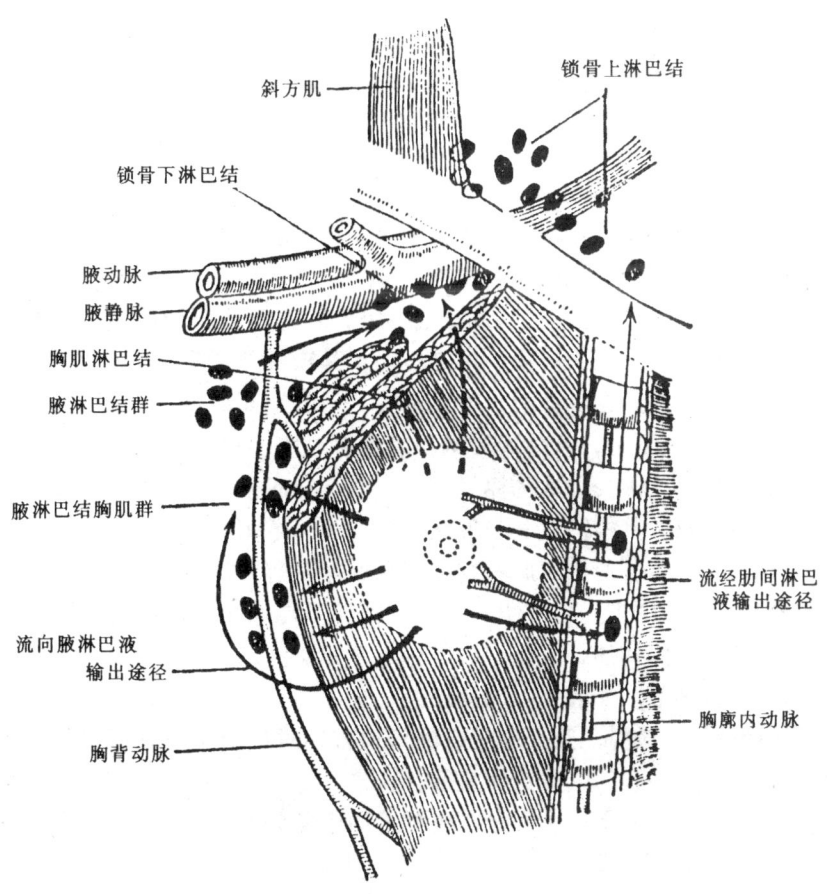

图 8-1　乳房淋巴管的输出途径

鸿《外证医案汇编·乳胁腋肋部》附论中说："乳头属肝，乳房属胃，男子乳房属肾，此乃先哲大概也。"故后世医家谓女子乳头属肝，乳房属胃；男子乳头属肝，乳房属肾。从脏腑功能而言，以肾的先天精气、脾胃的后天水谷之气，肝的藏血与疏调气机作用，对乳房生理病理影响最大。肾气盛天癸至，两乳渐丰满，产后乳汁充盈；肾气衰则天癸竭，乳房即渐衰萎。肾虚亦可致乳痨、乳岩等多种乳疾。脾胃气壮则乳汁多而浓，反之则少而淡。若脾胃运化失司则痰浊内生，蕴结于乳房胃络即可致病。肝血不足则产妇乳少；肝失疏泄，气机郁滞，或乳房胀痛，或乳汁不畅，甚至形成肿块。

　　乳房与经络的关系，早在《内经》中已有记载，如："足阳明胃经，行贯乳中；足太阴脾经，络胃上膈，布于胸中；足厥阴肝经上膈，布胸胁绕乳头而行；足少阴肾经，上贯肝膈而与乳联；冲任二脏起于胞中，任脉循腹里，上关元至胸中，冲脉挟脐而上行，至胸中散。"乳房正常的生理功能必须依赖于足阳明胃、足少阴肾、足厥阴肝及冲任二脉等经脉、经气的疏通和灌养。若经络闭阻，经气疏通不畅，冲任失调，则可导致多种乳房疾病的发生。

　　【病因病机】乳房疾病的发生，主要由于肝气郁结，胃热壅滞，肝肾不足，痰瘀凝结，乳汁蓄积，外感六淫等，引起肝肾、脾胃的经络、脏腑功能失调所致。如余听鸿《外证医案汇编》说："乳症，皆云肝脾郁结，则为癖核；胃气壅滞，则为痈疽。"

　　从临床上来看，感染性乳房疾病（乳痈、乳发）多由乳头破碎，感染毒邪，或嗜食厚味，脾胃积热；或情志内伤，肝气不舒，以致乳汁积滞，郁久化热，蒸酿肉腐而为脓肿。肿瘤性乳房疾病（乳癖、乳岩）则系忧怒抑郁，肝脾受损，以致气滞痰凝血瘀而成。

【辨证要点】乳房疾病的辨证除观察局部病变外，尚需详究全身症状，四诊合参。现将辨证要点归纳分述于下：

1. 肝胃蕴热：由于肝气不舒，失于疏泄；胃经积热，气血凝滞，郁久化热。以致乳房局部红肿热痛，酿脓如鸡啄，剧痛，或脓水黄厚，伴有恶寒发热，口渴欲饮，小便短赤，舌苔白或黄，脉浮数或弦数。如乳痈、乳发等，多与肝胃蕴热有关。

2. 肝气郁结：情绪郁闷忧思，以致肝气不舒，脾失健运痰浊内生，气滞痰凝，积聚成核，形如桃李，质地较硬，表面光滑，推之可动，其核可随喜怒消长。伴有胸闷不适，心烦易怒，月经不调，舌苔薄白，脉弦滑。如乳癖等，与肝气郁结有关。

3. 肝肾不足：先天不足，或后天失调，或生育过多，以致肝肾亏损，冲任失调，精血不足，肝失濡养，致肝火上炎，火灼津为痰，痰瘀互结成核。或致肝气郁结，脾土受损，痰浊内生，气滞痰凝为核。其核的生长与发展，常与发育、妊娠、月经等有关。伴头晕耳鸣，腰酸肢软，月经不调，舌苔薄白，脉弦细。如乳病等多与肝肾不足有关。

4. 阴虚痰凝：肺肾阴虚，以致阴亏火旺，肺津不能输布，灼津为痰，痰火循经结于乳络，结块皮色不变，隐隐作痛，化脓迟缓。伴有潮热盗汗，手足心热，或形瘦食少，夜寐盗汗，舌质红苔少，脉细数。如乳痨与阴虚痰凝有关。

【乳房肿块检查法】及时而正确地进行乳房检查，对早期发现乳癌有着重要意义。通常将乳房分五个部分。乳头包括乳晕为中央部分，再以乳头为中心画水平和垂直两线，将乳房分为内上、内下、外上、外下四个部分（也称为四个象限）。在记述乳房疾病时必须说明所在部分或象限的位置。

乳房肿块的检查，主要是望诊和触诊。

1. 望诊：嘱病人端坐，解开上衣，将两侧乳房完全显露，以便作详细比较。主要观察乳房体积的变化，有无增大或缩小，两侧乳房是否对称；乳头的位置，有无抬高或内缩；乳房表面情况，皮肤色泽有无改变，有无凹陷、橘皮样改变，有无浅静脉扩张和湿疹样病变。在检查中如某些改变不清晰，可嘱其患者高举双上臂或前俯上半身体使乳房前悬，则可表现的更为明显。

2. 触诊：触诊乳房时的体位，卧位较佳，乳晕部的检查以坐位为宜。正确的乳房检查方法是检查者将手指并拢，用指腹平放乳房上轻柔进行按扪，切勿用手指抓捏乳房，否则会把正常乳房腺体错误的认为乳房肿块。检查的顺序应是先检查健侧乳房，再检查患侧；先检查上内、上外象限，然后下内、下外象限，并在有异常的部位作深入检查，继而检查乳晕部分，最后按扪腋窝、锁骨下及锁骨上区域的淋巴结。

发现乳房内有肿块时，应注意：①肿物的数目、大小、形态、境界、硬度、表面情况、移动度、所在乳房的位置（象限、深浅）和有无触痛；②肿块与皮肤是否有粘连？可用手轻轻提起肿块附近的皮肤，以确定与皮肤有无粘连；③肿块与筋膜、胸肌是否粘连固定？先在不同方向检查肿块的活动度，然后嘱患者用手叉腰，使胸大肌收缩紧张，再查其肿块的活动度，前后进行对比，以确定肿块与筋膜、胸肌有无粘连。

腋窝淋巴结的检查：检查者自患者前面用左手伸入患者右腋窝或用右手伸入左腋窝，然后嘱患者将上臂靠近胸壁，前臂松弛放在检查者的手臂上，这样腋窝完全松弛，可清楚地扪及腋窝中央群、胸肌群的肿大淋巴结。至于腋后淋巴结（肩胛下群）和锁骨上淋巴结的检查，检查者以站在患者背后进行检查为宜。

3.自我检查法：自我检查法对于早期发现乳房肿块，防治乳癌有着重要意义。该方法简单易行，广大妇女都可以掌握，在肿瘤普查中曾被推广运用。具体检查方法是：左手叉腰，用自己的右手触诊左侧乳房，然后再用右手叉腰，左手触诊右侧乳房。如发现有疑似肿块，可立即到医疗单位就诊，以进一步确定肿块的性质，以达到早期发现早期治疗的目的。

检查乳房肿块应注意选择检查时间，最好在经后7～10日，这时期是乳房生理最平稳时期，有病变容易被发现。在确定一个肿块性质时，需要结合年龄、病史，或现代医学的各种检查，如彩色超声波、钼靶X线摄片、近红外影像、细针穿刺细胞学检查等，才能确诊。

【治疗】乳房疾病的治疗强调内外治并重，以理气疏络为常用法则。

1.内治：乳房疾病常用内治法如下：

（1）疏表清热法：适用于乳痈初期，局部红、肿、热、痛，伴有恶寒发热，口干等。因外邪阻滞经络、营卫不和所致。治宜疏表、清热、解毒，可选用瓜蒌牛蒡汤、荆防败毒散加减。

（2）清热解毒法：适用于肝胃热毒、蕴化肉腐阶段，局部红肿高突，灼热疼痛，伴有壮热口渴，尿赤便秘等。常见乳痈、乳发等病。治宜清热解毒，可选用五味消毒饮、桔叶散、内疏黄连汤等加减。

（3）托里透脓法：适用于体质虚弱，脓成难溃，或溃后脓水清稀。证见疮形平塌，漫肿不收，日久不能破溃，隐隐作痛，或溃后脓水清稀，久不收口。其均因气血两虚，不能托毒外出，治宜补益气血，托毒外出，攻补兼施，可选用托里消毒散、托里透脓散等加减。

（4）解郁化痰法：适用于肝气不舒，情志不畅，肝失疏泄，气机不利，脾运失司，痰浊结聚而致"乳中结核"类的乳房疾病，如乳癖、乳核等。伴有胸闷不舒，乳房胀痛等。治宜疏肝解郁，化痰散结，可选用逍遥散，香贝养营汤合小金片等。

（5）补益扶正法：适用于肝肾不足、冲任失养，肺肾阴虚痰凝，气血两虚等证。多见乳癖、乳岩、乳痨等病。证见面色无华，气短乏力，饮食不佳；或潮热盗汗，头晕耳鸣；或形寒肢冷，便溏，月经失调；或乳痈破溃后脓出毒泄，但难以生肌收口等。治宜补益扶正，即所谓"虚者补之"。气血两虚者，可选用香贝养营汤、归脾汤、八珍汤等；肝肾阴虚可选用消痨丸合开郁散、六味地黄丸合清骨散等；肝肾不足、冲任失养者可选用二仙汤、右归丸等。

2.外治：

（1）敷贴：感染性乳房疾病属阳证者，初起宜清热解毒，活血消肿为主，选用金黄膏、玉露膏；成脓期宜提毒祛腐，选用八二丹、九一丹外掺或药捻；溃后脓尽，肉芽新鲜，用生肌玉红膏、生肌散等。

肿瘤性乳房疾病，属阴证者，宜温经和阳，消肿止痛、化痰散结为主，选用阳和解凝膏掺黑退消、桂麝散等。

（2）手术：对感染性乳房疾病，脓肿形成，应及时切开排脓。常作放射状切口以免损伤乳络。肿瘤性乳房疾病，经用药物治疗无明显疗效，应考虑手术治疗。对疑有恶变或恶性肿瘤，应及早施行手术治疗。

自 学 指 导

1. 乳房疾病的发病特点：多见于女性。由于女性乳房有一个明显的发育、哺乳、萎缩的生理过程，此间，乳腺受性激素影响呈增长和退化两种变化，两者在各期交替，故易发生乳房肿瘤与感染性病变；乳房疾病的发生与肝胃二脏腑功能失调以及肾、肝、胃三经，冲任二脉的异常有关。

2. 乳房疾病的四诊以触诊较为重要，是诊断各种乳房疾病不可缺少的环节。因此，必须掌握正确的检查方法。

3. 乳房疾病的辨证除要分析乳房局部证候外，还要结合全身症状，辨证审因而论治。

4. 治疗乳房疾病要以理气疏络为常法，对此余听鸿在《外证医案汇编》说："鄙见治乳症，不出一气字定之矣。脾胃之气，壅者为痈；肝胆木气，郁则为疽；正气虚则为岩；气虚不摄为漏；气散不收为悬；痰气凝结为癖、为核、为痞。气阻络脉，乳汁不行，或气滞血少，涩而不行。若治乳病从一气字着笔，无论虚实新久，温凉攻补，各方之中，挟理疏络之品，使其乳络舒通。气为血之帅，气行则血行，阴生阳长，气旺流通，血亦随之而生，自然壅者易通，郁者易达，结者易散，坚者易软，再辨阴阳虚实。"乳房疾病的发生多与气机不畅有关，故在乳房疾病的治疗时，除针对阴阳虚实，还应用理气疏络之品。

【复习思考题】
1. 乳房与哪些经络关系密切？
2. 试述乳房肿块的检查方法。
3. 感染性乳房疾病与肿瘤性乳房疾病的病因病机有何异同？

第二节 乳 痈

乳痈是乳房部急性化脓性疾病。多见于哺乳期妇女，尤以初产妇多见，好发于产后 3～4 周。其特点是乳房部结块，红肿热痛，伴恶寒发热等。相当于西医的急性乳腺炎。

乳痈病名最早见于晋·葛洪著《肘后备急方》。隋·巢元方等著《诸病源候论》中论述了该病因病理，如说："是阳明之经脉，有从缺盆下至乳者，劳伤血气，其脉虚，腠理虚，寒客于经络，寒搏于血，则血涩不通，其血又归之，气积不散，故结聚成痈。痈气不宣，与血相搏，则生热，热盛乘于血，血化成脓；亦有因乳汁蓄积，与血相搏，蕴积生热，结聚而生乳痈者。"明·薛已《外科发挥》中主张乳痈成脓宜早期切开，否则有"传囊"之变的论述。吴谦等编著《医宗金鉴》中论述："内吹者，怀胎六七月，胸满气上，乳房结肿疼痛，若色红者，因多热也；不红者，既因气郁，且兼胎旺也。……外吹者，由乳母肝、胃气浊，更兼子吹乳睡熟，鼻孔凉气，袭入乳房，与热乳凝结肿痛，令人寒热往来，烦躁口渴。"

根据本病的发病时期不同，将在哺乳期发生的称外吹乳痈，在妊娠期发生的称内吹乳痈，在非哺乳期和非妊娠期发生的称不乳儿乳痈。本节主要讨论哺乳期发生的乳痈。

【病因病机】

1. 乳汁郁积：初产妇乳头较易破损，或因乳头畸形、内陷，影响充分哺乳；或哺乳方法不当，哺乳时未让婴儿将奶吸尽等均可导致乳汁郁积，阻塞乳络成块，郁久化热酿脓而成痈肿。

2．肝郁胃热：情志不畅，肝气失于疏泄；产后饮食不节，胃中积热。乳汁为气血所生化，源于胃，实为水谷之精华。肝主疏泄，能调节乳汁的分泌，若肝气不舒，胃热蕴滞，以致乳络闭阻不畅，气滞血凝而成乳痈。

3．感受外邪：产妇体虚汗出受风，或露胸哺乳外感风邪；或因婴儿吸奶，口中邪毒之气侵袭，均可使邪阻乳络，气滞血凝，经络不通而成痈肿。

【临床表现】

1．初起：乳房肿胀疼痛，乳汁排出不畅，乳房内出现界限不明显的肿块，表面皮肤微红微热，压痛拒按，伴有恶寒发热，或头痛，胸闷不舒，口渴。舌苔薄白或微黄，脉弦数。

2．成脓：乳房肿势逐渐增大，皮肤发红焮热，疼痛加剧，触痛明显，伴有壮热不退，口渴思饮，舌苔黄，脉弦数。若肿势局限，硬块中央渐软，按之有波动感，是为脓成。若属深部脓肿形成，常需穿刺才能确诊（图 8-2）。

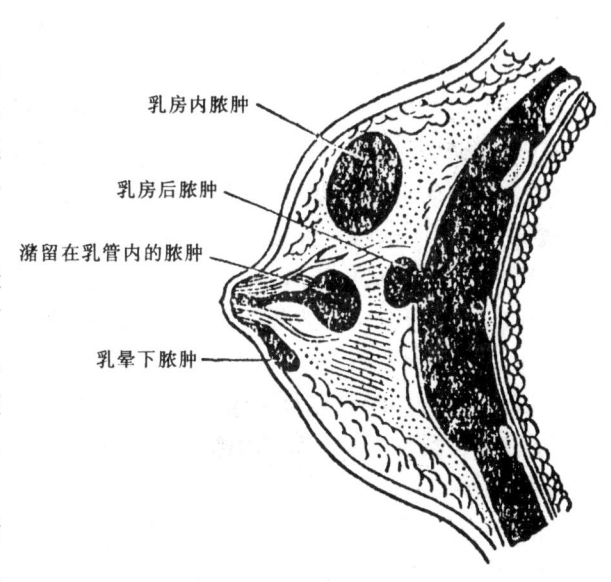

乳房内脓肿
乳房后脓肿
潴留在乳管内的脓肿
乳晕下脓肿

图 8-2　乳房脓肿的位置

3．溃后：脓肿成熟后，可自行破溃出脓，或手术切开排脓。若脓出畅通，则局部肿消、痛减、热退，疮口逐渐愈合。若脓出不畅，肿块不减，身热不退，可能脓液波及其他乳络，而成"传囊之变"。亦有溃后，脓液从乳头排出，或乳汁从疮口溢出，则有成瘘之可能。

【鉴别诊断】

1．乳发：发于乳房肌肤之间，容易腐烂坏死的急性化脓性疾患。病变范围比乳痈大，皮肤焮红漫肿，皮肉迅速溃烂坏死，重者可致热毒内攻之危象。

2．炎性乳癌：多发于妊娠期或哺乳期妇女，患乳迅速增大，常累及整个乳房的 1/3 或一半以上，并可波及到对侧乳房。病变局部皮肤颜色暗红或紫红，毛孔深陷呈橘皮样改变，肿胀触痛。患侧腋窝淋巴结肿大，全身炎症反应较轻。针吸或活组织检查可确诊。本病进展较快，甚至于数周后死亡。

【辨证施治】

1．肝胃蕴热，乳络阻塞型：

〔主症〕乳房肿胀疼痛，乳汁排泄不畅，患乳微热，触痛拒按，伴恶寒发热、头痛、周身酸楚、口渴、便秘。苔薄黄，脉弦数。

〔证候分析〕热邪阻塞乳络故肿胀，不通则痛。热邪相搏于表见发热、恶寒、头痛、周身酸楚，肝胃热盛则见口渴、苔薄黄、脉弦数等。

〔治则〕疏肝清胃，通络散结。

〔方药〕瓜蒌牛蒡汤加减。身热不甚者去黄芩、山栀，无表证去牛蒡，口不渴去花粉，乳汁壅塞加王不留行、漏芦、木通，肿痛明显加乳没、赤芍，胸闷不舒加橘叶、川楝子，恶露未尽加归尾、益母草等。

2．毒热蕴结，肉腐成脓型：

〔主症〕肿块逐渐增大，疼痛加剧，壮热不退，局部皮色焮红，结块中央渐软，按之有波动感。舌苔黄，脉洪数或弦数。

〔证候分析〕热胜肉腐，肉腐成脓，肿块中软，按之有波动感为脓成，壮热不退，皮色焮红，苔黄，脉数皆因热甚所致。

〔治则〕清热解毒，托里透脓。

〔方药〕透脓散合五味消毒饮加减。热甚加生石膏、知母，口渴甚加天花粉、鲜芦根等。

3．气阴两虚，余毒未尽型：

〔主症〕溃脓后疮口脓水不断，脓水清稀，愈合迟缓或形成乳瘘。伴全身乏力、面色少华，或低热不退、纳减。舌质淡，苔薄，脉弱。

〔证候分析〕乳痈化脓后，气阴耗损，正虚不能托毒外出，致余毒残留不尽，故脓水清稀，迁延不尽，愈合亦缓或成乳瘘。气血虚则全身乏力，面色少华；余毒未尽则可低热不退，气虚胃弱故纳差。

〔治则〕补气益阴，和营托毒。

〔方药〕四妙汤加味，脓出不畅者加山甲、皂角刺等。

【外治】

1．初起：

（1）热敷按摩：对于乳汁排出不畅，肿痛初起，尚未成脓，可用热敷加乳房按摩。先局部湿热敷，尔后在患侧乳房涂上少许油（液体石蜡或凡士林），用五指由乳房四周轻轻向乳头方向按摩，不要用力挤压或旋转按压，而沿着乳腺管方向施以正压，把瘀滞的乳汁逐步推出。在按摩的同时轻提乳头数次，以扩张乳头部的输乳管。

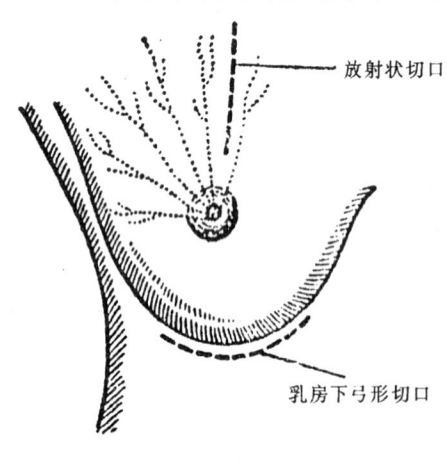

图8-3 乳房脓肿引流切口

（2）外敷：金黄膏或玉露膏外敷；或用鲜菊花叶、鲜蒲公英、仙人掌去刺捣烂外敷；或用50％芒硝或硫酸镁溶液湿敷，每日3～4次。

2．成脓：脓肿成熟时，在波动或及压痛最明显处切开排脓。切口应按乳络方向作单一放射状小切口引流脓腔；若脓肿在乳房下部，可作一弓形切口（图8-3）；切口位置应选择脓肿稍低的部位，脓肿小可用穿抽脓法。

3．溃后：脓肿切开或自行破溃后，用八二丹或九一丹药线引流，外敷金黄膏。每日换药1次。脓净见浅色透明黏液，改用生肌散掺布疮面，外敷生肌玉红膏。2～3日1换。

若有袋脓现象，可在脓腔下方用棉垫法加压包扎。当加压包扎无效时，应扩创引流。

【其他治疗】

1．停止哺乳：患侧乳房肿痛明显，应停止哺乳，可用吸乳器吸出乳汁，用乳罩或三角巾托起乳房，以减少其活动而减轻疼痛。

2. 回乳：局部炎症严重，如能断乳时，应考虑回乳。用炒麦芽、生山楂各 60g，水煎当茶饮；或已烯雌酚 1～2mg，每日 3 次，共 2～3 日。

【预防调理】❶妊娠后期经常用水洗乳头，或用 75%乙醇擦洗乳头。乳头内陷者，洗后轻柔按摩牵拉乳头。❷养成定时哺乳的习惯，每次哺乳时乳汁要吸尽。如乳汁过多，哺乳时未能排尽的乳，可用吸乳器或用挤压，使乳汁尽量排空，防止瘀乳。❸哺乳期若有乳头擦伤、皲裂，或身体其他部位化脓性感染，应及时治疗。

自 学 指 导

1. 诊断：①好发于产后 3～4 周的哺乳期妇女；②乳房肿痛；③可触及界限不明显的肿块，压痛拒按，表面皮肤微红；④乳汁排出不畅；⑤伴恶寒发热等全身症状。

2. 治疗：初起以疏泄消散为主，不可过用寒凉之剂，瓜蒌牛蒡汤加减。成脓宜托里透脓、清热解毒，透脓散合五味消毒饮加减。溃后宜扶正养阴、和营托毒，四妙汤加味。外治，在乳痈初起阶段，宜采用热敷按摩，外敷金黄膏等，成脓即切开引流，溃后提脓祛腐、生肌收口。

3. 本节疑难之处："传囊"之变。所谓传囊，中医文献认为："夫乳之为物，各有囊橐。"乳痈发病一般"受患止于一二橐，若脓成不刺，攻溃诸囊矣。"故临床上将单个乳房脓肿而发展成多个脓肿称之为"传囊"之变。

【复习思考题】
1. 试述乳痈的病因病机。
2. 乳房初起的治则及主方是什么？
3. 乳痈成脓切开应注意什么？
4. 如何预防乳痈的发生？

【参考文献摘录】
1. 乳痈 110 例的治疗体会：基本方药组成是：橘叶、瓜蒌、归尾、赤芍、川芎、王不留行、路路通、青陈皮、蒲公英、生甘草。水煎服，每日 1 剂。若伴有热盛者酌加连翘、银花或黄芩、牛蒡子；肿块硬者加穿山甲、皂角刺、蚤休或夏枯草；有明显热象者酌加生石膏、大黄或山栀；伴有肝郁气滞者酌加香附、金铃子等。110 例患者中，初诊时乳痈在初期阶段尚未成脓者 38 例，治疗后获消散 34 例，另 4 例切开后痊愈；初诊时已成脓者 72 例，治疗后炎症消散 14 例，余均切开告愈。〔赵永昌，等. 中医杂志，1980，(7)：39〕

2. 针刺加捏筋治疗乳汁郁积性乳腺炎：凡乳腺病变局部肿大，乳汁郁结，肿胀硬痛，或有压痛，皮色不变，尚未进入化脓阶段者都适用此法治疗。治疗方法：①针刺法：内关（患侧）5～7 分，膻中 3～5 分，得气后，均留针 5 分钟。②捏筋法：捏健侧（如右乳腺炎，捏左侧）腋窝前方大筋。医生用左手大拇指按于患者右侧中府穴，中、示指按于右侧腋窝中部，然后用力推拿两次，使患者感到酸胀即可。先针刺，后捏筋。然后嘱患者自己按摩硬结处，挤出乳汁，但在炎症明显时，不宜挤压患部。针刺与捏筋，每日 1 次，最多不超过 3 次即可治愈。本组患者 102 例，经一次治愈者 68 例（66.7%）；二次治愈者 23 例（22.5%）；三次治愈者 11 例（10.8%）。〔黄继发. 乳痈 110 例的治疗体会. 中医杂志，1981，(2)：42〕

第三节 乳 发

乳发是发生于乳房部肌肤之间,容易腐烂坏死的急性化脓性疾病。其特点是乳房部皮肤焮红漫肿,疼痛,毛孔深陷,皮肉迅速溃烂,甚者可发生疮毒内攻之危象。相当于西医的乳房部蜂窝组织炎或乳房坏死。

本病病名最早于晋·龚庆宣《刘涓子鬼遗方》,称为"发乳"。也有因其病变范围较大而名为乳发者,如清·邹五峰《外科真诠》中说:"乳肿最大者名曰乳发。"

【病因病机】多由火毒外侵,以及肝、胃二经湿热内生,湿热火邪相互搏结于乳房,热胜肉腐而成。乳痈火毒炽盛者也可并发本病。

【临床表现】本病发病迅速。初起乳房部焮红漫肿,疼痛剧烈,毛孔深陷,发热恶寒。2~3日后皮肤湿烂,继而发黑溃腐,疼痛更甚,壮热口渴等。若治疗适当,腐肉渐脱,身热亦随之而退,新肉生长,约月余收口而愈。若伤及乳络者,则可形成乳瘘,经久难愈。若正虚邪盛,火毒内攻,可见高热神昏、烦躁不安等症。

【辨证施治】

1. 热毒蕴结型:

〔主症〕局部焮红漫肿,疼痛难忍,毛孔深陷,发热,便秘尿赤。舌红,苔黄腻,脉滑数。

〔证候分析〕火毒外侵与肝胃湿热相搏于乳,故焮红漫肿、发热、便秘尿赤等;毛孔深陷为肿胀甚所致;胃经有热见舌苔黄腻。

〔治则〕清热解毒。

〔方药〕黄连解毒汤加减,便秘加生大黄、芒硝。

2. 火毒炽盛型:

〔主症〕皮肤湿烂,发黑溃腐,痛剧,壮热口渴。舌质红,苔黄燥,脉数。

〔证候分析〕热胜肉腐,湿热甚则见湿烂,火毒盛则见壮热口渴,苔黄燥等。

〔治则〕泻火解毒,清利湿热。

〔方药〕龙肝泻肝汤合黄连解毒汤加减。溃腐者加穿山甲、皂角刺。若火毒内攻者,治宜凉血清热,清心开窍,选用犀角地黄汤合黄连解毒汤加减。

3. 正虚邪恋型:

〔主症〕腐肉渐渐脱落,发热肿痛亦退,疮面肉色不鲜,愈合缓慢,伴神疲乏力、面色少华。舌淡,苔薄,脉濡细。

〔证候分析〕经治,邪毒基本已去,故见腐肉脱落,发热肿痛渐退,开始生新;但正气大伤,余邪留恋,而见神疲乏力等气血虚诸证候,局部亦见肉色不鲜、愈合缓慢等。

〔治则〕益气和营托毒。

〔方药〕托里消毒散加减。

【外治】参照"乳痈"处理方法。

本病目前临床较为少见。重点是了解乳发的临床表现，以资与乳痈鉴别。乳发好发于平时不注意卫生的哺乳期妇女，局部见皮肤焮红漫肿，疼痛剧烈，毛孔深陷，2～3日后皮肤湿烂，随即变黑腐溃，全身症状明显。

【复习思考题】
试述乳发与乳痈的鉴别诊断。

第四节 乳 痨

乳痨是发生在乳房部的慢性化脓性疾病。因其病程后期常有虚痨的表现，故名乳痨；亦因其溃后脓液稀薄夹有败絮如痰，又称乳痰。本病特点是病程进展缓慢，初起乳房内一个或数个结块如梅李，边界不清，皮肉相连，日久破溃，脓稀杂有豆渣样物，伴有低热。相当于西医的乳房结核。

乳痨病名最早见明·汪机《外科理例》说"妇乳内肿一块如鸡子大，劳则作痛，久而不消，服托里药不应，此乳痨症也"。清·祁坤《外科大成》中论述更为详细，如说"乳房结核初如梅子，数月不疗渐大如鸡子，串延胸胁，破流稀脓白汁而内实相通，外见阴虚等症"。

【病因病机】多因素体阴虚，肺肾阴亏，阴虚火旺，灼津为痰，痰火凝结而成；或肝郁气滞，运化失司，积湿成痰，痰凝经络，亦可久郁化火，耗伤阴液，而出现阴虚火旺之证。

【临床表现】
1. 初起：偶发现一侧乳房一个或数个结块，大小不等，边界不清，质硬不坚，推之可活动，不痛或微痛，皮色不变，全身症状不明显。

2. 成脓：病程进展较快，结块渐大，与皮肤粘连，推之不动，轻度疼痛，皮色微红或不红。若按之肿块变软，则已形成寒性脓肿。患侧腋窝淋巴结肿大，且有轻压痛。常伴有潮热颧红、形瘦食少、盗汗、神疲等症。

3. 溃后：脓肿溃破后，流出稀薄夹有败絮样物脓液，疮口腐肉不脱，极难收口，形成一个或数个溃疡，或形成空腔或窦道。伴有低热，盗汗，食欲不振等全身症状。

4. 辅助检查：活动期红细胞沉降率加快。结核菌试验可呈阳性。钼靶X线摄片可见多发性边界不清的结节状阴影，或单发结节阴影，周围有钙化灶。活组织检查可确诊。

【鉴别诊断】
1. 乳岩：肿块坚硬，高低不平，推之不动，边界不清，溃破后呈菜花样，发病年龄40～60岁。

2. 粉刺性乳痈：肿块多位于乳晕部或其边缘，常有先天性乳头凹陷，使乳晕腺分泌物不能排除而使局部经常潮湿。早期结肿质软，继之皮肤微红，局部疼痛，溃破流脓，脓汁臭秽，量少，内含豆腐渣样物质，乳头内有膏状分泌物排出，溃后疮口与乳头间形成瘘管，久久不愈。

【辨证施治】

1．气滞痰凝型：

〔主症〕乳中结块，质硬不坚，触之不痛。伴心情不畅，胸闷胁胀。苔薄腻，脉弦滑。

〔证候分析〕肝气不舒，木邪侮土，失于运化，积湿成痰，痰凝乳络，故见乳中结块，胸闷胁胀，苔薄腻，脉弦滑。

〔治则〕疏肝解郁，化痰散结。

〔方药〕开郁散合消疬丸加减。

2．阴虚痰热型：

〔主症〕肿块变大变软，皮色暗红，或溃脓稀薄，夹有败絮状物。隐隐作痛。伴潮热盗汗、颧红、形瘦、纳呆、心烦易怒。舌红，苔黄，脉细数。

〔证候分析〕阴虚火旺，火灼津为痰，痰火凝结，郁久化热，而见肿块变大变软，色暗红，潮热盗汗，颧红，舌红，脉细数等。肝郁化火，故心烦易怒。肝侮脾土，症见纳呆。

〔治则〕养阴清热。

〔方药〕六味地黄丸合清骨散加减。

【外治】

1．初起：用阳和解凝膏掺桂麝散或用回阳玉龙膏外敷。

2．成脓：慎用切开排脓法，因易形成瘘管。但合并感染时，宜切开排脓。

3．溃后：疮口有腐肉，掺八二丹，外敷红油膏；腐脱生新，用生肌散、红油膏外敷。若形成瘘管者，用白降丹或红升丹捻条插入，脓尽后改用生肌散。

【其他治疗】

1．不论已溃未溃，均可兼服小金丹、芩部丹（黄芩、百部、丹参）。

2．选用雷米封、利福平、乙胺丁醇等抗结核药物联合使用。

【预防调理】❶在使用抗结核药物治疗时，患者不能擅自停药，要按医嘱完成疗程。❷对汞过敏者，禁用含汞药物外敷。

自学指导

1．本节重点是掌握乳痨的诊断。临床一般根据病史长、寒性脓肿、典型溃疡、瘘管形成而脓液中查不到一般细菌等做出诊断。

2．乳痨的治疗应侧重辨证施治。气滞痰凝型，宜疏肝解郁、化痰散结，用开郁散合消瘰丸加减，以上两方原来用于治疗瘰疬，现扩大使用范围用于治疗乳痨；阴虚痰热型，宜养阴清热，用六味地黄丸合清骨散加减。

3．乳痨初起较难与乳岩区别，应从下面几个方面鉴别：

（1）乳痨多发生于20～40岁已婚体弱妇女，并常见身体其他部位原发结核病灶。而乳岩多发于40～60岁绝经期前后妇女。

（2）乳痨病程进展缓慢，可有盗汗、低热等结核菌中毒症状。乳岩病情况发展迅速。乳痨可形成寒性脓肿，溃后流稀薄脓液，形成溃疡或瘘管。乳岩肿块坚硬，溃后外翻似菜花。

（3）钼靶X线摄片、活组织检查易鉴别。

1. 乳痨的诊断要点是什么?
2. 乳痨应与哪些疾病鉴别,其鉴别要点是什么?

【参考文献摘录】

乳痨溃后见阴虚火旺,气血双亏,可用经验方加减:生黄芪 15g,当归 10g,白术 10g,元参 15g,生地黄 15g,白芷 10g,炒皂角刺 10g,白芥子 10g,白芍 12g。低热、颧红、盗汗者,去白芥子加生牡蛎、地骨皮、青蒿、银柴胡;血虚甚者加熟地、丹参。(北京中医医院. 中西医结合临床外科手册. 北京:北京出版社,1980. 279)

第五节 乳 核

乳核是乳房部良性肿瘤。其特点是乳中结核,形如丸卵,边界清楚,表面光滑,推之有活动感。相当于西医的乳腺纤维腺瘤。

关于本病的记载,主要散见于乳癖之中,如明·陈实功《外科正宗》:"乳癖乃乳中结核,形如丸卵,或重坠作痛,或不痛,皮色不变,其核随喜怒消长。"清·高锦庭《疡科心得集·辨乳癖乳痰乳岩论》中说:"乳中结核,形如丸卵,不疼痛,不发寒热,皮色不变,其核随喜怒消长,此名乳癖。"其中描述的症状与乳核特征相似。由此可见,古代中医文献中乳核与乳癖为同一个病。随着对疾病的认识进一步加深,现代学术界另列"乳癖"证,相当于乳腺增生(见本章"乳癖"),并认定"肿块形如丸卵,不痛"等属于"乳核"的症状。

【病因病机】多由情志内伤,肝气郁结,或忧思伤脾,运化失司,痰湿内生;或冲任失调,气滞血瘀痰凝,积聚乳房而成。

【临床表现】常见于青年妇女,高发年龄是 20~25 岁。多发生于一侧乳房,一般为单个发生,以乳房外上象限最多见,内上象限次之。肿块呈圆形、椭圆形或结节状,质地坚实,表面光滑,边界清楚,活动度好,不与皮肤粘连,皮色不变。肿块大小不等,小如黄豆,大如鸡卵。一般无疼痛和压痛,少数患者可有轻微胀痛,但与月经无关。肿块增长缓慢,若在妊娠期迅速增大,应排除恶变可能。

辅助检查:钼靶乳房 X 线摄片可见边缘整齐的圆形或椭圆形致密肿块阴影,边缘清楚,四周可见透亮带,偶见规整粗大的钙化点。

【鉴别诊断】

1. 乳岩:多见于 40~60 岁妇女,肿块坚硬,高低不平,表面不光滑,边缘不清楚,常与皮肤粘连,推之不移。

2. 乳癖:多为两侧乳房发生多个大小不等片块状、条索状或颗粒状肿物,边界不清,肿块多伴胀痛感,在月经前加重,经后减轻。

【辨证施治】

1. 肝气郁结型:

〔主症〕乳房肿块,皮色不变,按之不痛,推之可移,发展缓慢,伴乳房不适、胸闷叹息。苔薄白，脉弦。

〔证候分析〕肝郁气滞，或思虑伤脾，运化失司，痰湿交阻于乳，见乳房肿块，按之不痛等症，肝气不舒则乳房不适，胸闷叹息，脉弦。

〔治则〕疏肝理气，化痰散结。

〔方药〕逍遥散加减。

2. 血瘀痰凝型：

〔主症〕肿块较大，重坠不适。胸胁牵痛，或月经不调、痛经等。舌暗红，苔薄白，脉弦细。

〔证候分析〕肝郁痰凝日久，继而气血瘀滞，故见肿块较大，重坠不适，胸胁牵痛，舌暗红；冲任失养，亦见月经不调、痛经等。

〔治则〕疏肝活血，化痰散结。

〔方药〕逍遥散合桃红四物汤加减，一般加山慈姑、海藻；冲任失调加仙茅、淫羊藿。

【外治】

1. 温阳活血，化痰散结，阳和解凝膏加黑退消贴敷。

2. 久治无效，肿块较大可考虑手术治疗。

【预防调理】注意调摄情志，避免郁怒。本病恶变倾向较小，应解除忧虑。

自 学 指 导

乳核好发于乳房外上象限，生长缓慢。是一种良性肿瘤，很少恶变。诊断依据为：①好发于 20～25 岁女性；②乳房肿块多在一侧单个发生；③肿块质地坚实，表面光滑，活动度大，边界清楚；④肿块一般无疼痛。

辨证施治：分肝气郁结和血瘀痰凝两型。肝气郁结型的辨证要点：肿块较小，局部不痛，不红，不热，全身症不明显；血瘀痰凝型的辨证要点是：由气郁型发展而来，肿块较大，质地较硬，有重坠不适，胸胁牵痛，烦闷急躁，或月经不调等证。

【复习思考题】

1. 乳核临床特点是什么？

2. 试述乳核的辨证施治？

【参考文献摘录】

全蝎瓜蒌散治疗乳房纤维瘤 11 例：临床用自拟"全蝎瓜蒌散"治疗乳房纤维腺瘤 11 例，痊愈 10 例，并治疗乳腺小叶增生 234 例均获痊愈。药物：全蝎 160g，瓜蒌 25 个。制法：瓜蒌开孔，将蝎子分装于瓜蒌内，放瓦上焙存性，研细末。服法：日服 3 次，每次 3g，温开水调服，连服 1 个月。体会：全蝎性辛平，入肝经善走窜，功能开气血之阻滞，散结消肿。瓜蒌性苦寒，清热化痰，理气宽胸，软坚散结较优。故二药合用，对此证奏效佳良。〔唐文轩. 江苏中医杂志，1982，(5)：21〕

第六节 乳 癖

乳癖是一种乳腺组织的良性增生性疾病。其特点是乳房肿块，经前肿痛加重，经后减轻。相当于西医的乳腺增生病。

本病名称最早见于汉《中藏经》。在明清的许多外科医著对本病的证状有详细记载。从历代文献对乳癖的症状描述来看，它应包括前一节的乳中结核在内。本节乳癖的病名含义是根据国家中医药管理局 1995 年创定的《中医病证诊断疗效标准》而定义，即与西医乳腺增生病含义相统一。

本病好发于中青年妇女，其发病率占乳房疾病的首位。根据研究资料发现，本病有一定的癌变危险，尤其是有乳癌家族史的患者，更应高度重视。

【病因病机】由于郁怒伤肝，肝气不舒，气滞痰凝，蕴结于乳房，乳络经脉阻塞不通，不通则痛；或冲任失调，气血瘀滞，积聚于乳房，而致乳房结块而疼痛，月经失调。

【临床表现】发病年龄多在 20～45 岁。单侧或双侧乳房发生肿块，大多位于外上象限。肿块大小不一，形态或圆或扁，质韧不坚，表面光滑或颗粒状。肿块与周围组织分界不清，推之活动。多有压痛。在月经前胀痛加重，肿块增大；经后胀痛减轻或消失，肿块缩小。有时乳头溢出黄色，或咖啡色，或血性液体。临床上根据肿块的大体形态、数目和分布，可以分为：

1. 片块型：肿块呈厚薄不等的片块状，长圆形或不规则形，立体感差，质地中等，或软而有韧性。活动度良好，边界不清或部分清楚，表面光滑或呈颗粒状。若表面明显不平，软硬不一，称之为结节状片块。

2. 结节型：肿块呈结节状，形状不规则，立体感强，中等硬度，活动度好，边缘清楚或比较清楚。大小多在 0.3～0.5cm。

3. 混合型：同一乳房内有片块、结节、条索等两种形态以上的肿块者。

4. 弥漫型：肿块分布的范围超过乳房的三个象限以上。

辅助检查：乳房钼靶 X 线摄片可见不同阴影。红外线热图像可见增生的乳腺组织温度略高，或血管数量略丰富。对于乳房肿块较硬或较大者，可考虑做活组织检查。

【鉴别诊断】乳岩：早期肿块无压痛和自觉痛，逐渐增大，肿块质地坚硬如石，表面凸凹不平，边缘不整齐，推之不移。患侧淋巴结可肿大，后期溃破呈菜花样。

【辨证施治】

1. 肝郁痰凝型：

〔主症〕乳房肿块随情志波动而消长，伴胸胁胀痛、情志郁闷、心烦易怒、失眠多梦。舌质红，舌苔薄黄，脉弦滑。

〔证候分析〕肝郁气滞，痰凝瘀阻于乳络，故乳房肿痛，随喜怒消长；肝郁不舒，则胸胁胀痛，心烦易怒，失眠多梦等。

〔治则〕疏肝解郁，化痰散结。

〔方药〕逍遥散加减。

2. 冲任失调型：

〔主症〕乳房肿块，胀痛，月经前加重、明显，经后缓解。伴腰酸乏力、神疲倦怠、头晕、月经失调、经血量少色淡，或闭经。舌淡，苔白，脉沉细。

〔证候分析〕冲任失调，可致痰湿阻于乳络，乳房结块、胀痛，与月经周期有关；亦可致脾失健运，气血亏虚，而腰酸乏力，神疲倦怠，经血量少色淡，闭经；冲任失调，月经周期紊乱。

〔治则〕调理冲任。

〔方药〕二仙汤合四物汤加减。

【外治】

1. 敷贴：阳和解凝膏加黑退消外贴，7 日换 1 次。

2. 手术：本病的囊性乳腺增生有 2% 左右的癌变率，必要时应考虑做局部切除。

【其他治疗】

1. 小金丹片，每次 2~4 片，日服 2 次。

2. 5% 碘化钾溶液 5mL，每日 3 次。有软坚散结，缓解疼痛的作用。

3. 对于乳痛或肿块明显的病例，用其他疗法无效时可考虑用雌激素受体拮抗剂，或雄性激素。此法不宜作常规治疗，以免进一步扰乱人体激素间的大致平衡。

【预防调理】❶少食油炸食品，适当控制脂肪类食物摄入，常食豆制品、紫菜等食物。❷保持心情舒畅，忌恼怒忧郁。❸宜定期检查。

自 学 指 导

1. 临床表现：乳癖主要临床表现是以乳房疼痛和乳房肿块为特征。疼痛表现为胀痛，肿块与疼痛均在月经前数天增大、加剧，月经后减轻或消失。可伴乳头溢液。

2. 辨证施治：分肝郁痰凝型与冲任失调型。肝郁痰凝型以乳房肿块随喜怒消长，并见胸闷胁胀、心烦易怒等气郁症，治宜疏肝解郁、化痰散结，方用逍遥散加减；冲任失调型以乳房肿块和胀痛与月经周期关系密切，伴腰酸乏力、神疲倦怠、月经失调、量少色淡等冲任失调、气血亏虚之症，治法为调理冲任，方用二仙汤合四物汤加减。

【复习思考题】

1. 乳癖相当于西医所指的何种乳房疾病？

2. 乳癖的临床特点是什么？

3. 乳癖应与哪些乳房疾病鉴别？如何鉴别？

【参考文献摘录】

1. 病因病机的研究：顾伯华为代表的学术流派对乳癖的病因提出冲任失调为本，在治疗上调摄冲任为主则。陈桂苍等根据中医传统理论，乳癖从肝论治，扼要提出：治乳癖要诀，不外"气"字，辨病辨证，皆属于肝，治当首推逍遥散。并从乳癖的证候特点审察肝气郁滞的病理传变规律，分析其病理产物痰、瘀、毒互结，凝阻蕴滞程度，从辨证论治角度出发，又在从肝论治的基础上将本病分为气滞型、痰郁型、痰瘀型和结毒型四型，以上辨证分型揭示了乳癖由气、痰、瘀、毒的病理层次，指出把好"气"关，可以截断传变，从肝论治，疏肝理气，不仅是乳癖治疗要诀，而且是癌变的防治重要措施。（王永炎，顾乃强，等.今日中医外科·乳腺增生症. 北京：人民卫生出版社，2000. 190）

2. 针刺治疗乳腺增生病 110 例疗效分析：气滞痰凝型 32 型，气滞血瘀型 62 例，肝郁化热（火）型 16 例。穴位选择：乳根或膺窗、膻中、期门，均用泻法。留针 20~30 分钟。留针期间用同一手法行针 1~2 次。穴位加减：气滞痰凝型加丰隆、足三里，平补平泻法；气滞血瘀型加膈俞，泻法；肝郁化热型加太冲，泻法。每日或隔日 1 次。14 次为 1 疗程，经期停针。治疗效果：本组 110 例经 2~5 个疗程治疗，肿块、疼痛均消失，列为痊愈者 34 例，占 30.9%；肿块消失，疼痛减轻，或肿块缩小 1/2 以上，疼痛消失或减轻，列为显效者 41 例，占 37.3%；肿块缩小 1/2 以下，疼痛减轻或消失，列为有效者 24 例，占 21.8%；肿块与疼痛如旧，无明显变化者列为无效，共 11 例，占 10%。〔袁硕，等. 中医杂志，1983，(8)：57〕

第七节　乳疬

乳疬是乳房异常发育性疾病。分为男性乳房发育异常和儿童乳房发育异常两类。前者见于中、老年男性，后者见于 10 岁左右儿童。其特点是乳晕区有扁圆形肿块，质地中等，有较轻度压痛。相当于西医的乳房异常发育症。

乳疬病名最早见《疮疡经验全书》，称为妳疬。

【病因病机】男子肾气不充，肝失所养，肝郁气机不利、气痰瘀阻乳络而成核；女子多因冲任失调，气血失和，气滞痰瘀阻络而成乳疬。

【临床表现】常发生于患有肝脏疾病或生殖系统疾病的中老年男性，或 10 岁左右的儿童，或长期用雌激素类药者。

乳房肥大或稍大，乳晕中央有扁圆形肿块，一般发于一侧，也可双侧，边缘较清楚，局部有轻度压痛或胀痛感，质中等。部分男性患者可伴有其他女性特征，如发音较高，缺少胡须，臀部宽阔，阴毛呈女性分布等。

【鉴别诊断】男性乳岩：乳晕下有质硬无痛性肿块，并迅速增大，与皮肤及周围组织粘连固定，乳头内缩，腋下淋巴结肿大，质硬。

【辨证施治】

1. 肝气郁结型：

〔主症〕性急易怒，胸胁牵痛，乳晕肿块，疼痛明显。舌红，脉弦。

〔证候分析〕肝失所养，气机不畅，故性情急躁易怒，胸胁牵痛；气痰阻结于乳，则乳房肿块，不通则痛。

〔治则〕疏肝散结。

〔方药〕逍遥蒌贝散加减。

〔方解〕用柴胡疏肝解郁，当归、白芍、茯苓、白术调和气血，瓜蒌、贝母、半夏、南星、生牡蛎、山慈姑化痰散结。

2. 肾气亏虚型：

〔主症〕乳房肥大，乳晕中央有扁圆形肿块，偏于肾阳虚者，面色㿠白，腰酸膝软，精神不振，舌质淡，苔白，脉沉弱；偏于肾阴虚者，头晕耳鸣，心烦失眠，腰膝酸软，舌红，苔少，脉弦细。

〔证候分析〕肾气不足，肝失濡养，或冲任失养，而致气滞痰凝，故见乳中肿块，并伴腰膝酸软。肾阳不足，则面色㿠白，精神不振，舌淡脉沉弱；肾阴不足则头晕耳鸣，心烦失眠，舌红，少苔，脉细弦。

〔治则〕补益肾气。

〔方药〕偏于肾阳虚者用右归丸加减；偏于肾阴虚者用左归丸加减。

【外治】阳和解凝膏外贴，7 日 1 换。

【预防调理】❶避免恼怒忧思，节房事，忌烟酒。❷避免服用对肝脏有害的药物。

自 学 指 导

1．临床表现：①乳晕下有扁圆形肿块，质中，边缘较清，轻度压痛。②男性患者出现女性化征象，常见于患有肝脏疾病或生殖系统疾病的中老年男性。

2．辨证施治：肝气郁结型，主要疏散痰结。肾气亏虚分肾阳虚与肾阴虚不同，分别补益。

3．乳疬亦称妳疬。妳为奶的异体字。

【复习思考题】

1．乳疬的临床特点是什么？

2．肝气郁结与肾气亏虚各有哪些主症？

第八节　乳　瘘

乳瘘是乳房部的瘘管，瘘亦称漏。其特点是疮口脓水淋漓，或夹有乳汁，或夹有豆渣样物，久不收口。发生在乳房部的乳瘘预后较好，而发生在乳晕部的乳瘘病程较长。

本病名称的记载最早见于隋《诸病源候论》："因发乳疮，而脓汁未尽，其疮暴瘥，则恶汁内食，后更发，则成瘘也。"明《外科启玄》首次提出乳瘘病名，如说："破而脓水淋漓，日久不愈，名曰乳瘘。"

【病因病机】乳瘘是乳房部感染性疾病的后遗症，多因毒邪余毒未尽，气血两虚所致。

乳房部瘘管，多因乳痈、乳发失治，脓出不畅，或切开不当，损伤乳络而成；或因乳痨溃后，正虚邪恋，日久不愈所致。

乳晕部瘘管，多因乳晕部脂瘤感染邪毒后化脓，溃脓而成瘘；或因乳头先天畸形，乳头内缩凹陷，兼以染毒化脓，溃破成瘘。

【临床表现】

1．乳房部瘘：发病前有乳痈、乳发、乳痨破溃或切开的病史，创口经久不愈，常流出脓血或乳汁，疮面肉芽不鲜，多有浸淫水肿。若乳痨溃后成瘘，创口凹陷，周围皮色紫暗，脓水清稀夹有败絮物，伴潮热、盗汗等症。

2．乳晕部瘘：多发生于非哺乳期的20～40岁妇女，偶见于男子，患者多有乳头内缩。乳晕部有黄豆大小肿块，质软，无痛痒，乳头中常有粉渣样分泌物排出。发作时肿块迅速增大，疼痛，皮肤色红，约1周后破溃流脓，脓汁臭秽，量少，夹有粉渣样物，疮口与乳头的乳窍相通，久不收口；或疮口暂时愈合，数周后又红肿溃破，反复发作。

【辨证施治】

1．毒邪未尽型：

〔主症〕乳痈、乳痨等溃后，脓出不畅；或疮口流脓，淋漓不尽；或脓水清稀夹有败絮状物。伴神疲乏力、潮热盗汗。舌红，苔薄黄，脉细数。

〔证候分析〕脓毒未尽，余邪滞留，故脓出淋漓不尽，潮热盗汗，舌红等；病久气血耗伤，则神疲乏力，脓水清稀等。

·168·

〔治则〕清热解毒。

〔方药〕五味消毒饮加减。

2．气血两虚型：

〔主症〕疮面经久不愈，肉芽不鲜，时流脓血或乳汁。面色少华，体乏无力，舌淡，苔薄，脉濡细。

〔证候分析〕余邪羁留不去，久流脓液，耗伤气血，致气血两亏，故疮面难以生新愈合，并见面色少华，体乏无力，舌淡，脉沉细；气虚不摄，则时流脓血或乳汁。

〔治则〕益气补血，托里透脓。

〔方药〕十全大补汤合托里消毒饮加减。

【外治】

1．手术疗法：适用于浅层皮下瘘管。对乳房部瘘管，在消毒及局麻下，将管道切开，修剪两侧边缘，使其略呈蝶状。对乳晕部瘘管，在消毒及局麻下，先用球头细探针，自乳晕外口探入，由乳头穿出，动作要轻柔，以免造成假道。然后，沿探针将瘘管（包括乳头）全部切开，修剪切口两侧边缘，并检查瘘管有无分支，如有需一并切开，术后敷生肌玉红膏纱条填塞创面。

2．挂线疗法：适用于乳晕部较深层的瘘管。具体操作参照总论有关章节内容。

3．敷贴法：适用于乳房部瘘。先用提脓祛腐药，如七三丹、八二丹药线，外敷红油膏。脓尽后用生肌散、生肌玉红膏，均用厚棉垫加压。无效时改用切开疗法。

【预防调理】乳房感染性疾病应及时彻底治疗，以防脓毒内蓄，损伤乳络，而形成乳瘘；在脓肿切开时，正确选择切口部位、切口方向等，避免损伤乳络。

自 学 指 导

1．临床表现分乳房部瘘管和乳晕部瘘管，特征均为疮口流脓，难以收口，形成瘘管。乳房部瘘管多由乳房感染性疾病演变而来，乳晕部瘘则多见乳头先天畸形，乳头内缩以及乳晕区皮下黄豆大小肿块感染后而形成瘘管。

2．内治主要分毒邪未尽型与气血两虚型施治，前者以邪毒羁留不去等证候为主，治以清热解毒；后者以气血亏虚证为主，治则扶正兼以祛邪。外治可采用手术切开瘘管等方法。

【复习思考题】

分述乳房部瘘与乳晕部瘘的临床特征。

【参考文献摘录】

乳头瘘的诊断与治疗：讨论：乳头瘘的特点是管道与大乳管相通，开口于乳头。其形成，主要有以下几种原因：①乳晕腺炎：乳晕表面有不少散在的突起的小结节，称为乳晕腺，其排泄管单独开口于乳晕，分泌脂状物，对乳晕、乳头有保护作用。若乳晕腺发炎，化脓，多侵袭乳晕部大乳管，并与乳头孔相沟通而成乳头瘘，常见于妊娠期与哺乳期妇女。②乳头内陷：乳头内缩凹陷，易继发感染，常形成乳晕部脓肿，溃破后或手术切开后可形成乳头瘘，多见未婚妇女。③急性乳腺炎：急性乳腺炎形成脓肿，自行溃破或手术切开，若伤口靠近乳晕部，亦可形成乳头瘘，多见哺乳期。④个别发生在乳房外伤性血肿，继发感染，手术切开后并发乳头瘘。总之，从病因分析表明，乳头瘘是乳房化脓性疾病的后遗症。〔吴信受．中医杂志，1979，(4)：33〕

第九节 乳 衄

乳衄是指乳头溢出血性液体的一种症状。多种乳房疾病可见乳衄症，如乳腺导管内乳头状瘤，乳腺囊性增生，乳岩，本节所讨论的是乳腺导管内乳头状瘤。乳腺导管内乳头状瘤是发生在乳腺导管上皮的良性肿瘤，其特点：乳头出血性溢液，或有乳晕下单发肿块。

乳衄最早记载见于《疡医大全》说"妇女乳房并不坚肿结核，惟乳窍常流鲜血，此名乳衄"。对乳衄的发病原因认为"忧思过度，肝脾受伤，肝不藏血，脾不统血，肝火亢盛，血失统藏，所以成衄也"。

【病因病机】忧思郁怒，则肝气不舒，郁久化火，热伤血络，迫血妄行；或因肝郁伤脾，脾不统血所致。肝火亢盛，炼液为痰，或离经之血瘀结于乳络，痰瘀交并，则结肿块。

【临床表现】多见于40～50岁近绝经期妇女，单侧或双侧乳头溢出血性（或淡黄色）液体，常为间歇性、自发性溢出。多数在乳晕可触及豆大或条索状的肿块，质软，轻按肿块即可见血性液体从乳头开口溢出。肿块生长缓慢。乳房一般无明显疼痛，仅少数因积血不易排出而出现局部疼痛。

【鉴别诊断】

1. 乳岩：可见乳头血性溢液，一般量较多。伴明显肿块，且多位于乳晕区外，肿块坚硬，活动度差，表面不光滑，溢液涂片细胞学检查可找到癌细胞。

2. 乳癖：部分患者可见乳头溢液，以浆液性溢出多见，血性较少。乳房部肿块，且有呈周期性乳房胀痛等症。

【辨证施治】

1. 肝郁化热型：

〔主症〕乳衄，色鲜红或暗红，乳晕部肿块，伴心烦易怒、胸胁胀痛、口苦咽干。舌红，苔薄黄，脉弦。

〔证候分析〕肝郁气滞，可见乳晕结肿；火旺迫血妄行，见乳衄色鲜红；肝郁化火则心烦易怒，胸胁胀痛，口苦咽干等。

〔治则〕疏肝解郁，凉血止血。

〔方药〕丹栀逍遥散加减。血色鲜红者加生地、小蓟，伴肿块者加山慈姑、牡蛎，心烦不寐者加柏子仁、炒枣仁。

2. 脾不统血型：

〔主症〕乳衄，血色淡，或为浆液性溢出，乳房发胀，伴四肢倦怠、食欲不振。舌质淡，苔白，脉细弱。

〔证候分析〕脾虚则四肢倦怠，食欲不振；脾气虚失于统血，故乳衄且色淡。

〔治则〕健脾养血，益气止血。

〔方药〕归脾汤加减。乳房胀痛加橘叶、川楝子、香附，食欲不振加太子参、砂仁。

【外治】若连续服药2～3个月，症状未见好转，应考虑手术治疗。

【预防调理】由于本病有一定的恶变率，提倡45岁以上的妇女定期检查，一经诊断，应积极治疗，密切观察，谨防癌变。

自 学 指 导

乳衄是一种乳头溢出血性溢液的症状，很多乳房疾病会出现乳衄，本节系指乳管内乳头状瘤。临床主要特征：乳头有血性或浆液性溢出，伴乳晕部肿块，无疼痛。

本病的辨证施治，对于属肝郁化火，迫血妄行，治宜疏肝解郁，凉血止血；对于脾虚失于统血，治宜健脾养血，益气止血。

治疗3个月以上无效者，应及时施行手术切除。

【复习思考题】

1．乳衄的病因病机是什么？

2．乳衄的临床特征有那些？应怎样与乳岩、乳癖相鉴别？

【参考文献摘录】

顾伯华治疗乳头溢液的经验：基本治法：疏肝扶脾，凉血清热。处方：柴胡 9g，当归 12g，白芍 9g，焦白术 9g，茯苓 9g，丹皮 9g，生山栀 9g，旱莲草 15g。加减法：溢液鲜红或紫暗，加龙胆草 6g、仙鹤草 30g；溢液色淡黄者，加生苡仁 15g，泽泻 9g；乳腺囊性增生病，加菟丝子、仙灵脾各 12g；大导管乳头状瘤加白花蛇舌草 30g，急性子 9g，黄药子（有肝病者禁用）12g。全组病例 28 例，痊愈 15 例，好转 7 例，无效 6 例，总有效率为 78％。〔陆德铭. 中医杂志，1981，(1)：14〕

〔王济平〕

第九章　瘿

【目的要求】

1. 了解瘿的含义与分类，地方性与非地方性气瘿的区别及发生原因，肉瘿的手术治疗指征，瘿痈的概念及发病情况和石瘿发病情况及其临床属性。

2. 熟悉甲状腺的解剖生理概念，气瘿的预防与调理，瘿痈的病因病机和石瘿的辨证施治。

3. 掌握瘿病的检查方法，病因病机及治疗；掌握气瘿、瘿痈的诊断与治疗，肉瘿的诊断及辨证施治和石瘿的症状特点及手术治疗指征。

【教学时数】

面授 2 学时，自学 4 学时。

第一节　概　论

瘿是指发生在颈前部肿块，相当于西医的甲状腺疾病。瘿病发病部位在颈前结喉两侧，或为结块，或为漫肿，多数皮色不变，能随吞咽动作而上下移动。亦可伴有心悸、震颤、突眼等症，女性可有月经量少，甚至闭经等症状。瘿病一般分为气瘿、肉瘿、石瘿、瘿痈四种。

瘿作为病名，首见于《山海经》。瘿因在颈绕喉而生，状如缨络或樱核而得名。由于瘿与瘤病因病机类似，不少医家常把瘿与瘤合称瘿瘤，如汉·华佗《中藏经》中称"瘿瘤"，有些是指瘿，有些是指瘤。隋·巢元方《诸病源候论》中较详细地论述了瘿为颈部的肿块，其病因主要为水土瘴气和七情内伤，并将瘿病分为血瘿、息肉瘿和气瘿三种类型，开瘿病分类之先河。唐·逊思邈对瘿进一步分为"石瘿、气瘿、劳瘿、土瘿、忧瘿"五瘿，首次提出用动物甲状腺和含碘药物治疗瘿病；宋·陈无择《三因极——病证方论·瘿瘤证治》中云："坚硬不可移者，名曰石瘿。皮色不变者，即名肉瘿。筋脉露显者，名筋瘿。赤脉高络者，名血瘿。随忧愁消长者，名气瘿。"较详细地论述了五瘿的分类和临床特征。

【甲状腺的解剖与生理概要】甲状腺分左右两叶，覆盖并黏附在喉和气管起始部的两侧，因此，在吞咽时，甲状腺亦随之上下移动。甲状腺的两叶由甲状腺峡部联着，其位置一般在第二和第三气管软骨环之前。甲状腺峡部常有一垂直向上的锥状叶，为胎生初期甲状腺舌管的残余物，常伸至环状和甲状软骨前方。在甲状腺左右两叶的背面，附着 4 个甲状旁腺。腺体呈圆形或卵圆形，扁平。

人体全身含碘约 35 mg，其中 1/5 在甲状腺内。甲状腺的主要生理作用，是能将无机碘化合物合成甲状腺素，这是一种有机结合碘。甲状腺激素对能量代谢和物质代谢都有显著影响，甲状腺功能亢进时，不仅加速一切细胞的氧化率，全面提高人体的代谢；并且促进蛋白质、糖类和脂肪的分解；还严重影响体内水的代谢，促进尿量的排出增多。反之，当甲状腺功能减退时，就引起人体代谢的全面降低以及体内水的积蓄，临床上出现黏液性水肿。

【颈部经络所属】中医认为，颈前属任脉所主，任脉起于少腹中极穴下，沿腹和胸部正中线直上，抵达咽喉，再上到颏部，经过面部进入两目。颈部也属督脉之分支，督脉其分支循少腹直上，贯脐中央，上贯心，入喉。任督两脉皆系于肝肾，且肝肾之经脉，皆循喉咙。所以颈前部位，与任、督、肝、肾均有一定联系。瘿病有时伴有月经紊乱，两手震颤、突眼、心悸等，与冲任不调，肝木失养，肾阴不足有关系。

【病因病机】瘿的发病，不外乎正气不足，外邪侵入，积聚于经络、脏腑；或脏腑功能失调，均可导致气滞、血瘀、痰凝等病理变化，而逐渐形成瘿病，瘿病常见的病因病机如下：

1. 肝郁气滞：情志内伤是引发瘿病的一个重要原因。如《诸病源候论·瘿候》指出"瘿者，由忧恚气结所生"。由于长期的抑郁恼怒，或忧思疑虑，使气机郁滞，肝失条达，气滞日久，积聚成形，或气病及血，气聚血结，或气与痰湿相结，均可酿成肿块。足厥阴肝经属肝络胆，途经喉咙，故肿块蕴结于颈部喉结两侧而成瘿病。

2. 气虚血瘀：气为血之帅，血为气之母，气与血互相依存。气之于血，有温煦、化生、统摄的作用。气行则血行，气衰无以推动，血必固之瘀阻。久居水质缺碘地区的瘿病患者，大多因山瘴邪气而使气血虚少，导致瘀阻成块。

3. 痰凝：痰是一种病理产物，其生成与肺、脾、肾、肝关系密切。脾为生痰之源，肺为储痰之器。肝气郁结、气机不畅、肾火不足、气化失司，皆可致津液积聚为痰。足太阴脾经、手太阴肺经、足少阴肾经、足厥阴肝经均循行于喉颈部，痰循经结于颈部喉侧则为瘿。

瘿的成因除上述之外，还有其他如冲任失调、肝肾不足、痰火郁结等等。而气滞、血瘀、痰凝乃瘿病形成的基本病理，三者合而为患。

【检查方法】患者端坐位，双手放于两膝，显露颈部。检查者坐在患者对面，观察颈部轮廓，两侧是否对称，有无肿块隆起，如有应注意肿块的位置、数目、大小、形态，邻近血管有否充盈，让病人作吞咽动作，看肿块是否随吞咽上下移动。其次是扪诊检查，检查者可坐于患者对面，以右手拇指和其他手指在喉结两旁进行检查，也可站在患者背后，用双手拇指放在颈后，用其他手指从喉结两侧进行检查。并同时让病人作吞咽动作。要了解肿块的位置（左、右、峡部），数目（单个或多个），硬度（柔软如馒、坚实如木、坚硬如石），光滑度（光滑、高低不平），活动度（活动、固定），以及有否压痛，边缘境界是否清楚等。如发现肿块随吞咽而上下移动，这是瘿病的特点。在扪诊时还应注意有无震颤，气管有无移位，颈部淋巴结有无肿大。

【治疗】瘿病一般以内治为主。历史医家在治疗瘿病时通常应用含丰富碘的植物药，如海藻、昆布、黄药子等，以及含甲状腺素的动物类药，如猪靥、羊靥等。这与现代非手术治疗甲状腺疾病的观点较接近。结合瘿病的发病因素，将其辨证治疗要点分述于下。

1. 理气解郁：颈部漫肿软绵或坚硬如石，胸胁胀痛，舌苔薄白，脉弦滑，发病与精神因素有关，如气瘿。宜用逍遥散。常用药物有柴胡、川楝子、延胡索、香附、青皮、陈皮、木香、八月札、砂仁、枳壳、郁金等。

2. 活血祛瘀：肿块色紫坚硬，或肿块表面青筋盘曲或网布红丝。痛有定处，舌质紫暗，有瘀点瘀斑，脉涩或沉细，如石瘿。宜用桃仁四物汤。常用药有桃仁、红花、赤芍、丹参、三棱、莪术、当归尾、泽兰、乳香、没药、土鳖虫、血竭等。

3. 化痰软坚：肿块按之坚实或有囊性感，不红不热，胸膈痞闷，舌苔薄腻，脉滑，如气瘿、肉瘿等。宜用海藻玉壶汤。常用药物有海藻、昆布、海带、夏枯草、海蛤壳、海浮石、生牡蛎、半夏、贝母、黄药子、山慈姑、白芥子等。

此外，尚有清热化痰、调摄冲任等治法。有关外治法，将在后面各节中叙述。

自 学 指 导

1. 瘿病的形成是由于气滞、血瘀、痰凝三者，其治疗应针对成因，采用理气开郁、活血祛痰、化痰软坚等治法。三成因亦可合并夹杂为患，相对应的当是数法并用。药物治疗无效者宜手术治疗。

2. 瘿病现分为气瘿、肉瘿、石瘿、瘿痈四种。历代文献中多为气瘿、肉瘿、石瘿、筋瘿、血瘿五瘿，其中筋瘿、血瘿多属颈部血管瘤或为气瘿与石瘿的合并症。而西医的甲状腺炎，文献无确切病名，依据其局部症状特点定名为瘿痈。

3. 瘿病的现代医学检查方法有：

（1）实验室检查：临床常用放射免疫法测定血清中 T_3、T_4，来测定甲状腺功能。当甲状腺病伴有甲状腺功能亢进时，T_3、T_4 均升高；伴有甲状腺功能减低时则均降低。某些情况下，可能发生分离现象。T_3 是诊断甲状腺功能亢进的灵敏指标。

（2）甲状腺扫描：由于正常甲状腺组织有选择性吸收、浓聚无机碘的功能，应用放射性 ^{131}I（碘）、^{125}I 等做甲状腺扫描，可发现异位甲状腺肿；可明确甲状腺肿块的性质及功能状态，以鉴别颈部肿块。正常甲状腺正面呈蝴蝶形，放射性均匀分布，根据甲状腺结节与周围正常甲状腺放射性密度高低的比较，可分为"热结节"、"温结节"、"凉结节"和"冷结节"。密度较正常增高为热结节，相等为温结节，减弱为凉结节，完全缺乏为冷结节。热结节常提示为高功能腺瘤，一般不癌变，甲状腺癌多为冷结节。

（3）甲状腺超声检查：主要适用于甲状腺结节性肿块的诊断，确定肿块的存在，并判断肿块的形态特征。

（4）针吸细胞学检查：对鉴别良性与恶性甲状腺肿瘤有一定价值。该检查是一种不需要特殊设备的检查方法，简单易行，有较高的阳性率。缺点是穿刺检查有一定的局限性。对非弥漫性病变，针吸检查阴性并不具有否定诊断价值。而且，针吸穿刺还有使癌细胞移植和扩散的可能。

【复习思考题】

1. 试述瘿病肿块的检查方法。
2. 瘿病的治法主要有哪几种？适应证及其方药有哪些？

第二节 气 瘿

气瘿是颈部漫肿，肿块柔软无痛，可随喜怒消长的一种疾病。俗称"大脖子"病。常见于缺碘的高原山区居民。气瘿相当于西医的单纯性甲状腺肿及部分地方性甲状腺肿。

【病因病机】本病的成因一是忧恚，二为水土。因忧恚而情志内伤，肝郁气滞，脾失健运，痰湿内停，循经上行结于颈部；或因高原山区水源及食物含碘不足，长期饮用可致碘缺乏而成。

【临床表现】起病缓慢，好发于青年，女性发病较男性略高，流行于高原山区。

初起一般全身症状不显著，自觉颈前增粗。颈前甲状腺逐渐肿大，弥漫性肿大者仍显示正常甲状腺形状，两侧对称；结节性肿大者常一侧较显著；囊肿样变结节若并发囊内出血，结节可在短期增大，甚至可有压痛。弥漫型，肿大腺体边缘不甚清楚，皮色如常，按之皮宽而软，有的肿胀过大而下垂，觉局部沉重。结节型，结节常为多个，表面凹凸不平。吞咽时肿块随喉和气管上下移动。

随着肿块增大，可压迫颈部气管、食管、血管和神经等，而产生相应的症状。如压迫气管，轻则在剧烈活动时而感呼吸困难，重则静卧亦有喘鸣；如压迫食管，会引起吞咽时不适感，但不会引起梗阻症状；如压迫颈深部大静脉，可引起头颈部的血液回流受阻，颈、胸部表浅静脉明显扩张；如压迫喉返神经，可引起声音嘶哑。

【鉴别诊断】

1. 肉瘿：甲状腺肿多呈球状，边界清楚，质地柔韧，表面光滑。

2. 瘿痈：气瘿伴囊肿出血而疼痛要与瘿痈相鉴别。瘿痈急性发病，甲状腺不仅增大，而且变硬，有压痛，常伴发热、吞咽疼痛等全身症状。

【辨证施治】

1. 肝郁脾虚型：

〔主症〕颈部弥漫性肿大，伴四肢困乏，善太息，气短，食减体瘦，面色㿠白。苔薄，舌质淡，脉弱无力。

〔证候分析〕肝郁气机不利，气郁、气滞结聚颈而成肿块，肝郁不舒则善太息；脾虚故见四肢困乏，脾虚则气虚，见气短，面色㿠白，脉弱无力，脾虚升清不利，胃纳亦差，见食减体瘦。

〔治则〕舒肝解郁，健脾益气。

〔方药〕四海舒郁丸加减。

〔方解〕方中青木香、陈气行气解郁，海藻、海带、海蛤粉、海螵蛸、昆布软坚。一般加柴胡、青皮、贝母、夏枯草、赤芍等，以加强行气散结化痰作用。

2. 肝郁肾虚型：

〔主症〕颈部肿块皮宽质软，伴神情呆滞、倦怠畏寒、行动迟缓、肢冷、性欲下降。舌质淡，脉沉细。

〔证候分析〕肝郁气滞，气结聚于颈则成肿，其肿皮宽质软；肾阳不足则见倦怠畏寒、肢冷、性欲下降，舌质淡，脉觉细等。

〔治则〕疏肝补肾。

〔方药〕四海舒郁丸合右归饮。

【外治】肿块巨大伴压迫症状，应施行手术治疗。肿块巨大虽没引起压迫症状，但已影响容貌、生活和工作者，也应予以手术治疗。

气瘿为结节型且继发甲状腺功能亢进者，或疑有恶变可能者，亦早期施行手术切除。

【预防调理】❶在流行地区除改善水源外，应以碘盐（每千克盐中加入 5～10 mg 碘化钾）烹调食物，服至青春期后。❷经常食用海带或其他海产品，尤其在青春发育期、妊娠期和哺乳期。❸保持心情舒畅，勿郁怒动气。

自学指导

1. 本病相当于西医的单纯性甲状腺肿，主要病因有：①碘缺乏，所居住地区饮水、食物之含碘不足；②甲状腺素需要量增加，如青春发育期、妊娠期妇女，此时人体对甲状腺素的需要量暂时性增高；③甲状腺素代谢障碍，甲状腺素合成和分泌的某一环节的障碍，而引起血中甲状腺素的减少，如久食含有硫脲的萝卜、白菜等，可阻止甲状腺素的合成。上述三类病因均可致甲状腺代偿性肿大。初期，扩张的滤泡较为均匀地散布在腺体各部，形成弥漫性甲状腺肿，若未经及时治疗，病变继续发展，扩张的滤泡集成数个大小不等的结节，逐渐形成结节性甲状腺肿。有些结节因血液供应不足，可发生退行性变，而引起囊肿的形成或纤维化、钙化等改变。

2. 气瘿的诊断要点：①居住于地方性甲状腺肿地区；②甲状腺呈不同程度的肿大，弥漫性肿大两侧对称，结节性肿大常一侧较显著，肿块随吞咽上下移动。

3. 气瘿的辨证施治分肝郁脾虚和肝郁肾虚两种类型，以疏肝健脾、补益肝肾为主。方用四海舒郁丸加减。

【复习思考题】
1. 气瘿发生原因是什么？
2. 气瘿的诊断要点有哪些？

【参考文献摘录】
1. 消瘿汤治疗单纯性地方性甲状腺肿大：消瘿汤药物组成：海藻、昆布各 20 g，夏枯草 20 g，木香（研末冲服）5 g，桔梗 6～10 g，玄参、三棱各 15 g，浙贝、莪术各 10 g，生牡蛎 30 g，炮山甲 6～9 g。隔日 1 剂，分 2～3 次服，服用 5～25 剂。治疗单纯性甲状腺肿 97 例，其中治愈 64 例，显效 17 例，有效 7 例，无效 9 例，总有效率 90.7%。〔吕志明. 消瘿汤治疗单纯性地方性甲状腺肿大与甲状腺腺瘤 129 例. 内蒙古中医药，1994，13（4）：9～10〕
2. 中药治疗甲状腺功能亢进 32 例：辨证施治：①胃火型：养阴血、清胃火　方用养血泻火汤加减；②肝经实火型：清肝泻火，方用龙胆泻肝汤加减；③肝郁化热型：疏肝清热，方用丹栀逍遥散加减。治疗效果：痊愈 1 例，显效 9 例，好转 21 例，无效 1 例〔张俊文. 上海中医药杂志，1988，（7）：25〕
3. 《外科正宗·瘿瘤论第二十三·瘿瘤主治方》：十全流气饮：治忧郁伤肝，思虑伤脾，致脾气不行，逆于肉里，乃生气瘿、肉瘤，皮色不变，日久渐大，宜服此药。陈皮、赤茯苓、乌药、川芎、当归、白芍各一钱，香附八分，青皮六分，甘草五分，木香三分，姜三片，枣二枚，水二盅，煎八分，食远服。

第三节　肉　瘿

肉瘿是甲状腺良性肿瘤，相当于西医的甲状腺瘤。其特点为结块柔韧，发展缓慢，推之可移。好发于青年及中年人，女性多见。

【病因病机】因情志抑郁，肝失条达，肝气郁结，气滞血瘀；或肝旺侮土，脾失健运，痰湿内蕴。痰浊血瘀随气而行，留注于结喉，聚而成形，即成肉瘿。

【临床表现】好发于甲状腺功能活动时期。患者年龄多在 20～40 岁，女性与男性发病之比为 2.3:1～3.9:1。

颈部结喉正中附近有单个肿块，呈现卵圆形，表面光滑，中等硬度，质地柔韧，边界清楚，随吞咽上下移动。初期无明显症状，不少患者颈部包块常由他人发现或自己无意中触摸发现。生长缓慢，体积大小不一，大者可达颈中线或到对侧。仰头时，颈部有压迫感或呼吸不畅。少数可因肿块囊内出血突然增大、变硬、胀痛和压痛。

部分患者可伴有性情急躁、胸闷、心悸、易出汗、手颤、脉数等全身症状。少数患者可癌变，癌变率约为 10%。

辅助检查：核素^{131}I 扫描多显示温结节，囊肿多为凉结节，伴甲亢者多为热结节。

【鉴别诊断】

1. 瘿痈：主要表现也是甲状腺部位出现肿块，但起病较急，肿块呈漫肿、边界不清，触痛，伴有咽疼等。

2. 石瘿：初期可仅为坚硬的肿块，但肿块比肉瘿硬，且生长迅速，肿块表面不平，边界不清，固定不易推动，同位素扫描常为"冷结节"或"凉结节"。

【辨证施治】

1. 气滞痰凝型：

〔主症〕颈前一侧或双侧肿块，不红、不热、无痛，随吞咽上下移动。一般无明显全身症状，或感呼吸不畅、吞咽不利等。苔薄腻，脉弦滑。

〔证候分析〕气机郁滞，津凝成痰，痰气交阻结于颈前，皮里膜外，故见肿块不红不热无痛。

〔法治〕理气解郁，化痰软坚。

〔方药〕逍遥散合海藻玉壶汤加减。

〔方解〕海藻玉壶汤方用海藻、昆布、海带软坚散结，陈皮、半夏、甘草合贝母加强祛痰化痰之功，以治瘿生之本；青皮、连翘散结；当归、川芎活血化瘀，独活祛湿消痰。逍遥散疏肝解郁，调和气血。结块较硬者，可酌加黄药子、三棱、莪术、生牡蛎等增强软坚散结之功效。

2. 气阴两虚型：

〔主症〕颈部肿块柔韧，伴性情急躁、易怒，怕热，易汗出，口苦，心悸，失眠、多梦，手颤，善食，消瘦或月经不调。舌红少苔，脉细数。

〔证候分析〕阴虚肝火旺，可致性情急躁、易怒，口苦，手颤；气阴两虚则易汗出、心悸、失眠、月经不调；脾气弱且胃阴不足，则见善食、消瘦、少苔等。

〔治则〕益气养阴，软坚散结。

〔方药〕生脉散合海藻玉壶汤加减。

【外治】

1. 阳和解凝膏掺黑退消外敷。

2. 多发结节的肉瘿，或伴有甲状腺功能亢进，内服药无改善，或近期肿块增大较快，有恶变倾向者，应及时考虑手术治疗。

【预防调理】❶保持心情舒畅，起居有节。❷常食含碘高的食物，保证碘的摄入量。

自 学 指 导

本节重点是肉瘿的诊断及辨证施治。肉瘿是位于甲状腺区局限性肿块，单个或多个结节。肿块特征为无痛性，边界清楚，质地柔韧，可随吞咽上下移动。

单个肿块，无明显全身症状，从理气解郁，化痰散结施治，伴甲亢者多从益气养阴，软坚散结予以治疗。鉴于甲状腺瘤患者约20％可合并甲状腺功能亢进，10％可发生癌变，故治疗3个月不显效，应考虑早期手术切除。

【复习思考题】

1. 肉瘿的诊断要点有哪些？怎样与瘿痈、石瘿相鉴别？
2. 海藻玉壶汤的组成是什么？如何随症加减？

【参考文献摘录】

1. 消瘿汤为主治疗甲状腺瘤50例：拟用消瘿散，药用海藻15～30 g，昆布、生牡蛎各30 g，夏枯草、赤芍各15 g，黄药子10～15 g，柴胡、川芎、三棱、莪术、香附、贝母、半夏等各10 g，山慈姑6 g，随症加减，日1剂。配合散结片（柴胡、生牡蛎、猫爪草、玄参、香附、白芍、郁金、红花、川芎、黄芩、当归、昆布、海藻各2 500 g，丹参3 750 g，夏枯草500 g，土贝母、山慈姑各1 250 g，共研细末，压片，每片重0.3 g），口服8～10片/日，分3次；四虫片（蜈蚣、全虫、木鳖子、地龙各30 g，共研细末，压片，每片重0.3 g），口服8～10片/日，分3次，治50例，痊愈26例，显效4例，好转17例，无效3例，总有效率94％。〔姜兆俊. 山东中医学院报，1989，(5)：13～51〕

2. 理气消瘿汤加减治疗甲状腺瘤58例：药用海藻、昆布、生牡蛎各20 g，海浮石、黄药子、夏枯草、当归各15 g，穿山甲、枳壳、厚朴、三棱、莪术各10 g，木香6 g，随症加减。治愈45例，好转9例，无效4例，总有效率92％。〔姬云海. 北京中医. 1994，(1)：17～21〕

第四节 瘿 痈

瘿痈是颈腨部炎症性疾患。其特征为颈前结喉两侧结块，肿胀，灼热，疼痛。相当于西医的急性甲状腺炎。

【病因病机】多因肝郁胃热，外感风湿、风热，积热上壅，挟湿痰蕴结，以致气血凝滞而成。

【临床表现】多见于中年女性，起病前多有上呼吸道炎症、感冒、咽痛等病史。

颈部肿胀突然发生，寒战高热，肿块迅速增大，边界不清，色红灼热，疼痛掣引自后枕部，颈部活动或吞咽时疼痛加剧。严重者可有声嘶、气促、吞咽困难。形成脓肿则跳痛，出现波动感。伴口渴、咽干等。

【鉴别诊断】

1. 颈痈：发病部位在颈的侧部，儿童多见。
2. 锁喉痈：颈部弥漫性红、肿、热、痛，张口困难，全身症状较危重，儿童多见。

【辨证施治】

1. 风热郁表型：

〔主症〕颈部突发肿胀，疼痛明显，伴恶寒发热、头痛、口渴、咽干。苔薄黄，脉浮数或滑数。

〔证候分析〕因肝郁胃热，外感风热，痰热蕴结，经络阻塞，故见颈前结肿、疼痛；风热犯表而见恶寒发热、头痛、脉浮数；肝胃有热故有口渴、咽干等。

〔治则〕疏风清热，化痰消肿。

〔方药〕牛蒡解肌汤加减。

2. 气滞痰凝型：

〔主症〕颈靥肿块坚实，轻度作胀，重按才感疼痛，伴有喉间梗塞、痰多。苔黄腻，脉弦滑。

〔证候分析〕气痰交结，故肿块坚实并有胀感，气滞津不能正常输布，停积为痰，故痰多。痰结阻于结喉亦感喉间梗塞。

〔治则〕清肝理气，化痰散结。

〔方药〕柴胡清肝汤加丹参、莪术、赤芍等。

〔方解〕柴胡、青皮、枳壳、苏梗疏肝行气，栀子、黄芩、知母清肝胆热，佐以钩藤疏肝，木通导热下行，共奏清肝胆蕴热之功。加丹参、莪术、赤芍增祛瘀散结之效。

【外治】①初期：宜用箍围药，可选金黄散、四黄散、双柏散、玉露散、水或蜜调制外敷，每日2次。②脓肿期：有波动感者，可切开引流。③后期：脓净后可用生肌散、红油膏去腐生新，促进收口愈合。

自 学 指 导

瘿痈的诊断要点为甲状腺部位结肿、胀痛灼热、疼痛，常在上呼吸道感染后发病。早期有风热犯表证时，治宜疏风清热化痰，后期肿块难消，宜理气化痰散结，加用活血化瘀，对促进肿块消散吸收有帮助。

【复习思考题】

瘿痈的诊断要点及辨证施治是什么？

【参考文献摘录】

1. 瘿痈肿分型：广义的甲状腺炎是指甲状腺组织急性、亚急性和慢性炎症，属于"夹喉痈"或"瘿痈肿"范围。"瘿痈肿"又分三型：①瘿痈型（相当于急性甲状腺炎）；②瘿毒型（相当于亚急性甲状腺炎）；③瘿肿型（相当于慢性甲状腺炎）。慢性甲状腺炎又分为淋巴细胞性甲状腺炎（桥本甲状腺肿）和纤维甲状腺炎，以前者为多见，由于痰湿凝结，气血瘀滞，致瘿肿坚硬如石，缠绵难愈。治疗重在软坚散结。（北京中医医院. 中西医结合临床外科手册. 北京：北京出版社，1980. 265）

2. 桥本甲状腺炎介绍：桥本甲状腺炎又称为慢性淋巴细胞甲状腺炎、自身免疫性甲状腺炎，是一种器官特异自身免疫性疾病，随着临床检查技术的提高，本病发病率呈逐渐上升趋势，目前临床表现最突出的特点为甲状腺的弥漫性肿大，质地硬韧。桥本甲状腺炎，多发于30～35岁女性，男女比例为1:10～1:20，也是儿童及青少年散发性甲状腺肿的常见原因。（王永炎，等. 今日中医外科. 北京：人民卫生出版社，2000. 212）

第五节 石 瘿

石瘿是颈靥部恶性肿瘤。其特点为甲状腺部位单侧或双侧肿块，坚硬如石，高低不平，不可移动，不能随吞咽动作上下移动，相当于西医的甲状腺癌。

【病因病机】由于情志内伤，肝气郁滞，脾失健运，以致气郁、湿痰、瘀血凝滞而成。亦有由肉瘿日久转化而来。

【临床表现】多见于40岁以上女性，既往常有肉瘿病史。

初期，甲状腺部位肿块较小，不易发觉，一经发现肿块即质地坚硬，表面凸凹不平，吞咽时移动受限，甚至推之不移。也有由肉瘿多年不愈，肿块突然增大变硬，迅速恶变而来。可伴疼痛，牵引至耳、枕、肩部剧痛；可伴声音嘶哑，呼吸或吞咽困难等。石瘿晚期，耗精伤血，气血两亏，病人精神委靡，形体消瘦。

甲状腺癌的淋巴转移较为常见。有时颈部出现的淋巴结肿大，往往是一些微小而不易触及的乳头状腺癌的最初体征。血行转移多出现在肺和骨髓，后者常可引起病理性骨折。

辅助检查：甲状腺核素^{131}I扫描，多显示凉结节或冷结节。

【鉴别诊断】

1. 瘿痈：急性发病，发病前多有上呼吸道感染。甲状腺肿大为弥漫性，边界不清，压痛，预后良好。

2. 肉瘿：甲状腺肿呈圆形或椭圆形结节，表面光滑，边界清楚，能随吞咽上下移动。

【辨证施治】

1. 痰瘀互结型：

〔主症〕颈部肿块短期内增大较快、坚硬、高低不平、活动性差，但全身症状尚不明显。舌质淡红，苔薄，脉弦。

〔证候分析〕气滞血瘀，湿痰凝结，上逆于颈发为瘿肿，质地坚硬，高低不平，活动性差。

〔治则〕解郁化痰，活血消坚。

〔方药〕海藻玉壶汤加减，可加三棱、莪术、白花蛇舌草、山慈姑、蛇六谷等。

2. 瘀热伤阴型：

〔主症〕晚期石瘿，或溃破流血水，或发现转移性结块。形体消瘦，疲乏无力，胃纳不佳，或声音嘶哑。舌紫暗，或见瘀斑，脉沉或涩。

〔证候分析〕病延日久，阴液亏耗，瘀热伤络，局部溃破流血水；阴亏形体失养，故全身消瘦，疲乏无力；木旺克土，见胃纳不佳；瘀热犯肺见声音嘶哑。

〔治则〕和营养阴，消瘀止痛。

〔方药〕通窍活血汤合养阴清肺汤加减。

〔方解〕通窍活血汤用川芎、赤芍、桃仁、红花活血消瘀，麝香开通诸窍，活血通络，姜、枣调和营卫，老葱通阳入络，共奏消瘀止痛之功。

养阴清肺汤方用生地黄、麦门冬、玄参、生甘草养阴，丹皮、白芍清瘀毒，贝母、薄荷引药入肺经、肺络。全方有养阴清肺、凉血解毒之功。

【外治】

1．可用阳和解凝膏掺阿魏粉敷贴。

2．石瘿一经确诊，宜早期手术切除。但未分化癌不宜手术切除，否则会促进病变扩散，治疗以镭或 X 线放射治疗为主。

自 学 指 导

石瘿常见于 40 岁以上女性，以颈部肿块坚硬如石，表面不光滑，上下移动度减少，继而完全固定为特征。石瘿一经确诊，应尽早施行手术治疗。对晚期已有转移性肿块患者，可考虑行放射治疗，配合辨证施治，减轻放疗反应，防治白细胞减少，改善食欲等。

【复习思考题】

石瘿的临床诊断要点是什么？

〔王济平〕

第十章　瘤

【目的要求】

1. 了解瘤的定义、分类及特点。
2. 熟悉气瘤、血瘤、筋瘤、脂瘤、骨瘤的病因病机。
3. 掌握气瘤、血瘤、筋瘤、脂瘤、骨瘤的症状特点。

【教学时数】

面授 1 学时，自学 2 学时。

第一节　概　论

瘤，留滞不去之义。凡瘀血、痰滞、浊气停留于人体组织之中所形成的赘生物称为瘤。包括气瘤、血瘤、筋瘤、肉瘤、脂瘤、骨瘤等。

瘤的病名早在殷代甲骨文上就有瘤的病名记载。在《内经·灵枢》中，可查到多种肿瘤名称，如筋瘤、肠瘤、脊瘤、肉瘤等。隋代《诸病源候论》说："瘤者皮肉中忽肿起，初梅李大，渐长大，不痛不痒，又不结强，言留结不散，谓之为瘤。"宋代陈无择的《三因方》中，将肿瘤分为骨瘤、脂瘤、气瘤、肉瘤、脓瘤、血瘤六种。《薛氏医案》、《外科正宗》等文献，将瘤分为气、血、肉、筋、骨五种，以后的文献也均按此沿袭。另有一种脂瘤发于皮肤、肌肉之间内含脂类物质，临床较为常见，本章也将论述。至于"脓瘤"则为脂瘤合并感染所致，不是一种独立的肿瘤病。

中医外科所称的瘤大部分相当于现代医学所称的体表良性肿瘤，但中医所称的骨瘤则包括恶性肿瘤。

【病因病机】《灵枢·刺节真邪篇》论述道："寒与热相搏，久留而内著，结气归之，卫气留之，不得反，凝结日以易甚"而成。说明外感邪气，留结于体内，并与气血、津、液等结而成为瘤病。明代薛己则认为："夫瘤者留也，随气血凝滞，皆因脏腑受伤，气血乖违。"陈实功也认为："夫人生瘿瘤之症，非阴阳正气结肿，乃五脏瘀血、浊气、痰滞而成。"这又指出了瘤是由于脏腑功能失调引起的一种疾病。总的来说，由于正气不足，以致外邪乘虚侵入，结聚于经络、脏腑，导致气滞、血瘀、痰凝，而逐渐形成瘤病。

气瘤是肺的功能异常，气机郁结；血瘤是心的功能异常，血络纵横丛集；肉瘤是脾的功能异常，痰聚肉里；筋瘤是肝的功能异常，筋脉曲张；骨瘤是肾的功能异常，骨络瘀阻。

【临床表现】本章所讨论的瘤，除骨瘤外，都是体表组织的良性肿瘤，良性肿瘤的特点是：①生长缓慢；②呈膨胀性生长，边界清楚，多有包膜，多可活动，周围组织受压被推移；③不发生转移；④瘤体被整块切除后不复发；⑤多数不产生全身症状，局部表现主要是压迫症状；⑥除非有癌变倾向，一般不切除也不致直接危及生命。

1. 气瘤：软而不坚，皮色如常，随喜怒消长，无寒无热者。

2. 血瘤：微红微紫，软硬间杂，皮肤中隐隐若红丝纠缠，时时牵痛，误有触破，而血流不止者。

3. 筋瘤：坚硬紫色，累累青筋，盘曲若蚯蚓者。

4. 肉瘤：或软如绵，或硬如馒，皮色如常，不紧不宽。

5. 骨瘤：形色紫黑，坚硬如石，疙瘩叠起，推之不移，昂昂坚贴于骨者。

6. 脂瘤：软而不硬，皮色淡红者，即粉瘤。

【检查方法】瘤的检查，首先要尽量暴露病变所在部位，观察肿块的位置，数目，活动，形态，表面有无粗大的毛孔，扩大的血管等，再以右手示、中两指平撖肿块，触诊其大小，软硬和活动度，以及有无压痛，压之是否凹陷，肿块是否与皮肤粘连，或紧贴于骨骼等，并结合病史，进行综合分析，必要时摄 X 线片，或针吸细胞学检查，以期获得正确的诊断。

【治疗】瘤的治疗，应坚持辨证施治的原则，一般地说，气瘤宜用理气解郁法；骨瘤多用活血化瘀法，肉瘤则用化痰软坚法。通过长期的观察，内服药是很难使瘤体消散的，但对某些肿瘤有一定改善症状的作用，也有使瘤体消散的报告。

现代医学对肿瘤的治疗，以手术切除为主，特别是当肿瘤在短期内明显增大，或有癌变危险时，更应及时手术，但对多发性及某些生长在不便于施行手术的部位的肿瘤，中药或其他不毁形治疗有一定价值。各种方法运用得当，能提高对肿瘤的疗效。

自 学 指 导

本章所讨论的瘤，泛指人体表的良性肿瘤或囊肿，只有骨瘤相当于现代医学的骨肉瘤。良性肿瘤，如无迅速增长或癌变趋势，又不影响人体功能者，一般不需要治疗。对多发性及某些生长在不便于施行手术部位的肿瘤，可用中药治疗，坚持辨证施治，有时可使瘤体消失。手术切除的适应证包括：①肿块有恶变倾向者。②良性肿瘤影响劳动或日常活动者，手术时应将瘤体连同包膜完整切除，并作病理检查，以免恶性肿瘤的漏诊或误诊。

【复习思考题】

1. 检查良性肿瘤时应注意什么？

2. 瘤的手术治疗适应证是什么？

第二节 气 瘤

气瘤是一种发于皮肤之间的，皮下可触及的多发性肿瘤。因其肿块按之坚韧或按之浮起如有气一般而得名。气瘤的病名，首见于《三因极一病证方论》。《外科枢要》记载："……头自皮肤肿起，按之浮软，名曰气瘤。"说明气瘤一般质地柔软而有弹性，病变表浅，突出于体表，压之凹陷，放手即弹起的特征；《外科正宗》论述本病说："气瘤者，软而不坚，皮色如故，或消或长，无热无寒。"也说明气瘤是质地柔软的，且无颜色的改变，体积可大可小的特点。

本病相当于现代医学的多发性神经纤维瘤和神经纤维瘤病的纤维瘤结节，是一种全身性的疾病，一般伴有发育异常，和遗传因素有关。

【病因病机】气瘤是由于各种原因致使气机郁结而成。肺主气，合皮毛，主宣发肃降，皮毛失于宣发肃降，以致浊气滞结于皮肉内，聚而成形，即成肿块；情志不畅，肝失条达，气机郁滞，聚结于皮肉之中而成肿块；脾主肌肉，忧思伤脾，脾失运化，土气壅滞，肌肉内清气和浊气混为一团，而成肿块。

【临床表现】气瘤一般多在儿童期发病，青春期后加重，常伴有某种发育上的缺陷，皮肤上可见咖啡斑。气瘤多发生在躯干，也可见于面部和四肢。瘤的大小不一，大的如鸡卵，甚至大如拳而下垂，小的如豆粒。气瘤的数目少的只有几个，多的可以成十上百，瘤体有沿神经干生长趋势，呈念珠状。瘤体质地柔软，用手指压之凹陷，放手后即能弹起。气瘤的皮色可为正常肤色，有的呈淡红色，表面光滑。气瘤生长缓慢，无疼痛感。若瘤体突然增大，且有麻感或痛感则是恶变的可能。

【鉴别诊断】

1. 脂肪瘤：好发于皮下组织，单发或多发，常为圆形或扁圆形，质地柔软如绵。无压缩性。

2. 结节性筋膜炎：好发于肢体和躯干部，肿块生长快，大小在 1.5～3.0cm，位于深部，肿物活动取决于与其粘连的筋膜的活动度，一般无压迫及功能障碍。

【辨证施治】

1. 肺气失宣型：

〔主症〕气瘤多发生在浅表、质地柔软、皮色不变、活动度好，可伴有气短、乏力、自汗、痰多清稀。舌质淡，苔薄白，脉浮数。

〔证候分析〕肺主一身之气，主宣发肃降，若肺气不宣，则浊气滞结于皮肤内，聚而成形则见肿块；肺主皮毛，故瘤体浅表，根浮，色白；肺气虚，则见气短，乏力；肺气虚弱，营卫不和，腠理不固，外邪侵袭，则见自汗，痰多清稀；舌质淡，苔薄白，脉虚弱均为肺气亏虚之象。

〔治则〕宣肺调气，益气固表。

〔方药〕通气散坚丸合玉屏风散加减

麻黄　杏仁　桔梗　桑白皮　陈皮　枳壳　茯苓　胆南星　法半夏　甘草　天竺黄　猫爪草　黄芪　白术　防风

〔方解〕方中麻黄、杏仁、桔梗、桑白皮宣肺理气，陈皮、法半夏、茯苓、甘草理气化痰，胆南星、天竺黄化痰散结，黄芪、白术、防风益气固表，肿块坚硬者可加桃仁、红花等。

2. 脾虚痰凝型：

〔主症〕气瘤质地较软，体积较大且根深，无触痛，皮色不变，伴见头身困重、纳呆、口黏无味、腹胀便溏等全身症状。舌质淡，苔白腻，脉滑或濡。

〔证候分析〕忧思伤脾，脾失健运，土气壅滞，痰湿内停，母病及子，痰阻肺气，肺气郁滞，卫气不行，结于腠理而成肿块，瘤体大且根深，痰凝无血瘀则瘤体软而不痛；痰湿郁遏，则头身困重，痰阻气机，水液运行失常，则口黏无味，脾气不健，水谷不化，则纳呆，腹胀便溏。舌质淡，苔白腻，脉滑或濡均为脾虚痰凝之象。

〔治则〕健脾燥湿，化痰散结。

〔方药〕十全流气饮加减

陈皮　赤芍　乌药　苍术　茯苓　白芍　香附　甘草　青皮　木香　生姜　大枣

〔方解〕陈皮、苍术、茯苓、甘草燥湿健脾，赤芍、白芍、乌药、木香、香附、青皮理气化痰散结，生姜、大枣和中。

3. 肝气郁结型：

〔主症〕肿块质地较硬，按之坚实，局部有酸胀麻感，或有疼痛，肿块可随情绪变化而增大或缩小，伴烦躁、易怒、口苦、咽干、失眠。舌质红，苔微黄，脉细弦。

〔证候分析〕情志不畅，肝失条达，气机郁滞，聚结于皮肉之间则生肿块，且肿块坚硬；气滞则血瘀，瘀滞不通，故见局部酸麻胀痛；情志的变化由肝所主，故肿块随情绪变化而增大或缩小；气郁化火，则烦躁易怒，口苦咽干，失眠；舌质红，苔微黄，脉细弦均为肝郁化火之象。

〔治则〕疏肝解郁，化痰理气。

〔方药〕开郁散加减

柴胡　香附　天葵子　橘核　海藻　昆布　川贝　当归　白芍　全蝎　夏枯草　半枝莲山慈姑

〔方解〕柴胡、香附、橘核疏肝解郁；海藻、昆布、川贝、夏枯草化痰软坚散结；当归、白芍养血柔肝；天葵子、半枝莲、全蝎、山慈姑解毒通络；适当可加清肝火之品如栀子、连翘；病程日久者可加活血化瘀之品，如归尾、赤芍、桃仁、红花等。

【外治】可用回阳玉龙散醋蜜各半调外敷，消瘤二反膏外搽。若气瘤顶大蒂小者，可用丝线从根部结扎，使瘤体逐渐因缺血而坏死脱落。

【其他治疗】对瘤体大者有损于美容或有碍于肢体活动者，可采用手术切除。

【预防调理】❶避免挤压瘤体，保持皮肤清洁，以免发生感染。❷调节情绪，避免精神刺激。

自 学 指 导

1. 含义：气瘤因按之有如充气不足之球而得名，相当于现代医学的多发性神经纤维瘤。

2. 临床特点：①多发生于人体躯干部，也常见于面部及四肢；②气瘤呈多发性，可多至数百个以上，大小不一，小如豌豆，大者如拳而下垂；③瘤体质地柔软，用手指压之凹陷，放手后即弹起，皮肤可出现色素沉着；④病人常有发育不良，智力迟钝，某些器官畸形等。

3. 治疗：气瘤的辨证治疗多从宣肺调气，化痰散结；健脾燥湿，化痰散结；疏肝解郁，理气化痰为主。

【复习思考题】

1. 试述气瘤的病因病机？

2. 气瘤的临床特点是什么？

3. 气瘤的治疗法则是什么？

4. 通气散坚丸中哪些药有化痰或逐痰的作用？

【参考文献摘录】

治验：①制香附、炒枳实、煨三棱、法半夏、炒橘核（研）、旋覆花（布包）各9g，海藻、昆布、海蛤粉、牡蛎粉各15g，蒲公英24g，白花蛇舌草60g，水煎服，每日1剂。②炒橘核、香附、三棱、莪术、海藻、昆布、天葵子、法半夏、牡蛎粉、炒枳实、白芥子、青黛、地丁、蒲公英、蚤休各60g，夏枯草、苡米仁各120g，白花蛇舌草240g。共为末，蜜丸如梧子大。每次40粒，每日3次，空腹开水送下，汤剂每月10剂，余服丸剂，以肿块全消为度。〔张梦依. 神经纤维瘤验案介绍. 新中医，1997，29（2）：4〕

第三节　血　瘤

血瘤是因体表血络扩张，纵横丛集而形成的一种体表肿瘤。血瘤病名首见于《外台秘要》："皮肉中突起，初如梅李，渐长大，不痒不痛，又不坚强，按之柔软，此血瘤。"《类证治裁》说："血瘤自血脉肿起，久而现赤缕或皮色赤。"说明血瘤的特点是生于血管而皮色红赤。《医宗金鉴·外科心法要诀》中的"红丝瘤"指的也是血瘤。血瘤的特点是病变局部色泽鲜红或紫暗，局限性柔软的肿块，边界清楚，触之如海绵状。

血瘤相当于西医的皮肤血管瘤，包括毛细血管瘤和海绵状血管瘤。

【病因病机】《医宗金鉴·外科心法要诀》中指出："先天肾中伏火，精有血丝，以气相搏，生子故有此疾。"说明血瘤是先天性的疾病。《薛氏医案·外科枢要》说"心裹血脉……若劳役火动，阴血沸腾，外邪所搏而为肿，其自肌肉肿起，久而有赤缕或与皮俱赤，名曰血瘤"。说明心火妄动，也可致血瘤。

总的来说，血瘤和血的病理变化关系密切。心主血脉，脾统血，肝藏血，肾藏精，精血可相互转化；气为血之帅，血为气之母，各种致病因素引起心火妄动，肾伏郁火，肝郁火旺，脾不统血都可能发生血瘤。

【临床表现】

1. 毛细血管瘤：多在出生后1～2个月内出现，部分在5岁左右自行消失，多发生在颜面、颈部，可单发，也可多发。多数表现为在表皮上突起呈草莓状，界限清楚，质软可压缩，大小不等，色泽为鲜红色或紫红色，加压时不完全退色；另一种为鲜红斑痣，表现在皮肤上形成一个或数个大小不等，形状不一的紫红、深红或淡红色，与周围皮肤界限清楚。

2. 海绵状血管瘤：表现为质地柔软，似海绵，常呈局限性半球形，扁平或高出皮面的隆起物，肿物有很大有压缩性，可因体位下垂而充盈，或随患肢抬高而缩小，在瘤内有时可扪及颗粒状的静脉石硬结，外伤后可引起出血，继发感染，可形成慢性出血性溃疡。

【鉴别诊断】

1. 血痣：血痣的大小不一，手指压迫检查，色泽和大小无明显变化。

2. 筋瘤：筋瘤为下肢静脉曲张，多发生在下肢，瘤体呈青蓝色，如蚯蚓集结。

【辨证施治】

1. 心火妄动型：

〔主症〕瘤体色泽鲜红，按之灼热，伴烦躁不安、易口舌生疮、面赤口渴、小便短赤、大便秘结。舌质红，苔薄黄，脉数。

〔证候分析〕心属火，过于劳累，耗伤肾阴及津液，肾水不能上济心火，心火妄动，煎熬阴血，迫血离经妄行，血不行常道，气血纵横，脉络交错，结聚成形，故见瘤体色泽鲜红，按之灼热；心火妄动，扰乱心神则五心烦躁不安；舌为心之苗，心火上炎，则口舌生疮，面赤口渴；火热伤津，津亏则小便短赤，大便秘结；舌红，苔薄黄，脉数为心火妄动之象。

〔治则〕清心泻火，凉血散瘀。

〔方药〕芩连二母丸合加减

黄连　黄芩　知母　贝母　羚羊角　赤芍　紫草　侧柏叶　龟板　鳖甲　生地　木通　生甘草　淡竹叶

〔方解〕黄连、黄芩、羚羊角、生地、木通、生甘草、淡竹叶清心泻火，知母、龟板、鳖甲、侧柏叶抑火滋阴，赤芍、紫草、贝母凉血散瘀。

2. 肾伏郁火型：

〔主症〕血瘤多发生于初生婴儿，多见于面、颈部，瘤体色红质软，表面灼热，伴手足心热、盗汗、尿黄、便干。舌红，苔少，脉细数。

〔证候分析〕先天肾中伏火，与气血相搏结而成瘤，故瘤体见于初生婴儿；肾伏郁火则瘤体色红表面灼热；肾中伏火，灼伤肾阴，阴虚火旺，则见手足心热，盗汗；火旺灼津，津亏则口干便结；舌红，苔少脉细数均为肾伏郁火之象。

〔治则〕滋阴降火，凉血化瘀。

〔方药〕凉血地黄汤加减

生地　当归尾　地榆　黄连　天花粉　生甘草　赤芍　枳壳　黄芩　黄精　女贞子　旱莲草　龟板　玉竹

〔方解〕黄连、黄芩、地榆、甘草凉血清热，生地、归尾、赤芍凉血化瘀，花粉、玉竹养阴生津，黄精、女贞子、旱莲草补肾阴，龟板降火。

3. 肝经火旺型：

〔主症〕血瘤呈痣状，或由扩张、迂回、曲折的血管构成瘤体。挤压后膨胀性较好。瘤体可因情志不遂而胀痛，胸胁不适，口苦咽干，小便短赤，大便秘结。舌红，苔黄而干，脉弦数或细数。

〔证候分析〕情志不畅，肝气郁结，气郁化火，火与气结成瘤。情志不遂，气机不畅，故瘤体胀痛，肝气不舒则胸闷不适；肝郁化火，则口苦咽干，肝火移于肠道，则小便短赤，大便秘结，舌红，苔黄而干，脉弦数均为肝经火旺之象。

〔治则〕清肝泄热，化瘀解毒。

〔方药〕清肝芦荟汤加减

芦荟　龙胆草　夏枯草　当归　白芍　青皮　郁金　紫草　半枝莲　羚羊角　黄芩　丹皮

〔方解〕方中芦荟、龙胆草清肝胆之热，白芍、甘草、当归养血柔肝，郁金、青皮行气活血，紫草、丹皮凉血化瘀，半枝莲、黄芩、羚羊角清热解毒。

4. 脾气虚弱型：

〔主症〕瘤体较小，边界清楚，或高出皮面，或深在皮下，表面色红，好发于下肢，质地脆薄，极易出血，无疼痛感，伴乏力、肢软、面色萎黄、精神差、纳食不佳。舌苔白，质淡，脉细。

〔证候分析〕脾为气血生化之源，又可统摄血液。若脾气亏虚，则统摄失司，血不循经；又因脾虚失运，水停成痰，痰与离经之血相搏则成瘤；脾气虚，不能摄血，血溢脉外，则见瘤体表面色红，极易出血；脾主四肢，脾气虚，不能濡养四肢，则见乏力肢软；脾气虚，气血生化乏源，血不荣面，则面色萎黄，精神差；脾失健运，则纳食不佳。舌淡、苔白、脉细均为脾气虚弱之象。

〔治则〕健脾益气，统血归脾。

〔方药〕顺气归脾丸加减

当归　炒白术　黄芪　党参　茯神　远志　酸枣仁　广木香　香附　仙鹤草　生甘草　半枝莲

〔方解〕方中白术、黄芪、党参健脾益气，当归、茯神、远志、酸枣仁养血安神，木香、香附行气以达气行则血行之功，仙鹤草、半枝莲、甘草凉血解毒。

【外治】

1. 对于浅表小面积非头面部和关节部的毛细血管瘤可用腐蚀药外敷。如五妙水仙膏或清凉膏合藤黄膏。

2. 若肿瘤出血，可用云南白药掺敷伤口，肿瘤溃烂者可用生肌玉红膏纱条外敷。

【其他治疗】

1. 注射疗法：用消痔灵注射液加1%普鲁卡因1:1混合注入瘤体，缓慢注入，以注到整个瘤体高起为止，每次用药3~6mL，隔1周可反复注射。若瘤体尚未发硬萎缩，可用消痔灵2份，普鲁卡因1份，如上法进行注射。

2. 手术疗法：瘤体软大者，经充分准备后，可行手术切除。

【预防调理】❶应保护瘤体，防止意外划破，造成出血或感染。❷饮食宜清淡，忌辛辣香燥之品。❸宜调畅情志，节制恼怒。

自 学 指 导

1. 病因病理：血瘤发生与火和血的关系密切，各种因素引起心火妄动，肾中伏火，肝经火旺，脾不统血均可导致血瘤。

2. 临床特点：血瘤包括西医的毛细血管瘤、海绵状血管瘤。毛细血管瘤可出生即有，为皮肤上数目不一、大小不一、形状不一、突出皮面的鲜红或紫红色柔软的肿块。海绵状血管瘤质地柔软如海绵，色鲜红或暗红，可继发感染，形成出血性溃疡。

3. 治疗：心火妄动证，治宜清心泻火、凉血化瘀，方用芩连二母丸加减；肾伏郁火证，治宜滋阴降火、凉血散瘀，方用凉血地黄汤加减；肝经火旺证，治宜清肝泄热、化瘀解毒，方用芦荟清肝汤加减；脾气虚弱证，治宜健脾益气、统血归脾，方用顺气归脾丸加减。外治可采用药物腐蚀，或注射及手术疗法。

【复习思考题】

1. 血瘤的临床特点是什么？

2. 血瘤如何辨证施治？

3. 血瘤和血痣如何区别？

【参考文献摘录】

1. 《外科正宗·红丝瘤》：婴儿初生红丝瘤，皮含血丝先天由，精中红丝肾伏火，相传患此终难瘥。注：此证一名胎瘤，发无定处，由小渐大，婴儿落地，或一二岁之间患之。瘤皮色红，中含血丝，以气相传，生子患有此疾，终变火证，溃处亦难收敛。

2. 自制及莪散治疗血管瘤简介：及莪散组方为：白及50g，莪术30g，黄药子20g，山慈姑10g，七叶一枝花、五倍子、月石、雄黄各5g，紫硇砂、青木香各2g，血竭3g，上药为末和匀，适量外用。吕某，女，1岁半。患儿出生后3日，发现右耳腮腺部位有颗粒状红点数个，后红点逐渐增大，变为肿块突出于右侧耳下。确诊为血管瘤。用上方，沸水适量，加入白酒10g、食醋5g，再和上药末为糊状调敷患处，并嘱每日换药1次，7日为1疗程。1疗程肿块完全停止增长颜色略见淡红。继用上方调敷8周，肿块已完全消失，皮肤与健侧无异。随访10年，未见复发。〔安伯君. 中医杂志，1986，16（10）：350〕

第四节　筋　瘤

筋瘤是下肢静脉曲张交错而形成团块状的病变。《灵枢·刺节真邪》篇称本病为"筋溜"；《外科正宗·瘿瘤论》认为筋瘤的症状为："坚而色紫垒垒，青筋盘曲，甚者结若蚯蚓。"筋瘤的特点为好发于下肢，瘤体色暗红，温度稍高，青筋垒垒，盘曲成团，如蚯聚结。相当于西医的下肢静脉曲张。

【病因病机】《薛氏医案·论瘤》中说："若怒动肝火，血涸而筋挛者，其自筋肿起，按之如箸久而或有血缕，名曰筋瘤。"《外科正宗·瘿瘤论》指出："肝统筋，怒动肝火，血燥筋挛曰筋瘤。"说明筋瘤发生与肝的关系密切。另外劳倦伤气，寒湿凝筋也可产生筋瘤。

1. 肝旺血燥：肝藏血，肝主筋。筋脉赖于肝血的濡养，若怒动肝火，火旺血燥，筋脉失于濡养而薄弱，扩张充盈，屈曲交错而成瘤。

2. 中气下陷：长期从事站立负重工作，劳倦伤气；或多次妊娠，素体脾胃虚弱或肝郁克脾，使脾胃升降失调，气机运动障碍，脾胃失于固摄，血壅于下，结为筋瘤。

3. 寒湿凝筋：素体卫阳不足，易感寒湿之邪，致使营卫不和，寒湿之邪结于筋脉，寒湿之邪与瘀血交结而成本病。

【临床表现】好发于负重或长久站立工作者，或多次妊娠妇女。多发生于下肢的两小腿，青筋盘曲如条索状，色带青紫，甚则状如蚯蚓，自感下肢沉重作胀，每至下午更为严重，待休息后，胀痛减轻。有的在肿胀处皮肤发红，灼热压痛等症状，经治疗后条索状肿胀较为坚韧。如碰破曲张的静脉，流出大量瘀血，经压迫结扎后方能止血。病程长者，可有皮肤萎缩，颜色变黑，可伴发坠积性皮炎或慢性溃疡。

【鉴别诊断】先天性静脉瘘。多见于青年及儿童，多为单侧发病，患肢皮温较高，皮毛粗而长，患侧组织比健侧长，有时有搏动或可听到杂音，有的伴有血管瘤。

【辨证施治】

1. 火旺血燥型：

〔主症〕肿块呈条索状，青筋显露，表面灼热，易于出血，伴心烦易怒、两胁胀痛、口干苦。舌红，苔黄，脉细弦。

〔证候分析〕恼怒伤肝，肝郁化火，火热伤阴，阴虚血燥，筋失濡养而成瘤；火旺则瘤体灼热；火迫血妄行则易于出血；肝火旺则心烦易怒；肝郁气机不畅则两胁胀痛；肝火伤津则口干苦；舌红苔黄脉细弦均为肝郁火旺之征象。

〔治则〕清肝泻火，养血舒筋。

〔方药〕柴胡清肝汤加减

当归　白芍　生地　川芎　黄连　芦荟　玄参　牡蛎　夏枯草　橘核　荔枝核　十大功劳　昆布

〔方解〕芦荟、玄参、夏枯草、黄连、十大功劳清肝泻火，当归、白芍、生地、川芎养血柔肝，牡蛎、橘核、荔枝核软坚散结。

2. 中气下陷型：

〔主症〕下肢青筋垒垒，盘曲成团，久站久立或劳累时瘤体增大，下坠不适感加重，下肢肿胀明显，但平卧时症状减轻。常伴气短乏力、脘腹坠胀、腰酸。舌体胖、质淡，苔薄，脉细无力。

〔证候分析〕脾气虚，失于固摄和统摄，湿浊之气下陷于小腿故见下肢青筋垒垒，盘曲成团；久站久立则伤气，气机运行障碍，气不行血，则瘤体增大；血瘀不畅则肢体坠胀不适；劳倦伤气，则气短乏力；气机运行不畅，则脘腹胀痛、腰酸。舌体胖大、质淡，苔薄白，脉细无力均为气虚之象。

〔治则〕补中益气，和营利湿。

〔方药〕补中益气汤加减

生黄芪　炒白术　陈皮　升麻　柴胡　党参　当归　台乌　忍冬藤　黄柏　苍术　车前子　丹参

〔方解〕生黄芪、炒白术、党参健脾益气，陈皮、丹参、当归行气和血，升麻、柴胡升举阳气，台乌、忍冬藤行气通络，黄柏、苍术、车前子解毒利湿。

3. 寒湿凝筋型：

〔主症〕瘤体生长缓慢，皮色青紫，下肢轻度肿胀，喜暖，伴有形寒肢冷、口淡不渴、小便清长。舌淡，苔白腻，脉沉细。

〔证候分析〕寒湿之邪侵入，致使营卫不和，寒湿之邪结于筋脉，气滞血凝，故瘤体紫暗；喜暖，下肢肿胀，卫阳不足，阳气不能温煦，则形寒肢冷，口淡不渴，小便清长。舌暗淡，苔白腻，脉沉细均为寒邪凝滞之象。

〔治则〕温阳散寒理湿。

〔方药〕阳和汤加减

鹿角霜　熟地　麻黄　白芥子　肉桂　香附　橘核　浙贝　法夏　全蝎　石菖蒲

〔方解〕鹿角霜、熟地温肾阳散寒；麻黄散肺中之寒，肉桂散脾中之寒；法夏、白芥子化痰理湿；香附、橘核、浙贝行气软坚散结；石菖蒲通络，使阳气得以通畅。

【外治】

1. 弹性绷带绑扎患肢，可改善症状。

2. 患肢胀痛甚者可用美得喜乳膏外搽。

3. 并发湿疮、臁疮者按本书有关论述处理。

【其他疗法】严重者，无手术禁忌者，可行大隐静脉高位结扎和曲张静脉剥离术。

【预防调理】❶长期站立工作者，或分娩后，要适当加强下肢锻炼。按摩和热水浸浴，以促进气血流通。❷患下肢筋瘤要注意保护，防止外伤，并发湿疮者要积极治疗，避免搔抓而感染。

自 学 指 导

1．含义：中医所称之"筋"是指显露在体表的浅静脉及肌腱，腱鞘。它们的肿块特征为屈曲性的病变，故称之为筋瘤。

2．病因病机：肝主筋，肝气郁结，耗血使筋脉失养而屈曲成肿块；肝气郁结，疏泄不畅，则卫阳敷布不利，体表筋脉易感受寒邪，寒邪收敛凝滞，可使筋脉结块；肝气郁结，可克脾土，使脾的升降功能失调，而中气下陷，下肢筋脉不能固摄而曲张。所以筋瘤的产生和肝的关系密切。

3．治疗：火旺肝燥型，治宜清肝泻火，养血舒筋，方用柴胡清肝汤加减；中气下陷型，治宜补中益气，和营利湿，方用补中益气汤加减；寒湿凝筋型，治宜温阳散寒理湿，方用阳和汤加减。对于重症患者或伴有臁疮等合并症者，仍以手术治疗为宜。

【复习思考题】
1．筋瘤的病因病机是什么？
2．试述筋瘤的临床特点？

【参考文献摘录】
1．《外科正宗·瘿瘤》：肝统筋，怒动肝火，血燥筋挛曰筋瘤。……筋瘤者，坚而色紫垒垒，青筋盘曲，甚者结若蚯蚓，治当清肝解郁，养血舒筋，清肝芦荟汤是也。……川芎、当归、白芍、生地、青皮、芦荟、昆布、海蛤粉、甘草节、牙皂、黄连各五钱，右为末，神曲糊为丸，如梧桐子大，每服八十丸，白滚汤量病上下食前后服之。

2．《实用中医外科学》：下肢静脉曲张拟通络活血，方用通经活血丸，每次4～5g，每日2次，用落得打15g煎汤送服。合并血栓性静脉炎，由于脉络失于通畅，局部气血运行失常，兼挟湿热蕴阻，故治以和营清热化湿，方用四物汤合萆薢渗湿汤加减，常用药物有当归、赤芍、川芎、丹参、虎杖、泽兰、蒲公英、银花、黄柏、防己等。另新消片，每次5片，每日2次吞服。如红肿渐退，硬索状物不消，去清热之药，加重祛瘀之品，如虎杖、落得打、三棱、莪术等。(顾伯华主编. 上海：上海科学技术出版社，1985)

第五节　肉　瘤

肉瘤是皮下脂肪组织过度增生而形成的肿瘤。肉瘤在《内经》称之为"肉疽"，《肘后备急方》始称之为肉瘤。《灵枢·刺节真邪篇》说："虚邪之中人入身也深，寒与热相搏，久留而内著，寒胜其热……有所结于肉，宗气归之，邪留而不去，有热则化而为脓，无热则为肉疽。"但在文中所指的肉瘤是病位较深、质地较硬、性质为阴寒凝滞的恶性肿瘤。而《外科正宗》形容说："肉瘤者，软似棉，肿似馒，皮色不变，不紧不宽。"这明确指出了肉瘤的特征。肉瘤相当于现代医学所说的脂肪瘤，是一种良性肿瘤。现代医学将发生在软组织的恶性肿瘤也称肉瘤，如脂肪肉瘤、纤维肉瘤，与本病截然不同，但很易混淆，千万留意。

【病因病机】《外科正宗》说："脾主肌肉，郁结伤脾，肌肉消薄，营气不行，逆于肉里而为肿。"脾主肌肉，肉瘤的发病与脾的关系最为密切。由于脾失健运，痰湿内生，以致气血凝滞，积久成形，发为肉瘤。

1. 情志内伤：思虑伤脾，以致脾失健运，痰湿内生；郁怒伤肝，肝气郁结，气郁化火，且肝郁可乘脾，产生的郁气、郁火、郁痰交凝结聚而成肿块。

2. 饮食不节：过食膏粱厚味和醇酒之品，伤及脾胃，脾胃运化失司，升降失调，水谷代谢障碍，痰湿之邪内生，循经注于皮肉，进而赘生积聚成形而为肉瘤。

【临床表现】肉瘤大多发生于成年人，好发于颈、肩、背、大腿和臀部，大小不一，呈扁平团块状，或分叶状，生长缓慢，多无自觉症状，触之柔软如绵，外观肿形似馒，用力可以压扁，与表面皮肤不粘连，推之可以移动但基底部较广泛。瘤体表面颜色多无明显改变。部分患者瘤体长到一定程度可自行停止生长。另有一种多发性肉瘤，常发生于四肢、胸或腹部皮下，呈多个较小的圆形或卵圆形结节，质地较一般肉瘤略硬，压之有轻度疼痛。

【鉴别诊断】

1. 气瘤：肢体多发性肉瘤，形态与气瘤相似，但气瘤的瘤体受到压力后，可被挤入皮下，而肉瘤则不行。

2. 血瘤：肉瘤和血瘤都为质地柔软的肿块，但血瘤皮色鲜红或暗红。而肉瘤的皮色如正常肤色。

【辨证施治】

1. 肝郁痰凝型：

〔主症〕肉瘤为多发性，瘤体较小，质稍硬，有触痛；伴有精神抑郁、心烦易怒、胸闷、喜叹息。舌质红，苔薄黄，脉弦。

〔证候分析〕郁怒伤肝，肝失疏泄，气机不畅，横逆犯脾，脾失健运，痰湿内生，气郁痰凝，阻于肌肉发为瘤；气机不畅则气滞，气滞则血瘀，经络阻塞不通，不通则痛，故瘤体小，质地硬，有触痛；肝气郁结，则精神抑郁，心烦易怒；气机不畅，则胸闷，喜叹息；舌红，苔黄，脉弦均为肝郁之象。

〔治则〕疏肝解郁，行气散结。

〔方药〕十全流气饮加减

陈皮　乌药　香附　青皮　木香　茯苓　当归　川芎　白芍　甘草　半枝莲　草河车　天葵子　露蜂房　鬼箭羽

2. 脾虚痰凝型：

〔主症〕瘤体大，质软如绵，基底较宽，无触痛，喜温喜按，伴面色萎黄、精神疲惫、少气懒言。舌质淡，苔薄白，脉细滑。

〔证候分析〕饮食不节，脾胃受损，思虑过度，亦伤及脾胃，且肝郁亦能犯脾，致使脾胃功能失调，水湿不运成痰，蕴阻于肌肉成瘤；痰湿阻滞而无血瘀，故瘤体质软，皮色不变，无触痛；脾失健运，气血生化无源，不能上荣于面和营养四肢，故精神疲惫，少气懒言，面色萎黄；舌淡苔白，脉细滑均为脾虚痰凝之象。

〔治则〕健脾宽中，燥湿化痰。

〔方药〕归脾汤合二陈汤加减

法半夏　陈皮　茯苓　甘草　香附　贝母　桔梗　白术　党参　黄芪　熟地　当归　夏枯草　猫爪草

〔方解〕法半夏、陈皮、茯苓、甘草健脾化痰，党参、白术、黄芪健脾益气，香附、桔梗、熟地、当归养血活血行气，夏枯草、猫爪草软坚散结。

【外治】局部可用消瘤二反膏或冲和膏加阴毒内消散或阳和解凝膏外敷。

【其他疗法】瘤体较大者，可采用手术疗法。

【预防调理】❶注意保持心情舒畅。❷忌食腥发之品和辛辣醇酒刺激之品。❸发现肿块采取正确检查方法，避免挤压等过度刺激。❹肿块外用药不宜采用对皮肤有刺激的药物。

自 学 指 导

1. 病因病机：肉瘤的病因病机是以脾为中心。因为脾主肌肉，情志不畅，肝气横逆可犯脾，思虑可伤脾，饮食不节也可影响脾的功能。脾不运化，水湿内停成痰，痰湿结聚成瘤。

2. 临床治疗：肉瘤多为良性肿瘤，一般不会产生恶变，对单发的、较小的不必治疗。但短期内明显增大，或伴有疼痛，可行手术治疗。对于多发性，伴有自觉症状可采用中医辨证施治，临床分为两型，脾虚痰凝型和肝郁痰凝型。脾虚痰凝型治宜健脾宽中，燥湿化痰，方用归脾汤合二陈汤加减；肝郁痰凝型，治宜疏肝解郁，行气散结，方用十全流气饮加减。

【复习思考题】

1. 试述肉瘤的病因病机。

2. 肉瘤如何辨证论治？

【参考文献摘录】

1. 内消痰核汤治疗脂肪瘤：方药：党参、牡蛎、夏枯草各 30g，丹参、海藻各 20g，甘草 6g，羌活 16g，白芥子 12g，柴胡、姜半夏、川芎各 15g，炮穿山甲 9g，水煎服，每日 1 剂。加减法：皮下脂肪瘤生于头颈者加藁本、桔梗；生于上肢者加桂枝、桑枝；生于下肢者加川牛膝、海桐皮；生于胸腹者加枳壳、瓜蒌皮；生于腰背者加木香、杜仲；气虚者加黄芪、山药；血虚者加当归、紫河车；有热者去羌活、白芥子，加银花、连翘；口渴、便秘者加生大黄、芒硝；食欲不振者加焦山栀、神曲。结果：治疗 10 例，均获消散〔徐如恩. 内消痰核汤治疗 10 例肉瘤的报告. 浙江中医杂志，1989，12（2）：36〕

2. 脂肪肉瘤治疗方法：方一：桂枝加葛根汤合消瘰丸合桃红四物汤加减，王不留行 30g，葛根、玄参各 3g，桃仁、赤芍、贝母、白芥子、当归各 10g，川芎、大枣、红花各 6g，甘草、生姜各 3g，水煎服。方二：牡蛎 120g，白芥子、延胡索、桃仁、赤芍各 90g，王不留行 150g，枳壳、生地、贝母、苏木各 60g，血竭、儿茶各 45g，桂枝、葛根各 40g，当归、川芎、红花、穿山甲、玄参、甘草、乳香、没药各 30g，大枣 15g，生姜 10g，共为细末，日服 3 次，每服 5g 开水送下。方三：赤芍、葛根、当归、桃仁、红花、苏木各 10g，贝母、川芎、桂枝、大枣、儿茶、血竭各 6g，甘草、生姜各 3g，王不留行 30g，水煎服。方四：王不留行 150g，生地、牡蛎各 120g，赤芍、葛根、延胡索、苏木、白芥子、桃仁各 90g，桂枝、当归、贝母、山药各 60g，蜈蚣 10g。共为细末，日服 3 次，每服 5g，开水送下。〔刘汉光. 中医药治疗脂肪肉瘤临床报告. 新中医，1984，8（8）：30〕

第六节 脂 瘤

脂瘤是皮脂腺中的皮脂潴留郁积而形成的肿瘤，又称粉瘤。俗称"豆腐渣瘤"，在《三因方》中即有记载。《外科启玄》描述本病时说："凡粉瘤大而必软，久久渐大，似乎有脓非脓，乃是粉浆于内，若不治之，日久大甚，亦称其累。"《外科真诠·瘿瘤》说："先用线针头于瘤头上针一分深，用手捻之，若是白浆便是粉瘤。"瘤体的中央皮肤有一小孔，从瘤的中央皮肤小孔中可压出如粉浆样的皮脂，这是脂瘤的主要特征。脂瘤若因感染而化脓者则称为脓瘤。脂瘤相当于现代医学所称的皮脂腺囊肿。

【病因病机】皮脂腺排泄皮脂，以保护皮肤，皮脂来源于脾胃吸收之水谷精微，而皮脂排泄需要肝气的疏泄。因此，脂瘤的产生与肝脾的关系极为密切。

肝气郁结则疏泄不畅，皮脂腺开合不利，脾气郁滞，则水谷精微淤积于皮脂腺内而变成痰浊之邪。痰气凝结而成瘤。肝郁可化火，湿郁可化热，久之可化热腐肉成脓而形成脓瘤。

【临床表现】脂瘤多见于成年人，好发于皮脂腺汗腺丰富的头、面、耳后、项背、臀部等处。肿块位于皮肤表层内，小的如豆粒，大的如柑橘，界限清楚，呈圆形，质地坚实，与深部组织不粘连，但与皮肤粘连，表面皮肤因受压面紧张，有时略带青色，在肿物中央有针头大小的开口。略带黑色，挤之有白色豆腐渣样分泌物溢出。有臭味。肿物生长缓慢，一般无自觉症状。但局部不洁或外伤染毒，则可出现红肿热痛的表现，甚至形成脓肿，或囊肿周围的蜂窝组织炎。

【鉴别诊断】

1. 肉瘤：肉瘤质地较软，与表面皮肤不粘连，推之可移动，表面皮肤无黑色小头，不能挤出白色豆腐渣样物。

2. 表皮样囊肿：外形与脂瘤相似，但是表皮样囊肿肿块中心无小孔，也没有黑头粉刺样小栓。

【辨证施治】

1. 痰气凝结型：

〔主症〕脂瘤表面有黑色小孔，表面略带青色，伴有急躁易怒、情绪抑郁、胸闷、腹胀。舌淡，苔白或薄黄，脉滑。

〔证候分析〕脾失健运，水湿内停成痰，肝气不舒，气机郁结，痰湿凝结，滞于皮肤之间，郁结不散，日久而成瘤；痰湿阻气机，升降失常，气机不畅，则胸闷，腹胀；肝气不舒，则急躁易怒，情绪抑郁；舌淡，苔白，脉滑均为痰气凝结之象。

〔治则〕疏肝理气，化痰散结。

〔方药〕逍遥散合二陈汤加减

当归　柴胡　白芍　香附　陈皮　茯苓　法半夏　甘草　厚朴　薏苡仁　夏枯草　浙贝母　九香虫

〔方解〕柴胡、香附疏肝理气，当归、白芍、甘草养血以柔肝，法半夏、茯苓、陈皮、甘草健脾化痰，厚朴、九香虫宽胸理气，薏苡仁健脾除湿，夏枯草、浙贝母软坚散结。

2. 痰湿化热型：

〔主症〕瘤体肿大，表面皮色发红、灼热、疼痛，甚至溃脓。伴有发热、恶寒、头痛、口干、尿黄、大便结。舌红，苔黄，脉数。

〔证候分析〕痰湿气结，郁久化热，复感邪毒，痰、气、毒瘀结于局部，阻滞经络，则瘤体肿大，皮色红、灼热；气滞血瘀不通，则见疼痛；热胜肉腐，肉腐成脓，故见溃脓；邪正相争，故见发热，恶寒，头痛；热毒伤津，故见口干，尿黄，大便结，舌红，脉数均为化热之象。

〔治则〕清热解毒，活血化瘀。

〔方药〕四妙散合五味消毒饮加减

银花　连翘　蒲公英　天葵子　地丁草　玄参　当归　甘草　花粉　浙贝母　陈皮

〔方解〕银花、连翘、蒲公英、天葵子、地丁草清热解毒，当归、花粉、陈皮行气活血散瘀，疼痛剧烈可加乳香、没药，并可适当加清热利湿之品如黄柏、龙胆草等。

【外治】

1．初起的脂瘤可外敷阳和解凝膏。

2．已染毒但未化脓者可采用金黄膏或玉露膏外敷。

【手术疗法】对未化脓的脂瘤可择期采用手术治疗。对染毒化脓的脂瘤可给予切开排脓，清除皮脂和脓液。

【其他疗法】

1．对于染毒的脂瘤可配合双黄连注射液 40mL 加入 5% 葡萄糖液 250mL 中静脉点滴，若发热，血象高者，可给予抗生素治疗。

2．对多发性脂瘤可将硬化剂注射于囊内，一般用 5% 鱼肝油酸钠 0.1～0.5mL，加 1%～2% 普鲁卡因 1～2mL 注入，使囊肿破坏或闭合。

【预防调理】❶不宜强行挤压囊肿，以免囊壁破溃，手术不易切尽，容易复发。❷若合并感染者，忌食鱼腥发物和醇酒之品。

自 学 指 导

1．含义：脂瘤又称"粉瘤"，相当于现代医学所说的皮脂腺囊肿。由于皮脂腺管阻塞，皮脂排泄不畅，引起潴留性囊肿，囊腔内充满豆腐渣分泌物，故得名。

2．诊断要点：①好发于头面、耳后、项背、臀部等处；②肿物大小不等，界限清楚，形圆质软；③瘤体高出皮面，与深部组织不粘连，但与皮肤粘连，活动度尚可；④瘤体顶端有一黑头，用力挤压，有豆腐渣样物质溢出，且有臭味；⑤肿物可长期存在，生长缓慢；⑥若继发感染，则局部出现红、肿、热、痛，甚至形成脓肿。

3．治疗一般可采用手术治疗。应将包膜完整切除，以免复发。

【复习思考题】

1．脂瘤诊断要点是什么？

2．脂瘤手术治疗时应注意什么？

【参考文献摘录】

1．《外科证治全书·瘿瘤》：瘤证惟粉瘤最多，其色粉红，多生耳项前后，亦有生于下体者，及腠理津液偶有所滞，聚而不散则成此瘤也。治宜针破挤出脂粉，用生南星、大黄等分为末，发白玉簪花根捣汁调敷之。然每有愈而复发者乃内有囊，化净膏贴，生肌自愈。

2．皮脂腺囊肿治验：生半夏、玄参、生地、夏枯草、太子参、牡蛎、赤芍、丹参各 15g，天南星、陈皮、制香附各 10g，鸡内金 6g 水煎服，每日 1 剂。陈某，男，36 岁，1987 年 4 月 3 日就诊，胸部及大腿内侧有包块数十个，一年多未愈。大者如枣核，小者如豆粒，手按有痛感，质地中等，推之不移，局部颜色如常，经有关检查确诊为多发性皮脂腺囊肿。以上方连服 20 剂，囊肿消失而愈。〔张正泉. 四川中医，1988，9（9）：21〕

第七节　骨　瘤

骨瘤是骨组织赘生肿大而形成的肿瘤。在《内经》中把骨瘤称之为"骨疽"。《灵枢·刺节真邪篇》说："……以手按之坚，有所结深中骨，气因于骨，骨与气并，日以益大，则为骨疽。"以后《三因极一病证方论》、《疮疡经验全书》、《薛氏医案》等文献都对骨瘤的病因、症状、治法作了不同程度的论述。清代《外科证治全书》又将本病命名为贴骨瘤。其特点是肿块隆起，坚硬如石，紧贴于骨，推之不移。相当于现代医学的骨良性肿瘤或恶性肿瘤。

【病因病机】《外科正宗》认为："肾主骨，恣欲伤肾，肾火郁遏，骨无荣养而为肿曰骨瘤。"说明骨瘤的发病与肾的关系密切。肾主骨生髓，肾的阴精阳气化生骨髓，滋养骨骼，使骨骼强壮而不受外邪的侵犯。而且骨髓充足亦可转化为肾精。精可生髓，髓可养骨，若这一生理功能失调，则产生骨瘤。

1. 肾气亏虚，阴毒壅滞：先天禀赋不足，肾的阳气亏虚，则卫阳无根而化生不足，卫阳虚则易感受寒湿之邪，寒湿之邪入于肾经，聚于骨骼；又阴寒湿邪易伤阳气，故肾阳更虚，阳虚无力化毒，致使阴毒壅滞于骨，经络阻塞，瘀毒互结而成骨瘤。

2. 肾阴不足，热毒壅滞：恣欲耗伤肾阴，虚火内亢；加之肾阴不足，则营气不足，体表营卫失和，易感热邪，内外热邪壅结，日久成毒，热毒之邪壅滞于骨则成本病。

3. 气血凝滞，瘀毒互结：无论是外感之阴毒，还是热毒，均可阻塞骨骼气机，使局部气滞血瘀，瘀毒互结，赘生积聚而成岩肿。

4. 正气亏虚，瘀毒不化：病之后期，脾肾受损，使气血生化无源，精气转化障碍，正气亏虚，无力化毒，瘀毒不化，则岩肿日趋恶化。

【临床表现】

1. 良性骨瘤：多见于青少年，好发于颅骨、颜面骨及上、下颌骨。瘤体向外突出，紧贴于骨，质地坚硬，生长缓慢，一般无自觉症状，等全身骨骼发育成熟后瘤体停止生长。若瘤体较大时可出现压迫症状。

2. 恶性骨瘤：多见于 10~25 岁青少年，男多于女，发病的部位多在股骨的下端和胫骨的上端，其次是肱骨的上端。本病早期症状是患部间歇性疼痛，很快变为持续性疼痛，如刀割钻刺般，不能忍受。出现疼痛 2~3 个月后，患部可摸到肿块，坚硬如石，高低不平，紧贴于骨，推之不移，肿块迅速增大，周围皮肤紧张发亮，青筋显露，形色紫黑，肌肉萎缩，局部可见畸形或功能障碍，晚期可伴有全身症状，出现远处转移。

【鉴别诊断】

1. 鹤膝风：本病常继发于肺结核史，起病较为缓慢，膝内隐隐着痛，其肿如绵，大腿和小腿肌肉萎缩，破溃后流出稀脓并夹有败絮样物质。

2. 附骨疽：起病较快，开始就有高热，局部有深压痛和叩击痛，血常规中白细胞总数明显升高，后期可化脓。

3. 历节风：病变可发生在膝关节，左右对称甚则遍布全身，膝关节内有发热感，抗

"O"升高。

【辨证施治】

1. 阴毒壅滞型：

〔主症〕局部肿块逐渐肿起，坚硬，皮色不变，皮温不高，隐痛，间歇性发作。关节及肢体活动受限，身体困倦，四肢乏力，畏寒，纳差。舌苔薄白，舌质淡红，脉沉细。

〔证候分析〕肾阳亏虚，卫阳无根，阴寒之邪乘虚侵入，壅滞于骨，气机不畅，则见局部肿起；寒凝经脉，瘀血内生，寒凝血瘀故肿块坚硬、疼痛；寒阻经脉，则关节及肢体活动受限；阴毒壅滞，则皮色不变，皮温不高。阳虚则畏寒，身体困倦，乏力。舌质红，苔白，脉沉细均为寒凝之象。

〔治则〕散寒止痛，和营行瘀。

〔方药〕没药丸加减

桂枝 制川乌 当归 赤芍 桃仁 川椒目 川芎 乳香 没药

〔方解〕当归、赤芍、桃仁、川芎活血行瘀；桂枝外可解肌散寒、透达营卫，内可温经通阳；川乌散寒止痛；乳香、没药活血止痛；川椒目散寒。若肿块较硬者，可加干蟾皮、蜈蚣通络散结。

2. 热毒蕴结型：

〔主症〕患部肿块急骤增大，周围肌肉萎缩，皮肤光亮，呈暗红色，局部温度增高，可伴有食欲不振。舌质红，苔黄，脉濡数。

〔证候分析〕肾阴亏虚，阴虚火旺，加之寒郁化热，热毒聚于筋骨，毒聚血瘀，病情加重，则肿块急骤增大，致周围肌肉萎缩。郁久化热，热毒内盛则皮肤光亮呈暗红，皮温增高；舌质红，苔黄，脉濡数均为热毒蕴结之象。

〔治则〕活血祛瘀，解毒散结。

〔方药〕活血散瘀汤加减

当归尾 赤芍 桃仁 大黄 丹皮 瓜蒌仁 野菊花 土茯苓 海藻

〔方解〕当归尾、赤芍、桃仁活血祛瘀；大黄、丹皮逐瘀清热；野菊花、土茯苓清热解毒；瓜蒌仁、海藻软坚散结。

3. 瘀毒互结型：

〔主症〕肿块坚硬，固定不移，表面凹凸不平，皮色紫暗，疼痛剧烈，可伴发热、急躁、易怒、两胁胀痛。舌质暗，苔薄黄，脉弦涩。

〔证候分析〕阴毒或热毒之邪侵犯机体，久之必引起气血运行不畅，经络阻塞，气血凝滞，瘀毒互结，故肿块坚硬，固定不移，表面凹凸不平；瘀阻肌肤，则皮色紫暗；瘀毒阻滞，经络不通，故疼痛剧烈；瘀毒化热，则见发热，气滞则急躁易怒，两胁胀痛；舌质暗，苔薄黄，脉弦涩均为瘀毒互结之象。

〔治则〕活血化瘀，解毒散结。

〔方药〕调元肾气丸合六军丸加减

蜈蚣 蝉衣 全蝎 僵蚕 穿山甲 莪术 土鳖虫 生地 熟地 山萸肉 淮山 人参 当归 地骨皮 知母 黄柏 干蟾皮 广木香 砂仁 鬼箭羽

〔方解〕蜈蚣、蝉衣、全蝎、僵蚕、穿山甲、地鳖虫化瘀解毒，以奏以毒攻毒之效；人参、当归益气养血，生熟地、山萸肉、淮山补肾养血扶正以抗毒，地骨皮、知母、黄柏泻火解毒；干蟾皮、鬼箭羽、广木香、砂仁行气散瘀以散结。

4．正虚邪实型：

〔主症〕局部肿块日益增大，伴低热、消瘦、面色黧黑、神疲纳呆。舌红少苔，脉弱细数。

〔证候分析〕肿坚毒盛，肾阴受损，气血两虚，渐至绝证，病至后期，毒聚益盛，故肿块日益肿大；肾阴受损，阴虚生内热，故见低热不退，日渐消瘦。肾气亏而失荣，故面色黧黑；神疲纳呆舌红少苔，脉弱细数亦为肾亏损，正气大伤之象。

〔治则〕补肾益气，养血散结。

〔方药〕济生肾气丸加减

熟地　生地　山萸肉　淮山　泽泻　茯苓　黄柏　知母　炒白术　人参　当归　生黄芪　灵芝　蜂房　半枝莲

〔方解〕熟地、生地、山萸肉、淮山补肾之阴，泽泻、茯苓、黄柏、知母清热泻火，人参、炒白术、生黄芪、当归益气养血，灵芝、蜂房、半枝莲化瘀散结。

【外治】

1．皮色未变者，可用黑退消掺阳和解凝膏外贴，或用生商陆研粉，淡盐水调敷。

2．蜈蚣、全蝎各10g，东丹30g，斑蝥、白果皮各1g，生石膏15g，共研细末，撒在壮骨膏上，循经选穴，外敷7日。

3．明矾、生石膏各15g，天南星、蟾酥各1.5g，东丹60g，红砒2g，乳香、没药各5g，炮山甲、白芷各10g，肉桂4.5g，上药共研细末，撒在壮骨膏上，外敷患处。

【其他治疗】

1．手术治疗：骨瘤早期未发现有转移者，应尽早施行手术治疗。

2．放射治疗：利用放射线或放射同位素对肿瘤细胞的杀伤作用以达到治疗目的。

3．抗癌化学药物治疗：可用氮芥，环磷酰胺等药进行化疗。

【预防调理】❶患者可练习气功或太极拳以增强体质。❷忌食烟、酒，少吃生葱、生姜、蒜等刺激性食物。❸术后病人饮食以补气养血为主，进食淮山、百合、莲子、红枣、花生米等。❹放疗饮食以滋阴养血，健脾和胃为主，可服橘饼、苡米粥、豆浆等。❺化疗病人应多食蔬菜、水果及骨头汤等。

自 学 指 导

应重点掌握恶性骨瘤的临床表现，骨瘤好发于股骨下端和胫骨上端，首先患部出现隐隐着痛，后发展为持续性钻痛，以夜间为甚，患部肿大，可摸到肿块，坚硬，表面高低不平，有压痛。皮肤紧张，发亮，浅表静脉曲张。晚期伴有食欲不振，消瘦，贫血，舌红少苔，脉细数。

【复习思考题】

1．骨瘤的病因病机是什么？

2．恶性骨瘤的临床表现是什么？

【参考文献摘录】

1．《薛氏医案·论瘤》：若劳伤肾水，不能荣骨而为肿，其自骨肿起，按之坚硬，名曰骨瘤，用地黄丸及补中益气汤主之。

2.《外科正宗·瘿瘤论》：肾主骨，恣欲伤肾，肾火郁遏，骨无荣养而为肿曰骨瘤。骨瘤者，形色紫黑，坚硬如石，疙瘩高起，推之不移，昂昂坚贴于骨，治当补肾气养血，行瘀散肿，破坚利窍，调元肾气丸是也……生地四两，山萸肉、山药、丹皮、茯苓各二两，人参、当归、泽泻、麦冬、龙骨、地骨皮各一两，木香、砂仁各三钱，黄柏、知母各五钱，上为末，鹿角胶四两，老酒化稠加蜜四两同煎，滴水成珠，和药为丸如桐子大，每服八十丸，空心温酒送下，忌白萝卜、火酒、房事。

3. 青娥丸：补骨脂、秦艽、当归、杜仲各 15g，核桃仁 25g，威灵仙 50g，细辛、川乌各 5g，桂枝 10g，青木香 7.5g，水煎服。宋某，女，36 岁，于 1972 年 3 月开始右肩部疼痛，以后逐渐加重，前臂及手指轻微活动即可使疼痛加剧，遇寒则肩痛不可忍，至同年 5 月，肩部运动完全受限，握笔写字亦感困难。X 线拍片报告：右肩关节囊内可见大小不等三处软骨骨化影。诊断为右肩关节软骨骨瘤病。由于患者不愿手术治疗而求中医，服上方 20 剂后，右肩部疼痛明显减轻，右手指已活动。初获治效，且累计服一百余剂，右肩顽痛之症，终获痊愈。〔邵有林. 青娥丸治疗软骨骨瘤. 中医杂志，1982，6 (2)：45〕

〔谌莉媚〕

第十一章 岩

【目的要求】

【目的要求】
1. 了解体表恶性肿瘤基本概念及命名。
2. 熟悉茧唇、乳岩、肾岩、舌菌、失荣、癌疮的病因病机。
3. 掌握茧唇、乳岩、肾岩、舌菌、失荣、癌疮的辨证施治及常用药物。
【教学时数】
面授 3 学时，自学 6 学时。

第一节 概 论

岩，中医病名。泛指发生于体表的癌症，是一种严重危害人民健康的常见病。喦、嵒通用，都是表示体表部位发生的坚硬如石、状如岩突、形状不规整的恶性肿瘤。其共同特点是，肿块高低不平，边缘不规整，质地坚硬如石，推之不活动，皮色不变，溃烂后如翻花状，色紫恶臭，疼痛剧烈，难于治愈，如未作及时、恰当的治疗则预后不良。

我国很早就有岩的描述，在葛洪的《肘后备急方》中就有石痈的记载。宋代东轩居士《卫济宝书》中，第一次使用"癌"字，并作了描述："癌疾初发，却无头绪，只是肉热病……"这里的"癌疾"主要指外科痈疽疮疡，还包括一部分恶性肿瘤。尔后《仁斋直指附遗方论》论癌："癌者，上高下深，岩穴之状，颗颗累赘……毒根深甚藏，穿孔透里。"至宋代以后，文献中多用"岩"字命名恶性肿瘤，此外还用"翻花"、"恶疮"、"顽疮"等描述体表溃破的恶性肿瘤。清代医家禁忌肿瘤局部切开、艾灸、针刺等，以免扩散。王洪绪在《外科证治全生集》中指出，对肿瘤"大忌开刀，开切翻花最惨"。文献对属于中医外科的体表恶性肿瘤的论述是比较多的，并逐渐积累了防治肿瘤的宝贵经验。

【病因病机】中医学认为，岩是一种全身性疾病的局部表现。其发病原因较为复杂，乃内外因素结合，使人体阴阳失衡、脏腑功能失调、经络阻塞、气血运行失常、气滞血瘀、痰凝毒聚而发病。

1. 外感邪毒：六淫之邪为四时不正之气，外邪入侵、渐成气滞血瘀，或蕴热成痰、化热积毒而致病。《灵枢》指出："四时八风之客于经络之中，为瘤病者也。"外受毒邪，日久就化热化火；内伤七情，亦能化火。火热伤气，灼伤脏腑，是为邪热火毒，毒蕴于内，日久必发，故癌瘤患者多见热郁之证。

2. 肝气郁结：气由肝所主，情志不畅，肝气郁结，气机运行失常，则气滞。气滞日久必有血瘀。气滞血瘀长期蕴结不散，则可形成肿块。《内经》说"百病皆生于气"，"喜怒不适……寒温不时，邪气胜之，积聚成瘤"。《医宗金鉴》说："乳癌由肝脾两伤，气郁凝结而成。"《医林改错》指出"肚腹结块，必有形之血"，说明腹内有形的包块肿物，多由气滞血瘀所致。

3. 饮食不节：《卫济宝书》说："凡人脾胃虚弱饮食过度，或生冷过度，不能克化，致成积聚结块。"饮食不节，脾胃受损，水湿不化，津液不布，湿蕴于内，久成湿毒，若兼受邪火熬灼，遂凝结为痰。《丹溪心法》说："痰之为物，随气升降，无处不到。"又说："凡人身上、中、下有块者，多是痰。"痰湿凝结于肌肤则成癌肿。

4. 正气亏损：《内经》说："邪之所凑，其气必虚。"癌症的发生发展也同样是以正气亏损为前提的。张景岳说："脾胃不足及虚弱失调的人，多有积聚之病。"《外科医案汇编》说："正气虚则成岩。"在岩的发病过程中，由于病程日久，耗精伤血，损及元气，积聚而成癌。

【辨证施治】

1. 辨证施治的原则：

(1) 辨清阴阳：病症缓起，不痛不痒，根脚散漫，有时坚硬，长成难消，继之可溃烂翻花，久不收口，统属阴疽恶疮之类；但如岩形高肿红热则为阳证。

(2) 辨病所在：病灶所在脏腑经络及其所引起脏腑经络失调必须辨清。如乳癌属肝、胃二经，口腔癌属心、脾二经的病变，颈侧部肿瘤属肝、胆二经等。

(3) 辨标本缓急：一般情况下，岩症应先治本，即以祛邪的方药消除岩肿。但岩症的病情是复杂的，如并发出血、发热等症时，则当先治其标，等标症缓解或消失后，再用消除岩肿的方药以治其本。如标本俱急，则宜标本兼顾。

(4) 扶正与祛邪：岩症的治疗可概括为二：一是祛邪，选用攻坚破积、活血化瘀、虫类搜刮、清热解毒等峻猛药物，以达到消除岩肿的目的。但这类药物可使人体正气耗损，抗病力低下而使病情加重，故切不可滥施攻伐。二是扶正，就是应用补益药物，提高机体抗病能力，以利于扶正祛邪，消除岩肿，这是治疗恶性肿瘤的关键。一般来说，岩肿早期以祛邪为先，中期攻补兼施，晚期重在扶正。

2. 辨证分型施治：

(1) 气郁湿痰凝滞型：症见局部结块硬肿、无痛、尚可活动、皮色不变，伴有胸闷、胁胀、脘腹胀痛、纳差、精神抑郁，舌苔薄白或黄腻，舌质淡红，脉细弦。治宜理气解郁，化痰散结。方用开郁散加减。常用药物有陈皮、青皮、香附、枳壳、枳实、柴胡、八月札、郁金、厚朴、远志、贝母、法半夏、牛蒡子、胆南星、夏枯草等。

(2) 寒痰凝聚型：症见局部肿块、质硬、无痛、表面光滑有弹性、肿块活动度较差、患部皮肤色白、肤温不高，伴周身倦怠、乏力、肢软、胸闷不舒、畏寒怕冷，舌苔白或白腻，舌质淡，脉沉而滑。治宜温经散寒，化痰散结。方用阳和汤加减。常用药物有鹿角胶、熟地、麻黄、白芥子、细辛、肉桂、小茴香、台乌、猫爪草、蜈蚣、全蝎、贝母、法夏、乳香、没药、橘核、香附等。

(3) 毒热蕴结型：症见硬结肿块增大、压痛，患处皮肤色红、肤温高，或肿块溃烂、状如翻花、时流血水、痛如火燎，分泌物有恶臭味，伴发热、心烦、口渴、尿黄、大便干结，舌质红少苔或苔黄，脉弦滑或滑数。治宜清热解毒，软坚散结。方用活血散瘀汤加减。常用药物有十大功劳、黄柏、肿节风、半枝莲、白花蛇舌草、黄连、黄芩、板蓝根、天花粉、玄参、牡蛎、夏枯草、鳖甲、龟板、山豆根、石上柏、龙葵、半边莲、贝母、胆南星、银花、紫花地丁等。

（4）气血瘀滞型：症见肿块坚硬、表面高低不平、推之不动、自觉疼痛或刺痛及胀痛，局部青筋显露，伴胁肋胀痛、易烦躁，舌质暗红或有瘀斑、脉弦或涩。治宜活血化瘀，软坚散结。方用活血散瘀汤或散肿溃坚汤加减。常用药物有丹参、川芎、桃仁、红花、赤芍、水红花子、五灵脂、凌霄花、刘寄奴、三棱、莪术、水蛭、虻虫、土鳖虫、王不留行、乳香、没药、苏木、鬼箭羽、穿山甲等。

（5）正虚邪实型：岩肿晚期多见。肿块增大、增多，有邻近或远处转移，或岩肿溃烂、疮面灰暗、渗流血水、疮底高低不平、易出血、久不收口，伴全身消瘦、发热、面色苍白、身体倦怠、肢软无力、不思饮食，舌苔薄黄或少苔无苔，舌质红，脉细数。治宜扶助正气为主。方用保元汤或生脉饮合五味消毒饮加减。常用药物有太子参、西洋参、生黄芪、炒白术、茯苓、扁豆、北沙参、南沙参、麦冬、五味子、制首乌、黄精、旱莲草、女贞子、菟丝子、仙茅、仙灵脾、鹿含草、白花蛇舌草、肿节风、半枝莲、银花、蒲公英、半边莲等。

【外治】

1. 阳和解凝膏、冲和膏、回阳玉龙膏、金黄膏、玉露膏、阳毒内消散、阴毒内消散、桂麝散、红灵丹等可辨证选用外敷肿块。

2. 紫金锭、小金丸、新癀片等可以分别研末，以茶水调搽肿块部位。

3. 对于溃疡疮面，可选用红升丹、白降丹或三品一条枪药线等，使癌性组织分离、脱落、外盖藤黄膏，腐肉尽可用生肌膏。

【其他疗法】可采用现代医学之手术疗法、化疗、放疗、激光与冷冻疗法等。

【预防调理】❶调节情志，增强体质，要注意精神修养，防止七情过度。❷保护与改善环境，有效防止大气污染，避免接触或吸入化学毒性物质。❸合理用药，做好放射线防护工作。❹及时体检，以期对癌症早期发现，早期治疗。❺对癌症病人重视精神护理与治疗，减轻其精神负担。并节制烟酒，增强营养，加强锻炼。

【现代研究进展】抗癌中药康莱特注射液简介（康研供稿）

随着肝、肺等部位癌症的发病率日增，对人类健康的威胁更为严重。应用中医药治疗这些部位的癌症，存在诸多障碍。这些部位为外用中药所不达，而内服中药在很多情况下只能是对手术、放疗、化疗的配合疗法。李大鹏为解决这一难题悉心研究 20 多年，发明了康莱特注射液。此药是以中医扶正祛邪的原理，采用现代化的工艺，现代实验方法和严格的质量标准，从中药薏苡仁中提取分离的一种活性化合物。具有传统中药抗癌的优势，既同时具有扶正与抗邪的双相功能，又突破了中药只能口服的"瓶颈"，可以进行大剂量静脉注射。目前此药已在全国大面积推广应用，并经美国 FDA 批准在美国进行临床试验，是我国第一个经 FDA 批准直接在美国进行临床试验的抗癌中药，率先实现了中药进入国际临床试验研究的零的突破。

1. 康莱特的动物实验证实具有多种药理作用：

（1）较强的抑杀肿瘤细胞作用：康莱特对体外培养的多种人体癌细胞有非常明显的抑杀作用（70%以上）；对多种移植性肿瘤及人体肝癌细胞（89.7%）、人体肺癌细胞（62.4%）、人体结肠癌细胞（57.2%）、人体乳腺癌细胞（50%）、人卵巢癌细胞（46.6%）移植于裸鼠的瘤株均有非常显著的抑制作用；对人体肝癌、肺癌、黑色素瘤肺转移的抑制率接近化疗药对照组。

（2）显著的增强机体免疫功能作用：药效学研究证明，能显著激活、增强动物体内的免疫功能，如提高巨噬细胞的吞噬功能、显著激活 NK 细胞、诱导白介素-2、改善 T 淋巴细胞亚群的比值等，其作用效果明显优于香菇多糖之类免疫调节剂。

（3）增效减毒作用：基础研究证明，对多数耐药肿瘤细胞具有逆转作用，联合小剂量化疗有非常显著的增效减毒作用，疗效成倍地提高，并可使白细胞不受影响，对化疗所致的肝、肾、心、骨髓抑制等损伤有很好的保护作用。本品联合放疗也有明显的增敏作用（增敏系数为 1.36）。

（4）抗癌细胞转移扩散作用：本品具有抗 LA795 等肿瘤细胞转移扩散的作用以及抗晚期癌症患者恶病质的作用。

（5）对肿瘤血管有显著的抑制作用。

（6）有明显的镇痛作用，能提供机体高能量营养。

2. 康莱特经充分大面积长时间临床试验证实，具有双相抗癌作用，疗效确切，治疗作用全面：

（1）治疗原发性支气管肺癌三期临床试验，由中国中医研究院广安门医院主持。结果表明康莱特对原发性支气管肺癌癌灶缓解率为 12.15%，化疗对照组为 14.29%。中医分型中康莱特对气阴两虚证疗效很好，症状改善总有效率为 78.97%。

【案例】陈某，男，71 岁，病案号：21666。患者于 1995 年 7 月下旬出现咳嗽、血痰，且逐渐加重，在白求恩大学附属医院经 CT 检查诊断为左肺下叶癌，并于 1995 年 9 月 25 日行左肺下叶切除术。术后病理诊断为"鳞状细胞癌"。1996 年 11 月下旬再次出现咳嗽、血痰，在该医院行痰细胞学检查，"找到鳞癌细胞"。胸部 CT 检查示左侧主支气管后壁可见 1cm×1.3cm、主支气管左侧壁可见 0.5cm×1.0cm 突出结节影，诊断为左肺下叶癌术后复发。入院时患者咳嗽、血痰、全身乏力、纳差，且有糖尿病史。中医诊断为肺积（肺气不足型），西医诊断为左肺下叶癌术后复发，2 型糖尿病。于 1996 年 12 月 10 日到 12 月 22 日给予康莱特 200mL 静脉滴注，每日 1 次，连续 21 天，休息 3 天，为 1 疗程。共用 3 疗程。第 1 疗程结束后，患者咳嗽、血痰症状缓解。第 2 疗程结束后，症状完全消失。复查胸部 CT 示：与疗前相比左侧主支气管后壁结节影消失，主支气管左侧壁突出结节影缩小至 0.3cm×0.5cm。为巩固疗效，行第 3 个疗程，于 1997 年 2 月 24 日出院。

（2）治疗原发性肝癌三期临床试验，由北京中日友好医院主持。结果表明康莱特对原发性肝癌癌灶缓解率为 11.42%，化疗对照组为 9.8%。中医分型中康莱特对脾虚湿困型及热毒型效果最佳，症状改善总有效率 80.95%（化疗组为 25.49%）。

【案例】魏某，男，66 岁，住院号 228122。1996 年 8 月 13 日入院。入院时查腹部 CT 示肝右叶 15cm×12cm 大小占位性病变，腹部 B 超示肝右叶 11cm×15cm 占位性病变。确诊为原发性肝癌。入院后曾做肝动脉插管化疗，复查腹部 CT 示肝右叶病灶缩小至 8cm×9cm，后因不能耐受副反应未再行动脉插管化疗。给予康莱特注射液 200mL 静脉滴注，每日 1 次，共用药 30 日。治疗结束后，乏力、肝区疼痛、黄疸、腹水等症状改善，复查腹部 CT 示肝右叶占位性病变缩小至 6cm×6cm。

（3）康莱特联合化疗治疗非小细胞肺癌的三期临床试验，由中国医学科学院肿瘤医院进行，结果表明康莱特联合化疗总有效率为 45%，单纯化疗组为 22%，康莱特可显著提高化疗的疗效。

【案例】郭某，男，78 岁，病历号：17222。1996 年 7 月 29 日入院，胸部 CT 示左上肺 6.3cm×4.2cm 大小块影，左肺上叶段气管与左下叶支气管腔变窄，左舌段见条片状高密度影，内无含气气管。胸水细胞学找到大量腺癌细胞。诊断为左侧中心型肺癌伴左侧舌叶肺不张。经用化疗加康莱特 200mL 静脉滴注，每日 1 次，共 20 次。21 日为 1 周期，用 2 个周期后复查：胸部 CT 扫描肿块较前缩小一半以上，咳嗽、胸闷、气憋明显好转，在治疗期间没有白细胞降低及血小板减小。

（4）康莱特联合放疗治疗恶性肿瘤的三期临床试验，由北京医科大学第一附属医院主持。治疗有肺癌、食管癌、鼻咽癌及其他恶性肿瘤。结果表明，康莱特联合放疗的总有效率为 82.2%，单纯放疗组为 60.4%。

【案例】李某，男，73 岁。1996 年 6 月 CT 检查发现右肺门团块状阴影，纤维支气管镜检查见右肺中、下叶气管分嵴处浸润性生长肿物，病理诊断为中分化鳞癌。6 月 13 日至 7 月 30 日，X 线右肺局部放疗加康莱特 100mL，静脉滴注，每日 1 次，共 20 次。第三周咳嗽、咳痰、乏力、食欲不振等症状全部消失；第四周 CT 检查左肺门肿物阴影变浅；第六周检查右肺门肿块阴影消失。

（5）康莱特联合外科手术治疗原发性肺癌三期临床试验，由北京胸部肿瘤医院主持。康莱特术前用药，术后从切除的肿瘤标本观察，坏死的面积达 25% 以上者为 62.22%，不使用康莱特者为 26.67%，提示联合治疗可显著提高治愈率。

（6）康莱特介入治疗原发性肝癌、肺癌三期临床试验，由浙江省中医院主持，浙江省人民医院、南京医科大学附属医院共同进行，采用经股动脉插管造影证实进入肝固有动脉（肝癌）、支气管动脉（肺癌），缓慢推注康莱特 100mL，加相应化疗药物。介入前后经静脉滴注康莱特每日 100mL 各 20 日。结果表明，肝癌有效率为 69.32%，肺癌有效率为 52.11%。

【案例 1】张某，男，51 岁，住院号 01834。1996 年 10 月 2 日入院，B 超提示肝右后叶见 4.0cm×4.5cm 占位性病变，确诊为原发性肝癌。行康莱特介入治疗，6 周后重复 1 次，2 个疗程结束后，B 超提示肿块缩小至 2.5cm×2.0cm。1 个月后复查，肿块未增大。

【案例 2】吴某，男，57 岁，住院号 17826。1996 年 12 月 25 日入院，胸片是"右肺周围型占位伴阻塞性肺炎，肺不张"。支气管镜检病理：右肺低分化鳞癌。于 1997 年 1 月 4 日行介入治疗，6 周后重复上述治疗。1997 年 4 月 20 日重复胸片肿块缩小 50% 以上，咳嗽、咳痰减轻，无发热及痰中带血。5 月 19 日复查胸片，病灶稳定。

（7）康莱特控制癌痛，提高晚期癌症患者的生存质量及抗恶病质的三期临床试验，由安徽省肿瘤医院主持，北京医院等 14 家医院参加。结果表明，康莱特控制癌痛缓解率为 90% 以上，轻度疼痛可完全控制；中度疼痛 86.18% 可缓解，完全控制达 9.87%；重度疼痛 62.28% 可缓解，有 2.63% 能完全控制。按病种分类以控制肺癌疼痛最佳，达 92.71%；胰腺癌和骨肉瘤最差，分别为 33.33% 和 28.57%。部分患者应用康莱特后，可撤出吗啡类止痛药。康莱特止痛无成瘾性。

已进行康莱特的作用机制研究，证明是通过作用于肿瘤细胞周边的 C2＋M 期，阻滞肿瘤细胞有丝分裂、诱导肿瘤细胞凋亡、抑制肿瘤新生血管生成、影响癌基因的表达，调节细胞因子水平以及逆转多药耐药等多方面的作用，高效抑杀癌细胞，控制肿瘤生长和抗肿瘤转移，达到抗肿瘤的目的。

康莱特注射液为水包油型白色乳状液体，主要成分为注射用薏苡仁油。功能为益气养阴，消癥散结。用法为缓慢静脉滴注 200mL，每日 1 次，20 日为 1 疗程，间隔 3～5 日进行下一个疗程。首次使用时滴注速度应缓慢，开始 10 分钟滴速应为 20 滴/min，20 分钟后可持续增加，30 分钟后可控制在 40～60 滴/min。使用时偶见脂过敏现象，3～5 日后大多可自然消失而适应。脂肪代谢严重失调时（急性休克、急性胰腺炎、病理性高脂血症、脂性肾病变等患者）禁用，孕妇禁用。

自 学 指 导

1. 病因病机：在学习病因病机时，必须明确肿瘤是一种全身性疾病，不能单看到局部的岩肿，岩肿的发病原因虽然复杂，但归纳起来不外内因和外因两个方面，外因为六淫不正之气，内因为七情刺激和正气不足，致病因素使人体阴阳失调，脏腑功能障碍，经络阻塞，气血运行失常，气滞血瘀，痰凝邪聚而产生肿块。当然，年龄、性别、生活习惯等也与其发病有一定的关系。

2. 辨证施治：在学习辨证施治时，首先要掌握辨证施治的原则，然后是辨证分型、治则与选方。进一步探讨及掌握辨证大法和常用药。

3. 随着癌症发病率的增高，更加引起全社会的关注。现代医学对癌症的诊断、治疗及有关基础研究，进展迅速。中医药学也只有走创新之路，才能自立于癌症治疗之中。现代研究进展之康莱特注射液须认真阅读，以增强自信心及创新意识。

【复习思考题】
1. 岩的病因病机有哪些方面？
2. 内治法治疗岩症有哪些证型及方药？

第二节 茧唇

茧唇是发生在唇部的恶性岩肿，因其外形似蚕茧而得名。茧唇一词首见于《疮疡经验全书》："茧唇者，此症生于嘴唇也；其形似蚕茧故名之。"《内经》云："始起一小瘤，如豆大，或再生之，渐渐肿大，合而为一，约有寸厚，或翻花如杨梅，如疙瘩，如灵芝，如菌，形状不一。"论述了本病的基本形态。又说："皆由六气七情相感而成，或心思太过，忧虑过深，则心火焦炽，传授脾经，或食酿酒厚味，积热伤脾，而肾水枯竭以致之。"说明茧唇与脾、心、肾关系密切，并提出"补肾水生脾血，则燥自润，火自除，风自熄，肿自消矣"。王肯堂的《证治准绳·疡医》不仅认为茧唇与脾胃亏损有关，还提出了肝火、胃热、风热、气虚等病因病机和治则方药。陈实功《外科正宗》进一步强调了本病与饮食的关系，并创造了艾灸法和贴蟾酥饼膏等外治疗法。《医宗金鉴·外科心法要诀》又将本病分为津伤、气实、虚火三种类型，分别应用生津润燥，泄热通便，滋水养阴等疗法。

茧唇多发生于下唇，为无痛性局限性硬结，或如乳头及覃状突起，溃烂后翻花如杨梅。茧唇相当于西医的唇癌，为常见的口腔肿瘤。

【病因病理】
1. 心脾火炽：因思虑过度，心火焦炽，移热于脾，挟脾之郁结湿浊，循经上升结于脾之外候，致使唇部气血瘀滞，火毒湿浊与瘀血互结而成。

2. 脾胃实热：因过食辛辣香燥或肥甘厚腻及醇酒之品，使脾胃内蕴湿热火毒，火毒可灼津为热痰，痰随火行，循经上升至唇部，湿热痰浊之邪瘀结于唇而成。

3. 阴虚火旺：肾阴亏损，阴虚则不能潜阳，水不制火，火炼液成痰，痰火久结成毒，虚火痰毒结于唇部而成。

4. 唇部不良刺激：唇部长期受到不良刺激，如烟斗、烟嘴的刺激，或使用化妆品不当，痰热瘀毒阻塞唇部气血，蕴结而成。

【临床表现】本病多见于老年人，多为男性。病变的部位多发生在下唇的中、外1/3处的唇红区，多在良性病变的基础上发生。初起为局限性硬结，状如豆粒，肿块坚硬，起初无痛，以后逐渐疼痛，进而溃破如翻花状或杨梅、菜花状，表面覆有痂皮，时流血水，张口进食困难，多数患者有颌下及颏下淋巴结转移之征象。

【鉴别诊断】

1. 唇疔：唇疔为急性发病，唇部红肿、灼热、疼痛，常伴有高热、头痛、口渴等热毒炽盛的全身症状。

2. 盘状红斑狼疮：盘状红斑狼疮亦可发生在唇部，开始表现为充血性红斑和角质性脱屑，久之局部可出现萎缩性白色瘢痕，自觉唇部发干，绷紧感，日晒后症状加重，出现皲裂、出血、疼痛，或糜烂，经久不愈，使用皮质激素治疗有一定疗效。

【辨证施治】

1. 心脾火炽型：

〔主症〕唇部肿块坚硬高突，或溃烂如菜花状，疼痛，伴有口渴、尿黄、心烦、失眠。舌质红，苔黄，脉数或细数。

〔证候分析〕心火内炽，移热于脾，虚火痰湿结于脾之外候，以致局部经络阻塞，气血凝滞，故唇部生肿块；热胜肉腐则溃烂翻花；痰热阻络，不通则痛，故局部疼痛；热盛伤津则口渴；心火移热于小肠，则小便黄；热扰心神则心烦、失眠；舌质红、苔黄、脉数为火炽之象。

〔治则〕清火解毒，养阴生津。

〔方药〕清凉甘露饮加减

水牛角　银柴胡　茵陈　石斛　枳壳　麦冬　甘草　生地　黄芩　知母　枇杷叶

〔方解〕水牛角、生地、黄芩、甘草凉血清热解毒，银柴胡、麦冬、石斛、知母养阴清热，茵陈除湿，枳壳行气，枇杷叶化痰。尚可加栀子清心泻火，半枝莲、山豆根、露蜂房解毒散结，僵蚕化痰散结。

2. 脾胃实热型：

〔主症〕唇部肿块生长较快，肿块坚硬、燥裂、灼热、疼痛或溃破渗流血水，伴面赤口渴、便秘尿黄、口臭、纳差。舌红，苔黄，脉滑数有力。

〔治则〕通腑泄热，解毒化痰。

〔方药〕凉膈散合清胃散加减

黄连　生石膏　生地　丹皮　栀子　升麻　防风　全蝎　蜈蚣　僵蚕　半枝莲

〔方解〕黄连、生石膏清胃泄热，生地、丹皮凉血清热护阴，栀子清郁热导邪从小便而出，升麻、防风疏散郁火，全蝎、蜈蚣解毒散结、通络止痛，僵蚕化痰散结，半枝莲清热解毒。若大便秘结可加生大黄、枳壳通腑泄热。

3. 阴虚火旺型：

〔主症〕肿块溃烂如菜花状，疮色紫暗不鲜，时流血水，痛如火燎，伴颧红、低热、五心烦热。舌质红，少苔或无苔，脉细数。

〔证候分析〕病至后期，阴虚火旺，故口唇溃烂、色紫不鲜；虚火内灼，经络阻塞不通，故痛如火燎；血络受损，则时流血水、两颧潮红、低热、五心烦热；舌质红，少苔或无苔，脉细数，均为阴虚火旺之象。

〔治则〕滋阴降火解毒。

〔方药〕知柏地黄汤加减。

4．烟毒阻络型：

〔主症〕唇部溃疡呈围堤状，基底坚硬，疼痛剧烈。舌暗红，苔黄腻，脉弦涩。

〔证候分析〕烟毒瘀阻唇部，致使经络阻塞，气血凝滞，郁久化热，热胜肉腐，故有唇部溃疡；毒聚不散，脉络瘀阻，故基底坚硬；舌暗红，苔黄浊，脉弦涩为瘀阻络脉之象。

〔治则〕泻火清心，化瘀解毒。

〔方药〕导赤散加减。

【外治】对不愿手术或不宜手术者，可采用皮癌净外敷；或用蟾酥丸醋调外敷。

【其他疗法】

1．手术疗法：病变早期宜首选手术疗法，有淋巴转移者应加淋巴结清扫术。

2．放射疗法：局部可用 X 线放射疗法，早期或晚期均可选用，每日 1 000～2 000 拉德（rad）* 空气总量，可收到较好效果。

【预防调理】❶注意口腔卫生，忌吸烟。❷积极治疗唇部的白斑、唇炎及湿疹等病。❸宜选用刺激性小的化妆品。❹加强锻炼，增强体质。

自 学 指 导

心脾火炽、脾胃实热、阴虚火旺及唇部不良刺激均可诱发茧唇。本病多发生在下唇的中、外 1/3 处唇红区，初为局限性硬结，肿块坚硬，初无痛，以后逐渐疼痛，溃破如翻花状，可渗流血水。本病首选手术治疗及放疗、化疗，并可辨证选用清凉甘露饮、凉膈散合清胃散、知柏地黄汤、导赤散等加减治疗。本病应与唇疔、盘状红斑狼疮等相鉴别。

【复习思考题】

1．茧唇的病因病机包括哪些方面？

2．茧唇的诊断要点是什么？

【参考文献摘录】

1.《医宗金鉴·外科心法要诀》：此证由脾胃积火结聚而成。初起如豆粒，渐长若蚕茧，坚硬疼痛，妨碍饮食，初起及已成无内证者，用蟾酥饼贴之，陀僧膏盖之，日久渐消。或口渴者，宜清凉甘露饮。若面赤、口唇燥裂、便秘者，此属气实，宜凉膈散；若日轻夜重，五心烦热，两颧现红，脉虚数无力，宜服加减八味丸，以滋水养阴；若溃后翻花，时津血水者属逆，失于调治，久则变为上消、中消、下消之证，属凶。

2.《外科证治全书·唇茧》：唇上起白皮小疱，渐肿大如蚕，或唇下肿如黑枣，燥裂痒痛，皆七情火动伤血，治宜补脾气，外用紫归油频润之。如日久失治，误服清火之药，多致不治。

第三节　舌　菌

舌菌是生于舌部的岩肿，因其形状似菌，故称舌菌。舌菌一名首见于《沈氏尊生书》；

---

* 放射剂量单位拉德与法定单位戈［瑞］换算关系为：1 rad＝10⁻¹Gy＝10mGy。

《外科真诠》称之为舌岩,书中说:"舌岩,舌根腐烂如岩。"《外科证治全书》称本病为舌痔或舌芝。《医宗金鉴·外科心法要诀》称为舌疳,对本病的病因病机、病程发展、预后转归等都作了较为详细描述,并指出本病"自古治法虽多,然此证百无一生,纵施药饵,不过苟延岁月而已"。说明本病是难治之症。舌菌相当于现代医学的舌癌,是常见的口腔恶性肿瘤之一。

【病因病机】舌为心之苗,足太阴脾脉络舌旁,散舌下,肾经系舌本,络于会厌,所以舌菌的发病与心、脾、肾关系密切。

1. 心火亢盛:心为舌之苗,心脉又系舌下,各种致病因素致心火亢盛,循经上炎至舌,蕴滞舌局部经络,气滞毒瘀赘生成肿物。

2. 脾胃湿热:思虑伤脾或饮食伤脾,导致脾失健运,湿热痰毒内生,循经结于舌之两旁及舌下,蕴滞赘生成肿物。

3. 阴虚火旺:若素体肺肾阴虚,或热病先耗胃阴后伤肾液,或肝血亏损都可导致肾阴亏损,相火亢盛,循经上行至舌,阴火邪毒积聚,赘生肿物。

4. 气血两亏:舌菌患者日久或溃流脓水,或发热等,均可耗气伤阴,气阴愈亏,势必阴阳耗竭,则病情危重。

【临床表现】舌菌发病年龄多在40岁以上,以男性为多,好发部位为舌中1/3的边缘部位,其次是舌根、舌面及舌尖部。口腔黏膜白斑,卫生不良,经久不愈的溃疡,假牙等慢性刺激为常见的诱因。初起时在舌部生一硬节,形如豆粒,逐渐形成肿块,继而在其中心出现边缘隆起的小溃疡,坚硬而不痛,后长如菌,头大蒂小,糜烂色红,肿块逐渐向深部组织扩散。合并感染时产生剧痛,放射至同侧的面部和耳部,舌体运动受限,影响说话,进食吞咽困难,并流涎、恶臭。瘤体浸润至口腔底部或超过中线及全舌时,使舌处于完全固定状态,并有开口困难。日渐衰弱,生命垂危。

【鉴别诊断】

1. 血瘤:常从小即有,生长缓慢,肿块不坚,无疼痛不适感。

2. 创伤性溃疡:老年人多见,好发于舌侧缘的后方,常因被锐利牙尖损伤所致,溃疡表面有灰白色的假膜,周围有炎症浸润,质软无实质性硬结,去除刺激因素后,溃疡很快自愈。

3. 结核性溃疡:多发于舌背或舌尖,一般为浅溃疡,质软,边缘不齐,表面粗糙色灰黄污浊,疼痛剧烈,触之更甚。

4. 乳头状瘤:表面有细小乳头,基底无浸润,边界清楚,常发于舌尖边缘,舌背较少。

【辨证施治】

1. 心火亢盛型:

〔主症〕舌菌初起,肿块坚硬如豆,或有糜烂、溃疡、腐臭疼痛,伴有心烦失眠、口渴、尿黄。舌红,苔黄,脉弦数。

〔证候分析〕舌为心之苗,心开窍于舌,心火亢盛循经上行于舌,致使舌部经络阻塞,气血凝滞,火毒瘀结故肿块坚硬如豆;热盛肉腐,故有糜烂、溃疡、腐臭;火毒阻络,不通则痛,故见疼痛;火热之邪扰乱神明,故见心烦失眠;火热伤津,则口渴;移热于小肠,故尿黄。舌红,苔黄,脉弦数均为火热之象。

〔治则〕泻火解毒散结。

〔方药〕导赤散合黄连解毒汤加减

黄连　黄芩　黄柏　栀子　生地　玄参　赤芍　丹皮　车前草　泽泻　白茅根　木通　紫草

〔方解〕黄连、黄柏、黄芩、栀子泻火解毒；生地、丹皮、紫草、赤芍凉血清热；车前草、泽泻、木通、白茅根清热利尿，使热从小便而出；玄参养阴清热。可加五味子、远志交通心肾。

2. 脾胃湿热型：

〔主症〕舌体胖肿，肿块增大较快、糜烂、溃疡、边缘不齐、味臭难闻，伴有发热、口渴、便秘、尿黄。舌红，苔黄腻，脉滑数。

〔治则〕清泄脾胃，利湿散结。

〔方药〕凉膈散合平胃散加减

升麻　生石膏　知母　玄参　土茯苓　苍术　茵陈　厚朴　生大黄　滑石　车前子　石斛　薏苡仁

〔方解〕生石膏、知母、升麻清泄脾胃，土茯苓、厚朴、苍术燥湿健脾，茵陈、滑石、车前子清热利湿，玄参、石斛养阴清热，生大黄泄热通便，薏苡仁健脾渗湿。

3. 阴虚火旺型：

〔主症〕舌菌肿块肿大溃烂、边缘隆起、渗流血水、疼痛剧烈，伴低热、五心烦热、盗汗、口干。舌红，苔少，脉细数。

〔证候分析〕病后体虚，阴阳失去平衡，阴虚则阳亢，故见低热，五心烦热，盗汗；阴虚无水制火，则热毒蕴结更甚，故肿块溃烂，疼痛剧烈；热伤血络故见出血，舌质红，少苔，脉细数均为阴虚之象。

〔治则〕滋阴降火，解毒消肿。

〔方药〕玉女煎合知柏地黄汤加减

生地　熟地　玉竹　石斛　山萸肉　淮山　旱莲草　女贞子　丹皮　泽泻　黄柏　知母　川牛膝

〔方解〕生地、玉竹、石斛滋阴清热，女贞子、旱莲草养肝血，熟地、淮山、山萸肉补肾之阴，丹皮、泽泻、黄柏、知母泻相火。尚可加银花、半枝莲解毒消肿。

4. 气血两虚型：

〔主症〕舌菌晚期，舌体溃烂，甚则透舌穿腮，饮食难下，身体瘦弱，面色无华。舌淡苔薄，脉沉细无力。

〔证候分析〕舌菌晚期，由于癌毒深溃旁窜，侵蚀舌本，故舌体溃烂，甚则透舌穿腮，饮食难下，胃中空虚，生化乏源，故身体消瘦，面色无华，舌淡苔薄，脉细弱均为气血不足之象。

〔治则〕调补气血。

〔方药〕人参养荣汤加减

红参　西洋参　生黄芪　白术　茯苓　甘草　熟地　当归　川芎　白芍　淮山　银花　半枝莲　蒲公英　白花蛇舌草

〔方解〕红参、西洋参、黄芪、白术、甘草、茯苓、淮山健脾益气，熟地、川芎、白芍、当归养血补血，银花、半枝莲、蒲公英、白花蛇舌草解毒消肿。若吞咽困难可加僵蚕、山豆根、射干等清咽利喉。

【外治】对不愿接受手术或不宜手术者可采用药物外治。

1. 初起未溃，可用玉枢丹醋调外敷。

2. 肿块已溃，可用青吹口散、锡类散、西瓜霜外敷。

3. 若病灶出血不止者，可用云南白药或蒲黄、芦荟、马勃等药研细外用。

4. 可用山豆根、龙葵、草河车煎水去渣含漱，1日3~4次。

【其他疗法】

1. 手术疗法：舌菌宜早期诊断，及早采取手术治疗。

2. 放射疗法：为舌菌有效治疗方法之一，局部用X线放射治疗，总量为3 000~4 000拉德，3~4周完成。

【预防调理】❶注意口腔卫生，纠正不适合的假牙及牙托等，戒烟、戒酒，不吃辛辣刺激之品。❷对口腔溃疡、白斑等癌前期病变及时治疗。❸局部外敷药物，其粉剂宜极细，以免刺激。❹注意观察局部溃疡，发现出血及其他并发症应及时处理。

自 学 指 导

舌菌相当于现代医学的舌癌，是口腔癌症中较为常见的疾病。由于发生于显露敏感的部位，患者常能及时察觉，故掌握其早期症状颇为重要。对于舌质内或突出舌体的硬结、溃烂及以后形成的坚硬而高低不平的溃疡，必须高度注意。还必须掌握舌癌与舌部单纯性溃疡及结核性溃疡的鉴别诊断。中医辨证施治分为四型，即心火亢盛型，方用导赤散合黄连解毒汤加减；脾胃湿热型，方用凉膈散合平胃散加减；阴虚火旺型，方用玉女煎合知柏地黄汤加减；气血亏虚型，方用人参养荣汤加减。

【复习思考题】

1. 舌菌的临床表现有哪些？

2. 舌菌如何辨证施治？

3. 怎样预防舌菌？

【参考文献摘录】

1.《医宗金鉴·外科心法要诀》：此证由心脾火所致，其证最恶，初如豆，次如菌，头大蒂小，又名舌菌。疼痛红烂无皮，朝轻暮重……若失去调治，以致焮肿，突如泛莲，或有状如鸡冠，舌体短缩，不能伸舒，妨碍饮食言语，时津臭涎，再因怒气上冲，忽然崩裂，血出不止，久久延及项颌，肿如结核，坚硬痛，皮色如常，顶软一点，色暗木红，破后时津臭水，腐如烂棉，其证虽破，坚破肿痛，仍前不退，此为绵溃，甚至透舌穿腮，汤水漏出……因舌不能转动，迭迭硬食，故每食不能充足，致令胃中空虚，而怯证恶添，日渐衰败。……自古治法虽多，然此证百无一生。

2. 舌岩1例治愈报道：证属心脾郁结、气滞血瘀型，处方：枳实、郁金、玄胡索、丹皮各9g，鸡内金、红花各4g，七叶一枝花、银花、党参各12g，白术10g，水煎服，每日1剂，分2次服，治疗2个月后痊愈，1年随访未复发。〔伍桂琴. 四川中医，1989，15（4）：23〕

3. 色素基底细胞癌舌岩1例报告：处方：黄芪30克，党参、当归、半枝莲、陈皮、银花各15g，川芎、丹皮各20g，山慈姑、山甲珠、藕节、黄连、砂仁、鸡内金、菟丝子、枸杞子各10g，田三七6g，甘草3g，水煎服，每日1剂，共服130剂，肿物消失。1年后复查，舌体正常。〔田永淑. 河北中医，1986，12

〔2〕：12〕

第四节　失　荣

失荣是生于颈部和耳之前后的岩肿，因岩肿晚期气血亏乏，运行阻滞，出现面容憔悴，形体消瘦，状如树木失去荣华，枝叶焦黄发枯而得名。

《素问·疏五过论》称本病为脱营、失精，并指出"凡来诊者，必问尝贵后贱，虽不中邪，病从内生，名曰脱营，尝贵后贫，名曰失精。"明代陈实功《外科正宗》将本名定为失荣，并认为本病主要由情志所伤而发病。清代王洪绪《外科证治全生集》认为恶核失荣属阴疽的范畴。清代吴谦等人所著《医宗金鉴·外科心法要诀·失荣证》将本病的病因病机、临床表现、转归预后都描述得更为准确："失荣证，生耳之前后及肩项，其证初起，状如痰核，推之不动，坚硬如石，皮色如常，日渐长大，由忧思、喜怒气郁、血逆与火凝结而成。日久难愈，形体渐衰，肌肉消瘦，愈溃愈硬，腐烂浸淫，渗流血水，疮口开大，胬肉高突，形状翻花。"高锦庭《疡科心得集》中认为本病难疗，属"四绝之一"。失荣相当于西医的颈部原发性恶性肿瘤和恶性肿瘤颈部淋巴转移。

【病因病机】郁怒伤肝，气郁化火，忧思伤脾，痰湿内生，脾与胃、肝与胆互为表里，痰火凝结于少阳、阳明经脉，发于颈部则阻隔经络而生本病；溃后破烂出血，外耗于卫，内夺于营，气血耗竭，终成败证。

1. 气郁痰结：肝脾郁滞，气机升降失调，郁气郁痰内生，郁气郁痰循经结于颈部而成肿块，肝脾郁结可使五脏之气内郁不达，精气血不能滋养肌肤及躯体，因而消瘦，皮肤枯黄。

2. 毒瘀互结：素体阳气不足，五脏精气亏损，五脏气化不利，导致寒湿痰邪内生，循经发于颈部结聚赘生而成肿块。

【临床表现】

1. 原发性颈部恶性肿瘤：肿块生长快，质地坚硬，早期为圆形或椭圆形，表面不粘连，可活动；后期体积增大，数量增多，融合成团块状或连结成串，表面不平，活动度差。常见的原发性恶性肿瘤有腮腺癌、甲状腺癌、颈部恶性淋巴瘤。

2. 转移性颈部恶性肿瘤：大多可找到原发病灶，颈部肿块初为一个或数个肿大的淋巴结，增大较原发性颈部肿瘤慢，且多数先有原发肿瘤的相应症状。临床上以鼻咽、口腔部癌肿转移至颈部多见。

【鉴别诊断】

1. 瘰疬：为颈部淋巴结核，起病较慢，肿块常3～5个成群融合成串，质地软，推之活动，溃后有豆腐渣样脓液，伴低热、盗汗。

2. 肉瘿：发病部位在结喉正中或左右，肿块呈半球形，可随吞咽运动作上下移动，生长慢，质软，无溃烂。

【辨证施治】

1. 肝郁痰凝型：

〔主症〕颈项部肿块坚硬如石、皮色如常、推之不移、不痛不痒，伴情绪急躁、胸闷不舒、两胁胀痛、食欲减退。舌暗淡，或有瘀点，苔白腻，脉弦或弦滑。

〔证候分析〕失荣早期肝脾郁滞，气机升降失常，痰浊内生，凝滞经络，故颈部肿块坚硬如石，推之不移；肝胆相表里，其经布于胸胁，肝气不舒，故胸闷，两胁胀痛，情绪急躁；舌淡，苔白腻，脉弦滑亦为肝郁痰结之象。

〔治则〕舒肝解郁，化痰散结。

〔方药〕逍遥散加减

柴胡　白芍　当归　茯苓　白术　浙贝母　玄参　牡蛎　夏枯草　胆南星　山豆根　射干　山慈姑　橘核

〔方解〕柴胡、橘核疏肝行气，白芍、当归养血柔肝，茯苓、白术健脾化痰，浙贝母、胆南星化痰散结，牡蛎、夏枯草软坚散结，山豆根、射干、山慈姑清利咽喉。

2. 痰毒互结型：

〔主症〕颈项部肿核如栗、坚硬如石、推之不移、不痛不胀，伴畏寒、肢冷、纳呆、便溏。舌质淡，苔白腻，脉沉细。

〔证候分析〕素体阳气不足，寒湿痰之阴毒之邪阻滞气机，气滞则血瘀，阴毒郁气郁血互结，故颈部肿块坚硬如石，推之不移。阳气不足，不能温煦故畏寒，肢冷；阳虚脾不运化则纳呆，便溏；舌质淡，苔白腻，脉沉细为阳气不足之象。

〔治则〕温阳散寒，化痰散结。

〔方药〕阳和汤加减。

3. 气虚痰凝型：

〔主症〕肿块日久不消、逐渐长大、隐隐作痛，局部出现紫色，肿块融合如堆粟，不久即溃破，形体日渐消瘦。舌苔白或黄，脉弦或数。

〔证候分析〕病延较久，正气日虚，正不胜邪，邪进正退，痰凝气滞，血瘀日甚，故肿块日久不消，反渐长大，隐隐作痛，局部出现紫色，肿块融合成粟；痰瘀化热伤络蚀肉故溃烂；气血渐衰，形体失养，故逐渐消瘦；痰瘀化热较甚则苔黄脉数；舌淡苔白为气虚之象。

〔治则〕益气养荣，开郁软坚。

〔方药〕和营散坚丸加减

人参　白术　茯苓　当归　熟地　香附　川楝　丹皮　贝母　胆南星　陈皮　甘草

〔方解〕人参、白术、茯苓健脾益气，当归、熟地养血和营，香附、川楝子开郁散结，丹皮凉血散瘀，贝母、胆南星化痰软坚，陈皮行气和中使补而不腻，甘草调和诸药。

4. 气血两虚型：

〔主症〕病之后期，肿块溃破，时流血水，虽腐而坚硬不消，反愈肿愈坚、疮口渐大、凹凸不平、伴心烦、失眠、面色无华、形体消瘦。舌质红，脉沉细无力。

〔证候分析〕病延日久，气血大伤，无力驱邪收口，故肿块破溃，时流血水，虽腐而坚硬不消；正不胜邪，毒聚反甚，故愈肿愈坚，疮口渐大，凹凸不平；心神失养故心烦失眠；血不荣面故面色无华；形体失养故消瘦；舌淡红，脉沉细无力是为气血两虚之象。

〔治则〕补养气血。

〔方药〕香贝养荣汤加减

人参　白术　茯苓　甘草　当归　川芎　白芍　熟地　酸枣仁　柏子仁　香附　贝母白花蛇舌草

〔方解〕人参、白术、茯苓、甘草健脾益气，当归、熟地、白芍、川芎养血和营，酸枣仁、柏子仁养心安神，香附行气散结，贝母化痰软坚，白花蛇舌草利湿解毒。

【外治】

1. 初起，局部可用阿魏消痞膏外贴，每周 1 次。

2. 若肿块溃后，可选用蟾酥膏（蟾酥 20g，凡士林 100g 调成）外敷，或用皮癌净外敷在疮面上，待癌组织脱落后，改用生肌玉红膏外敷。

【其他疗法】局部可采用 X 线放射疗法。

【预防调理】❶注意鼻咽癌的早期症状，如头痛、耳鸣、鼻衄、听力下降等，可疑者应进行鼻咽部检查。❷对颈部肿大淋巴结或肿块，应高度重视寻找原发病灶，尽早确定病的性质。❸补充营养，防止体质过度的消耗。❹积极治疗并发症，加强疮面护理，预防感染。

自 学 指 导

失荣包括原发性颈部恶性肿瘤和转移性颈部恶性肿瘤。由于颈部及耳之前后的晚期岩肿致气血亏乏，癌细胞广泛浸润，气血运行阻滞，而使皮肤呈焦黄的橘皮样改变，根据这一皮肤色泽的改变而命名失荣。

本病治疗较难，主要采用放疗及化疗，中医辨证施治可改善症状，减轻痛苦。因此，学习本节应着重掌握失荣的诊断及其内外治疗方法。

【复习思考题】

1. 原发性与转移性颈部恶性肿瘤各有什么特点？

2. 失荣的辨证分型及治则方药是什么？

【参考文献摘录】

1. 消痰软坚汤：夏枯草、生牡蛎、玄参、土贝母、海藻、昆布、白芥子、桔梗、山慈姑、海浮石、黄药子。鼻咽癌转移者加石上柏、鹅不食草、苍耳子，喉癌转移加一枝黄花、山豆根、牛蒡子，甲状腺转移癌加王不留行、生白芍、制香附，肺癌转移加猪爪草、全瓜蒌、生半夏、生南星，食管癌转移加威灵仙、急性子、天龙片，乳腺癌转移加蒲公英、芙蓉叶、连翘、生香附，恶性淋巴瘤加土茯苓、水红花子、了哥王、苦参，伴有气虚者加党参、黄芪、太子参，阴虚者加生龟板、生鳖甲、生地、二至丸，阳虚者加肉桂、鹿茸片，热毒盛者加金银花、紫花地丁、七叶一枝花。另服小金丸，每服 10 粒，日服 2 次。结果：观察 17 例，治愈 4 例，无效 2 例。〔王庆才. 消痰软坚汤加味治疗颈部恶性肿块 17 例. 河北中医，1993，22（5）：18〕

2. 壁虎散：方一：壁虎（炙黄）90g，水蛭（炙）50g，桃仁（炒）30g，蟾酥 3g，研末，每次服 6g，日服 2 次。方二：炙壁虎 3 000g，蜈蚣 30g，水蛭 150g，蟾酥 3g。研粉，每次 5g，每日 3 次。某女 48 岁，鼻咽癌转移，左颈部肿块，先服方一服 7 日至肿块松弛，后以方二加人参 100g 研末服，服药 45 剂后，肿块缩小 1/3，连服 3 个月，肿块全部消失。〔周世明. 壁虎散消鼻咽癌转移颈部包块 1 例. 北京中医，1988，14（4）：33〕

第五节 乳 岩

乳岩是发生在乳房部的岩肿，因其肿物坚硬如石，溃后状如岩穴，故名乳岩。中医学对本病早就有记载，隋唐时期将本病称之为"乳石疽"。孙思邈《千金方》中有"妒乳"记载，这实际是指乳房部的湿疹样癌。乳岩的病名首见于《妇人大全良方》，书中详细记载了本病的初起、晚期的症状和病因。《普济方》一书中又称本病为"石奶"、"翻花奶"，《疮疡经验全书》指出了本病早期诊断与治疗的重要性。《丹溪心法》进一步详细地描述了乳岩的病因病机、症状和治疗，还特别提出了男子亦可患乳岩。《医宗金鉴·外科心法要诀》指出了乳岩晚期转移可累及腋下与胸壁的临床表现。乳岩相当于现代医学的乳腺癌，是女性最常见的恶性肿瘤之一。

【病因病机】

1. 情志失调：忧郁伤肝，思虑伤脾，积想伤心，所愿不得志者，致经络痞塞，脏腑气机失调，痰浊之气聚结于乳房，使乳房经络痞塞不畅，凝结成核。

2. 脾胃损伤：思虑可伤脾胃，致使运化失职，升降失调，而痰浊内生，此外，久嗜辛辣刺激之品，也可伤及脾胃，化生痰浊，痰浊之邪循经流注，结于乳中，致使乳房经络阻塞，气血凝滞，日久成岩。

3. 冲任不调：妇女以血为本，月经、妊娠、哺乳都要耗伤阴血，肝肾之阴血阴精亏损，则冲任不调，冲任不调则月经不调，气郁血瘀，经络阻塞，瘀血结于乳中而成乳岩。

【临床表现】

1. 发病年龄一般在40~60岁，绝经期妇女发病率较高。

2. 肿块：多为首发症状，生长较快，尤其是在妊娠和哺乳期更为迅速。形状大多数不规则，边缘不清楚，质地较硬，有的硬如石，个别较软，甚至呈囊性。早期活动，晚期侵犯胸大肌或胸壁则活动受限或固定。乳岩的发病部位以外上象限为多。

3. 疼痛：乳岩疼痛较少，约1/3患者伴有局部疼痛，常表现为隐痛、钝痛、牵拉痛或针刺样疼痛，多为阵发性，晚期可为持续性痛。

4. 皮肤改变：乳岩与皮肤相连，使局部皮肤凹陷，当癌细胞皮下浸润时皮肤可呈橘皮样改变、水肿、变色。晚期侵犯皮肤时可破溃，如菜花样。

5. 乳头内缩：乳岩常伴有乳头回缩，这时牵拉乳头，移动性较对侧减少。

6. 乳头溢液：如乳房中摸不到肿块，仅有乳头溢液多为良性。乳岩伴溢液，较为少见。溢液的性质可为血性、浆液性、乳汁性、水样，合并感染时为脓性。

7. 腋下淋巴结肿大：乳岩患者腋下淋巴结转移率在60%左右，早期淋巴结还活动，晚期融合成团累及皮肤，固定不移，可伴有上肢水肿。

8. 病理上常分为硬癌、湿疹样癌、胶样癌、炎性癌。

（1）硬癌：为乳癌中最常见的一种类型，占全部乳腺癌的60%~70%。初起常无自觉症状，偶然发现乳房有体积较小的肿块，质地坚硬，不易推动，无清楚界线，常和皮肤粘连。中期，随着癌肿逐渐生长和增大而产生不同程度的疼痛，病变周围可出现散在的小肿块，状如堆栗，乳头内缩明显，皮肤呈"橘皮样"外观。日久皮肤逐渐变厚变硬，色紫暗。后期，乳房肿块溃烂，疮口渐渐形成边缘不整齐、中央凹陷的岩穴，有时外翻似菜花，时渗紫红血水，恶臭难闻，癌毒转移至腋下或锁骨上下时，可触及散在、数目少、质硬无痛的肿物，以后渐大，互相粘连融合成团，继而出现形体消瘦、面色苍白、憔悴等恶病质貌。

（2）湿疹样癌：临床较少见，其发病率占女性乳腺癌的0.7%~3%，病程多在1~5年，长者可达10余年。临床表现像慢性湿疮，乳头和乳晕的皮肤发红，轻度糜烂，有浆液渗出，因而潮湿，有时覆盖着黄褐色的鳞屑状痂皮。病变的皮肤甚硬，与周围分界清楚。多数患者感到奇痒，或有轻微灼痛。中期，数年后病变蔓延到乳晕以外皮肤，色紫而硬，乳头凹陷。后期，溃后易于出血，乳头蚀落，疮口凹陷，边缘坚硬，乳房内也可出现坚硬的肿块。

（3）胶样癌：临床较少见。初起，乳房部肿物生长缓慢，质较软，不痛不痒。中期，肿块逐渐增大，胀痛不舒，肿块中央按之有弹性，常有乳头溢血。后期，溃后易于出血，疮口凹陷，边缘坚硬。

（4）炎性癌：临床少见。多发生于年轻妇女，尤其多见于哺乳期。发病急骤，乳房迅速增大，肿胀疼痛，皮肤发红灼热，皮肤及深部乳腺组织变硬，多数患者整个乳房增大、发硬、边界不清，无明显局限性肿块，也有乳头内缩、溢液，或患者上肢水肿、疼痛。晚期，乳房发生溃疡，颈部发生肿物，可伴有发热等全身症状。炎性癌恶性程度高，病情发展快，预后差，常在数月内死亡。

9. 辅助检查：钼钯X线摄片，癌肿可见致密的肿块阴影，大小比实际触诊要小，形态不规则，边缘呈毛刺状或结节状，密度不均匀，可有细小成堆的钙化点，常伴血管影增粗，乳头回缩，乳房皮肤增厚及收缩。

【鉴别诊断】

1. 乳腺痛：常见卵巢功能失调，未婚、未育、未哺乳的妇女，好发于30岁以后，主要表现乳房疼痛，经期前发作性钝痛，日久可呈刀割样痛，向腋、上臂、肩部、肩胛区放射，但乳房无包块触及。

2. 乳癖：多发生于30～40岁，月经期乳房疼痛，胀大，有大小不等的结节状或片状，边界不清，质地柔韧，常为双侧，肿块与皮肤不粘连。

3. 乳核：多见于20～30岁妇女，肿块多发生于一侧，形似丸卵，表面坚实光滑，边界清楚，活动度好，病程进展缓慢。

【辨证施治】

1. 肝郁痰凝型：

〔主症〕乳房肿块质硬，边界不清，不痛，皮色不变，伴性情急躁、胸闷胁胀、胃纳不佳。舌质红，苔薄黄，脉沉弦。

〔证候分析〕肝郁气滞，脾失健运，痰湿内生，以致气郁痰湿交阻乳络，故乳房肿块，不痛，皮色不变，质地较硬；肝失疏泄，情志不畅，故性情急躁；气机不畅，故胸闷胁胀；脾失健运，则胃纳不佳；舌质红，苔薄黄为气郁化热之象。

〔治则〕疏肝解郁，化痰散结。

〔方药〕逍遥散加减。

2. 冲任不调型：

〔主症〕乳房结块坚硬，伴经事紊乱、经前乳房胀痛，有婚后未育或多次流产史。舌淡，苔薄，脉弦细。

〔证候分析〕冲为血海，任主胞胎，冲脉属肝，肝藏血，任脉属肾，肾藏精，肝肾不足，则冲任不调；冲任失调，则经事紊乱；气血运行不畅，气滞血凝，阻于乳中，故有乳房结块；舌淡，苔薄，脉弦细均为血虚之象。

〔治则〕调摄冲任，理气散结。

〔方药〕二仙汤合二至丸加减

仙茅　仙灵脾　菟丝子　当归　女贞子　旱莲草　鹿角霜　川贝母　香附　郁金　王不留行

〔方解〕仙茅、仙灵脾调摄冲任，女贞子、旱莲草补养肝血，菟丝子、鹿角霜、当归温肾化瘀，川贝母、香附、郁金、王不留行行气开郁散结。

3. 毒热蕴结型：

〔主症〕岩肿疼痛剧烈，溃烂，翻花，血水淋漓，臭秽不堪，疮色紫暗，伴有发热、纳呆，身体日渐消瘦。舌苔薄黄，舌质暗红，脉弦数。

〔证候分析〕气郁痰凝，凝久化热，毒热蕴结，阻滞气机，经络阻塞不通，故疼痛剧烈；凝久化热，热盛肉腐，肉腐成脓，故肿块溃烂、翻花、血水淋漓、臭秽不堪、疮色紫暗；热毒炽盛，故发热；病之后期，脾不受纳，故纳呆，身体日渐消瘦；舌苔薄黄，质暗红，脉弦数均为毒热蕴结之象。

〔治则〕扶正解毒。

〔方药〕化岩汤加减

人参　黄芪　白术　茯苓　白芥子　忍冬藤　凤尾草　土鳖虫　露蜂房　青黛

〔方解〕人参、黄芪益气扶正，白术、茯苓、白芥子健脾化痰，忍冬藤、凤尾草、青黛、露蜂房清热化瘀解毒，土鳖虫化瘀通络。

4. 正虚毒炽型：

〔主症〕乳岩后期转移，伴有头晕目眩、心悸气短、面色苍白、疲乏无力、腰酸腿软、失眠盗汗、大便溏、小便清。舌质淡，苔白，脉沉细无力。

〔证候分析〕久病正虚，正不胜邪，邪胜病进，故岩肿发生转移；气血亏虚，清窍失养，故头晕目眩；心失所养故心悸气短、失眠；血不荣面，故面色苍白；筋、肉失养故疲乏无力、腰酸腿软；阴损则盗汗，阳虚则大便溏、小便清。舌质淡、苔白腻、脉沉细无力为正虚之象。

〔治则〕调理肝脾，补气养血。

〔方药〕益气养荣汤加减

人参　白术　大枣　当归　川芎　芍药　女贞子　旱莲草　桑寄生　青陈皮　香附　白花蛇舌草　甘草

〔方解〕人参、白术、大枣益气健脾，当归、川芎、芍药、女贞子、旱莲草、桑寄生养血柔肝，青陈皮、香附疏肝理气、解郁散结，白花蛇舌草解毒抗肿瘤，甘草和中。

【外治】

1. 初起，阿魏化痞膏外贴或用五灵脂、马钱子、雄黄、阿胶各等份，共为细末，香油调敷肿块处。

2. 溃后，藤黄膏外敷或用海浮散、白玉膏外敷。

【其他疗法】乳岩一旦确诊，若未发现远处广泛转移者，宜首选手术治疗，术后配合放疗、化疗和内分泌治疗。

【预防调理】❶对于高发年龄期的妇女定期进行检查。❷乳房部的良性肿瘤应积极治疗，密切观察。❸保持心情舒畅，避免不良刺激。

乳岩是常见恶性肿瘤，占女性恶性肿瘤发病率的前列，多发生在 40～60 岁妇女，因此要特别重视，切实掌握其临床表现和鉴别诊断，才能做到早期发现，早期治疗。早、中期确诊后应以外科手术为主，并配合其他治疗。

【复习思考题】

1. 乳岩的病因病机是什么？

2. 简述乳岩的诊断及鉴别诊断？

3. 试述乳岩冲任不调型与正虚青炽型的主症、治则和方药。

【参考文献摘录】

1. 《外科证治全生集·乳岩治法论》：初起乳中生一小块，不痛不痒，证与瘰疬恶核相若，是阴寒结痰，此因哀哭忧愁、患难惊恐所致。其初起以犀黄丸每服三钱，酒送十服痊愈。或以阳和汤加土贝五钱，煎服，数日可消。若误以膏贴药敷，定必日渐肿大，内作一抽之痛，已觉迟治。若皮色变异，难以挽回，勉以阳和汤日服，或以犀黄丸日服，或二药每日早晚轮服。服至溃而痛者，外用大蟾 6 只，每日早晚取蟾破腹连杂，以胆身刺孔，贴于患口，连贴 3 日，内服千金托里散，3 日后接服犀黄丸，或救十中三四。溃后不痛而痒极者，无一毫挽回。大忌开刀，开则翻花最惨，乃无一活。

2. 验方两则：方一：活壁虎 1 只，鲜青壳鸭蛋 1 只，糊状黄泥适量，先在鸭蛋顶端开孔（大小以能纳壁虎为宜），再将壁虎塞进蛋中，然后迅速将黄泥裹住整个鸭蛋，放置瓦片上煅烧存性，去黄泥，杵成粉，在 1 日内分 4～5 次用白开水冲服，如法炮制，连服 40 日。方二：活蟾蜍 40 只，面粉 2 000g，白糖适量，将蟾蜍洗净，置大铁锅内，加水适量，猛火煮烂，冷却后以纱布反复过滤取汁，倒入面粉中，加白糖使甜度适宜，充分搅拌后捏成大米粒状，再在铁锅内炒熟，每次服 15g，日服 3～4 次，服完后，若症情需要，可如法炮制继服。〔顾林江. 验方二则治疗乳腺癌. 江苏中医，1990，21（6）：25〕

第六节 肾 岩

肾岩是生于阴茎的岩，即阴茎癌。因阴茎属肾且溃后翻花，又称肾岩翻花。肾岩之名首见于《疡科心得集》。其特点是：阴茎部表面为丘疹、结节、疣状等坚硬物，溃后如翻花，好发于阴茎马口及尿道边缘。后期可侵犯整个阴茎，是中医外科岩瘤"四大绝症"之一。

【病因病机】肝主筋，阴茎为宗筋之处；阴茎又为肾之外窍，因此，肾岩的发生与肝肾关系密切。

1. 湿浊瘀结：肾气内虚而不能主阴茎，以致外感寒湿之邪侵入，或肝经湿热之邪乘虚下注阴茎，都可使湿热浊邪结于阴茎部，局部经络阻塞，气血凝滞，而赘生成肿块。

2. 火毒炽盛：湿热浊邪瘀久可化热成毒，肝胆之火下注或心火移热于小肠注于阴茎，皆可使阴茎发生肿块。

3. 阴虚火旺：素体阴虚，加之火毒日久耗散阴血津液，或经放疗、化疗等伤败津液和气阴，则肝肾之阴更虚，无水制火，而成为阴虚火旺之证，出现恶液质。

此外包皮过长、秽毒积聚与本病的发生有一定的关系。

【临床表现】本病多发生在40～60岁的男子，发病部位在阴茎冠状沟及外尿道口边缘。早期症状为阴茎头局部出现丘疹、溃疡、疣状或菜花样肿物，继而出现糜烂，边缘硬而不整齐，有分泌物、出血及恶臭。有包茎者，早期症状不明显，无疼痛，排尿不受影响，故不易发现。

乳头状阴茎癌者，病变以向外生长为主，多由丘疹或疣状病变开始，表面高低不平，形成溃疡，有奇臭的脓液，晚期溃疡呈菜花样生长。

浸润性阴茎癌者，病变迅速向深部浸润，局部病变多由湿疹样或白斑样开始，表面呈结节状，灰白色，可有溃疡，质较硬，体积小，生长较快。

晚期癌肿可侵及阴茎的全部、耻骨部及阴囊，局部失去正常形态而在耻骨部形成一巨大癌形溃疡，并出现消瘦、贫血、无力、食欲不振等全身症状。

【鉴别诊断】

1. 尖锐湿疣：发病部位多在龟头、冠状沟和包皮内板，皮疹突起如菜花状、乳头状、结节状和颗粒状，数目和大小不定，色红，有的有蒂。多因不洁性交引起。

2. 阴茎结核：好发在阴茎头系带及尿道外口，初起是乳白色或红色的脓疱，溃破形成浅表的溃疡，境界清楚，边缘稍硬，基底是肉芽或干酪样坏死组织，病变单发或多发，也可扩大或彼此融合而波及阴茎头的全部，晚期因纤维化而使阴茎变形。

【辨证施治】

1. 肝郁痰凝型：

〔主症〕阴茎、冠状沟附近有丘疹、结节、疣状突起，逐渐增大，溃后渗液或流血水，常有痛痒。舌苔薄白或白腻，脉弦或滑。

〔证候分析〕肝主筋，阴筋为宗筋所聚之处，郁怒伤肝，肝郁气结，气结则痰凝，肝郁痰凝，则阴茎头、冠状沟部出现硬结；肝郁化火，则增大后溃烂、渗液；肝郁痰凝，气血不和，甚则不通，故见痛痒；苔白腻、脉弦滑为痰凝之象。

〔治则〕疏肝解郁，化痰散结。

〔方药〕散肿溃坚汤加减

柴胡　龙胆草　黄芩　甘草　桔梗　昆布　当归尾　白芍　黄柏　黄连　三棱　木香　花粉　连翘

〔方解〕柴胡、白芍疏肝解郁，龙胆草、黄芩、黄柏、黄连泻肝火解毒，当归尾、花粉、三棱活血和营化瘀，木香、桔梗、昆布、连翘行气化痰散结。

2. 肝经湿毒型：

〔主症〕阴茎部肿胀疼痛，溃烂，翻花如石榴状，有血样分泌物渗出，其臭难闻。舌质红，苔黄腻，脉弦数。

〔证候分析〕肝经绕阴器，湿毒之邪入肝经下注于阴茎，蕴而化热，湿热毒结，经络阻塞，故阴茎部肿胀疼痛；热盛肉腐则溃烂翻花，渗流血水，味臭难闻；舌红、苔黄腻、脉弦滑则为肝郁湿毒之象。

〔治则〕清热利湿，泻火解毒。

〔方药〕龙胆泻肝汤加减。

3. 阴虚火旺型：

〔主症〕阴茎部溃烂，渗流血水色黑，难腐难脱，伴头晕耳鸣、口干咽燥。舌红少苔或无苔，脉沉细弦。

〔证候分析〕病延日久，阴液亏耗，肝肾阴虚，相火内灼，伤络腐肉，故阴茎溃烂，渗流血水，色黑腐肉难脱；阴虚火旺，肝火亢盛，则头晕目眩；阴虚津液不足，津不上承，则口干咽燥；舌红、少苔，脉细均为阴虚火旺之象。

〔治则〕滋阴降火。

〔方药〕知柏地黄汤加减。

4．气血两虚型：

〔主症〕病之晚期，伤及尿道，甚则阴茎溃烂脱落，伴身体瘦弱、神疲乏力、纳呆。舌淡红，脉沉细无力。

〔证候分析〕病至晚期，气血不足，脏腑衰败，毒邪不能外出，伤络腐肉，则伤及尿道，甚则阴茎腐脱；气血不足，则身体瘦弱，神疲乏力；脾胃衰败，则纳呆。舌淡红、脉沉细无力均为气血不足之象。

〔治则〕补益气血，和胃健脾。

〔方药〕当归补血汤合香砂六君子汤加减

当归　黄芪　木香　砂仁　党参　白术　茯苓　甘草

〔方解〕方中当归、黄芪益气养血，木香、砂仁健脾行气和胃，党参、白术、茯苓、甘草健脾益气。

【外治】初起外敷千金散。溃后可用皮癌净、藤黄膏外搽。

【其他疗法】

1．手术疗法：一经确诊宜早期手术。

2．放射治疗：早期或中青年患者可采用放射治疗。

3．化学疗法：在术前或术后配合化疗对本病有较好的疗效。

【预防调理】❶注意讲究卫生，经常将包皮上翻洗涤、避免积垢。❷包皮过长者，宜尽早采取手术治疗。❸阴茎部不明原因的白斑、肿物、结节、应及早治疗，以防癌变。

自 学 指 导

掌握肾岩发病特点（多发生于 40～60 岁男子），发病部位在阴茎冠状沟及外尿道口边缘。重点明白本病早期特点及症状。

本病的发生多与湿浊瘀结、火毒炽盛、阴虚火旺及包皮过长等因素有关。正确预防本病对于防止癌变有重要意义。

【复习思考题】

1．乳头状阴茎癌、浸润性阴茎癌各有哪些症状特征？

2．试述肝郁痰凝型，肝经湿毒型肾岩主证、治则和方药。

3．如何预防肾岩的发生？

【参考文献摘录】

1．《疡科心得集·辨肾岩翻花绝证论》：夫肾岩翻花者，俗名翻花下疳。此非由交合不洁，触染淫秽而生。由其人肝肾素亏，或又郁虑忧思，相火内灼，水不涵木，肝经血燥，而络脉空虚，久之损者愈损，阴精消涸，火邪郁结，遂遘疾于肝肾部分。初起马口之内，生肉一粒，如竖肉之状，坚硬而痒，即有脓水。延至一二年或五六载，时觉疼痛应心，玉茎渐渐肿胀，其马口之胬肉处，翻花若榴子样，此肾岩已成也。渐龟头破烂，凸出凹进，痛楚难胜，甚或鲜血流注。斯时必脾胃衰弱，饮食不思，即食亦无味，形神困惫，或血流至两三次，则玉茎尽为烂去，如精液不能灌输，即溘然而毙矣。此证初觉时，须用大补阴丸或知柏八味丸，兼用八珍或十全大补之属，其病者再能怡养保摄，可以冀其久延岁月。若至成功后，百无一生，必非药力之所能及矣。此与舌疳、失营、乳岩为四大绝证，犹内科中有风痨臌膈，不可不知。

2. 中西医结合治疗阴茎癌的远期疗效观察：①抗癌一号（鸦胆子肉、硇砂、砒石、草乌各 6g，雄黄、轻粉各 9g，枯矾 30g，麝香 15g，冰片 3g，合霉素 10g）将各药混合，研为细末。将药物均布在癌瘤局疗部，敷以凡士林纱条，每日或隔日换药 1 次。本组应用抗癌一号以后到肿瘤脱落，创面病理检查无癌细胞时间，最短 10 日，最长达 37 日，平均 22 日。②抗癌二号（白及、象皮、紫草各 15g，炉甘石 30g，合霉素 5g）制法同上，取其粉剂撒布于癌瘤消失后的创面，本组自瘤脱落后至创面愈合平均时间为 37 日。③八湿膏（樟脑 9g，梅冰 0.9g，煅石膏、硼砂各 30g，密陀僧 6g）共研细末，用凡士林调和。涂在凡士林纱布或纱布条上，局部敷盖，用于癌消失后顽固不愈之创面。④癌基底部注射争光霉素。本组共 5 例。争光霉素 3～5mg，用生理盐水稀释至 2～4mL，用于肿瘤较局限的病例。〔蒋贻康，等. 中华泌尿外科杂志，1983，15（5）：287〕

〔谌莉媚〕

第七节　癌　疮

癌疮是发于皮肤表面的恶性肿瘤，以其疮形如岩石而得名。相当于西医的"皮肤癌"，包括了基底细胞癌及鳞状细胞癌。

癌疮病名，首见于《仁斋直指附遗方论》。历代关于癌疮的论述，有"不可定名命之，故谓恶疮"者；有称"言其莫顽"而名为"顽疮"者；有按"其形肉反如花开之状"的翻花疮等。所谓恶疮，悉指疮形溃破，不同于一般之疮疡，性恶而难愈。如《医部全录》所说："疮之皮肤溃烂，浸淫不休，而无定名者，故谓之恶疮也。"所谓翻花疮，概指疮形高凸，不规则，形似翻花之状。如《集验方》所说："初生如饭粒，渐大而有根，头破血流，脓出肉反如花瓶之状，故名翻花疮。"所称顽疮，一是指冥顽难治，一是指治疗不当而恶变者。如陈远公所说："人久生恶疮，或手足头面胸背经年累月不愈，腐臭不堪，百药无效，人所谓顽疮者，言其顽冥，医功无所施力也。然亦治之不得法耳。"

中医外科治疗癌疮，多选用局部腐蚀法，用于晚期病人获得较好疗效，值得深入研究探讨。

【病因病机】本病主要由于七情内伤、脏腑气血功能失调所致。初起多为肝郁气滞、痰瘀互结于皮肤；中期多为痰瘀郁结日久化火化湿，火毒湿浊搏结于皮肤，败坏气血而致溃疡；后期耗伤气血而致脾肾不足，正气虚弱，阴阳两虚。

西医目前尚不完全明了皮癌的发病机制。但下列因素被认为跟皮癌的发生有关：①阳光的过度照射和不同种族皮肤对阳光紫外线感受性差异。②长期接触某些致癌化学物品，如砷、多环碳氢化合物和沥青等。③某些癌前皮肤病，如光化性角化病、射线角化病、砷剂角化病、X 线和镭射线性皮炎、着色性干皮病等。④其他如瘢痕、外伤和反复发作的慢性皮肤病。

【临床表现】癌疮可发生于身体各处，形态多样。现代医学按病理学加以分类，再按部位、形态加以分型，见如下。

1. 基底细胞癌：

（1）基底细胞癌临床上比鳞状细胞癌少见，主要发生于老年人，以60～70岁为发病的高峰，其次为50～59岁，30岁以下发病者较少。

（2）本病好发部位为身体暴露皮肤，如头面部（占86%～94%），少数见于躯干部，但掌跖部一般不发病。

（3）基底细胞癌的典型基本损害初起为针头至绿豆大蜡样半透明结节，后渐增大或彼此融合成不规则的圆形肿块。根据其发展趋向和临床特征大致可分为以下六个类型：

1）结节溃疡型：是临床上最常见的损害，初起一般为单个针头至黄豆大、非炎症性、浅黄褐色或浅灰白色的结节，呈蜡样或半透明状，质硬，表面易出血。以后结节缓慢增大，中央凹陷，并破溃形成底面呈颗粒状、肉芽状、菜花状或蕈状的溃疡，伴有浆液性分泌物。有的结节溃疡边缘向外扩展和向深部侵蚀，形成如鼠啮样的"啮状溃疡"，这是此型基底细胞癌的特征。

2）浅表型：本型临床较少见。损害一般为单发，也可多发，表现为淡红色浸润斑，边界清楚，表面皮肤菲薄，常有极细的糠状鳞屑，生长极慢，后期出现糜烂。一些面部以外的较大皮损常有线形、匐行性蜡样边缘，中央部分糜烂或浅表溃破，颇似湿疹样癌。

3）局限性硬皮病样型：本型临床十分罕见。好发于面部特别是颊部。损害为扁平或稍隆起的限界性浸润斑块，边缘清楚或不清楚，呈不规则形或匐行形，灰白或淡黄色，表面光滑，常可见毛细血管扩张，触之似限局性硬皮病，生长缓慢，一般不溃破。

4）瘢痕性基癌：一般发生于面部，损害为浅表性结节状斑块，生长缓慢，中央或周围可产生萎缩性瘢痕。

5）色素性基癌：特征是在上述各型表现的同时伴有色素沉着，呈灰黑至深黑色，不均匀分布，边缘色素较深，中央可呈点状或网状分布。

6）其他类型：包括恶变前纤维上皮瘤、基底细胞痣综合征等。

2. 鳞状细胞癌：

（1）鳞状细胞癌多见于老年人暴露部位的皮肤，如颜面、耳、颈和手背等处，也可见于黏膜。或继发于老年角化病、白斑病、慢性骨髓炎、小腿慢性溃疡、皮肤结核、烧伤瘢痕、砷剂角化病和X线角化病等。

（2）病变开始多为单发性坚硬疣状物，基底较宽，深红色伴表面毛细血管扩张，以后病变逐渐发展为大而深的结节性溃疡，经久不愈，伴恶臭、脓性分泌物，或表面覆盖痂皮，鳞痂剥离后见质硬的乳头状肉质基底。

（3）一般发病缓慢，病程可为数年至10余年。

（4）根据癌肿的形态，临床可将鳞癌分为两型：

1）菜花样（或乳头状）型：初起为浸润性小斑块、结节或溃疡，继而隆起形成乳头状或菜花样，淡红至暗红色，底宽质硬，表面可见毛细血管扩张。

2）深在型（或称溃疡型）：初起为淡红色坚硬小结节，表面光滑，有光泽，以后逐渐增大并在中央形成脐状凹陷和破溃后形成边缘坚硬高起外翻呈火山口样溃疡，溃疡底面高低不平，颜色鲜红或暗红，有污垢坏死组织和脓样分泌物，恶臭。此型发展较快，易向深部浸润，可引起区域性淋巴结转移，但很少血行转移。另外还有两种特殊部位的鳞癌，即下唇鳞癌和发生于口腔、外阴、肛门部位的疣状鳞癌。

【辨证施治】

1. 痰瘀凝聚型：

〔主症〕皮损表现为单个蜡样半透明结节为主，触之硬实，可伴有色素；或皮肤浸润性斑块和结节，继而形成坚硬如乳头状或菜花状肿块，淡红至暗红色。伴心烦易怒、胸胁胀痛。舌质暗红或有瘀点，苔薄黄，脉弦或滑。

〔治则〕行气化痰，祛瘀散结。

〔方药〕桃红四物汤加减

桃仁　红花　当归　川芎　赤芍　九香虫　香附　浙贝母　石上柏　山慈姑　半枝莲 楤木

2. 火毒湿阻型：

〔主症〕皮损以侵袭性呈鼠啮状的结节溃疡为主，常伴有浆液性黏稠分泌物。或为硬实小结节，较短时间内形成火山口状溃疡，边缘坚硬，隆起外翻，溃疡面有脓样分泌物和恶臭味。伴口苦、大便不畅、小便黄赤。舌质淡红，舌苔微黄腻，脉滑。

〔治则〕解毒利湿，祛瘀软坚。

〔方药〕解毒利湿化癌汤

白花蛇舌草　半枝莲　蒲公英　土茯苓　七叶一枝花　莪术　九香虫　石见穿　皂角刺 连翘　红花　菝葜

3. 脾肾亏损型：

〔主症〕皮癌日久不愈，形体消瘦，面色无华，四肢不温，食少便溏，腰酸膝软。癌性创面流出淡血脓水，有自觉疼痛。舌质淡暗，舌苔白腻，脉细弱。

〔治则〕补益脾肾，扶正抗癌。

〔方药〕八珍汤加减

黄芪　当归　党参　茯苓　川芎　白术　山萸肉　黄精　灵芝　石上柏　石见穿　车前子

【外治】

1. 皮癌外洗方2号：大黄、五倍子、紫草各30g，枯矾20g，苦参、荆芥各30g，丹皮、三棱各20g，莪术30g，煎水微温外洗患处。适用于各种皮肤癌上药前清洁癌肿创面。

2. 藜芦膏：藜芦10g，苦参、枯矾各30g，雄黄、松香各10g，药用凡士林适量制成膏。每日1次外敷患处。

3. 五烟丹：胆石、磁石、丹砂、白矾、雄黄各30g，用升华法煅烧72小时，取丹备用。使用时根据癌肿大小将适量药丹撒在癌肿表面，每日或隔日换药1次，直至肿瘤坏死脱落干净为止。

4. 信枣散：大枣10枚，去核后将0.2g信石放于枣内，置恒温箱内烤干，研细末后备用。使用时取适量用麻油调成糊状外敷患处。一般肿瘤直径2cm以内者一次用药0.2～0.3g，2～5cm者第一次用0.5g，间隔2～3周再用0.3g，5cm以上者第一次用1g，2～3周后再用0.5g。

5. 五虎丹：水银、白矾、明矾、牙硝各180g，食盐90g，用升华法煅烧取丹备用。使用时取五虎丹 18g, 蟾酥、红娘、斑蝥各 0.5g, 洋金花粉 1g, 共研细末用温开水调成糊状涂布于癌肿表面, 外敷普通药膏, 2～3 日换药 1 次, 直至癌肿完全脱落。

6. 砒矾散: 白砒 5g, 明矾 6g, 马钱子 3g, 黄连素 1g, 普鲁卡因 2g。将白砒、明矾混置于瓦罐内, 放在炉火上煅至青烟尽, 白烟出, 上下通红, 冷却 24 小时后取出与马钱子、黄连素、普鲁卡因共研粉, 瓶装备用。使用时取药散适量外撒于癌肿上, 外盖凡士林油纱, 每天或隔天换药 1 次, 直至癌肿组织脱尽为止。

7. 千金散: 制乳香、制没药、轻粉、飞朱砂各 15g, 煅白矾 6g, 赤石脂、炒五倍子、煅雄黄、醋制蛇含石各 15g, 将各药研细末和匀备用。使用时取适量药粉撒于癌肿表面, 纱布包扎, 每 2 日换药 1 次。

【其他疗法】

1. 手术治疗: 原则上皮肤癌一经病理确诊应及早手术治疗。但发生在暴露部位或较大的癌肿经手术切除治疗后, 常遗留疤痕和影响美容。一般认为手术切除时, 切口应距离癌肿 0.5～2cm, 深度根据癌肿侵犯的程度尽可能作广泛切除。

2. X 射线治疗: 适合于年老体弱, 有手术禁忌证或发生在瘢痕组织上和血液供给不足部位的癌肿。对于已侵犯软骨、骨骼或转移到淋巴结的鳞癌也可考虑 X 射线治疗。

3. 镭治疗: 适应证同 X 射线治疗。虽然治疗操作较烦琐, 但对某些特殊部位的皮癌有较好疗效。

4. 化学药物治疗: 可外用三氯醋酸、足叶草脂或氟尿嘧啶软膏。全身用药可用争光霉素每次 15mg, 每日 1 次肌内注射或静脉注射, 总量为 600～900mg。

【预防调理】平时注意防止皮肤过度曝晒, 尤其是老年人更应注意皮肤保护, 减少各种不良的皮肤摩擦刺激。皮肤出现可疑病变应及早到医院检查, 明确诊断。

自 学 指 导

皮肤癌的发生主要是由于七情内伤, 正气内虚, 火毒外侵, 脾失健运, 气滞血瘀痰凝所致。中医传统治疗皮肤癌是以外治为主, 配合内治。中医外治常采用具有解毒、腐蚀、燥湿、化瘀、散结、软坚、生肌的药物, 如用水银、明矾、雄黄、白砒、青矾、牙硝等制成丹药以及用蟾酥、红娘子、斑蝥、洋金花、马钱子、藜芦等制成药散、药糊、药条等外用。这些药物多具不同程度的毒性, 所以在使用时应严格掌握适应证和用药量。内治应详辨虚实, 一般病之初起、体质壮、癌肿高突鲜红、分泌物浓稠恶臭者多为实证, 治以清热解毒、利湿软坚散结、活血化瘀攻邪为主; 发病后期、或年老体弱、食少便溏、声低懒言、癌肿塌陷、颜色淡白或暗红不鲜、分泌物少而清稀者多为本虚标实, 治宜健脾益气, 活血养血, 软坚散结, 扶正祛邪。

【复习思考题】

1. 基底细胞皮癌及鳞状细胞皮癌临床表现有何异同?

2. 火毒湿阻型有哪些主要证候? 阐述其治则与方药?

3. 治疗皮癌有哪些主要的外治方法?

【参考文献摘录】

1. 电热针的应用: 根据肿瘤大小, 在病灶局部以每平方厘米 2 支针的密度分别采用单针刺、傍针刺、齐刺、杨刺或丛刺，进针后接通电热针仪（内蒙古中蒙医研究所研制的 DRZ—1 型），电流强度 100～400mA，留针 40 分钟。每日或隔日 1 次，10 次为 1 疗程。结果：完全缓解（肿瘤消退）4 例，部分缓解（肿瘤缩小已超过 50%）3 例，无变化 2 例，恶化 1 例。〔李汉友. 电热针治疗菜花样皮癌 10 例报告. 中医杂志，1988，29（3）：52～52〕

2. 白砒条治皮癌：方一：白砒 10g、淀粉 50g，加水适量，揉成面团，捻成线条状，待自然干燥备用。方二：一效膏：朱砂 50g，炙甘草 150g，冰片 50g，滑石粉 500g，淀粉 100g，加麻油适量，调成糊状。用法：局部常规消毒，于肿瘤周围，间隔 0.5～1.0cm 处刺入白砒条，深达肿瘤基底部，在肿瘤周围形成环状，再敷一效膏。治疗皮肤癌 22 例，鳞状上皮癌 17 例，基底细胞癌 2 例，乳头状瘤恶变 2 例，皮肤原位癌 1 例。全部治愈。其中有 4 例 7～15 日痊愈，6 例 16～30 日痊愈，3 例 31～40 日痊愈，7 例 41～60 日痊愈，2 例 61～90 日痊愈。随访 17 例，其中随访 1～2 年 5 例，2～5 年 7 例（其中 1 例死于脑血管意外），5 年以上 5 例（其中 3 例死于脑血管意外；1 例死于心脏病）。除 5 例因其他病死亡外，余者健在，无 1 例复发。〔田淑琴. 白砒条置入疗法治皮癌. 中医杂志，1986，24（2）：32～33〕

〔喻文球〕

【目的要求】

1. 了解：肛门直肠疾病的范围、种类、发病情况，各类痔的病因，肛裂、肛隐窝的病因，肛痈发病特点，肛瘘成因及分类，脱肛的分度，息肉痔、锁肛痔的病因病机。

2. 熟悉：肛门直肠解剖生理及检查方法，肛裂手术适应证，肛隐窝炎诊断与治疗，肛痈及脱肛病因病机，肛瘘挂线与切开疗法，息肉痔的外治和结扎切除等手术操作，锁肛痔的转移途径。

3. 掌握：肛门直肠疾病的内外治法，肛裂、痔、肛痈、肛瘘、脱肛、息肉痔的诊断和治疗，锁肛痔早期诊断和肛门指诊的检查方法及意义。

【教学时数】

面授 10 学时，自学 20 学时。

第一节　概　论

肛门直肠疾病主要包括痔、肛裂、肛隐窝炎、肛痈（肛门直肠周围脓肿）、肛瘘（肛漏）、脱肛、息肉痔（直肠息肉）及锁肛痔（肛管直肠癌）等。在中医文献中统称为痔疮、痔瘘。本病在临床上十分常见。

一、肛门直肠解剖生理概述

肛门直肠位于消化道的末端，是通于体外的出口（图 12-1）。

（一）直肠

直肠起源于内胚层。直肠上端在第三骶椎水平面，为乙状结肠的延续部分。向下沿骶尾骨前面下行，终于齿线与肛管相接。成年人长约 12cm。直肠并不直，从矢状面看有二个弯曲：上曲凸向后方，与骶骨弯曲一致，称为骶曲；下曲：直肠绕过尾骨尖时而凹向后方，称会阴曲。此二曲是在乙状结肠镜检查时必须注意的解剖特点。直肠上下端腔较小，中间扩大为直肠壶腹。直肠腔内壁为黏膜层，通常有三个呈半月形的横皱襞，内有环肌纤维，称为直肠瓣。上、中、下三个直肠瓣分别位于齿线上方约 10cm、8cm 和 5cm 处。直肠瓣上方的息肉，有时被掩盖而不易发现。直肠壁肌层分为内环肌和外纵肌，其中直肠内环肌在下部肥厚成为肛门内括约肌。直肠的外膜，其上 1/3 前面与两侧为腹膜所遮盖，中 1/3 前面腹膜向前反折成为直肠膀胱或直肠子宫陷凹，直肠下 1/3 完全在腹腔之外。

（二）肛管

肛管上端与直肠相接，其外端为肛门，周围有内、外括约肌环绕。在直肠下端，黏膜呈

6～10个纵行皱褶，称为直肠柱或肛柱，长1～2cm；两个直肠柱下端之间有半月形的黏膜皱襞，称为肛门瓣；肛门瓣后方与两直肠柱之间形成向上开口的袋状间隙，称为肛隐窝或肛窦。隐窝底部有肛腺的导管开口，肛腺较集中于肛管的后壁，呈分枝状，部分分枝可穿通肛管周围组织，因此肛门直肠周围脓肿的发生与肛腺的感染化脓有关。肛腺分泌黏液有润滑直肠下端的作用，但如被粪便阻塞污染，可引起肛隐窝炎。直肠柱基底有2～6个三角形乳头状突起，称为肛乳头，如局部有炎症可肿大、纤维组织增生呈乳头肥大或乳头状瘤样改变。

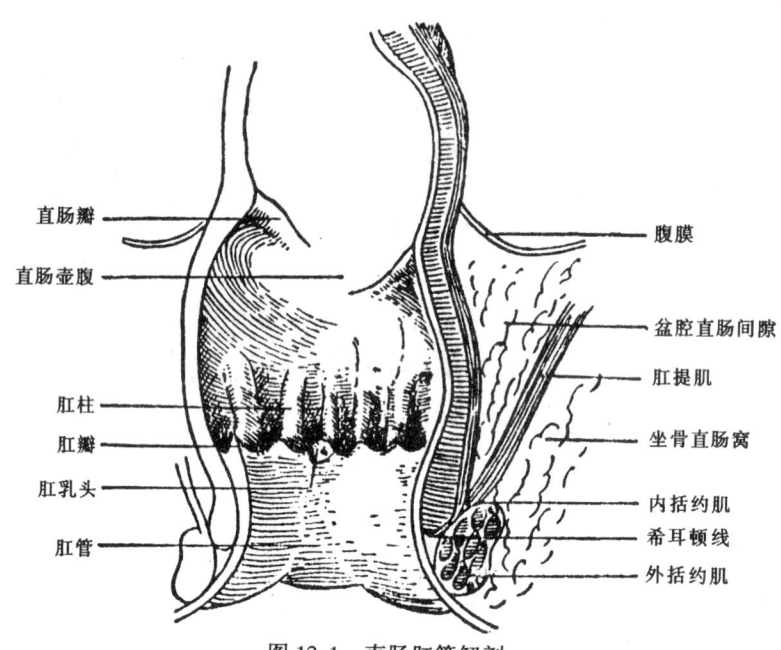

图 12-1　直肠肛管解剖

　　肛门瓣与直肠柱下端之间形成一条不整齐的交界线，称为齿线或梳状线，它是临床上的重要标志（表12-1）。

表 12-1　齿线上下静脉、神经、淋巴概况

名称	齿线以上	齿线以下
表面	黏膜	皮肤
神经	自主神经系统（无痛觉）	体神经系统（痛觉敏锐）
静脉	直肠上静脉丛（引起内痔），回流至门静脉	直肠下静脉丛（引起外痔），直接回流至下腔静脉
淋巴	回流至腹主动脉周围淋巴结（直肠癌多经此转移）	回流至腹股沟淋巴结（肛管癌多向此转移）

　　齿线区对排便反射亦起重要作用，如果此区被完全破坏，排便感可消失。
　　目前肛管的界限有两种概念：①解剖肛管：自齿线至肛缘之间，长约3cm。②外科肛管：自直肠柱线（齿线上方1～2cm处，直肠柱至此处即消失）至肛缘，长4～5cm。
　　（三）肛管直肠周围肌肉组织
　　1. 内括约肌：为直肠环形肌在下端增厚形成，围绕肛管上部，属植物神经支配的不随意肌，有帮助排便的作用。它往往能下移，尤其是麻醉后或晚期内痔的病人。
　　2. 外括约肌：围绕肛管下部和外部，呈椭圆形的横纹肌束，是受体神经所支配的随意

肌。平时收缩括约肛门，排便时松弛舒张。该肌分为三部分：

（1）皮下部：围绕肛缘皮下，在内括约肌的下方，故二肌之间可触及一浅沟，称肛白线或括约肌间沟，又称希尔顿线。如将此部切断一般不会引起肛门失禁。

（2）浅部：位于皮下部的外上方，围绕肛管。后方起于尾骨尖背面，其肌纤维附于尾骨形成肛尾韧带，分成两股沿肛管左右两侧向前会合于会阴中心腱。由于其肌纤维在尾骨部交叉，故在尾骨与肛管后壁之间形成一三角形缺陷。因此肛管后壁肌肉较薄弱，缺乏支持力量，被认为是肛裂好发于后侧的一种解剖学原因。

（3）深部：环绕于浅部的外上方，为环形肌束。深浅二部如被切断或意外损伤，有可能导致肛门部分失禁。

3．肛提肌：是一对薄而宽呈四边形的盆底肌肉，构成盆膈，封闭骨盆下口，从肛管直肠部向外上方张开形成漏斗状。可分为三部：

（1）耻骨直肠肌：位于外括约肌上方，由前向后，围绕肛管直肠交界处后方，再向前止于耻骨内面及闭孔筋膜，为 U 形肌环。该肌收缩时，增加肛管直肠交界处的角度，对肛门括约功能起重要作用，并可固定直肠后壁，防止直肠脱垂。如被损伤或断裂，可致肛门失禁。

（2）耻骨尾骨肌：位于肛提肌中部，起自耻骨内面及盆膈腱弓上，向后行止于部分骶骨及尾骨上部。该肌对附近器官有坚强的支托和固定作用。

（3）髂骨尾骨肌：位于肛提肌后外侧，起于坐骨内面，止于尾骨，构成部分底与盆壁，对直肠末端有支托作用。

4．肛管直肠环：是由外括约肌深部、浅部，围绕直肠纵肌和内括约肌，并联合耻骨直肠肌所组成的一个肌环。它围绕肛管直肠连接处，如手术被切断，可致肛门失禁。

（四）肛管直肠周围间隙

是盆筋膜在盆腔中形成的筋膜间隙，其间充满脂肪，容易感染形成脓肿。主要间隙有：

1．骨盆直肠间隙：位于直肠左右两侧，肛提肌以上，腹膜返折以下。此间隙左右各一，中间隔以直肠。

2．直肠后间隙：位于骶骨前面与直肠后壁之间。上方为骶骨岬，下为盆膈，两侧与骨盆直肠间隙相隔。

3．坐骨直肠间隙：位于肛管两侧，肛提肌下方，外侧壁为闭孔内肌及其筋膜，下方是皮肤。左右各一。间隙内充满脂肪组织。

4．肛门后间隙：位于肛门后方，以肛尾韧带为界分为深浅两部。

深部：在肛提肌与肛尾韧带之间，前面是肛管，后面为尾骨，且与两侧坐骨直肠间隙相通。故其感染可导致马蹄型脓肿和肛瘘。

浅部：在肛尾韧带下方与皮肤之间。前为肛门，后为尾骨尖。

（五）肛管直肠的血管、淋巴和神经

1．血管：肛管直肠血液供应的动、静脉分布见图 12-2。

（1）动脉：来自以下四支动脉。

1）直肠上动脉：系肠系膜下动脉的终末支，为供应直肠的主要动脉。在直肠上部的后方平第三骶椎分为左右两支，至直肠中段两侧穿肌层至黏膜下层，右支又分为前后两小支，这样在直肠下段形成右前、右后和左侧三小支，即所谓三个原发痔区部位。在齿线附近分出许多细小分支与直肠下动脉和肛门动脉的小分支相吻合。

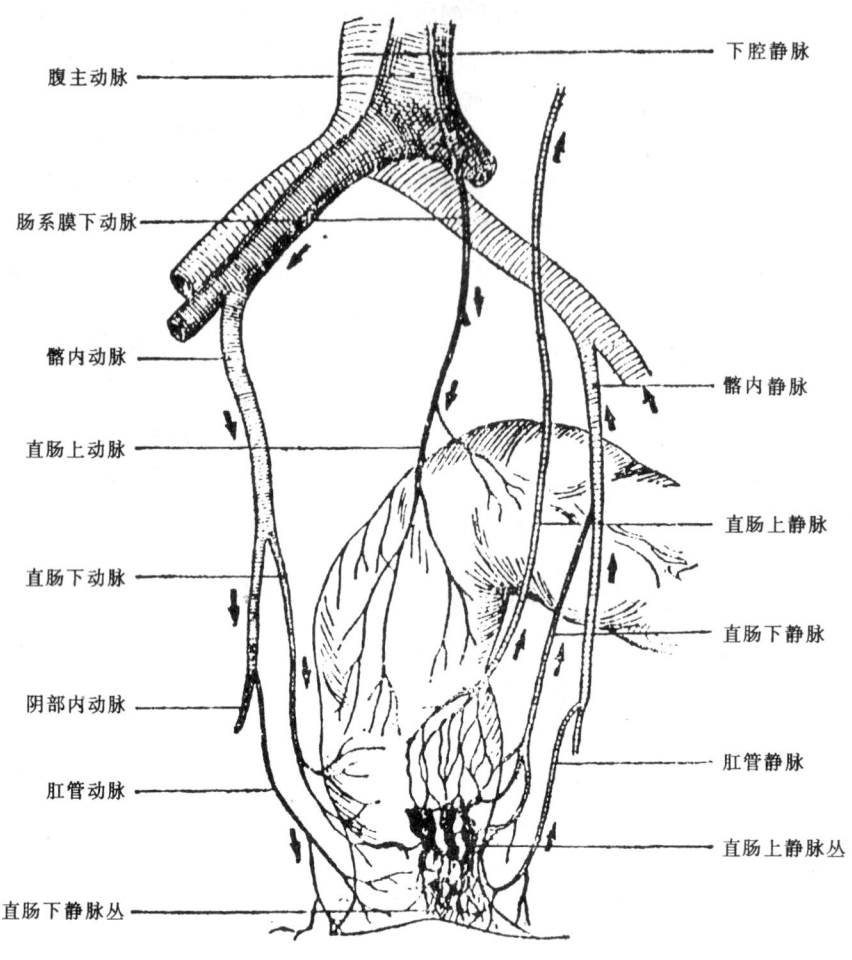

图 12-2　直肠肛管血液供应

2）直肠下动脉：由髂内动脉分出，主要供应直肠前壁和下部各层，其大小、分布及吻合情况极不规则。

3）肛门动脉：由髂内动脉的分支阴部内动脉分出。主要分布于内外括约肌和肛管下部，有的分支穿过内括约肌止于黏膜下层，与直肠上动脉吻合。

4）骶中动脉：由腹主动脉下端分叉处后壁发出，沿骶骨前面正中下行。一般较细小，部分分支与以上三支动脉吻合。

（2）静脉：静脉的排列与动脉相似。主要来自两个静脉丛，分别位于齿线上下：

1）直肠上静脉丛：又称痔内静脉丛，分布于齿线上方直肠黏膜下层，在右前、右后和左侧最为显著。此三处为内痔好发部位，又称为母痔区。有人认为这是与直肠上动脉的分布特点有关。汇集直肠黏膜的静脉，形成数小支向上行，在直肠中部斜行穿过肠壁肌层，于肠壁外合成直肠上静脉，经肠系膜下静脉，入门静脉系统的脾静脉。这些静脉无静脉瓣，血液可逆向回流。

2）直肠下静脉丛：又称痔外静脉丛，分布于齿线以下肛管周围皮下，汇集后经直肠下静脉和肛门静脉，经髂内静脉进入下腔静脉。有些分支在肛白线附近与直肠上静脉丛相交通，使门静脉系统与体静脉系统相通。在门静脉高压患者，此处是一侧支循环。

2．淋巴：肛管直肠的淋巴组织以齿线为界分为上下两组。

（1）上组：在齿线以上，包括直肠黏膜下层、肌层、浆膜下和肠壁外腹膜下淋巴网。上组淋巴网的淋巴液主要流向三个方向：向上至直肠后骶骨前淋巴结，再至乙状结肠系膜根部淋巴结，最后至腹主动脉周围淋巴结；向旁至肛提肌上淋巴结，再至闭孔淋巴结，最后至髂内淋巴结；向下至坐骨直肠窝淋巴结，然后穿过肛提肌至髂内淋巴结。

（2）下组：在齿线以下，包括外括约肌，肛管及肛门周围皮下淋巴网，经会阴部汇流至腹股沟淋巴结。

上下组淋巴网经过吻合支可以相通。

3．神经：肛管直肠的神经分布，以齿线为界上下不同：

（1）齿线以上：直肠的神经支配属植物神经系统，无痛觉。包括交感神经和副交感神经。交感神经有抑制直肠蠕动，使内括约肌收缩的作用。副交感神经能增加直肠蠕动，促进分泌，使内括约肌松弛。

（2）齿线以下：为体神经系统的阴部内神经、肛门神经等支配。分布于肛管、肛门周围皮肤及肛提肌、外括约肌等，包括感觉神经和运动神经。齿线以下部分对痛觉十分敏锐，肛门部刺激可以引起反射性肛提肌和外括约肌痉挛。另外，这些神经还发出分支至会阴部，因此肛门部疾患或手术可引起尿生殖系统紊乱，如尿潴留、排尿困难等。

（六）主要生理功能

肛管和直肠的主要生理功能是排便、吸收水分和部分药物。在正常情况下，粪便储存于乙状结肠内，直肠内无粪便。排便是由于结肠出现总蠕动，使粪便下行至直肠，使直肠膨胀而引起便意，同时外括约肌因反射性抑制而松弛，肛提肌收缩，使粪便排出。所以中医学称大肠为"传导之官、变化出焉"。如果粪便在直肠内停留时间较长，水分被直肠吸收，可引起大便干结。利用直肠吸收部分药物的功能，还可以用药物进行保留灌肠治疗有关疾病。

二、病因病机

肛门直肠疾病的致病因素主要有外感六淫，如风、燥、湿、热等。内因为饮食不节、起居不时、情志内伤、脏腑亏损，气血虚弱等引起气血脏腑经络功能失调。《医宗金鉴·外科心法》曰："痔疮形名亦多般，不外风湿燥热源。"现将主要致病因素及其引起肛肠疾病的机制分述如下：

1．风：《证治要诀》说："血清而色鲜者，为肠风……"《见闻录》说："纯下清血者，风也。"说明风邪可引起下血。风多夹热，热伤肠络，血不循经而下溢，风性善行而数变，由风邪引起的便血，其色泽鲜红，下血暴急呈喷射状。

2．湿：湿有内外之分，外湿多由久居雾露潮湿之地，侵袭人体而发；内湿多因饮食不节、恣食肥甘、生冷，损伤脾胃，脾失运化而生水湿。湿性重着，常先伤于下，下注肛门大肠。故肛肠病因湿而发病者较多。湿为阴邪，其性黏滞，易阻遏大肠气机，以致经络阻滞，瘀血凝聚，发为直肠息肉；湿多与热结，可致肛门部气血纵横、经络交错而发为内痔；湿热蕴阻肛门，气血凝滞，则易成肛痈。湿性秽浊，热伤肠络，是下血如烟尘。正如《见闻录》

说："色如烟尘者，湿也。"

3. 热：《丹溪心法》说："痔者，皆因脏腑本虚，外伤风湿，内蕴热毒……"热乃火之轻，火乃热之极，火热为阳邪，易伤津、动血。热积肠道，易耗伤津液而致热结肠燥。便结粗硬，排便努挣可致肛裂。蹲厕时长，导致气血瘀滞、筋脉横解而成痔。热盛则迫血妄行，或灼伤肠络，血不循经、外溢下注而成便血。火热聚于肛门，热盛肉腐易为肛痈。

4. 燥：《医宗金鉴》说："肛门围绕折纹破裂、便结者，火燥也。"燥有内、外之分。外感燥邪，常先犯肺，肺与大肠相表里，可转为内燥。内燥常因饮食不节、恣饮醇酒、过食辛辣，以致燥热内结，耗伤津液，无以下润大肠致大便干结。或素有血虚，血虚津乏，肠道失于濡润而致大便干燥。排便努挣，又易使肛门裂伤或擦伤痔核而致便血等。

5. 气虚：《疮疡经验全书》说："又有妇人生育过多，力尽血枯，气虚下陷，及小儿久痢，皆能使肛门突出。"说明气虚是肛门直肠疾病发生的重要因素之一。导致气虚的因素，如脾胃功能失常，妇人生育过多，小儿久泻久痢，老年气血衰退及某些慢性疾病等皆可致中气不足，气虚下陷，无以摄纳而引起直肠脱垂不收，内痔脱出不纳。同时，气血相依，气行则血行，气虚则血虚，五脏六腑、四肢百骸失于濡养，抗病能力降低。如气虚伴发肛痛，正不胜邪，不能托毒外出，初期症状不显，难消难溃，溃后脓水稀薄。

6. 血虚：血虚常因失血过多，或脾胃功能不足，生血乏源而致。在肛肠疾病中，常因长期便血而致血虚，血虚则气虚，气虚则无以摄血而致下血，更导致血虚，如此往复，形成恶性循环。血虚生燥，无以润滑肠道，则大便燥结，易致肛裂或擦伤痔核而便血。血虚则身体失于濡养，肛门伤口难以愈合。

总之，上述各种因素，可以单独致病，也可多种因素同时存在，兼夹而致病，如风多夹热、湿热互结等。在病程中，有的是虚证，有的为实证，有的则虚实夹杂。所以在临证时，须"审证求因"进行全面分析。

三、辨证

（一）辨症状

肛门直肠疾病常见的症状有便血、肿痛、脱垂、流脓、便秘、分泌物等。由于病因不同，表现的症状及轻重程度也不一致。

1. 便血：便血是内痔、肛裂、息肉痔、锁肛痔的共同症状。血不与大便相混，附于大便表面，或便时点滴而下，或一线如箭、便血多而无疼痛者，多为内痔；便血少而有肛门疼痛者，多见于肛裂；儿童便血，大便次数和性质无明显改变，不伴有肛门疼痛者，多为息肉痔；血与黏液相混、血色晦暗、肛门有重坠感者，应考虑有锁肛痔之可能。便血鲜红、血出如箭，并伴有口渴、便秘、尿赤和舌红、脉数等，多属风热肠燥；便血色淡，伴面色无华、心悸、神疲乏力和舌淡、脉沉细等，属血虚肠燥。

2. 肿痛：常见于肛周脓肿、内痔脱出嵌顿、外痔水肿、血栓外痔等病。肿胀高突、疼痛剧烈，多为湿热阻滞，可伴胸闷腹胀、体倦身重、食欲不振、发热和苔黄腻、脉濡数等，常见于肛周脓肿、外痔水肿。微肿微痛者，每因气血、气阴不足，又兼湿热下注之虚中夹实证，可伴低热、神疲乏力、头晕心悸、盗汗、便溏或干结和舌淡或红、苔黄或腻、脉濡细等。常见为肛周脓肿而症状不明显者或结核性肛周感染。

3. 脱垂：是Ⅱ、Ⅲ期内痔、息肉痔、脱肛的常见症状。脱垂而不易自行回纳者，多因气虚血弱、中气下陷、无以摄纳，伴有面色无华、头晕眼花、心悸气短、自汗盗汗和舌淡、脉沉细弱等。内痔脱出，嵌于肛外，红肿疼痛，不易复位者，多为湿热下迫；若复因染毒、热毒熏灼则局部糜烂坏死，可伴有寒热烦渴、便干尿黄和舌红、苔黄或腻、脉弦数等。

4. 流脓：常见于肛周脓肿和肛瘘。脓出黄稠带粪臭者，多为湿热蕴阻肛门，热盛肉腐而成脓，伴有发热、口苦、身重体倦、食欲不振、尿赤、苔黄或腻、脉弦或数等。脓出稀薄不臭或微带粪臭，淋漓不尽，创口呈潜行，周围有空腔，不易敛合者，多为气阴两亏兼湿热下注的虚实夹杂之证。可伴低热盗汗、面色萎黄、神疲纳呆和舌淡红、脉濡细等。

5. 便秘：是肛门直肠疾病的常见症状。尤常见于痔、肛裂、锁肛痔等。腹满胀痛、拒按、大便秘结，伴口臭、心烦、身热、溲赤，舌红、苔黄燥、脉数等为热结肠燥。腹满作胀、喜按、大便秘结，伴面色㿠白、头晕心悸、神疲乏力、舌质淡红、脉细无力等属血虚肠燥。

6. 分泌物：常见于内痔脱出、脱肛、肛瘘等。多为湿热下注或热毒蕴结所致。常伴局部肿痛、口干、食欲不振、胸闷不舒、便溏或结、小便赤和舌质红、苔黄腻、脉弦滑或数等。

（二）辨部位

肛门病的部位常用膀胱截石位表示，以时钟面的十二等分标记法将肛门分为十二个部位。前面（会阴）称12点；后面（尾骶）为6点；左面中央称3点；右面中央称9点，其余依次类推。内痔好发于肛管齿线以上3、7、11点；赘皮外痔多发生于6、12点；环形的结缔组织性外痔多见于经产妇；血栓外痔好发于肛缘3、9点处；肛裂好发于6、12点处。肛瘘瘘管外口发生于3、9点前面的，其管道多为直行；发生于3、9点后面的，其管道往往弯曲，且其内口多在齿线部6点处附近；凡瘘管外口距肛缘近的，其管道亦短（指通向肛内），凡瘘管外口距肛缘较远的，则其管道亦长；环肛而生的马蹄型肛瘘，其内口往往在齿线6点处附近。通过辨部位对各病的发生情况可直接用图表示，作为记录之用。同时对常见肛门直肠病的好发部位以及瘘管管道的发展规律，可有一个初步的概念。

四、检查方法

肛门直肠疾病必须进行仔细的局部检查，结合详细询问所得的病史，才能做出明确的诊断。因此，掌握检查方法十分重要。

（一）检查时注意事项

检查时，操作必须轻柔，勿使患者感到痛苦，并事先给病员以适当的解释和安慰。不可在患者毫无思想准备的情况下突然进行，以免患者不协作。作肛门直肠检查时要取适当的姿势，告诉患者张口作深呼吸或排便动作以放松肛门括约肌肉。有指套或肛门镜上需涂以润滑剂，先将指端或镜头在肛门口轻轻按摩，待肛门松弛再徐徐插入。

（二）体位

肛门直肠疾病在进行检查和治疗时，常用下述几种体位。各种体位均有一定的优点，应根据检查和治疗的要求选用一种或两种体位。

1. 侧卧位（图12-3）：患者向左或向右卧于检查床上，双腿充分向前屈曲，靠近腹部，使臀部和肛门充分暴露。为常用的检查和治疗的体位。

2．膝胸位（图12-4）：病人跪伏在检查床上，胸部贴近床面，臀部抬高使肛门充分暴露。适用于检查直肠下部、直肠前壁和身体肥胖病人。为乙状结肠镜检查时的常用体位。

3．截石位（图12-5）：患者仰卧，两腿放在腿架上，将臀部移到手术台边缘，使肛门暴露良好。是肛门直肠手术时常用体位。

4．倒置位：患者俯卧床上，髋关节弯曲，两膝跪于床端下，臀部抬高，头部稍低。为肛门直肠手术用的体位之一。

5．蹲位（图12-6）：患者作蹲踞并努挣，用于检查一些脱出性疾病，如Ⅱ、Ⅲ期内痔、脱肛等。

6．弯腰扶椅位：患者向前弯腰，双手扶椅，露出臀部。此种体位方便，不需要特殊设备，适用于团体检查。

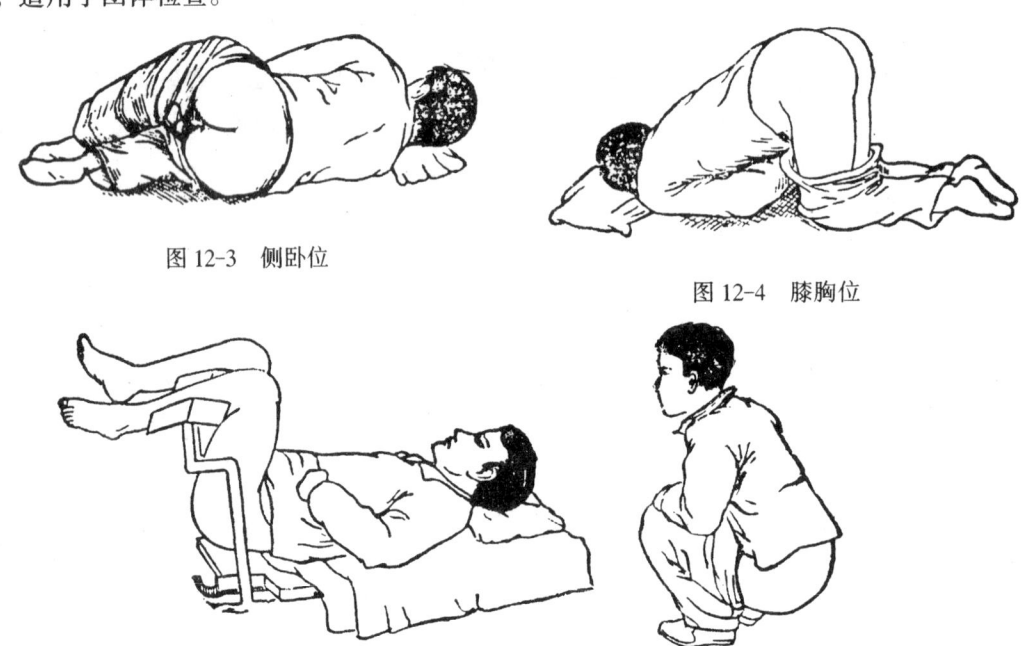

图 12-3　侧卧位

图 12-4　膝胸位

图 12-5　截石位

图 12-6　蹲位

（三）视诊、直肠指检及器械检查

1．肛门视诊：患者取侧卧位，医生用双手将患者臀部分开，注意肛门闭合情况，周围皮肤有无血迹、脓液、分泌物、瘘口、手术瘢痕、畸形、缺损，肛门部有无脱出等。医生稍用力用双手指将肛缘向两侧张开或用吸肛器吸，可观察内痔位置、数目、色泽、大小、有无出血点，同时也可看到有无肛裂等情况。

2．直肠指检：医生用戴有手套或指套的右手示指，涂上润滑剂，轻轻插入肛门，进行触诊检查。可发现肛管和直肠下部有无异常改变，如皮下硬结、硬索、波动感、狭窄、括约肌松紧度。如有直肠息肉，可触到柔软、光滑、活动、带蒂的弹性包块；如触到表面不整、质硬且与周围粘连之肿物，并见指套上有暗红色血液黏附，应考虑为直肠肛管癌；如手指插入肛门剧烈疼痛，可能有肛裂。直肠指检是重要的肛肠检查方法，对早期发现肛管直肠癌十分重要。

3．窥肛器检查：常取侧卧位，先将窥肛器外套及塞芯装在一起，涂上润滑剂，嘱病人张口呼吸，然后慢慢插入肛门内。顺肛管直肠的曲度，先向腹侧，待通过肛管后再向尾骶方向推进。全部插入后抽去塞心，在灯光照明下，边观察边徐徐退出，注意有无肿块、溃疡、息肉、内痔、肛瘘内口、肛乳头肥大及肛窦炎等。

4．乙状结肠镜检查：

【适应证】原因不明的大便出血或脓血，慢性腹泻，怀疑直肠和乙状结肠有息肉、肿瘤、溃疡、炎症等均可做此检查。

【禁忌证】肛门狭窄，妇女月经期或妊娠期，严重心肺疾患等。

【术前准备】术前晚服大黄粉10g或清洁灌肠，术前排空大便并清洁肛门局部。

【操作方法】将镜筒和闭孔器涂上润滑剂，缓缓插入肛内，开始时指向脐部，当进入5cm时，取去闭孔器，开亮照明，装上接目镜和橡皮球，打入空气。一面察看，一面将镜缓缓推入直肠壶腹，再将镜端指向骶骨方向。距肛门约8cm处可见直肠瓣；距肛门15cm左右可见肠腔缩窄，为直肠与乙状结肠交界处，须调转方向、在直视下将镜筒放入乙状结肠，可以放入约30cm深度。当推进镜筒时常须打入空气使肠腔鼓起。检查完毕、慢慢将镜筒退出，边退边再检查，注意黏膜色泽、有无瘢痕、炎症、出血点、分泌物、结节、溃疡、肿块等病变。对肿块、息肉等可取组织做病理检查，进一步明确诊断。

【注意事项】推进镜筒不可盲目，须在直视下循腔缓慢前进；避免暴力，以防损伤肠壁出血或穿孔；活检伤口可用棉球蘸止血粉等压迫止血。

5．X线检查：钡剂灌肠可检查直肠和乙状结肠形状及是否通过顺利，有无梗阻、狭窄或新生物。直肠外部病变如骶骨前畸胎瘤，可见有直肠移位。复杂性肛瘘瘘管通道不清、内口不明的可作碘化油或15%碘化钠水溶剂从外口注入造影。可疑肺部病变或肿瘤转移，可作胸部摄片。

6．其他检查：根据病人的具体情况做必要的实验室检查。如需手术治疗，应做血、尿、粪常规及出、凝血时间等检查。部分病人需做肝肾功能、心电图等检查。对有可疑特异性病变者，可做活组织病理检查。

随着检查技术的发展，纤维结肠镜、排粪造影等检查方法已越来越广泛应用于临床。

五、治疗

1．内治：适用于肛门直肠疾病的初期，如内痔Ⅰ期、血栓外痔初起、炎症初起阶段等；或肛门直肠疾病兼有其他严重疾病，如心、肝、肾疾病，腹部肿瘤及年老体弱等不宜手术治疗者。

（1）清热凉血：适用于风热肠燥便血、血栓外痔初起。方用凉血地黄汤或槐角丸加减。

（2）清热利湿：适用于肛痈实证、肛隐窝炎等偏湿盛者。方用萆薢渗湿汤、三妙丸、龙胆泻肝汤。

（3）清热解毒：适用于肛痈实证、外痔肿痛、脱肛嵌顿等偏热盛者。方用黄连解毒汤或仙方活命饮加减。

（4）养血补血：适用于素体气血不足或久病气血虚弱者。方用四物汤或八珍汤加减。

（5）清热通腑：适用于热结肠燥便秘者。方用大承气汤或脾约麻仁丸加减。

（6）生津润燥：适用于血虚津乏便秘者。方用润肠汤、五仁汤、增液汤或脾约麻仁丸加减。

（7）补中益气：适用于小儿或年老体衰或经产妇气虚下陷的直肠脱垂或内痔脱出者。方用补中益气汤。

2. 外治：适用于内痔脱出、嵌顿、脱肛、术后水肿、外痔肿痛、肛裂溃疡等。

（1）熏洗法：以药物加水煮沸，先熏后洗，或用毛巾蘸药汁趁热敷患处，冷则再换。常用五倍子汤、苦参汤加减。具有清热解毒、活血消肿、止痛止痒、收敛止血等作用。

（2）敷药法：即以药物敷于患处。每日大便后，可先用药物熏洗或温水坐浴，再外敷药物，每日 1～2 次。常用九华膏、五倍子散、黄连膏、金黄散、痔疮膏、冲和膏等。如用于溃疡创面或术后手术创面，还可敷五五丹、九一丹、生肌散等。具有消炎止痛、生肌收敛止血、清热消肿、提脓化腐等作用。

3. 手术：有关肛门直肠疾病的各种手术治疗，如结扎疗法、挂线疗法、注射疗法等详见有关各病。

六、预防

1. 加强锻炼、增强体质、促进全身气血流畅和增加肠道蠕动。采用导引法、提肛运动等方法加强肛门功能锻炼，是防治肛门直肠疾病的有效方法之一。

2. 保持大便通畅，不要久忍大便；养成每天定时大便的习惯，临厕不宜久蹲努挣，不宜长期服泻剂。

3. 注意饮食卫生，少吃辛辣刺激食物，多吃蔬菜水果等纤维素食物以帮助大便通畅。

4. 保持肛门部清洁卫生，便后清洗；肛门部保持干燥，便纸要柔软，防止擦伤。

5. 对肛门部有关疾病应及时治疗。如肛门附近的疖肿、湿疮等及时治疗，防止继发肛瘘；如发现有蛲虫、滴虫等肠道寄生虫病要及时驱虫，防止诱发湿疹、肛门瘙痒症及肛裂等病。

【附】肛门直肠部麻醉

肛门部的麻醉，一般由手术者自己施行，要求达到无痛和肛门括约肌的完全松弛。常用以下几种方法。

一、局部浸润麻醉

适用于肛门部一般性手术，如内痔结扎、外痔切除、肛裂扩肛或切除术、单纯性肛瘘切开术等。

【常用药物】1% 普鲁卡因（一次总量成人不超过 1g）或 0.5% 利多卡因（一次总量成人不超过 0.5g）10～30mL，作用时间 40～60 分钟，如加入 1∶1 000 肾上腺素 1～2 滴，可适当延长麻醉时间。

【操作方法】一般用扇形注射法，距肛缘 1.5～2cm 处，分别在截石位 3 点和 9 点处作皮丘，然后分别向前后方扇形进针注射，并向深部进针至外括约肌。

二、腰俞麻醉（低位骶管内麻醉）

主要是通过骶裂孔穿入骶管，实质上是一种低位的硬膜外麻醉。

【适应证】肛门部较大手术如复杂性肛瘘、范围大的肛痈、环状混合痔、肛门括约肌修补术、直肠固定术等。

【禁忌证】骶尾骨畸形、腰俞穴局部感染。

【常用药物】2% 普鲁卡因或 1% 利多卡因 15～30mL，加入 1∶1 000 肾上腺素 1～2 滴可适当延长麻醉的时间。

【操作方法】患者取侧卧位，屈曲双腿，尽量暴露腰骶部。寻找腰俞穴（骶裂孔），其解剖标志是：第四骶骨棘突和左右两骶骨角，三点构成一个三角形，相当于骶裂孔的位置。局部常规消毒、铺巾，术者戴无菌手套。在骶裂孔处皮肤用麻药先作一小皮丘，然后垂直进针，穿过皮肤、皮下组织，近骶骨时将针身与体表纵轴向上成 45°前进，穿过骶尾韧带时有落空感，再稍进入骶管腔，抽吸无回血，可缓缓推药 15～30mL。待 3～5 分钟后发挥麻醉效果，一般可维持 1.5 小时。

【注意事项】①普鲁卡因需做皮试；②注射麻醉药的速度不宜过快，针口斜面应向尾骨尖，使药液范围扩散小；③刺入骶管深度勿太深，防止误入蛛网膜下腔；④注药前应抽吸无回血后方可注射，防止麻醉药直接注入血管，引起药物毒性反应；⑤如遇有药物毒性反应，可令患者平卧观察数分钟，症状可消失，严重者可肌内注射苯巴比妥钠 0.1g 或静脉注射 50% 葡萄糖溶液 40～60mL。

自 学 指 导

1. 局部解剖：肛管部分是重点，特别是齿线在临床上有重要意义，齿线上下的血管、淋巴的回流方向均不同，神经支配也不同，约 80% 的肛门部疾病发生在齿线附近。肛管直肠环是由部分肌肉组织组成的肌环，对括约肛门有重要作用，如手术时被切断，可导致肛门失禁。

2. 病因病机和辨证：主要的致病因素有风、湿、燥、热、气虚、血虚等。由于各致病因素的特点，引起肛门直肠疾病的机制也不相同。主要症状有六个，即便血、肿痛、脱垂、流脓、便秘及分泌物。同一个症状，不同的疾病有不同表现，还应注意实证和虚证的辨证分析。局部的辨证应和整体辨证和辨病相结合，通过四诊进行全面的分析。

3. 检查和治疗：需重视肛门直肠的局部专科检查方法。首先选好体位，然后根据病情进行视诊、指诊和器械等检查。肛门直肠疾病的治疗一般分为内治、外治和手术疗法。各种疗法均有其特点和适应证，而且各种方法同样重要，不可只重视一种疗法。有些疗法如枯痔、挂线法、结扎法等有专科特殊性，应注意其治疗的机制、注意事项等。

【复习思考题】

1. 齿线在临床上有何重要意义？肛管直肠的主要肌肉有哪些？试述肛管直肠环的组成及其功用。

2. 名词解释：直肠瓣，肛门瓣，齿线，肛隐窝，直肠柱，肛白线。

3. 肛门直肠周围的主要间隙有哪些？肛门直肠的主要动脉和静脉丛有哪些？

4. 试述肛门直肠疾病的主要致病因素及其导致肛门直肠疾病的机制。

5. 肛门直肠疾病的主要症状有哪些，以便血、肿痛、脱垂为例，试述其辨证要点。

6. 肛门直肠疾病检查常用哪些体位？直肠指诊有什么重要性？

7. 肛门直肠疾病的内治法有哪些？

【参考文献摘录】

1. 唐宗海《血证论·便血》：近血证治；先血后便为近血，谓其血聚于大肠，去肛门近曰近血。此有两等证治。一为脏毒下血，症见肛门肿硬、疼痛流血，与痔瘘相似，以赤豆当归散主之，脏毒久不愈者必治肝胃，因为血者肝所司，肠者胃之关，用龙胆泻肝汤。二为肠风下血，肛门不肿痛，而但下血，治以清火养血，方用槐角丸。肠风脏毒下血过多，阴分亏损，久不愈者，肾经必虚，治以滋阴脏连丸或六味丸。

2. 肛肠疾病与舌质的关系：异常舌占 68.8%，以红绛舌为多（属实热型），其次为淡白舌（气血虚型），紫暗舌（血瘀型）。红绛舌中常见肛肠疾病依次为肛周脓肿、肛周皮肤病、血栓外痔、直肠癌、肛裂、炎性外痔、肛瘘、内痔及结肠炎。肛肠疾病与舌苔的关系：异常者占 88.8%，以白腻苔最多（属湿浊型），其次为薄黄苔（实热型），黄腻苔（湿热型）。白腻苔中常见为慢性结肠炎、内痔和肛瘘。〔陈民藩．肛肠疾病舌象分析．中国肛肠病杂志，1992，（2）：31〕

第二节　痔

痔是直肠末端黏膜下和肛管皮下的静脉丛发生扩大、曲张所形成的柔软静脉团，或肛管下端皮下血栓形成和增生的结缔组织，俗称痔疮。中医学关于痔概念的范围较广。《增韵》称痔谓"隐疮也"，凡疮疡生于隐蔽的地方，均可名痔。古人曾把人体九窍中发生的突起性疾病都称为痔，《医学纲目》曰："如大泽中有小山突出为痔。人于九窍中，凡有小肉突出皆曰痔，不独于肛边生也。"《说文解字》曰："痔，后病也。"谓痔是人身体下部的疾病。以后的古代文献渐将痔泛指为肛肠疾病，包括息肉痔（直肠息肉）、锁肛痔（肛管直肠癌）等。

痔是常见病、多发病，多见于成年人。中医学早期将痔分为五类（隋·巢元方《诸病源候论》），以后有 24 痔等，多以形态见证而分。根据痔发生的部位不同，目前将痔分为内痔、外痔和混合痔。

内　痔

内痔生于肛门齿线以上，由直肠下端黏膜下层的痔内静脉丛扩大曲线所形成，其表面覆盖着皮肤。平时大多隐蔽在肛内，好发于肛门截石位 3、7、11 点处（称为母痔区）。

【病因病机】

1. 病因：关于痔的发病原因，《内经·素问·生气通天论》已有"因而饱食，筋脉横解，肠澼为痔"的记载。《外科正宗·痔疮论》曰："夫痔者，乃素积湿热，过食炙煿，或因久坐而血脉不行，又因七情而过伤生冷，以及担挑负重，竭力远行，气血纵横，又或酒色过度，肠胃受损，以及浊气瘀血流注肛门俱能发痔。"痔的发生与多种因素有关，外因如感受风、湿、燥、热等邪气，内因如脏腑本虚、气血亏损、饮食不节、久泻久痢、久忍大便、气血瘀滞及情志失调等均有关。综合起来，主要有以下因素：

（1）解剖学因素：痔是人类特有的疾病之一，与人类的直立姿势有关。人类的肛门直肠位于躯干的下部，易受重力影响及脏器或粪块的压迫，且直肠静脉缺乏静脉瓣，使静脉血液回流不畅。齿线附近细小的动脉与静脉直接吻合构成洞状静脉，洞状静脉肌层组织发育不好，弹力纤维少，胶原纤维多，易扩张形成痔。

（2）饮食不节、饥饱失常、过食炙煿、肥厚生冷、辛辣致伤脾胃，湿热内生，下注大肠，蕴阻肛门，冲突为痔。

（3）大便失常：特别是大便秘结、排便努挣、久蹲厕所以及久泻久痢均可加重肛门直肠部淤血而生痔。《疮疡经验全书》曰："恣意耽着、久忍大便，遂致阴阳不和，关格壅塞，风热下迫，乃生五痔。"

（4）感染因素：肛门局部急慢性炎症感染，如肛窦炎、肛门直肠周围脓肿、肛腺感染及痢疾、结肠炎等，可引起直肠下部周围组织发炎、痔静脉周围炎或静脉内膜炎，使静脉壁弹性组织纤维化、管壁脆化，继发静脉血管扩张充血而引起或加重痔的发生。

（5）其他：如妇女妊娠、胎儿压迫盆腔直肠静脉，使直肠下部淤血。一些引起腹内压增高的疾病如腹内肿瘤、前列腺肥大、排尿困难，以及肝硬化、门静脉高压、肺心病、老年慢性支气管炎等均可使痔静脉压增高而发生内痔。

2. 病机：以上因素均可导致气滞血瘀、湿热凝结于肛门，宿滞不散，经络交错而冲突为痔。

近年来国内外对痔的病理解剖、生理、组织学等进行深入研究，对痔实质及形成的机制提出各种学说，主要有以下几种：

(1) 静脉曲张学说：认为痔的基本病理改变是肛管直肠部黏膜下的静脉曲张，由于不连续的静脉扩张引起静脉压增高，加上长时间的腹内压增加和重力的作用，影响肛门直肠静脉回流而形成痔。这是传统的一种学说，主要是在痔组织内观察到有扩张的静脉区这一事实而提出的。但近几年来不少学者提出，从初生儿到健康成人，痔静脉丛的扩张现象都是恒定存在着的，指出此处的扩张静脉是正常结构，并提出一些新的学说。

(2) 血管增生学说：认为直肠下端和肛管黏膜下层有与海绵体组织相似的组织（直肠海绵体），这种组织有丰富的动静脉吻合（窦状静脉）及平滑肌、弹力纤维和结缔组织所形成，有勃起的特性。窦状静脉管壁胶质纤维多，肌层发育不良，容易淤血，是产生内痔的解剖学基础。当括约肌收缩时，它像一个环状气垫一样协助关闭肛管的内腔，所以直肠海绵体也是肛门自制器官的重要组成部分。但如果这种组织增生和肥大，即可形成痔。

(3) 肛门衬垫下移学说：认为直肠下端三个母痔区内存在着肛门衬垫组织。衬垫是由扩张的静脉（窦状静脉）、平滑肌（屈氏肌）及胶原和弹性结缔组织组成，其中屈氏肌对肛门衬垫组织起着特殊的支托作用。衬垫对协助关闭肛门和维持肛门自制起重要作用。痔的产生与过度用力排便或不良的排便习惯有关。特别是便秘时排便过于用力将衬垫向下推压移位，使支架组织破碎，并引起充血，形成痔疮。若经常用力排便，屈氏肌将被伸展和断裂、引起间歇性以致永久性的衬垫脱垂。这个学说目前已引起人们的广泛注意和重视。

(4) 其他：如遗传学说，认为血缘关系，家庭成员具有痔静脉壁脆弱的先天因素；内括约肌痉挛学说（肛管狭窄学说），认为肛门内括约肌活动力增强，使齿线附近的出口处相应狭窄，排便费力，使肛管内压增高而影响痔静脉回流；感染学说，认为感染使局部静脉发炎失去弹性造成血管扩张所致。这些学说未得到广泛认同。

【临床表现】内痔多发生于成年人，婴幼儿罕见。初发常以无痛性便血为主要症状，血与大便不相混合，多在排便时见带血、滴血或射血。痔核增大时在排便时可脱出，并伴肛门重坠感，部分患者伴有大便秘结。

1. 辨出血：

(1) 实证：风挟热者，下血鲜红，或便前便后，或量多量少，或如射如滴；湿热下注者，其血色污浊。苔黄或腻，脉弦滑。

(2) 虚证：下血色淡而清，或晦而不鲜，面色少华，神疲倦怠。舌质淡，脉细或弱。

2. 辨脱出：

(1) 气虚：痔核脱出不纳，肛门有下坠感，气短懒言，食少乏力。舌质淡红，脉弱无力。

(2) 血虚：痔核脱出，便血量多色清，头晕目眩，面色㿠白，心悸，唇舌色淡，脉细。

3. 辨肿痛：此证以实证为主，症见痔核脱出嵌顿、表面色暗糜烂、有黏液渗出，全身症状有发热不适、口干、便秘、小便短赤。苔黄、脉数。

4．辨便秘：

(1) 实证：腹胀满疼痛、拒按，口干，嗳气，心烦。苔黄燥，脉数实。

(2) 虚证：腹胀满、喜按，头晕眼花，心悸汗出，咽干，唇白。舌质淡，苔中剥，脉细数。

根据病程的长短及病性程度可分为三期：

Ⅰ期：痔核较小、质软，常因大便擦破痔核而出血，无疼痛，不脱出，以便血为特征。

Ⅱ期：痔核较大、质较软，大便时可脱出肛外，便后自行回纳，便血或多或少。

Ⅲ期：痔核更大，表面微带灰白色（纤维型内痔），大便时脱出肛外，甚至行走、负重等均可脱出，不能自行回纳，须用手推回。便血不多或不出血。

【合并症】Ⅱ、Ⅲ期内痔痔核脱出未及时回纳，因充血水肿和血栓形成，可致肿痛、糜烂、坏死而成内痔嵌顿。如长期便血，可引起贫血。

【鉴别诊断】

1．直肠脱垂：直肠脱垂时脱出物是环状或螺旋状，表面光滑，无静脉曲张，一般不出血，脱出后有黏液分泌。

2．直肠息肉：多见于儿童。脱出的息肉多为单个、有蒂、头圆光滑、可活动，有出血但多无射血、滴血现象。

3．肛乳头肥大：呈锥形或鼓槌状，灰白色，表面为上皮，质地较硬。一般无便血，可有疼痛或肛门坠胀。如肿大呈乳头状瘤，便时可脱出肛外。

4．肛管直肠癌：大便习惯的改变多为便次增多，里急后重，粪便中伴脓血、黏液或有腐臭，大便变细、变形。指检可触及质坚、表面不整之肿块。

5．下消化道出血：溃疡性结肠炎、克罗恩病（克隆病）、息肉病、憩室病等均可出现便血，需做乙状结肠镜、纤维结肠镜或Ｘ线钡剂灌肠造影等检查才能鉴别。

【辨证施治】多适用于Ⅰ、Ⅱ期内痔；或内痔嵌顿伴有继发感染；或年老体弱，或内痔兼有其他严重慢性疾病不宜手术治疗者。

1．便血：实证宜清热凉血祛风，用凉血地黄汤加减。若为湿热下注者，宜清利湿热，用脏连丸加减。虚证宜养心健脾、益气补血，用归脾汤或十全大补汤。

2．脱出：气虚宜补气升提，用补中益气汤。血虚宜补血养血，用四物汤加味。

3．肿痛：宜清热祛风、除湿活血，用止痛如神汤。

4．便秘：实证宜通腑泄热，用大承气汤。虚证宜润肠通便，用五仁丸、润肠汤。

【外治】

1．熏洗法：以药物加水煮沸，先熏后洗；或用毛巾蘸药汁乘热敷患处、冷则更换。具有活血消肿、止痛止痒、收敛止血等作用。常用五倍子汤、苦参汤等。

2．外敷法：即以药物敷于患处，如痔疮膏、黄连膏、五倍子散等。具有清热消肿、止痛收敛止血等功效。

3．塞药法：可将药物做成栓剂或膏剂，塞入肛内，如痔疮栓、痔疮膏等。可起消肿、止血、镇痛等作用。

4．枯痔法：用枯痔散敷于Ⅱ、Ⅲ期能脱出肛外的内痔痔核表面。枯痔散具有强度腐蚀作用，能使痔核干枯坏死，达到痔核脱落而痊愈的目的。

【其他治疗】

1. 注射疗法：这是目前治疗内痔的常用方法之一。根据其药理作用不同，可分为硬化萎缩和坏死枯脱两种方法。

〔适应证〕各期内痔，内痔兼有贫血者，混合痔的内痔部分。

〔禁忌证〕外痔，内痔伴肛门周围急慢性炎症或腹泻，内痔伴有严重的高血压、心、肺、肝、肾疾病及血液病患者，因腹腔肿瘤引起的内痔和临产期孕妇。

〔操作方法〕

(1) 硬化萎缩注射法：用硬化剂注入内痔，使痔静脉丛及其周围组织形成无菌性炎症，结缔组织增生，使黏膜与肌层粘连、痔核硬化萎缩。常用药物有 5%石炭酸甘油、5%鱼肝油酸钠、4%～6%明矾液、消痔灵等。一般取侧卧位，局部消毒，在肛镜直视下，用5～8cm 长的细针头，于痔核下端 1/3 处进针，刺至黏膜下层缓慢注射，使药液均匀扩散。注射量视药液不同而不同。

【附】消痔灵四步注射法： 用不同浓度的消痔灵分四步注射：

(1) 痔的上动脉区注射，用 1∶1 浓度（即消痔灵液用 1%普鲁卡因液稀释 1 倍）注射 1～2mL。

(2) 痔区黏膜下层注射，用 2∶1 浓度，在痔核中部进针，刺入黏膜下层后成扇形注射，使药液尽量充满黏膜下层血管丛中。注入药量多少的标志以痔核弥漫肿胀为度，一般注射 3～5mL。

(3) 痔区黏膜固有层注射，当第二步注射完毕，缓慢退针，多数病例有落空感，可作为针尖退到黏膜肌板上的标志，注药后黏膜呈水泡状，一般注射 1～2mL。

(4) 洞状静脉区注射，用 1∶1 浓度在齿线上 0.1cm 处进针，刺入痔体的斜上方 0.5～1cm，成扇形注射，一般注药 1～3mL。一次注药总量 15～30mL。注射完毕，肛门内放入凡士林纱条，外盖纱布，胶布固定。

(2) 坏死枯脱注射法：是用坏死剂注入内痔，使痔核组织坏死干枯脱落，创面经组织修复而愈的方法。常用注射药物有枯痔液、新六号枯痔液等。取侧卧位或截石位，在局部麻醉下使肛门部充分暴露，局部消毒，将内痔翻出肛外，用蚊式止血钳于齿线上方将痔核夹住一部分提出固定，右手持盛有枯痔注射液的注射器，在齿线上 0.3～0.5cm 处刺入痔核黏膜下层，缓缓将药液由低向高，呈柱状注入痔核内，使痔核略微膨大变色为度。以此逐个将所有的内痔进行注射后，将痔核推回肛内。

〔注意事项〕①注射时须注意严格消毒。②注射针头一般用 5 号针头，如针头针孔过大，进针处容易出血。③进针后应先作回血试验，注射药液宜缓缓进行。④进针的针头勿向痔核内各方乱刺，以免过多损伤痔内血管，引起出血，使痔核肿大，增加局部的液体渗出，延长痔核的枯脱时间。⑤注意勿使药液注入外痔区，或注射位置过低使药液向肛管扩散，造成肛门周围水肿和疼痛。⑥操作时应先注射小的痔核，再注射大的痔核，以免小痔核被大痔核挤压、遮盖，从而增加操作的困难。

2. 插药疗法（枯痔钉疗法）：本疗法是中医学治疗内痔的一种有效方法，早在宋代《太平圣惠方》中记载以砒霜、黄蜡搅拌匀合，捻成条子治疗痔疾。《外科正宗》中说："以三品一条枪，插至七日，痔变黑色，疮边渐渐裂缝，至十五日脱落。"即是本疗法。枯痔钉具有腐蚀作用，能使痔核干枯坏死，达到痊愈的目的。具有疗效确实、操作简单、痛苦少等优点，但对痔面呈灰白色（纤维化）、质较硬的Ⅲ期内痔疗效较差。枯痔钉的配方有有砒、无砒两种，但无论何种配方，只要引起痔核异物炎症反应和创道引流，即可达到治疗效果。

〔适应证〕各期内痔及混合痔的内痔部分。

〔禁忌证〕各种急性疾病，严重的心、肝、肾等慢性疾病，肛门直肠急性炎症，腹泻，恶性肿瘤，有出血倾向者。

〔操作方法〕术前嘱患者排空大便或灌肠一次。然后取侧卧或截石位，充分暴露肛门，将内痔缓缓翻出肛外，以左手示、中指拉紧和固定痔核，作表面消毒。右手拇指、示指捏住枯痔钉的尾段，距齿线上 0.3～0.5cm 处，沿肠壁纵轴成 25～35℃ 方向行旋转插入黏膜下痔核中心，深约 1cm，插钉多少视痔核大小而定，一般每痔一次插 4～6 根，间距 0.3～0.5cm。剪去多余药钉，但应使钉外露 1mm，才能保持固定和防止插口出血(图 12-7)。药钉插毕后即将痔核推回肛门内，同时塞入黄连膏，以后每日熏洗换药，约 7 日左右痔核萎缩脱落。

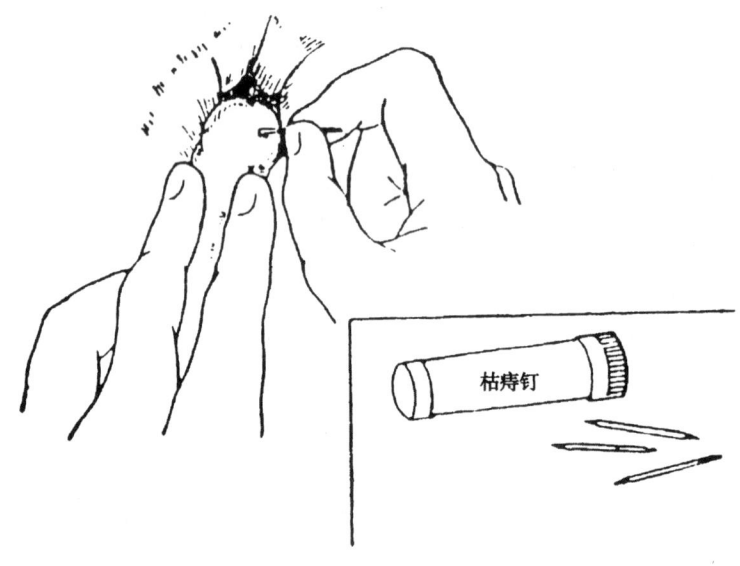

图 12-7　插钉方法

〔注意事项〕①术后 24 小时内不宜排便，以防枯痔钉滑脱出血。如大便后内痔脱出，应立即推回，以免水肿嵌顿疼痛。②插钉深浅要适当，先插小的痔核，后插大的痔核，一次插钉总数一般不超过 20 根。③治疗过程中应根据病情给予止血、消炎、通便等药物。

3. 结扎疗法：早在《太平圣惠方》中就有记载："用蜘蛛丝缠系痔鼠乳头，不觉自落。"以后用药制丝线、纸裹药线等。目前常用丝线贯穿结扎和胶圈套扎法两种。它是利用缠扎内痔基底部，阻断痔核的血液供应，使痔核组织坏死脱落，创面经修复而愈的治疗方法。

（1）贯穿结扎法：

〔适应证〕Ⅱ、Ⅲ期内痔，对纤维型内痔更为适宜。

〔禁忌证〕①肛门周围有急性脓肿或湿疮者；②内痔伴有痢疾或腹泻患者；③因腹腔肿瘤引起的内痔；④内痔伴有严重肺结核、高血压、肝脏、肾脏疾患或血液病的患者；⑤临产期孕妇。

〔术前准备〕生理盐水清洁灌肠并排空大便；肛门周围剃毛，皮肤准备。

〔操作方法〕①取侧卧位，局麻或腰俞麻醉，铺消毒巾。②以 0.1% 新洁尔灭酊消毒肛管及直肠下段，用双手示指进行扩肛，使痔核暴露。③用弯血管钳夹住痔核基底部，用左手向肛外同一方向牵引，右手用持针钳夹住已穿有 7 号或 10 号丝线的圆缝针从痔核基底部中央穿过，在齿线稍上方剪开一表浅小口。④将线进行"8"字或"回"字形结扎（痔下方的线嵌入小切口），并退出血管钳。⑤剪去部分被结扎的痔核或用血管钳挤压被结扎痔核，也可在被结扎的痔核内注射浓度高的硬化剂，以加速痔核的坏死。⑥最后将存留在肛外的线端剪短，并将痔核送回肛内，用油纱条敷入，纱布外敷固定（图 12-8）。以后每日便后熏洗、换药。

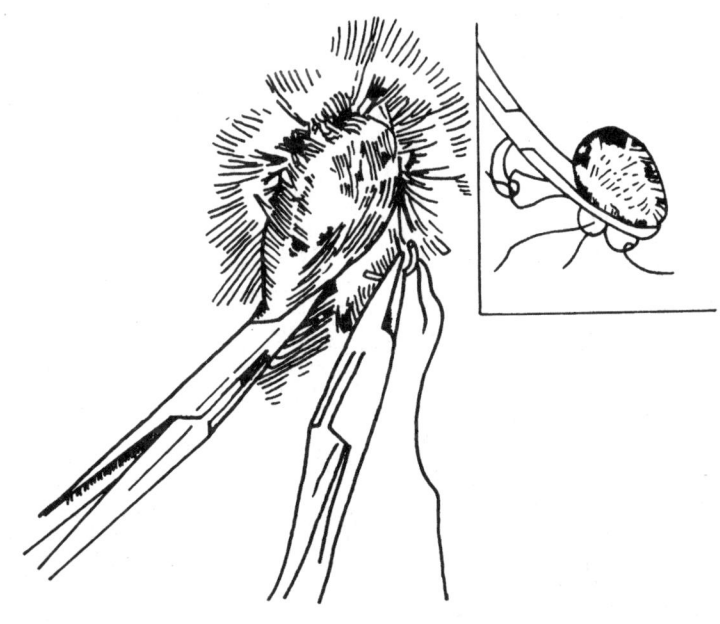

图 12-8　贯穿结扎法

环形内痔采取分段结扎，先将环形内痔以隆起成颗粒最明显之处划分为几个痔块，在所划分的痔块的一侧，用两把止血钳夹起黏膜，于中间剪开，同法处理痔块的对侧。然后用止血钳将痔块基底夹住，同时去掉痔块两侧的止血钳，于齿线附近剪开一小口，用圆针丝线贯穿"8"字结扎。同法处理其他痔块。

〔注意事项〕①结扎内痔时，宜先扎小的痔核，后扎大的痔核。两切口间须留黏膜桥和皮肤桥。②缝针穿过痔核基底部时，不可穿入肌层，否则结扎后可引起肌肉层坏死或并发肛门周围脓肿。③结扎术后当天不要解大便，若便后痔核脱出时，应立即将痔核送回肛内，以免发生水肿，加剧疼痛反应。④在结扎术后的 7～9 日为痔核脱落阶段，嘱患者减少活动，保持大便通畅，大便时不宜用力努挣，以免术后大出血。

（2）胶圈套扎法：本法是通过器械将小乳胶圈套入痔核根部，利用胶圈较强的弹性阻断血循环，促使痔核缺血、坏死、脱落，从而治愈内痔。

〔适应证〕Ⅱ、Ⅲ期内痔及混合痔的内痔部分。

〔禁忌证〕同"贯穿结扎法"。

〔应用器械〕①斜面肛门镜。②组织钳。③特制乳胶圈，壁厚 0.3cm，内径 0.2cm，长 0.3cm。亦可用自行车气门芯胶管代用（上海乳胶厂制）。④套扎器械主件，包括套圈及杆两部分，用不锈钢制成。套圈为一圆环，圆径 1cm，内外两圈，内圈高 0.5cm，外圈高 0.3cm，内圈固定不活动，以圈套痔核。外圈能上下移动，内圈套装小胶圈，按压杆部时，外圈推动小胶圈，滑出内圈到痔核根部，套扎住痔核；杆部为一长 20cm，带柄的金属杆，分上、下两杆，上杆与外套圈连接，下杆固定不活动，按压上杆时，外套圈下移，推出小胶圈；扩胶圈器，是将小胶圈套装于内套圈之用，该器为一圆锥体，底部大小以适当嵌入内套圈，用时将小胶圈自尖端套入，逐渐扩大，滑入内套圈后，即取去扩胶圈器。

　　〔操作方法〕①患者排空大便，取侧卧位，先作直肠指检以排除其他病变。②插入肛门镜，检查痔核位置及数目，选定套扎部位。③用长棉签清洁套扎部位，即用新洁尔灭酊消毒手术野，充分暴露痔核区，由助手固定肛门镜，术者左手持套扎器套住痔核，右手持组织钳，经套扎圈夹痔核根部，将痔核牵拉入套扎器内，按压套扎器柄，使套圈的外套向痔核根部移动。将胶圈推出扎到痔核根部，然后松开组织钳，与套扎器一并取出，最后退出肛门镜（图 12-9）。

　　术后处理及换药同"贯穿结扎法"。

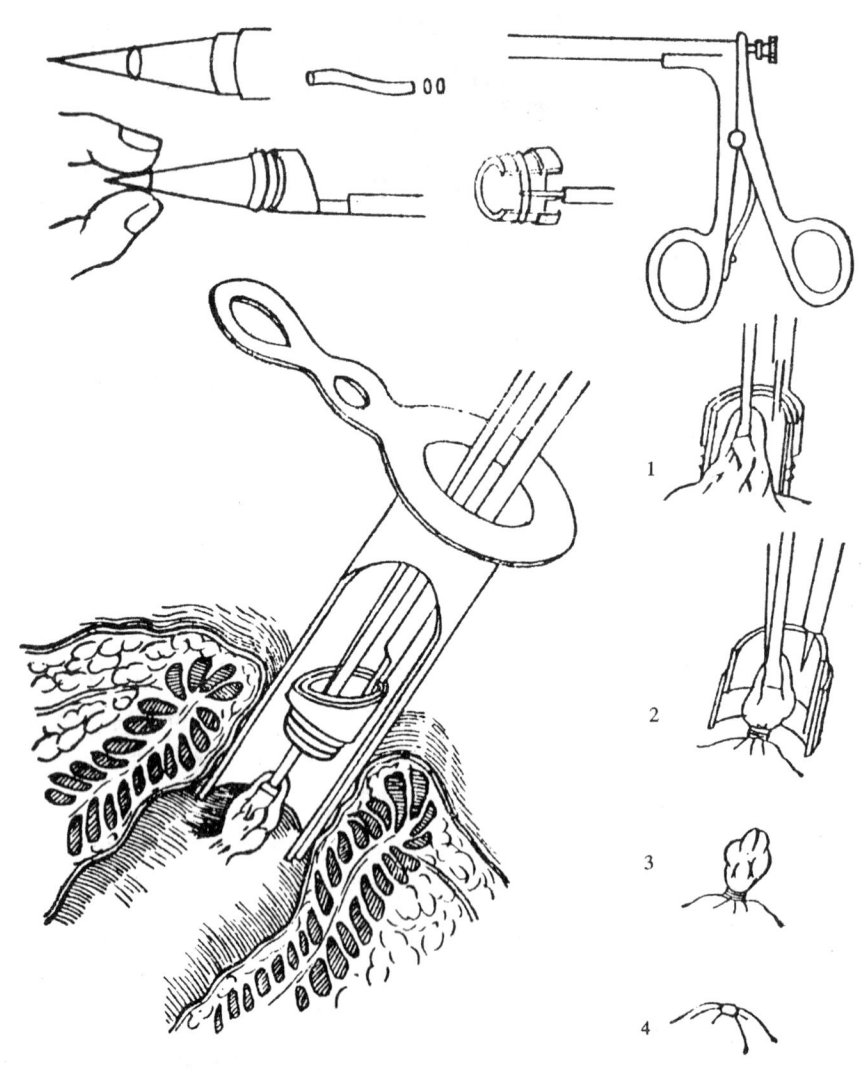

图 12-9　内痔套扎器拉法（1～4 为套扎器结扎痔核步骤示意图）

4．手术后的常见反应及处理方法：

（1）疼痛：一般可内服去痛片，必要时肌内注射哌替啶 50～100mg，或用 1%普鲁卡因 10mL 于中髎或下髎穴局部封闭（每侧 5mL）。影响睡眠时可肌内注射苯巴比妥钠 0.1g。

（2）小便困难：首先做好病人思想工作，消除精神紧张，一般可自行排尿。术后嘱患者多饮水，或用车前子 15g 水煎代茶；下腹部热敷或针刺三阴交、关元、中极，留针 15～30 分钟；或用 1%普鲁卡因 10mL 长强穴位封闭。如采用各种方法均无效，病人膀胱显著充盈者，可行导尿。

（3）出血：术后 24 小时内出血为原发性出血，多因手术创伤、止血不全等引起。术后 7～9 日发生的出血为继发性出血，多因内痔坏死不全、局部感染或大便干结努挣等引起。如创面渗血，可用凡士林纱条填塞压迫，或用止血海绵、止血散外敷；如为小动脉出血，必须暴露并找到出血点进行缝扎彻底止血；如出血过多、面色苍白、血压下降者，应及时补液、输血、抗休克治疗。

（4）发热：一般因组织坏死吸收而引起的发热不超过 38℃，除加强观察外，无需特殊处理。如因局部感染引起的发热，需应用清热解毒药或抗生素等。

（5）肛门水肿：可用中药或朴硝 30g 煎水熏洗，每日 1～2 次，或用 1：5 000 高锰酸钾溶液热水坐浴后，局部用通用消肿散、痔疮膏或黄连膏等外敷。水肿合并有血栓者，需早期切开，取出血栓减轻水肿。

外　痔

外痔是指发生于肛管齿线以下，由痔外静脉丛扩大曲张或痔外静脉破裂、或反复炎症、纤维组织增生而成的疾病。其表面被皮肤覆盖。其特点是自觉肛门坠胀、疼痛、有异物感。由于临床症状、病理特点及其过程不同，可分为结缔组织外痔、静脉曲张性外痔和血栓性外痔。

（一）结缔组织外痔

结缔组织外痔是指肛门缘皱襞的皮肤发生结缔组织增生、肥大，痔内无曲张的静脉丛。包括哨兵痔、赘皮外痔。肛门异物感为其主要症状。

【病因病机】肛门裂伤、内痔反复脱垂或产育努力，导致邪毒外侵、湿热下注，使局部气血运行不畅、筋脉阻滞、瘀结不散，日久结缔组织增生肥大，结为皮赘。

【临床表现】一般无疼痛、不出血，如较大可觉肛门有异物感，偶有损伤感染时，才觉疼痛，肿胀消失后，赘皮依然存在。检查见肛门边缘赘生皮瓣，逐渐增大，按之质中等硬。发生在截石位 6、12 点处的赘皮，常由肛裂引起，又称裂痔或哨兵痔；若发生于 3、7、11 点处，常伴有内痔；若呈环状或花冠状者，多见于经产妇。

【鉴别诊断】

1．血栓外痔：多生于肛门左右两侧，突然肿起，形如葡萄，色青紫，触之较硬、光滑、疼痛较剧烈。

2．静脉曲张性外痔：肛缘齿线以下静脉曲张，触之柔软，在腹压增加时，肿块增大呈紫暗色，便后或经按摩后肿块体积可缩小。

【辨证施治和外治】一般不需治疗。当外痔染毒感染肿痛时，外用苦参汤加减等熏洗；或外敷痔疮膏、黄连膏等。

【其他疗法】对反复肿痛或赘皮较大影响清洁卫生等情况，可在无炎症时行外痔切除术。

【操作方法】患者取侧卧位，在常规消毒、铺巾及局麻下，用血管钳夹住并提起痔核，向肛门方向作放射状切口，切除外痔，使切口呈一梭形，用油纱布局敷，外覆无菌纱布及胶布压迫固定，以后每天便后熏洗换药。

（二）静脉曲张性外痔

静脉曲张性外痔是指痔外静脉丛发生瘀血曲张、扩大增生，使肛缘皮肤一部分形成圆形、椭圆形或长形肿块。

【病因病机】多因Ⅱ～Ⅲ期内痔反复脱出，或经产、负重、努挣、腹压增加致筋脉横解，瘀结不散而成。

【临床表现】一般无疼痛或仅有坠胀感，如便后肿物不缩小，可致周围组织水肿而引起疼痛。检查可见肛管齿线以下局部有半圆形或椭圆形肿物，质柔软，平时不明显，在排便下蹲或努挣等腹压增加时，肿物体积增大，并呈青紫色，便后或经按柔后肿物体积可缩小。常同时伴有内痔。

【鉴别诊断】

1. 血栓外痔：大多发生于肛门左右两侧，发病突然，形如葡萄，色呈青紫，按之坚硬光滑，疼痛较剧烈。

2. 肛门直肠周围脓肿：肛门周围结块疼痛，或呈红肿，渐渐化脓溃破。

3. 结缔组织外痔：为肛缘皮瓣，形态不规则，排便或腹压增加时皮瓣无变化。

【辨证施治】若染毒者可按下述证型治疗。

湿热下注：便后肛缘肿物隆起不缩小，坠胀明显，甚则灼热疼痛或有滋水、便干或便溏，舌红，苔黄腻，脉滑数。治宜清热除湿、活血散瘀，方用萆薢化毒汤合活血散瘀汤加减。

【外治】肿胀明显时，可用熏洗、外敷法，方法同"结缔组织外痔"。

【其他疗法】彻底治疗应做静脉丛剥离切除手术。

【适应证】单纯性静脉曲张性外痔，静脉曲张性混合痔的外痔部分。

【操作方法】患者取侧卧位，局麻和局部常规消毒后，用组织钳提起外痔组织，自痔外缘沿痔四周作一梭形切口，切口呈放射状，上端向肛门中心。用止血钳分离皮下曲张的静脉丛，连同皮肤皮下组织一起剥离至齿线一并切除（图12-10）。术后用油纱条填嵌创面引流，外敷纱布胶布固定。以后每日便后熏洗换药。

（三）血栓性外痔

血栓性外痔是指因便秘或剧烈活动等使肛门缘痔外静脉破裂、血块凝结而在肛缘皮下形成血栓。

【病因病机】由于血热内燥、排便努挣或剧烈活动、负重等，致肛缘痔外静脉血管发生破裂、离位之血栓塞、凝滞成血块而成。

【临床表现】起病时，肛门部突然起一肿物伴剧烈疼痛、异物感，在排便、走路、活动、甚至咳嗽等动作均可加重疼痛。检查可见在肛缘皮肤表面隆起一紫蓝色圆形或半圆形结节肿块。质较硬，可移动，境界清楚，有触压疼痛。一般好发于截石位3、9点处皮下。部分病人经数日后血块可逐渐自行吸收、疼痛缓解而自愈。

【鉴别诊断】内痔嵌顿、齿线上内痔脱出、嵌顿，疼痛时间较长，皮瓣水肿，消退缓慢，

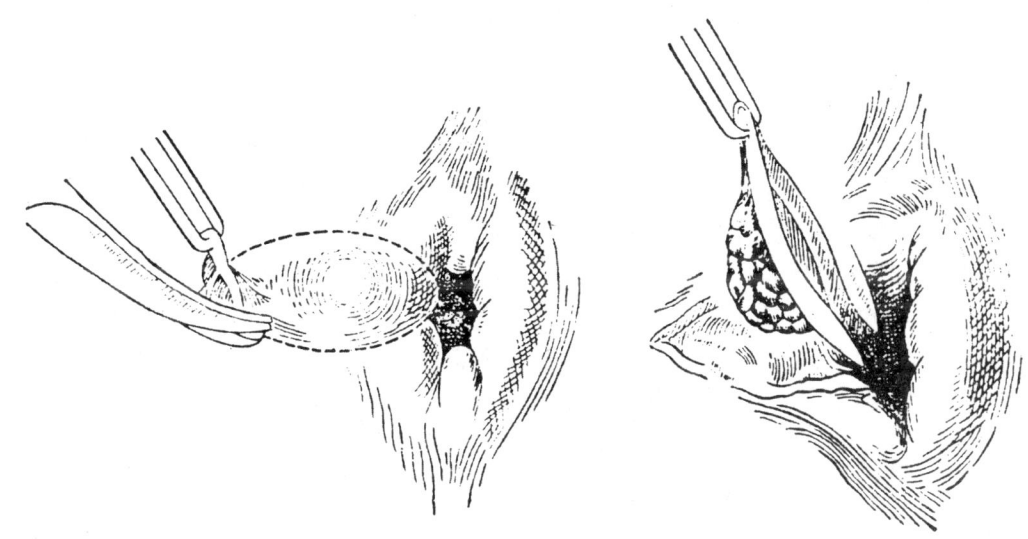

图 12-10　静脉丛切除术

表面糜烂。伴感染时有分泌物和臭味。

【辨证施治】血热瘀阻，肛缘肿物突起，肿痛剧烈难忍，肛门坠胀疼痛，局部可触及硬性结节，其色暗紫。伴便秘、口渴、烦热。舌紫，苔淡黄，脉弦涩。治宜清热凉血，消肿止痛，方用凉血地黄汤加减。

【外治】用中药或苦参汤煎汤熏洗，并外敷痔疮膏或黄连膏。

【其他疗法】必要时行血栓外痔摘除术。

【适应证】血栓外痔较大，血块 3 日内不能吸收或减小，炎症水肿局限者。

【操作方法】取侧卧位，病侧在下方，常规消毒和局麻后，在肿块中央向肛门方向作放射状或梭形切口，用止血钳将血块分离并摘除，然后修剪伤口两侧皮瓣，使创口敞开，外敷油纱布及纱布胶布固定。以后每日便后按常规换药。

混 合 痔

混合痔是内、外痔静脉丛曲张，相互沟通吻合，括约肌间沟消失，使内痔部分和外痔部分形成一整体者。又称内外痔。

【病因病机】多因Ⅱ～Ⅲ期内痔反复脱出，或经产、负重努挣、腹压增加，致筋脉横解，瘀结不散而成。

【临床表现】《外科大成》说："内外痔，肛门内外皆有，遇大便即出血疼痛。"扼要说明混合痔兼有内痔、外痔双重症状。多发生于肛门截石位 3、7、11 点处，以 11 点处更为常见。可见内外痔相连，无明显分界，排便努挣腹压增加时可一并扩大隆起或伴内痔脱出。如内痔与结缔组织外痔相连者称为结缔组织型混合痔，内痔与静脉曲张性外痔相连者为静脉曲张型混合痔。

【鉴别诊断】脱肛（肛管直肠脱垂）是直肠或肛管直肠黏膜环状脱出，有螺旋状或放射状皱褶，无痔的分颗粒状，色淡红，一般无出血。

【辨证施治】参见"内痔"辨证治疗。

【外治】肿胀疼痛时可参见"静脉曲张性外痔"治法。

【其他疗法】必要时可选用外痔剥离、内痔结扎术。

【操作方法】取截石位，常规消毒，局部浸润麻醉或腰俞穴麻醉后，将混合痔充分暴露，在其外痔部分作"V"字形皮肤切口，用血管钳钝性剥离外痔皮下静脉丛，至齿线稍上。然后用弯形血管钳夹住被剥离的外痔皮瓣和内痔基底部，在内痔基底正中用圆针粗丝线贯穿作"8"字形结扎，剪去"V"字形内的皮肤及静脉丛，使在肛门部呈一放射状伤口（图 12-11）。同法处理其他痔核。然后将被结扎的痔核推回肛内，创面用油纱布、无菌纱布、胶布覆盖固定。术后每日便后熏洗、常规换药。对环状混合痔，手术中注意保留适当的黏膜和皮肤，以防术后肛门直肠狭窄。术后处理及注意事项参见"内痔贯穿结扎法"。

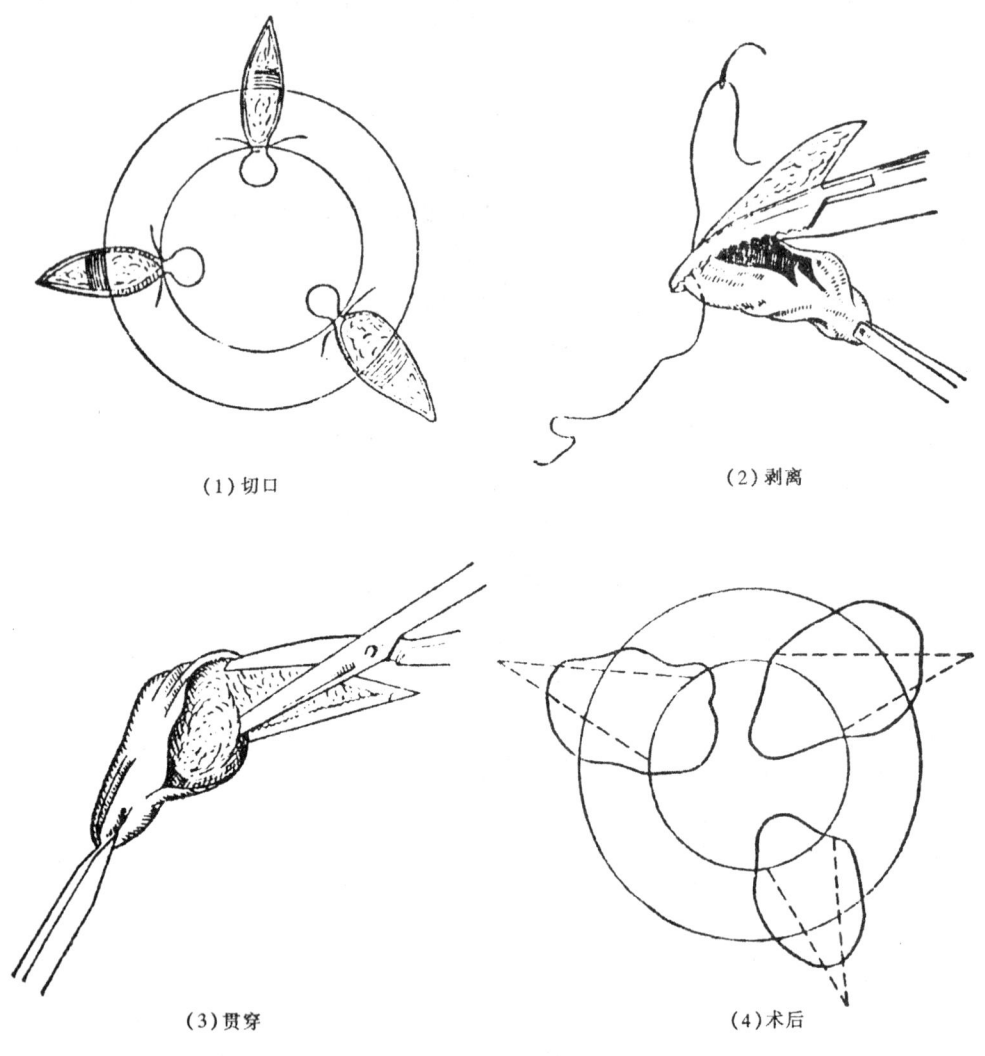

(1) 切口   (2) 剥离

(3) 贯穿   (4) 术后

图 12-11 外痔剥离内痔结扎术

【预防调理】❶保持大便通畅，养成每日定时排便的习惯，避免久蹲厕所。❷注意饮食调和，多食蔬菜等纤维素类食物，少食辛辣刺激性食品。❸进行适当的运动和活动，避免久坐久站。❹患痔后应及时治疗，防止进一步发展。

自学指导

1. 病因病机：以内痔的病因病机为主。痔的发生与多种因素有关，外因为感受风、湿、燥、热等邪气，内因为脏腑亏虚、气血亏损、饮食不节、久泻久痢、久忍大便、气滞血瘀及情志失调等有关。

2. 治疗以内痔的注射疗法和结扎疗法为重点。注射疗法按药物的作用机制分为硬化萎缩注射法和坏死枯脱注射法两类。结扎疗法是目前临床上主要采用的手术方法，需重视结扎时的注意事项：①先扎小的痔核，后扎大的痔核，两切口间应留黏膜及皮肤桥。②缝针不可太深、避免穿入肌层。③便后及时回复，防止肛缘水肿。④痔核脱落阶段应减少活动。

3. 本节难点：痔手术后常见反应及处理方法，实际上包括了肛裂、肛瘘、肛痈等肛门直肠疾病手术后均可能发生这些反应，处理方法相同。最常见的反应是：①疼痛，②小便困难，③出血。其中出血应及时采取措施，否则发生大出血会引起较严重的后果。

【复习思考题】

1. 内痔的主要病因有哪些？
2. 试述内痔的分期及各期的特点。
3. 内痔注射疗法可分哪两类？阐述注射时的注意事项。
4. 内痔结扎疗法的注意事项？
5. 试述痔手术后的常见反应及处理方法。
6. 外痔可分为哪几类？各类的临床特点是什么？
7. 什么是混合痔？有哪些临床表现和治疗方法？

【参考文献摘录】

1. 槐米散在内痔便血中的应用：方药组成：槐米 15g，黄芩 9g，枳壳 15g，白芷 9g，炒荆芥穗、防风、地榆、乌梅各 15g，五倍子 8g，三七粉 3g，旱莲草 15g，白芍 9g，甘草 6g。上药共研细末，每次 5g，饭后半小时以温开水冲服，每日 3 次，10 日为 1 疗程。全方可清热凉血、化瘀止血、收敛涩肠止痛。此方尤适用于合并有全身慢性疾病如高血压、冠心病、糖尿病、慢性肝炎等患者。〔杨友兆，等. 槐米散在内痔便血中的应用. 中国肛肠病杂志，1997，(5)：59〕

2. 大黄牡丹汤加味治疗嵌顿性内痔：方药组成：大黄、牡丹皮、桃仁、冬瓜仁、芒硝、蒲公英、红花、地榆、枳实。可清热解毒、泻热破瘀、理气开郁、散结消肿。使湿热瘀结之毒从泻下驱逐。腑气一通，六腑恢复了其通降下行的正常功能，直肠部血液循环得以改善，痔核内的气血瘀滞也因通里攻下后肛管括约肌痉挛解除而被疏散。〔牛治君，等. 中国肛肠病杂志，1995 (5)：7〕

第三节　肛　裂

肛管皮肤破裂或形成溃疡者，称为肛裂。本病在中医学文献中属于痔的范畴，根据对症候的描述，类似于文献中的裂痔，钩肠痔等名称。本病的发病率较高，在肛门直肠疾病中仅次于痔。发病年龄以 20～30 岁的青壮年多见。肛裂好发于肛门的前后方，两侧少见。

【病因病机】本病多由热结肠燥或血虚津乏而致大便秘结，排便时努挣，使肛门皮肤破裂；或因湿热之邪蕴结，局部气血运行不畅，使裂口久溃不愈。如《医宗金鉴·外科心法要诀》中所说："肛门围绕，折纹破裂，便结者，火燥也。"本病的发生与下列因素有关：

1. 外伤因素：干硬的粪便引起肛管皮肤的损伤，是产生肛裂的基础。

2. 感染因素：肛隐窝感染，主要是肛门后正中的肛隐窝炎，炎症向肛管皮下部蔓延，致皮下脓肿破溃而成。

3. 肛门内括约肌痉挛因素：由于肛管部位的慢性刺激，使肛门内括约肌处于痉挛状态，黏膜肌层和肛管皮肤弹性减弱，紧张力增强，致肛管皮肤撕裂。

又因肛门前后方肛门外括约肌浅部有三角形的空隙，肌性组织较薄弱，故肛裂易发生于肛管的前后方。

如果早期肛裂未能及时治疗，反复感染可在局部形成以下病理改变：①裂口溃疡；②肛门梳硬结或栉膜带增厚，由于溃疡基底炎症刺激使结缔组织增生，使栉膜或肛门梳增厚变硬，妨碍括约肌松弛，局部缺乏弹性，且裂口不易愈合；③赘皮外痔形成，由于裂口溃疡感染，创口引流不畅，使裂口缘水肿及反复结缔组织增生而形成；④炎症使裂口上端齿线附近并发肛窦炎及肛乳头炎；⑤如溃疡基底化脓感染可形成皮下肛瘘（图12-12）。

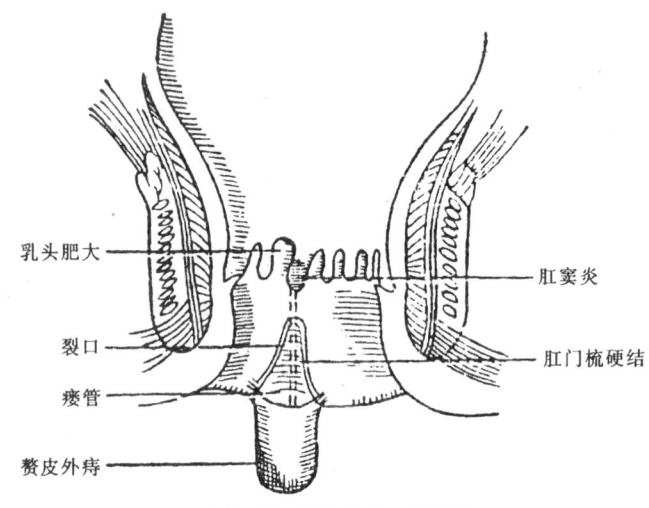

图12-12 肛裂的病理改变

【临床表现】

1. 主要症状：《外科大成》说："钩肠痔，肛门内外有痔，折缝破烂，便如羊粪，粪后出血秽臭大痛者……"明确指出本病具有疼痛、出血、便秘等主要症状。

(1) 疼痛：常因排便时肛管扩大刺激溃疡面，引起阵发性灼痛或刀割样疼痛，持续数分钟即减轻，为疼痛间歇期。便后又因括约肌持续性痉挛而剧烈疼痛，可持续数小时，直到括约肌疲劳松弛后，疼痛逐渐缓解。此即为肛裂的周期性疼痛（图12-13）。病情严重时，咳嗽、喷嚏都可引起疼痛，并向骨盆及下肢放射。

(2) 出血：排便时出血，色鲜红，附于粪便表面或手纸染血，有时呈滴血。

(3) 便秘：肛裂病人多数有习惯性便秘，因恐惧排便时疼痛，不愿大便，故常使便秘加重，形成恶性循环。

肛门视诊见肛管皮肤裂口，沿皮肤皱折呈放射状，创面呈狭长形。大多位于肛管前方或后方。

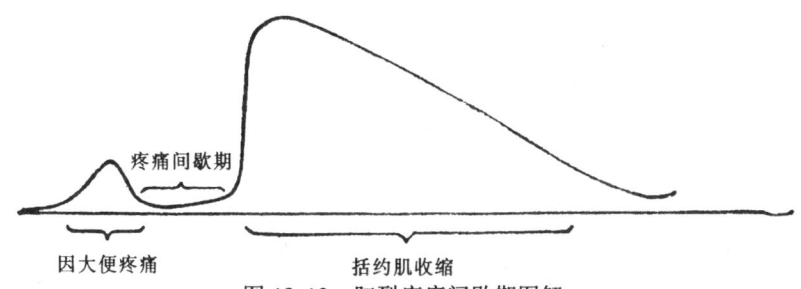

疼痛间歇期

因大便疼痛

括约肌收缩

图 12-13　肛裂疼痛间歇期图解

2. 分期：按不同病程可将肛裂分为早期肛裂和陈旧性肛裂两类。

（1）早期肛裂：发病时间较短，创面低浅色鲜红，边缘整齐，呈梭形，柔软有弹性。

（2）陈旧性肛裂：病程长，反复发作加重，裂口已形成溃疡。常可伴发裂痔（又称赘皮外痔、哨兵痔）、栉膜带增厚、肛窦炎、肛乳头肥大或皮下瘘等病理改变。

1978 年全国肛肠学术会议又统一将肛裂分为以下三期：

一期：病程短，裂口浅，色鲜红，边缘整齐而软。

二期：病程较长，裂口较深且形成溃疡，但尚无其他病理改变。

三期：病程长，除裂口已形成慢性溃疡外，并发有裂痔、肛乳头肥大、肛窦炎、皮下瘘等病理改变。

【鉴别诊断】

1. 结核性溃疡：多为多发性裂口，不一定在前后中线，疼痛不严重。

2. 早期上皮癌：溃疡形状不规则，表面凹凸不平，质硬。活检有助鉴别。

3. 肛门皮肤皲裂：多由肛门湿疹、肛门瘙痒症等继发，裂口表浅无溃疡面，痛轻痒重，一般不出血，生于肛缘外。

【辨证施治】

1. 热结肠燥：便血色鲜红，裂口红绛，灼热疼痛，大便秘结，伴腹满胀痛拒按、溲赤，舌质红，脉弦数。治宜清热凉血，润肠通便。方用凉血地黄汤合脾约麻仁丸。

2. 血虚肠燥：便血淡红，裂口深，大便干结，伴腹满喜按、神疲乏力、面色㿠白，舌红少苔，脉细数。治宜养阴润肠通便。方用润肠汤合增液汤。

【外治】

1. 熏洗：便后以 1:5 000 高锰酸钾溶液或中药加水煎煮后温水坐浴熏洗。可促进局部血液循环，清洁裂口溃疡，收敛止血和促进裂口愈合。

2. 敷药：熏洗后局部敷生肌散、黄连膏、痔疮膏等药物。

3. 封闭疗法：疼痛严重者可用 0.5%～1% 普鲁卡因 5～10mL 于长强穴扇形注射，隔日 1 次；亦可于裂口基底部注入长效止痛液等药物局部封闭，每周 1 次。

【其他疗法】

1. 扩肛法：

〔适应证〕适用于早期肛裂，无结缔组织外痔、肛乳头肥大、隐瘘等合并症者。

〔操作方法〕取截石位或侧卧位，常规消毒及局麻后，术者戴橡皮手套，将双手示指和中指涂上润滑剂，先用右手示指插入肛内，再插入左手示指，双手腕部交叉，两手示指掌侧向外侧扩张肛管，以后逐渐伸入两中指，持续扩张肛管 3～4 分钟，使肛管内外括约肌松弛，术后即可止痛。肛裂创面经扩大并开放，引流通畅，创面很快愈合。手术中注意勿用暴力快速扩张肛管，以免撕裂黏膜和皮肤。术后，每日便后用1:5 000高锰酸钾溶液坐浴。

2. 切除法：

〔适应证〕适用于陈旧性肛裂，伴有结缔组织外痔、肛乳头肥大、皮下瘘等者。

〔操作方法〕取侧卧位，常规消毒及局部麻醉后，在肛裂处作纵行切口，切口上至齿线，切口稍偏向右或左侧，避免前或后正中切口，有利创面引流。切断栉膜带及部分内括约肌环形纤维，下端向下适当延长，同时将结缔组织外痔、肥大乳头及皮下瘘等一并切除，修剪溃疡边缘发硬的瘢痕组织，成一顶小底大的"V"字形开放创口。术毕创面敷凡士林纱条，再用纱布覆盖固定。术后每日便后坐浴换药，直至痊愈。

3. 肛裂侧切术：

〔适应证〕适用于不伴有结缔组织外痔、皮下瘘等的陈旧性肛裂。

〔操作方法〕取侧卧位，局部常规消毒及局部麻醉后，在肛门一侧，距肛缘约1.5cm处作一纵形切口，深达皮下，以弯血管钳暴露内括约肌，在直视下，用两把血管钳夹住内括约肌下缘后剪断之，压迫止血，切口一般不缝合。敷油纱布及纱布包扎固定。

4. 纵切横缝法：

〔适应证〕适用于陈旧性肛裂伴有肛管狭窄者。

〔操作方法〕侧卧位，常规消毒及局麻后，沿肛裂正中作一纵切口，上至齿线上0.5cm，下至肛缘下0.5cm，切断栉膜带及部分内括约肌纤维，如有潜行性皮下瘘管、赘皮外痔、肛乳头肥大及肛窦炎等也一并切除，修剪裂口创缘，再游离切口下端的皮肤，以减少张力，彻底止血，然后用细丝线从切口上端进针，稍带基底组织，再从切口下端皮肤穿出，拉拢切口两端丝线结扎，使纵切口变成横缝合，一般缝合3~4针。敷覆油纱条及无菌纱布压迫，胶布固定。

〔术后处理〕进流汁饮食或软食2日，控制大便1~2日。便后用1:5 000高锰酸钾液坐浴、换药，5~7日拆线。

【预防调理】❶养成良好的排便习惯，及时治疗便秘。❷饮食中应多含蔬菜等纤维食物，防止大便干燥，避免粗硬粪便擦伤肛门。❸注意肛门清洁，避免感染。肛裂后宜及早治疗，防止继发其他肛门疾病。

自 学 指 导

1. 临床表现：主要是三大症状：①疼痛：典型陈旧性肛裂的疼痛特点为周期性疼痛，由于裂口基底已影响到肛门内括约肌之故。如为早期肛裂，则仅是排便时疼痛，便后痛减。②出血：常为排便时出血，便干结易出血，色鲜红。③便秘：病人大多原有习惯性便秘，肛裂形成后，常因恐惧排便时疼痛，不愿排便而加重便秘。

2. 辨证施治以清热凉血、润肠通便为主。肛裂发病年龄以青年人居多，多由热结肠燥所致，方用凉血地黄汤合脾约麻仁丸。经治疗大便通畅后，早期肛裂易愈合，陈旧性肛裂可减轻症状或治愈。

3. 本节疑难之处在于早期肛裂与陈旧性肛裂的治疗方法不同，需鉴别。①早期肛裂发病时间短，创口新鲜，裂口边缘整齐。②陈旧性肛裂病程较长，反复发作，裂口已形成慢性溃疡，伴有其他一些病理改变，特别是栉膜带硬结、隐瘘、乳头肥大等需仔细检查。

【复习思考题】

1. 肛裂的病因有哪些?

2. 陈旧性肛裂可有哪些病理改变?

3. 试述肛裂三大症状的临床特点。

4. 试述肛裂的分期及各期的特点。

【参考文献摘录】

1. 局部注射加穴位埋线治疗肛裂:取复方柠檬酸液 3mL 加 1% 利多卡因 6mL 备用,术者以带指套的左示指插入肛内作导引,于两侧的前、中、后位做放射浸润注射各 3mL,再在肛裂基底部浸润注射 3mL。然后用双指扩肛 1 分钟。最后在长强穴埋线:取埋线套管装入约 2.5cm 长的 1 号肠线,在左示指肛内导下,从长强穴作垂直刺入,然后以边退边推手法,直到肠线末端埋入皮下。〔周炳庚. 北京:华夏出版社,1994,(9):69〕。

2. 归脾汤治疗肛裂:党参 20g,黄芪 15g,白术、归尾、茯苓各 10g,木香 6g,龙眼肉 10g,薏苡仁 20g,白及 15g,灸甘草 6g,大枣 3 枚。便秘者加芒硝 8g 冲服,大黄 10g 后下;便血者加地榆炭 12g。水煎,分 2 次内服,日 1 剂。〔彭清玲、肛裂内治 108 例. 中国肛肠病杂志,1997,(3):40〕。

第四节 肛隐窝炎

肛隐窝炎是肛窦(或称肛隐窝)、肛门瓣发生的急慢性炎症,又称肛窦炎。常并发肛乳头炎、肛乳头肥大。本病是肛周感染性疾病的重要诱因,由于症状较轻,易被忽视,因此对本病的早期诊断和治疗有积极的意义。

【病因病机】常因饮食不节,过食醇酒厚味、辛辣炙煿;或因泄泻、痢疾等致湿热内生,下注大肠,蕴阻肛门;或因肠燥便秘,虫积骚扰,肛窦受损染毒而成。

由于肛隐窝开口向上,一般情况下,肛隐窝呈闭合状态,粪便及细菌不易进入。腹泻时稀便等易进入隐窝,大便干结或有异物也可擦伤肛门瓣,引起炎症。肛隐窝两旁为肛乳头,炎症时常可累及而使肛乳头发炎、肥大。病菌进入肛隐窝后,可通过肛腺管和肛腺蔓延,引起周围的炎症感染。因此,肛隐窝炎常常是肛门直肠周围感染的发源地。

【临床表现】

1. 肛门内疼痛:呈间隔性疼痛或刺痛,有时伴灼热、下坠感或排便不尽感。有时呈肛门部持续性疼痛,在排便时因粪便压迫肛窦而疼痛加重。如肛门内括约肌受刺激而挛缩则疼痛加剧,并可波及臀部及股后侧。

2. 发病时如有便秘,粪便常便少许黏液于便前流出,有时混有血丝。

3. 若并发肛乳头肥大,可从肛门脱出,或使肛门潮湿瘙痒。

肛门指诊见肛门紧缩感,肛窦发炎处有明显压痛、硬结或凹陷。可触摸到肿大、压痛的肛乳头。

【肛门镜检查】见肛窦和肛乳头红肿,或有红色肉芽肿大,并有脓性分泌液从窦口流出。如有肛乳头肥大,可在齿线部看到乳白色三角形结节肿物。用银丝探针探查肛窦时,肛窦变深,并有脓性液排出。

【鉴别诊断】

1．肛裂：疼痛的时间较长，有周期性疼痛特征，肛缘可查见裂口溃疡。

2．直肠息肉：病变在齿线以上的直肠黏膜，易出血。

【辨证施治】

1．清热解毒利湿：用于湿热下注之证，见肛门内疼痛、坠胀、灼热感，便时加剧，肛门部潮湿有黏液，苔黄腻，脉滑数。方用黄连解毒汤或止痛如神汤加减。

2．滋阴清热：用于阴虚内热，见肛内不适，有时刺痛，便时加剧。大便秘结，小便短赤，便前有黏液并混有血丝。伴潮热，盗汗，舌红，少苔，脉细数。方用凉血地黄汤加减，便秘者加用增液汤或润肠汤。

【外治】

1．熏洗法：用苦参汤等中药煎水，先熏后洗及坐浴，每日2次。

2．塞药法：每日便后及每晚睡前，坐浴后将药物塞入肛内。常用有痔疮膏、痔疮栓、九华膏等。

3．灌汤法：可用三黄汤，或荔枝草、板蓝根、野菊花、红藤、苦参等药物煎水后保留灌肠，每次50～100mL，每日1～2次。

【其他治疗】

1．切开引流法：

〔适应证〕单纯肛隐窝炎成脓者；或有隐性瘘管。

〔操作方法〕取侧卧位，肛门部常规消毒。局部麻醉后，暴露病灶，沿肛窦作纵行切口，并延长切口至肛缘外，使引流通畅。止血后创面敷油纱条压迫，纱布包扎固定。术后每日便后坐浴、换药。

2．切除法：

〔适应证〕本病伴有肛乳头肥大者。

〔操作方法〕准备同上，暴露病灶后，将肛窦、肛门瓣作纵行切口，并剥离至肛乳头根部，用止血钳夹住肛乳头基底部，贯穿结扎切除，创口用药及术后处理同上。

【预防调理】❶保持排便通畅及肛门清洁。❷饮食忌过食辛辣、醇酒、肥甘。❸及时治疗肠寄生虫病及肠道急慢性炎症，如痢疾、泄泻等。肛门有痔、瘘等病变应及时就医。

自 学 指 导

1．临床表现：①本病发生率较高，临床表现缺乏典型表现，一般表现为肛门内刺痛、坠胀、排便不尽感等。②诊断常需依靠指诊和肛门镜检查。指诊可触知凹陷的肛窦，触痛明显，或伴有肛乳头肥大。肛门镜下用探针探查见肛窦变深，或有脓性液淌出。

2．本节重点：肛隐窝炎是肛周感染性疾病的发源地。原因是肛隐窝开口向上，在一些原因下，如局部受损伤、身体抵抗力下降等，病菌进入肛隐窝后，可通过肛腺管和肛腺向肛门直肠周围间隙蔓延，引起周围间隙的炎症感染。

【复习思考题】

1．为什么说肛隐窝炎是肛门直肠周围感染的发源地？

2．肛隐窝炎的主要临床表现是什么？

【参考文献摘录】

1. 中药保留灌肠治疗肛隐窝炎：以中药红藤 30g，黄柏 12g，蒲公英 30g，鸭跖草 30g 为基本方，结合患者临床症状和体征酌情加减。浓煎为浓缩液。用针筒抽取该药液 20～25mL，缓缓注入患者肛内，每日 1 次，6 次为 1 疗程。(孙碧英. 中药保留灌肠治疗肛隐窝炎 161 例的体会. 南京：东南大学出版社，1995，332)。

2. 清肺泻心肠治疗肛隐窝炎：方药组成：黄芩、桔梗、枳壳、生地、当归、生大黄。痛剧者加地榆、桃仁；里急后重者加槟榔；灼热如烫者加知母，重用大黄；便秘难行者加麦冬、元参；灼痛轻微，坠胀明显者加黄芪、升麻。〔丁家正. 清肺泻心肠治疗肛窦炎 37 例. 中国肛肠病杂志，1997，(5)：53〕

第五节 肛 痈

肛痈是指肛门直肠周围间隙或肛管皮下、黏膜下等处发生的急慢性化脓性感染所形成的脓肿，又称肛门直肠周围脓肿。属于中医学"脏毒"，"悬痈"，"坐马痈"，"跨马痈"等范畴。各种年龄均可发病，但以 20～40 岁青壮年居多，男性多于女性。本病多数发病急骤、疼痛剧烈，伴有发热，不易消退，溃后每多成为肛瘘。

【病因病机】多因过食肥甘、辛辣、醇酒等物，湿热内生，下注大肠，蕴阻肛门；或肛门破损染毒，致经络阻塞，气血凝滞，热盛肉腐而发为痈疽。亦有因肺、脾、肾亏损，湿热乘虚下注而成。

肛痈的病变过程一般多起源于肛隐窝炎，细菌或感染物通过肛腺管引起肛腺炎，再向肛门周围发展，至肛门直肠周围间隙形成不同位置和间隙的炎症感染，化脓而形成肛门直肠周围脓肿（图 12-14），脓肿自行溃破或行切开引流后即形成肛瘘。

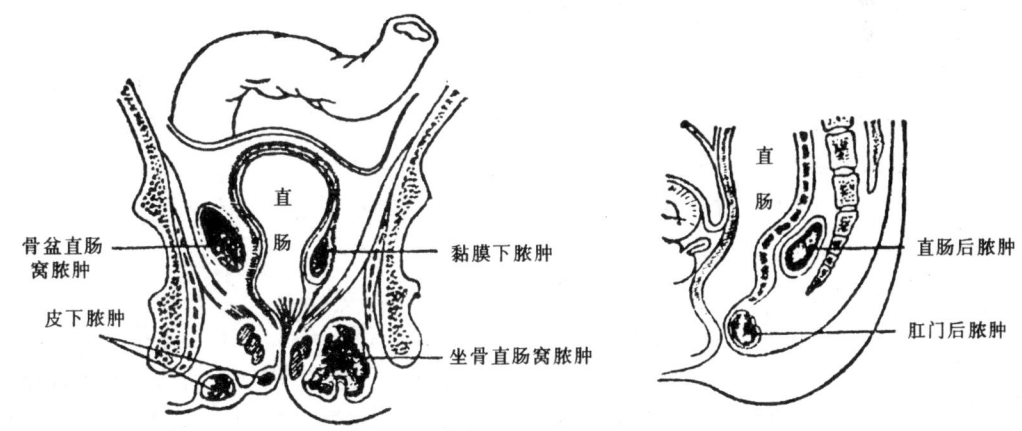

图 12-14　肛门直肠周围脓肿部位

【临床表现】本病主要表现为肛门周围疼痛、肿胀、有结块，伴有发热、全身不适、大便困难等全身症状。不易消退，溃后每多成为肛瘘。

由于病症的虚实及发病的部位不同，症状也有差异。以下从虚实和部位两方面进行辨证。

1. 辨虚实：

（1）实证：局部红、热、肿、痛，病情发展迅速。溃后脓液黄色稠厚而带粪臭味。伴有全身不适，寒热交作，大便秘结，小便短赤，舌苔黄腻，脉弦滑数。

（2）虚证：局部红、热、肿、痛不明显，成脓较慢，溃后脓液淡白稀薄，不臭或微带粪臭味，溃口凹陷。全身倦怠无力，一般不发热或有虚热。舌苔薄腻，脉弦细或濡缓。如属肺虚者，可兼见咳嗽咯血，骨蒸盗汗；属脾虚者，兼见神倦纳呆，大便溏薄。

2. 辨部位：肛门直肠周围脓肿的部位和深浅不同，症状也有差异。如提肛肌以上的间隙脓肿，位置深隐，全身症状重，而局部症状轻；提肛肌以下的间隙脓肿，部位浅而易见，局部红、热、肿、痛较明显，而全身症状较轻。

（1）肛门旁皮下脓肿：发于肛门周围的皮下组织内，局部红、热、肿、痛明显，脓已成，按之有波动感，全身症状轻微，穿溃后形成皮下肛瘘或低位肛瘘。

（2）坐骨直肠窝脓肿：位于肛门和坐骨结节之间，感染区域比肛旁皮下脓肿广泛而深。初起仅感肛门部不适或微痛；逐渐伴有发热、畏寒、头痛、食欲不振等全身症状，随后局部症状加剧，肛门有灼痛或跳痛，在排便、咳嗽、行走时疼痛加剧，甚则坐卧不安。肛门指诊，患侧丰满，有明显压痛和波动感。

（3）骨盆直肠间隙脓肿：位于提肛肌以上，腹膜以下，位置深隐，局部症状不明显，有时仅有直肠下坠感，但全身症状明显。肛门指诊，可触到患侧直肠壁处隆起、变硬、压痛及波动感。因蔓延较广，易形成高位肛瘘，宜及早切开排脓。

（4）直肠后间隙脓肿：症状与骨盆直肠间隙脓肿相同，直肠内有明显的坠胀感，骶尾部可产生钝痛，并可放射至下肢，在尾骨与肛门之间有明显的深部压痛。肛门指诊，直肠后方肠壁处有触痛、隆起和波动感。

【鉴别诊断】

1. 肛周毛囊炎、疖肿：病灶只在皮肤或皮下，因发病与肛窦无病理性联系，穿溃后不会形成肛瘘。

2. 骶骨前畸胎瘤：较小的畸胎瘤，其症状与直肠后脓肿早期相似。但指诊直肠后有肿块，光滑、分叶，无明显压痛，有囊性感，X线检查可见骶骨与直肠之间的组织增厚和肿瘤，内有不定形的散布不均钙化阴影，骨质、牙齿和尾骨移位。

3. 骶髂关节结核性脓肿：病程长，有结核病史，有全身症状，骨质有变化。炎症与肛门和直肠无病理联系。

【辨证施治】

1. 湿热蕴结：症见肛门周围突然肿痛，持续加剧，伴恶寒、发热、便秘、尿赤。肛旁焮红、触痛、质硬。舌红苔黄腻，脉数。治宜清热解毒利湿，方用仙方活命饮、黄连解毒汤加减。如热毒炽盛，局部按之有波动感或穿刺有脓，可用透脓散加减。

2. 阴虚毒恋：症见肛门肿痛，皮色暗红，成脓时间长，溃后脓出稀薄，疮口难敛，伴有午后潮热、心烦口干、夜间盗汗。舌红，苔少，脉细数。治宜养阴清热解毒，方用青蒿鳖甲汤合三妙丸加减。肺虚者，加麦冬、沙参、马兜铃；脾虚者，加白术、山药、扁豆；肾虚者，加龟板、玄参，生地改熟地。

【外治和其他治疗】

1. 初期：实证宜清热消肿，用金黄膏、黄连膏外敷，位置深隐者，可用金黄散调糊保留灌肠；虚证宜行气活血消肿，用冲和膏或用阳和解凝膏外敷。

2. 成脓期：脓已成，宜早期切开排脓，并根据脓肿部位深浅、范围大小和病情的缓急选择以下手术方法：

（1）一次切开法：适用于浅部脓肿，切口呈放射状，长度应与脓肿等长，使引流通畅。同时寻找齿线处感染的肛隐窝或内口，将切口与内口之间的组织切开，并搔刮清除血败肉腐组织，敞开创口，使引流通畅，以免形成肛瘘。

（2）一次切开挂线法：适用于高位脓肿，例如由肛隐窝感染而致的坐骨直肠窝脓肿、骨盆直肠间隙脓肿、肛门直肠后脓肿及马蹄型脓肿等。

〔操作方法〕在腰俞麻醉下，取侧卧位或截石位，患侧处于下方，局部消毒后，于脓肿波动明显处，或穿刺抽脓指示部位，作放射状或弧形切口，以及多切口，充分排脓后，以示指分离脓腔间隔，然后用过氧化氢溶液（双氧水）或生理盐水彻底冲洗脓腔，修剪切口扩大成梭形（可切取脓腔壁送病理检查）。然后以球头探针，自脓腔切口探入并沿脓腔底部轻柔地探查内口，另一示指伸入肛内引导协助寻找内口，探通内口后，将球头探针拉出，以橡皮筋线扎于球头部，通过脓腔拉出切口，将线两端收拢结扎，创口内填以油纱条，外敷纱布，宽胶布固定。

〔术后处理〕酌情应用抗生素及缓泻剂，每次便后用 1:5 000 高锰酸钾液坐浴，换药。挂线一般 10 日左右自行脱落，10 日后不脱落者可酌情紧线或剪除，此时创面已修复浅平，再经换药后，可愈合。

（3）分次手术法：适用于体质虚弱，脓肿范围广，病情较重，或内口一时难以确定的深部脓肿。切口应在压痛或波动明显部位，尽可能靠近肛门，切口呈弧状或放射状，须有足够长度。创口塞油纱条引流，以保持引流通畅。待形成肛瘘后，再按肛瘘处理。

（4）溃后期：脓多或创面不洁先用九一丹或五五丹纱条祛腐引流，到创口洁净、脓尽时改用生肌散纱条。

肛周脓肿手术中应注意的事项：①定位要准确：一般在脓肿切开引流前应先穿刺，俟抽出脓液后，再沿穿刺方向切开引流。②切口：浅部脓肿可行放射状切口，深部脓肿应行弧形切口，避免损伤括约肌。③引流要彻底：切开脓肿后要用手指去探查脓腔，分开脓腔内的纤维间隔以利引流。④预防肛瘘形成：术中如能找到原发性肛隐窝炎即肛瘘内口，应尽可能予以切开，以防止肛瘘形成。

【预防调理】❶保持大便通畅，注意肛门清洁。❷积极防治肛门部炎症病变，特别是肛隐窝炎、肛乳头炎、肛腺炎、直肠炎等。❸患病后应及早治疗，防止炎症范围扩大。

自 学 指 导

1. 肛痈的辨证，分辨虚实和辨部位。

（1）虚实辨证：实证者局部红、热、肿痛明显，病情发展迅速，脓液稠厚，带粪臭，伴发热、便秘、尿赤，舌苔黄腻，脉弦滑数；虚证者成脓较慢，局部症状不明显，脓液淡白、稀薄，溃口凹陷，伴低热盗汗，全身乏力，舌苔薄腻，脉弦细。

（2）辨部位：高位脓肿（指提肛肌以上部位间隙）如骨盆直肠间隙、直肠后间隙脓肿，常全身症状较明显，而局部症状不明显；低位脓肿（提肛肌以下部位）如皮下脓肿、坐骨直肠窝脓肿等，局部症状较重，而有时全身症状不明显。

2．重点在脓肿手术中应注意的事项：①定位要准确。②切口注意避免损伤括约肌及其他组织。③切口处引流要彻底。④预防肛瘘形成，尽可能一次切开。

3．本节的疑难之处在于为预防肛瘘形成而选择恰当的手术方法。①浅部脓肿，距肛门近，可以用一次切开法。②高位脓肿或马蹄型脓肿等，用一次切开加挂线法。③分次手术法用于患者体质差，脓肿范围广，病情较重或内口一时难以确定者。

【复习思考题】

1．肛痈的病因病机是什么？

2．肛痈的虚实怎样辨证？

3．肛痈好发于哪些部位？各有什么特点？

4．肛痈成脓期可选用哪几种手术方法？它们的适应证是什么？

5．肛痈手术中有哪些注意事项？

【参考文献摘录】

1．中药外洗治疗肛周脓肿：苦参、地肤子各 24g，黄芩 12g，荆芥 30g，艾叶 10g，枳壳 15g，蝉衣、僵蚕各 10g，蜈蚣 2 条，共煎得 1 500mL，令病人坐浴，每日 1～2 次，每次 5～10 分钟。脓肿尚未形成者，不论有无全身症状，1～3 日即全包块消散；脓肿已成，用药 1～2 日即可自行破溃，排脓后再洗 2～3 日伤口可愈合。（翟静明．中药外洗法治疗肛周脓肿的经验介绍．北京：华夏出版社，1994．73）。

2．三黄散加味外敷治肛门脓肿：黄连、黄芩、大黄、白芷、花粉、冰片，研末用冷茶汁调成糊状均匀涂敷于患部。初期厚敷，成脓或溃后，空出中央，四周敷药，每早晚敷 1 次。（李成敏．南京：东南大学出版社，1995．251）。

第六节　肛　瘘

肛瘘又称为肛漏或肛门直肠瘘，是肛管或直肠与肛外皮肤相通的瘘道。多是肛门直肠周围脓肿的后遗症或继发病。一般由原发性内口（大多位于齿线处肛窦处），瘘管和继发性外口三部分组成，也有仅具内口或外口者。本病任何年龄者都可发病，但多见于 20～40 岁的青壮年，男性多于女性。

【病因病机】肛门直肠周围脓肿溃后，余毒未尽，蕴结不散，血行不畅，疮口不合，日久成漏；亦有虚劳久嗽，肺、脾两虚，邪乘下注，郁久肉腐成脓，溃后成漏。漏管久不收口，邪气留连，耗伤气血。《太平圣惠方》说："夫痔瘘者，由诸痔毒气，结聚肛边……穿穴之后，疮口不合。时有脓血，肠头肿疼，经久不差，故名痔瘘也。"

肛周脓肿溃破后不能愈合而形成肛瘘，主要是因为局部特殊的解剖关系。肛隐窝感染（一般是原发病灶）后可引起肛腺炎，炎症可向周围发展，炎症化脓形成脓肿，如在肛周皮肤溃破，溃破处即为肛瘘的外口，而肛隐窝（原始病灶）则为内口。据统计，90％以上的肛瘘由此引起。

【临床表现】

1．主要症状：通常有肛门周围脓肿反复发作史，并有自行溃破或曾作切开引流的病史。

一般以局部症状为主，如流脓、疼痛及瘙痒等。在急性炎症期或慢性复杂性肛瘘可伴有发热、贫血、消瘦和食欲不振等全身症状。

（1）流脓：肛门部间歇性或持续性流脓水，久不收口。一般初形成的肛瘘，流脓较多，粪臭味，色黄而稠；时间较久，则脓水渐少，或时有时无，呈间歇性流脓。如过于疲劳，脓水增多，有时可有粪便流出。如脓液已少而突然又增多，兼有肛门部疼痛者，常表示有急性感染或有新的支管形成。

（2）疼痛：肛瘘畅通时，一般无疼痛感，或仅有局部坠胀感。如外口暂时闭合，脓液积聚，可出现局部疼痛或可伴有发热、畏寒等；外口破溃脓水流出后，疼痛可迅速减轻或消失。有时可因内口较大，粪便流入管道而引起疼痛，尤其是在排便时疼痛加剧。

（3）瘙痒：因脓液不断刺激肛门周围皮肤而引起瘙痒，有时可伴发肛周湿疮。

2．局部检查：肛门视诊可见外口，外口凸起较小者多为化脓性；外口较大，凹陷，周围皮肤暗紫，皮下潜行，脓水稀薄，应考虑结核性肛瘘。局部指诊时低位肛瘘可在肛周皮下触及硬索，齿线部内口处亦可触知凹陷溃口或结节。用球头银丝探针自外口探入，常可找到内口。

3．分类：

临床上常用的肛瘘分类方法如下：

（1）单纯性肛瘘：指肛门旁皮肤仅有一个外口。直通至齿线肛隐窝之内口者，称为内外瘘，又叫完全瘘。若只有外口而无内口，称为外瘘，或外盲瘘；若只有内口与瘘管相通，而无外口者，称为内肛瘘，或内盲瘘。

（2）复杂性肛瘘：是指在肛门内、外有三个以上的开口；或管道穿通两个以上间隙；或管道多而支管横生；或管道绕肛门而生，形如马蹄者，称为马蹄型肛瘘。

1975年全国首届肛肠学术会议制定肛瘘的统一分类标准，以外括约肌深部画线为标志，瘘道经此线以上为高位，在此线以下为低位，其分类如下：

（1）低位单纯性肛瘘：只有一个瘘管，并通过外括约肌深层以下，内口在肛窦附近。

（2）低位复杂性肛瘘：瘘管在外括约肌深层以下，有两个以上外口，或两条以上管道，内口在肛窦部位。

（3）高位单纯性肛瘘：仅有一条管道，瘘管穿过外括约肌深层以上，内口位于肛窦部位。

（4）高位复杂性肛瘘：有两个以上外口及管道有分支窦道，其主管道通过外括约肌深层以上，有一个或两个以上内口者。

4．肛瘘的发展规律：将肛门两侧的坐骨结节划一横线，当瘘管外口在横线之前距离肛缘4cm以内，内口在齿线处与外口位置相对，其管道多为直行；若外口在距离肛缘4cm以外，或外口在横线之后，内口多在后正中齿线处，其漏管多呈弯曲或马蹄形。这一规律对肛瘘内口的确定及治疗有一定的参考价值。

【鉴别诊断】

1．肛门部汗腺炎、毛囊炎：肛门周围的汗腺、毛囊发生炎症，常可在肛周皮下形成瘘管及外口，流脓，并不断向四周蔓延。检查时可见肛周皮下多处瘘管及外口，皮色暗褐而硬，肛管内无内口。

2．骶前畸胎瘤：是胚胎发育异常的先天性疾病。多在青壮年时期发病。病初，无明显症状，如肿瘤增大压迫直肠可发生排便困难。若继发感染，可从肛门后方溃破而在肛门后尾骨前有溃口，但肛门指诊常可触及骶前有囊性肿物感，而无内口。手术可见腔内有毛发、牙齿、骨质等。

3. 肛门会阴部急性坏死性筋膜炎：肛门或会阴部、阴囊部，由于细菌感染而使肛门周围大面积组织坏死，有的可形成瘘管。此病病变的范围广，发病急，常蔓延至皮下组织及筋膜，向前侵犯阴囊部，但肛管内无内口。

【辨证施治】肛瘘的治疗一般以手术为主，内治法多用于手术前后，以增强体质、减轻症状，控制炎症发展。

1. 实证多为湿热蕴结：症见肛旁溃口，常流脓液、脓稠，肛门胀痛、灼热，按之有硬索通向肛内。舌红，苔黄，脉弦或滑。治宜清热利湿。方用二妙丸合萆薢渗湿汤加减。

2. 虚证为阴虚内热：见肛周溃口凹陷，瘘道潜行，脓水稀薄，外口皮色暗淡，按之硬索不明显。伴潮热盗汗、舌红、少苔、脉细数，常见于结核性肛瘘。治宜养阴清热，方用青蒿鳖甲汤加减，肺虚加沙参、麦冬；脾虚加白术、淮山药。若气血不足者，宜养血补气，用八珍汤加减。

【外治和其他治疗】以手术治疗为主。将瘘管全部切开，必要时可将瘘管周围的瘢痕组织作适当修剪，使之引流通畅，创口逐渐愈合。手术成败的关键，在于正确地找到内口，并将内口切开或切除，否则创口就不能愈合，即使暂时愈合，日久又会复发。目前常用的手术方法有挂线疗法，切开疗法，切开与挂线相结等几种。其他还有脱管疗法等。

1. 挂线疗法：此疗法具有简便、经济、不影响肛门功能，瘢痕小，引流通畅等优点。其作用机制是利用结扎线的机械作用，以其紧缚所产生的压力或收缩力，使局部组织的血循受阻，而发生缺血性坏死，缓慢切开，给断端以生长和与周围组织产生炎症性粘连的机会，从而防止了肛管直肠环突然断裂回缩而引起的肛门失禁。目前多以橡皮筋代替丝线（图 12-15），可缩短疗程，减轻术后疼痛。

〔适应证〕适用于距离肛门 4cm 以内，有内外口的低位肛瘘；亦可用于高位肛瘘或复杂性肛瘘与切开或切除疗法结合应用，高位部分用挂线疗法，低位部分用切开法。

〔禁忌证〕①肛门周围有皮肤病患者；②瘘管仍有酿脓现象存在者；③有严重的肺结核病、梅毒或极度虚弱者；④有癌症者。

〔操作方法〕

（1）取侧卧位，病侧在下，局部消毒，以腰俞麻醉或局部浸润麻醉。

（2）先在球头银丝探针尾端缚扎一橡皮筋，再将探针头从瘘管外口轻轻向内探入，在肛管齿线附近找到内口，然后将示指伸入肛管，摸查探针球头，并将探针弯曲，从肛门口拉出。注意在插入探针时不能用暴力，以免造成假道。

（3）将探针从瘘管内口完全拉出，使橡皮筋经过瘘管外口进入瘘管。

（4）提起橡皮筋，切开瘘管内外口之间的皮肤及皮下组织，拉紧橡皮筋，紧贴皮下切口用止血钳夹住，在止血钳下方用粗丝线收紧橡皮筋，并以双重结结扎之。然后在结扎线外1.5cm 处剪去多余的橡皮筋，松开止血钳，用黄连油膏纱布条嵌入创口，外覆纱布，宽胶布固定。

【术后处理】

（1）术后需保持大便通畅，必要时可给予润下剂。

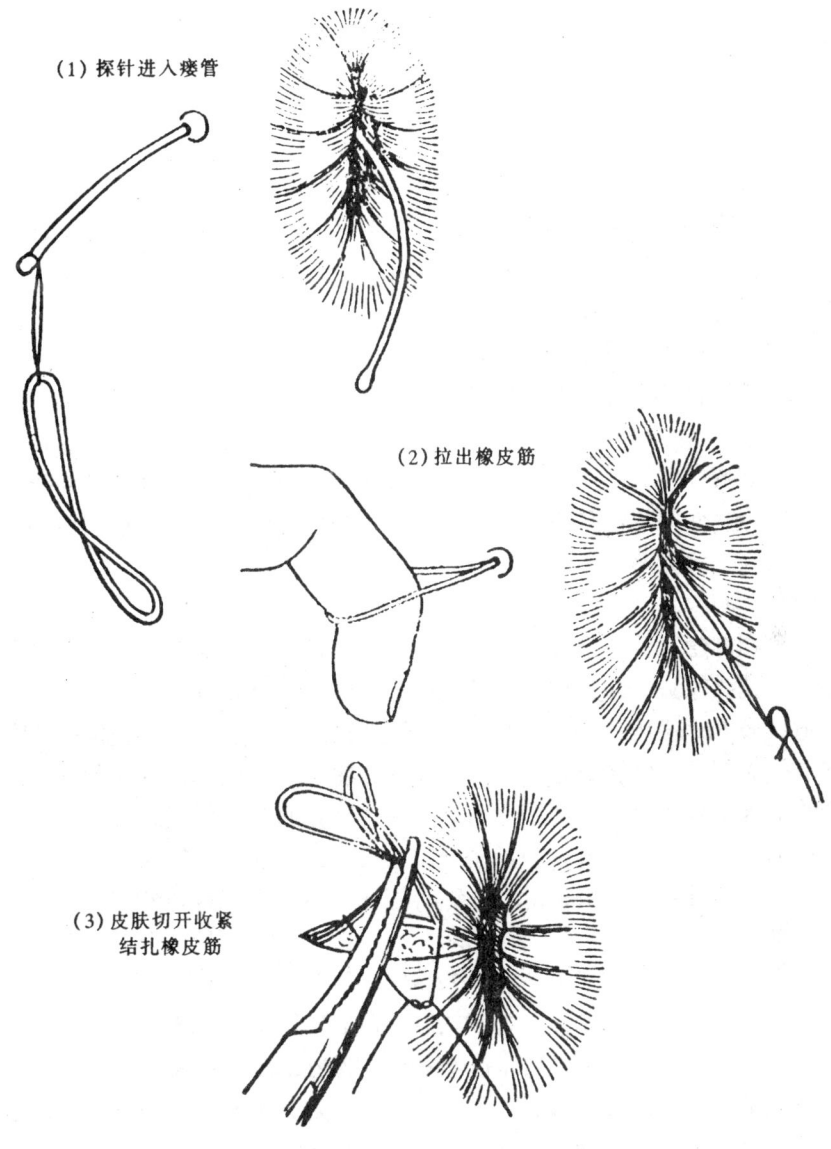

(1) 探针进入瘘管

(2) 拉出橡皮筋

(3) 皮肤切开收紧
结扎橡皮筋

图 12-15　橡皮筋挂线法

(2) 术后疼痛可给予止痛剂或采用耳针。

(3) 每日便后用 1:5 000 高锰酸钾溶液坐浴、换药。

(4) 一般挂线后，橡皮筋在 7 日左右可以脱落，如 10 日以后仍未脱落，可以剪开，若橡皮筋较松，需要再紧线一次。

(5) 伤口必须从基底部开始生长，防止表面过早粘连封口。

(6) 管道切开后，改用生肌散纱条换药，直至收口。

(7) 肛瘘在切开或挂开后，可有少量脓水流出，四周肿胀逐渐消散，如仍有较多脓水，肿硬不消者，应检查有无支管或残留的管道。

(8) 如有局部感染，给清热解毒药物内服。

2. 切开疗法：

〔适应证〕低位单纯性肛瘘和低位复杂性肛瘘。对高位肛瘘切开时，必须配合挂线疗法，以免造成肛门失禁。

〔禁忌证〕同"挂线疗法"。

〔操作方法〕

（1）取截石位或侧卧位，在腰俞麻醉或局部浸润麻醉下，常规消毒，铺无菌巾。

（2）先在肛门内塞入一块盐水纱布，再用钝头针头注射器从瘘管外口注入1%亚甲蓝液，如见肛内纱布染色，可有助于寻找内口，也便于在手术时辨认瘘管走向。

（3）将有槽探针从瘘管外口轻轻插入，遇阻力即停止，然后沿探针方向切开皮肤和皮下组织及瘘管外壁，使瘘管部分敞开。

（4）再将有槽探针插入瘘管的残留部分，逐步用同样方法切开探针表面组织，直到整个瘘管完全切开为止。

（5）瘘管全部敞开后，用刮匙将瘘管壁上染有美蓝的坏死组织和肉芽组织刮除。

（6）修剪创口两侧的皮肤和皮下组织，形成一口宽底小的创口，使引流通畅。创面止血后敷凡士林纱条，外覆无菌纱布，宽胶布压迫固定。

〔术时注意事项〕

（1）如瘘管在肛管直肠环下方通过，可以一次全部切开瘘管。如瘘管通过肛管直肠环的上方，必须加用挂线疗法。即先切开外括约肌皮下部、浅部及其下方的瘘管，然后用橡皮筋由剩余的管道口通入，经内口引出，缚在肛管直肠环上，这样可避免因一次切断肛管直肠环，而造成肛门失禁。如肛管直肠环已纤维化者，也可一次全部切开无须挂线。

（2）瘘管于外括约肌深、浅两层之间通过者，该处肌肉未形成纤维化时，不能同时切断两处外括约肌，在切断括约肌时，要与肌纤维成直角，不能斜角切断。

（3）高位肛瘘通过肛尾韧带，可以作纵行切开，不能作横行切断肛尾韧带，以免造成肛门向前移位。

〔术后处理〕同"挂线疗法"。

【预防调理】❶经常保持肛门清洁，养成良好的卫生习惯。❷发现肛门周围脓肿，宜早期切开排脓，一次性手术治疗可以防止后遗肛瘘。❸肛瘘患者应及早治疗，避免外口堵塞后引起脓液积聚，排泄不畅，引发新的支管。❹术后应防止出血，换药宜认真仔细，防止创口假性黏合（桥形愈合），肛瘘不愈。

自 学 指 导

1. 肛瘘的分类，一般以外括约肌深部画线为标志，可分为高位肛瘘和低位肛瘘，这在采用何种手术方法治疗上十分重要。高位肛瘘和低位肛瘘又根据内外口情况及瘘道分支情况，各分为单纯性和复杂性两类。全国统一的标准分类法据此共分为四类。

2. 肛瘘的治疗主要是手术治疗，手术治疗的重点是手术时必须注意以下事项：①如瘘管在肛管直肠环下方通过，可以一次全部切开瘘管，如瘘管通过肛管直肠环上方，必须加用挂线疗法。②手术时不能同时切断两处外括约肌浅层，在切断括约肌时，要与肌纤维成直角切断。③高位肛瘘通过肛尾韧带可以纵行切开，不能横行切断肛尾韧带。

3. 本节的疑难之处在于肛瘘内口的寻找。因为肛瘘手术成败的关键在于正确地找到内口，并将内口切开或切除，否则创口就不能愈合，即使暂时愈合，日久又会复发。肛瘘内口一般的位置规律，除从外口位置、距离等作判断参考外，主要依靠钝头探针探查，必要时须应用亚甲蓝注入或碘油造影检查。

【复习思考题】

1. 肛瘘是怎样形成的？

2. 肛瘘怎样分类？以1975年全国制定的统一标准分类法说明肛瘘的分类方法。

3. 肛瘘怎样辨证施治？

4. 挂线疗法的机制及优点有哪些？

5. 肛瘘手术成败的关键是什么？肛瘘手术时的注意事项有哪些？

【参考文献摘录】

1. 徐春甫《古今医统大全》：复癫治痔法：……予患此疾一十七年，遍览群书，悉遵古治，治疗无功，几中砒毒，寝食忧惧，后遇江右李春山，只用芫根煮线，挂破大肠，七十余日，方获全功。病间熟思，天启斯理，后用治数人，不拘数疮，上用草探一孔，引线系肠外，坠铅锤悬，取速效，药线日下，肠肌随长，僻处既补，水逐线流，未穿疮孔，鹅管内消，七日间，肤全如旧。譬筑堤决防，水既归漕，众流俱涸，有何汜滥。线落日期，在疮远近，或旬日半月，不出二旬。线既过肛，如锤脱落，以药生肌，百治百中。

2. 肛瘘发病率性别差异的原因：婴幼儿肛瘘发病率上的性别差异主要与尿布皮炎、形态学、男性激素等有关，是这些因素共同影响的结果。成人肛瘘发病率上的性别差异主要与成年男性的机体免疫力较女性明显弱有关，也与男性较不注意肛门部的清洁，较多饮酒等有关。〔史仁杰. 南京：东南大学出版社，1995.（10）：149〕。

第七节　脱　肛

脱肛又称肛管直肠脱垂。是指肛管、直肠黏膜、直肠全层或部分乙状结肠向下移位，脱出肛门外的一种疾病。多见于儿童及老年人。

【病因病机】脱肛是全身气血亏虚的局部表现。由于气血不足、气虚下陷、不能收摄，以致肛管直肠向外脱出。如小儿气血未旺，老年人气血衰退，中气不足；或妇女分娩用力耗气，气血亏损，以及慢性泻痢、习惯性便秘、长期咳嗽均易致气虚下陷、固摄失司，引起脱肛。《疮疡经验全书·卷七》中说："……又有妇人产育过多，力尽血枯，气虚下陷，及小儿久痢，皆能使肛门突出。"

本病的发生且与以下因素有关：

1. 儿童时期骨盆内支持组织发育不全，不能对直肠承担充分的支持作用。以及儿童骶骨弯曲尚未形成，影响直肠与肛管之间角度的形成，直肠成垂直状态，且较活动，如果久病体弱、营养不良，直肠黏膜下层松弛，容易与肌层分离，形成直肠黏膜脱垂。

2. 年老体弱，妇女多次分娩，肌肉张力减退，骨盆肌肉松弛，因而直肠周围组织亦松弛，失去支持固定作用，造成直肠脱垂。

3. 长期腹泻、便秘、前列腺肥大，膀胱结石、慢性咳嗽等持续性增加腹压的疾病。

4. 晚期内痔、直肠息肉、肿瘤等疾病，经常脱出，将直肠黏膜向下牵引。如Ⅲ期内痔合并直肠黏膜脱垂；直肠息肉合并直肠黏膜脱垂等。

5. 神经性疾病或神经营养障碍引起所支配的直肠周围组织和肛门括约肌松弛无力，而引起直肠黏膜、直肠、肛管脱垂。

由于直肠黏膜及直肠反复脱出肛门外，使肛门括约肌长期受到扩张而松弛无力，故肛管直肠脱垂常伴发肛门松弛。

【临床表现】

1. 主要症状：一般起病缓慢，主要症状为脱出、肛门部潮湿等。

(1) 脱出：是脱肛的主要症状，轻者仅在排便时部分脱出，便后可自行复位。随着病情发展，日久失治，脱出部分逐渐增长。严重者除排便时脱出外，在咳嗽、行走、负重、下蹲或劳累时也会脱出肛外，而且不易复位，需用手推回或卧床休息后才能复位。

(2) 潮湿：由于直肠黏膜长期反复脱出，黏膜暴露在外，易受异物刺激或摩擦，出现炎症、充血、水肿，甚至糜烂、溃疡。黏膜常有炎性渗出液及分泌物，加上肛门括约肌松弛，分泌物常自肛内流出，肛门周围潮湿，渗出液刺激肛门周围皮肤可引起肛周瘙痒等。

(3) 其他症状：当大便干结时，粪块擦伤黏膜可出现便血。由于直肠黏膜炎症，病人感左下腹或尾骶部坠胀、里急后重，出现便次频繁，黏液血便等。病程长及严重者，可引起肛门松弛或大便失禁症状。

2. 检查：指检见肛门括约肌松弛无力。蹲位努挣或排便后可见肿物脱出。肛门镜下可看到直肠内黏膜折叠。

3. 分类：按脱出程度，一般将脱肛分为三度。

Ⅰ度脱垂：为直肠黏膜脱出，脱出物淡红色，长 3～5cm，触之柔软，无弹性，不易出血，便后可自然回复。

Ⅱ度脱垂：为直肠全层脱出，长 5～10cm，呈圆锥形，淡红色，表面为环状而有层次的黏膜皱襞，触之较厚，有弹性，肛门松弛，便后有时需用手回复。

Ⅲ度脱垂：直肠及部分乙状结肠脱出，长达 10cm 以上，呈圆柱形，触之很厚，肛门松弛无力。

【鉴别诊断】Ⅰ度直肠黏膜脱垂应与内痔脱出鉴别（表 12-2）。

表 12-2　　　　　　　　　　　　　Ⅰ度直肠黏膜脱垂与内痔脱出鉴别表

类别	形状	颜色	出血
Ⅰ度直肠黏膜脱垂	呈环状黏膜皱襞	鲜红或淡红色	不易出血
内痔脱出	痔核分颗脱出	暗红或青紫色	容易出血

【辨证施治】

1. 气虚下陷：症见便时肛内肿物脱出，肛门松弛，表面淡红，肛门坠胀，渗水潮湿。伴神疲乏力、气短懒言、腰膝酸软。舌淡红，脉虚无力。治宜补气升提，收敛固涩。方用补中益气汤加减，腰酸耳鸣者加山萸肉、覆盆子、诃子。

2. 湿热下注：症见肛内肿物脱出，色紫暗或深红，甚则表面部分溃破、糜烂，肛门坠痛、灼热感。舌质红，苔黄腻，脉弦数。治宜清热利湿。方用萆薢渗湿汤、升阳除湿汤加减。

【外治】

1. 熏洗：脱肛肿痛、糜烂渗液用苦参汤加石榴皮、五倍子、黄柏、金银花等煎水熏洗，每日 2 次。

2. 外敷：熏洗后可用五倍子散、黄连膏等外敷以收敛消肿止血。

【其他治疗】

1. 针灸：体针选用长强、百会、足三里、承山、八髎和提肛穴等。针刺后加用艾条灸或结合电刺激可增强疗效。还可用梅花针在肛门周围外括约肌部点刺。

2. 注射法：注射疗法治疗脱肛的机制，主要是通过药物的致炎作用和异物刺激作用，使脱出的黏膜与肌层、直肠与其周围组织产生纤维化而被粘连固定。

注射药物：6%～8%明矾液，50%葡萄糖液等。

(1) 黏膜下注射法：将药液注入直肠黏膜下层，使分离的直肠黏膜与肌层粘连固定。此法有直肠黏膜下层点状注射法和柱状注射法两种。

〔适应证〕Ⅰ、Ⅱ度直肠脱垂，以Ⅰ度直肠脱垂效果最好。

〔禁忌证〕直肠炎、腹泻、肛周炎及持续性腹压增加疾病。

〔术前准备〕术前晚上和术前各灌肠一次。

〔操作方法〕取侧卧位，局部消毒后，使患者直肠黏膜脱出暴露于肛外，或在肛门镜下，齿线上 1cm，环形选择 2～3 个平面，或纵行选择 4～6 行。每个平面或每行选择 4～6 点，各点距离相互交错，每点注药 0.2～0.3mL。不要过深刺入肌层，或过浅注入黏膜内，以免无效或坏死。总量一般为 6～10 mL. 注射完毕，用塔形纱布压迫固定。柱状注射，在暴露肛外直肠黏膜截石位 3、6、9、12 点齿线上 1cm，黏膜下层作柱状注射。长短视脱出长度而定，每柱药量 2～3mL，注射完毕，送回肛内。注射当日适当休息，不宜剧烈活动。术后流汁饮食，控制大便 1～3 日。一般 1 次注射后可收到满意效果，若疗效欠佳，在 7～10 日后可再次注射。

2. 直肠周围注射法：将药液注射到两侧骨盆直肠间隙和直肠后间隙，使直肠与周围组织粘连固定。

〔适应证〕Ⅱ、Ⅲ度直肠脱垂。

〔禁忌证〕肠炎、腹泻、肛门周围急性炎症。

〔术前准备〕同黏膜下注射法。

〔操作方法〕在腰俞麻醉或局麻下，取侧卧位或截石位，肛周和肛内消毒。术者戴无菌手套，选定在距离肛缘约 1.5cm，截石位 3、6、9 点三个进针点，然后用细长腰穿针头和 20mL 注射器，吸入注射药液。选 3 点处刺入皮肤、皮下进入坐骨直肠间隙，大约进入 4～5cm，针尖遇到阻力，即达提肛肌，穿过提肛肌，进入骨盆直肠间隙。此时，另手示指伸入直肠内，仔细寻摸针尖部位，确定针尖在直肠壁外，再将针深入 2～3cm。为了保证针尖不刺入直肠壁内，以针尖在直肠壁外可以自由滑动为准。然后缓慢注入明矾注射液 6～8mL 或 50%葡萄糖液 15～20mL，使药液呈扇形均匀散开。用同法注射对侧。最后在 6 点处注射，沿直肠后壁进针，刺入 4～5cm，到直肠后间隙，注入明矾液 4～5mL 或 50%葡萄糖液 10mL。小儿患者适当减量。注射完毕，局部消毒后，用无菌纱布覆盖，卧床休息，控制大便 3 日。注射后 1～3 小时内肛门周围胀痛，一般可自行缓解。术后 2～3 日，有时有低热，如不超过 38℃，局部无炎症者为吸收热；如超过 38℃，局部有红肿等炎症改变时，应给予抗感染药物。

3. 手术疗法：手术方法较多，如肛门紧缩术、肛门环缩术，直肠疤痕支持固定法等。简要介绍以下两种方法：

（1）肛门紧缩术：适用于直肠脱垂合并肛门松弛者。手术要点，在局麻后，于肛门后侧暴露和游离外括约肌浅层，用肠线将外括约肌浅层缝合2~3针闭合肛门后间隙，并使肛管与直肠形成弯曲角度。

2．肛门环缩术：适应证同"紧缩术"。手术方法：局麻后，在外括约肌浅层与内括约肌之间，选用银丝、硅胶、尼龙网带或自身筋膜、韧带等植入环绕肛门一周，一般使肛门紧缩至能自然通过一示指为度。

【预防调理】❶患脱肛后，应及时治疗，防止发展到严重程度。❷避免负重远行，积极治疗慢性腹泻、便秘、慢性咳嗽等长期腹压增高的疾病。及时治疗内痔、直肠息肉等经常脱出性疾病。❸脱肛后及时复位，局部可用丁字形托带垫棉固定，并每日进行提肛运动锻炼等。

自学指导

1．脱肛的病因：中医学认为主要是由于气血不足、中气下陷、不能收摄固定所致。现代医学认为与儿童时期骶骨曲度尚未形成；或年老体弱、妇女多次分娩使局部肌肉张力减退；及长期腹内压增高的疾病、肛门部经常脱出的疾病如内痔、息肉脱出等的牵拉；或支配骨盆及括约肌的神经疾病等有关。

2．辨证施治以补气升提，收敛固涩为重点。如见肛内肿物脱出、色紫暗或深红，甚则表面有溃破、糜烂等，治宜清热利湿。此外，还要积极治疗诱发疾病，如小儿百日咳、慢性腹泻、便秘、前列腺肥大等长期腹压增高的疾病。

3．本节的疑难之处是脱肛的分度，一般根据病史长短，随着病程的发展而逐渐加重。一是按脱出物的长度；二是按脱出物的质地、弹性、厚度等；三是根据脱出物的形状。

【复习思考题】
1．什么是脱肛？
2．脱肛怎样分度？
3．脱肛的病因病机是什么？
4．Ⅰ度直肠脱垂与内痔脱出怎样鉴别？
5．脱肛的注射疗法的机制是什么？有哪几种方法？

【参考文献摘录】

1．艾灸百会穴加针刺长强穴治疗脱肛：①灸疗方法：百会穴位消毒后薄涂医用凡士林，将米粒或黄豆大艾柱直立于百会穴上点燃。艾柱燃烧致皮肤发烫时，用手指在穴位周围抚摸拍打，以分散患者的注意力，减少灼痛。一般2日点1次，每次施灸1~3壮。②针刺方法：左侧卧位，局部长强穴消毒，针刺方向与肛门呈90°角沿尾骨进针，其深度与针刺强度根据患者的年龄、体质及穴位局部肌肉而定。留针30分钟，隔日针1次。艾灸与针刺间隔治疗。〔武恩珍．中国肛肠病杂志，1997，（5）：45〕

2．中药贴脐疗法治疗小儿脱肛：炙黄芪20g，升麻、枳壳、五倍子各10g。上药共为极细末，过80目筛，瓶储备用。用时取药粉10g，加米醋适量制成饼状，置患儿脐窝，外盖以纱布、橡皮膏贴紧固定。每日换药1次，10日为1疗程，同时辅以针刺长强、百会、足三里、天枢，强刺激，不留针。本法对Ⅰ、Ⅱ度脱肛疗效好，对Ⅲ度脱肛疗效较差。（庞志，等．北京：华夏出版社，1994．101）。

第八节 息 肉 痔

息肉痔是指直肠内黏膜上的赘生物。相当于西医的直肠、结肠息肉。是常见的直肠结肠良性肿瘤，有单发的，也有多发的。单发的以5～10岁的儿童多见。成年人息肉及多发性息肉部分可发生恶性变。若很多息肉积聚在一段或全段大肠者，称为息肉病，部分与遗传因素有关。

【病因病机】本病多因湿热下迫大肠，致肠道气机不利，经络阻滞，瘀血浊气凝聚而成。《灵枢·水胀篇》说："寒气客于肠外，与卫气相搏，气不得荣，因有所系，癖而内著，恶气乃起，息肉乃生。"有学者认为可能与肠道长期炎症刺激有关，如溃疡性结肠炎、痢疾、血吸虫病等，或异物及干硬粪便的刺激和损伤。部分息肉，特别是多发性息肉和息肉病，有一定的家庭遗传性。

【临床表现】

1．主要症状：常因息肉大小，位置高低，单发、多发还是息肉病，以及有无恶变等的不同而症状有差异。如位置较高、息肉较小的单发息肉早期往往无症状。息肉痔可出现的症状有以下一些：

（1）便血：多为鲜红色，位置较高的息肉便血色暗红。单发者出血量少，多发性或息肉病者出血量较多。有时在排便时因发生息肉脱落而出血量较多。便血一般不伴有肛门部疼痛。

（2）脱出：直肠低位带蒂的息肉，在排便时可脱出肛外，小的能自行回纳，大的便后需用手推回。常伴有排便不畅、下坠或有里急后重感。

（3）肠道刺激症状：多发性息肉或息肉病者常伴有腹痛、腹泻、黏液血便。久则出现体重减轻、体弱无力、消瘦、贫血等。

2．诊断检查：

（1）直肠指诊：用于检查距肛门8～9cm以内的直肠低位息肉。可扪及圆形柔软肿物，活动度大，指套有染血。

（2）窥镜检查：包括直肠镜、乙状结肠镜和纤维结肠镜的检查。能直接看到息肉及其周围黏膜组织等情况，并可采取病变组织作病理检查。

（3）钡灌肠X线检查：主要用于结肠部位的息肉检查，可见肠壁有充盈缺损现象。

【鉴别诊断】

1．直肠癌：可有大便习惯的改变，大便变细变扁。直肠指检可触及基底不平、质硬推之不移的肿块。直肠镜下取活检病理检查有助于诊断。

2．肛乳头肥大：其基底一般位于齿线部，表面灰白色，质中等硬，多无便血。活检可以明确性质。

【辨证施治】息肉的治疗，原则上应尽早予以摘除。内治法主要适用于多发性息肉或息肉病或病变范围较广者。

1．实证多为湿热蕴结，气滞血瘀：症见息肉脱出或不脱出，表面紫暗，便血色红。舌紫，苔黄腻，脉涩。治宜清热利湿，活血化瘀，消肿散结。方用萆薢渗湿汤、少府逐瘀汤加减，便血多者加三七粉、地榆、槐角。

2．虚证为日久气血亏虚：病程日久，长期便血，血色淡红或暗红，便次增多，或伴腹痛喜按、面色㿠白、神疲乏力。舌淡，苔薄，脉弱。治宜补益气血，解毒止血。用八珍汤、十全大补汤加减，腹痛加玄胡、橘核、白芍；腹泻加黄连、马齿苋。

【外治】常用灌肠法。适用于多发性息肉或息肉病。

1．6％明矾液 50mL，保留灌肠，每日 1 次。

2．乌梅 12g，五倍子、五味子各 6g，牡蛎、夏枯草各 30g，海浮石 12g，紫草、贯众各 15g，浓煎 150～200mL，每次 50mL，保留灌肠，每日 1 次。

【其他治疗】

1．注射疗法：

〔适应证〕适用于小儿无蒂息肉。

〔药物〕6％～8％明矾液或 5％鱼肝油酸钠。

〔操作方法〕侧卧位，局部消毒麻醉，在直肠镜下找到息肉，局部黏膜消毒，将药液注入息肉基底部，一般用药液 0.3～0.5mL。注射时注意不要过深过广，以免引起穿孔或坏死出血。术后防止便秘，每晚服麻仁丸 5～10g。

2．结扎法：

〔适应证〕适用于低位带蒂息肉。

〔操作方法〕取侧卧位，局部消毒，局麻、扩肛后，用示指将息肉轻轻提出肛外，或在肛镜下，用组织钳夹住息肉并轻轻提出肛外。用圆针丝线在息肉基底作贯穿结扎，在结扎线之远端 0.3～0.5cm 处剪除息肉（图 12-16）。结扎线一般在 7～10 日脱落。

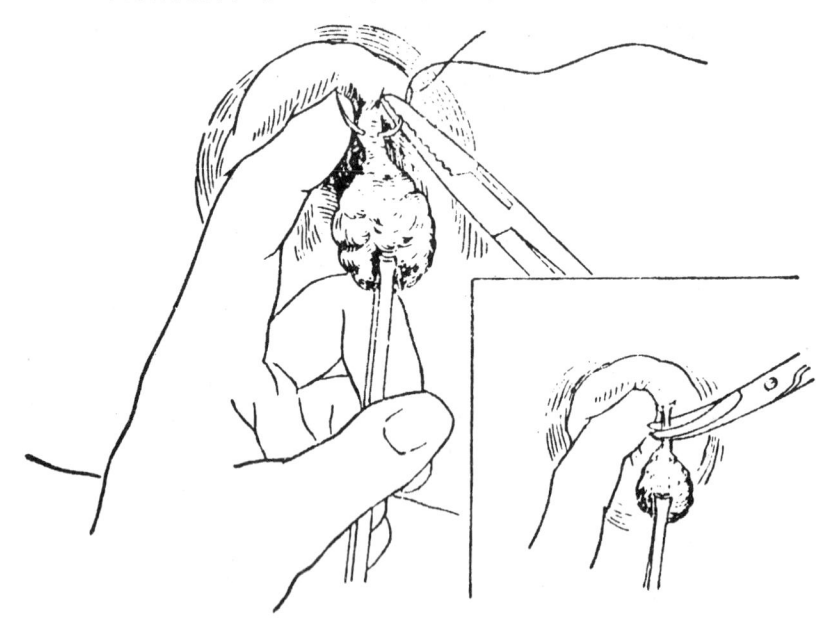

图 12-16　直肠息肉结扎法

3．电烙法：

〔适应证〕适用于较高位的小息肉。

〔操作方法〕侧卧位或膝胸位，在直肠镜或乙状结肠镜下找到息肉后，直接用电灼器烧灼息肉根部，但烧灼不宜过深过广，以防损伤深部组织，引起穿孔。术后卧床休息 12 小时。一周后复查，若脱落不完全可电灼第 2 次。

4. 直肠结肠切除术：对高位多发性腺瘤，必要时可考虑作直肠结肠切除术。

【预防调理】❶及时治疗肛门内外痔、肛瘘、肛裂、肛窦炎及慢性肠炎等疾病。❷保持肛周清洁卫生，养成每日定时排便习惯。❸注意病人的家族史，及时发现家族遗传性息肉病。检查出息肉者及时治疗，防止恶变。术后定期复查。

自 学 指 导

1. 息肉痔的病因病机，多因湿热下迫大肠，致肠道气机不利，经络阻滞、瘀血浊气凝聚而成。现代医学认为可能与肠道长期炎症刺激有关，部分息肉有一定的家族遗传性。

2. 临床表现：①便血多为鲜红色，位置高的息肉便血色暗红。②脱出直肠低位带蒂息肉在排便时可脱出肛外。③多发性息肉或息肉病者，可伴有腹痛、腹泻、黏液血便等肠道刺激症状。

3. 辨证施治，主要适用于多发性息肉及息肉病患者。①实证宜清热利湿、活血化瘀、消肿散结，方用萆薢渗湿汤、少府逐瘀汤加减；②日久气血亏虚，治宜补益气血、解毒止血，用八珍汤、十全大补汤加减。

【复习思考题】

1. 息肉痔的病因病机是什么？

2. 息肉痔的主要临床症状有哪些？

3. 息肉痔怎样进行辨证施治？

4. 结扎法适用于哪种息肉？如何操作？

【参考文献摘录】

1. 结肠、直肠息肉的病因病机：大肠息肉、肠息肉病在中医学中属于息肉、肠覃、樱桃痔、悬胆痔、重珠痔、葡萄痔、便血等范畴。其病因多为恣食肥甘，过食辛辣生冷损伤脾胃而正气不足，风邪、寒气、湿热、热毒等趁于肠道，肠道气机不利、经络阻滞、恶毒之物随之而生。〔刘立. 大肠息肉与肠息肉病的中医药治疗. 中国肛肠病杂志，1994，(2)：35〕。

2. 单钩针治疗高位直肠息肉：单钩针是根据祖国医学结扎的原理制作而成。取一根直径为 0.3cm，长 30cm 的金属铝条，将顶端制成一球状头，在球头上钻一小孔，弯成一个近 90°的小钩，作为套扎钩。病人取膝胸位，在窥镜下找到息肉，左手固定窥镜，右手持贯穿好丝线的单钩针，以小弯钩对准息肉，绕息肉根部一周，将丝线套于息肉根部。单钩针结扎线两端同时拉出肛门外打结，利用小弯钩球头部将线结顺着线慢慢推向蒂根部扎紧，再退出打第二结，剪除多余线。(唐秋生. 南京：东南大学出版社，1995. 471)。

第九节　锁 肛 痔

本病是发生在肛管直肠的恶性肿瘤，又称肛管直肠癌。病至后期，癌症肿块使肛管直肠狭窄，犹如锁住肛门一样，故称为锁肛痔。《外科大成》中载："锁肛痔，肛门内外如竹节锁紧，形如海蜇，里急后重，便粪细而带扁，时流臭水，此无法治。"对本病的症状和预后作了详细的描述。本病发病率较高，在消化道恶性肿瘤中，仅次于胃癌。多发生于中老年人，但近年来发现青年人发病率在增高，应引起注意。

【病因病机】中医学认为，由于忧思抑郁，脾胃失和，湿热蕴结，日久化毒，乘虚下注，浸淫肠道，气滞血瘀，湿毒瘀滞凝结而成肿瘤；或饮食不洁，久痢久泻，息肉虫积，损伤脾胃，运化失司，湿热内生，热毒蕴结，流注大肠，蕴毒积聚，结而为肿。总之，湿热下注，火毒内蕴，结而为肿是本病之标；正气不足，脾肾两亏，乃本病之本。

现代医学的研究认为，结直肠癌的发生与高脂肪、低纤维素饮食，特别是动物脂肪和胆固醇含量高的食物，有密切关系。此外，如直肠血吸虫病虫卵沉积于肠壁，溃疡性结肠炎久治不愈等也可诱发癌变，某些结直肠息肉，特别是息肉病及直肠腺瘤，都有癌变的可能。

直肠癌多为腺癌，好发于直肠上段及乙状结肠交界处。肛管癌原发于肛管皮肤，多为鳞状细胞癌。

【临床表现】

1. 临床症状：初期表现为直肠黏膜或肛门皮肤上有一突起的小硬结，无明显症状。病情进一步发展可出现以下一系列症状：

（1）便血：为直肠癌的早期症状。血色鲜红或暗红，量不多，常同时伴有黏液，呈持续性，此时易被误认为内痔出血。病情进一步发展后，可出现大便次数增多、里急后重、排便不尽感。粪便内有血、脓、黏液，并有特殊的臭味。

（2）排便习惯改变：是直肠癌的另一个常见的早期症状。表现为排便次数增多、便意频数，但无粪便排出；有时便秘，同时肛门内有不适或下坠感觉。

（3）大便变形：病程后期，由于癌肿侵犯使肠腔狭窄，粪便变细，变扁，并出现腹胀、腹痛、肠鸣音亢进等肠梗阻征象。

（4）转移征象：晚期癌肿可经几条途径转移。如转移至肝脏，出现肝肿大和黄疸。侵及骶骨神经丛时，在直肠内或骶骨部有剧烈持续性疼痛，并向下腹部、腰部或下肢放射。侵及膀胱尿道时有排尿不畅及疼痛。

晚期患者可出现食欲不振、全身衰弱无力、贫血、极度消瘦等恶病质表现。

2. 局部检查：

（1）直肠指检：肛管癌在肛门部可看到突起包块或溃疡，基底不平，质硬。直肠指检在直肠癌的早期诊断上有极其重要的意义。约有80%的直肠癌位于手指可触及的部位，指检时，手指可触及肠壁上的硬结性肿块或溃疡，推之不移，肠腔有狭窄，指套上染有血、脓和黏液。

（2）窥镜检查：直肠镜或乙状结肠镜可以看到直肠内病变的范围，并且可以钳取小块组织作病理检查以明确诊断。病变位置较深者，用钡剂灌肠摄片，可见狭窄或钡影残缺等，必要时可做纤维结肠镜检查。

3. 转移途径：肛管直肠癌后期主要可经以下途径转移：

（1）直接蔓延：首先常沿黏膜直接向周围及深层蔓延，并沿肠道环状进行，故易形成肠腔狭窄。直接蔓延的速度较慢，据观察，癌肿侵及肠壁1/4环时，约需6个月，环绕肠管一周约需18~24个月。后期可穿过肠壁，蔓延至邻近器官。

（2）淋巴转移：向上转移至沿直肠上静脉行走的淋巴结，肛管癌则可转移至腹股沟淋巴结。

（3）血行转移：癌细胞可通过直肠上静脉，肠系膜下静脉、门静脉等转移至肝脏。

【鉴别诊断】早期排便次数增多或便血，应与痢疾、肠炎、内痔出血等鉴别。直肠指诊触到肿块，应与直肠息肉、肛乳头肥大或乳头状瘤、炎症肿块等鉴别。肛管癌性溃疡应与肛瘘、湿疣等鉴别。

以上各类疾病，经详细询问病史，认真检查加以鉴别，必要时采取病理组织可以确定病变性质。

【辨证施治】本病一经确诊，应早期手术治疗。内治法适用于手术前后或不能手术治疗的病人。

1. 湿热蕴结：症见肛门坠胀，便次增多，大便带血，色泽暗红，或夹黏液，或下痢赤白、里急后重。舌红、苔黄腻，脉滑数。治宜清热利湿，方用槐角地榆丸加减。

2. 气滞血瘀：症见肛周肿物隆起，触之坚硬如石，疼痛拒按，或大便带血，色紫暗，里急后重，排便困难。舌紫暗，脉涩。治宜祛瘀攻积，清热解毒，方用桃红四物汤合失笑散加减。

3. 气阴两虚：症见面色无华，消瘦乏力，便溏，或排便困难，便中带血，色泽紫暗，肛门坠胀，或伴心烦口干，夜间盗汗。舌红或绛，苔少，脉细弱或细数。治宜益气养阴，清热解毒，方用四君子汤合增液汤加减。

【外治】

1. 外敷：肛管癌溃烂者可外敷九华膏或黄连膏。

2. 灌肠：败酱草、白花蛇舌草各 30g，水煎 80mL，保留灌肠，每日 2 次，每次 40mL。

【其他治疗】

1. 手术：

（1）直肠癌根治术：用于癌肿局限于直肠壁，而且只有局部淋巴结转移的患者。

（2）乙状结肠造瘘术：用于晚期肛管直肠癌已广泛转移，不能做根治性手术时，可行乙状结肠造瘘术，以解除梗阻，减轻患者痛苦。

2. 放疗与化疗：作为辅助治疗有一定疗效。较晚期的直肠癌术前放疗可以改善局部情况。化疗配合根治性切除可以提高五年生存率。

【预防调理】❶合理饮食、多吃蔬菜、水果及粗纤维素食物。❷积极防治一些可能的癌前期病变，如结肠、直肠息肉，腺瘤，溃疡性结肠炎，血吸虫病等。❸对可疑患者应常规做直肠指检，以早期发现，及时处理。

自学指导

1. 临床症状：早期症状为便血和排便习惯的改变，由于这些症状的非特异性，常容易被误诊为内痔出血、痢疾、肠炎等疾病。后期症状为大便变形、变细及转移症状。

2. 诊断检查的重点是强调每个可疑病例均应做直肠指检。因为约有 80% 的直肠癌位于手指可触及的部位，故直肠指检对早期发现肛管直肠癌有重要意义。但要确定诊断还需在窥镜下钳取病理组织检查。

3. 本节疑难之处：应与许多疾病进行鉴别，以防误诊误治。①排便次数增多或便血，应与痢疾、肠炎、内痔出血鉴别；②直肠指检发现肿块应与直肠息肉、肛乳头肥大、乳头状瘤或炎性肿块鉴别；③肛管癌性溃疡应与肛瘘、湿疣等鉴别。

【复习思考题】

1. 锁肛痔的临床症状有哪些?

2. 如何早期发现锁肛痔?

3. 锁肛痔应与哪些疾病相鉴别? 如何鉴别?

【参考文献摘录】

1. 直肠癌误诊原因分析:①患者、患者家属及医务人员的警惕性不高。特别是医务人员对病人的主诉应认真对待。②检查不认真。应常规做直肠指检,必要时结合直肠镜或乙状结肠镜。③对我国直肠癌的临床特点认识不足。我国直肠癌发病年龄早,青年人直肠癌较为多见,其次是我国低位直肠癌较为多见,可以用指诊检查早期发现。(冯锦伦. 直肠癌 21 例误诊分析. 南京:东南大学出版社,1995,413)

2. 中医治疗肛管直肠癌:中医认为,肛管直肠癌是一种全科性疾病的局部表现。扶正与祛邪是中医治疗肛管直肠癌的主要法则。扶正可改善全身状况,加快正气恢复,提高机体抗癌能力。祛邪可缩小局限癌体病灶,抑制杀灭癌细胞,控制癌肿生长,延长患者生命。早期,以消瘤治疗为主,久病年老体弱者加扶正之药;中期治以攻补兼施;晚期以扶正为主,兼以祛邪消瘤。〔黄卫平. 中西医结合治疗肛管直肠癌体会. 中国肛肠病杂志,1994,(2):30〕。

〔冯锦伦〕

【目的要求】

1．了解：男性前阴部位与脏腑经络的关系；子痈、囊痈的命名与特点；水疝的特点及分类；阴茎痰核的病因病机；精浊的发病原因；精癃的定义和发病情况。

2．熟悉：泌尿、男性前阴病的病因病机；子痈、囊痈、子痰、水疝的病因病机；阴茎痰核、男性不育、泌尿系结石的诊断及治疗方法；前列腺的检查方法；精癃发生急性尿潴留的处理。

3．掌握：泌尿、男性前阴病辨证施治；子痈、囊痈、子痰、水疝、精浊、精癃的诊断和治疗。

【教学时数】

面授4学时，自学8学时。

第一节 概 论

泌尿、男性前阴病，主要指男性部分外生殖器疾病及与男性尿道通路梗阻有关的前列腺疾病，如子痈、囊痈、子痰、水疝、阴茎痰核、精浊、精癃等。其中精浊（前列腺炎）、精癃（前列腺增生症）是近代才列入外科诊治的，从而扩大了外科泌尿、男性前阴病的范围。

一、前阴与经络脏腑的关系

1．与经络的关系：《灵枢·经脉篇》谓："膀胱足太阳之脉……挟脊抵腰中，入循膂，络肾，属膀胱。""肾足少阴之脉……贯脊属肾，络膀胱。""肝足厥阴之脉……循阴股，入毛中，过阴器，抵小腹。"说明前阴部位与足太阳、足少阴、足厥阴等经脉关系密切。

2．与脏腑的关系：《外科真诠》曰："玉茎（阴茎）属肝；马口（尿道）属小肠；阴囊属肝；肾子（睾丸）属肾；子之系（精索）属肝。"

综上所述，男性前阴各部位与肝、肾、膀胱、小肠等经络、脏腑有关。

3．精、溺的生成与排泄：

（1）精：《素问·上古天真论》谓："肾者主水，受五脏六腑之精而藏之，故五脏盛乃能泄。"说明精来源于五脏六腑，而藏之于肾。至于精的排泄，《证治汇补》说："遗精之主宰在心，精之藏制在肾。"故精的藏泄与心肾有关。

（2）溺：《素问·经脉别论》谓："饮食入胃，游溢精气，上输于脾。脾气散精，上归于肺，通调水道，下输膀胱。"《素问·灵兰秘典论》说："膀胱者州都之官，津液藏焉，气化则能出矣。"又说："三焦者，决渎之官，水道出焉。"饮食经过脾的消化吸收，变为精微，输布全身，以供营养，部分剩余的水和废物，通过三焦水道，下输膀胱，经肾的气化，排泄于体外为溺。故溺的产生与排泄和脾、肺、肾、三焦、膀胱等脏腑有关。

清·林佩琴更是强调了肾与精、溺的关系，他在《类证治裁》中说：肾有两窍，一为精窍，一为溺窍，精与溺均出于尿道而泄之于体外。

了解男性前阴各部位与经络脏腑的关系及精、溺的生成与排泄，有利于对外科泌尿、男性前阴病的病因病机的理解。

二、病因病机

1. 心火妄动：心为君主之官，为君火。脏腑之精悉输于肾，藏于肾。心火动而肝肾之火亦动，精受扰于火，可发生精浊、血精等；心火下移膀胱，伤及血络又可发生血尿。

2. 肝失疏泄：肝脉过阴器，故前阴疾病与肝的关系甚为密切。肝失疏泄，则引起经络气滞血瘀，湿热下注或湿毒乘机侵袭，可发生子痈、囊痈、水疝、精浊等病。

3. 脾失健运：脾主运化水湿。脾失健运，可引起水湿下注或津液凝聚成痰，而发生水疝、子痰、阴茎痰核等病；脾虚中气下陷，可使膀胱失约，而发生小便失禁。

4. 肺失宣降：肺主气，司呼吸；主宣发肃降，通调水道。如肺失肃降，不能通调水道使水液下输膀胱，则发生小便不利、癃闭等症；肺气虚弱，水道失制，又可发生小便失禁。

5. 肾精亏损：肾藏精，主水，开窍于二阴，睾丸亦属于肾。因此睾丸、阴茎、精、溺的病变都与肾有关。肾阴不足，水液不利，或肾阳虚弱，气不运水，可发生癃闭、水疝等。阴虚火旺，灼津为痰，可发生子痰、阴茎痰核；火扰精室，可发生精浊、血精等。

6. 膀胱气化不利：膀胱主要有储尿和排尿的作用。若膀胱气化不行，则可见到小便不利或癃闭；若膀胱失其约束，则可见到尿频、小便失禁等症。

上述各个脏腑功能失调所导致的各种泌尿、男性前阴疾病，有时是一个脏器的病变，有时是几个脏腑同病，临证时必须具体分析。

除脏腑功能失调外，风、寒、暑、湿、燥、火六淫之邪也可导致泌尿、男性前阴病，其中以湿、热、寒邪较为多见。如外感湿热之邪，若湿热下注肝、肾之络，可致囊痈、子痈或水疝等病；若湿热下注膀胱可致尿频、尿急、尿痛、血尿等。再如寒客肝经，轻则可见少腹胀痛，重则可见寒疝阴冷等症。此外，不洁房事，邪毒沿性道内侵，瘀毒互结，可致淋浊。

【辨证施治】泌尿、男性前阴病种类较多，表现也较为复杂，按同病异治、异病同治加以综合归纳，常见的证型有以下几种。

1. 湿热下注：由于湿性趋下，湿热侵袭常发生下注证。主要表现有阴部红肿热痛，睾丸肿大疼痛，囊内积水，尿急、尿频、尿痛、尿液黄赤，茎中热痛，白浊等。治宜清热祛湿，方用龙胆泻肝汤、导赤散、萆薢分清饮等。

2. 气血瘀滞：常见于久病之后，经脉疏泄失常，经络阻塞，产生气血瘀滞证。主要表现为睾丸、附睾硬结不消，少腹或会阴胀痛，排尿困难甚或小便癃闭等。气滞为主者，治宜行气散滞为主，方用橘核丸、枸橘汤等。血瘀为主者，治宜活血化瘀为主，方用抵当丸、活血散瘀汤等。

3. 痰浊凝结：主要表现为睾丸或附睾上有慢性肿块，或阴茎上有结节，病灶部位皮肤不红不热，亦不疼痛。治宜温阳化痰散结，方用阳和汤。痰浊化热时，可见阴虚痰火表现，局部皮肤暗红，微热、微痛，或化脓破溃。治宜滋阴清热，化痰散结，方用消核丸。

4. 肾阴不足：多因久病伤肾，或房事不节，或情志内伤，暗耗肾阴所致。主要表现有腰膝酸软，头昏目眩，精神倦怠，形体消瘦；阴虚火旺则见五心烦热，阳常易兴，遗精，精浊、血精，小便赤涩或淋漓不爽等。治宜滋补肾阴，方用六味地黄丸；或滋阴降火，方用知柏地黄丸等。

5. 肾阳衰弱：多因素体阳虚或久病失调，或房劳过度耗损肾阳所致。主要表现有精神不振，腰膝酸冷，阳痿遗精，小便频数或失禁，囊内积水等；阳虚生寒，兼见尿液清白，形寒肢冷，阴囊发凉，脉象沉迟细弱等。治宜温补肾阳，方用金匮肾气丸等。

泌尿、男性前阴病的外治见各节疾病有关内容。

自 学 指 导

学好本节必须结合有关脏腑、经络、病因、病机的部分，亦必须认真复习中医外科学总论中的有关章节，以便前后融会贯通，深化掌握。

从甘肃武威出土的汉墓医简木牍中有"……白水候所奏治男子七疾方。精失……精少……囊下养温，盈之黄汁，出行小便时难解，亦黄泔白……"中医学对男性前阴病早有认识和记载，但没有专著，散在于各种医籍中。有条件时可选读一些，以便加深理解。

【复习思考题】
1. 泌尿、男性前阴病的范围主要包括哪些?
2. 试述男性前阴各部位与经络、脏腑的关系。
3. 试述泌尿、男性前阴病的病因病机。
4. 泌尿、男性前阴病常见的证型及治法有哪些?

第二节 子 痈

子痈是指睾丸及附睾的感染性疾病。子痈分急性子痈与慢性子痈。两者都有睾丸或附睾肿胀疼痛的特点，但急性子痈急性发病，睾丸或附睾红肿热痛，并伴有全身热证表现；而慢性子痈仅表现为睾丸或附睾的硬结，微胀或微痛，轻度触痛等。子痈在早期外科文献中与囊痈不分，因为急性子痈在严重时阴囊亦会红肿。直到清代王洪绪著《外科全生集》才另立子痈一病："如肾子作痛而不升上者，外观红色，子痈也。迟则成脓，溃烂致命。"清·马培之评注该书说："子痈与囊痈有别，子痈则睾丸硬痛，睾丸不肿而囊肿者为囊痈，枸橘之品，正治子痈之法。"把子痈与囊痈作了鉴别，这是一个发展。

急性子痈相当于西医的急性附睾炎、急性化脓性睾丸炎、腮腺炎性睾丸炎等。慢性子痈相当于西医的慢性附睾炎、慢性淋病性附睾炎等。

【病因病机】肝脉循会阴，入毛中，过阴器；肾子属肾，故子痈一病与肝肾关系较为密切，但又不为肝肾所专主。其发病主要可因饮食不节，脾胃受伤，湿热火毒内生；或情志不畅，肝郁气结，血瘀湿凝，蕴化湿热，湿热邪毒下注肝肾之络，结于肾子而成本病。外感寒湿，郁而化热，流结于肾子；或疟腮余毒未尽，从胆经传于肝经，壅结于肾子而致痈。房事不洁，外染浊毒经性道直接侵入，郁滞化生湿热，再经精道逆传附睾、睾丸壅结成痈。亦有跌扑挫打，肾子受损，络伤血瘀，瘀久化热，热胜肉腐，或与下注之湿热互结而发本病。

【临床表现】

1. 急性子痈：睾丸或附睾突发肿大疼痛，拒按，痛域可为局限性，也可沿输精管放射至腹股沟、直肠及下腹部。伴有恶寒发热，纳呆，口苦，渴饮，便秘，尿黄等全身症状。脓毒波及阴囊时，则引起阴囊红肿，成脓时阴囊皮肤光亮而软，脓溃穿破阴囊后，局部肿痛及全身症状迅速消退，疮口亦逐渐愈合。痄腮并发的子痈（腮腺炎性睾丸炎），多在痄腮消退后又突然发热，同时睾丸肿痛，一般不会化脓，病程多为7~10日。

2. 慢性子痈：可由急性子痈迁延而来，或一开始即为慢性表现，常伴有慢性前列腺炎、慢性精囊炎。患者常有阴囊疼痛、发胀、下坠感，疼痛可放射到下腹部及同侧的大腿根部。检查时可触及附睾增大、变硬、有结节，伴轻度压痛，同侧输尿管增粗。

【鉴别诊断】

1. 子痰：附睾有肿块，肿块疼痛轻微，或仅在触摸时有隐痛。子痰一般为慢性病程，常有结核病史，易出现局灶性冷性脓肿，溃破后流出清稀脓水，夹有败絮样物，易形成窦道，病灶与阴囊壁层粘连，输精管增粗，或有形成串珠状结节等特点。

2. 嵌顿性斜疝：疝块嵌闭于阴囊，不能回纳腹腔，也可发生阴囊部疼痛、肿胀、偶被误为急性子痈。全面的病史询问及系统认真的体格检查，可发现疝块常反复下坠阴囊的既往病史，以及肿物与睾丸仍有一定界限的特点。

3. 睾丸扭转：睾丸扭转所引起的阴囊内剧烈疼痛，并放射至腹股沟或下腹部，及局部压痛与急性子痈也很类似，但睾丸扭转的发病过程更为急骤，常有剧烈运动或阴囊损伤的诱因，疼痛呈绞窄状，无发热。托起阴囊可使疼痛加剧（子痈则减轻）。阴囊触诊检查发现睾丸上移或呈横位，可扪及精索呈麻绳状扭曲。

4. 睾丸肿瘤：睾丸肿瘤的早期肿物，须注意与慢性子痈鉴别。睾丸肿瘤的肿块质地坚硬，沉重感明显，附睾常不易摸到。

【辨证施治】

1. 急性子痈：

(1) 湿热下注型：

〔主症〕多见于成人。睾丸或附睾肿大疼痛，阴囊皮肤红肿，甚则紧张光亮，焮热疼痛，少腹抽痛；成脓时按之应指。可伴寒热、口渴、头痛、恶心、小便短赤等。苔黄腻，脉滑数。

〔证候分析〕湿热下注肝肾二经，结于肾子，气血壅滞，经络阻隔，故见睾丸或附睾肿大疼痛，阴囊皮肤红肿，甚至紧张光亮，焮热疼痛；肝脉过阴器，抵少腹，邪、瘀郁滞肝脉，故少腹抽痛；热胜则肉腐，局部形成脓肿，则按之应指；正邪相争，营卫不和，故寒热；热盛伤津故口渴；头为清阳之府，湿热稽留，阻郁清阳故头痛；邪扰于胃故恶心；湿热下注，膀胱受扰，故小便短赤；苔黄腻，脉弦滑，是为湿热之象。

〔治则〕清热利湿，解毒消肿。

〔方药〕龙胆泻肝汤或枸橘汤加减

枸橘　川楝子　陈皮　赤芍　龙胆草　茵陈　黄柏　泽泻　栀子　川牛膝

〔方解〕枸橘、川楝子、陈皮疏肝胆和胃，消肿止痛；赤芍凉血散瘀；龙胆草、茵陈善能清泄肝胆湿热；黄柏、泽泻长于清利下焦湿热；栀子通泻三焦湿热，导郁热从小便出；川牛膝通络并引药下行。若痛甚,酌加玄胡;若外伤引起,酌加桃仁、丹参;若大便秘结,酌加生大黄以通腑泄热;已成脓者,酌加皂刺、山甲以托毒透脓。

(2) 瘟毒下注型:

〔主症〕多见于儿童。常因患痄腮而并发(又称卵子瘟)。睾丸肿大疼痛,伴恶寒发热,一般不化脓。苔黄,脉数。

〔证候分析〕痄腮后期,瘟毒下行注于肾子,气血壅滞,经络阻隔,故见睾丸肿大疼痛;正邪相争,营卫不和,故恶寒发热;苔黄、脉数是为瘟毒热盛之象。

〔治则〕清热解毒,通络消肿。

〔方药〕普济消毒饮合金铃子散加减

连翘 板蓝根 黄柏 白花蛇舌草 玄参 僵蚕 川楝子 玄胡 川牛膝

〔方解〕连翘、板蓝根、黄柏、白花蛇舌草清热解毒,其中黄柏并能燥湿,白花蛇舌草且能利湿;玄参清热护阴且能软坚散结;僵蚕祛风化痰,通络散结;川楝子、延胡、川牛膝疏肝理气,化瘀通络,消肿止痛。

2. 慢性子痈:

(1) 气滞痰凝型:

〔主症〕附睾结节,子系带粗肿,触痛轻微,牵引少腹不适,多无全身症状。苔薄腻,脉滑。

〔证候分析〕肝郁气滞,湿聚痰凝血瘀,致使肾子局部经络不畅,遂成结节肿块,局部触痛;病变波及子系带,则子系带粗肿,牵引少腹不适;邪已结在局部,故多无全身症状;苔薄腻、脉滑均为气滞痰凝之征。

〔治则〕疏肝理气,化痰散结。

〔方药〕橘核丸加减

橘核 川楝子 木香 桃仁 玄胡 益母草 桂心 海藻 昆布

〔方解〕橘核、川楝子、木香疏肝解郁,行气散结;桃仁、玄胡、益母草活血化瘀消肿,益母草并能利湿解毒;桂心温通化湿消痰;海藻、昆布软坚散结,化痰消肿。若肿痛较甚,可酌加莪术以祛瘀;若郁火化热,可去桂心酌加龙胆草、茵陈清热利湿。

(2) 阳虚寒凝型:

〔主症〕附睾结节,子系带粗肿,触痛不明显,阴囊发凉。可伴腰酸、阳痿、遗精。舌淡或有齿痕,脉沉或细。

〔证候分析〕阳气亏虚,寒凝经脉,聚湿成痰,气血瘀滞,故见附睾结节;病变波及子系带,则见子系带粗肿;肾阳虚亏,腰府、肾子及阴囊失去温煦,故腰酸、阴囊发凉;肾阳亏虚,阳事不振,精失封藏,则见阳痿、遗精;舌淡或有齿痕,脉沉或细是为阳虚寒凝之象。

〔治则〕温肾散寒,理气散结。

〔方药〕右归丸合阳和汤加减

附子 熟地 当归 鹿角胶 山萸肉 麻黄 桂枝 白芥子 川芎 橘核

〔方解〕附子温阳散寒;熟地、当归补益精血;鹿角胶、山萸肉温补肾阳;麻黄、桂枝达卫散寒,宣通气血,且使熟地、鹿角胶补而不滞;白芥子温化寒痰;川芎活血化瘀;橘核理气散结。

【外治】

1. 急性子痈：未成脓者，可将金黄散或玉露散用水调匀、冷敷。已成脓者，应及时切开排脓，脓稠、腐肉较多时，可选用九一丹或八二丹药绕引流。脓液已净而溃口未愈时，可掺生肌散，外敷生肌白玉膏。

2. 慢性子痈：用葱归溻肿汤坐浴，或冲和膏温敷。温热药液的局部应用，如时间较长，对睾丸的曲细精管的生精功能有一定的影响，因此未生育者不宜采用。肿块日久，治疗无效，尤其是诊断有怀疑者，应考虑手术治疗。

【预防调理】❶外生殖器部位有包茎、龟头炎、尿道狭窄及炎性疾患，应及时治疗。❷平时应预防睾丸外伤。❸急性子痈患者应卧床休息，设法托起阴囊。对已切开排脓者，要注意引流通畅。

自 学 指 导

子痈是指睾丸及附睾的感染性疾病。分急性、慢性两种，两者都有睾丸或附睾肿胀疼痛的特点。急性子痈发病急，睾丸或附睾红肿热痛，伴全身热证表现，应与嵌顿性斜疝、睾丸扭转相鉴别；慢性子痈仅为睾丸或附睾硬结，微痛或微胀，轻度触痛等，应与子痰、睾丸肿瘤相鉴别。病因病机主要有湿热或寒湿化热下注；痄腮瘟毒下注；房事染毒；睾丸外伤。辨证施治常见四型：急性子痈湿热下注型，治以清热利湿、解毒消肿，方用龙胆泻肝汤或枸橘汤加减；瘟毒下注型，治以清热解毒、通络消肿，方用普济消毒饮合金铃子散加减。慢性子痈气滞痰凝型，治以疏肝理气、化痰散结，方用橘核丸加减；阳虚寒凝型，治以温肾散寒、理气散结，方用右归丸合阳和汤加减。

中医的肾子包括了现代解剖学的睾丸和附睾在内，在学习中应注意理解。还需要在熟悉和掌握痈疽的基础上，进一步理解子痈的特点和发病机制，如此才能前后一致，融会贯通。肾子位于腰以下，其病施治时当注意化湿利湿，因为湿性趋下。慢性子痈用温热药液外治时，不能时间过长，否则可能影响生育。

【复习思考题】

1. 子痈的主要临床表现有哪些?
2. 子痈应与哪些疾病相鉴别?
3. 子痈的辨证施治如何?
4. 慢性子痈外治时应注意什么?

【参考文献摘录】

1. 贯众饮治疗急性睾丸炎：治疗方法：贯众 60g，去毛洗净，加水约 700mL，煎至 500mL，每日早晚各服 250mL，或分次当茶饮服。结果：治疗急性睾丸炎 45 例，3 日内治愈者 23 例，4 日内治愈者 18 例，5 日内治愈者 4 例。〔林其昌. 中医杂志，1987，(8)：13〕

2. 中药治疗急性附睾、睾丸炎 49 例临床小结：治疗方法：①内治方：龙胆草、黄柏各 15g，蒲公英、紫花地丁各 30g，川楝子、桃仁、延胡索、柴胡各 10g，荔枝核 20g，生甘草 4g。若全身高热，阴囊内肿胀焮热加山栀子、黄芩、败酱草；湿重，阴囊水肿明显加车前子、木通、泽泻；睾丸疼痛剧烈加橘核、乳香、没药；睾丸硬结甚者去甘草，加海藻、昆布、浮海石；年老体弱者酌加党参、黄芪、白术。日 1 剂，水煎服。②外治方：败酱草、千里光、马齿苋各 150～300g。三药合用或任选 1 味。上药加水 1 000～2 000mL，水煎过滤去渣，做局部熏洗或湿敷。每次15～30分钟，每日2～3次，如取鲜品捣烂外敷则见效更佳。结果：治疗49例皆愈。疗程最短2日，最长12日，平均5日。1年后随访38例，无1例复发。〔邹桃生. 江西中医药. 1990, (3): 23〕

3. 八桂名医精方——龙板睾丸炎汤：处方：龙胆草10g，板蓝根25g，木通、橘核、荔枝核、柴胡各8g，黄芩12g，延胡索、川楝子各10g，甘草5g。若大便秘结加大黄10g；热毒壅盛加川连6g，大青叶10g；小便短赤加车前草15g；睾丸红肿灼热不退加蒲公英20g，青皮8g，皂角刺10g。用法：每日1剂，水煎服。并配合用青黛粉调酸醋成糊状外涂敷部，每日4～6次。结果：治疗流行性腮腺炎并发睾丸炎18例，全部治愈。平均治愈天数为8.5日。〔雷在彪. 广西中医药. 1992, (1): 27〕

4. 附睾汤治疗慢性附睾炎27例临床观察：处方：虎杖20g，夏枯草、萆薢、乳香、没药、川芎、白芍、桃仁、当归各10g。若舌红、苔黄腻、脉滑或数，加滑石、瞿麦、金银花；肾阴不足，去萆薢、夏枯草，加熟地、石斛、续断。用法：每日1剂，水煎服，10日为1疗程，治3～6个疗程。结果：治疗慢性附睾炎27例，显效15例，有效10例，无效2例。〔郭军. 江西中医药. 1994, 25 (5): 19〕

第三节 囊 痈

囊痈是阴囊部的急性化脓性疾病。其特点是阴囊红肿热痛，病变局限于阴囊，一般不影响睾丸。本病在古代文献中病名甚多，如《外科启玄》称之为肾阴发，《疡科经验全书》谓之为外肾痈、阴囊毒。然首先给本病明确定义者，则是《外科大成·囊痈》，其说："夫囊痈者，阴囊红肿热痛也。"并且提出了囊痈与疝气相类的鉴别诊断，如说："但痈则阴囊红肿热痛，内热口干，小便赤涩。若疝，则腹痛牵及肾子，少热多寒，好饮热汤为异耳。若水疝，虽痰肿而光，虽痛有时，不红不热，按之软而即起为异耳。"

囊痈相当于西医的阴囊脓肿、阴囊蜂窝织炎。

【病因病机】阴囊乃是厥阴肝经所过。或因恣食高粱厚味，脾运失权，湿热内生，注于肝经，蕴结于阴囊；或因久着汗湿衣裤，坐卧湿地，湿毒侵及阴囊；或因阴囊瘙痒，抓破皮肤染毒，以致经络阻隔，气血凝滞，郁久热盛，乃成囊痈。尚有溃脓之后，病延日久，湿热未尽，阴液却伤，而见肝肾阴虚之变。

【临床表现】初起阴囊红肿热痛，腹股沟臖核肿大，但睾丸不肿大。阴囊肿胀进展迅速，囊皮紧张光亮，形如瓢状，坠胀疼痛。属阴囊蜂窝织炎者，阴囊呈弥漫性红肿，以水肿为显著，不一定成脓。属阴囊脓肿者，阴囊红肿较局限隆起。可伴有发热畏寒，口干喜冷饮，小便赤热，大便干结等全身症状。若进一步身热不退，肿痛更甚，是要成脓。

【鉴别诊断】

1. 子痈：睾丸或附睾肿硬，压痛明显，初期阴囊肿胀不明显，如以后炎症波及阴囊时，阴囊才会出现红肿。

2. 囊脱：多有阴囊皮肤外伤史。病情急而严重，阴囊由红肿而迅速紫黑腐烂，甚至睾丸暴露，是一种发于阴囊的特发性坏疽性疾病。

3. 水疝：阴囊肿大，触之有囊性感，囊皮不红不热，水疝较大时可有坠胀感，但疼痛不明显，亦无发热恶寒等全身症状。透光试验阳性。

【辨证施治】

1. 肝经湿热型：

〔主症〕初起阴囊红肿，焮热疼痛，继之较快肿大，囊皮紧张光亮，形如瓢状，坠胀疼痛，股缝有臀核肿疼。可伴有全身发热、口干饮冷、小便赤热、大便干结等症。舌质红，苔黄腻或黄燥，脉弦数。若身热不退，肿痛更甚，阴囊有局灶隆起，触及波动感，是为酿脓已成。

〔证候分析〕肝经湿热下注阴囊，蕴结阻络，故初起阴囊红肿，焮热疼痛；蕴结较速，故继之较快肿大，囊皮紧张光亮，形如瓢状，坠胀疼痛；肝经循股阴，故股缝有臀核肿痛；热为阳邪，易伤津液，故全身发热，口干饮冷；湿热扰及膀胱气化失常，故小便赤热；舌质红，苔黄腻，脉弦数均为湿热之象。若热邪偏重，津液伤甚，则见大便干结，苔黄燥。若热盛肉腐，局部酿脓已成，则见身热不退，肿痛更甚，阴囊有局灶隆起，触及波动感。

〔治则〕清热解毒利湿。

〔方药〕龙胆泻肝汤加减

龙胆草　黄柏　栀子　泽泻　车前子　赤芍　丹参　生地　蒲公英　紫花地丁

〔方解〕龙胆草清泻肝胆湿热；黄柏善清下焦湿热；栀子清三焦湿热，导邪从小便出；泽泻、车前子清利湿热；赤芍、丹参凉血散瘀止痛；生地清热养阴护阴；蒲公英、紫花地丁清热解毒，消痈散结。若大便干结，舌苔黄燥，可酌加天花粉清热生津及生大黄通腑泄热。若局部酿脓已成，可加皂角刺、穿山甲托毒透脓。

2. 肝肾阴虚型：

〔主症〕囊痈脓肿溃后，热退痛定，伴口干、盗汗、倦怠、腰膝酸软。舌红，苔少根腻，脉细数。

〔证候分析〕脓肿溃后，大部毒邪随脓外泄，故热退痛定；热久伤阴，肝肾亏虚，而腰为肾之府，肝主筋，肝肾阴虚失养，故腰膝酸软，倦怠；阴虚生内热，迫津外泄，故盗汗，口干；舌红，苔少，根腻，脉细数，均为阴虚兼湿热余邪未尽之象。

〔治则〕滋补肝肾，清热利湿。

〔方药〕滋阴除湿汤加减

当归　白芍　生地　知母　黄柏　地骨皮　泽泻　薏苡仁　白花蛇舌草

〔方解〕当归、白芍、生地、知母、黄柏、地骨皮滋阴清热；泽泻、薏苡仁、白花蛇舌草清利湿热余邪。若盗汗甚，酌加浮小麦以敛汗；若腰膝酸软甚，酌加桑寄生以壮腰膝。

【外治】

1. 未成脓者，用玉露散或金黄散冷开水调糊外敷。如红肿范围较大，用三黄汤（黄柏、黄芩、大黄）煎汤冷湿敷，频换敷料，保持冷湿。

2. 已成脓者，及时切开引流，切开时必须先用手指将睾丸推开，避免损伤鞘膜与睾丸，其余参照"痈"治疗。

【预防调理】❶经常保持阴囊清洁卫生，防止外伤与感染。❷患者宜卧床休息，并用阴囊带将阴囊适当托起。❸忌食辛辣、醇酒、鱼腥等发物。

自 学 指 导

囊痈是阴囊部的急性化脓性疾病。相当于西医的阴囊脓肿、阴囊蜂窝织炎。特点是阴囊红肿热痛，病变局限于阴囊，一般不影响睾丸。主要病机为内生或外感湿热毒邪，下注壅滞于阴囊。应与子痈、脱囊、水疝相鉴别。辨证施治主要分两型：肝经湿热型，治以清热解毒利湿，方用龙胆泻肝汤加减；肝肾阴虚型，治以滋补肝肾、清热利湿，方用滋阴除湿汤加减。

要特别注意与子痈鉴别，囊痈病在阴囊，初起阴囊红肿热痛，而睾丸或附睾不肿痛；子痈病在睾丸或附睾，初起睾丸或附睾肿痛，而阴囊肿胀不明显。至于以后炎症可能相互波及，则另当作具体分析。脓成切开时，必须将睾丸推开，免伤鞘膜与睾丸，并要注意引流通畅。

【复习思考题】

1. 囊痈的临床表现主要有哪些？
2. 囊痈多与哪些疾病相鉴别？其鉴别要点是什么？
3. 囊痈辨证施治分几型？各型治则及方剂如何？
4. 如何外治囊痈？

【参考文献摘录】

1. 《证治准绳·疡医·囊痈》：大抵此证，属阴道亏，湿热不利所致，故滋阴除湿药不可缺。常治肿痛小便秘滞者，用除湿为主，滋阴佐之。肿痛已退，便利已和者，除湿滋阴药相兼治之。欲其成脓，用托里为主，滋阴佐之，候脓成即针之，仍用托里滋阴。若湿毒已尽者，专用托里。如脓清或多或敛迟者，用大补之剂，或附子饼灸之。

2. 《外科证治全书·前阴证治·囊痈》：阴囊红肿，焮热疼痛，乃肝脾湿热下注，龙胆泻肝汤加泽泻主之。如溃，则按后囊脱治法。

第四节　子　痰

子痰是发于附睾的慢性疮痨性疾病。其特点是肾子部有发展缓慢的肿块，肿块可与阴囊粘连，化脓破溃，溃后流出脓液稀薄如痰，易成窦道，经久难愈。古医籍文献中称本病为肾漏、穿囊漏，如《外科启玄·阴囊破裂漏疮》描述的"外囊破裂，漏水腥臭，久治不愈"。《证治准绳·疡医·囊痈》记载的："石灰散，治囊漏，阴囊先肿，后穿破出黄水，疮如鱼口能致命。"均类似本病。近代根据本病发于肾子，性质与"流痰"一病类似，故统一称为子痰。

子痰相当于西医的附睾结核。

【病因病机】肾子属肾，又有厥阴肝经所络，肝肾亏损、湿痰乘虚凝聚，结于肾子，发为本病。湿痰日久，郁而化热，腐肉成脓，伤阴耗液，则见阴虚内热证候；久之，又可阴损及阳，而见阳虚痰凝证候。尚有素体阳虚，初起即见阳虚痰凝者。

【临床表现】子痰多见于20～40岁的青壮年。本病发展缓慢，初起在附睾尾部出现不规则硬性结节，逐渐延及整个附睾肿大，偶有下坠或轻微隐痛。病变发展可与阴囊粘连，并形成冷性脓肿，溃破后脓液清稀，或夹有豆腐渣样絮状物，易形成窦道，经久难愈。输精管可增粗变硬呈索状，或有多处结节呈串珠状。初期除素体阳虚者外，一般无全身症状，病变发展，则可见疲劳、低热、盗汗等症；或见面色㿠白，形寒肢冷，肾子阴冷等症。

【鉴别诊断】

1. 非特异性附睾炎：常为慢性前列腺炎、精囊炎的并发症。附睾增大，有硬结，但为单个性硬结，输精管虽有增粗，但无串珠状结节，阴囊部无窦道形成。

2. 淋菌性附睾炎：有淋病史，附睾肿胀疼痛，排尿涩痛或灼热感，尿道分泌物较多，涂片可查出革兰阴性双球菌，无附睾硬结与窦道。

3. 阴囊内丝虫病：有在丝虫病流行区居住及丝虫感染史。阴囊肿胀疼痛，结节多在附睾头及输精管附近，结节大小在短时间内变化较大。可伴有下肢或阴囊象皮肿。夜间采末梢血可查到微丝蚴。

4. 附睾肿瘤：附睾尾部发现有实质性肿块，属良性肿瘤者，表面光滑，界限清楚；属恶性肿瘤者，表面不光滑，结节状，质地硬韧，界限不清。

【辨证施治】

1. 湿痰凝结型：

〔主症〕肾子酸胀隐痛，其上有不规则硬结，子系呈条索状肿硬或串珠状，无明显全身症状。舌淡，苔白或腻，脉滑。

〔证候分析〕肝肾亏损，湿痰乘虚凝聚，结于肾子，脉络不通，故肾子酸胀隐痛，其上有不规则硬结，子系呈条索状肿硬或串珠状；病属初起，仅在局部，故无明显全身症状；舌淡，苔白或腻，脉滑均为湿痰凝结之象。

〔治则〕温经通络，化痰散结。

〔方药〕阳和汤加减

熟地　鹿角胶　肉桂　姜炭　麻黄　橘核　荔枝核　猫爪草　百部　白附子

〔方解〕熟地、鹿角胶补肾扶正；肉桂、姜炭温经通络；麻黄宣通散滞，且使熟地、鹿角胶补而不腻；橘核、荔枝核行气散结；猫爪草、百部、白附子化痰散结。

2. 阴虚内热型：

〔主症〕肾子与阴囊皮肤粘连，阴囊局部皮色转暗红，酿脓时可有轻微波动，可伴有全身低热、盗汗、腰酸等。舌红，苔薄黄或苔少，脉细数。

〔证候分析〕痰湿蕴结，郁久化热，热盛肉腐，故肾子化脓，累及阴囊，而见阴囊局部皮色暗红，且有轻微波动；热灼阴血，肝肾阴虚，虚热内生，故盗汗；腰为肾府，肾虚失养，故腰酸；舌红、苔薄黄或苔少、脉细数均为阴虚内热之象。

〔治则〕滋阴清热，除湿化痰，佐以透脓解毒。

〔方药〕滋阴除湿汤合透脓散加减

当归　白芍　知母　黄柏　地骨皮　薏苡仁　泽泻　贝母　猫爪草　皂角刺　甲珠　蒲公英

〔方解〕当归、白芍、知母、黄柏、地骨皮滋阴清热，薏苡仁、泽泻、贝母、猫爪草除湿化痰；皂角刺、甲珠、蒲公英透脓解毒。若盗汗甚，可加牡蛎敛汗；若腰酸甚，可加桑寄生壮腰。

3. 阳虚痰凝型：

〔主症〕肾子酸胀隐痛，其上硬结不消，或溃后疮口久不愈合，伴面色㿠白、形寒肢冷、肾子阴冷、腰酸肢软等。舌淡，苔白，脉沉弱无力。

〔证候分析〕溃后日久，阴损及阳，阳气亏虚，托毒排脓无力，难以生肌收口，故疮口久不愈合；阳气亏虚，面失其华，故面色㿠白；阳气亏虚，温煦失权，故形寒肢冷，肾子阴冷；腰为肾府，肾虚失养，故腰酸肢软；舌淡、苔白、脉弱无力均为肾阳亏虚之象。尚有素体阳虚者，在初起硬结期，由于湿痰凝结于肾子，脉络阴滞，故见肾子酸胀隐痛，其上硬结不消，并见上述阳虚证候。

〔治则〕温肾补阳，化痰散结。

〔方药〕先天大造丸加减

菟丝子　巴戟肉　仙茅　肉苁蓉　紫河车　人参　白术　茯苓　当归　陈皮

〔方解〕菟丝子、巴戟肉、仙茅、肉苁蓉、紫河车温肾补阳；人参、白术、茯苓、当归健脾补气养血，益后天（脾）以助先天（肾）；陈皮行气和胃，使补而不腻不滞。若素体阳虚在硬结期者，则用前述治湿痰凝结期的方药加仙茅、仙灵脾，以增温补肾阳之力。

【外治】

1. 未化脓者，用冲和膏外敷，或经常用葱归溻肿汤坐浴。

2. 脓肿形成者，应切开排脓，并用提脓祛腐药做成药线或药条引流。

3. 脓腐已净者，用生肌药收口。

4. 形成窦道者，参"疮疡"一章中"窦道"一节治疗。

【其他治疗】可配合西医药抗结核治疗或手术治疗。

【预防调理】❶子痰是由原发结核病灶（如肺、肠道、淋巴腺、肾脏、骨骼等部位）的结核杆菌一般通过血行传播或下行传播到附睾而发，故应及时彻底地治疗原发结核病灶。❷应增加饮食营养，但忌辛辣燥热之品，并要注意适当休息。❸活动时宜用阴囊托将阴囊托起。排脓引流要注意通畅。

自 学 指 导

子痰是发于附睾的慢性疮痨性疾病。相当于西医的附睾结核。其特点是肾子部有发展缓慢的肿块，肿块可与阴囊粘连，化脓破溃，溃后流出脓液稀薄如痰，易成窦道，经久难愈。病机主要为肝肾亏损，湿痰凝结于肾子，日久又有虚热、虚寒之变。应与非特异性附睾炎、淋菌性附睾炎、阴囊内丝虫病、附睾肿瘤相鉴别。辨证施治分三型：湿痰凝结型，治以温经通络、化痰散结，方用阳和汤加减；阴虚内热型，治以滋阴清热、除湿化痰，方用滋阴除湿汤合透脓散加减；阳虚痰凝型，治以温肾补阳、化痰散结，方用先天大造丸加减。

注意点：须注意本病属虚实夹证，虚在肝肾亏损，实在湿痰凝结，治疗时始终要注意扶正与祛邪两方面的平衡。还要特别注意与慢性子痈（非特异性附睾炎）相区别，本病是特异性感染（结核）所引起，这是二者本质不同之处，这一点清楚了，临床上应好鉴别与治疗。

【复习思考题】

1. 子痰的特点有哪些？

2. 如何鉴别子痰与子痈？

3. 子痰的辨证施治如何？

第五节　水　疝

水疝是睾丸或精索鞘膜积液所引起的阴囊或精索部的囊形肿物。其特点是阴囊皮色正常，不痛不热，内有囊性感的卵圆形肿物。本病分为先天性水疝与继发性水疝两种。前者多见于婴儿，亦称偏坠；后者多见于成人。在古医籍文献中，《外科大成》曾述及本病的特点说："若水疝虽肿而光，虽痛有时，不红不热，按之软而即起为异耳。"关于分类，《婴童百问·阴囊疝气篇》说："又有水疝名偏坠……小儿生下亦有如此者，不痛不痒，此皆不须攻击，不治而自愈。"此即先天性水疝。又如《儒门事亲·疝本肝经宜通勿塞状十九》中说："得于饮水醉酒，使内过劳，汗出而遇风寒湿之气，聚于囊中，故水多令人为卒疝。"即指后天性水疝。

水疝相当于西医的睾丸鞘膜积液或精索鞘膜积液。

【病因病机】

1. 先天性水疝：肾主水液，婴儿由于先天不足，肾阳亏虚，气化失司，开阖不利，水液排泄不畅；或肾子下降后通道闭合不良，先天失常，均致水液易于下趋，集注肾子而成。

2. 继发性水疝：或因肝经湿热下注，水湿热邪注聚肾子；或因脾肾亏虚，温煦无权，水湿失化，复感寒湿，凝于肾子；或因肾子外伤，血瘀阻络，隧道失利，水液不行而蓄积，皆可致发本病。

【临床表现】水疝多数为单侧性，表现为阴囊肿大，偏坠一侧，触之阴囊内有多为卵圆形的肿物，肿物小者无不适，肿物较大者，则有阴囊下坠不适感，过大时阴囊光亮如水晶，甚至行动不便，并使阴茎陷入阴囊皮肤之内。先天性水疝平卧时，按压肿物可使之逐渐缩小，甚至完全消失。睾丸鞘膜积液时，肿物围绕睾丸，因此不易触得睾丸与附睾，且肿物不因体位改变而改变。精索鞘膜积液时，可触及睾丸，在精索上有一柔软的呈长圆形或梭形的囊性肿物。外伤引起者，有明显的外伤史，伴有睾丸肿痛。本病阴囊透光试验阳性，穿刺可抽到液体。

【鉴别诊断】

1. 狐疝：交通性水疝与狐疝都可能发生时大时小或随体位变化而时有时无的肿块，但狐疝的肿块透光试验阴性，嘱病人咳嗽时肿块部有冲击感，有时还可听到肠蠕动音。

2. 睾丸肿瘤：睾丸肿瘤无疼痛，形状可似睾丸鞘膜积液，但睾丸肿瘤有肿物增长的病史，肿物质地坚实且较沉重，表面不规则，透光试验阴性。

【辨证施治】

1. 肾气亏虚型：

〔主症〕多见于婴幼儿。站立、哭叫或咳嗽时肿物增大，平卧时肿物缩小，肿物过大时，阴囊光亮如水晶。舌淡，苔白，脉细滑。

〔证候分析〕先天不足，肾气亏虚，故多见于婴幼儿；肾虚气化不利，水液集注内停，故阴囊肿大，甚则光亮如水晶；站立时水液坠集渐甚，哭叫或咳嗽时腹压增高，逼水下注，故肿物增大；平卧时水液渐可流散，故肿物缩小；舌淡，苔白，脉细滑均是肾气亏虚，水液内停之象。

〔治则〕温肾通阳，化气行水。

〔方药〕济生肾气丸加减

熟地　山药　山萸肉　丹皮　茯苓　泽泻　附子　肉桂　猪苓　白术　川牛膝

〔方解〕前八味药即为金匮肾气丸的组成，乃是著名的温补脾肾，通阳化气的常用方。再辅以猪苓渗湿利水；白术健脾运水；川牛膝则是化瘀行水，并引药下行。

2．湿热下注型：

〔主症〕一般发病较急，阴囊潮湿而热，或有睾丸肿痛，小便赤热。舌质红，苔黄腻，脉滑数。

〔证候分析〕肝经湿热下注，蕴结于阴器，故阴囊潮湿而热；湿热壅滞，经络不畅，故或有睾丸肿痛；邪热扰及膀胱，故小便赤热；舌质红，苔黄腻，脉滑数均为湿热之象。

〔治则〕清热利湿。

〔方药〕大分清饮加减

泽泻　车前子　茯苓　猪苓　黄柏　栀子　枳壳　川牛膝　生地

〔方解〕泽泻、车前子清热利湿；茯苓、猪苓淡渗利湿；黄柏善清下焦湿热；栀子清利三焦湿热，导邪从小便出；枳壳行气利水；川牛膝化瘀止痛，利尿通淋；生地清热养阴护阴。若或见患者胸闷脘痞，大便溏泻，苔微黄白腻，脉滑等，是为湿邪偏重，当减方中寒凉滋腻之属，如栀子、黄柏、生地，而酌加健脾祛湿之品，如苍术、陈皮、薏苡仁等。

3．肾虚寒湿型：

〔主症〕多见于病程长久者。阴囊寒冷，坠胀不适，囊皮增厚，可伴腰膝酸软、形寒肢冷、纳差腹胀、便溏。舌淡，苔白或腻，脉沉细。

〔证候分析〕肾脾亏虚，气化不利，复受寒湿，凝聚阴器，故阴囊寒冷，坠胀不适；日久气血亏虚，局部失养，故囊皮增厚；肾虚阳弱，温通经脉无权，故腰膝酸软，甚则形寒肢冷；肾虚脾弱，运化失权，故纳差腹胀，便溏；舌淡，苔白或腻，脉沉细均为肾虚寒湿之象。

〔治则〕温肾散寒，化气行水。

〔方药〕加味五苓散。

制附子、葫芦巴、桂枝、小茴香、白术、茯苓、猪苓、泽泻等。

〔方解〕制附子、葫芦巴、桂枝、小茴香温肾散寒，化气利水；白术、茯苓健脾化水；猪苓、泽泻淡渗以增利水之力。若囊皮增厚甚，可酌加鸡血藤、乌药补血活血而通络养肤。

4．瘀血阻络型：

〔主症〕有睾丸损伤或睾丸有肿瘤病史。能触到肿块伴疼痛，多不能透光。舌紫暗，苔薄，脉细涩。

〔证候分析〕外伤致瘀阻络，或素有瘀血阻络，水道不利，故阴囊内触到肿块伴疼痛；舌紫暗，苔薄，脉细涩均为瘀血阻络之象。

〔治则〕化瘀行气利水。

〔方药〕活血散瘀汤加减

当归　桃仁　川芎　益母草　马鞭草　枳壳　大腹皮　茯苓　猪苓

〔方解〕当归、桃仁、川芎活血化瘀，消肿止痛；益母草、马鞭草既能活血化瘀，又能利尿退肿；枳壳、大腹皮行气利水；茯苓、猪苓淡渗利水。若触及肿块较硬者，可酌加三棱、莪术、鬼箭羽祛瘀消肿散结。

【外治】

1. 属肾气亏虚和肾虚寒湿者，可用小茴香、橘核各 100g，研成粗末，炒热，装布袋内温熨局部，每次 20～30 分钟，每日 2～3 次。

2. 属湿热下注者，可用朴硝 250g 装布袋内罨敷患部。或用五倍子、枯矾各 10g，每日 1 剂，加水 300mL，煎半小时，待适当温度，将阴囊置入药液中浸泡，或用纱布浸透药液湿敷患部。每次 20～30 分钟，每日 2～3 次，每次都要将药液加到适当温度。

3. 积液过多者，可穿刺抽液，以配合药物治疗，但注意勿刺伤睾丸。

【其他治疗】经上述内外治疗 1～2 个月后无效者，宜采用手术疗法，可行睾丸或精索鞘膜翻转术。

【预防调理】水疝手术治疗后，宜卧床休息，并将阴囊托高以促进术后恢复。

自 学 指 导

水疝相当于西医的睾丸鞘膜积液或精索鞘膜积液。特点是阴囊皮色正常，不痛不热，内有囊形感的卵圆形肿物。分为先天性水疝与继发性水疝，前者多见于婴儿，主要病机是先天肾气不足，水液下注。后者多见于成人，主要病机或是肝经湿热下注，或是肾虚寒湿凝聚，或是外伤血瘀阻络，水液蓄积。应与狐疝、睾丸肿瘤相鉴别。辨证论治分四型：肾气亏虚型，治以温肾通阳、化气行水，方用济生肾气丸加减；湿热下注型，治以清热利湿，方用大分清饮加减；肾虚寒湿型，治以温肾散寒、化气行水，方用加味五苓散；瘀血阻络型，治以化瘀行气利水，方用活血散瘀汤加减。外治可酌情选用药物温熨、罨敷、煎液浸泡或穿刺抽液，必要时行手术治疗。

要注意：①诊断与鉴别诊断时必须做透光试验；②外治选用药物温熨或煎汤浸泡时，必须要加热到适当温度，既要防止烫伤皮肤，又要防止热力不及；③空刺抽液时，局部必须严格消毒，以防继发感染，并要细心操作，切勿伤及睾丸。

【复习思考题】

1. 水疝的特点是什么？

2. 水疝的主要临床表现有哪些？

3. 试述水疝的辨证施治。

4. 水疝的外治法有哪些？

【参考文献摘录】

1. 当归四逆汤治疗小儿睾丸鞘膜积液：处方：当归、桂枝、木通、台乌各 6g，白芍、大枣、小茴香、八月扎各 9g，橘核 15g，细辛、甘草各 3g。治法：每日 1 剂，水煎服，分 3～5 次服完，7 日为 1 疗程。结果：用当归四逆汤加减治疗 100 多例小儿睾丸鞘膜积液，一般服药 7～10 剂左右即生效，15～20 剂痊愈。〔郁文骏. 成都中医学院学报，1981，(1)：21〕

2. 六味地黄汤加味治疗小儿水疝 52 例：基本方：熟地黄 10g，山药 12g，山萸肉、茯苓、泽泻、黄芪、白术、小茴香各 10g，陈皮 5g，橘核 10g，炙升麻 3g。若阴囊肿胀硬痛者加桃仁、红花；阴囊坠胀者，可加广木香、炙升麻（加倍）；脾虚、纳呆、便溏者可加炙鸡内金、太子参等。结果：本组共 52 例。愈 31 例，显效 7 例，有效 4 例。〔陆尚彬. 广西中医药，1993，16 (1) 18〕

3. 苏叶枯矾煎外治小儿鞘膜积液 36 例：处方：苏叶、蝉蜕各 15g，枯矾、五倍子各 10g。治法：将上药用纱布包好，加水 1500mL，煎沸 10 分钟，把药液倒入盆内，趁热先熏后洗，至微温时将阴囊放入药液中浸泡，每日 2 次，每次 10～30 分钟，下次再用药时，需将药液加至微温。每 3 日用药 1 剂，连用 3 剂为 1 疗程。结果：本组 36 例，其中睾丸鞘膜积液 24 例，治愈 21 例，有效 1 例。无效 1 例；精索睾丸鞘膜积液 4 例，治愈 3 例，无效 1 例。〔张清旺，等. 黑龙江中医药，1991，(1)：37〕

4. 温肾利水、活血化瘀治疗睾丸（精索）鞘膜积液：处方：桂枝 5g，茯苓、泽泻、猪苓、白术、荔枝各 10g，丹参 15g。橘核 30g。若局部硬肿、重坠涉及少腹加茴香、乌药；外伤加当归、泽兰、赤芍；湿热加萆薢、木通；阳虚去桂枝，加附子、肉桂；局部疼痛、坠胀加玄胡、川楝子。治法：每日 1 剂，水煎服。1 个月为 1 疗程。结果：治疗睾丸（精索）鞘膜积液 41 例，痊愈 39 例，有效、无效各 1 例。〔张燕生，等. 中国农村医学，1995，23 (2)：53〕

第六节　阴茎痰核

阴茎痰核是阴茎海绵体发生纤维性硬结，其特点是在阴茎背侧有条索状或斑块状硬结。在历代外科文献中，未见有本病的明确记载，但明《外科理例·囊痈》记载的"一弱人，阴茎勃起时可引起疼痛、弯曲。茎根结核，如大豆许，劳则肿痛"。清《外证医案汇编·流痰》所说的"痰阻于皮里膜外，气多肉少之处，无血肉化脓，有形可凭，即成痰块、痰包、痰核、瘰疬等症"，类似本病。近代根据本病发在阴茎，且硬节属痰核性质，故名之为阴茎痰核。

阴茎痰核相当于西医的阴茎硬结症。

【病因病机】前阴者，宗筋之所聚，太阴、阳明之所合。或因饮食所伤，脾胃失运，痰浊内生，下注宗筋（阴茎），凝结成核；或因肝肾阴虚火旺，灼津成痰，痰火互结，注聚宗筋，致发本病。

【临床表现】本病多见于中年人，起病缓慢，常因阴茎勃起时疼痛和弯曲变形而被发现，严重时影响性交，甚至引起阳痿。在阴茎背侧可触及条索状或斑块性硬结，表面欠光滑，触痛轻微，与皮肤不粘连，亦不会破溃。

【辨证施治】

1. 痰浊凝结型：

〔主症〕阴茎有硬结，表面不红不热，阴茎不勃起时无明显不适，或伴食纳减少、肢体倦怠等。舌淡，苔薄白或腻，脉濡。

〔证候分析〕脾胃失运，故食纳减少；痰浊内生，注凝于阴茎，故阴茎生有硬结；痰浊尚未化热，故表面不红不热；痰浊属阴，阻遏清阳，四肢不实，故肢体倦怠；舌淡，苔薄白或腻，脉濡均为痰浊凝结之象。

〔治则〕健脾和胃、化痰散结。

〔方药〕化坚二陈丸加减

陈皮　茯苓　制半夏　白僵蚕　白芥子　川牛膝

〔方解〕陈皮、茯苓行气健脾，祛湿化痰；制半夏、白僵蚕、白芥子燥湿化痰，软坚散结；川牛膝活血通络，引药下行。

2．阴虚痰火型：

〔主症〕阴茎硬结微痛，表面微红，或有低热、盗汗、咽干口燥、腰膝酸软。舌红，少苔，脉细数。

〔证候分析〕肝肾阴虚火旺，灼津成痰，注留于阴茎，阻滞经络，故阴茎有硬结并微痛，表面微红；阴虚内热，迫津外泄，故有低热，盗汗；阴亏津少，故咽干口燥；肝肾不足，腰膝失养，故腰膝酸软；舌红，少苔，脉细数均是阴虚火旺之象。

〔治则〕滋阴降火、化痰散结。

〔方药〕大补阴丸合消核丸加减

知母　黄柏　天花粉　生地　玄参　赤茯苓　瓜蒌　僵蚕　牡蛎　川牛膝

〔方解〕知母、黄柏、天花粉、生地、玄参清热滋阴降火；赤茯苓、瓜蒌、僵蚕、牡蛎化痰软坚散结；川牛膝行瘀通络止痛，并引药下行。

【外治】

1．用玉枢丹（捣碎）或二白散加醋调和敷于硬结。

2．落得打30g，煎汤熏洗患部，每日1～2次。

【其他疗法】

1．维生素E 100mg口服，每日3次，连续3个月。可使20％早期患者的症状缓解或消失。

2．局部浅度X线照射，有止痛和硬结松解的作用，对少数病人有一定疗效，但不能根治。

3．曲安奈德（确炎舒松）1mL加0.5％利多卡因2mL，作硬结内注射，每周1次，10次为1疗程，有一定疗效。

【预防调理】应向患者说明，此硬结系良性疾患，以消除恐惧心理。

自 学 指 导

阴茎痰核相当于西医的阴茎硬结症。特点是阴茎背侧有条索状或斑块状硬结，阴茎勃起时可引起疼痛、弯曲。主要病机是痰浊凝结于阴茎。辨证施治分两型：痰浊凝结型，治以健脾和胃、化痰散结，方用化坚二陈丸加减；阴虚痰火型，治以滋阴降火、化痰散结，方用大补阴丸合消核丸加减。

【复习思考题】

试述阴茎痰核的主要临床表现及辨证施治。

【参考文献摘录】

1．化痰散结汤治疗阴茎硬结症23例：处方：黄芪15g，丹参、山茱萸、桑葚子各12g，当归、牛膝、赤芍、柴胡、香附各10g，乳香、没药、莪术、荔枝核、茯苓、川芎、橘核、枳实各9g，甘草3g。治法：每日1剂，水煎服；药渣煎汤，每晚睡前熏洗阴茎。10剂为1疗程，疗程间隔1周。结果：治疗阴茎硬结症23例，治愈19例，有效4例。〔魏得忠，等．河北中医，1994，16（5）：43〕

2．中西医结合治疗21例阴茎纤维硬结症：治疗方法：①中药：三棱、莪术、桃仁、红花、陈皮、厚朴各15g，黄芪、昆布各20g，白芍30g，海藻、甘草各10g，土鳖虫、水蛭各6g。水煎，每晚烫洗1次，约1小时，每周6次，休息1日作封闭治疗。②西药：口服扑尔敏4mg，每日3次；消炎痛25mg，每日3次；1％普鲁卡因2～3mL合强的松龙1mL于硬结部及周围封闭，每周1次。7日为1疗程。结果：经10～

13 个疗程治疗，所治阴茎纤维硬结症 21 例全部治愈。〔宋桂芳. 山东中医学院学报，1991，15（5）：29〕

第七节 精 浊

精浊是尿道口常有精液溢出的生殖系炎症性疾病。精浊分急性与慢性两种，二者都有尿频、尿急、尿痛，尿道口常有精液溢出，并伴有会阴部等胀痛不适的特点。但急性者尿频、尿急、尿痛及会阴部胀痛明显，并伴恶寒发热等症；而慢性者主要表现为少腹、会阴、睾丸等有隐痛不适感，尿道口常有白色分泌物溢出，或可出现较轻的尿频、尿急、尿痛等症。在中医文献中，清·《医碥·赤白浊》对本病症状论述较详："精浊出自精窍……窍端时常牵丝带腻，如脓如眵，频试频出，茎中或痒或痛，甚如刀割火炙。"隋·《诸病源候论·虚劳尿精候》则对病因病机作过简要论述，如说："肾气衰微故也。肾藏精，其气通于阴。劳伤肾，不能藏于精，故因小便而有精液出也。"

精浊相当于西医的前列腺炎。分为急性前列腺炎和慢性前列腺炎。又可分为急性细菌性前列腺炎、慢性细菌性前列腺炎、非细菌性前列腺炎及前列腺痛四类。

【病因病机】急性者，或因嗜食醇酒肥甘，酿生湿热；或外感湿热，以致湿热注聚下焦而成。慢性者，或因欲念不遂，肝失疏泄，气滞血瘀；或因房劳伤肾，肾阴虚者，相火妄动；肾阳虚者，精关不固；或因房事不洁，复感湿热所致。

【临床表现】急性者，发病急骤，恶寒发热。有尿急、尿频、尿痛及腰骶部、会阴部疼痛，常有直肠刺激症。形成脓肿时常发生尿潴留。直肠指诊，前列腺饱满肿胀，压痛明显，温度升高。尿道溢出的分泌物镜检有大量的脓细胞，涂片可查到细菌。

慢性者（含慢性细菌性前列腺炎、非细菌性前列腺炎、前列腺痛），病程缓慢，主要表现为尿频，排尿时有不适感、烧灼感、排尿不尽感，腰骶部、会阴部、耻骨上、睾丸及精索等处常有隐痛不适，便后或尿末尿道口常有白色分泌物溢出。部分患者因病程过长而忧虑，常出现头昏目眩，神疲乏力，失眠多梦，腰膝酸软，阳痿、早泄等症状。直肠指诊，前列腺较饱满，质软，有轻度压痛，或因腺体纤维化变小、质韧、硬度不匀。但其中慢性细菌性前列腺炎还可能有尿急尿痛等尿路感染症状；前列腺按摩液镜检白细胞多于 10/HP，卵磷脂小体减少或消失；前列腺液培养有较固定的致病菌生长。非细菌性前列腺炎的前列腺按摩液镜检白细胞亦多于 10/HP，卵磷脂小体减少，但多次培养无致病菌生长。前列腺痛患者尿道口没有炎性分泌物；前列腺按摩液镜检白细胞不超过 10/HP；培养无致病菌生长。

【鉴别诊断】

1. 慢性附睾炎：阴囊、腹股沟处隐痛不适，类似慢性前列腺炎，但慢性附睾炎可触及附睾增大、变硬、有结节，伴轻度压痛，同侧输精管增粗，亦有压痛。

2. 精癃：多见于 50～70 岁老年人，尿频且伴排尿困难，残余尿增多。前列腺液常规检查、细菌培养和 B 超有助诊断。

3. 精囊炎：除有类似前列腺炎症状外，还有射精疼痛，尤其是以血精为其特征。

【辨证施治】

1. 气滞血瘀型：

〔主症〕少腹、腰骶、会阴、睾丸坠胀隐痛不适，或有血尿、血精。舌紫或有瘀点，苔白或黄，脉沉涩。

〔证候分析〕邪浊阻络，气血瘀滞，病在下焦，故少腹、腰骶、会阴、睾丸坠胀隐痛不适；瘀阻络塞，血溢脉外，或瘀久化热，络伤血出，故或有血尿、血精；舌紫或有瘀点、脉沉涩是气滞血瘀之征，苔黄是化热较著之象。

〔治则〕活血散瘀。

〔方药〕前列腺汤加减

桃仁　红花　丹参　赤芍　王不留行　川牛膝　川楝子　乌药　当归

〔方解〕桃仁、红花、丹参、赤芍、王不留行、川牛膝、当归活血散瘀，且当归并能养血护血以防祛瘀耗血，川牛膝还能引药下行；川楝子、乌药行气导滞，更增活血散瘀之力，且善走肝肾二经，尤宜于前阴病证。若苔黄者，可加败酱草、蒲公英清热解毒；若有血尿或血精者，可加田七粉、白茅根祛瘀凉血止血；若腰酸乏力者，可加续断壮腰强筋；若前列腺体质地较硬者，可加山甲、莪术以软坚散结。

2. 湿热蕴结型：

〔主症〕尿频、尿急、尿痛，排尿有灼热感，尿色黄浊，尿末或便后尿道口有白浊溢出，腰骶、会阴、睾丸坠胀疼痛，伴发热、畏寒。舌质红，苔黄腻，脉滑数。

〔证候分析〕湿热蕴结于下焦，扰及膀胱气化不利，故尿频、尿急、尿痛，排尿有灼热感，尿色黄浊；湿热入精道侵精室，迫精外泄，故尿末或便后尿道口有白浊溢出；湿热蕴结，阻隔经络，凝滞气血，故腰骶、会阴、睾丸坠胀疼痛；邪正剧争，故发热畏寒；舌质红，苔黄腻，脉滑数均为湿热蕴结之象。

〔治则〕清热利湿。

〔方药〕八正散加减

瞿麦　车前子　萹蓄　滑石　石韦　虎杖　栀子　川楝子　丹参　川牛膝　生地

〔方解〕瞿麦、车前子、萹蓄、滑石、石韦、虎杖清热利湿通淋，且虎杖还能活血化瘀止痛；栀子清泄三焦湿热；川楝子、丹参、川牛膝行气活血、消胀止痛；生地清热养阴，防通利伤阴。若大便干结，酌加生大黄通腑泄热，若有血尿，酌加小蓟、白茅根凉血止血。

3. 阴虚火旺型：

〔主症〕腰膝酸软，头晕眼花，失眠多梦，耳鸣，阳事易兴，遗精或血精，尿末或便后尿道口有白浊溢出。舌红，苔少，脉细数。

〔证候分析〕肝肾阴虚，腰膝失养，故腰膝酸软；阴虚火旺，虚火上扰清室，故头晕眼花；阴不敛阳且不养心，心神浮越不收，故失眠多梦；阴虚不能制阳，故阳事易兴；虚火扰及精室，迫精外出或灼伤血络，故遗精、尿末或便后尿道口有白浊溢出或血精；舌红，苔少，脉细数均是阴虚火旺之属。

〔治则〕滋补肾阴，清泄相火。

〔方药〕知柏地黄汤合萆薢分清饮加减

熟地　山萸肉　淮山　丹皮　泽泻　茯苓　知母　黄柏　萆薢　石菖蒲　莲子心

〔方解〕前八味即是知柏地黄汤，为滋阴降火的常用良方；萆薢、石菖蒲分清化浊利窍；莲子心清心养心安神。若血精，酌加小蓟、白茅根凉血止血；若精浊溢出甚，酌加龙骨、牡蛎、酸枣仁潜阳安神固精。

4. 肾阳虚损型：

〔主症〕面色㿠白，腰膝酸冷，神疲，阳痿，早泄，稍劳后即有白浊溢出。舌胖淡，苔白，脉沉细。

〔证候分析〕阳虚生寒，颜面失荣，故面色㿠白；腰为肾府，膝为筋府，肾阳虚弱，肾精不充，温养失权，故腰膝酸冷；肾阳虚损，命火不足，鼓动无力，故神疲、阳痿；肾阳气虚，封藏失权，不能固摄精关，故早泄；劳则耗气，阳气更虚，故稍劳后即有白浊溢出；舌胖淡，苔白，脉沉细均为肾阳虚损之象。

〔治则〕温肾固精。

〔方药〕右归丸合金锁固精丸加减

附子　肉桂　山萸肉　杜仲　熟地　黄芪　淮山　沙苑子　莲子　芡实

〔方解〕附子、肉桂温补肾阳而祛寒；山萸肉、杜仲温补肝肾强筋骨，熟地甘温滋肾以阴中求阳；黄芪、淮山补中益气，助后天以养先天；沙苑子、莲子、芡实益肾固精。

【外治】

1. 湿热蕴结或气滞血瘀者，可用金黄散 15～30g，山芋粉或藕粉适量，水 200mL，调煮成薄糊状，微冷后（43℃）作保留灌肠，每日 1 次。或用葱归剔肿汤坐浴，每次 20 分钟，每日 2～3 次。

2. 阴虚火旺或肾阳虚损者，可用四物汤合大承气汤坐浴或保留灌肠，每日 1～2 次。

3. 慢性前列腺炎可行前列腺按摩，一般每周 1 次，每 8 次为 1 疗程。

【其他疗法】非湿热下注者，可行体针疗法。取穴：腰阳关、气海、关元、中极、肾俞、命门、志室、三阴交、足三里。以上穴位分组交替使用，隔 1～2 日 1 次，多采用弱刺激、平补平泻手法。其中肾阳虚损者还可配合艾条灸法。

【预防调理】❶加强修养，调畅情志，避免频繁的性冲动。❷劳逸结合，不宜久坐或骑自行车一次时间过长。❸房事不能过度，也不能忍精不泄，并要注意清洁卫生。❹既病禁酒，并忌食肥甘厚味及辛辣刺激性的食物。❺急性前列腺炎忌按摩，宜卧床休息，多饮水，保持大便通畅。

自 学 指 导

精浊相当于西医的前列腺炎。分急性、慢性两种，二者特点有同有异。主要病机为气滞血瘀；湿热蕴结；阴虚火旺；肾阳虚损。慢性者，应按西医区分三类，即慢性细菌性前列腺炎、非细菌性前列腺炎和前列腺痛，且要与慢性附睾炎、精癃、精囊炎相鉴别。辨证施治分四型：气滞血瘀型，治以活血散瘀，方用前列腺汤加减；湿热蕴结型，治以清热利湿，方用八正散加减；阴虚火旺型，治以滋补肾阴、清泄相火，方用知柏地黄汤合萆薢分清饮加减；肾阳虚损型，治以温肾固精，方用右归丸合金锁固精丸加减。外治有保留灌肠、药汤坐浴、前列腺按摩等。

本病在诊断上必须掌握直肠指诊和实验室检查。在治疗上则应内外合治，尤其是药汤坐浴，患者可以自己施行（至少睡前坐浴 1 次），坚持下来，疗效较好。

患者在情志、劳逸、房事、饮食等方面的认真调理，对于提高及巩固疗效有着重要的意义。

【复习思考题】

1. 精浊与西医对照分几类? 其主要临床表现有哪些?
2. 试述精浊的辨证施治。
3. 精浊有哪些外治法?
4. 试述精浊的预防调理。

【参考文献摘录】

1. 单味大黄治疗慢性前列腺炎 60 例: 处方: 大黄 50g。治法: ①将生大黄放入砂锅内加水 400mL, 煎至 200mL 左右, 倒入瓷盘中熏洗会阴部, 待药液不烫手时, 再用毛巾浸液擦洗会阴处。同时用手指在局部作顺时针按摩, 早晚各 1 次, 每次 30 分钟。②熏洗完毕后, 取中极、会阴二穴, 外敷生姜汁调制的熟大黄细末 20g, 胶布固定。③若体质强壮或有热象者, 每日可用 3～6g 生大黄泡茶饮; 年高体弱无明显热象者, 每日用 3～6g 制大黄水煎 20 分钟后饮服。④以上各法同时治疗 15 日。结果: 本组 60 例, 治愈 56 例, 显效 3 例, 有效 1 例。〔邓声华. 浙江中医杂志, 1992, (11): 488〕

2. 活血祛瘀法治疗慢性前列腺炎 108 例疗效分析: 处方: 王不留行、黄柏、败酱草、蒲公英各 25g, 赤芍、延胡、丹皮、穿山甲、皂角刺各 15g, 木香 10g, 甘草 5～10g。若阴虚而出现腰膝酸软、头晕耳鸣、五心烦热、失眠多梦、早泄梦遗、舌红少苔、脉细数等, 可加龟板、枸杞子、女贞子等; 阳虚而出现形寒肢冷、自汗乏力、阳痿不举、舌淡苔白、脉沉迟等, 可加补骨脂、肉苁蓉、巴戟天等。治法: 水煎服, 日 1 剂。辅以理疗与热水坐浴。理疗选用超短波, 每次 15 分钟, 10～15 次为 1 疗程。结果: 治疗慢性前列腺炎 108 例, 痊愈 32 例; 显效 65 例; 无效 11 例; 有效率达 90%。〔张正大, 等. 新中医, 1981, (1): 32〕

3. 中药保留灌肠治疗慢性前列腺炎: 处方: 大黄、陈皮、甘草各 5g, 黄柏、五倍子、姜黄、白芷、南星各 10g, 穿山甲、天花粉各 20g。治法: 文火水煎 2 遍共取药液 200mL, 微温 (约 40℃) 作保留灌肠, 每日 1 次, 药液保留 4 小时以上, 时间长者佳。共收治慢性前列腺炎 115 例, 其中治愈 111 例, 好转 3 例, 无效 1 例。〔程志强, 等. 中医药学报, 1993, (5): 54〕

4. 导气除燥汤治疗急性前列腺炎 30 例小结: 处方: 黄柏 20g, 滑石、云苓、泽泻各 18g, 王不留行、知母各 15g。治法: 每日 1 剂, 水煎服, 分 3 次服, 空腹服用。15 日为 1 疗程。结果: 本组急性前列腺炎 30 例, 痊愈 23 例; 好转 6 例; 无效 1 例, 总有效率 96.7%。〔国医论坛. 1989, (2): 32〕

5. 前列安丸治疗非细菌性前腺炎 60 例: 处方: 当归、酒白芍各 15g, 山药、白花蛇舌草各 30g, 柴胡、红花、牛膝、生甘草、鸡内金各 10g, 益母草 50g, 蜈蚣 3 条, 炙水蛭 5g。治法: 将益母草、白花蛇舌草水煎, 浓缩成半稠膏状; 将余药共研细末, 掺入药液中, 烘干研末, 水蜜丸如梧桐子大, 每服 9g, 每日 2～3 次, 30 日为 1 疗程。将本病患者随机分为前列安丸治疗组 60 例和前列康片治疗对照组 30 例。结果: 治疗组治愈 41 例, 占 68.33%; 有效 15 例, 占 25%; 无效 4 例, 占 6.67%; 总有效 56 例, 占 93.33%。对照组依次为 8 例, 占 26.67%; 11 例, 占 36.67%; 11 例, 占 36.67%; 19 例, 占 66.33%。治疗组的治愈率及总有效率均高于对照组, 统计学处理, 差异显著 (P<0.01)。〔石志超, 等. 北京中医药大学学报, 1994, (1): 44〕

第八节　精　癃

精癃是指精室肥大的泌尿生殖系疾病, 其特点是排尿困难和尿潴留。在中医文献中, 本病分属于癃、闭、遗溺等症范畴, 其中清·《类证治裁·闭癃遗溺》篇对本病的主症及病因病机论述较详，如说："闭者小便不通，癃者小便不利，遗溺者小便不禁。虽膀胱见症，实肝与督脉三焦主病也。"又说："夫膀胱仅主藏溺，主出溺者三焦之气化耳。"

精癃相当于西医的前列腺肥大，又称前列腺增生症。

【病因病机】精癃的病因病机总为老年肾气渐衰，中气虚弱，瘀血结于水道，三焦气化不利。进而言之，肺居上焦，主治节而为水之上源，邪热壅肺，肺失肃降，通调水道下输膀胱不利，以致尿出不畅甚或尿闭。脾位中焦，是气机升降的枢纽，若脾失运化，湿热内生，下注膀胱，气化失常，乃致排尿涩滞甚或尿闭；或脾虚气弱，中气下陷，膀胱失束，以致遗尿不禁。肾在下焦，主水而为人体气化之本，又与膀胱相表里，年老肾气渐衰，阴阳容易失调，若肾阳不足，命门火衰，则膀胱气化失权，不能约束，而见小便频数或失禁；若肾阴不足，无阴则阳无以化，亦可见小便频数，尿出不畅。还有房劳竭力；或负重劳伤；或嗜酒辛辣，以致滞气瘀血、败精结于精室，碍于膀胱，梗阻尿道，终发精癃。

【临床表现】多发病于 50～70 岁。轻者若未引起尿路梗阻，可不出现小便不利诸症。重者，开始出现尿频，以夜间为显著，并逐渐加重。随着进行性排尿困难，出现排尿踌躇、断续、尿后滴沥，严重时排尿费力，射程缩短，尿线细而无力，终呈滴沥状。尿路梗阻加重到一定程度，尿液长期不能排尽，而发生慢性尿潴留，可出现尿液自尿道口溢出或夜间遗尿。在病变过程中，常因饮酒、受寒、劳累、房事过度、过食辛辣刺激等，可发生急性尿潴留，而见突然排尿困难，甚至尿闭，膀胱胀痛。

直肠指诊对本病最为简单和重要，常可触及前列腺有不同程度的增大，表面光滑无结节，边缘清楚，中等硬度而有弹性，中央沟变浅或消失。但若增生腺体突入膀胱，则触诊前列腺增大可不明显。尿潴留时，可在下腹部耻骨上区见到隆起，触诊为圆形肿块，叩诊为浊音。此外，可进行 B 超检查、CT 检查、膀胱造影、膀胱镜检查及残余尿测定、尿流率测定等以协助诊断。

【鉴别诊断】

1. 前列腺癌：两者发病年龄相似，且可同时存在。但前列腺癌有早期发生骨骼与肺转移的特点。发病多在前列腺后叶，早期尿路梗阻不明显。当病灶侵犯前列腺侧叶时，直肠指检可触及硬结或坚硬肿块，表面不光滑，两边不对称，界限不清，甚至与骨盆固定。盆腔部 CT 检查或前列腺穿刺活体组织检查可确定诊断。

2. 神经源性膀胱功能障碍：部分脑血管疾病、糖尿病、帕金森病都可以发生尿失禁，且多发生于老年人，需注意与前列腺增生鉴别。前几种内科疾病除有本身的特点外，还有肛门括约肌松弛、阴茎海绵体反射消失等区别于前列腺增生。此外，尿流动力学检查、膀胱镜检查有助鉴别。

【辨证施治】

1. 肺热失宣型：

〔主症〕小便不畅或点滴不通，伴咽干口燥，胸闷，呼吸不利，咳嗽咳痰。舌红，苔薄黄，脉滑数。

〔证候分析〕肺热壅盛，治节失权，水道不调，故小便不畅或点滴不通；热邪伤津，故咽干口燥；肺居胸中，肺热壅滞，肺气失宣，故胸闷、呼吸不利；甚则肺气挟痰上逆，故或伴咳嗽咳痰；舌红，苔薄黄，脉滑数均是邪热内壅之象。

〔治则〕清热宣肺，通调水道。

〔方药〕黄芩清肺饮加减

黄芩　栀子　桑白皮　花粉　生地　赤茯苓　杏仁　桔梗　生甘草

〔方解〕黄芩、桑白皮、花粉、生地既清泄肺热，又滋护肺津；栀子、赤茯苓、车前子清热渗湿，通利小便；杏仁、桔梗、生甘草宣肺祛痰，通上调下，"提壶揭盖"。大便不通者，可酌加生大黄通腑泄热，但须中病即止。

2. 湿热下注型：

〔主症〕小便频数，赤热，涩痛，点滴不畅，甚至闭塞不通，小腹胀满，伴发热、口渴不欲饮，或大便秘结。舌红，苔黄腻，脉数。

〔证候分析〕湿热下注，积于膀胱，气化失调，故小便频数、赤热、涩痛，点滴不畅，甚至闭塞不通；尿液蓄于膀胱，壅滞气机，故小腹胀满；湿热郁蒸则发热；湿热滞气，津液不布，故口渴而不欲饮；湿热滞于大肠，腑气不调，或热盛伤津，故大便秘结；舌红，苔黄腻，脉数均是湿热之象。

〔治则〕清热化湿，通利膀胱。

〔方药〕八正散加减

萹蓄　车前子　栀子　滑石　生甘草　瞿麦　虎杖　王不留行　川牛膝　大腹皮

〔方解〕萹蓄、车前子、栀子、滑石、生甘草清利膀胱湿热；瞿麦、虎杖、王不留行、川牛膝化瘀散滞，利尿通淋；大腹皮行气利水。若大便秘结，可酌加枳壳、生大黄通腑泄热，中病即止。

3. 中气下陷型：

〔主症〕小腹坠胀，时欲小便而排出不爽，尿失禁或夜间遗尿，伴少气懒言、神疲倦怠、食欲不振。舌淡，苔薄白，脉濡细。

〔证候分析〕中气下陷，升提无力，故小腹坠胀；清气不升则浊阴不降，故时欲小便而排出不爽；脾虚气弱，摄约失权，故尿失禁或夜间遗尿；脾气虚弱，运化无力故少气懒言，神疲倦怠，食欲不振；舌淡、苔薄白、脉濡细均为气虚之象。

〔治则〕补中益气，制约膀胱。

〔方药〕补中益气汤加减

黄芪　党参　白术　炙甘草　当归　陈皮　升麻　柴胡　肉桂　茯苓

〔方解〕黄芪、党参、白术、炙甘草补中益气；当归养血助气；陈皮理气和胃，使补而不滞；少量升麻、柴胡协助诸药升提下陷之气；少量肉桂通阳化气，合茯苓以降泄浊阴。

4. 肾阴亏虚型：

〔主症〕小便频数，淋漓不爽，伴头晕目眩、失眠多梦、腰酸膝软、咽干。舌红少津，苔黄，脉细数。

〔证候分析〕肾阴亏虚，无阴则阳无以化，故小便频数、淋漓不爽；阴虚火旺，上扰清空，故头晕目眩；火扰心神，则失眠多梦；阴亏血少，腰膝失养，故腰膝酸软；阴虚内热伤津，故咽干；舌红少津，苔黄，脉细数，均是阴虚内热之象。

〔治则〕滋肾养阴，调利水道。

〔方药〕知柏地黄汤加减

熟地　麦冬　淮山　泽泻　丹皮　知母　黄柏　茯苓　川牛膝　车前子

〔方解〕熟地、麦冬滋肾养阴；淮山健脾运化，益气生津；泽泻清泄肾火；丹皮清泄肝火；知母、黄柏滋肾阴、退虚热、制相火；茯苓、川牛膝、车前子利水通淋。若大便干结，可酌加火麻仁润肠通便。

5. 肾阳虚损型：

〔主症〕排尿无力，点滴不尽，尿失禁或遗尿，伴面色㿠白、神疲倦怠、手足不温、腰膝酸冷。舌淡，苔白，脉沉细。

〔证候分析〕肾阳虚损，气化无力，故排尿无力，点滴不尽；阳虚气弱，封藏失权，故尿失禁或遗尿；阳虚不能鼓动气血荣面，故面色㿠白；肾阳亏虚，元气衰惫，故神疲倦怠；阳虚则温通失权，故手足不温，腰膝酸冷；舌淡，苔白，脉沉细均为阳虚之象。

〔治则〕温补肾阳，化气行水。

〔方药〕济生肾气丸加减

附子　肉桂　熟地　淮山　楮实子　茯苓　猪苓　川牛膝

〔方解〕附子、肉桂温肾补阳化气；熟地滋阴补肾，以阴中求阳；淮山补脾益气，养后天以助先天；楮实子、茯苓、猪苓、川牛膝利尿行水。

6. 气滞血瘀型：

〔主症〕小便努挣方点滴而出或点滴全无，会阴及小腹胀满疼痛，偶有血尿或血精。舌紫暗或有瘀点，苔白或黄，脉沉弦或细涩。

〔证候分析〕气滞血瘀，瘀血败精结于精室，阻堵于膀胱尿道之间，若未堵死，则小便努挣尚可点滴而下；若完全堵死，则小便点滴全无；瘀血败精阻隔经络，尿液蓄满膀胱，故会阴及小腹胀满疼痛；血瘀日久，可络伤血溢，故偶有血尿或血精；苔白为瘀未化热；苔黄则是瘀久化热之象；舌紫暗或有瘀点，脉沉弦或细涩是为瘀血内阻之征。

〔治法〕活血化瘀，行气利水。

〔方药〕代抵当汤加减

归尾　炮山甲　桃仁　大黄　川牛膝　青皮　瞿麦　萹蓄　大腹皮　肉桂

〔方解〕归尾、炮山甲、桃仁、大黄、川牛膝、青皮活血祛瘀，行气散结，以通利尿道；瞿麦、萹蓄利水通淋；大腹皮行气利水；少量肉桂通阳助膀胱化气利水。如见血尿或血精，若苔白者，可减炮山甲，加田七止血；若苔黄者，可加小蓟、石韦清热凉血止血。

【其他疗法】

1. 急性尿潴留（暴闭）的处理：

(1) 热熨法：食盐 500g 炒热，布包，乘热熨小腹部，冷后炒热再熨。必要时亦可用细砂代食盐。

(2) 针灸法：针刺中极、归来、膀胱俞、三阴交、阴陵泉；灸气海、关元、水道等穴。

(3) 若热熨、针灸无效，可在无菌操作下，插入导尿管引流尿液。若尿潴留太多，膀胱极度膨胀，应分次导尿，一般先导出 500mL，其余在数小时内导出。可酌情留置导尿。

(4) 膀胱穿刺术：不能插入导尿管时，在无菌操作下，于耻骨上二横指处穿刺膀胱放尿。此法不宜反复使用，以免因尿液外渗而继发感染。

(5) 膀胱造瘘术：上述方法均不能解决尿潴留时，患者一般情况较差，可行耻骨上膀胱造瘘术以引流尿液。

2. 手术疗法：经非手术治疗无效，可根据患者的全身情况选择前列腺摘除术。

【预防调理】❶注意保温，避免感受风寒；并忌饮酒、喝浓茶及食辛辣刺激之品。❷不可体力过劳和房事不节。❸注意不要憋尿，且要保持大便通畅。❹暴闭用热熨时，注意避免烫伤皮肤。

自 学 指 导

精癃相当于西医的前列腺增生症。特点是排尿困难和尿潴留。病因病机总为老年肾气渐衰，中气虚弱，瘀血结于水道，三焦气化失司。应与前列腺癌、神经源性膀胱功能障碍相鉴别。辨证施治分六型：肺热失宣型，治以清热宣肺、通调水道，方用黄芩清肺饮加减；湿热下注型，治以清热化湿、通利膀胱，方用八正散加减；中气下陷型，治以补中益气、制约膀胱，方用补中益气汤加减；肾阴亏虚型，治以滋肾养阴、调利水道，方用知柏地黄汤加减；肾阳虚损型，治以温补肾阳、化气行水，方以济生肾气丸加减；气滞血瘀型，治以活血化瘀、行气利水，方以代抵当汤加减。急性尿潴留时，可用热熨、针灸法，还可酌情选用导尿、膀胱穿刺等。

必须掌握急性尿潴留的处理方法，因为患者一旦发生，则小腹胀痛，非常痛苦，急需及时治疗。当然更应事先嘱咐患者认真落实预防措施，如避免受寒、劳伤、喝酒、辛辣饮食等。

【复习思考题】

1. 试述精癃的特点和总的病因病机。
2. 精癃的临床表现主要有哪些？
3. 试述精癃的辨证施治。
4. 急性尿潴留怎样处理？

【参考文献摘录】

1. 益肾通关汤治疗老年性前列腺肥大 76 例：处方：黄芪、熟地、山药、刘寄奴各 30g，山茱萸 15g，王不留行、荔枝核、海藻、昆布各 20g，牛膝 25g，蛴螬、琥珀各 4.5g。若瘀阻较甚者加桃仁、丹皮各 15g；阳虚者加仙灵脾 25g，鹿角霜 15g；下焦湿热者加车前草、败酱草各 30g，泽泻 15g。用法：每日 1 剂，水煎 3 次，取汁合匀，再将蛴螬琥珀研细面兑入，分 3 次空腹服。10 日为 1 疗程。在服药同时，嘱患者自行按摩会阴部。结果：本组 76 例，年龄 60～82 岁。经 1～3 个疗程治疗，显效 48 例，占 63％；好转 25 例，占 33％；无效 3 例，占 4％。总有效率为 96％。〔冯焕章，等. 吉林中医药，1993，(1)：18〕

2. 通调解癃汤治疗老年前列腺肥大症 51 例：处方：黄芪、车前草各 15～30g，当归尾、桃仁、牛膝、茯苓各 10～15g，桔梗、升麻、王不留行、荷叶、甘草梢各 6～10g。若气虚甚者重用黄芪，加党参或人参；血虚者归尾易归身；大便秘结者加生大黄、玄明粉；尿血者加白茅根、小蓟炭；尿涩痛酌加紫花地丁、蒲公英、败酱草、滑石、泽泻、赤芍；胸满咳喘者加苏子、杏仁；肾阳虚者加熟附片、桂枝。治法：对排尿困难或淋漓不禁者，每日 1 剂，水煎服，重者可每日 2 剂；出现尿潴留者，先给予热熨或按摩膀胱，尿液乃点滴不出者，立即给予导尿，并留置导尿管，同时服用本方。结果：本组 51 例，显效 32 例；有效 14 例；无效 5 例。总有效率 90.2％。〔陶春祥. 黑龙江中医药，1992，(3)：16〕

3. 加味桂枝茯苓丸治疗前列腺肥大引起的尿潴留：处方：桂枝、赤芍各 9g，茯苓 30g，桃仁 6g，丹皮 12g，大黄、益母草、川牛膝、泽泻、车前子、党参各 10g，绵黄芪 15g，白茅根 40g。治法：每日 1 剂，水煎服。结果：本组患者 15 例，全部治愈。年龄最小者 56 岁，最大者 82 岁，疗程最短 5 日，最长 25 日。〔苗聘三. 河南中医，1984，(3)：31〕

4. 针灸治疗前列腺肥大症 64 例临床观察：选穴：中极、关元、三阴交、肾俞。若尿潴留加曲骨。治法：中极、关元穴直刺进针，平补平泻法，留针 30～60 分钟；三阴交穴直刺进针，行雀啄术，待出现触电样感觉时留针 30～60 分钟；肾俞穴艾条灸 10～15 分钟；尿潴留者针中极透曲骨穴，针呈 45°，加艾灸温针 10～15 分钟。日 1 次，15 次为 1 疗程，疗程间休息 7 日。结果：本组 64 例，痊愈 43 例，占 67.2%；好转 18 例，占 28%；无效 3 例，占 4.8%；总有效率为 95.2%。一般针灸 10 次左右即可见效。〔桑福荣. 河北中医，1984，(2)：48〕

5. 复方鼠妇丸治疗前列腺肥大症 21 例：处方：鼠妇虫、琥珀、鸡内金、王不留行各 60g，芫蔚子、白芥子各 30g，加少许麝香为引，共研极细末，过筛，炼蜜为丸（或盛于胶囊中）。治法：每次 3～6g，每日 3 次，饭后服，连服 30 日为 1 疗程。睡前以 50℃ 左右热水坐浴 10 分钟，并擦洗会阴部及下腹部。结果：治疗 21 例，均顺利服完 1 个疗程，无不良反应，近期有效率达 100%。追踪观察 1 年，其中 17 例未复发；4 例复发，续服本药仍有效。〔曾庆佩. 浙江中医杂志，1994，(1)：12〕

〔叶义森〕

第九节　男性不育

育龄夫妻同居两年以上，性生活正常，并未采取任何避孕措施，女方生殖功能正常，而女方不能怀孕者；称为男性不育。

现代医学认为先天性睾丸发育不全或畸形、隐睾、精索静脉曲张、脑垂体及甲状腺和肾上腺等疾病、男性生殖系感染、阳痿及不射精和逆行射精、男性自身免疫导致精子凝集、女性对精子产生抗体等因皆可导致男性不育。此外，长期高温作业、酗酒、接触放射线、服用某些药物、食用棉籽油等，对精子的质量、活力都有一定影响，也可能导致男性不育。

《内经》一书中就有"男子七八精少、八八天癸绝而无子"的记载。《神农本草经》称不育症为"无子"、"绝育"，并载有治疗的药物。明清时代，出现了不少求嗣（求子）专书，主要有俞桥《广嗣要语》、万全《广嗣经要》、叶天士《秘本种子金丹》等。

【病因病机】不育症与精的数量及质量有密切的关系。肾藏精，肝藏血，心主血脉，脾统血，精血同源，精血可相互转化，故不育症与肾、肝、心、脾四脏关系较密切。此外，湿热下注、气滞血瘀等阻滞气机亦可造成不育症。

1. 肾亏精弱：肾的精气充盛，"天癸至、阴阳和、故有子"。若肾气亏虚，则命门火衰，可致阳痿不举或举而不坚，甚至因阳气内虚而无力射精。若因房劳或病久及劳损伤肾，致肾的阴精亏损，可致精少精清；肾阴亏损，阴虚火旺，致遗精盗汗；虚火煎熬致精液粘稠，精液不化；虚火伤络致血精发生。

2. 肝虚气滞：阴血不足可致肝失柔养，易致情志不舒、肝气郁结。肝司二阴，肝气不舒可致前阴疏泄无权，致性交不射或逆行射精及早泄的发生。肝疏不利亦可致阴茎宗筋痿而不举。又肝血不足，不能化肾精，可致肾精不足。气郁化火亦可耗灼精血。

3. 气血两虚：若因思虑伤脾，劳倦伤心，而致心气不足及心血亏耗；脾胃化生气血功能障碍，而气血更亏。久病大病之后，元气大伤，气血两亏。血虚不能化生精液而精少精弱，形疲力乏，阳事不兴。

4. 湿热下注：或因脾胃运化失职致湿热内生，或外感湿热及淫毒浊邪，致湿热之邪蕴积于下焦，一则阻遏命门之火，可致阳痿、遗精、早泄；再则湿热阻滞气机使精管、溺道不通畅，而性交不射或逆行射精。此外湿热之邪亦伤败精液，而影响精子的质量、数量。

5. 气血瘀滞：因外伤或静脉曲张、睾丸慢性器质性病变、睾丸畸形等原因，可致生殖系统气滞血瘀。由于瘀血的阻滞，经络不通，生精功能障碍，经气不舒则睾丸少腹可有胀痛不适。

【临床表现】

1. 症状：育龄夫妻同居两年以上，性生活正常，未采取任何避孕措施，女方检查正常，而女方不能怀孕。

2. 病史：

(1) 职业：有无与放射线接触史、有毒物品接触史、高温环境作业史等。

(2) 既往史及生活史：有无腮腺炎、睾丸炎病史，有无隐睾及生殖系结核、附睾炎、前列腺炎病史，有无外伤史、手术史、慢性病用药史，以及食用棉籽油、酗酒等情况。

(3) 性生活史：性功能是否正常，性交时间及频度、射精状况。

(4) 婚姻史：结婚年龄、时间、避孕情况。

(5) 配偶身体状况：做过何种妇科检查，如子宫内膜活检，输卵管通气、通液、造影，基础体温测定，B超检查等。

(6) 患者过去精液检查是否正常。

3. 体征：

(1) 全身情况：营养、血压、胡须、腋毛、阴毛、乳房发育等。

(2) 外生殖器检查：阴茎发育情况，尿道开口位置，睾丸大小、质地及有无肿块和压痛。附睾及输精管有无结节、压痛，精索静脉有无曲张。

(3) 前列腺和精囊触诊：肛门指诊触摸前列腺和精囊的大小、硬度，有无结节及压痛，并做前列腺液的常规化验。

4. 实验室检查：

(1) 精液分析：检查前应禁欲 5～7 日，用手淫或体外射精法收集精液，15 分钟内送检。世界卫生组织（WHO）规定精液常规分析标准正常值为：①精液量≥2.0mL 或 <7.0mL；②pH 值 7.2 或 7.8；③精子密度≥$20×10^6$/mL；④精子总计数≥$40×10^6$；⑤活动力：1 小时 50％ 或 50％ 以上向前运动，或 25％ 及 25％ 以上快速直线前进；⑥形态：50％ 以上精子形态正常；⑦白细胞 <$1×10^6$/mL；⑧液化时间 <60 分钟；⑨精稠度：精液丝长度小于 2cm 为正常。

(2) 精液生化测定：①精液果糖测定为 1.2～4.5mg/mL，患者低于 1.2mg/mL 以下时，提示无精囊液存在；②精液前列腺素测定：前列腺素 E（PGE）33～70μg/mL，不育症患者 PGE 较正常低。

(3) 精子凝集试验：测定血清内精子凝集抗体，正常是阴性。

【辨证施治】

1. 肾亏精弱型：

〔主症〕肾气不足者，腰膝酸软，易于疲劳，乏力，耳鸣，精神不振，性欲减退，阳痿早泄，小便清长，精子数少，精子活动力弱，射精无力。舌苔薄白，舌质淡，脉细。若肾阴精亏损，则遗精盗汗，或有精液不化，或射血精。舌苔薄黄，舌质淡红，脉细数。

〔治则〕益肾补精。

〔方药〕若肾精气不足，可选生精种子汤或肾气丸、五子衍宗丸加减；若肾阴精亏损者，选知柏地黄汤加减。

2．肝虚气滞型：

〔主症〕头昏眼花，精神抑郁，胸闷不舒，两胁及少腹、睾丸有不同程度胀痛不适感，性欲低下，阳痿不举或举而不坚，或性交不射精。舌苔薄黄，舌质暗，脉弦细。

〔治则〕舒肝解郁，调补肝肾。

〔方药〕柴胡疏肝汤、四物汤、二仙汤加减。

3．气血两虚型：

〔主症〕体质虚弱，容易感冒，神疲乏力，纳差食少，面色不华，头昏目眩，性欲减退，阳事不兴，精子数少，活动力弱。舌苔薄白，舌质淡，脉细无力。

〔治则〕益气补血，生精种子。

〔方药〕十全大补汤加减。

4．湿热下注型：

〔主症〕少腹及会阴部胀闷不适，小便频急而短赤，大便黏滞难解，腹胀纳差，头昏身重，阳事不兴或阴茎勃起不坚，精子数少或死精过多。舌苔微黄腻，舌质红，脉弦滑。

〔治则〕清热利湿解毒。

〔方药〕萆薢分清饮加减。

5．气血瘀滞型：

〔主症〕少腹、睾丸胀痛，睾丸肿块、结节、压痛，精索静脉曲张，排尿及射精尿道有涩痛感，精子畸形，活动力差。舌苔薄黄，舌质暗或有瘀斑，脉弦涩。

〔治则〕行气活血，化瘀通络。

〔方药〕血腑逐瘀汤加减。

【外治】

1．手术治疗：因精索静脉曲张不育者，可施行精索内静脉高位结扎术。对隐睾者应在9岁以前施行睾丸固定术，若双侧隐睾则应在6岁以前手术。

2．人工授精：分非配偶间人工授精和配偶间人工授精。非配偶间人工授精适用于无精子症、严重少精症、弱精子症、精子畸形、输精管结扎后复通失败、男方严重遗传疾病、严重的夫妻间 Rh 因子不合等。配偶间人工授精适用于精液质量差、性交困难、逆行射精、性交后试验阳性、功能性或特发性不育以及女方排卵困难者。

【预防调理】❶不要大量饮酒，少吃芹菜，不吃棉籽油。❷及时治疗腮腺炎、附睾炎、前列腺炎、精囊炎、精索静脉曲张、附睾肿瘤等。❸避免放射线及有毒物品的损伤，对高温作业应采取有关降温保健措施。❹性交不宜过频，也不宜间隔太长，否则影响精子质量。一般每周1～2次为宜。并注意利用女方排卵期进行性交，以提高受孕成功率。

自 学 指 导

应着重掌握男性不育的发病原因，对饮食、药物、放射线、有毒物质等致病因素应尽可能防备。对于因精子数量或质量原因所致的不育症，应积极采用辨证施治治疗。作者在临床上治疗肾气亏损型突出应用菟丝子、覆盆子、补骨脂。阴精亏损型突出应用桑椹子、紫河车。肝虚气郁重在补血养肝、调整冲任，往往应用四物汤、二仙汤、逍遥散合方化裁。气血两虚型重用生黄芪、当归二味，加用菟丝子、山萸肉等。湿热下注除清利湿热外，特别注意解毒，每加用白花蛇舌草、十大功劳、虎杖、土茯苓、蒲公英等。气血瘀滞型可配服大黄䗪虫丸。学习本节也应着重掌握精液检查常规分析标准。

【复习思考题】

1. 哪些发病因素可引起男性不育？

2. 应如何辨治肾亏精弱症？

3. 精液常规检查，其精子密度及精子总数、液化时间、活动力及形态的正常值各是多少？

【参考文献摘录】

1.《医学心悟·求嗣》："子嗣者……皆由男女之际，调摄未得其方也……如先天不足，则用药培之，大抵左尺无力，或脉数有热，此真水虚也。六味丸合五子丸，以补天一之水。右尺无力，或脉迟厥冷，此真火衰也。八味丸合五子丸，以补地二之火。若二尺俱无力，或中气馁弱，是水火两亏，气血并虚也。用十全补丸合五子丸而大补之。倘精薄不凝，更加鱼鳔、鹿角胶之属；精不射远，更用黄芪斤许熬膏为丸，以益其气。"

2. 鱼鳔生精丸治疗精子异常症：鱼鳔胶、沙苑蒺藜、菟丝子、枸杞子、淫羊藿、急性子、杜仲等制成蜜丸。每次 1 丸（9g），每日 2 次，3 个月为 1 疗程。共治精子异常症 325 例，治愈 254 例，显效 34 例，有效 14 例，无效 23 例。总有效率 93%。〔邵新民. 中国医药学报，1988，3（6）：35〕

第十节　泌尿系结石

泌尿系结石属中医的石淋、砂淋、血淋范畴。上尿路结石（肾、输尿管结石）多好发于青壮年，临床表现以腰痛、腹痛和血尿为主要特点。下尿路结石（膀胱、尿道结石）多数由上尿路而来，少数原发于膀胱及尿道内，临床以排尿困难和尿流中断为主要特点。

《内经》一书已有"淋"的名称。张仲景《金匮要略》说"淋之为病，小便如粟状，小腹弦急，痛引脐中"。华佗《中藏经》论述成石机制说"此由肾气弱……虚伤真气，邪热渐强，结聚而成砂。又如水煮盐，火大水少，盐渐成石"。巢元方《诸病源候论》亦说"石淋者，淋而出石也；肾主水，水结而化为石"。此外，历代医家对石淋、砂淋、血淋的症状、辨证、治法都有较详细的论述。

【病因病机】

1. 饮食不节：因过食肥甘厚腻，辛辣炙煿、醇酒，或偏食含钙盐多的食物，以致湿热内生，湿浊内阻，气化不利而形成结石。

2. 湿热瘀滞：外感湿热或因泌尿系功能结构异常而易内生湿热之邪，湿热瘀滞于泌尿系，下注膀胱，则气化不利，开阖失司。

3. 情志损伤，冲任失调：肝主疏泄，肾肝主水液代谢，若情志损伤，则肝气疏泄不利；肝损及肾，则开阖失司，气化不利，水液代谢不得通调。或肝肾阴虚，致尿中水少盐多，虚热煎熬，则如"水煮盐，盐渐成石"。

现代医学对本病的成因有四种学说：①晶体沉淀说，认为尿液中晶体浓度过高而沉淀所致；②基质核心说，认为先有脱落的上皮细胞等有机物为核心，吸附晶体物质所致；③共积说，认为是晶体和基质同时沉淀所致；④抑制剂缺乏说，认为尿液中的抑制剂可利于晶体的溶解，抑制剂缺乏可致结石。

【临床表现】上尿路结石主要表现为疼痛和血尿，大多数患者可出现疼痛。未引起梗阻时为肾区或上腹部钝痛，若结石梗阻尿路，近端尿路充胀激发强烈的平滑肌痉挛而引起肾绞痛，持续数分钟至几小时或更长，常自行缓解；患侧肾区叩击痛，少数患者有肉眼血尿，一般进行尿常规检查可见镜下血尿；有的病人有砂石排出史；少数病人可继发急、慢性尿路感染和肾积水。

膀胱结石表现为耻骨上或会阴部钝痛或锐利剧痛，常因活动引起或加重，平卧能缓解。疼痛可向会阴、阴茎及龟头放射，伴尿频、尿急、终末尿痛。排尿时可尿流突然中断，阴茎头部剧痛；当病人变动体位使结石移动时，可使排尿通畅及疼痛缓解。发作时常有血尿，排尿终末时更为显著。

泌尿系结石的实验室检查，包括尿常规，尿 pH 值，肾功能检查，血及 24 小时尿钙、磷、尿酸检查等。此外 B 超，腹部 X 线平片、静脉肾盂造影检查等，可根据具体情况选用。

【辨证施治】

1. 湿热瘀滞型：

〔主症〕腰胁、上腹、下腹或少腹疼痛，或腰腹绞痛如折；小便赤涩热痛，淋沥不畅，或有中断尿，或有肉眼血尿，可伴有发热。舌苔白腻或黄腻，脉滑数。

〔治则〕清热利湿，行气活血，通淋排石。

〔方药〕八正散合石韦散加减

木通　车前草　厚朴　枳实　生大黄　海金沙　金钱草　石韦　白茅根　滑石　甘草

若疼痛剧烈，可加玄胡索、川楝子；若疼痛伴血尿可加蒲黄、五灵脂、大蓟、小蓟等；若伴发热，加蒲公英、银花、半边莲等。

2. 气虚瘀滞型：

〔主症〕腰腹部隐痛、小便频数，尿无力，尿道涩滞感，伴腹胀、畏寒肢冷、自汗乏力、神疲体倦。镜检时有血尿。舌苔白舌质淡红，脉细数。

〔治则〕温阳化气，利水排石。

〔方药〕五苓散合右归丸加减

茯苓　泽泻　炒白术　肉桂　猪苓　制附子　熟地　山萸肉　甘草　鹿角胶　石韦　金钱草　海金沙　车前子

若乏力肢软可加生黄芪、太子参，腹胀痛排尿涩滞，加穿山甲、莪术；会阴部作胀，排尿不畅，加台乌、小茴香、补骨脂等，腰酸胀痛，加仙茅、仙灵脾、杜仲。

3. 阴虚瘀滞型：

〔主症〕泌尿系结石伴有腰痛腿软，头昏耳鸣，失眠多梦，烦热盗汗，口干少津，腹胀便秘，小便频、量少、涩痛。舌苔薄黄，舌质红，脉细数。

〔治则〕滋肾清火，补水排石。

〔方药〕知柏地黄汤合二至丸加减

知母　黄柏　山萸肉　茯苓　淮山　泽泻　丹皮　鳖甲　龟板　鸡内金　白茅根　枳壳　旱莲草　女贞子

除上述辨证施治外，在临床时应着重抓住气滞、血瘀、湿热、脾肾亏虚等病机。行气选用枳实、枳壳、厚朴、青皮、台乌、小茴香等；活血选用川牛膝、蒲黄、琥珀、益母草、生大黄、穿山甲、王不留行、白茅根等；清热解毒利湿，选用金钱草、蒲公英、白花蛇舌草、半边莲、银花等；化石排石选用金钱草、鸡内金、龟板、芒硝、龟胶、鳖甲、穿山甲、海金沙、石韦、滑石、甘草、泽泻、木通、川牛膝等；补益选用生地、熟地、山萸肉、肉桂、制附子、阿胶、龟胶、生黄芪等。

【外治】

1. 针灸疗法：

(1) 体针：肾俞、膀胱俞、三阴交、关元、水道。疼痛重者加足三里、悬钟，中强度刺激，每日1次。

(2) 电脉冲排石：应用脉冲排石治疗仪，根据结石部位，分别将正极及负极选扣左右两耳穴：肾、输尿管、膀胱，脉冲频率由小到大，以病人耐受为度，一般每日或隔日1次，每次30～45分钟，连续7次为1疗程。

(3) 加压耳穴排石分别选择：肾、输尿管、膀胱等耳穴，将磁石颗粒或王不留行籽粘于胶布上贴耳穴。

2. 体外冲击波碎石术：适用于肾、输尿管及膀胱结石，但对于全身出血性疾患、尿路急性炎症期及结石以下尿路狭窄者不宜采用。应该指出，即使是碎石后，仍应用中医辨证施治进行溶石、排石。

3. 腔道手术或开放性手术取石：包括经皮肾镜取石术、经尿道输尿管肾镜取石术等，若上述治疗无效可选开放手术取石。

【预防调理】❶多饮水，既可增加尿量，又有冲击排石作用，还可促进盐类的溶解，起溶石作用。❷限制某些矿物质食物，如少饮咖啡、可可、酒、茶、动物内脏、豆腐、矿泉水等。❸口服中药半小时后，可适当增加运动，如跳跃、跑步、弯腰或侧卧行肾区叩击等。❹及时治疗泌尿系感染性疾病等。

自 学 指 导

泌尿系结石由尿内成分集结而成，从一个核心开始，尿盐逐渐附着而增大，核心的形成是产生结石的关键。泌尿系功能结构或全身代谢异常，加之饮水中电解质含量等因素，导致尿液胶态平衡破坏，使尿中的胶体、晶体平衡失调，而凝为结石。结石致尿流淤滞、继发感染和出血等，并可互为因果。

饮食不节、湿热瘀滞、情志损伤、冲任失调等因素皆可使湿热内生，而尿流不畅、气化不利、气滞血瘀则凝结为泌尿系结石。

上尿路结石为肾结石和输尿管结石，若尿路梗阻，可发生肾积水，甚至因肾积水而使肾功能丧失。下尿路结石包括膀胱结石、尿道结石，排尿时尿流中断为膀胱结石的典型症状。辨证施治分湿热瘀滞型、气虚瘀滞型、阴虚瘀滞型，分别应用八正散合石韦散、五苓散合右归丸、知柏地黄汤合二至丸。

【复习思考题】

1. 饮食不节是如何发生泌尿系结石的？

2. 上尿路结石的诊断要点有哪些?

3. 气虚瘀滞型的主症、治则及方药是什么?

【参考文献摘录】

1. 巢元方《诸病源候论·石淋候》:"石淋者,淋而生石也;肾主水,水结则化为石。故肾客砂石,肾虚为热所乘,热则成淋;其病之状……痛引少腹,膀胱里急,砂石从小便出,甚者塞痛令闷绝。"

2. 李梴《医学入门》:"治膏淋、石淋,郁金、琥珀开郁,青皮、木香行气,蒲黄、牛膝破血,黄柏、生地滋阴。"

〔喻文球 喻治达〕

第十四章　皮肤病及性传播疾病

【目的要求】

1. 了解：①皮肤的结构与生理功能；②蛇串疮的命名与特点；③疣的命名与发病情况；④黄水疮的预防措施；⑤癣的分类，发病情况；⑥麻风发病情况，皮损特点；⑦接触性皮炎的命名及分类；⑧湿疮的命名及特点；⑨婴儿湿疹发病特点及一般规律；⑩药物反应的一般知识；⑪瘾疹的命名及特点；⑫牛皮癣的命名；⑬皮肤瘙痒症的发病特点；⑭白疕的命名及研究进展；⑮猫眼疮命名及特征；⑯瓜藤缠的命名及特征；⑰天疱疮命名及发病情况；⑱梅毒的发病情况、预防及预后；⑲尖锐湿疣的传播途径。

2. 熟悉：①皮肤病常用内服方药及外用药剂型；②热疮、蛇串疮的病因病机；③黄水疮的病因病机及鉴别诊断；④癣的病因、传染途径和预防措施；⑤麻风的分型诊断及其预防知识；⑥疥疮的病因和预防措施；⑦接触性皮炎的病因病机；⑧湿疮的鉴别诊断；⑨药毒的病因病机；⑩瘾疹、牛皮癣的病因病机；⑪皮肤瘙痒症的诊断及治疗；⑫白疕、面游风、粉刺和酒糟鼻的病因病机；⑬油风的病因病机及其症状；⑭猫眼疮、瓜藤缠的病因病机；⑮红蝴蝶疮实验室检查及病因病机；⑯天疱疮的诊断及治疗；⑰淋病的流行情况及传播途径；⑱梅毒的病因病机；⑲艾滋病的病因病机、诊断及预防。

3. 掌握：①皮肤病的内治法及外用药使用原则；②热疮、蛇串疮、各类疣、黄水疮、各类癣和疥疮的诊断治疗；③虫咬皮炎的诊断及外治法；④接触性皮炎的诊断、鉴别及治法；⑤湿疮的诊断及辨证施治；⑥婴儿湿疹、药毒的诊断及治疗；⑦瘾疹、牛皮癣的诊断及辨证施治；⑧皮肤瘙痒症的诊断治疗；⑨风热疮、白疕、面游风、粉刺、酒齄鼻、油风、猫眼疮、瓜藤缠的诊断及辨证施治；⑩红蝴蝶疮的分类、诊断及辨证施治；⑪淋病、梅毒、尖锐湿疣的诊断与治疗。

【教学时数】

面授 14 学时，自学 30 学时。

第一节　概　论

皮肤病是指发生于人体皮肤、黏膜及皮肤附属器的疾病。性传播疾病是指通过性接触而传染的疾病，旧称性病。

皮肤病的种类很多，目前已认识的约有 2 000 多种。性病以往只包括梅毒、淋病、软下疳、性病性淋巴肉芽肿及腹股沟肉芽肿等 5 种，称为"经典性病"。从 20 世纪 70 年代开始，性病概念逐渐被"性传播疾病"（STD）所代替，1995 年世界卫生组织正式决定用 STD 名称。病种也包括非淋菌性尿道炎、艾滋病（AIDS）、尖锐湿疣等，目前 STD 已达到 20 多个病种。本章所选定临床最常见的皮肤病及性传播疾病 30 种，其中包括病毒性皮肤病如热疮、蛇串疮、疣等；细菌性（含真菌性）皮肤病如脓疱疮、癣、麻风等；虫毒性皮肤病如疥疮、虫咬皮炎、毒虫咬伤等；过敏性皮肤病如接触性皮炎、药物性皮炎、瘾疹等；皮肤附属器官疾病如痤疮、白屑风、油风、酒糟鼻；部分病因复杂难治的皮肤病如白疕、牛皮癣、多形性红斑、结节性红斑、红斑性狼疮等。我国自解放后，在一个相当长的时期，性病已近乎绝迹，近 10 余年来，由于多种原因，性病又传入了我国。性病防治在目前已占有很重要位置，故本章将淋病、尖锐湿疣、梅毒三个病种予以选入。

皮肤病、性传播疾病在中医古代文献中早有记载，并有突出的成就，如早在春秋时代的《五十二病方》一书中就记载有用烧灼法治疗疣的方法，还有治疗瘙痒病的方药；《内经》记述了"痤"、"疠风"，并论及其病因病机；汉代张仲景著《金匮要略》，已使用黄连粉治疗"浸淫疮"，记载了"狐惑"（很似西医的湿疹和眼口生殖器综合征）；隋代巢元方著的《诸病源候论》对疣、癣、疥、瘾疹等一些常见的皮肤病的症状和辨证，有着详细的描述，并指出了漆过敏与个人素质有关。唐代孙思邈曾治疗 600 多例麻风病，对该病有细微的观察，并有一定的认识。他著《备急千金要方》记载了用丹砂、矾石、水银、石膏治疗多种皮肤病，同时记载了众多的皮肤保健美容方。明代陈实功著的《外科正宗》中载有 40 多种皮肤病。在明代并已出现了论黴疮（梅毒）的专著《黴疮秘录》和论述麻风病的专著《解围元薮》。清代吴鞠通创立了温病学说，大大地推进了中医对热性病的认识和治疗，在皮肤病方面也广泛采用温病学的方药，从而丰富了皮肤病内治法的内容。

一、皮肤的结构与功能

中医皮肤病医生，也应了解和掌握一些皮肤的结构（图 14-1）与功能的基本知识。因为除了采用中医的四诊八纲来辨别皮肤病的性质及做出诊断外，通常还必须采取一些现代医学的方法，如皮肤病理切片检查等加以证实。

（一）皮肤解剖生理概要

皮肤位于人体的表面，是人体的第一道防线。皮肤是人体的最大器官，其总重量占体重的 16%；皮肤的面积，成人为 1.5～2 m^2，新生儿约为 0.21 m^2；皮肤的厚度通常为 0.5～4.0 mm，儿童皮肤较成人薄得多，四肢及躯干伸侧皮肤比屈侧厚，枕后、项、臀、掌、跖等处的皮肤最厚，眼睑、外阴、乳房等处皮肤最薄。

1. 表皮：表皮从上到下包括角质层、透明层、粒层、棘层、基层等。

（1）角质层：是表皮的最外层，由数层含有角蛋白和角质脂肪的无核角化细胞组成，角蛋白吸水能力强，使皮肤保持一定的水合程度，使皮肤保持柔润。

（2）透明层：由 1～2 层无核的境界不清的透明细胞组成，细胞结构致密，因而有防止有毒害的物质侵入及水分外丢失的功能。

（3）粒层：由 1～3 层扁平成菱形细胞所组成，如若粒层角化过度，可出现增厚、角化不全，则此层消失。

（4）棘层：由 4～8 层多形细胞所构成，位于基层上面，由基层转化而来。正常情况下含有组织液，以辅助细胞的新陈代谢。病变时（如急性炎症），细胞水肿严重，棘层有较强的增殖能力，病变时则更甚，可形成棘层肥厚；发生萎缩性病变时，棘层则变薄。

（5）基底层：由一层圆柱状基底细胞所组成，通常排列整齐，如栅栏状。通过核的分

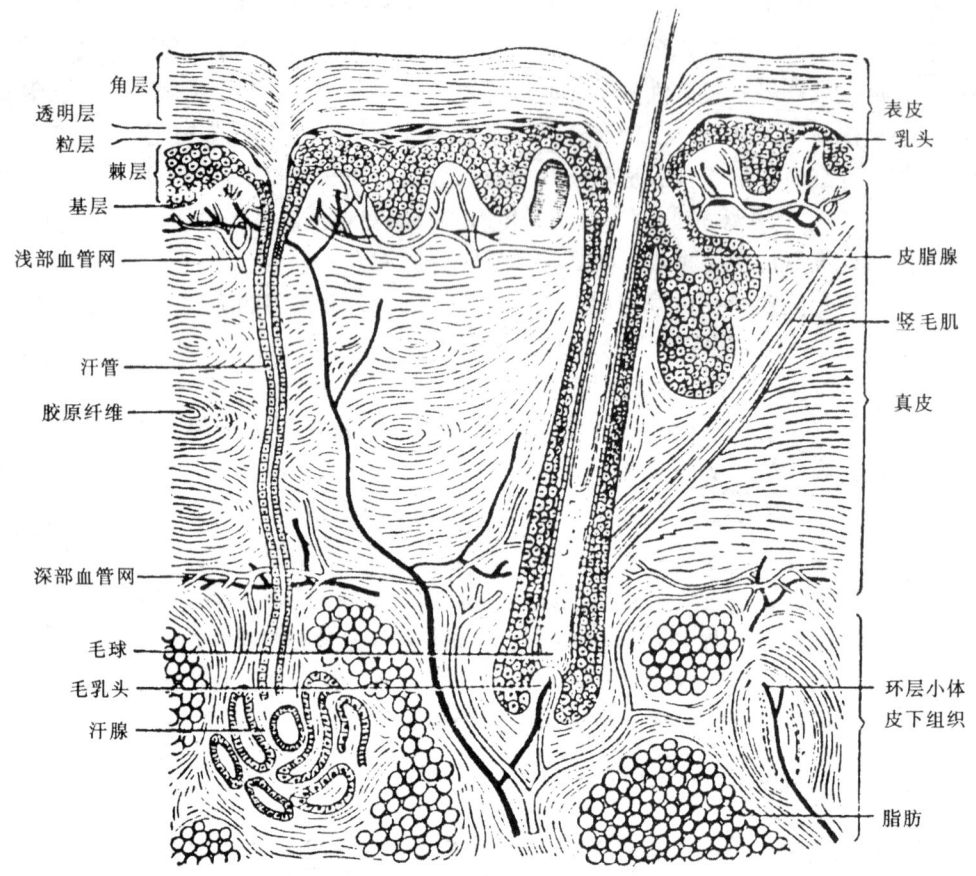

图 14-1 皮肤的解剖和组织示意图

（图中标注：角层、透明层、粒层、棘层、基层、浅部血管网、汗管、胶原纤维、深部血管网、毛球、毛乳头、汗腺；表皮、乳头、皮脂腺、竖毛肌、真皮、环层小体、皮下组织、脂肪）

裂，不断产生新的细胞，以不断生发及代谢。表皮各层均由此层生发而来，故又名生发层。在基底层细胞间，有一种来源脊神经嵴的细胞楔入，具有产生黑色素的能力，称之为黑色细胞。黑色素与皮肤有关，可以阻止紫外线过度穿透皮肤，使深部组织免受紫外线的损害。

2. 真皮：真皮主要由结缔组织构成，是对抗外伤的第二道防线，是皮肤血管、神经和附属器、腺体的支柱，是作为一定量的血液、电解质和水的承受器。

真皮结缔组织是由胶原纤维、弹力纤维、基质及细胞成分组成。胶原纤维与弹力纤维互相交织在一起，埋于基质之内。正常真皮中细胞成分包括成纤维细胞、组织细胞及肥大细胞。组织细胞是网状内皮系统的一个组成部分，起着有效的清除作用。肥大细胞在皮肤受伤以后，放出肝素和组胺，立刻引起毛细血管扩张，血细胞和血浆从血管渗出，因而形成水肿及渗出。

3. 皮下组织：皮下组织又称皮下脂肪层或脂膜，其结缔组织纤维皆自真皮下部延续而来。皮下组织较疏松，而且充满脂肪细胞，是热量的绝缘体，有良好的储热作用，具有缓冲、抗震的作用。

4. 附属器：

（1）毛发：毛发由角化的表皮细胞所构成，从内到外可分为髓质、皮质及毛小皮三层。毛发是一种长圆柱角质结构，其深入皮肤内的部分为毛根，毛根末端膨大呈葱球状称毛球，露出皮面的叫毛干。除掌蹠，指、趾屈面，指、趾末节伸面，唇红区、龟头、包皮内面、小阴唇、大阴唇内侧及阴蒂等处外，几乎全身都有毛发的分布。

（2）皮脂腺：除掌跖与指、趾屈面外，几乎全身都有皮脂腺的分布，以头皮、面部最多，躯干则以中央部位较多。皮脂青春期分泌旺盛，老年期则分泌减少。

（3）汗腺：分汗腺与顶泌汗腺两种。汗腺（也称小汗腺）除唇红区、龟头、包皮内面和阴蒂外，几乎遍及全身；汗腺的密度以掌跖最大，其次为面额部、躯干。顶泌汗腺（也称大汗腺）则仅分布于鼻翼、腋窝、腹股沟、阴囊、小阴唇、会阴、肛门等处。

（4）指、趾甲：是由致密而坚实的角质所组成，位于指、趾的末端伸面，扁平而有弹性。

（5）神经：皮肤组织中神经装置特别丰富，不仅有向心性感觉的神经纤维，而且有离心性运动的神经纤维。皮肤的神经是周围神经的分支。皮肤神经末梢具有触觉、痛觉、温觉与压觉等功能。

（6）血管：皮肤的血管分布真皮及皮下组织内，具有调节体温，供给皮肤营养及修复皮损组织等作用。

（7）淋巴管：皮肤的淋巴管分布比较少，淋巴液循环于表皮间隙和真皮胶原纤维之间，起到辅助皮肤血液循环的作用。

（8）肌肉：分竖毛肌（也称立毛肌）和表情肌两种。竖毛肌是由平滑肌纤维束构成；表情肌由横纹肌构成，分布于面部皮肤内。

（二）皮肤的生理功能概要

1．屏障作用：

（1）对机械性损伤的防护：正常皮肤的表皮、真皮及皮下组织共同形成一个完整的整体，它柔软、坚韧、致密，具有一定的张力和弹性，对各种机械刺激如摩擦、牵拉、挤压及冲撞具有一定的保护能力，并能恢复正常状态。

（2）对物理性伤害的防护：表皮由角质层角化及皮脂腺分泌的皮脂等脂类物质和水分起乳化作用产生脂类薄膜，这脂类薄膜能够稳定皮面的水合作用，当夏天空气温度高时，便形成水包油的薄膜，而便利水的蒸发；气温干燥时，则形成油包水的薄膜，阻止水分过快蒸发，从而调节和保持角质层适当的水含量，保持表皮的柔软。

此外，角质层的角蛋白有吸收日光紫外线的作用，基层树枝状细胞在紫外线影响下产生大量的黑色素，以对抗阳光的损害。

（3）对化学性损伤的防护：角质层扁平细胞紧密结合，形成一层不可渗透的屏障，能防止化学物质的内侵。

（4）对生物性伤害的防护：正常皮肤呈酸性（pH5.5），不利于细菌、霉菌和病毒的繁殖，皮肤表面游离的脂肪酸是微生物作用该处脂类的产物，能辅助皮肤自我消毒。

2．调节体温作用：当体内外温度升高时，皮肤血管扩张，血流加快，出汗增加，以散发热量；反之，则血管收缩，血流减慢，出汗减少，以保存热量。

3．分泌和排泄汗液：汗腺分泌和排泄汗液，皮脂腺分泌和排泄皮脂，可以调节体温，还可以润泽皮肤、抑制细菌的繁殖和入侵。汗腺分泌汗液与肾脏排泄尿液两者之间有协调关系，如冬天尿多汗少，而夏季则汗多尿少，从而共同维持代谢产物的排泄功能。

4．吸收作用：人体皮肤有吸收外界物质的能力，称为经皮吸收、渗透或透入，它对维护身体健康是不可缺少的。并且是现代皮肤科外用药物治疗皮肤病的理论基础。皮肤主要通过三个途径吸收外界物质，即角质层、毛囊皮脂腺及汗管口。皮肤完整，一般无明显吸收作用，但用脂肪和某些油脂调成的药物，则吸收作用可以加强。

5. 感觉作用：皮肤通过丰富的神经末梢和感受器，将痛、触、冷、热、压、体位等刺激接受后传入中枢神经，再经传出神经而产生反应，以避免损伤，从而适应环境。此外，可以表达感情等。

二、病因病机

中医对皮肤病的病因病机认识，包含外感六淫与脏腑、气血、阴阳失调诸方面，并强调内因和外因的互相影响。机体在各种内外致病因素的作用下，发生邪正消长，阴阳失调，气血、津液和脏腑功能紊乱，都能导致肌肤生理功能失常，发生各种各样的皮肤病，这就是皮肤病的病因病机的特点。审证求因，中医学认为，皮肤病的常见致病因素有风、湿、热、虫、毒、血瘀、血虚、风燥、肝肾不足等方面。

（一）风

《诸病源候论·诸恶疮候》说："诸疮生身体，皆是体虚受风热，风热与血气相搏，故发疮。"说明了许多皮肤病与风邪都有密切的关系。在诸病源候论中论述风邪引起皮肤病的条文很多，如在"风瘙瘾疹生疮候"中说："人皮肤虚，为风邪所折，则起瘾疹。""风痦瘟候"中说"夫人阳气外虚则多汗，汗出当风，风气搏于肌肉和热气并，则生痦瘟"；"白癜候"中说："白癜者……此亦是风邪搏于皮肤，血气不和所生也。"由此可见，凡是人体腠理不密，卫气不固，风邪得以乘虚而入，阻于皮肤之间，内不得通，外不得泄，致使营卫不和，气血运行失常、肌肤失于濡养，以致发生风团、丘疹、瘙痒等皮肤损害。

由风邪引起的皮肤病一般具有瘙痒、脱屑、皮损播散性等临床特点：
（1）瘙痒：风为阳邪，性烈，易伤阴血津液，常表现为皮肤干燥发痒。
（2）脱屑：风性燥烈，易耗阴血，皮肤失其濡养，故干燥脱屑。
（3）播散性：风者善行数变，故皮损常呈播散性。

风邪引起的皮肤病论其部位来说多发于上部，是因为风者上行、轻扬，这是一个规律，但不必拘泥于上部，还须结合全身情况予以辨证分析。

（二）寒

寒分内寒和外寒，外寒是由外界寒邪侵袭人体，伤害人体阳气，致使气血凝滞而发生某些皮肤病。内寒多由于脾肾阳虚，寒邪乘虚而入。故外寒与内寒不能截然分开，它们是相互联系、相互影响的。

寒邪引起的皮肤病具有如下特点：

1. 肢体青冷：四肢为诸阳之末，寒性收引而致四肢末端冰冷、青紫或苍白。这是因为寒邪侵袭，卫阳阻闭，寒邪凝滞，则局部肤温降低而冰冷；若气血凝滞故肤色青紫；若气血运行进一步障碍则肤色呈苍白。或因寒邪收引，筋脉拘挛而引起肌肉、关节疼痛等。

2. 肿块坚实：因寒性凝滞，故伤于寒邪，气血凝滞，聚结成块，在皮里膜下能触及质地坚硬、表面光滑的各种肿块。

（三）湿

皮肤病的湿邪病因以外湿为多，但有时外湿常和内湿相合致病。《内经》有"汗出见湿，乃生痤痱"的记载；《诸病源候论·湿疡疮候》说："肤腠虚，风湿搏于血气生疡疮，若风气少、湿气多，其疮瘖痒，搔之汁出。"因此，湿邪侵入肌肤，与气血相搏，可发生丘疹、瘙痒、渗液等皮肤病变。

湿邪由外感引起，多系感受自然界的湿气，与久居湿地、涉水淋雨等有关。内湿多因脾虚失运，水谷津液运化转输功能障碍，以致蓄积停滞肌肤而成。湿邪引起皮肤病具有如下特点：

（1）泛发性：湿邪从上到下无所不犯，如发生于下颌为"燕窝疮"，发生在耳郭为"旋耳疮"，发生在膝、肘窝为"四弯风"，发生在阴囊处为"绣球风"等。

（2）复杂性：湿为重浊之邪，性黏腻，致病后常是病程迁延，反复发作。

（3）多数发病偏在下部：因湿性趋下，所以病变多发生于下部。

（四）热

热有内热、外热之分，外热常夹他邪致病，内热又分为实热、虚热。

《诸病源候论·夏日沸烂疮候》说："盛夏之月，人肤腠开，易伤风热，风热毒气，搏于皮肤，则生沸疮，其状如汤之沸。"说明了外热引起的皮肤病的机制及其具有皮肤灼热、溃烂的症状特点。又《诸病源候论·时气疱疮候》中说："夫表虚里实，热毒内盛则易发疱疮"，《王烂疮候》中说："王烂疮者，由脏腑实热，皮肤虚而受风湿与热相搏……其初作瘭浆，如汤火所灼也。"说明脏腑内热外发可以引起皮肤灼热、丘疹、水疱、溃烂等皮肤损害。

由热邪引起的皮肤病主要特点是：

（1）皮肤焮红：由热邪蕴遏肌肤所致，具有灼热感。由于热邪灼伤脉络，迫血妄行，故又常伴有皮肤发斑。

（2）病情较重，发展变化多端：火热为阳邪，其性暴烈，不论是内热还是外热，蕴郁肌肤，不得外泄，不仅可以发生红斑、瘀斑、皮肤灼热等症状，还可以发生丘疹、水疱、溃烂、流脓等多种皮肤损害。

（3）消灼津液：火热最易消耗津液，故常伴有口渴、喜冷饮、舌干少津、小便短少、大便干燥等症。

（五）暑

暑为夏令炎热之气，故其发病多在盛夏、暑热季节。暑邪虽然属于热病的范围，但它亦有自己的发病特点。

（1）起病突然，具有一般热邪发病特点：暑为热邪，故发病多较急骤。外感暑邪蕴于肌肤，与气血相搏，皮损多为红斑、丘疹、脓疱、糜烂、渗液，并伴有发热、口渴、尿短赤等症。

（2）缠绵不愈：因暑多夹湿，所以多具有迁延性，但当暑期过去，病势可以减轻或者痊愈。

（六）虫

由虫引起的皮肤病，一为确属虫体所引起，如《诸病源候论·疥候》说："湿疥者，小疮皮薄，常有汁出，并皆有虫，人往往以针头挑得，状如水瘑虫"，说明由虫侵入人体肌肤，可以发生丘疹或丘疱疹，伴流水等症状，并可肉眼看见虫体。一为虫的毒素侵入人体引起毒性反应，或由于人体禀赋不耐，而引起过敏性皮肤病。如《诸病源候论·蚝虫螫候》说："此则树上蚝虫耳，以其毛刺能螫人，故名蚝虫。此毒盖轻，不至深毙，然亦甚痛，螫处作疹起者是也。"此即现代所称的虫咬皮炎。其他如肠寄生虫的毒素过敏可引起荨麻疹等，在临床上亦较为多见。

由虫引起的皮肤病具有如下特点：

（1）剧烈瘙痒：因虫蚀肌肤所致，故瘙痒难忍。

（2）具有传染性：疥虫引起的皮肤病能通过接触而传染。

（3）伴有蕴湿生热症状：由肠寄生虫引起的皮肤病，可伴有肠胃湿热、脘腹疼痛、纳呆或便溏、便秘等症。由疥虫引起的皮肤病，可伴有局部肌肤湿热蕴阻现象，出现糜烂、流水等症状。

（七）毒

由毒引起的皮肤病，分药物毒、食物毒、虫毒、漆毒等。

《外科正宗·中砒毒等第一百三十》说："砒毒者，阳精大毒之物，服之令人脏腑干涸，皮肤紫黑，气血乖逆，败绝则死。"说明误服砒霜，可引起皮肤紫红发黑，并有生命危险。砒霜是一种药物，由于误服砒引起的皮肤病称之为药物性皮炎，其引起皮肤病的原因称之为药毒。《诸病源候论·食鲈鱼肝中毒候》说："此鱼肝有毒，人食之中其毒者，即面皮剥落，虽尔不至于死。"说明某些有毒的食物食后可发生严重的皮肤症状，其引起疾病的原因称之为食物毒。《诸病源候论·蜂螫候》说："土蜂最有毒，一螫中人，便即倒闷，举体洪肿。"说明蜂螫人可引起严重的皮肤症状及全身症状，其致病原因即为虫毒。《诸病源候论·漆毒》说："漆有毒，人有禀性畏漆者，但见漆，便中其毒。"又说："若火烧漆，其毒气则厉，着人急重。亦有性耐者，终日烧煮，竟不为害也。"说明了有的人禀赋不耐，接触漆可以引起皮肤病。接触漆引起皮肤病变，现代称之为接触性皮炎，其发生与否与个体禀赋有关。

由毒引起的皮肤病具有如下的特点：

（1）发病前有内服某种药物或食物史，或有某种物质的接触史及或有毒虫叮咬史。

（2）接触某种物质或药物引起的皮肤病，具有一定的潜伏期。

（3）临床特点，或局限一处，或泛发全身，皮损以红、肿、瘙痒、丘疹、水疱、风团、糜烂等多种形态损害为特征。

（八）痰

痰系津液凝成，痰滞经络可发生皮下结节。如《疡科纲要·论外疡治痰之剂》说："若夫经络肌肉之间，而亦多痰病，则非肺胃之痰，可以随气血流行，以入经隧。盖亦其人之运行不健，营卫周流，有时偶滞，遂令经脉中固有之津液，留顿于不知不觉之中……此四肢百骸，皮里膜外所以停痰饮之渊源。"

由痰引起的皮肤病特点是，皮下有结块，此种结块或硬如核；或软如馒，一般伴有不同程度的疼痛，病势比较顽固。

（九）血瘀

血瘀指肝气郁结，外伤或外邪入侵，以致机体气机不畅而致瘀血产生。由血瘀所致的皮肤病有如下特点：

（1）有出血点或瘀斑：系由瘀血阻滞，血液运行不畅，溢于脉外肌肤所致。

（2）结节、疼痛：由瘀血积聚成块，气血不通所致。

（3）肌肤甲错、多屑、皮肤硬化、毛发脱落：由于瘀血阻滞，肌肤失养所致。

（十）血虚风燥

血虚风燥是慢性皮肤病的重要病理机制。其原因主要由于长期的瘙痒、寝食不安，导致脾胃虚弱、饮食减退，以致气血生化乏源，而血虚化燥生风。血虚风燥能引起多种皮肤病的发生。由于血虚不能营养肌肤，肌肤失去濡润，燥风逗留肌肤，致使皮肤干燥、粗糙、脱屑、瘙痒。正如《诸病源候论·蛇身候》所说："蛇身者，谓人皮肤上如蛇皮有鳞甲，世谓之蛇身也，此由气血痞涩不通，失调于皮肤故也。"又血虚则气虚，气虚衰弱则护卫不固，腠理不密，易致风、湿、热等病邪乘虚侵袭肌肤，发生各种皮肤病。血虚则不能柔养肝脏，则阴虚阳亢，肝火易于妄动，使病机更为复杂。血虚风燥引起的皮肤病有如下特点：

（1）患者多见于老年人或有失血病史患者及久病者。

（2）瘙痒症状日轻夜重，若血虚肝旺者，其症状随情绪波动而增减。

（3）皮损特点为干燥、肥厚、粗糙、脱屑、作痒为主，很少糜烂流水。

（十一）肝肾不足

肝肾同源，肝藏精，精血乃人身之根本，肾又为先天之本。肝肾不足，主要包括先天之精不足及后天精血不足。如肝血虚，爪失所荣，则指甲肥厚干枯；肝虚血燥，筋气不荣，则生疣目；肾精不足，发失所养，则毛发易于枯脱；肾虚则黑色上泛，则面生黧黑。又因肾乃先天之本，故某些先天性、遗传性皮肤病与肝肾不足有一定的关系。肝肾不足所致的皮肤病有如下特点：

（1）同患者的生长、发育、妊娠、月经不调等有关：肾精的"天癸"是生长发育的重要物质，精血不足则天癸物质亦不足，因此易在这些期间出现疾病。

（2）疾病为慢性迁延过程：因精血为有形之物不易补充，故疾病迁延不愈；或久病伤及肝肾，消耗精血，故病势延绵。

（3）全身症状以虚损性症状群为主：皮损症状以皮肤干燥、肥厚、粗糙、脱屑、脱发、色素沉着、指甲变化、水肿性红斑等为特征。

皮肤病在发病过程中往往不是单一原因所引起，常伴有数个以上的病因共同作用而致，或内伤与外感兼挟在一起，有的纯为实证，有的纯为虚证，有的虚实夹杂。所以在审因辨证的时候，要善于分析。皮肤病的病因病机除以上论述十一个主要方面外，还应结合脏腑辨证、卫气营血辨证等，才能较为全面而正确地揭示皮肤病的病因病机。

三、辨证概要

皮肤的辨证，应在详细了解病情的前提下，运用四诊八纲的辨证方法，并特别注意辨认皮肤损害特点、发病部位等情况，把局部辨证与整体辨证有机地结合起来，以得出正确的诊断。

（一）辨皮肤病的常见症状

皮肤病的临床表现，是辨别皮肤病性质及诊断皮肤病的重要依据，包括自觉症状和体征。

1. 自觉症状：自觉症状与皮肤病的性质，病的严重程度及患者个体特异性能有关。主要有痒、痛、烧灼、麻木等感觉，其他还有刺痛、异物感，对温度及接触异物的易患性增加或降低。由于患者个体差异，因此对痒和痛等感觉的感受力也不相同。例如带状疱疹在小儿中不一定产生痛感，而在老年人则疼痛较剧烈，甚至可以产后遗神经痛。又如同一种瘙痒性疾病，由于敏感程度不同，在不同人身上，可引起不同程度的痒感。轻的仅微痒，可以不搔；重的可以使患者寝食不安，精神上感受到很大的痛苦。许多皮肤病都常具有特异性，包括感觉性质、发生的时间、程度、持续时间等方面。掌握这些材料，有助于作出正确诊断。有关痒、痛、麻木等自觉症状的辨别，现分述如下：

(1) 辨瘙痒：痒为多数皮肤病所常见的主观症状之一。《诸病源候论·风瘙痒候》说："风瘙痒者，是体虚受风，风入腠理，与血气相搏，而俱往来在皮肤之间；邪气微，不能冲击为痛，故但瘙痒也。"可见痒的致病因素主要为风邪。由于风有善行数变、性燥等特点，故其痒常流窜不定，泛发全身，且多为干性。除风邪外，痒还可以因湿所致，但其痒多见于人体下部的皮肤病，呈局限性，伴糜烂、溃疡、脂水淋漓，如湿疹。若热盛作痒则皮损色红、灼热、痛痒相兼，得热更甚。血虚作痒则皮肤干燥脱屑而痒，时久者皮损肥厚，如老年皮肤瘙痒症。虫淫作痒则瘙痒剧烈，犹如虫行皮里肉中，如疥疮。

(2) 辨疼痛：皮肤病的疼痛亦由于邪客经络，阻塞不通，气血壅滞而成。一般多以寒邪、热邪、气滞、血瘀引起者居多。寒邪所致者皮色苍白或暗紫，得热则缓，遇冷加剧。热邪所致者为皮色焮红、灼热，得冷则轻，热甚加重。气滞痛则刺痛难忍，且常随情志而改变，即忧郁时剧烈，舒畅时缓解。血瘀痛固定不移，皮损多结节或肿块，初起隐痛、胀痛、灼热、色红，继而皮色转青紫而肿胀，如下肢结节性红斑。

(3) 辨麻木：麻为血不运，木为气不通；故气虚则木，血虚则麻。此为气血虚弱之麻木。尚有因邪气阻滞而引起的麻木，如《景岳全书·疠风》说："麻风虽名为风而非外感之风也，实为天地间阴疠浊恶之邪"；说明麻风病的皮肤麻木不仁，系感受天地间杀物之疠风，以致气血壅遏、经络阻塞、气血不通而致。

(4) 辨灼热：皮损有灼热感，表示疾病属于热毒或火毒，多属于急性疾患。

(二) 辨皮肤病的体征

体征是诊断皮肤病的重要指征。绝大多数皮肤病都有多种不同形态的皮肤损害，辨认其形态、色泽、硬度和排列、分布等，不仅对诊断皮肤病很重要，而且还能早期发现某些潜在性的疾病。皮肤损害分原发性和继发性两种，但两者不能截然分开。

1. 原发性损害：原发性损害是指皮肤病病因病机变化直接产生的第一个结果。不同的皮肤病有不同的原发性损害，因此掌握原发性损害对皮肤病的诊断及鉴别诊断是非常重要的。原发性损害包括斑疹、丘疹、疱疹、脓疱、结节、风团等。

(1) 斑疹：为皮肤局限性的色素改变，既不高突，也不凹下。一般比较小，小于 1～2 cm，超过 2 cm 者称为斑片。斑疹有红斑、紫斑、白斑及黑斑等。

1) 红斑：红斑一般为热邪引起。红斑压之退色为气分有热，压之不退色为血分有瘀。若色显红赤，分布密集，并伴口渴、身热、舌红、脉数者，则为热入营血；若红而带紫则为热毒炽盛。

2) 紫斑：紫斑色呈紫红或紫黑，可由于血分热盛，迫血外溢脉络，积于皮下，或因血分热盛，迫血外溢脉络，积于皮下，或因脾气不足，摄血无能致血溢络外，而形成紫斑。

3) 白斑：白斑多因气血失和，或因气滞而引起，如白癜风系风邪外袭，气血失和所致。

4) 黑斑：黑斑可因肝气郁结，血液瘀滞所致；或因脾阳不振，气血不能润泽皮肤而生；或因肾阳不足，命门火衰；或因肾阴不足，水亏火旺所至。

(2) 丘疹：为一局限性隆起皮面的丘形小粒，其直径一般小于是 1 cm，丘诊顶部可以是尖的、圆的、扁平的或中间凹陷如脐窝。丘疹的底部可以是圆形、多角形，或不规则形等。丘疹可发生在毛囊部位或其他部位；其存在时间可以较短，也可以较长；其上皮可以有鳞屑覆盖；数目可以只有几个或很多；可以散在分布或群集成片；可以伴有明显的自觉症状或无自觉症状。介于斑诊与丘疹之间稍隆起者称为斑丘疹。在丘诊上又发生水疱或脓疱者，分别称丘疱疹或脓疱丘疹。

丘疹急性发作者，其色红多属风热或血热；慢性者呈正常肤色或稍暗为气滞或血瘀；扁平疣之扁平丘疹多为湿热毒盛所致等，临床应根据具体情况进行辨证。

（3）水疱：为局限性空腔含液体的高起性损害。水疱直径一般小于 1 cm，超过 1 cm 者称为大疱。水疱可以是孤立或群集性分布。水疱可以变成脓疱或大疱。疱内可含血液、血清、淋巴液或脓液，其颜色随疱内所含之液体而异。形状可以是半圆形、圆锥形或不规则型，有的中央有脐窝。疱壁可以紧张或松弛。可以发生于正常皮肤上，也可发生于有炎症的皮肤上，疱周可有或无红晕。疱壁一般较薄、易破，破后形成糜烂，干燥后结成痂。临床上一般分浅表性水疱和深在性水疱。红色小水疱多属湿热，大水疱多属湿毒或毒热，深在性水疱多属脾虚蕴湿不化或受寒湿所致。

（4）脓疱：为一局限性的皮肤隆起，内含脓液。因脓的颜色不同，可呈黄色或绿黄色。脓疱大小不一，可呈圆形、球形、圆锥形或中央有脐窝，周围常有红晕，疱破后形成糜烂，上有脓液或脓痂。脓疱深浅不一，浅者不留瘢痕，深者可留瘢痕。脓疱可以是原发疹，也可以从水疱演变而来。脓疱的发生多因热毒或火毒炽盛所致。

（5）结节：为一可触及的圆或椭圆形的局限性损害，大小、形状颜色不一，它与丘疹主要不同点是其病变范围比丘疹深而大。结节位于真皮深层及皮下组织中，有时仅稍高出皮肤表面，有的结节可发生坏死，形成溃疡而遗留瘢痕。结节皮色不变、质地柔软者，为气滞、寒湿或痰核结聚；结节色紫红，按之疼痛者属气血凝滞。

（6）风团：为一局限的水肿性圆领或平领隆起的皮肤损害；存在的时间短暂，可在数小时内消失；呈粉红色、暗红或白色，周围有红晕；小者直径仅 3~4 mm，大者可达 10~20 cm；数目可仅数个，亦可很多；形状可呈圆形、环形或回形。风团古称"瘾疹"，因其时隐时现故得名。红者为风热所致，白色者为风寒或血虚所致，色紫暗者为血瘀。风团与卫表不固、脾胃之湿热、冲任失调等多种因素有关。

2. 继发性损害：继发性损害包括鳞屑、糜烂、痂皮、抓痕、皲裂、色素沉着、苔藓样变等，可由原发性损害转变而来，或由于治疗不当及机械性损害等引起。

（1）鳞屑：即是脱落的表皮细胞，由于角化过度、角化不全及水疱干涸等可以发生脱屑。鳞屑可有多种形状，可呈糠秕状、云母状或蛎壳状、大片状等。鳞屑在急性热病后产生者，多为余热未清；慢性病见之，则多系血虚生风化燥，或肝肾不足皮肤失养所致。

（2）糜烂：为局限性的皮表缺损。由于水疱、脓疱或浸渍后表皮脱落，或丘疹、小结节表皮破损后露出的潮湿面称之为糜烂。其愈后一般不留瘢痕。糜烂渗出多的属湿热，糜烂结有脓痂系湿毒，慢性湿润性糜烂则属脾虚湿盛或寒湿之症。

（3）痂皮：由皮肤渗液、血液或脓液干涸后而形成。痂可薄可厚，可柔软或脆，并与皮肤粘连。由血清形成的痂叫浆痂，呈黄色；由脓性渗出物结成的痂叫脓痂，呈绿色或黄绿色；由血液形成的痂叫血痂，呈棕色或暗红色。浆痂为湿热，脓痂为热毒结聚，血痂为血热所致。

（4）抓痕：为搔抓所引起的线状损害，既可发生在正常的皮肤上，又可常见于有损害的皮肤上。因为作痒才搔抓，其痒大多因风盛或风热所致。若抓破后复结血痂者为内热，抓后遗留白线者为风盛或内燥。

（5）皲裂：皮肤出现线状裂隙称为皲裂。主要由于皮肤干燥或慢性炎症，致使皮肤弹性减低或消失，加上外力而形成。皲裂引起疼痛甚至出血。"燥性则干，寒性则裂。"因此皲裂大多为风寒外侵或血虚风燥所致。

（6）色素沉着：多数继发于慢性皮肤病之后，多呈褐色、暗褐色或黑褐色。一般认为与气血不和有关。若色素淡褐多属血虚失华，色泽黑褐或为肾有癥瘕，或肾虚本色显露于外。

（7）苔藓样变：表现为皮肤浸润肥厚，纹理加深、加宽，像皮革状的局限性边界清楚的大片或小片损害。常由于反复搔抓、摩擦所引起，为某些慢性瘙痒性皮肤病的主要临床表现。多由血虚风燥所致，亦可因气血瘀滞、肌肤失养而成。

（8）瘢痕：为缺少正常皮肤组织所具有的纹理，表面光滑发亮。在外观上又分萎缩凹陷性瘢痕，如红斑狼疮，多由肝肾亏损引起；肥大性的，如瘢痕疙瘩，多由体质特异、气血不和所致。

（9）皮肤萎缩：表现为整个皮肤变薄，表面光滑而略低陷，干燥易皱，患部皮脂腺、汗腺同时发生萎缩，常为气血不足所致。

以上所述各种皮疹体征，可参见图 14-2 所示。

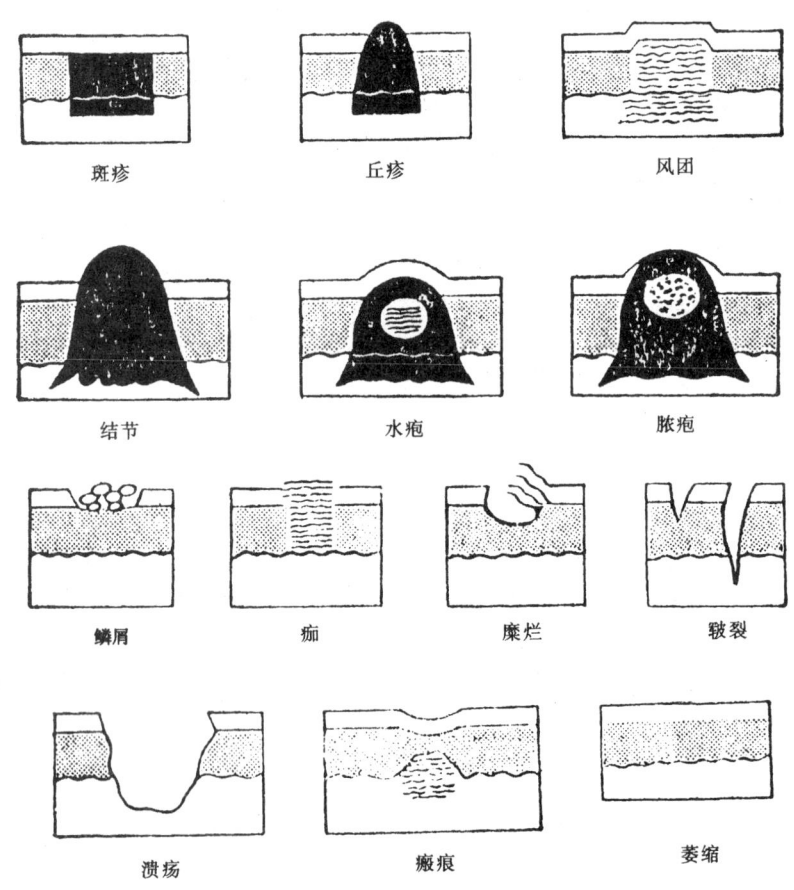

图 14-2　皮疹示意图

（二）辨发病性质

1. 急性皮肤病：大多发病急骤，皮损表现为红、热、丘疹、疱疹、脓疱、糜烂，伴有渗液或脓液；发病原因多为风、湿、暑、热、虫、毒等引起，并以实证为主。其与内脏的关系，一般与肺、脾、心三脏关系最为密切。这是由于肺卫气虚，腠理不固，风邪乘虚侵入，加之脾胃内蕴湿热，并皆蕴阻肌肤，发为丘疹、水疱、渗液等急性皮肤损害症状。

2. 慢性皮肤病：大多发病缓慢，皮损表现为苔藓样变、色素沉着、皲裂、鳞屑等，或伴有脱发、指（趾）甲变化；发病原因大多为血瘀或营血不足，肝肾亏损，冲任不调，以虚证为主；其与内脏的关系，一般与肝、肾两脏关系最为密切。肝主藏血，血虚则生风生燥，肌肤失养而发病。肾主藏精，发为肾之所华，肾精不足，则可产生皮肤的色素改变及脱发等病。

总之，皮肤病虽然大多表现在皮肤上，但中医学认为，皮肤与脏腑、气血、经络之间的关系极为密切。所以，皮肤病的辨证必须运用脏腑、气血、经络等辨证方法，在整体观的指导下，力求全面、系统地认识皮肤病的性质。

四、内治法

治疗皮肤病必须以整体观念为指导，故服药内治皮肤病非常重要。内治大致包括如下十四种方法。

1. 祛风散寒：用于风寒侵于肌表所致的皮肤病。皮损以风团为主，色泽较淡或苍白，因寒加重，得热则缓解，自觉瘙痒，伴恶寒、发热、无汗、头痛、微咳等表证，舌苔薄白，脉浮。常用药物有麻黄、桂枝、荆芥、防风、浮萍、生姜、紫苏、羌活、细辛、刺蒺藜等。代表方剂为麻黄汤、桂枝汤、荆防败毒散。

2. 祛风清热：用于风热客于肌肤所致的皮肤病，临床表现主要是：红斑、丘疹、风团、瘙痒，起病较急，病程较短；或伴有发热，微恶风寒，有汗不多，咽喉红肿，口干微渴，舌红，苔微黄，脉浮数。常用药物有葛根、柴胡、桑叶、菊花、银花、薄荷、牛蒡子、白鲜皮、蝉衣、生石膏等。代表方剂为银翘散、桑菊饮、消风散。

3. 清热利湿：用于湿热蕴结肌肤所致的皮肤病。临床表现主要有红斑、水疱、糜烂、渗液、瘙痒，部位多发于耳后、颈项、胸胁、外阴、下肢等；伴胸闷胁胀、口苦不思饮食，小便短赤或黄浊，舌苔黄腻，脉弦数。常用药物有龙胆草、栀子、黄芩、黄柏、柴胡、生地、茵陈、车前子、泽泻、木通、萆薢、薏苡仁、滑石等。代表方剂为龙胆泻肝汤、萆薢渗湿汤、三妙丸。

4. 凉血解毒：用于热毒证与血热证。热毒壅遏以致皮肤潮红、灼热、肿胀，或者化脓，伴发热恶寒、口渴饮冷；或毒入营血，皮肤发斑、紫红、灼热，或神昏谵语、手足扰乱、高热烦躁等症。这类皮肤病因热毒为患，皆可伴小便红赤，大便干或秘结，舌质红绛，脉洪大而数。常用药物有栀子、黄芩、黄连、蒲公英、紫草、板蓝根、生地、赤芍、丹皮、生石膏、犀角、羚羊角等。代表方剂为黄连解毒汤、犀角地黄汤、清瘟败毒饮。

5. 清暑利湿：用于暑湿熏蒸所致的皮肤病。皮肤损害为丘疹、红斑、水疱、脓疱等，伴发热、口渴，尿短赤，舌质红，舌苔黄腻或黄厚，脉滑数。常用药物有银花、连翘、香薷、青蒿、扁豆花、藿香、佩兰、车前草、白茅根、竹叶、滑石等。代表方剂为清暑汤、青蒿苡仁汤。

6. 杀虫驱虫：用于肠道虫积症引起的皮肤病，以及疥虫引起的疥疮等。由肠道虫积引起的皮肤病除有腹痛、纳减、消瘦外，皮损主要为丘疹、风团等，伴瘙痒；由虫直接引起的皮肤病皮损特点主要是丘疹、滋水、脓疱等，伴奇痒。常用药物有使君子、槟榔、雷丸、鹤风、百部、乌梅、苦楝子、何首乌、地肤子、苍术、苦参、刺蒺藜、蛇床子、硫黄等。代表方剂为乌梅丸（用于肠道虫积症）、当归饮子、消风散（用于由虫间接引起者）。

7. 化痰软坚：用于痰凝结块证，皮肤损害特点主要是皮下有结节或硬或软，伴轻微疼痛。

常用药物有半夏、陈皮、南星、白芥子、夏枯草、昆布、海藻、贝母、瓜蒌、牡蛎等。代表方剂为二陈汤、香贝养营汤。

8. 活血化瘀：用于经络阻塞，气血凝滞而引起的皮肤病。其皮损表现为瘀斑、结节、瘢痕，伴疼痛或面色晦暗，舌有瘀斑，苔白，脉缓或涩。常用药物为桃仁、红花、川芎、鸡血藤、丹参、赤芍、牛膝、三棱、莪术、鬼箭羽、蟅虫、水蛭、虻虫等。代表方剂为血府逐瘀汤、桃红四物汤、大黄蟅虫丸。

9. 养血润燥：用于血虚风燥引起的皮肤病，皮损表现为皮肤干燥、脱屑、肥厚、皲裂，毛发枯落，伴头晕、目眩、视物不清、面色萎黄、苔白、脉沉细或缓。常用药物有生地、熟地、当归、川芎、白芍、首乌、鸡血藤、胡麻、天冬、麦冬、女贞子等。代表方剂为四物汤、当归饮子、养血润肤饮。

10. 滋阴补肾：用于肾阴不足，水亏火旺的皮肤病。皮损表现可因水亏火盛，肾色显露呈黧黑；或虚火外泛，而呈水肿性红斑等。伴头晕、目眩，咽干唇燥，虚烦不眠，骨蒸潮热，腰酸肢痛，盗汗遗精，尿黄便干，舌红苔干，脉细数。常用药物有生地、熟地、首乌、知母、黄柏、女贞子、旱莲草、枸杞子、龟板、别甲、沙参、麦冬等。代表方剂为六味地黄丸、知柏八味丸、二至丸。

11. 平肝潜镇：主要用于疣类皮肤病及因皮肤病引起的神经痛，或皮肤病的血虚肝旺证。常用药物有牡蛎、龙骨、磁石、珍珠母、代赭石、石决明、钩藤等。代表方剂为天麻钩藤饮、紫兰方。

12. 健脾化湿：用于脾虚失运，水湿内滞，泛于肌表而致的皮肤病。皮肤损害表现为水疱、糜烂、肿胀、渗出，部位以四肢为多，伴面色萎黄、疲乏无力、肢体浮肿、食欲减退、小便不利，大便溏薄，舌苔白，舌质淡，脉濡细。常用药物有党参、白术、淮山、茯苓、猪苓、萆薢、扁豆、薏苡仁、苍术、车前子、厚朴、枳壳、蔻仁、砂仁等。代表方剂为参苓白术散、平胃散、除湿胃苓汤、健脾除湿汤。

13. 温补肾阳：用于因肾阳不足，阳气衰微而致的皮肤病。皮肤病变呈黑色或棕褐，皮温降低或伴肢端动脉痉挛现象。全身症状有精神萎靡，形寒肢冷，耳鸣重听，腰膝酸软，小便清长，大便溏薄，舌淡，苔白，脉沉细。常用药物有附子、肉桂、仙茅、仙灵脾、菟丝子、补骨脂、肉苁蓉、胡芦巴、狗脊、锁阳、鹿角胶、巴戟天等。代表方剂为右归丸、二仙汤。

14. 温经通络：用于寒湿痹阻经络的皮肤病。皮损颜色苍白，青暗或发绀，局部温度偏低；伴麻木、疼痛，恶寒、肢冷，小便清长，苔白滑，脉沉迟。常用药物有麻黄、桂枝、鹿角胶、制川乌、红花、羌活、独活、络石藤、当归等。代表方剂为当归四逆汤、独活寄生汤、阳和汤。

五、外治法

正确地使用外用药治疗皮肤病，可以缩短疾病的疗程，提高内治的疗效；甚至有些皮肤病单用外治也可以达到治愈的目的。皮肤病的外治方法，要根据皮损的部位、范围、性质以及患者皮肤的耐受情况进行辨证施治，合理地选择有针对性的药物和剂型，并向病人详细说明用药方法和注意事项。

外用药包括主药和基础剂型两部分。基础剂型即外用药的基本形态，如水剂、油剂、软膏等。主药是指有积极治疗作用的药物，如具有收敛、解毒、止痒、杀虫等作用。现将外用药的剂型及使用原则分述于下：

（一）外用药剂型

1. 溶剂：

〔制剂〕将单味或复方药物加水煎成一定浓度，滤去药渣所得的溶液。

〔功用〕可作湿敷、熏洗剂，具有收敛、消肿、止痒、杀虫、清洁、清热解毒等作用。

〔临床应用〕

（1）湿敷：多用于急性渗出性皮肤病。常用马齿苋、苦参、千里光、青蒿、龙胆草等，任选1～2味煎水湿敷。具体操作是，用纱布6～8层（或相当厚度的毛巾），在已凉的药液中浸透，然后取出稍加拧挤至不滴水为度，覆盖于患处，大小宜与皮损相当，隔数分钟换1次，如此连续敷盖30～60分钟，每日2～3次，每次间隔期间可涂油类药物保护。

（2）熏洗：多用于慢性瘙痒性皮肤病，用中药处方煎水熏洗皮肤，既可清洁皮肤，又可达到治疗作用，常用方剂如皮肤外洗一方或二方，苍肤洗剂，蛇床子水剂。熏洗剂应温度适当，熏时温度可适当高些，以便借助药的气质开通腠理，宣通气血；洗时一般宜45～50℃，太热可致烫伤，太凉则药效不足。

〔注意事项〕药汁要新鲜，最好做到随煎随用。配方时安抚止痒可选辛温，辛热，发散类中草药；清热解毒可选用苦寒泻火类中草药；抑制渗出可选苦寒、酸、涩类中草药。

2. 粉剂（散剂）：

〔制剂〕取单味或复方中药，经煅、炼、炙焙、碾、水飞等方法处理后，研成极细粉末而成。

〔功用〕具有吸收水分，干燥皮肤，减少外界对皮肤的摩擦，及有清凉、止痒、收敛等作用。

〔临床应用〕适用于无渗出液的急性或亚急性皮炎。可将制备的药粉直接扑撒在皮损表面；或在涂擦药膏后，加扑粉剂，以加强药物的附着与吸收。常用方药有祛湿散、青黛散、六一散、枯矾粉、滑石粉。

〔注意事项〕粉剂因其作用表浅并能与分泌物混合易结成痂皮，故不适用深在性或渗出多的皮肤病。

3. 洗剂（混悬剂、悬垂剂）：

〔制剂〕用水和不溶性粉剂混合而成，一般含粉量3％～5％，用时须振荡均匀，所以亦称混合振荡剂。在洗剂中往往加入少量甘油（约5％），可缓减液体蒸发的速度，亦可增强粉剂吸附在皮肤上。如果再加入少量乙醇，就可以加强水分蒸发速度，而增加凉爽皮肤的作用。

〔功用〕有干燥、清凉、止痒、保护皮肤的作用。

〔临床应用〕常用于急性和亚急性表浅性，无渗液或糜烂的皮肤病。常用方剂有炉甘石洗剂、三黄洗剂、青黛散洗剂。

〔注意事项〕不宜用在毛发部位或湿润、糜烂的皮损面。

4．浸泡剂：

〔制剂〕以生药用白酒或50％乙醇或食醋浸泡5～10日，滤其渣而成。

〔功用〕具有杀虫止痒、散瘀消肿、刺激色素、活血通络等作用。

〔临床应用〕用于慢性瘙痒性皮肤病，脱色性皮肤病、脱发、部分手足癣等，用棉棒或毛笔蘸液涂搽。常用方剂有百部酊、补骨脂酊、土槿皮酊等。

〔注意事项〕冬季慎用此法，以防冻疮。药物浓度不能过浓，如外用有干裂刺痛感应停用，或加溶液，使浓度变淡再用。

5．软膏：

〔制剂〕用粉剂和固体油类混合制成的一种均匀、细腻半固体的外用制剂。

〔功用〕保护皮肤防止外界物理、化学因素对皮肤的刺激，可以润泽皮肤，使角质柔软而富有弹性，亦可软化痂皮及保护疮面，为外用药中重要剂型之一。

〔临床应用〕用于慢性皮炎，无明显渗液之溃疡创面，急性炎症结痂期及作皮肤的保护剂等。常用方剂有黄连膏、青黛膏、生肌膏、清凉膏等。

〔注意事项〕糜烂、渗出及分泌较多的皮肤病应忌用。

6．油剂：

〔制剂〕是用粉剂与植物油调成糊状的外用制剂，或以药物浸在植物油中煎后滤去药渣而制成。

〔功用〕本剂型作用表浅，有清凉、清洁、解毒、止痒、收敛及保护创面等作用。

〔临床应用〕主要用于有少量渗液之急性皮炎，湿敷间歇期保护之用，以及用以去除鳞屑、软化痂皮。常用方剂有青黛油、二妙散油、氧化锌油、甘草油等。

〔注意事项〕同软膏。

7．烟熏：

〔制剂〕用中药压碾成粗末，制成纸卷或药香，可直接撒在炭火上，或燃后烟熏。

〔功用〕有解毒、止痒、软化浸润、促进炎症吸收之效。

〔临床应用〕多用于慢性肥厚性皮损，若用温热药物组成熏药，有回阳生肌、促进溃疡愈合作用，多用于慢性溃疡，久不收口的阴疮寒证，久不愈合的手术后窦道等。常用方剂有烟熏散、癣症熏剂。

〔注意事项〕皮损粗糙肥厚者，熏时宜浓烟、高温，一般50～70℃为宜，但应注意勿引起烧烫伤。熏完后皮损表面往往有一层油脂（烟油），不要立即擦掉，保持时间越久，疗效越好。一般没有副作用。但对严重高血压、孕妇或体质衰弱者，不习惯闻烟味者，宜慎用或禁用。对急性或亚急性皮损一般禁用。

（二）外用药的使用原则

皮肤病的外用药物使用原则，是根据皮肤损害的表现来选择适当的剂型和药物。

1．皮肤病外用药剂型选择：如仅有红斑、丘疹、水疱而无渗液，可用溶剂、粉剂，有时可用溶液湿敷。如为大量渗液或剧烈红肿，则用溶液湿敷为宜。皮肤炎症在亚急性阶段，渗液与糜烂很少，红肿减轻，有鳞屑和结痂，则用油剂为宜。皮肤炎症在慢性阶段，有浸润肥厚、角化过度时，则用软膏为主。总之，要根据皮损情况而确定外用剂型。现将各种皮损外用剂型列于表14-1：

表 14-1 外用药物剂型选择用表

皮肤损害	应选剂型	皮肤损害	应选剂型
红斑	洗剂、软膏	脓疱	粉剂、洗剂
丘疹	洗剂	结节	软膏
水疱	粉剂、洗剂	风团	洗剂
痂	油剂、软膏	渗出和糜烂	溶剂湿敷或渗液较少用洗剂
抓痕	洗剂	皲裂	软膏
鳞屑	油剂、软膏	苔藓样变	软膏、熏洗

2. 注意事项：

(1) 有感染时宜先用具有清热解毒的制剂，控制感染后，再针对原来皮损选用药物。

(2) 先用性质比较温和的药物。尤其对年幼和女病人，不宜采用刺激性强、浓度高的药物。面部、阴部皮肤慎用刺激性强的药物，以免引起红肿。

(3) 先用低浓度制剂，后根据病情再提高浓度。

(4) 随时注意药物的过敏反应，一旦出现过敏现象，应立即停用，并及时处理。

(5) 外搽软膏在第二次涂药时，需用棉花蘸上各种植物油或石蜡油，轻轻揩去第一次所涂的药膏，然后再涂药膏，切不可以应用汽油或肥皂、热水擦洗。

六、其他疗法

其他治疗皮肤病的方法很多，这里只叙述体针、梅花针、穴位注射三种主要治疗方法。这些治疗方法是治疗皮肤病的补充疗法。

1. 体针疗法：体针疗法是应用毫针刺激身体一定的穴位，从而发挥相应的经脉作用，通过调节机体脏腑、气血功能，激发机体正气的抗病能力，达到治疗皮肤病的目的。皮肤病常用穴位有合谷、曲池、血海、风市、肺俞、肾俞、足三里、三阴交、长强和阿是穴等。主要治疗湿疹、荨麻疹、神经性皮炎、皮肤瘙痒症、白疕、缠腰火丹等。

2. 梅花针疗法：梅花针疗法是用梅花针或七星针在患部或穴位上叩打的一种针刺方法，具有畅通局部气血，促进炎症消退，以及止痒、长发等作用。可直接叩打皮损表面，或按病症所属的脏腑经络取穴叩打。叩打至局部有轻微点状出血为度，每日或隔日1次，10～15次为1疗程，疗程间休息5～10日。主要适应于局限性神经性皮炎、慢性湿疹、斑秃、白癜风等。

3. 穴位注射法：这是一种将药液注入穴位内，以达到治疗目的的方法。此法既具有针刺穴位的作用，又有药物本身的作用，二者协同以增强疗效。使用时可根据发病部位配穴（表14-2），一般可选择合谷、膻中、曲池、外关、血海、足三里、大肠俞、长强、解溪等穴位。常用普鲁卡因、维生素 B_1、注射用水、中草药注射剂等。皮肤在常规消毒后，以注射器吸药对准穴位快速刺入皮下，达适当深度，至有明显的针感且回抽无血后将药液徐缓注入，可每日或隔日1次，5～10次为1疗程，疗程间休息5～7日，主要适应证为荨麻疹、白疕、皮肤瘙痒症、湿疹、缠腰火丹等。

表 14-2 常见皮肤病配穴表

病名	穴位								
	曲池	合谷	足三里	三阴交	血海	委中	大椎	诸风穴	诸俞穴
瘾疹	√		√	√	√				
牛皮癣	√	√			√	√			
湿疹			√			√	√	√	
皮肤瘙痒症	√					√	√	√	√
白疕	√	√							√
斑秃			√	√					
结节性红斑			√	√	√				
缠腰火丹	√	√	√	√		√			
多形性红斑	√			√					

自 学 指 导

皮肤病是中医外科的重要组成部分。皮肤病虽然大多发生于人体的体表，但和脏腑、气血、津液等关系甚为密切。在中医整体观指导下的辨证施治及使用中药外用药是中医皮肤病学的主要特色。

要熟悉皮肤的结构和功能，以利我们在坚持中医特色的同时，结合参考现代医学科学基本原理，把中医皮肤病工作做得更好。要着重掌握皮肤病的病因病机。本节论述了风、寒、湿、热、暑、虫、毒、痰、血瘀、血虚风燥、肝肾不足等原因所致皮肤病的一般机制和临床特点，在学习时我们可以通过临床特点分析病因，依据中医病因学观点分析出产生这些皮肤病症状的机制，再和本节介绍的十四种治疗大法联系起来，加以理解和记忆。皮肤病的症状体征是诊断皮肤病的重要依据，也是辨证的根据，要注意掌握各种他觉症状的基本特征。学习皮肤病外用药，要掌握常用的剂型及方剂的功用及临床应用，并注意合理地选择有针对性的药物和剂型。

【复习思考题】

1. 皮肤具有哪些主要生理功能？
2. 中医皮肤病的病因病机特点是什么？
3. 风、寒、湿、热、毒、血瘀、血虚风燥等引起的皮肤病有哪些主要临床特点？
4. 皮肤病有哪些他觉症状？这些症状的基本特征是什么？病因是什么？
5. 皮肤病的内治法包括哪些方面？各种方法有哪些代表方剂？
6. 皮肤病外用药剂型有哪些？各种剂型有哪些主要方剂？
7. 皮肤外用药有哪些使用原则？

【参考文献摘录】

调补法的应用：①调补法可与抗毒法同用治疗自身免疫性疾病。文章列举了人参、女贞子、黄芪等具有免疫增强功能的药物及雷公藤、天花粉等具有免疫抑制功能的药物，认为它们的配合应用须加强研究。如巴豆能抑制自身免疫，又有"大毒"，应采用脱毒的加工工艺提高其安全性。②用中医药调节糖皮质激素。文章介绍了右归饮的研究进展，以此为例论证温肾补阳的作用主要在下丘脑，而不是直接作用于肾上腺。③调补法与活血化瘀法结合，有助于调节肾上腺皮质激素的分泌功能。文章认为，如系统性红斑狼疮、天疱疮、皮肌炎等患者，病程迁延，长期应用大剂量激素致肾上腺皮质有所萎缩，并用调补、活血化瘀二法当有所裨益。〔喻文球. 中医皮肤病性病学的发展史及展望. 世界传流医学杂志，2000，（7）：5〕

第二节 热 疮

热疮是发热后或发热过程中发生的一种急性疱性皮肤病，相当于现代医学的单纯疱疹，由单纯疱疹病毒引起。《圣济总录》论述本病说："热疮本于热盛，风气因而乘之，故特谓之热疮。"说明了本病多发生于高热病的过程中。《诸病源候论·热疮候》说："诸阳气在表，阳气盛则表热，因运动劳役，腠理则虚而开，为风邪所客，风热相搏，留于皮肤，则生疮。"说明了劳累可促使本病的发生。此外，根据现代报道，本病的发生还与月经来潮、妊娠、肠胃功能障碍等有关。本病的特点是：好发于口唇、鼻孔周围、面颊、外阴等皮肤黏膜交界处，而且常可反复发作。

【病因病机】内有蕴热，加之外感风热邪毒，热毒结聚于肺胃二经，上蒸头面，或传热于肝胆，以致肝胆湿热下注二阴而发病。又热邪易耗津伤液，热邪久恋，阴液耗伤，阴虚内热，故病情反复发作。

【临床表现】

1. 颜面热疮：初起局部往往先有灼热、瘙痒及潮红，继而出现密集成群或数群针尖大小水疱，破裂后而糜烂、渗液、逐渐干燥。全程经过约1～2周，愈后局部可留有暂时性色素沉着。损害好发于皮肤黏膜交界处，如口角、唇缘及鼻孔附近，亦有发生于颜面、唇部者。

2. 前阴热疮：在男性损害好发于包皮、龟头或冠状沟，偶可发生于尿道；在女性损害好发于阴唇、阴阜或子宫颈。其损害特点为水疱，极易破溃糜烂，局部疼痛明显，有时可继发感染。

此外，发于眼部的，有刺痒、疼痛等感觉，形成疱疹性角膜结膜炎。

【鉴别诊断】

1. 蛇串疮：皮损为多个或成群的水疱，多沿神经走向排列成带状，疱群间皮肤正常，刺痛明显，愈后多不再复发。

2. 黄水疮：好发于面部等暴露部位，初起为水疱，继则成脓疱，疱破结痂较厚，呈灰黄色。

【辨证施治】

1. 肺胃风热型：

〔主症〕多发于颜面部，以唇、鼻侧多见，皮损为红斑、水疱，有灼热刺痒感，伴轻微发热、倦怠不适、口苦。舌红，苔薄黄，脉浮数。

〔证候分析〕鼻为肺之窍，胃经环绕面唇，风性上行，故肺胃风热多发于面、鼻、唇。

〔治则〕散风清热解毒。

〔方药〕辛夷清肺饮加减

辛夷 黄芩 栀子 麦冬 生地 生石膏 知母 升麻 川牛膝 大青叶 银花 生

甘草

〔方解〕辛夷、升麻疏风清热，黄芩、栀子、石膏、知母泻肺胃之火，合大青叶、银花、甘草清热解毒，麦冬、生地养阴清热，川牛膝引火下行。

2.肝胆湿热下注：

〔主症〕疱疹发于阴器，男性多发于包皮、龟头或冠状沟；女性多发于阴唇、阴阜、阴蒂或子宫颈部。水疱易溃、易烂，伴疼痛、大便干燥、尿黄赤。舌质红，苔黄，脉弦滑。

〔证候分析〕足厥阴肝经循少腹绕阴器，肝胆湿热下行，故前阴发生水疱及溃烂。

〔治则〕清热利湿解毒。

〔方药〕龙胆泻肝汤加减。

3.阴虚毒恋型：

〔主症〕皮损经常反复发作，并常由劳累发热、受凉、消化不良及月经等引起发病，且在同一部位有多次复发。伴咽干口渴、头晕目眩。舌红少苔，脉细数。

〔证候分析〕热毒久恋、耗伤阴液致阴虚内热；阴虚则阴阳平衡失调，故易为诱因引起而发病。

〔治则〕养阴清热解毒。

〔方药〕六味地黄汤加减。

【外治】水疱可外搽青吹口油膏，1日2～3次；糜烂者可用马齿苋水剂外洗或湿敷。

自 学 指 导

热疮是机体内有蕴热，外感风热，郁蒸肌肤而发的疱疹性皮肤病。临床辨证施治分肺胃风热、肝胆湿热下注、阴虚毒恋三型，其中每一证型都应注意使用解毒清热之药。外治主要为解毒、收敛。

学习本病要和后面的带状疱疹、天疱疮等疱性皮肤病加以对照，注意症状上的鉴别。

【复习思考题】

1.颜面热疮与前阴部热疮各有什么临床特点？

2.热疮的施治有何共同特点？

【参考文献摘录】

1.中药坐浴方：苦参、马齿苋、公英、败酱草各60g，大黄、龙胆草、土茯苓各30g。用法：每日1剂，水煎，每天早晚各坐浴1次，每次20分钟，7日为1疗程。结果：治疗23例，痊愈9例，好转4例。〔杨广静.中药坐浴法治疗生殖器疱疹23例.中医外治杂志，1996，5（1）：20〕

2.廖氏用八正合剂治疗复发性生殖器疱疹41例。均连服6个月八正合剂（八正散加减），每日3次，每次20mL。复发期间加服阿昔洛韦至体征和症状消失。结果：预防用药6个月内平均发作频率为3.68 ± 1.73，用药后为2.17 ± 3.17，差异有显著性（$P<0.01$）。〔廖满汉.岭南皮肤性病科杂志，1998，5（2）：39〕

第三节　蛇串疮

蛇串疮是一种起红斑、水疱、痛如火燎的急性疱疹性皮肤病，其皮损为红斑、水疱呈条带状排列。本病相当于现代医学的带状疱疹。在中医文献中，该病还有缠腰火丹、火带疮、蛇丹、蜘蛛疮等名称。本病多发于春秋季节，以成年患者为多，大部分病人患病后很少复发，极少数患者有时可以再次发病。

【病因病机】本病与肝、肺、脾病变，外感湿热邪毒有关。因情志内伤，肝气郁结，久而化火妄动，以致心肝之火外炎，蕴积肌肤而发；或肺脾湿热内蕴，蕴久外泛肌肤，再兼感受湿热邪毒而发本病；毒热蕴于血分则发为红赤斑片，湿热壅阻肌肤则起黄白水疱，湿热阻滞经络不通则痛；若老年体弱患者，常因血虚肝旺、湿热毒盛、气滞血凝，以致病后疼痛剧烈，且很久才能消失。

【临床表现】本病好发于春秋季节，成人多见。一般先有轻度发热、疲倦乏力、全身不适、食欲不振以及皮肤灼热感或神经痛等前驱症状（但亦有无前驱症状即发疹者）。经1～3日后，在一定神经分布区域发生不规则的红斑。继而出现多数成群簇集的粟粒至绿豆大的丘疱疹，并迅速变为水疱，内含透明澄清液，疱壁紧张发亮。数日后，水疱内容液可浑浊化脓，或部分破裂，形成糜烂面，最后干燥结痂，痂脱而愈。病程约两周左右。可留有暂时性淡红色斑或色素沉着，不留瘢痕。但亦有个别病例，仅出现红斑和有刺痛感，没有典型的水疱，诊断时应予注意。

皮疹多沿某一周围神经分布，排列成带状，发生于身体的一侧，不超过正中线，好发于腰胁部、胸部、颜面部、大腿内侧等处。若发于颜面者，则病情较重，疼痛剧烈，伴附近淋巴结肿痛，甚至影响视力及听觉。部分老年患者皮损消退后可遗留顽固性神经痛。

【鉴别诊断】热疮：多发于皮肤黏膜交界处，多见于发热性疾病的过程中，皮疹为针头至绿豆大小的水疱，常为一群，一周左右痊愈，但易复发。

此外，当疱疹出现之前或没有典型的水疱时，其疼痛需要与其他疼痛性疾病加以区别。

【辨证施治】

1. 肝经郁热型：

〔主症〕局部皮损鲜红，疱壁紧张，灼热刺痛，自觉口苦、咽干、口渴，烦躁易怒，食纳不香，小便赤，大便干或不爽。舌质红，舌苔薄黄或黄腻，脉弦滑微数。

〔证候分析〕肝气郁结，气郁化火，外炎肌肤故有红斑、灼热；气滞湿阻故疼痛；烦躁易怒为肝气不疏；咽干、口渴、大便干、小便赤为内热盛。

〔治则〕清热利湿，解毒止痛。

〔方药〕龙胆泻肝汤加减。发于头面者加菊花，发于上肢者加姜黄，发于下肢者加川牛膝，血热明显者加白茅根、赤芍、丹皮，大便秘结者加生大黄。

2. 脾虚湿蕴型：

〔主症〕皮损颜色较淡，疱壁松弛，疼痛略轻，口不渴或渴而不欲饮，不思饮食，食后腹胀，大便时溏。若女性则伴白带多。舌质淡，舌体胖，苔白厚或白腻，脉沉缓或滑。

〔证候分析〕脾失健运，故纳差、腹胀、大便溏；运化失职，则蕴湿生热，湿热阻滞肌肤，故有皮疹、水疱；因湿偏重故皮损颜色较淡。

〔治则〕健脾利湿，佐以解毒。

〔方药〕除湿胃苓汤加减

白术　厚朴　陈皮　茯苓　板蓝根　丹参　茵陈　泽泻　车前子　当归　鱼腥草

〔方解〕白术、厚朴、陈皮、茯苓健脾行滞除湿，茵陈、泽泻、车前子渗利水湿，板蓝根、鱼腥草清热解毒，丹参、当归活血行瘀止痛。若胃纳欠佳可加山楂、谷芽，疼痛加川楝子。

3. 气滞血瘀型：

〔主症〕皮疹消退后，局部疼痛不止，肤色暗红。舌质暗或有瘀斑，苔白，脉弦细。

〔证候分析〕因湿热之邪蕴滞肌肤，则肌肤气血运行受阻；虽经治疗，皮疹消退，但余邪恶未尽，阻滞不通故疼痛不止。

〔治则〕活血化瘀，行气止痛。

〔方药〕逍遥散合桃红四物汤。若夜眠不安，加远志、夜交藤以安神镇静；若体质壮实者，加大黄以破瘀；若年老体虚者，加黄芪、党参以益气抗邪。

【外治】

1. 水疱者可用二味拔毒散水调外搽。

2. 轻度糜烂者，用祛湿散以植物油调外搽。有组织坏死者，用青黛膏加掺九一丹。

3. 若水疱不破，可用三棱针刺之，使疱液流出，以减轻胀痛。

4. 后遗神经痛，用乙醇调雄黄解毒散外搽。

【其他治疗】针刺：取内关、阳陵泉、足三里，留针30分钟，每日1次，持续性疼痛者加刺支沟等穴。

自 学 指 导

蛇串疮的主要临床特点是成族水疱呈带状排列，伴有红斑；单侧性分布及有明显的疼痛等。治愈后一般不复发。本病的病因病机主要由肝脾湿热内壅，外泛肌肤而引起。

临床上分热盛型、湿盛型及气滞血瘀等三证型。于每型施治中，不仅注意清热利湿、活血化瘀，还应注意应用解毒与止痛药。本病应与热疮等鉴别，此外还要与一些疼痛性疾病加以区别。

【复习思考题】

1. 蛇串疮有哪些主要临床特点？

2. 蛇串疮辨证施治分几型？各型代表方剂是什么？

【参考文献摘录】

1. 蛇丹汤：刘氏认为带状疱疹病因不是内生湿热而是外感热毒，病位不在肝胆，而是热毒搏结于肌肤和脉络，故自拟清热解毒凉血之蛇丹汤取代传统之龙胆泻肝汤。基本方为：大青叶、板蓝根各45～60g，紫草10g，黄芩、连翘各15g，银花30g。疹退痛未止者，基本方去紫草、黄芩、银花，加玄胡、丹参。外用七厘散或六神丸开水溶化涂患处，每日2～3次。疗效观察优于三氮唑核苷、吲哚美辛、龙胆泻肝汤。〔刘家义. 带状疱疹辨治新论. 中国中医药信息杂志，1998，5（8）：49〕

2. 苏氏应用黄芪注射液治疗带状疱疹：治疗组30例：黄芪注射液20mL兑入5%葡萄糖溶液500mL中静脉滴注，每日1次，7日为1个疗程，间隔2日，再行第二个疗程，共2～3个疗程。对照组30例：转移因子3U肌内注射，每周2次；聚肌胞2mg肌内注射，隔日1次，连续10～20日。两组均服用维生素B_1和维生素E。结果：治疗组和对照组的水疱开始吸收天数分别为3.77±1.41，6.43±0.90；结痂开始天数分别为6.00±1.73，7.97±0.89；疼痛开始减轻天数分别为4.17±1.67，7.47±0.90。有显著差异。苏氏认为黄芪注射液具有抗病毒、抗疲劳作用，对非特异免疫、体液免疫和细胞免疫均有明显的增强作用，对

干扰素有明显的刺激和诱生作用。〔苏晓杰. 中华皮肤科杂志，1999，32（1）：57〕

3. 李氏应用血府逐瘀汤合金铃子散治疗带状疱疹后遗神经痛 174 例：基本方：桃仁、柴胡各 12g，红花、生地各 9g，当归、玄胡各 15g，川芎、桔梗、甘草各 5g，赤芍、枳壳各 6g，川楝子 10g。随症加减。疼痛在头部加川芎 10g，在腰部以下加牛膝 9g；伴有气虚加黄芪 15g，伴有失眠加柏子仁、远志各 10g。每日 1 剂，水煎 2 次内服。10 日为 1 个疗程，一般 1～2 个疗程。结果：痊愈 124 例，显效 40 例，无效 10 例。痊愈率 71%，总有效率 94%。〔李政敏. 山东中医杂志，1998，17（4）：155〕

4. 王氏用中西医结合方法治疗带状疱疹后遗神经痛：对照组 23 例，采用常规西药治疗。维生素 B_1、维生素 B_6、维生素 B_{12} 等口服或肌内注射，吲哚美辛 25mg，每日 3 次口服，西米替丁 0.4～0.6g 加入 5% 葡萄糖生理盐水 500mL 静脉滴注，每日 1 次。配合理疗。治疗组 41 例：在上述治疗基础上加用中药内服：当归、赤芍、白芍、茯苓、柴胡、郁金、玄胡、丹参、珍珠母、磁石、生甘草。随症加减。并配合针刺。结果：治疗组治愈 27 例，有效 13 例，无效 1 例，总有效率 97.6%；对照组分别为 13 例、6 例、4 例，总有效率 81%。〔王金芳. 实用中西医结合杂志，1998，11（1）：17〕

第四节　疣

疣是表皮生赘生之物，现代医学认为是由乳头瘤病毒引起的表皮肿瘤。中医学有很多关于疣的文献记载，如《诸病源候论·疣目候》："疣目者，人手足边忽生如豆，或如结筋，或五个十个相连肌里，粗强于肉，谓之疣目。"《外科启玄·千日疮》："一名疣疮，又名晦气疮，此疮如鱼鳞，生于人手足上，又名瘊子，生一千日自落。"《外科正宗·枯筋箭》："枯筋箭，初起如赤豆大，枯点微高。日久破裂，趋出筋头，蓬松枯槁。"这些文献说明疣的种类较多且有不同的临床表现。现在根据疣的皮损形态，可分为寻常疣、扁平疣、传染性软疣、掌跖疣、丝状疣等五种。

【病因病机】《外科正宗·枯筋箭》说："枯筋箭，乃忧郁伤肝，肝无荣养，以致筋气外伤。"《薛己医案》说："疣属肝胆少阳经，风热血燥，或怒动肝火，或肝客淫气所发。"《诸病源候论》论述疣目候和鼠乳候时认为本病"风邪搏于肌肉而变生。"由此可见本病可因忧怒伤肝，肝虚血燥，筋气不荣，风邪毒气外犯搏于肌肤而生。此外，局部肌肤外伤，卫外不固，风邪毒气亦可乘虚而入发生本病。

【临床表现】

1. 寻常疣：中医称为疣目。好发于青壮年的手、足背、指、趾甲缘等处。初起为针尖大的丘疹，渐渐扩大到豌豆大或更大，呈圆形或多角形，表面粗糙，角化明显，触之硬固，高出皮面，灰黄、污黄或污褐色。遇有摩擦或撞击时，易于出血。数目不多，初起为一个，可长期不变，但亦有逐渐增多至数个到数十个，有时数个可融合成片。一般无自觉症状，偶有压痛。

发于眼睑、颈、颌部等处，单个细软的丝状突起，称之为丝状疣，是寻常疣的一种特殊类型，损害为正常皮色或棕灰色，一般无自觉症状；若发于眼睑者，可伴发结膜炎或角膜炎。

2. 扁平疣：中医称为扁瘊。好发于青少年的颜面、手背和前臂部，颜面以额、两颊为主。大多为骤然出现，为米粒至黄豆大小的扁平隆起性丘疹。表面光滑，质硬，浅褐色或正常皮色；圆形、椭圆形或多角形；数目较多，多数密集，偶可沿抓痕分布排列成条状；一般无自觉症状，偶有微痒。面部扁平疣偶可伴发喉部乳头瘤。病程慢性，时或突然自行消失，但也可持续多年不愈，愈后不留瘢痕。

3. 传染性软疣：中医称为鼠乳。好发于儿童的躯干部，其次为四肢、肩胛、阴囊等处。初起为米粒大的半球形丘疹，以后逐渐增大至豌豆大、中心微凹如脐窝、表面有蜡样光泽。早期质地坚韧，后逐渐变软，呈灰白色或珍珠色。顶端挑破后，可挤出白色乳酪样物质。损害数目不等，或少数散在，或数个簇集，互不融合。一般经过6~9个月即可消退，但也有持续3~4年者，愈后不留瘢痕。若长在眼睑或其附近时，有时也可发生慢性结膜炎及表浅点状角膜炎。

4. 掌跖疣：系发生于手掌部或足底的寻常疣，常在外伤部位发生。初起为一细小发亮的丘疹，以后逐渐增大。表面角化，粗糙不平，灰褐、灰黄或污灰色。为圆形，境界清楚，周围绕以稍高增厚的角质环，除去表面角质后，可见疏松的白色乳头状角质物，挑之容易出血。数目多时，可融合成片，有明显的压痛，用手挤则疼痛更剧。病程慢性，可自然消退。

【鉴别诊断】

1. 扁平苔癣与扁平疣鉴别：扁平苔癣好发于四肢伸侧，背部、臀部皮疹为多角形扁平丘疹，表面有蜡样光泽，多数丘疹可融合成斑片，色呈暗红色，一般瘙痒较重。

2. 鸡眼：多生于足底和趾间，损害为圆锥形的角质增生，表面为褐黄色鸡眼样的硬结，步履疼痛，压之也痛，用针轻挑不出血。

【辨证施治】

1. 风热血燥型：

〔主症〕寻常疣结节如豆，坚硬粗糙，色黄或红。舌红，苔薄，脉弦数。

〔治则〕养血活血，清热解毒。

〔方药〕治瘊方加减

熟地　首乌　杜仲　赤芍　桃仁　红花　丹皮　赤小豆　白术　牛膝　穿山甲

2. 湿热血瘀型：

〔主症〕寻常疣结节疏松，色灰或褐。舌暗红，苔薄白，脉细。

〔治则〕清化湿热，治血化瘀。

〔方药〕马齿苋合剂加减

马齿苋　大青叶　紫草　败酱草　桃红　红花　赤芍

3. 热毒蕴结型：

〔主症〕扁平疣皮疹淡红，数目较多，伴口干不欲饮，身热，大便不畅，尿黄。舌红，苔白或腻，脉滑数。

〔治则〕清热解毒，平肝潜镇。

〔方药〕马齿苋合剂加板蓝根，去桃仁、红花，加板蓝根、灵磁石、代赭石、薏苡仁、香附、木贼草等。

4. 热蕴络瘀型：

〔主症〕扁平疣病程较长，皮疹黄褐或暗红，可有烦热。舌暗红，苔薄白，脉沉缓。

〔治则〕清热活血化瘀。

〔方药〕桃红四物汤加生黄芪、板蓝根、大青叶、紫草、马齿苋、生薏苡仁等。

【外治】各类疣皆可以木贼草30g、香附30g煎水擦洗患部，或用板蓝根30g、苦参30g

煎水外洗，每日 2～3 次。此外，各类疣尚可采取下述外治法。

1. 寻常疣：

（1）推疣法：适用于明显高出皮面、损害较小的疣，在疣的根部用棉花棒或刮匙（刮匙头部用棉花包裹），与皮肤成 30°的角度，向前推之（用力不可过猛），有的疣即可推除，推除之后创面压迫止血，纱布盖贴，如疣体表面角化，则在局麻下进行推除。

（2）艾灸法：数目少者，可用艾柱着疣上灸之，每日 1 次，至脱落为止。

（3）鸦胆子散敷贴法：先将患部以热水浸洗，用力刮去表面的角质层，然后将鸦胆子仁数粒捣烂贴敷，用胶布固定，3 日换药 1 次。

（4）去疣粉：纯碱加生石灰等量研细末，用 2%普鲁卡因溶液调成糊状，外敷疣面，胶布固定，每日换 1 次，直至脱尽为止。

（5）针刺：用针尖从疣顶部刺到基底部，四周再用针刺以加强刺激，针后挤出少量血液，有效者 3～4 日可以脱落。

（6）丝状疣也可采用细丝线结扎疣的根底部，数日疣可自行脱落。

2. 扁平疣：可用内服中药第二遍汁擦洗，每日 2～3 次。或用鸦胆子仁油外涂患处，每日 1 次。

3. 传染性软疣：夹疣法：常规消毒后，用普通镊子夹住疣体，快速用力向上拔除，能夹出豆腐渣样小栓，随后涂上 2.5%碘酒。如损害较多，可以分批夹疣，隔 3～4 日 1 次。

4. 掌跖疣：

（1）外敷法：用千金散局部外敷，亦可用乌梅肉（将乌梅用盐水浸泡 1 日，捣为泥状），每次少许敷贴患处。

（2）挖除法：在常规消毒，局部麻醉之后。用刀尖在疣与健康组织交界处修割，然后用血管钳钳住疣体中央，向外拉出，可见到一个疏松的软芯，但软芯周围有皮损往往不易挖净，而易复发，故挖出后可敷上腐蚀药，如千金散或鸡眼膏，敷药时间不宜过长，一般 5～7 日即可。否则腐蚀皮肤过深，影响愈合。

【其他治疗】

1. 冷冻：低温液氮冷冻适应于寻常疣。

2. 电灼：适应于掌跖疣。

自 学 指 导

疣是皮肤科临床上最常见的表皮赘生之物。根据疣的不同皮损特点，可分为寻常疣、扁平疣、传染性软疣、掌跖疣、丝状疣等五种。疣可因忧怒伤肝，肝虚血燥，筋气失荣，风邪毒气外犯，搏于肌肤而生。治以解毒活血，平肝软坚，外治除药液外洗之外，尚有推、刮、结扎、针刺、艾灸等治法。学习本节时应注意各类疣的不同症状，好发于年龄及其并发症，并努力掌握几种治疣的外治方法。

【复习思考题】

1. 寻常疣、扁平疣、传染性软疣、掌跖疣各有哪些皮损特征？

2. 推疣法、夹疣法、挖除法各有哪些操作程序？

【参考文献摘录】

1. 自拟银蓝桃疣汤治疗扁平疣 68 例（基本方）银花、板蓝根、蒲公英、苡仁、夏枯草、瓦楞子各 30g，赤芍、桃仁、穿山甲、木贼草、甘草各 10g，栀子、黄芩各 15g。随症加减。舌红质红绛少苔，加生地、玄参各 30g；大便秘结，加制军 10g；病程长、有瘀斑，加三棱、莪术各 10g；瘙痒，加白鲜皮 10g。小儿减量。每日 1 剂，水煎分 3 次内服。第四煎加鸦胆子 7～10g，莪术 20～30g，水煎去渣，用纱布浸透药汁，趁热轻轻反复擦洗疣体，每次不少于 15 分钟，每日 3 次。每 4 剂 1 疗程，可连续用药 4 个疗程。结果：临床治愈 51 例，显效 6 例，有效 4 例，无效 7 例。治愈者中，用药最少 2 剂，最多 14 剂，一般 8～10 剂。〔洪世德. 云南中医学院学报，1998，21（1）：51〕

2. 应用自体疣组织包埋方法治疗扁平疣 68 例：取新鲜的疣体 1～2 枚，消毒和刮去角质层，用刀片切下少许疣组织植入上臂三角肌区下缘皮下，外贴创可贴结果：治愈率 61.8%，皮疹消退时间为 5～84 日。〔胡晓佩. 临床皮肤科杂志，1998，27（1）：29〕

3. 应用黄缠外搽治疗寻常疣：黄缠为中药菟丝子的藤，呈一种金黄色的细线条状，用手挤捏后有黏乎感。全国各地均有生长。将鲜黄缠采集后，装在塑料袋里，放阴凉处保鲜备用。治法：用清水先将疣体清洗干净，然后用鲜黄缠挫擦疣体，每日擦 2～3 次，每次约 5～6 分钟。约 1 周后疣体就逐渐萎缩干枯，然后从根部自然脱落。〔朱萍. 新疆中医药，1998，16（2）：60〕

4. 自拟纯中药外擦制剂疣净治疗掌跖疣 300 例：以马齿苋、冰片、山豆根等用 50% 乙醇浸泡 1 周制成酊剂，用干棉签反复摩擦皮损处，直至皮肤发红，然后醮药液外涂，每日 3 次。对照组 150 例，用 25% 疣必治外涂，避免接触正常皮肤，涂后 6 小时，用清洁水冲洗，每日 2～3 次，每次不超过 1mL 药水。结果：治疗组痊愈 251 例，显效 16 例，好转 19 例，无效 14 例，无 1 例复发；对照组分别为 78 例，27 例，13 例，32 例，15 例。〔郜贺荣. 实用中西医结合杂志，1997，10（9）：1717〕

5. 应用自体疣组织包埋方法治疗传染性软疣 76 例：首先将一疣体顶端挑破后白色乳酪样软疣小体备用，选择一侧三角肌外缘处常规消毒后切开 0.5cm 至皮下浅筋层，将软疣小体埋入后缝合 1 针，1 周后拆线。3 个月后判断疗效，痊愈 69 例，显效 4 例，有效 1 例，无效 2 例，治愈率 90.79%，总有效率 97.37%。〔于滕阳. 皮肤病与性病，1997，19（4）：57〕

第五节　黄水疮

黄水疮相当于西医的脓疱疮，是常见的化脓性皮肤病，其特征为发生丘疹、水疱、脓疱，易破溃而结成脓痂，多发于夏秋季节，多在儿童中流行。因水疱内含黄水故名之。又因水疱可转变为脓疱，破溃后渗出脓液，故本病又有"滴脓疮"之称。《外科启玄》论述黄水疮说"疮水到处即成疮"，说明本病蔓延迅速。本病有较强的传染性，正如《疮疡经验全书》所说："此疮之发……全家相染。"

【病因病机】 本病多发夏秋季节，因其时令当暑。暑湿热毒客于肌肤，导致气机不畅，汗液疏泄不利，以致湿热毒邪壅遏肌肤而成。

肺主皮毛，脾主肌肉，若体弱肺脾气虚，湿热内生，壅蒸肌肤，加之外感湿热之邪，二邪相搏于肌肤而发生本病。

【临床表现】 好发于头面、四肢等暴露部位，也可蔓延全身。皮损初起为红斑，在红斑的基础上起水疱，并迅速变为脓疱。四周有轻度红晕，疱壁极薄，容易破裂，破裂后露出湿润的潮红疮面，流出黄水或脓液，干燥后结成脓痂，逐渐痂皮脱落而愈。自觉瘙痒，破溃后糜烂时有疼痛感。一般无全身症状，或有轻度发热，少数严重者，可伴发淋巴结炎、疖及湿热毒邪内陷症，有的还可以伴发急性肾炎。

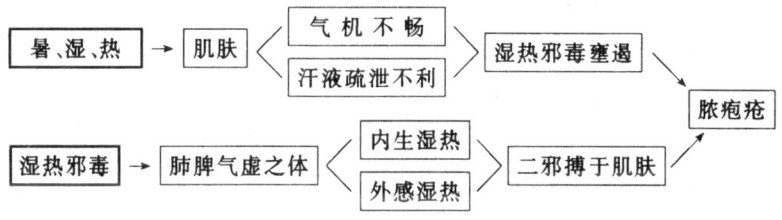

【鉴别诊断】

1. 水痘：多在冬春季节流行，全身症状明显，皮疹以大小不等发亮的水疱为主，可同时见丘疹、疱疹、结痂等各种不同的皮损。

2. 脓窝疮：常因虱病、疥疮、湿疹、虫咬皮炎等继发感染而成，脓疱壁较厚，破后凹陷成窝，结成厚痂。

【辨证施治】

1. 暑湿型：

〔主症〕病发夏秋季节，皮损症状有红斑、水疱、脓疱、糜烂、结痂等损害。伴胸闷、呕恶、发热、烦躁、口渴、尿短赤、大便结。苔白腻或黄腻，舌质红，脉弦滑。

〔证候分析〕夏令暑湿熏蒸，壅阻肌肤，故生红斑、水疱、脓疱；暑为阳邪，伤津耗液，故发热、烦躁、口渴、尿赤、便结；暑湿壅遏，气机不畅，故胸闷、呕恶。

〔治则〕清暑解毒利湿。

〔方药〕清暑汤加减

银花　连翘　花粉　竹叶　甘草　滑石　赤芍　地丁　公英　黄芩

〔方解〕花粉、竹叶清暑解渴除烦，滑石、甘草、竹叶清暑利湿，银花、连翘、黄芩、公英清热解毒，花粉、赤芍清热凉血。热重烦躁者，可加黄连、山栀等清热除烦；大便燥结者，可加生大黄泻滞导热。

2. 湿热型：

〔主症〕皮损以水疱或脓疱为主，伴糜烂、结痂、胸闷、腹胀、纳呆、尿短赤、大便稀溏、困倦乏力。苔白腻，脉濡缓。

〔证候分析〕肺脾虚弱，湿热内生；肺卫气虚感染湿热之邪；内外湿热之邪壅遏肌肤而发水疱，脓疱；湿困脾土，故纳呆便溏；胸闷为湿阻胸阳，尿短赤为湿热下注。

〔治则〕清热解毒，化浊利湿。

〔方药〕甘露消毒饮加减

白蔻仁　藿香　薄荷　连翘　黄芩　滑石　木通　茵陈　苍术　银花

〔方解〕方中藿香、薄荷芳香化湿，苍术、蔻仁健脾化湿，茵陈、滑石、木通清热利湿，银花、连翘、黄芩清热解毒。若食滞不化者，可加槟榔、枳壳或焦三仙，以行气化滞助运；若热盛有红斑者，加公英、鱼腥草、生地、白茅根等解毒清热凉血之品。

3. 脾虚湿蕴型：

〔主症〕脓疱稀疏，色淡白或淡黄，糜烂面淡红，纳差，乏力，肢软，大便溏薄。舌淡微腻，脉濡细。

〔治则〕健脾渗湿解毒。

〔方药〕参苓白术散加银花、连翘、鱼腥草等。

【外治】

1. 糜烂渗出多者，可用马齿苋、蒲公英、野菊花、丝瓜叶等煎水洗涤患处，然后再用油膏外搽。脓液较少者，可用三黄洗剂加入5%九一丹外搽。

2. 一般可用青黛散或煅蚕豆荚灰干扑，或用麻油调搽，每日2~3次。

3. 脓痂较厚而数目少者，可用5%硫黄软膏外搽。

【预防调理】❶病变处禁用水洗；如欲清洗脓液及脓痂，可按外治第一方法进行。❷炎热季节每日洗澡1~2次，浴后扑痱子粉，保持皮肤清洁。❸对水疱或脓疱，用消毒针穿破，以无菌棉球吸取疱液，尽量避免疱液溢到正常皮肤上，并且病变部应避免搔抓，以免传播。❹幼儿园、托儿所等集体单位，发现患儿，应立即隔离治疗，病孩接触过的衣服物品要进行消毒。

自 学 指 导

脓疱疮是化脓性皮肤病。中医学称之为"黄水疮"、"滴脓疮"。本病多发夏秋季，皮损以红斑、水疱、脓疱、糜烂为主要临床特征。一般无全身症状，少数可伴发急性肾炎等疾病。辨证施治分暑湿型和湿热型，前者偏重外邪，后者偏重脾湿。外治主要应用油膏，达到清洁、解毒、保护的作用。由于本病具有传染性，故在有关集体单位，要注意接触传染。

脓疱疮和火带疮、热疮都属有疱出现的皮肤病，学习时要注意三者加以比较，脓疱疮以发于上半身为主，火带疮呈条带状排列，伴疼痛，热疮生在黏膜处。

【复习思考题】

1. 脓疱疮有哪些主要临床特点？

2. 脓疱疮应采取哪些防护措施？

【参考文献摘录】

1. 采用中西医结合方法治疗脓疱疮：治愈率为97%，明显优于纯中药及纯西药治疗组。其治疗过程为：将115例小儿脓疱疮患者采用随机分组治疗，第一组27例单用中药，内服清暑汤（银花、连翘、花粉、赤苓、车前草各6g，滑石10g，泽泻3g，淡竹叶3g，生甘草2g）；同时外用马齿苋、蒲公英各50g，水煎外洗患处；第二组54例，西药外用，用脓疱疮混合粉（维生素C、土霉素、泼尼松、苯海拉明各30片研末拌匀）外用。第三组34例，中西药合用，内服清暑汤，外用脓疱疮混合粉撒敷。治疗效果：第一组痊愈率达77%，第二组痊愈率74%，第三组痊愈率97%。3组相比较以第三组为优，平均治愈时间最短。其治疗体会是内服清暑汤能清热化湿，以清除内外湿热之邪，外用西药脓疱疮混合粉有较强的消炎灭菌及抗过敏作用。内外合治，疗效较佳。〔刘忠兰，等. 中西医结合杂志，1996，6（9）：566〕

2. 自制吴茱萸膏外治脓疱疮取得较好疗效：治疗方法：吴茱萸30g，研细末过5号筛，加入磺胺软膏适量调匀，用时涂敷患处，每日1次，连用数日至痊愈。吴茱萸味辛苦有小毒，入肝肾脾胃四经，外用可燥湿祛风，收敛杀虫，且具有抗菌、抗病毒作用再配以消炎杀菌的磺胺软膏，药效相当可靠，为治疗黄水疮的优良方法。〔袁淑芳，等. 吴茱萸治疗黄水疮有效. 中医药研究，1989，(6)：21〕

3. 用三日愈散治疗脓疱疮212例：其治疗方法：Ⅰ号方：马齿苋50g，五倍子25g；Ⅱ号方：密陀僧7g，蚤休5g，大黄、青黛、煅石膏各3g。Ⅰ号方加水1 000mL文火煎煮30分钟，弃药渣取药液，凉至

37℃备用。Ⅱ号方将诸药混合研细过 120 目筛，盛入洁净小瓶消毒备用。使用时将煮沸过的软布蘸"三日愈散"Ⅰ号药液涂搽事先消毒过的病损处，每次 30 分钟，每日 2～3 次，根据皮损程度和范围取适量"三日愈散"Ⅱ号药粉用香油或杏油调成糊状，涂病损处，每日 2～3 次。本组 212 例患者，经 3 日治疗，痊愈 199 例，占 93.9%，好转 10 例占 4.7%，无效 3 例占 14%。方中马齿苋、五倍子、蚤休、青黛、大黄均有清热解毒、燥湿杀菌之功，密陀僧消肿防腐，煅石膏、枯矾亦有清热解毒利湿、收敛、止痒之功，诸药相伍，可获良效。〔董万和. 中西医结合杂志，1998，8（7）：442〕

第六节　癣

癣是一种常见的传染性皮肤病，是由于霉菌侵犯人体表皮、毛发和指（趾）甲的浅部而引起的，常见的癣病有头癣、手足癣、体癣、甲癣、花斑癣等。

中医学很早就有关于癣病的记载，其名称有干癣、湿癣、风癣、白癣、圆癣等等。病名繁多，所含的病种也是很广的。在古文献记载的癣病中，大部分属于现代所称的浅部霉菌感染的癣。但亦有非指霉菌感染的癣，如《外科启玄》中的奶癣就是指湿疹，有的文献中所称的牛皮癣系指神经性皮炎，松皮癣则指现代医学的银屑病。而另有些病名，如"鹅掌风"、"秃疮"、"紫白癜风"等，虽没有命名为癣，但实际上系浅部霉菌感染疾病。上述等，我们在发掘中医学遗产、研究癣病时候，都应该注意区别。

头　癣

头癣是由真菌感染头皮、毛发所产生的疾病。由于头癣的病原菌好犯生长期头发，而对休止期头发则较少侵犯，因此头癣好发于儿童。头癣分黄癣、白癣和黑点癣三种，以前两种居多。中医学称黄癣为肥粘疮，白癣为白秃疮。

【病因病机】《外科启玄》说："秃疮是足太阳膀胱、督脉二经，受湿热生作痒"，"小儿头上多生肥粘疮，黄脓显暴，皆因油手抓头生之，亦是太阳风热所致，亦有剃刀所过。"这里的"虫"可以理解为霉菌，说明头癣是霉菌感染引起，特别是当头皮因剃头等外伤更容易被感染，故理发是传染途径之一。

【临床表现】

1. 白癣：亦称"蛀毛癣"。常在托幼机构、小学校等儿童集体单位中流行，多为儿童期患病，青春期后可自愈。白癣初为白色鳞屑性局限斑片，其上头发变为灰暗，稍有痒感，若不治疗可逐渐扩大，其周围可以出现卫星样小鳞屑斑片，可再融合成片，但界限清楚。病发根部有一白套样菌鞘是本病特点，病发长出头皮 0.5cm 左右就容易折断，故长短参差不齐。本病好发于头中间，但也可在额顶或枕部。

2. 黄癣：又名"癞痢头"。此类癣在我国流行最广，尤其在山区农村中多见。本病多在儿童期发病。先是毛根部皮肤发红，继而发出一小脓疱，而后即变成黄痂，随皮损增大而相互融合，黄痂变厚，中心凹陷有一头发穿过，边缘稍高，有如蝶状。除去黄痂，其下为鲜红湿润糜烂面或溃疡，如不及时治疗，可使毛囊破坏，形成萎缩性瘢痕，遗留永久性秃发。

患者头发常呈干枯、弯曲状，黄痂较厚处，常易发生细菌继发感染，局部带有特殊臭味，自觉剧痒。根据其临床表现，可分成四型：

小型：每块损害面积小于五分币大小，总数不超过三块。

轻型：病损总面积小于 1/5 全头皮。

中型：病损总面积小于半个头皮。

重型：病损总面积大于半个头皮。

3. 黑癣：黑癣儿童、成人都可发病。初起为头皮小点状炎症很轻的鳞屑斑片，稍痒，常散在分布而易被忽略。皮损呈白色鳞屑斑片，酷似白癣，病发高出头皮后即折断，留下残发在毛囊口，呈黑点状而得名。

白癣和黑癣有时可并发脓癣，患处的毛囊常可化脓而引起一片或数片红肿的痈状隆起，切开后用力挤压，即可流出少量浆液性或半透明的脓液。局部病发极易拔出，愈合形成瘢痕，而在局部留有永久性脱发。

【鉴别诊断】

1. 油风（斑秃）：常突然发生，呈斑片状脱落，病变处有光泽而无鳞屑。

2. 白疕（银屑病）：在棕红色的斑片上，有较厚的云母状的银白色鳞屑，头发不脱落，不发生秃疮。

3. 白屑风（脂溢性皮炎）：干性者头皮呈糠秕状脱屑，脱后又生，可累及整个头皮，皮损轻度潮红，常伴脱发。湿性者为潮湿性丘疹、红斑，上盖略带黄色鳞屑，有时可有渗液。

【辨证论治】可辨为风湿热蕴滞，治宜清热除湿，消风止痒，方用消风散合苦参汤加减。

【外治】头癣的治疗，以局部外治为主。而外治的关键在于将病发连根拔去，然后外搽治癣药膏。具体方法如下：

1. 治疗前先在头部寻找病区，然后把该区的头发剃光或剪平，以便外用药。

2. 每日以 10％的明矾水或艾叶煎水洗头后，即在病区敷药，用油纸盖上，并嘱患者包扎或戴帽子固定，每日换药 1 次。外敷药可用雄黄软膏（雄黄、氧化锌各 30g，凡士林 300g 调制而成），或 50％苦楝子软膏（苦楝子粉、凡士林各 50g 调制成），或用 5％硫黄膏，涂药必须厚些。

3. 用药 1 周后，头发比较松动，即可用镊子拔出病发，并争取在 3 日内拔完。

4. 病区毛发拔光后，继续涂原用药膏，此时涂药不宜过厚，仍每日 1 次，连续用 3～4 周。

【预防调理】❶对患者污染的衣物应采取晒、烫、煮、熏等消毒措施，污染的理发工具亦应消毒，对带菌的毛发、鳞屑及痂皮等应焚烧。❷加强对理发室的管理，理发室用具每日都应该进行消毒，并在理发时避免损伤头皮，以免造成头癣菌入侵的有利条件。❸发现病人及早治疗，以减少传染源，患儿经彻底治愈后，才能参加集体活动。

手 足 癣

手足癣是由于霉菌感染手足部而引起的皮肤病。根据其发病部位又可区分为足癣及手癣。在临床上足癣患病率远较手癣为多，而且手足癣病又可互相传染。手足癣类似中医学所称之鹅掌风，足癣还有"脚湿气"、"臭田螺"等名称。

【病因病机】多由外感湿热邪毒蕴积皮肤而发本病。如久居湿地，水浆浸渍，以致感染湿热之邪，或由于洗澡堂使用公共拖鞋、浴盆等，可以互相传染得足癣，而足癣又是手癣的重要传染源。

【临床表现】

1. 足癣：足癣在临床上可分为水疱型、糜烂型、脱屑型等，但水疱、糜烂、脱屑等皮损常可同时存在，其中以一二种损害为主，发病常先在足部一侧，以后侵延两侧。

（1）水疱型：常位于足跖及足缘，呈群集或散发的小水疱伴有瘙痒。水疱的位置较深，疱壁不易穿破，周围无红晕，数天后可吸收脱皮，损害并可向四周不断扩展蔓延，有时小水疱融合成大水疱，疱壁澄清略呈黄白色，一年四季均可发生，但以热天多见。

（2）糜烂型：一般好发于第三、第四趾间，久之也可波及全部趾间，潮湿、糜烂、渗出多。若将表皮除去，基底呈鲜红色，伴有剧烈瘙痒，并有特殊臭味，中医因而名之"臭田螺"。病变常为夏季加重，冬季减轻，但也可终年不愈。

（3）脱屑型：多发生在足跟或趾旁，亦有在足底、足侧或趾间的。损害为鳞屑不断剥脱，角质层增厚显著，洗脚时可刮下一层白粉样物质。此型以老年患者居多。

上述三型之中的水疱型和糜烂型常可继发感染，伴发小腿丹毒、红丝疔或足丫化脓感染，可伴淋巴结肿大，并出现畏寒、发热等全身症状。患者高热时，因霉菌活动减弱，足癣常可好转，热退后又复发。

2. 手癣：手癣中医称鹅掌风，成人多见，男女老幼皆可染病，多数为单侧发病，也可染及双手。皮损特点初起为掌心或指缝水疱或掌部皮肤角化脱屑、水疱。水疱多透明如晶，散在或簇集，瘙痒难忍。水疱破后干涸，叠起白屑，中心向愈，四周继发疱疹，并可延及手背、腕部。若反复发作后，致手掌皮肤肥厚，枯槁干裂，疼痛，屈伸不利，宛如鹅掌。损害若侵及指甲，可使甲板被蛀变形，甲板增厚或萎缩翘起，色灰白而成灰指甲（甲癣）。自觉瘙痒，反复发作。每于夏天起水疱症情加剧，冬天则枯裂疼痛加重。

【鉴别诊断】

根据临床表现，结合实验室检查真菌，诊断并不困难，但手癣应与手部湿疹、汗疱疹等区别。

1. 手部湿疹：常对称发生，损害呈多形性，境界不明显，瘙痒剧烈，可反复发作。

2. 汗疱疹：对称性发生于手指侧缘，主要为密集的小水疱。

【辨证施治】一般不需内治，如足癣合并化脓性感染者，宜清热利湿解毒，用萆薢渗湿汤合五神汤加减。手癣若瘙痒过度，皮损严重，宜疏风清热止痒，用消风散加减。

【外治】手足癣外治法基本相同。

1. 水疱型：可选用1号癣药水（经验方）、2号癣药水（经验方）、复方土槿皮酊外搽、二矾汤熏洗；鹅掌风浸泡方或藿黄浸剂（藿香30g，黄精、大黄、皂矾各12g，醋1kg）浸泡。

2. 糜烂型：可选1∶1 500高锰酸钾溶液、3％硼酸溶液、二矾汤，或半边莲60g，煎汤待温，浸泡15分钟，次以皮脂膏或雄黄膏外搽。

3. 脱屑型：可选用以上软膏外搽，浸泡剂浸泡。如角化增厚较剧，可选用10％水杨酸软膏厚涂，外用油纸包扎，每晚1次，使其角质剥脱，然后再用抗真菌药物，也可用市售治癣中成药或西药克霉唑霜、派瑞松软膏外搽。

【预防调理】❶经常保持足部清洁干燥，夏天尽可能不穿胶底鞋；❷脚盆、脚布、拖鞋等用具要分开使用。

甲　癣

甲癣是由霉菌侵犯甲板或甲下所引起，以成人为多，大多数甲癣多伴有手足癣疾病。因指（趾）甲失去光泽，增厚色灰，故中医学称之为"灰指甲"，此外尚有"鹅爪风"之称。

【病因病机】由于手、足癣日久蔓延至甲板或直接感染湿热之邪，湿热邪毒壅滞于甲板，爪甲失去营养而灰厚。

【临床表现】初起甲床微痒，继之则指（趾）甲变色，甲板出现高低不平，失去光泽，逐渐增厚，或蛀空而残缺不全或变脆，常与甲床分离。轻者只有1~2个指（趾）甲受损，重者所有的指（趾）甲皆受传染，一般无痛痒感，但指（趾）甲过厚，也可有疼痛现象。

【辨证施治】本病以外治为主。

【外治】

1. 以复方土槿皮酊或二号癣药水浸渍甲部，每日1次，每次10分钟。用药前最好用木刀刮除已灰化的甲，每隔一周刮1次，连续用药3个月以上，才能获效。

2. 白凤仙花、鲜羊蹄根各半，捣碎后包敷病甲，每日1次。

3. 外用黑色拔膏棍，3~5日更换1次，并清除软化甲板。

体癣与股癣

体癣与股癣都是浅部霉菌性皮肤病，因股癣实际上是体癣在阴股部的特殊类型，故合而论述。中医学称体癣和股癣为"圆癣"。《诸病源候论·癣候》说："癣病之状，皮肉隐隐如钱文，渐渐增长，或圆或斜，痒痛，有匡郭。"是说癣的外形如铜钱，有圆的或者斜倾不规则形，有匡郭是指皮损与正常皮肤有清楚的界限。

【病因病机】《诸病源候论·癣候》说："此因风湿邪气，客于腠理，复值寒湿，与气血相搏，则血气痞涩，发此疾也。"说明本病系外受风湿毒邪，蕴积肌肤所致。此外本病亦可由患癣的猫、狗直接接触传染，或由衣物用具等间接传染，亦有患者因患手、足癣自身传染等引起。

【临床表现】病变初起有丘疹、水疱等皮损，继之脱屑，故其上覆盖细薄鳞屑。皮损呈边界清楚的钱币形红斑，以后病灶中央常有自愈倾向，而皮损向四周蔓延，并有丘疹、水疱、脓疱、结痂等损害，日久形成环形、多环形或同心环形等各种形态。常伴不同程度的瘙痒感。好发于面部、颈部、躯干、四肢、臀部等处。发于近腹股沟的大腿内侧、外阴、肛门周围等处者叫股癣，多因患处湿度较高，潮湿多汗，易于摩擦，故常见糜烂、滋水、结痂。皮损亦可蔓延到耻骨、下腹部、阴囊。因为剧烈搔抓，使皮肤苔藓样变，有时无中心自愈倾向，易误诊为湿疹或皮炎。本病多在夏季发作加重，入冬可减轻。

【辨证施治】若皮损泛发者宜疏风清热、解毒止痒，方用消风散加减。

【外治】

1. 土槿皮30g，蛇床子15g，50%乙醇240mL，浸泡三昼夜后，过滤取液外搽，1日1~2次。

2. 羊蹄根60g，50%乙醇240mL，浸三昼夜，过滤取液外搽。

3. 可选用1号或2号癣药水、复方土槿皮酊，派瑞松软膏、霉克软膏外搽。

【预防调理】❶积极治疗手、足癣。❷尽量避免滥用影响机体抵抗力的药物，如皮质类固醇激素、免疫抑制剂等。❸由于阴股部皮肤娇嫩，故应注意在治疗股癣时，勿用过于刺激的癣药水，以免刺激皮肤。

花 斑 癣

花斑癣是皮肤浅部真菌病之一。因夏季出汗多皮疹明显，故俗名"汗斑"。其损害特征为散在或融合的淡色或紫褐色的着色斑，上有糠秕状脱屑，故称为"紫白癜风"。本病亦具有传染性，常发生于多汗体质的青年，家庭中可有数人同时患病。

【病因病机】《外科正宗·紫白癜风》说："紫白癜风乃一体二种，紫因血滞，白因气滞，总由热体风湿所侵，凝滞毛孔，气血不行所致，此皆从外来矣。"《外科证治全书》论述本病说："由汗衣经晒著体，或带汗行日中，暑湿浸滞毛窍所致。"由此可见，本病是由于热体（散热障碍之体）被风湿之邪侵袭，郁滞于皮肤而成；或因出汗过多，汗衣湿渍，浸渍皮肤，复受日晡，以致毛窍开张，暑湿之邪侵入所致。

【临床表现】初起为许多细小斑点，很快其上脱屑区扩大，融合成环状，并可见脱色斑点。损害颜色随患者的肤色而异，且与日晒，病情程度等有关，有时可呈黄棕或暗棕色斑片，在黑皮肤上则呈淡灰色，极度难辨认。上有细小糠秕状鳞屑，刮之更明显，微微发亮，将愈时呈灰白色斑片。多发于颈侧、胸背、肩胛、腋窝、乳下、会阴等处，亦可蔓延至全身。一般无自觉症状，或稍有瘙痒感。经过缓慢，冬轻夏重，或入冬自愈，至夏又发。患者以青年男性多见。

【鉴别诊断】

1. 白癜风：主要为成片皮肤色素缺失而呈白皮，其边缘可有色素沉着，一般无脱屑，无痒感，无出汗过多后加重史等。

2. 玫瑰糠疹：本病先有母斑，迅速波及全身，为红色椭圆形斑，中央有糠秕状鳞屑，损害长轴与皮纹方向一致，自觉瘙痒剧烈，经过1～2个月后就自然消失。

【外治】用密陀僧散干扑，或用2号癣药水或10%土槿皮酊外搽，每日2～3次。

【预防调理】为了防止传染和复发，对于病人所穿的内衣，如汗衫、短裤等应该煮沸消毒。

自 学 指 导

癣病是由霉菌引起的一种常见的传染性皮肤病，特别是体癣和手足癣临床更为多见，中医学有很多关于癣的病名、症状及治疗方法的记载，为我们研究癣病及开展防治癣病的临床工作留下了宝贵的文献。但是古代所述之癣，有一部分非指今日由霉菌感染之癣，一些没有癣命名的，却相当于现代之癣，在研究文献时我们应该注意。

本节论述了头癣、手足癣、甲癣、体癣与股癣及花斑癣等。头癣分白癣、黄癣、黑癣三类型，其中以黄癣和白癣多见；应该掌握它们三者的主要特点，此外还要与油风、白疕、白屑风等加以鉴别；头癣的治疗主要是外治，而关键又在于拔除病发，要掌握拔除病发的方法及头癣外搽药的应用。

手足癣是临床上常见的皮肤病，有报道这两种癣占皮肤科门诊病人的20%以上，所以手足癣是皮肤科的防治重点之一；洗澡堂使用公共拖鞋及脚盆是脚癣的重要传染源，手足癣又可以引起体癣或甲癣等。手足癣临床表现较相似，主要分水疱型、糜烂型、脱屑型三种类型；此外足癣尚可引起化脓性感染、红丝疔及小腿丹毒等。手足癣主要应与手部湿疹及汗疱疹加以区别，外治方面分别根据情况使用洗药、扑药、搽药。

甲癣的主要特征是甲板增厚，变色失去光泽，最终变脆及灰化，治疗上主要以癣药水浸渍甲板，并刮除灰化之甲。

体癣与股癣主要临床特征有红斑、丘疹、水疱及鳞屑，但是皮损往往呈地图状即围堤状，中间有健康皮岛，皮损与健康组织分界较明显。股癣实际上是体癣发生在阴股部的一种特殊类型。体癣外治以搽癣药水（即酊剂）为主；但阴股部皮肤娇嫩，不能应用过分刺激强的癣药水，以免继发红斑皮炎，因此选用霜剂为主。

花斑癣即汗斑，一般多发于胸、背、腋窝、乳下、会阴等多汗处，外治用粉扑或搽癣药水。

各类癣病的诊断，抓住皮损特点，一般可得初步结论，但现代检查如鳞屑涂片查真菌及滤过紫外线灯检查等先进手段，我们也应该了解。各类癣病的治疗一般不需内治，但合并感染，如发生丹毒、红丝疔等，则应配合内服中药。癣药的预防，除积极治疗癣病外，主要注意接触传染，对传染物进行消毒、灭菌；此外对一些可能影响机体抵抗力的药物，如皮质激素、免疫抑制剂等应尽量避免滥用，以免机体抵抗力减弱更易感染；对患者原发的消耗性疾病，如糖尿病等也应该及时治疗。

【复习思考题】
1. 头癣的白癣和黄癣各有哪些临床特征？
2. 头癣有哪些外治程序及方法？
3. 足癣临床分几型，每型各有哪些特点？
4. 体癣有何特殊形态的皮肤损害？
5. 股癣的外治应注意什么？
6. 癣病的预防应注意哪些方面？

【参考文献摘录】
1. 自拟苦百洗方治疗小儿头癣 255 例：治疗方法：方药由苦参、百部、明矾各 45g，雄黄 10g，艾叶、川椒、硫黄、黄芩、黄柏、黄连各 15g，每剂加水 2 000mL，浸泡 15 分钟，然后煮沸 5～10 分钟，取液待温外洗，每日 2 次，每次 30 分钟，每剂药可洗 2～3 次，同时可剃光头发，枕巾手帕、帽子等定期煮沸。10 日为 1 疗程。结果：观察治疗 2～4 个疗程，治愈 140 例，显效 60 例，有效 21 例，无效 4 例，总有效率 98.3%。治愈病例用药 2 个疗程 80 例，3 个疗程 60 例。〔谢正平. 广西中医药，1997，20（1）：18〕
2. 复方二矾洗剂治疗手癣：根据临床症状、真菌镜检阳性确诊的手癣患者 216 例，随机分为 2 组。治疗组 139 例，用复方二矾洗剂。方剂：枯矾、黄精、皂矾各 15g，儿茶、侧柏、土槿皮各 10g，公丁香 3g，血竭 2g，食醋 1 000mL。诸药研碎浸入食醋 500mL 中，1 周后用双层纱布滤过后再将滤的药渣浸入 500mL 食醋中，浸泡 1 周后用双层纱布滤过，两次过滤的药液混匀，即为 10% 复方二矾洗剂。对照组 77 例，用 10% 鹅掌风药液（鹅掌风粉由上海黄浦制药厂生产，用食醋配成 10% 浓度）。两组均每日 2 次浸泡患手，每次 15～20 分钟，7 日为 1 疗程，一般治疗 12 个疗程。结果：痊愈：治疗组 104 例（74.8%），对照组 47 例（61.0%）；显效：治疗组 21 例（15.1%），对照组 11 例（14.3%）；有效：治疗组 10 例（7.2%），对照组 14 例（18.2%）；无效：治疗组 4 例（2.9%），对照组 5 例（6.5%）。两组疗效比较有显著性差异（$\bar{x} > 12.85$，$\overline{P} < 0.05$）。治疗组及对照组在用药 1～3 日及 1～5 日局部出现轻度或中度灼热感，

均不影响治疗。在实验研究方面，复方二矾洗剂及食醋对红色红癣菌、石膏样毛癣菌、石膏样小孢子菌均有不同程度的抑菌作用。由镜下观察 0.25%复方二矾洗剂对红色毛癣菌显示毛癣菌显示菌丝体外形粗糙变形，大分生孢子变小；5%食醋组体外无改变，大分生孢子仍生长良好。〔杨志波，等. 复方二矾洗剂治疗手癣的临床与实验研究. 中国中西医结合杂志，1997，17（3）：150〕

3. 对慢性手足癣患者免疫功能的测定：测定 50 例体液免疫和体内、外细胞免疫功能。结果表明：患者免疫球蛋白属正常范围；癣菌素皮肤试验中迟发反应阳性率降低；在癣菌素和 PHA 作用下，患者白细胞移动指数降低；淋巴细胞转化率及 E-玫瑰花结形成率降低；与健康人相比存在显著性差异。〔李冬梅，等. 西安医科大学学报，1989，10（1）：80〕

第七节　麻　风

麻风是一种因感受风邪疠毒而致肌肤麻木的慢性传染病。在中医文献中也称大风、疠风、癞病等。其特点是病程较长，症状变化多，临床表现呈多种类型，除主要累及皮肤与周围神经外，瘤型麻风可累及深部组织及内脏器官。

本病晚期可造成肢体残废、畸形，对人类健康危害较大，在我国由于加强了麻风病的社会性防治措施，大批麻风病患者得到治愈，新发病例显著减少，流行区也有缩小，已被列为 20 世纪末达到基本消灭的病种。

【病因病机】由于体虚感受山岚瘴疠之风邪，或经常接触患者及其污染之厕所、床、被、衣服、用具等，感染疠气，袭入血脉，客于经络，留而不去，与血气相干，致营卫不和，淫邪散溢而发。

【临床表现】多发于青壮年。潜伏期平均 2～5 年，最长者可超过 10 年。早期常因症状不明显，易被忽视耽误治疗。

本病可侵犯皮肤、黏膜、周围神经、淋巴结、骨骼和内脏等多种组织或器官，表现出各种复杂的证候。临床依 1973 年第十届国际麻风会议建议将其分为五型：

1. 结核样型：此型患者机体抵抗力较强，病情稳定，发展缓慢，主要是皮肤和周围神经的损害，不侵犯内脏和黏膜。主要分布在面、肩、四肢伸侧、臀等易等受摩擦的部位。皮损局限，数量少，不对称，边界清楚，大多伴有感觉减退或消失，闭汗，皮损可为红色斑块、浅色斑，斑块有时隆起，表面干燥，毳毛脱落或有鳞屑。有的损害由丘疹聚集成堆呈苔藓样，或向四周扩展成环状、半环状皮损，皮损附近常可摸到粗硬而不规则的皮神经，或淋巴结肿大。眉毛处 1/3 可能脱落，全脱者少。部分病例无皮损，仅表现为单发性神经痛，耳大神经、腓总神经粗硬，触痛。由于神经受累，引起肌肉萎缩造成各种畸形，如面瘫、兔眼、鸟爪、垂腕、垂足及足底溃疡等，但无全身症状，预后较好。常规查菌阴性，麻风菌素晚期反应多为强阳性。

2. 界线类偏结核样型：好发于面部、躯干和四肢，分布广，不对称。皮损为边界清楚的斑疹或斑块，色红或淡黄，部分中央有明显的空白区，形成明显的环状，有鳞屑。损害多发，大小不一，散在或呈"卫星状"分布。皮损部毳毛脱落及闭汗不明显，眉毛不脱，感觉障碍明显，多数浅神经有损害，但没有结核样型明显。一般查菌阳性，麻风菌素晚期反应弱阳性，或可疑，或阴性。预后一般较好，发生麻风反应时易产生畸形残废。

3. 中间界线类：损害数目多，分布广泛，不对称，可见到"卫星状"皮损。皮损多颜色（如葡萄酒色、橘黄色、黄褐色或红色等，有时同一损害有两种以上颜色），多形态，可有斑疹、斑块、浸润性损害等，变化多，边缘有的清楚，有的不清楚。典型者面部呈展翅的蝙蝠状，灰褐色；有的呈靶形斑或"徽章样斑"，色淡红、淡黄或棕色，与色素减退互相间隔呈多环状；有的损害中央有"空白区"。神经损害比结核样型轻，比瘤型重，感觉障碍出现较迟较轻，有轻度麻木。查菌阳性，麻风菌素晚期反应阴性。预后介于结核样型和瘤型之间。

4. 界线类偏瘤型：似瘤型皮肤损害有斑疹、斑块、浸润、丘疹和结节等，皮损形态大多似瘤型麻风，呈淡红色或棕褐色，有的中央有"空白区"，内缘清楚，外缘模糊，不太光亮。损害分布广泛，不完全对称。晚期可形成"狮面"，伴眉毛、睫毛脱落，内脏也可受到侵犯。神经损害对称，质软，较均匀一致。查菌强阳性，麻风菌素反应阴性。预后较瘤型好。

5. 瘤型：此型患者抵抗力弱，除皮肤及黏膜有广泛损害外，晚期常侵犯多种组织和器官，传染性强。按病期、轻重、范围分以下三期：

（1）早期：以斑疹为主，伴有浅在性浸润损害，边缘模糊不清，眉毛轻度稀疏，周围神经受累轻，无畸形，浅淋巴结肿大，无明显内脏损害。

（2）中期：以浸润性和弥漫性损害为主，伴少数结节，皮损广泛，头发、眉毛、睫毛、鼻毛可全部脱光。鼻黏膜充血，有浸润或结节。周围神经普遍受累，伴感觉障碍、运动障碍、畸形，足底溃疡。浅淋巴结、肝、脾、睾丸可中度肿大。

（3）后期：以弥漫性浸润或结节为主。损害多遍及全身。面部结节和深在性浸润，可形成"狮面"，口唇肥厚，耳垂肿大，鼻梁塌陷，鼻中隔穿孔。口腔、腭垂（悬雍垂）、喉头可有浸润或结节，眼部损害可到失明，全身毛发脱落。神经损害严重，可致面瘫，手足运动障碍、畸形、溃疡，指（趾）部挛缩、变细，下肢水肿。淋巴结和各内脏器官受累较重，可出现五损表现，即中医文献所称"肺损先落眉，肝损起紫疮，肾损脚底穿烂，脾损遍身如癣，心损先损其目"。可查见大量细菌，麻风菌素反应阳性。预后差。

【鉴别诊断】

1. 体癣：损害虽可呈环形，但感觉正常而有痒感，神经不粗大。

2. 白癜风：应与早期重型麻风的白斑相鉴别。白癜风色素完全脱失，界限清楚，无感觉改变，表面毳毛也变白。

【辨证施治】本病由风邪疠毒传染致病，治疗宜辨证选用专方专药，传统应用药有大枫子、苦参、苍耳、皂角刺、蝮蛇酒等。由于本病须坚持长期服药，故治疗多以成药为主。

一般不论轻型、重型，治疗均宜祛风化湿，活血杀虫。具体用药如下：

1. 万灵丹、神应消风散、磨风丸：第1日服万灵丹1粒，温酒送下；第2～4服神应消风散，每日6g，早晨空腹温酒送下；第5～6日服磨风丸，每次60～70丸（约9g），每日2次，温酒送下。连续循环应用，至痊愈为止。

2. 一号扫风丸：成人初服6g，每日2次；3日后如无呕吐、恶心等反应，可每次加1.5g；至第8日后，每日3次，并不用增加剂量。

3. 蝮蛇酒：每次10～15mL，每日1～2次。

4. 苍耳草膏：每次1匙，每日3次，开水冲下，或用苍耳草30g，加水煎服，并逐渐增加剂量到90g，每日1剂。

5. 何首乌酒：体虚者服用。按患者酒量大小，时时饮之，醺醺然为度，避风。

【外治】苦参汤洗涤溃疡处，并用狼毒制成糊剂，涂于患处；或用七三丹、红油膏外敷。腐脱新生后，改用生肌散，红油膏外敷；日久不愈合，污秽而腐肉多者，宜化腐生肌，外用麻风溃疡膏。

【预防调理】❶对重型患者，必须实行隔离治疗。❷在流行地区，普遍进行卡介苗接种，增加易感人群对麻风的抵抗力。❸加强宣教工作，逐步消除群众对麻风的恐怖、厌恶及仇视等情绪，早期发现患者，及早防治。❹患者应加强营养，建立合理生活制度，禁止饮酒（治疗药酒例外），参加适当劳动，忌房事。并注意保持居室空气新鲜和阳光充足。

自 学 指 导

麻风病是由麻风杆菌引起的慢性传染性疾病，主要经直接接触和呼吸道传染。由于失治误后期可造成畸形，残废，且易于传染。

临床上若有局部麻木性斑块，浅神经粗大，长期难愈合的足底溃疡、脱眉毛，皮肤有蚁行感等症状，应进一步查麻风菌，组织病理切片以确诊，并早期发现、早期治疗。

可以应用中药万灵丹、神应消风散、一号扫风丸等治疗，但尚应结合使用利福平、氨苯酚嗪等。特别是瘤型麻风免疫力低下，机体无力处理残存菌，以致无限期服药，单从抗菌途径尚不能解决麻风治疗问题，因此，可以进行中西医结合治疗。发挥中医整体治疗之长，调整麻风患者机体状况，提高机体免疫力。

【复习思考题】
1. 麻风病的临床分型，及各型有哪些主要临床表现？
2. 界线类偏结核样型、麻风菌素晚期反应可出现几种结果？
3. 麻风病不论轻型、重型，其治法都是什么？
4. 麻风病如何预防和调摄？

【参考文献摘录】
1. 联用雷公藤和反应停治疗Ⅱ型麻风反应80％例：以雷公藤煎剂或反应停，或两者联用治疗。A组单用有效或无效的28例改联用后治愈13例（46.4％），显效8例（28.6％）。A组平均见效时间1日，消退需5～6日。B组联用平均见效时间1日，3～4日内完全消退。两药联用治愈和显效从29.4％提高到75％，差异显著。〔赵子山，等. 麻风无痛性神经炎的早期发现及治疗. 中国麻风杂志，1994，10（1）：6〕
2. 用利福平、氨苯吩嗪及氨苯砜对1 482例麻风病人进行联合化疗（MDT）2年的疗效：其中LL418例、BL498例、BB291例、TT136例、17例。查菌阳性1 002例。MDT结果：临床均有显著疗效。皮肤查菌BI每年下降0.84，BI 2年下降率为69.25％，细菌转阴率为50.19％。麻风反应明显减少与缓解。不良反应主要为皮肤红染。肝功能障碍为一过性，不影响治疗。作者认为江苏省治疗麻风的三联乙方案，在多菌型麻风的现场实施中有其优越性。〔楼焕宣，等. 临床皮肤科杂志，1991，20（6）：296〕

第八节 疥 疮

疥疮是由于疥虫寄生在人体皮肤皮层内所引起的一种慢性传染性皮肤病。中医学对本病早就有较为清楚的认识。隋代《诸病源候论·疥候》说："疥者有数种，有大疥，有马疥，有水疥，有干疥，有湿疥。多生于手足，乃至遍体……并皆有虫，人往往以针头挑得，状如水内瘑虫。"后世《外科启玄》指出本病由疥虫引起，并在当时就已经发现了疥虫。清《石室秘录》指出了本病具有传染性。书中说到"生疮疥不可在浴堂内去，浴必须以药汤在自家屋内洁之。"《医宗金鉴·外科心法》论疥疮指出本病可因湿热壅结而生脓窠疥，此即是指疥疮续发化脓感染。

【病因病机】疥疮的发病原因主要是疥虫侵犯皮肤而引起。疥虫属于螨类，故又称为疥螨。疥螨可分动物疥螨和人型疥螨等类型。动物疥螨寄生于牛、马、猪、羊、狗、猫等动物身上，并可传染给人；人型疥螨寄生在人体上。

疥疮是由人型疥虫通过密切接触而传染的。传染性很强，在一家人或集体宿舍中可互相传播。同盖一被褥，同卧一床或相互握手都可直接传染。使用病人用过的衣服、被褥、鞋袜等可间接传染。寄生于动物身上的疥虫也可传染给人，但其症状轻微。

由于疥虫壅阻肌肤，可不断繁殖。《外科正宗·疥疮》指出疥虫"潜隐皮肤，展转攻行，发痒钻刺，化化生生，传遍肢体，近则变为疥癣，久则变成顽风，多致皮肤枯槁；浸淫血脉，瘙痒无度"，或生湿生热，变成"脓窠疥"。

【临床表现】

1. 好发部位：疥螨易侵犯皮肤柔嫩的部位。如手指缝、手腕前面、肘窝、腋窝前面、乳晕、女性乳房下、外生殖器、腹股沟、大腿内侧、下背部、臀部等处，面部和头皮一般不受侵犯。但婴儿及儿童的颜面、头皮、手掌、足底也常受侵犯。

2. 皮损形态：初起为针头大小丘疹或水疱，散在性分布。特别在指缝，细心观察可见一条很浅的线形、曲直不定的隧道。隧道为灰白色、浅黑色或普通皮色的细线纹，微隆起，长约数毫米，在隧道的一端有针头大灰白色或微红的小点，这就是疥虫隐藏之处地方。

3. 伴发症：患者常有剧烈的瘙痒，尤以夜间为甚，影响睡眠；常因搔抓引起表皮剥脱，或继发感染而发生毛囊炎、脓疱疮、疖肿、甲沟炎等，有时也可引起淋巴结炎。

4. 挑虫诊断：若用针头将新发的水疱挑破轻刮一下，或将隧道一端的灰白色小点拨开后挑取，对光观察，可见到发亮而活动的小白点，即是疥虫。此时诊断更可确立。

【鉴别诊断】

1. 寻常痒疹：好发于四肢伸侧，丘疹较大，多数自幼童开始发病，常并发腹股沟淋巴结肿大。

2. 皮肤瘙痒症：好发四肢，而不发生在指缝。皮损多为干燥皮肤的抓伤而缺乏脓疱、水疱，无集体发病的特点。

3. 丘疹性荨麻疹：为散在性丘疹、水疱，周围有纺锤形红晕或抓后起风团，易复发。

4. 虱病：为躯干处皮肤瘙痒，指缝无皮损，在衣缝处往往可找到虱及其虫卵。

【辨证施治】

湿热毒聚型：

〔主症〕皮肤水疱多丘疱疹泛发，壁薄液多，破流脂水，浸淫糜烂。或脓疱叠起，或起红斑，臀核肿痛。舌红黄腻，脉数滑。

〔治则〕清热化湿解毒。

〔方药〕黄连解毒汤合五味消毒饮加减

黄连　栀子　黄芩　苦参　银花　地丁　公英　马齿苋　鱼腥草　防风　荆芥　刺蒺藜　丹皮等。若皮损泛发，口渴，便结则应用消风散或防风通圣散加减治疗。

【外治】疥疮的外治有效方法，主要是外搽硫黄软膏。《外台秘要》记载葛洪用硫黄治疗疥疮说："石硫黄无论多少，研粉，以麻油或苦酒涂摩之。"《外科正宗》治疗疥疮的"诸疮一扫光"外搽方及《医宗金鉴·外科心法》治疥疮的"臭灵丹"都有硫黄。说明硫黄是治疗疥疮的有效的外用药。

目前临床上主要应用10%～25%硫黄软膏外搽，小孩用10%，成人用15%～20%。快速灭疥法及患病时间长者可应用25%，但浓度不能过高，否则易产生皮炎。此外亦可外搽一扫光或雄黄膏。

搽药方法：用温水肥皂洗涤全身，或用外洗二方煎汤外洗后，再搽药。一般先搽擦发病部位。然后再涂全身。并换洗全身衣服。每日早晚各搽1次。连续3日，第4日搽药后换洗全身衣服及席被寝具等，并用开水烫煮，此为1个疗程，一般治疗1～2个疗程，停药后观察1周左右，如无新皮损出现，即为痊愈。

最近国内报道，采用25%硫黄软膏和3%水杨酸软膏外搽。快速灭疥，疗效达95%～100%。其方法是治疗前洗澡，然后反复搽药，病变部位多搽擦几次，搽毕，换上清洁衣服，2～3周后复查，如未愈，再重复1次。

【预防调理】❶注意个人卫生，勤洗澡、换衣服、被褥常洗晒。❷彻底消灭传染源，注意消毒隔离，不和病人同居，不穿病人衣袜。❸患者衣服被褥等均需煮沸消毒，不能煮沸的应在阳光下曝晒，以彻底杀灭疥虫。

自 学 指 导

疥疮是由疥虫传染而引起的皮肤病，好发于皮肤松软的部位。疥疮的传染方式主要是接触传染。因此，预防本病的发生，应该注意彻底消灭传染源；疥疮的治疗主要是外搽硫黄软膏，要掌握其浓度及使用方法。

【复习思考题】

1. 疥疮有何皮损特点？
2. 如何使用硫黄软膏治疗疥疮？

【参考文献摘录】

1. 《医宗金鉴·外科心法》内服苍术膏：以苍术5 000g水煎煮，以苍术无味为度，再用小砂锅将其煎成膏，加蜂蜜200g和匀而成。每服二羹匙，空心。白滚水调服。又《疡医大全·疥疮门主论》：苍术500g，研末铺床上，以被掩之，睡五七夜自痊。

2. 百雄洗方治疗疥疮480例：组成：生百部30～60g，苦参、白矾各30g，花椒15g，雄黄、川楝子、蛇床子、大枫子各15～30g，草乌、荆芥各10g。加减：伴湿疹样皮炎加黄柏15g，白鲜皮30g；瘙痒重加草乌、花椒。用法：每剂加水1.5kg煮沸趁温于每晚7～9时擦洗全身30分钟，连洗4晚为1疗程，一般用1～3疗程。衬衣、床单、被褥每隔4日用开水烫1次。结果：治愈280例，显效187例，无效13例，总有效率97.2%，用药日数最少5日，最多10日。〔张绪仓．中医信息，1992，9（4）：27〕

3. 用蛇床子百部酊治疗成人疥疮280例：用蛇床子、百部各250g，研碎成粗粉，先以冷开水润湿30分钟后，加入75%乙醇4 000mL，密封，浸渍15日，取浸出液放置、倾取上清液备用，用药前先用温水肥皂洗擦全身。甲组（152 例）：用棉蘸取蛇百酊，擦遍颈项以下全身皮肤，每日 1 次，皮损处或结节表面，每日 2 次，搽药 5 日后再洗澡，更换衣被等，并进行消毒处理，1 周后复查。乙组（128 例）：治疗方法同上，同时配合 20%硫黄软膏每日 1 次外搽，用药 5 日，1 周后复查。结果：甲组治愈 108 例，显效 29 例，无效 15 例，总有效率 90.1%；乙组治愈 94 例，显效 30 例，无效 4 例，总有效率 96.9%。用蛇床子百部酊外搽，未见明显全身毒性反应。局部反应共 17 例，其中 12 例出现皮肤潮红，剧痒；2 例出现水疱；3 例出现局限性风团。〔邹明祥．浙江中医杂志 1990，25（1）：18〕

第九节　虫咬皮炎

虫咬皮炎是被虫类叮咬，或接触其毒液或虫体的毒毛而引起的一种皮炎。致病的虫类常见有臭虫、虱、蚤、螨、刺毛虫等。其特点是皮肤呈丘疹样风团，上有针头大的瘀点、丘疹或水疱，呈散在性分布。

【病因病机】人体皮肤被昆虫叮咬接触其毒液，或接触虫体的有毒毛刺，邪毒侵入肌肤、与气血相搏或禀性不耐，过敏而成本病。

【临床表现】本病多见于昆虫孳生的夏秋季节，好发于暴露部位。皮损以丘疹、风团或瘀点为多见，亦可出现红斑、丘疱疹或水疱，皮损中央常见有刺吮点，散在分布或数个成群。由于搔抓而水疱破裂，引起糜烂，有的可引起继发感染，或局部臀核肿大。自觉奇痒、烧灼或疼痛，一般无全身不适，严重者可有畏寒发热、头痛、恶心、胸闷、呼吸困难等全身中毒症状。临床上因虫类不同，其表现也有差异。

1. 蠓虫皮炎：叮咬后局部出现瘀点和黄豆大小的风团，奇痒，个别发生水疱，甚至引起丘疹性荨麻疹。

2. 螨虫皮炎：粟米到黄豆大小的红色丘疱疹，或为紫红色的肿块或风团，有时可见到虫咬的痕迹，或因搔抓而有抓痕和血痂。

3. 隐翅虫线状皮炎：皮损多呈线状或条索状红肿，上有密集的丘疹、水疱或脓疱。自觉灼热，疼痛。

4. 桑毛皮炎：皮损为绿豆到黄豆大小的红色斑丘疹、丘疱疹或风团，剧痒。

5. 松毛虫皮炎：皮损为斑疹、风团，间有丘疹、水疱、脓疱、皮下结节等。不少患者伴有关节红肿疼痛，甚至化脓。但脓液培养无细菌生长。

【辨证施治】

热毒蕴结型：

〔主症〕成片红肿，水疱较大，瘀斑，局部臀核肿大。畏寒发热，头痛，恶心，胸闷。苔黄，脉数。

〔治则〕清热解毒。

〔方药〕五味消毒饮合黄连解毒汤加减

【外治】

1. 有红斑、丘疹、风团等皮损，用 1%薄荷三黄洗剂（即三黄洗剂加薄荷脑 1g）外搽。

2. 出现继发感染，若有红斑、水疱破溃糜烂，可用马齿苋煎汤湿敷，后搽青黛散油膏；或外搽颠倒散洗剂。

3. 松毛虫、桑毛虫皮炎可用橡皮膏粘去患处刺毛，并用新鲜马齿苋捣烂外敷，或涂5%碘酒。

【预防调理】❶改善环境卫生，消灭害虫。❷保持清洁卫生，衣服、被褥常洗晒。❸发病期间忌食鱼腥发物，多食蔬菜、水果，保持大便通畅。

自 学 指 导

本病主要临床特征是皮肤呈丘疹样风团，上有针头大小的瘀点、丘疹或水疱，散在性分布。严重者有组织坏死，引起明显的全身反应，甚至休克、死亡。夏秋季多见，好发于暴露部位。辨证施治为热毒蕴结证，治宜清热解毒，用五味消毒饮合黄连解毒汤加减。外治可用三黄洗剂、青黛散油膏等。

【复习思考题】

1. 虫咬皮炎的主要特征是什么？

2. 桑毛虫皮炎及松毛虫皮炎外治方法有哪些？应注意什么？

【参考文献摘录】

1. 用七叶一枝花酊治疗隐翅虫皮炎 34 例：取七叶一枝花饮片 2 000g 研成粉末，黄柏饮片 1 000g 研碎，用 50%乙醇 10 000mL，浸泡 5 日，取出浸液，再用同量 50%乙醇浸泡药渣 3 日，取 2 次浸液合并，过滤；加适量 50%乙醇至 20 000mL，制成酊剂。用时先将七叶一枝花酊加蒸馏水稀释一倍，湿敷患处，每次 20 分钟，每日 4 次，重者可增加湿敷次数及时间。待疼痛消失，红肿减退，疱液吸收，改用酊剂外搽，每日 3～4 次，除 6 例继发感染严重者加用抗生素外，余均未服其他药。2～3 日痊愈 21 例，3～5 日痊愈 10 例，5 日以上痊愈 3 例。〔陆华国，等. 浙江中医杂志，1991，26（7）：323〕

2. 云南白药外用治疗隐翅虫皮炎患者 104 例：用醋将云南白药粉调成糊状，外敷皮损处，每日 3～4 次。皮疹严重伴全身症状者加服短程激素和抗组胺药。结果 85 例 3 日内消退，19 例分别在 4～6 日内消退。〔冯建设，等. 中华皮肤科杂志，1994，26（6）：348〕

3. 马齿苋治疗黄蜂蜇伤 114 例：用马齿苋鲜品 350g 或干品 159g 水煎服，每日 3 次；并用马齿苋捣碎外敷局部，每日 3 次。对照组用食醋、柠檬直接涂洗蜇伤部，每日 3 次；并用 0.25%～0.5%普鲁卡因 4mL 伤口周围封闭，每日 1 次。结果：马齿苋组痊愈 65 例，对照组痊愈 12 例，总有效率：马齿苋组 93.8%，对照组 77%。〔冯国民. 中国中西医结合杂志，1994，14（9）：554〕

4. 用蛇药外用治疗毒蜘蛛蜇伤 34 例：将季德胜蛇药片研粉后用 75%乙醇调成稀糊状。蜇伤局部用双氧水及生理盐水清洗后，将药糊涂于伤处，每日 2～4 次。同时口服扑尔敏、维生素 C。结果全部治愈，时间 2～6 日，平均 3.2 日。〔邹荣德. 蛇志杂志，1997，9（1）：27〕

第十节 接触性皮炎

接触性皮炎是皮肤或黏膜接触某些物品后，在接触的部位所发生的急性炎症，表现为红斑、肿胀、丘疹、水疱甚至大疱。在中医学中没有一个统一的名词来概括接触性皮炎，而是根据接触物的不同，及其引起的症状特点而命名各种接触性皮炎。如因漆刺激而引起者称为"漆疮"，因外贴膏药引起者称"膏药风"，因解便坐马桶引起者称"马桶癣"。又如农民耕作时接触施过肥的植物而引起的过敏性反应，民间称为"肥风"。

接触性皮炎是临床常见的皮肤病，随着化学工业的发展、人们接触化学原料及化工产品的机会越来越多，因此本病的发病率将会更多见。

【病因病机】《诸病源候论·漆疮候》说："漆有毒，人有禀性畏漆，但见漆便中其毒，喜面痒，然后胸臂胫腨皆悉瘙痒，面为起肿，绕眼微赤。……若火烧漆，其毒则厉，著人急重。亦有性自耐者，终日烧煮，竟不为害也。"说明发生接触性皮炎的关键原因是个体的禀性不耐，以漆疮为例，有禀性畏漆，触而即发，有耐漆者，虽终日烧煮也不发病。并认为，也不一定都要直接与物质接触，如见其漆便中其毒就是没有直接接触，而是与气体接触发生。此外，《外科秘录》论漆疮说："漆疮者，闻生漆之气而生疮也……漆气侵之则肺气敛藏，不敢内润于皮肤，而漆之气欺肺气之怯反入于人身，彼此相格而皮肤肿起发痒矣"。说明毒邪可经呼吸道入肺，然后搏于肌肤引起本病的发生。

总之，本病的发生是由于机体禀赋不耐，直接接触某些物质，如漆、药物、染料、塑料及橡胶制品、植物的叶、茎、花、果等，使毒邪侵入皮肤，或者这些物质的小颗粒及气味经肺搏于肌肤，或者空气弥散接触到人的暴露部位，皆可致使毒邪蕴结肌肤，邪毒蕴结，郁而化热，邪热与气血相搏，发为红斑、肿胀，水疱等皮肤损害。

【临床表现】发病前均要经过一定的潜伏期，第一次在4～5日以上，再次接触发病时间则缩短。由于接触物的性质、浓度、接触方式及个体的反应性不同。轻症时局部呈红斑、淡红至鲜红色，稍有水肿、或有针头大的密集丘疹；重症时红斑肿胀明显，并有多数丘疹、水疱或大疱，水疱破溃后则发生糜烂、渗液和结痂。

皮炎发生的部位及范围与接触物一致，境界清楚，鲜明而局限于接触部位，其形态随接触物而异。如由膏药引起的，则皮损为圆形；如接触马桶引起的，则臀部两侧呈现半月形红斑。但如接触物为气体、粉尘，则皮炎呈弥散性而无一定的鲜明边界，但多在身体的暴露部位，如两手背及面部，有时可由搔抓等将接触物带到身体其他部位。若病人反应强烈，则皮损可播散到身体各处。此外，皮损发生在组织疏松部位，如眼睑、口唇、包皮、阴囊等处，则肿胀明显，呈局限而发亮。自觉痒痛，严重者伴有怕冷、发热、头痛等症状。病因去除后，可在数日或1～2周内治愈。但再接触这种致病的物质可再复发，反复接触处理不当，可以转为亚急性或慢性皮炎，呈红褐色苔藓样变或湿疹样改变。

【鉴别诊断】

1. 与急性湿疹鉴别：急性湿疹皮损多形性、渗出性明显，皮损部位不定，常对称发作。可以从病史、发病皮损部位等予以区别。

2. 颜面丹毒：无异物接触史，全身症状严重，常有寒战、高热、头痛、恶心等症，局部红肿、灼热、疼痛而无瘙痒。

【辨证施治】

1. 热毒挟湿型：

〔主症〕起病急骤、皮损鲜红、肿胀，其上有水疱、大疱，水疱破溃后则糜烂、渗液，自觉灼热瘙痒，伴发热、口渴、大便干结、小便黄短。舌苔微黄，舌质红，脉滑数。

〔证候分析〕毒邪外侵，蕴阻肌肤，郁而化热生湿，与气血相搏，则皮肤红肿、起疱，疱破则糜烂渗液；热邪燎灼肌肤，故皮肤灼热、瘙痒；湿热内结，故发热、口渴、便干溲赤。

〔治则〕清热凉血、解毒化斑。

〔方药〕化斑解毒汤加减。

2. 风盛血燥型：

〔主症〕接触性皮炎长期反复发作，皮损肥厚干燥，有鳞屑或呈苔藓样变，瘙痒剧烈，有抓痕及结痂。舌苔薄、舌质淡红，脉弦细数。

〔证候分析〕毒热反复侵袭，耗伤津血，以致肌肤失养，故皮肤肥厚干燥、瘙痒剧烈，有鳞屑。

〔治则〕清热祛风、养阴润燥。

〔方药〕消风散加减。

【外治】首先应去除刺激物，避免再次接触。治疗原则与湿疹大相同，但用药宜简单、温和，忌用刺激性药物。

1. 潮红、丘疹为主者，选用三黄洗剂外搽，或青黛散冷开水调涂，或用 1%～2% 樟脑、5% 薄荷脑粉剂外涂。

2. 大量渗出、糜烂，选用绿茶、马齿苋、黄柏、羊蹄草、石韦、蒲公英、桑叶等煎水湿敷，或用 3% 硼酸溶液、10% 黄柏溶液湿敷。漆疮可用鬼箭羽、桑叶、杉木屑煎水湿敷或外洗。

3. 糜烂、结痂者选用青黛膏清凉油乳剂或 2% 雷锁辛硫黄糊剂等外搽。

4. 皮损肥厚粗糙，有鳞屑，或苔藓样变者，选用 3% 黑豆馏油，糠馏油或糖皮质激素类软膏。

【预防调理】❶当接触致敏物质及毒性物质后，立即用大量清水将接触物洗去，但不宜用热水或肥皂水洗涤或摩擦。❷病程中尽可能地避免搔抓及用刺激性强的止痒药，以免加重皮炎的症状。❸明确病因，避免继续接触已知的过敏物质。若与职业有关者，可改进工作条件、加强防护措施。

自 学 指 导

接触性皮炎是皮肤或黏膜接触某种物质而引起急性皮肤炎性反应，可直接接触致病物质，亦可通过气体、粉尘弥散接触。前者皮损局限于接触部位，境界清楚；后者则发于暴露部位，且皮损弥漫而无一定明显的界限。

不仅如此，反应强烈者其皮损亦可广泛蔓延。《外科秘录》中关于漆毒疮发生的另一条机制，就是通过闻生漆之气，经肺再搏结于皮肤而发病。所谓闻漆之气而发病，一般来说应是漆气体通过弥散而接触人，故多见头面暴露部分；若经肺搏于肌肤而发，则不仅是脸面，而且在身体任何一处均可发生。

接触性皮炎的辨证施治，主要掌握在急性期出现红斑、肿胀等，应着重清热凉血化斑，外治基本与湿疹处理相同。此外，接触性皮炎的外用药应当避免刺激性强的止痒剂，以免激发皮损的加重。

学习本病应和湿疹加以联系，并注意区别二者的不同特点，从而把这两个病都掌握好。

【复习思考题】
1. 本病接触致敏物的形式有哪些?
2. 本病有哪些临床特征?

【参考文献摘录】

1.《外科秘录》:谈患过漆疮的人对漆疮的预防:倘用漆之时,用蜀椒研末,涂诸鼻孔,虽近于漆器,亦不生疮。无如世人之懒用也,如一时闻漆之气即用薄荷、柳叶、白矾煎汤饮之,亦不生疮,即既已生疮,以此三味洗之三五遍,亦愈矣。

2. 自拟祛风止痒汤治疗接触性皮炎 30 例:本方含地骨皮 30g,桑叶、黄芩各 9g,桑白皮、白茅根、绿豆衣各 12g,生甘草 6g。皮损潮红水肿,加茯苓皮、丹皮;痒甚,加珍珠母、灵磁石;病在头面加菊花;病在躯干、四肢,加地肤子、白鲜皮。日 1 剂,水煎服。结果:显效 16 例,有效 13 例,无效 1 例。总有效率 96.5%。〔方佩影.上海中医药杂志,1996,(2):35〕

3. 应用复方紫草油治疗新生儿尿布皮炎 50 例:药物组成与配制:紫草、当归、白芷各 60g,蜂蜡 125g,冰片 3g,麻油 1 000g,取麻油加热至沸,放入紫草、当归、白芷,继续加热(以当归、白芷枯黄为度),纱布过滤除渣,滤液加蜂蜡使溶,待冷后放入研细的冰片,搅匀即可。用法:局部用温开水洗净,软布擦干,涂药于患部,1 日 2 次。用药 15 分钟后,患儿即不再啼哭。治疗结果:50 例全部治愈。轻者用药 1 日即愈。重者 2~3 日痊愈。〔顾世照,等.中国皮肤性病学杂志,1993,7(4):254〕

4. 用耳穴按压治疗接触性皮炎 30 例:本组男 23 例,女 7 例,年龄 9~42 岁,病程 1~2 日 19 例,3~5 日 1 例。取穴:荨麻疹区、肺、皮质下、内分泌、肾上腺。方法:将王不留行籽贴在备用穴,连贴 3 日换 1 次。3 次为 1 疗程。嘱病人每日自行用指揉压 3 次。每次持续 15 分钟。结果:痊愈 17 例,好转 10 例,无效 3 例,总有效率 90%。〔李建国.浙江中医药,1998,(4):43〕

第十一节　湿疮(湿疹)

湿疮是一种常见的、多发的变态反应性皮肤病,以红斑、丘疹、水疱、渗出、糜烂和肥厚等多种皮肤损害为临床特征,并且常对称分布、伴瘙痒。本病有急性、慢性和亚急性之分,急性者多泛发于全身,慢性者往往固定在某些部位,亚急性介于两者之间。

中医学中的血风疮、浸淫疮、粟疮、旋耳疮及乳头风等相当于本病。中医学将湿疹散记在有关带有疮、风、癣的病名文献中,并根据湿疹的发病部位和性质特点而进行不同命名。如急性湿疹,渗出为主的称之为浸淫疮;若以丘疹红斑为主的则称之为“血风疮”或“粟疮”。此外亦有将血风疮称为局限性湿疹的,如《外科启玄·论血风疮》说:“此疮多在两小腿里外臁,上至膝,下至踝骨,乃血受风邪而生也,多痒,抓破出黄水成疮”,这里是指下肢胫前局限性湿疹。此外,发于阴囊部的称之为“肾囊风”,发于脐部的又有“脐疮”之称,发于手部的有“㾦疮”之称,发于肘膝关节屈侧部的则称之为“四弯风”等。

综上所述,中医学关于湿疹的记载,病名很多,很杂,但一般都散记在有关带有疮、风、癣名称的病名之中。

现代中医外科医生沿用湿疹这个病名,是取其本病具有明显的渗出和丘疹等主要表现的特点。这样沿用病名，可以避免在学术上的混乱和繁杂。著名皮外科专家赵炳南根据本病由湿热互结所致，具有渗出性、弥散性、瘙痒性等临床特点，把湿疹命名为"湿疡"。

【病因病机】湿疡的发病机制十分复杂。《外科正宗·论血风疮》说："乃风热、湿热、血热三者交感而发。"说明本病的发生与风、湿、热邪阻于肌肤有关，此外与饮食不节也有一定的关系。如上书论奶癣说："奶癣，儿在胎中，母食五辛，父餐炙煿，遗热与儿，生后头面遍身发为奶癣。"

然而，风湿热邪之伤，可由外感而致，亦可由脾虚生湿壅热，血虚化燥生风，所以本病虽形于外而致病机制都与脏腑关系十分密切。本病的病因病机归纳起来如下几方面：

1. 外感风湿热邪：风湿热邪等，皆可乘虚侵入肌表。风湿热壅阻肌肤，与气血相搏，而发本病。

2. 饮食失节，伤败脾胃：若过食腥荤发物、辛辣厚味，或醇酒浓茶等可化热动风，风热搏于肌肤，而发生湿疡。此外饥饱失常，伤败脾胃，致使脾运化失职，湿热内生，外溢肌肤，亦可发生湿疡。

3. 情志内伤，损伤肝脾：情志内伤包括精神紧张、失眠、过劳和情绪变化等，均可损伤肝脾，而引起疏泄不畅，及运化失职，湿热内生，外泛肌肤发生湿疡。

4. 湿性黏滞，迁延不愈：因湿性黏滞，可久恋机体，故疾病迁延不愈。久病可耗伤气血，可致气血亏损，血虚则肌肤失养，故皮损出现肥厚、鳞屑、裂纹等；气虚则卫气不足抗邪，故病情可反复发作。

通过上述病因病机的分析，可以看出本病的早期以实证为主。致病邪气主要是湿热风邪，后期虚实夹杂，既有气血亏损又有湿热留恋及化燥生风等见症。

【临床表现】

1. 根据病情和皮损特点，本病可分为急性、亚急性和慢性三种。

(1) 急性湿疡：起病较快，常对称发生，发生于身体的任何部位。亦可泛发全身，但以面部的前额、眼皮、颊部、耳部、口周围等处和肘窝、腘窝、手部、小腿、外阴及肛门周围等处多见。初起皮肤潮红，肿胀瘙痒，皮损边界不清。继而在潮红斑或其周围的皮肤上，出现丘疹、丘疱疹、水疱，其分布可群集或密集成片，常因搔抓水疱破裂，而形成糜烂、流津、结痂，最后痂皮脱落，露出光滑的红色的皮肤，并有少量的脱屑而愈。自觉瘙痒，轻者微痒，重者不可忍受，呈间歇性或阵发性发作，常在夜间加剧，而影响睡眠，常4～6周才愈，愈后有复发倾向。若合并感染时，可有发热，皮损可出现脓疱，还可合并疖及局部淋巴结肿大等。

(2) 亚急性湿疡：急性湿疡的炎性症状减轻之后或急性湿疡未及时正确处理，拖延时间较长，则转入亚急性阶段。其主要临床特点是：急性期的红斑、水疱减轻。流津渗出减少，皮损以小丘疹、鳞屑和结痂为主，仅有少数的丘疹或小水疱及糜烂，自觉仍有较严重的瘙痒，一般无全身不适症状。

(3) 慢性湿疡：大多由急性、亚急性湿疡反复发作不愈转化而来，亦有少数病例一开始而呈现慢性表现。其特征为患部皮肤增厚，浸润，色棕红或带灰色，色素沉着，表面粗糙，覆盖少许糠秕样鳞屑，或因抓破而结痂，个别有不同程度的苔藓样变，呈局限性，边缘亦较清楚。外周也可有丘疹、丘疱疹散在分布。当病情急性发作时可有明显的渗出。自觉症状仍有明显的阵发性瘙痒，尤以夜间或情绪紧张时更甚。若发生在掌跖、关节等处，因皮肤失去正常弹性，加之活动可以并发破裂而引起疼痛。病程很长，可拖延数月至数年，经久不愈。

2. 湿疮虽有上述的共同临床表现，但由于某些局部的特定环境或某些特殊的致病条件，临床表现可有一定的特异性。常见的特定部位湿疹的临床特征有如下几方面：

（1）头面部湿疮：发于头皮者，多糜烂、流津、结黄色厚痂，有时把头发黏集成团，常因继发感染引起脱发。在面部者，多有淡红色的斑片，上覆细薄的鳞屑。

（2）耳部湿疮：多发生在耳后皱襞处，表现为红斑、渗液，有破裂及结痂，有时带脂溢性，常两侧对称。

（3）乳房湿疮：多见于哺乳妇女，发生于乳头、乳晕及其周围，境界清楚，皮损呈棕红色，糜烂潮湿，间覆以鳞屑或薄痂，有时可发生破裂，自觉瘙痒并兼有疼痛。停止喂奶后多易治愈，如顽固不愈又为一侧者，应注意除外湿疹样癌。

（4）脐窝湿疮：皮损表现为鲜红或暗红色斑，有渗液及结痂，表面湿润，边缘清楚，不累及外围的正常皮肤，慢性。

（5）阴部湿疮：阴部湿疹包括前阴及后阴湿疹。皮损呈淡红色斑片，表面糜烂、结痂、滋水常浸湿衣裤。日久皮肤粗糙肥厚，色素沉着或色素减退。瘙痒剧烈，夜间更甚。在肛门周围者，往往发生辐射状皲裂。

（6）手部湿疮：皮损呈亚急性或慢性湿疹表现，多发生于指背及指端面，亦可蔓延到手背、手腕。皮损境界不清或呈小片状。至慢性时，有浸润、肥厚，因手指活动而有皲裂；甲周皮肤肿胀，指甲变厚或呈不规则形。手部湿疹亦可发生于掌侧，呈局限性，但边缘可不甚清楚，多粗糙，有小丘疱疹、疱疹、浸润肥厚，冬季发生皲裂，病程很长。

（7）小腿湿疮：多发于胫前或侧面，常对称性，呈亚急性或慢性湿疮表现。有些小腿湿疮常并发于静脉曲张，由于静脉曲张而至下肢循环障碍、慢性郁血，故多发生在小腿下 1/3 处。初起暗红斑，弥漫密集丘疹、丘疱疹、糜烂、渗出。久之在接近踝部处发生营养障碍性溃疡，以后皮肤肥厚，色素沉着，中心部分色素减退，可形成继发性白癜风。

3. 特殊类型湿疮：

（1）传染性湿疹样皮炎：本病是一种感染性病灶所致的自体敏感性炎性皮肤病。皮损多发生于化脓性感染病灶，如已溃的脓肿、化脓性中耳炎、褥疮、瘘管等周围。皮损表现为边缘清楚或弥漫性红斑，其上有水疱、脓疱、糜烂、渗液、结痂等多形性损害，自觉瘙痒。

（2）钱币型湿疹：因其皮肤形态似钱币而得名。多发生于手足背、四肢伸侧、肩臀、乳房及乳头等处，临床表现为直径 1～3cm、境界清楚的圆形损害，为红色小丘疹、丘疱疹密集而成，有很多渗液。慢性者皮损肥厚，表面有结痂及鳞屑，损害的周围散在丘疹、水疱，常呈卫星状。呈亚急性经过，常冬重夏轻，不易治愈。

【鉴别诊断】

1. 急性湿疮应与接触性皮炎鉴别（表 14-3）：常有明显的接触史，病变局限于接触部位，皮疹多单一形态，易起大疱，境界清楚，病程短，去除病因后多易治愈。

2. 慢性湿疮应与神经性皮炎（牛皮癣）鉴别：牛皮癣多发于颈、肘、尾骶部，有典型苔藓样变，无多形性皮疹，无渗出表现。

3. 手足部湿疮应与手足癣鉴别：手足部癣皮损境界清楚，有叶状鳞屑附着，常并发指趾间糜烂，鳞屑内可找到菌丝。

表 14-3　急性湿疹与接触性皮炎鉴别表

鉴别点	接触性皮炎	急性湿疹
病史	接触史明显	常不明确
发作情况	常突然急性发作	急性发作不那么突然
皮损形态	可为红斑、肿胀、丘疹、水疱、大疱、糜烂，但在一个时期则常以一种为主	多形性
发病部位	接触部位	部位不定，常对称分布
皮疹边缘	清楚	不清楚
病程	去除病因后，一般为1~2周内，皮疹消退，如不再接触即不复发	有复发倾向

【辨证施治】

1. 热重于湿型：

〔主症〕相当于急性湿疹。发病急，病程短，局部皮损初起皮肤潮红、焮热、轻度肿胀，继而粟疹成片或水疱密集、渗液流津、瘙痒无休。伴身热、口渴、心烦、大便秘结、小便短赤，舌质红、苔薄白或黄，脉弦滑或弦兼数。

〔证候分析〕湿热壅阻肌肤，与气血相搏，发生急性湿疹。热邪重，热迫血妄行故有红斑；热邪熏蒸，故焮热；湿热蕴阻肌肤，水湿外泛，故有丘疹、水疱及渗出；身热、口渴、心烦、痒甚、便秘、溲赤皆热邪所至。

〔治则〕清热利湿，凉血解毒。

〔方药〕龙胆泻肝汤加减

龙胆草　栀子　黄芩　生地　丹皮　泽泻　车前子　大青叶　白茅根　苦参

〔方解〕方中用龙胆草、栀子、黄芩泻火清热，合大青叶清热解毒。生地、丹皮、赤芍凉血清热，泽泻、车前子、白茅根利湿清热。全方清热为主，又兼顾了凉血及利湿；清热则热邪可除，凉血则红斑可退，利湿则水湿从小便中去。若瘙痒甚可加苦参，大便干结可加大黄以泻下积热，口渴心烦可加生石膏、知母之类清泻胃热。

2. 湿重于热型：

〔主症〕此型亦相当于急性湿疹或亚急性湿疹。表现为发病较慢，皮疹为丘疹、丘疱疹及小水疱，皮肤轻度潮红、瘙痒、糜烂、渗出较多，伴有纳食不香、身体疲倦、大便不干或溏、小便清长。舌质淡、苔白或白腻，脉滑或弦滑或缓。

〔证候分析〕湿热蕴阻肌肤故有丘疹、丘疱疹及水疱等皮损，因湿重于热故皮损轻度潮红、糜烂、渗出多说明湿邪盛，纳食不香、大便不干或溏，说明脾为湿困。舌脉证皆为湿重之象。

〔治则〕健脾利湿，佐以清热。

〔方药〕萆薢渗湿汤加减

萆薢　薏苡仁　泽泻　苍术　茯苓　茵陈　扁豆　黄芩　生地　枳壳　木通

〔方解〕方中萆薢、薏苡仁、苍术、茯苓、茵陈、扁豆等健脾利湿，泽泻、木通合茯苓、萆薢等渗利水湿；黄芩、生地凉血清热；枳壳行气化滞。全方之意，健脾治内湿，使脾运化有权，自然水湿不致外渗，而渗利水湿之邪从小便而出，利湿亦可清热；生地、黄芩，一者清血热，一者清肌热。全方偏重理湿。若本病发于下半身为主，方中可加黄柏、川牛膝之类以加强清下之力。

3. 风热型：

〔主症〕相当于急性湿疹及亚急性湿疹。皮损可呈播散性，范围较广，有鳞屑及瘙痒较甚，常因搔抓而合并抓痕及结血痂，渗出少，大便干燥，小便短赤。舌质红，苔白，脉浮数。

〔证候分析〕风热壅滞肌肤，故皮损播散、范围较广；热甚故有红斑、丘疹，风甚故有鳞屑并瘙痒甚，结血痂、渗出少、大便干等舌脉征皆反映本证由风热之邪为患；仍有少许渗出，说明尚有湿邪存在。

〔治则〕疏风清热利湿。

〔方药〕消风散加减

防风　蝉衣　桑叶　菊花　黄芩　龙胆草　大青叶　丹皮　白茅根　生地　苦参　竹叶

〔方解〕方中防风、蝉衣、桑叶、菊花疏风清热止痒，黄芩、龙胆草、苦参、大青叶清热解毒，丹皮、白茅根、生地凉血清热，白茅根合竹叶又可淡渗利湿。全方合而共奏祛风清热功效。若口渴欲饮，加石膏、知母清热除烦；若鳞屑多，皮肤干燥，可加当归，胡麻仁以养血润肤。

4. 血虚风燥型：

〔主症〕此型相当于慢性湿疹。病程较长，反复发作，皮损颜色暗淡，浸润肥厚，苔藓样变，脱屑，色素沉着。苔薄白，舌质淡红，脉弦缓，或沉细无力。

〔证候分析〕风湿热邪久蕴化热，耗伤阴血，肌肤失养故皮损苔藓样变、脱屑等；血虚化燥生风，故有瘙痒及鳞屑；风湿热壅阻，久而不散，故局部气血瘀滞，浸润肥厚，色素沉着；阴血损伤，正气受损，故病情反复发作。

〔治则〕养血润肤、祛风止痒。

〔方药〕当归饮子加减

当归　何首乌　白芍　生地　麦冬　刺蒺藜　钩藤　鸡血藤　白鲜皮　陈皮

〔方解〕方用当归、首乌、鸡血藤、白芍养血活血，合生地、麦冬、白芍养阴润燥，刺蒺藜、钩藤、白鲜皮祛风止痒，陈皮行气化滞。

5. 脾虚型：

〔主症〕多见于发育差的羸弱的成人慢性湿疹。皮损为红斑、丘疹、鳞屑为主，少许渗出；伴腹泻、纳呆、怠倦乏力。舌质淡，舌苔白，脉濡细无力。

〔证候分析〕脾气虚弱，则运化失职，故有腹泻、纳呆、怠倦乏力等见症；脾失健运，则湿热内生，故有红斑、丘疹等见症。

〔治则〕健脾化湿导滞。

〔方药〕除湿胃苓汤加减

茯苓　白术　厚朴　陈皮　孩儿参　泽泻　山栀　连翘　谷芽　车前子　神曲

〔方解〕孩儿参、白术、茯苓健脾益气，厚朴、陈皮行气化湿滞，茯苓、泽泻、车前子渗利脾湿，山栀清热燥湿，神曲、谷芽消导积滞。

此外，急性湿疹发生在肝胆之经部位的。如耳部湿疹、阴囊湿疹等，要注意疏泄肝胆之湿热。发生于上部的湿疹往往加桑叶、菊花、蝉衣等祛风清热药；发于中部的当重用龙胆草、黄芩；发于下部的重用车前子、川牛膝、泽泻；皮损鲜红热甚者，重用生地、赤芍、丹皮；痒者加白鲜皮、苦参、地肤子等；慢性湿疹瘙痒甚者尚可加珍珠母、牡蛎、夜交藤、钩藤等镇静安神之剂；皮损肥厚者加丹参、益母草、鸡血藤等以活血化瘀。此外，还要把扶正与祛邪两方面的关系处理好。

【外治】

1. 急性湿疮：初期仅有潮红、丘疹，或少数水疱而无渗液时，外治宜清热安抚，避免刺激，可选用清热止痒的中药苦参片、黄柏、地肤子、荆芥等煎汤温洗，或10%黄柏溶液、炉甘石洗剂外搽；若水疱糜烂、渗出明显时，外治宜收敛、消炎，促进表皮恢复，可选用黄柏、生地榆、马齿苋、野菊花等煎汤，或10%黄柏溶液、三黄洗剂等外洗并湿敷，或2%～3%硼酸水、0.5%醋酸铅外洗。再用青黛散麻油调搽。急性湿疮后期滋水减少时，外治宜保护皮损，避免刺激，促进角质新生，清除残余炎症，可选黄连软膏、青黛膏外搽。

2. 亚急性湿疮：外治原则为消炎、止痒、干燥、收敛，选用三黄洗剂、氧化锌油剂、3%黑豆馏油、10%生地榆氧化锌油、2%冰片、5%黑豆馏油泥膏外搽。

3. 慢性湿疮：外治原则以止痒、抑制表皮细胞增生，促进真皮炎症浸润吸收为主，可选用各种软膏剂、乳剂，根据瘙痒及皮肤肥厚程度加入不同浓度的止痒剂，角质促成和溶解剂，一般可外搽青黛膏、5%硫黄软膏、5%～10%复方松馏油软膏、2%冰片、10%～20%黑豆馏油软膏、皮质类固醇激素软膏。

【预防调理】❶尽可能寻找疾病发生的原因，对患者的工作环境、生活习惯、饮食、嗜好及情绪进行深入了解，并对全身情况进行全面了解，排除有关慢性病灶及慢性疾患，以消除可能的致病因素。❷急性湿疹患者忌用热水烫洗和肥皂刺激物洗涤，以免加重病情。❸指导病人用药，交代必要的注意事项，要求病人尽可能不要搔抓，以免加重和继发皮损。❹忌食牛、羊肉或鱼、虾、酒、浓茶、咖啡等。

自学指导

湿疹是常见的变态反应性皮肤病，根据其发病性质及临床特点，将其分为急性、慢性、亚急性三类型。根据发病部位可将其分为泛发性、局限性两种。中医学关于湿疹记载名称很多，而且繁杂，现在中医学者一般也沿用"湿疹"病名。湿疹是变态反应性皮肤病的代表性疾病，掌握好湿疹对于学习其他变态反应性皮肤病有一定的指导意义。

湿疹的病因病机十分复杂，但主要与外感风湿热邪、饮食失宜、脾胃伤败、情志内伤等有关。各种原因最终都导致湿热壅阻肌肤而发生本病。慢性湿疹主要因其湿热久恋、耗伤气血、伤败脾胃而导致正气受损，故病情迁延不愈，反复发作。

湿疹的临床特点是具有明显渗出倾向及多形皮肤损害，皮损常对称发作，伴瘙痒，易复发。各型湿疹又有各自不同的临床表现，湿疹应主要与接触性皮炎鉴别。

湿疹的辨证施治原则，急性期实证为主，清热利湿祛邪为主；后期虚实夹杂，要处理好扶正与祛邪的关系。临床辨证分五型，应注意灵活掌握应用。外治应按照皮肤病外用药的使用原则，根据不同症状，分别予以正确的治疗。

学习本病应着重掌握各型湿疹的临床特点，急性湿疹的不同病程的共同特点。此外各类局部性的湿疹发生于不同的部位，根据这些不同部位的生理特点，各部位的湿疹又有各自的特点。几种特殊类型的湿疹其病程与一般湿疹不一样，有其不同的临床特点。学习时应着重掌握湿疹的一般特点，并注意区别局部湿疹、特殊类型湿疹与一般湿疹特点不同的方面，这样才能把所有的湿疹临床表现学习好，掌握牢。

【复习思考题】

1. 急性湿疹及慢性湿疹的临床表现是什么?
2. 常见的局部湿疹有哪些? 各自的临床表现是什么?
3. 急性湿疹与接触性皮炎有哪些区别?
4. 湿疹的辨证有哪些? 各型的代表方剂是什么?

【参考文献摘录】

1. "湿"为湿疹的主要致病因素: 由于湿邪黏腻、重浊、易变, 故病多迁延, 形态不定。治疗总以祛湿为先, 或清热祛风利湿, 或燥湿健脾, 或健脾化湿, 或活血除湿, 或养阴除湿等。辨证准确, 常能收到预期效果。研究表明清热利湿药如马齿苋、苦参等具有降低毛细血管通透性, 用于治疗湿疹有较高疗效。可以设想, 若能探讨出更多的这类药物, 从中提取如苦参苷那样有效成分, 在辨证基础上酌加这类成分, 将可提高疗效。单味药如生地、山药、苦参、马齿苋等治疗湿疹, 方法简单, 易于观察、推广。探讨出更多的单味药治疗湿疹是今后研究的课题之一。(朱光斗. 皮肤病研究·湿疹. 上海: 上海科学技术出版社, 1990, 388)

2. 麻黄连翘赤小豆汤加味治疗急性湿疹样皮炎 100 例: 基本方: 麻黄、杏仁、生姜各 9g, 连翘 15g, 桑白皮、大青叶、赤小豆、地肤子各 30g, 生姜 9g, 大枣 6g, 甘草 3g。皮损红灼热加生石膏、生地; 渗液明显加苦参、黄柏; 瘙痒甚加徐长卿、白鲜皮; 丘疹、水疱加甘草 30g, 赤小豆 60g; 发于上部加蝉蜕 6g, 菊花 20g; 发于下部加川牛膝 9g, 车前子 15g。日 1 剂, 水煎服。第三煎药液加热水洗浴或湿敷。结果: 痊愈 76 例, 显效 24 例。〔朱国平. 国医论坛, 1990, (3): 14〕

3. 黄柏霜治疗慢性湿疹: 用黄柏 30g, 加水 100mL, 水温 80℃煎煮 2 次各 1 小时, 合并滤液, 将其置于水温 60℃水溶锅上, 浓缩至流浸膏 (每毫升含生药 1.5g)。另用海螵蛸、煅石膏各 80g, 煅蛤粉 150g, 炉甘石 50g, 研细末过 100 目筛, 用适量甘油研磨成糊状, 加入黄柏流浸膏混匀, 按等量递加法与基质混合, 顺时针搅拌均匀, 分装 100 目盒, 每盒 20g, 密封保存。本组 50 例, 用本品治疗 1 周。结果: 痊愈 33 例, 有效 16 例, 无效 1 例, 总有效率为 98%。〔孙卫东. 中药材, 1994, 17 (8): 46〕

4. 复方紫草油乳膏治疗湿疹皮炎: 用茶油 500mL 加热至 120℃, 分次加白芷 62.5g, 黄连 10g, 熬成焦黄色, 再分次加忍冬藤、紫草各 62.5g, 保持 30 分钟, 无菌纱布过滤, 待药温降至 60℃时, 加入适量冰片搅均。按乳膏制备常规方法, 分别加硬脂酸、蜂蜡、磺胺嘧啶锌、盐酸克罗宁、硫酸庆大霉素、三乙醇胺甘油、聚山梨酸、蒸馏水, 制成本品。本组 87 例, 烧伤 55 例, 湿疹和接触性皮炎 32 例。用彻底清创后, 用棉签将本品均匀涂于创面。日 1 次。结果: 痊愈 84 例, 无效 3 例。〔陈子春. 复方紫草油膏制备与临床应用. 中药材, 1994, 17 (8): 45〕

5. 皮炎酊外搽治疗湿疹: 用鲜川楝皮 100g, 重楼、龙骨、炉甘石各 30g, 土茯苓、苦参、地肤子、虎杖各 25g, 黄连、黄芩、黄柏、生大黄、白鲜皮、花椒、地榆各 20g, 赤小豆、百药煎、刘寄奴、粉丹皮各 15g, 车前子、冰片各 10g, 加 75%乙醇适量浸泡密封 10 日, 滤渣后外擦患处, 治疗期间停用内服药忌食酒、辣腥味之品。结果: 治愈 126 例, 显效 23 例, 有效 13 例, 无效 3 例, 总有效率为 98%。〔易道龙. 皮炎酊外搽治疗湿疹 165 例. 四川中医, 1994, 12 (3): 49〕

6. 穴位注射维生素 B_{12} 治疗顽固性湿疹: 取双侧足三里、曲池。每穴注射 0.1mg, 日 1 次。10 次为 1 疗程, 疗程间隔 5~7 日, 本组患者大多数为久治不愈者, 以本法治疗后显效以上占 84%, 总有效率为 96%。对其中 17 例在治疗前后作免疫功能测定, 大部分病例治疗后细胞免疫功能有所提高。〔刘梅倩. 中国针灸, 1986, 6 (3): 45〕

第十二节　婴儿湿疮

婴儿湿疮是发于1～2岁婴儿的过敏性皮肤病。又称奶癣、胎敛疮。其特点是好发在头面，重者可延及躯干和四肢，患儿常有家庭过敏史，多见于人工哺育的婴儿。相当于西医的婴儿湿疹。

【病因病机】禀性不耐，脾胃运化失职，内有胎火湿热，外受风湿热邪，两者蕴阻肌肤而成；或因消化不良、食物过敏、衣服摩擦、肥皂水洗等刺激而诱发。

【临床表现】皮损好发于颜面，多自两颊开始，渐侵至额部、眉间、头皮，反复发作，严重者可侵延颈部、肩胛部，甚至遍及全身。皮损形态多样，分布大多对称，时轻时重。在面部者，初为簇集的或散在的红斑或丘疹；在头皮或眉部者，多有油腻性的鳞屑和黄色发亮的结痂。病轻者，仅有淡红的斑片，伴有少量的丘疹、小水疱和小片糜烂流津；病重者，红斑鲜艳，水疱多，以糜烂流津为主。转为亚急性者，水疱减少，暗红色斑片，丘疹稀疏，附有鳞屑。若过分搔抓、摩擦、洗烫，则糜烂加重，流津增多，并可向颈部、躯干、四肢蔓延。常因皮肤破损而继发感染，引起附近臀核肿痛，伴有发热、食欲减退、便干溲赤等全身症状。自觉阵发性剧痒，遇暖尤甚，以致患儿常将头面部在枕上或母亲衣襟上摩擦，或用手搔抓，烦躁，哭闹不安，常影响健康和睡眠。

临床常根据发病年龄及皮损特点分为以下三型。

1. 脂溢性：多发于出生后12个月的婴儿。皮损在前额、面颊、眉周围，呈小片红斑，上附黄色鳞屑，颈部、腋下、腹股沟常有轻度糜烂。停乳后痊愈。

2. 湿性（渗出型）：多见于饮食无度，消化不良，外形肥胖3～6个月的婴儿。皮损有红斑、丘疹、水疱、糜烂、流津。易继发感染而有发热、纳呆、吵闹、臀核肿大等症状。

3. 干性（干燥型）：多见于营养不良瘦弱或皮肤干燥的1岁以上婴儿。皮损潮红、干燥、脱屑，或有丘疹和片状浸润，常反复发作迁延难愈。

【鉴别诊断】

1. 黄水疮：多发于夏秋之际，有传染性。皮损散在发生于暴露部位，初期为红斑、水疱，但很快变为脓疱，周围有红晕，脓疱多迅速破溃，结痂而愈。

2. 尿布皮炎：仅发生在臀部、阴部、大腿等处和尿布相接触的部位，皮损为红斑、境界清楚。

3. 面游风：好发于头皮、眉部、耳前等处，皮损部油腻性鳞屑较多。

【辨证施治】

1. 胎火湿热型：

〔主症〕皮肤潮红，红斑水疱，抓痒流津，甚则黄水淋漓、糜烂，黄色痂皮，大便干，小便黄赤。苔黄腻，脉滑数。

〔治则〕凉血利湿清火。

〔方药〕消风导赤汤加减。脂溢性者，加地骨皮、生山楂、白花蛇舌草；湿胜者加车前子、茯苓皮、苍术、黄柏；干性者加太子参、麦冬、黄精。

2. 脾虚湿蕴型：

〔主症〕初起皮肤暗淡，继则出现成片水疱，瘙痒，抓破后结薄痂。患儿多有消化不良，大便稀溏，或完谷不化。舌淡，苔白或白腻，脉缓。

〔治则〕健脾利湿。

〔方药〕小儿化湿汤加减

苍术　陈皮　茯苓　泽泻　炒麦芽　内金　神曲　枳壳　六一散　车前子　刺蒺藜　钩藤

【外治】

1. 脂溢性和湿性：用生地榆、黄柏煎水或马齿苋洗剂、2% 硼酸水外洗或湿敷，待糜烂、渗出减轻后，选用青黛膏、黄连油或蛋黄油外搽。

2. 干性：用三黄洗剂、黄柏霜外搽。

【预防调理】❶忌用水洗涤，如有厚痂，先用麻油湿润，再揩去结痂。❷不宜穿羊毛衣，避免强烈日光照射。❸乳母忌食辛辣及鱼腥发物。❹尽可能避免接触热疮患者。

自 学 指 导

本病好发于头面部，皮损呈多形性、剧痒，遇暖尤甚，常有家庭过敏史。多见于人工哺育的婴儿。根据症状不同分为脂溢性、湿性、干性三类，并应与黄水疮、尿布皮炎、面游风相鉴别。胎火湿热型，治宜凉血利湿清火，用消风导赤汤；脾虚湿蕴型，宜健脾利湿，用小儿化湿汤等。

【复习思考题】

1. 婴儿湿疮的病因病机有哪些？

2. 婴儿湿疮的辨证分型及方药？

3. 婴儿湿疮外用药有何特点？

【参考文献摘录】

1. 分型治疗：①胎热炽盛型治宜清热利湿、凉血祛风。药用木通 5g，生地、僵蚕、防风、赤芍、连翘、淡竹叶、车前子各 10g，甘草、蝉衣各 3g。②脾虚湿盛型治宜健脾利湿、清热止痒。药用党参、黄芪、白术、茯苓皮、扁豆皮、炒薏仁、赤芍、连翘、地肤子、防己、泽泻各 10g，甘草 3g。③阴亏血燥型治宜清热解毒，养血润燥。药用当归、赤芍、生地、防风、玉竹、首乌、紫草、地肤子各 10g，丹皮、炒栀子各 6g，甘草 2g。若瘙痒甚加钩藤；大便结加大黄、火麻仁；大便溏薄加猪苓；睡眠不安加夜交藤；渗出液多加车前子；烦躁不安加蒺藜；鼻塞不通加苍耳子、辛夷；伴哮喘加麻黄、杏仁。外治可用马齿苋外洗患处。结果：治愈 23 例，好转 4 例，无效 1 例。〔单晓莉. 辨证治疗小儿湿疹 28 例. 辽宁中医杂志，1996，23（9）：416〕

2. 湿疹散：青黛、川柏各 60g，枯矾 15g，冰片 5g，滑石、煅石膏各 120g，炉甘石 90g，研末，过 200 目筛，装瓶备用。如疮面干燥，加凡士林调搽患处。治疗湿疹 120 例，其中痊愈 78 例，好转 42 例。〔王水香，等. 湿疹散治疗婴幼儿湿疹 120 例. 中医外治杂志，1996，5（4）：22〕

第十三节　药　毒

药毒现代医学称药物性皮炎，又名药疹，是药物过敏最常见的反应。本病是药物通过内服、注射、吸入、皮肤外用等途径进入机体后引起皮肤和黏膜的急性炎症反应。中医学把种种药物引起的全身或皮肤反应统称之为"中药毒"。《诸病源候论》《千金方》等很多古代中医书籍均设有"解诸药毒篇"，论述了古代关于对药物引起的皮肤病症状的认识及其治疗方法。如《疡医大全·卷三十九·救急部》在解救砒霜的主方中说："误中砒毒，横身紫累，百解不效，此名曰砒霜累疮。"这便是服砒霜引起严重的药物性皮炎的记载。

现今，随着化学、生物药物的广泛临床应用，药物性皮炎的发病率日增。古代对药物引起的皮炎已积累了很多治疗经验，其中有关解诸药毒的论述为我们研究药物过敏开拓了思路，提供了一定的治疗方法。

【病因病机】总的来说，是由于机体禀赋不耐，并且是与某种药物具有特殊的变应性关系。当这种药物进入机体后，机体便产生"中药毒"反应，这种反应是由于药毒蕴蒸肌肤与气血相搏；或药毒郁而化火，血热妄行，溢于肌表；或是药毒化火，使火毒炽盛，外伤皮肤，内攻脏腑，燔灼营血，耗气伤阴，形成气阴两伤，甚至引起生命危险。

引起药物性皮炎的药物种类很多，常见的有解热镇痛药、磺胺类药、安眠镇静药、抗生素类药物等。随着中草药的广泛应用及剂型改革，中草药引起的药物过敏反应的报告逐渐增多。引起药物性皮炎的单味中草药有葛根、天花粉、紫草、大青叶、板蓝根、鱼腥草、毛冬青、穿心莲、千里光、白蒺藜、贝母、槐花、丹参、红花、人参、乌贼骨、地龙、胡麻仁、两面针、大黄、五味子等30多种；亦有复方的成药，如六神丸、云南白药、益母膏、羚翘解毒片、双解片、牛黄解毒片等。此外，还有近来在剂型改革中制成的复方柴胡注射液、复方地龙注射液、板蓝根注射液、穿心莲注射液等。

【临床表现】药物性皮炎临床表现多种多样，因药物在不同的人体中可发生不同的类型的临床表现，而同一临床表现又可由完全不相同的药物引起。一般地说，药物性皮炎多在治疗开始后经过7~10日致敏期后而出现，但如以前接受过同样药物或同类结构之药物治疗而致敏者，重复用药可于数小时或1~2日迅速出现药物性皮炎。常见的药物性皮炎有如下几种：

1. 荨麻疹样型：皮损表现为大小不等的风团，持续时间较长，自觉瘙痒，并可伴刺痛、触痛。若是因痢特灵引起的荨麻疹，症状常较严重，可伴发热等全身症状，且皮疹广泛，可有大片水肿红斑或水疱，持续时间较长，甚至发生喉头水肿。

2. 多形红斑型：皮损为豌豆大至蚕豆大，圆形或椭圆形红色水肿性红斑或丘疹，中央常有水疱，边缘带紫色，对称发生于四肢。常伴有发热、关节痛、腹痛等。甚至可侵及眼、口、外阴黏膜，发生水疱、糜烂、剧烈疼痛。

3. 麻疹样或猩红热样型：呈弥漫性鲜红色斑、灼热，或针尖到米粒大小丘疹、斑丘疹，散在性或密集成片对称分布。皮疹数目多，范围广泛，形态如猩红热样或麻疹样，是药疹中最常见的一种。分布以躯干为主，亦可扩展到四肢，多伴有剧烈的瘙痒。

4. 固定红斑型：皮疹特点是局限性圆形或椭圆形红斑，鲜红色或紫红色。水肿样炎症剧烈者，中央可形成水疱，愈后色素沉着。每次服同一样药物后在同一部位发生，亦可同时发生新的损害，数目可单个或多个。

皮疹可发于全身各处皮肤，尤以口唇及口周、龟头、肛门等皮肤黏膜交界处、指趾间皮肤、足背、手背、躯干等处多见。如发生于阴部，红斑上的水疱易破、糜烂，数日后结痂而逐渐消退。

固定性红斑消退时间一般为 1～10 日不等，但在阴部发生糜烂的，可持续迁延数十日而愈。多数病例无全身症状，发生水疱糜烂者则有疼痛感。

5. 大疱性表皮松解型：此型比较少见，是药物性皮炎中最严重的一型。发病急骤，皮疹初起于面、颈、胸部，皮损为深红色、暗红色斑，很快融合成片，常 1～2 日遍布全身，斑块上发生大小不等的松弛性水疱及表皮松解，可以用手指推动，稍擦表皮即可擦掉。口腔、眼、阴部的黏膜同时累及，发生大片坏死剥脱。

常伴有高热、神昏、谵语、喘咳、尿少或尿闭等严重火毒内陷的全身症状。

6. 剥脱性皮炎型：起病较急，呈进行性加剧。初起时，皮损为一片或数片皮肤发红，迅速扩展到全身皮肤，鲜红肿胀，伴以渗液、结痂，继之大片叶状鳞屑剥脱。黏膜亦可有充血、水肿、糜烂，甚至毛发和指趾脱落。若病情好转，则红肿逐渐消退，滋水变少，广泛脱屑，手足部脱皮可形如破手套、破袜状，以后鳞屑减少而愈。伴有发热、头痛、胸闷、纳呆等症，病情严重者可有高热、神昏、烦躁等症状。

7. 湿疹样型：常由于外用药物引起局部接触而致，皮损多形性损害，有红斑、丘疹、水疱、糜烂、渗液。发生湿疹皮炎后，再内服或注射同一类药物，则发生泛发性湿疹样皮损。

药物性皮炎的发病，大多为急性，除荨麻疹型可较快消失外，一般及时处理，轻者 2～3 日内显著减轻或基本痊愈。剥脱性皮炎型，可持续 2～3 个月，甚至更久，并易复发。

【鉴别诊断】

1. 麻疹：麻疹样型应和麻疹鉴别，麻疹先有上呼吸道症状，2～3 日后颊黏膜上可见麻疹黏膜斑（科泼力克斑）。

2. 猩红热：猩红热样型应与猩红热鉴别。猩红热先有怕冷、高热、头痛、咽干，典型者可有杨梅舌，口周苍白圈等。

【辨证论治】

1. 肺卫风热型：

〔主症〕发病急，皮损为丘疹、红斑、风团，多发于上半身，分布疏散或密集，灼热作痒。伴恶寒发热、头痛鼻塞、咳嗽等症状。苔薄黄，脉浮数。

〔证候分析〕药毒挟风邪壅滞肌表，风性上行，故皮损多发上半身；风热犯卫故恶寒、发热、头痛；犯肺故鼻塞、咳嗽。

〔治则〕祛风、清热、解毒。

〔方药〕消风散加减。

2. 湿毒蕴肤型：

〔主症〕皮损肿胀、潮红、水疱、糜烂、渗出，多集中下半身。或伴有胸闷、纳呆、小便短少、大便干结或溏。苔白腻或黄腻，脉滑数。

〔证候分析〕药毒蕴热生湿，湿性趋下，故多发于下肢。湿热外泛故皮肤肿胀、糜烂、渗出。湿热中阻故胸闷、纳呆。湿热内结故小便短少、大便结或溏。

〔治则〕清热利湿解毒。

〔方药〕萆薢渗湿汤加减。

〔方解〕苦参清热利湿解毒，薏苡仁、苍术健脾利湿，泽泻、滑石利湿渗湿。若热偏重，可用龙胆泻肝汤加减。若大便干结可加生大黄泻热通便。

3. 气血两燔型：

〔主症〕红斑累累，灼热或见瘀点、水疱甚至有血疱，口腔、阴部黏膜糜烂，伴高热、烦躁。舌红绛，苔黄，脉数。

〔证候分析〕药毒化热，热毒客于气分和血分之间。客于气分，故高热烦躁、口渴饮冷；客于血分，则红斑累累而灼热。血热妄行，故有瘀点及血疱，疱破则糜烂。

〔治则〕凉血化斑解毒。

〔方药〕清瘟败毒饮加减

犀角　生地　丹皮　生石膏　知母　黄芩　连翘　竹叶　马齿苋

〔方解〕犀角、生地、丹皮清热凉血，化斑解毒，石膏、知母、竹叶、黄芩清气分热和阳明胃热，连翘合马齿苋清热解毒。若大便秘结可加生大黄以釜底抽薪，泻热通便。口渴烦躁加玄参、麦冬养阴生津清热。

4. 热入营血型：

〔主症〕皮损泛发全身，累及黏膜。皮损灼热，暗红肿胀，或有大疱和血疱，表皮松解或剥脱，伴高热、烦躁、衄血，甚至可出现神昏、谵语、黄疸、尿血等严重的全身症状。苔黄，舌质红绛，脉弦滑洪数。

〔证候分析〕药毒化热，热毒内陷于营血。入血耗血动血，故红斑灼热，并起血疱及衄血；热灼肌肤，热胜肉腐，故皮肤溃破剥脱；热扰心神；故神昏谵语；热毒壅滞肝胆则黄疸；热毒伤肾络，故血尿。

〔治则〕清营凉血解毒。

〔方药〕清营汤加减

犀角　生地　麦冬　竹叶　银花　连翘　玄参　赤芍　丹皮　紫草

〔方解〕生地、玄参、麦冬养阴生津清热，犀角镇心平肝清热，赤芍、丹皮、紫草凉血活血清热，竹叶、银花、连翘清热解毒，透热转气。若神昏谵语，应加服紫雪丹或安宫牛黄丸。黄疸者，加茵陈、大黄以利湿清热退黄。若出现尿血，加小蓟、大蓟、侧柏叶以凉血止血。

5. 气阴两伤型：

〔主症〕见于严重药疹的后期，皮肤大片脱屑，黏膜溃烂，神疲乏力，口干唇燥欲饮，纳呆便溏。舌红苔剥，脉细数。

〔证候分析〕严重药疹，热毒耗伤气阴。阴液不足，肌肤失养，故皮肤大片脱屑。阴虚内热，虚热煎灼，故黏膜溃烂。口干唇燥为胃阴不足。气虚则神疲乏力。脾气虚则纳呆便溏。

〔治则〕益气养阴清热。

〔方药〕增液汤加味

生地　玄参　麦冬　太子参　淮山　陈皮　谷芽　石斛　银花　黄芩

〔方解〕生地、玄参、麦冬、石斛养阴生津清热，太子参、淮山、陈皮、谷芽健脾益气和胃，银花、黄芩清解余热毒邪。

【外治】

1. 一般性皮损可外用三黄洗剂外搽或用马齿苋洗剂外洗。

2. 皮损广泛者可用青黛散干扑，结痂、干燥者用青黛膏外涂。

3. 剥脱性皮炎在湿润期，全身用青黛散与麻油调涂；脱屑期用甘草油外搽保护皮肤；结厚痂，用棉花蘸甘草油柔揩痂皮，然后外搽甘草油调祛湿散。

【其他治疗】严重的药物性皮炎除辨证施治外，还应大量使用糖皮质激素，应用氢化可的松 200～400mg，维生素 C 1～2g，加入 5%～10% 葡萄糖液内，缓慢滴注，每日 1 次，直至病情稳定后逐渐减量及改用强的松口服。如继发感染的，可酌加抗菌药物。此外，还应注意补液和电解质平衡，使用能量合剂，必要时分次小量输血或血浆。

【预防调理】❶合理用药，严格掌握用药指征、药量及使用时限。用药前必须询问病人有否药物过敏史，对青霉素及抗毒血清制剂，用药前要做过敏试验。❷用药要注意观察反应、遇到全身皮肤瘙痒、出疹、发热者，要想到药疹的可能，争取早期诊断，及时处理。❸皮损要忌用水洗或搔抓。❹多饮开水，忌食腥辣发物。

自 学 指 导

引起药物性皮炎的药物种类很多，最常见的解热镇痛、磺胺类、安眠镇静药、抗生素等，不少中草药也能引起药物性皮炎。药物性皮炎的临床表现多种多样，但常见的有荨麻疹样型、多型红斑型、大疱性表皮松解型、剥脱性皮炎型、湿疹样型七种类型。

药物性皮炎一般可以单用中医辨证施治而获效；但对于严重的药物性皮炎，则应采用中西医结合的治疗方法，包括使用激素、抗生素及输液、输血等多种措施。

通过本节的学习要掌握药物反应的一些知识，认识药物的二重性，合理正确地使用药物，力求避免药物性皮炎的发生。一旦发生，则应及早诊断及早治疗，防止重症药物性皮炎发生。

【复习思考题】

1. 常见的引起药物性皮炎的中西药物有哪些？

2. 荨麻疹样型、麻疹样或猩红热样型、剥脱性皮炎型、大疱性表皮松解型四型药物性皮炎各有哪些临床表现？

3. 药物性皮炎有哪些具体的外治方法？

【参考文献摘录】

1. 药物过敏反应的影响因素：文章综合了基本的影响因素，如用药方式、药物结构、特异性体质、原有疾病的影响及药理遗传因素等。还介绍了药物的交叉敏感、多元敏感、光敏反应等概念，指出它们亦为药物过敏反应的影响因素。(喻文球. 中医皮肤病性病学. 北京：中国医药科技出版社，2000. 231)

2. 中西医结合方法治疗重症药疹 57 例：重症药疹指皮损泛发红斑、肿胀、水疱、大疱、剥脱性皮炎、表皮松解等。药毒内陷、湿热伤营证：用金银花 30g，连翘、大青叶、生地各 15g，川黄连、栀子、丹皮、当归、赤芍、车前子各 9g，茯苓 12g，木通 6g。并用松花粉，雷佛奴尔氧化锌油，龙胆紫液外敷。湿热炽盛，热重伤阴证：用生玳瑁、丹皮、赤芍、甘草各 9g，生地、连翘、花粉各 15g，金银花、白茅根各 30g，羚羊角粉 7.5g（冲）。均用大量皮质激素控制病情。治疗中见余毒未清、气阴两虚，用金银花 30g，花粉、槐花、生地、茯苓各 15g，赤芍、丹皮、白术各 9g，当归 12g，同时抗生素和激素减量。病情好转后，用当归、白术、山药各 12g，泽泻、生地、茯苓、薏苡仁各 15g，扁豆、甘草各 9g，均日 1 剂，水煎服。治疗 15～60 日，结果：皮损大部恢复正常，平均疗程 32 日。〔单立真，等. 中医药研究，1994（4）：17〕

3. 药物过敏性休克的治疗：①立即停用致敏药物或其他过敏原。密切监测呼吸、血压、心率及尿量。

患者取去枕平卧位。②立即皮下注射0.1%肾上腺素0.5~1.0mL,肌内注射地塞米松5mg,同时开放静脉,给予5%~10%葡萄糖溶液500mL内加氢化可的松150~200mg,静脉滴注。0.1%肾上腺素可视气促及血压情况于15~20分钟后重复注射1次。苯海拉明20mg或扑尔敏10mg肌内注射。一般救治及时,经以上治疗措施即可很快控制病情。③保持呼吸道通畅,如有呼吸困难应予吸氧;喉头水肿窒息可行气管切开;若支气管痉挛明显,可用氨茶碱0.25~0.5g加5%~10%葡萄糖稀释后缓慢静脉滴注。必要时给予呼吸中枢兴奋剂,如利他林、可拉明、洛贝林等。④血管活性药物,经上述抢救,若血压仍未回升时,可用去甲肾上腺素、多巴胺、阿拉明等升压药静脉滴注。⑤补液,扩张血容量,液体可选择低分子右旋糖酐、5%~10%葡萄糖液或生理盐水。抢救时输入的500mL液体宜快。第一天输液量可达3 000~4 000mL,以后根据脉搏、血压、尿量或中心静脉压加以调节。⑥纠正酸中毒,休克后常出现代谢性酸中毒,可用5%碳酸氢钠溶液。100~200mL或11.2%乳酸钠溶液100mL加入5%~10%葡萄糖液中静脉滴注,或根据二氧化碳结合力及pH值结果酌情调整用药。⑦中医药治疗:针刺急救穴位,可针刺人中、十宣穴或内关等穴位;急服参附回阳救逆(人参10g,附子10g煎汤饮)。(朱学骏主编. 现代皮肤性病诊疗手册. 北京:北京医科大学、协和医科大学联合出版社,1994. 106)

第十四节 瘾 疹

因为本病是皮肤出现鲜红色或苍白色风团,时隐时现,故名瘾疹,现代医学称为"荨麻疹",是一种常见的皮肤血管反应性过敏性皮肤病。

瘾疹的病名首见于《内经·素问·四时刺逆从论》,以后则有"瘤瘰"、"风疹"、"赤白游风"、"风丹"、"风疹块"等名称。本病的特征是皮肤出现瘙痒性风团,突然发生,迅速消退,不留任何痕迹。急性者,可在数小时或数日内痊愈;慢性者,可迁延数月、数年,经久不愈。本病可以发生于任何年龄,男女皆可患此病。

【病因病机】《诸病源候论》说:"邪气客于皮肤,复逢风寒相折,则起风瘙瘾疹"。又说:"夫人阳气外虚则多汗,汗出当风,风气搏于肌肉,与热气并,则生瘤瘰。"说明机体正虚,风寒风热之邪搏于肌肤,可发生本病。此外过食腥荤发物、机体素有蕴热等,皆可化热动风。七情内伤,冲任不调,气血虚弱者,又可致血虚生风、气虚易感等病机,从而引起本病的发生。

1. 风寒、风热外袭:机体卫表不固,风寒、风热之邪侵入肌肤腠理之间,与气血相搏,故皮肤出现风团。

2. 胃肠湿热:过食腥荤厚味或肠道寄生虫,使肠胃积热,燥火动风,搏于皮毛腠理之间而发生本病。

3. 情志内伤与冲任失调:情志内伤与冲任失调皆损伤人体精气,致使阴血亏损,而肌肤失养,化燥生风,阻滞于肌肤而发生本病。

4. 气血亏损:气虚则卫外不固,易受风邪侵犯,机体呈易敏状态;血虚则肌肤失养,化燥生风,风邪阻滞肌肤腠理,而发生本病。

总之,本病关键是禀赋不耐、卫外不固;或因风寒、风热之邪直接侵犯;或因肠胃湿热化燥生风;或气血不足,内生虚风;皆可致风邪搏结于肌肤,与气血相搏,而发生风团。

【临床表现】本病起病首先有皮肤瘙痒,随即出现风团。风团可在身体的任何部位出现,呈鲜红色或苍白色。少数病例亦可仅有水肿性红斑。风团的大小形态不一,可小如芝麻或米粒，大至巴掌，略高出于周围皮肤。分布可呈散发性，亦可融合成环状、地图状等。风团的数目常随搔抓等刺激而扩大、增多。风团持续数分钟至数小时，少数可达数日后消退，消退后不留痕迹，以后又可不断成批发生，时隐时现。风团常泛发，亦可局限。有时单纯发生在眼睑、口唇、阴部等疏松组织处，则又称之为单纯性血管性水肿；水肿处皮肤紧张发亮，境界不清，表面色白或淡红，质地柔软为不可凹陷性水肿，局部不痒或轻微痒，有麻木胀感，水肿经2~3日消退，亦有持续更长时间者，消退后亦不留痕迹。自觉灼热，剧烈瘙痒，部分患者有怕冷、发热等症状。如风团发生在消化道黏膜，可伴有恶心、呕吐腹痛、腹泻等症状；发生在咽喉部者，可引起喉头水肿、呼吸困难，甚至发生窒息。

部分患者以钝器在皮肤划痕后局部皮肤出现与划痕一致的风团性隆起，即称之为皮肤划痕试验阳性。是荨麻疹的临床表现一种简单的检查方法。

根据病程的长短及发病情况，可分为急性和慢性两种。风团发得快，消得也快，并经一周左右即可痊愈的称之为急性荨麻疹；若反复发作达数月以上者，则称为慢性荨麻疹。

【辨证施治】

1. 风热型：

〔主症〕风团色红、遇热则加剧，得冷减轻，夏重冬轻等。皮损多发于上半身，皮损处以手按之有焮热感，兼有发热、口渴、咽喉红肿、咽痛等症。脉浮数，苔薄黄。

〔证候分析〕风热之邪、侵袭卫表，郁于肌肤，使营卫不和。风热与气血相搏，故起红色风团。冷能制热，故得冷减轻，冬季发作减轻。夏季炎热，使热邪更厥，故夏季病重。因风性上行，故病以发于上半身为主。

〔治则〕疏风清热，调和气血。

〔方药〕消风散加减

牛蒡子　薄荷　蝉蜕　防风　赤芍　生地　石膏　知母　黄芩　苦参　木通　甘草

〔方解〕牛蒡子、薄荷、蝉蜕、防风疏风解毒；生地、赤芍调和气血，又可凉血清热；石膏、知母清泄内热；黄芩、苦参、甘草清热止痒；木通通络行滞，又可利湿清热。风热之邪清解，则营卫调和；加之凉血活血通络，则气血流畅，故风团瘙痒除。

2. 风寒型：

〔主症〕风团色白，遇冷或吹风加剧，得暖可缓解，冬重夏轻，皮损以暴露部位为主。脉浮缓或浮紧，苔薄白。

〔证候分析〕风寒之邪，侵袭卫表，郁于肌肤，使营卫不和，风寒之邪与气血相搏，则起风团。热能温冷，故得暖减轻，而夏季症状轻微；冬季寒冷，故病势更剧。暴露部位无衣遮体、易受风寒、故易发疹。

〔治则〕祛风散寒，调和营卫。

〔方药〕桂枝汤加减

桂枝　麻黄　白芍　生姜　甘草　通草　泽兰　白鲜皮　威灵仙　陈皮

〔方解〕麻黄、桂枝、生姜祛风散寒，桂枝、白芍、甘草调和营卫，通草、陈皮、泽兰、桂枝通络活血行滞；威灵仙、白鲜皮祛风止痒。全方祛风散寒则营卫通行，加之通络行滞，则气血运行复常，故风团瘙痒可消失。

3. 胃肠积热型：

〔主症〕此型由食腥荤发物或肠道寄生虫引起。表现出风团伴有腹痛，大便干结或泄泻，甚至恶心、呕吐，兼有神疲纳呆。苔黄腻，脉滑数。

〔证候分析〕腥荤发物可燥热动风，肠道寄生虫可化湿生热，皆可壅阻肠胃。湿热壅久，亦可化热动风，风热之邪外发肌肤，与气血相搏则有风疹团块。湿热之邪壅阻肠胃，阻塞气机，升降失调，则有腹痛、腹泻、恶心、呕吐等症状。

〔治则〕疏风清热、通腑行滞。

〔方药〕防风通圣散加减

防风　麻黄　薄荷　荆芥　生大黄　厚朴　枳壳　黄芩　川芎　当归　茵陈　甘草

〔方解〕麻黄、荆芥、薄荷、防风祛风宣表，使壅滞于肌表的风热之邪从卫表宣泄而出；大黄、厚朴、枳壳通腑行滞，使壅积肠胃之湿热从大便通泄而出；黄芩、茵陈、甘草清热利湿；当归、川芎和营活血。总之，本方之意在内外分消、疏表清里。

4. 气血虚弱型：

〔主症〕风团反复发作，迁延数月或数年不愈，劳累后则发作加剧，伴神疲乏力；舌淡，苔薄，脉濡细或沉细，此属气血两虚。若气虚为主而卫外不固者，则主要表现为遇风遇冷很容易发作，伴乏力、肢软；若偏血虚者，则伴面色萎黄或苍白、心烦，午后或夜间发作较甚。

〔证候分析〕气虚则卫表不固，易受外邪侵犯，而很容易发作风疹团块。血虚则不柔养肌肤，且可化燥生风，燥风壅结肌肤则出风团。气血双亏，既不能固表御邪，又会化燥生风。表里俱虚，故病势迁延。

〔治则〕①气虚卫表不固者，宜补气固表；②血虚肌肤失养者，宜养血祛风；③气血双亏迁延不愈者，宜气血双补。

〔方药〕

(1) 补气固表用牡蛎散合玉屏风散加减

生黄芪　白术　防风　牡蛎　龙骨　白鲜皮　党参　乌梅　当归　白芍

(2) 养血祛风用当归饮子加减

当归　白芍　何首乌　川芎　黄芪　刺蒺藜　白鲜皮　生地　麦冬　党参

(3) 气血双补用八珍汤加味。

〔方解〕

(1) 补气固表方以党参、白术补脾气，黄芪补肺气，肺脾气旺，则卫气敷布于表，而起御邪作用；加之牡蛎、龙骨、乌梅固涩之剂，使肌表固密，则外邪难于侵入；当归、白芍、白鲜皮、防风等，养血祛风止痒。

(2) 养血祛风方中着重以四物汤加何首乌补阴血；又以参芪补气，以益气生血；以生地麦冬养阴，阴津充足，亦可柔养肌肤；刺蒺藜、白鲜皮疏风止痒。

(3) 气血双补方以八珍汤双补气血，再加祛风止痒之品，而起到补气固表，养血祛风的疗效。

总之，气血虚弱一型，当分气虚、血虚，以便处方用药有主次，则疗效更佳。

5. 肝气郁结型：

〔主症〕出风团与情志抑郁有关，或在精神紧张时加剧，伴胸闷、胁胀痛、纳差、口苦、失眠。舌苔薄黄，脉弦细。

〔证候分析〕情志抑郁则肝不疏，肝气不疏，则气血运行不畅，使肌肤失养；抑郁使气郁化火，化火可生风，外发肌肤则起风团；情志抑郁，久之可耗伤营血等皆可生风生燥而发生本病。

〔治则〕疏肝解郁、清热祛风。

〔方药〕逍遥散加减

当归　白芍　柴胡　黄芩　薄荷　防风　五味子　乌梅　生地　丹皮　栀子

〔方解〕当归、白芍、五味子、乌梅柔肝养肝，柴胡、薄荷、防风祛风兼条达肝气，丹皮、栀子、生地、黄芩清泄血分及肝胆之郁热。

6. 冲任不调型：

〔主症〕素有月经不调史，风团常在月经来潮前几日开始发生，往往随月经的干净而消失，但在下次月经来潮时又重复发作。舌质微青紫，苔少，脉弦数或沉涩。

〔证候分析〕冲任不调则肝肾亏损，阴血不足柔养肌肤，致使虚风内生，发于皮肤腠理而成风团。月经前几日及行经期间经血郁积胞宫及行经耗血，加重虚风内生；而月经停止则阴血聚于养肤，故虚风能除而风团自止。

〔治则〕调摄冲任，补益肝肾。

〔方药〕四物汤合二仙汤加减

当归　川芎　白芍　熟地　仙灵脾　肉苁蓉　菟丝子　丹参　益母草　黄柏　知母

〔方解〕四物补养肝血，仙灵脾、肉苁蓉、菟丝子补益肾之精气，此方肝肾同补，补精气以化精血，补阴血以益精气。肝肾精血充，则冲任自调，四物、益母草、木香又可以调经、兼活血化瘀，血行风自灭。黄柏、知母清肾之虚火。

【外治】局部风团瘙痒可用安抚止痒剂，风团色红者可用炉甘石洗剂外搽，风团色白可用百部酊外搽，此外亦可用苍耳草、樟树叶、桃叶、艾叶、明矾等，选择1～2味煎水熏洗。

【其他治疗】

1. 合并喉头水肿，引起呼吸困难者，应立即皮下注射1:1 000肾上腺素0.5～1mL（有心血管疾患者慎用）；必要时每30～60分钟皮下注射0.5mL；同时静脉滴注氢化可的松、静脉注射氨茶碱或口服麻黄碱、吸氧；若上述处理无效而又有窒息危险时，应立即作气管切开术。

2. 针刺：皮疹发于上半身者，取穴曲池、内关；下半身者，取穴血海、足三里、三阴交；发于全身者，取风市、风池、大椎、大肠俞等。

自 学 指 导

瘾疹的病因病机主要为风寒风热外袭、胃肠积热、情志内伤与冲任失调及气血亏虚等诸方面。辨证施治可分为六型，病因病机及临床证候虽然复杂，但瘾疹急性者多属实证，责之于外邪，以祛风为主，或配清热，或合散寒，或加凉血；慢性者多属虚证或虚实夹杂之证，应责之于脏腑，调补脏腑气血为主。发生在咽喉部黏膜的风团，可引起喉头水肿，而产生呼吸困难，甚至发生窒息，可用0.1%肾上腺素0.5～1mL，皮下注射解救。

学习本节应着重掌握本病的辨证施治，以虚实为辨证总纲，根据临床具体情况决定扶正与祛邪的正确运用。祛邪无非祛风、清热、散寒、凉血，扶正包括调补气血、补益肝肾等。

气血虚弱型的治则与方药分补气固表、养血祛风、气血双补等三个方面。这是强调辨证施治时应注意侧重的方面，不要泛泛地讲气血虚损，往往针对主要矛盾施治，其效果更速。

【复习思考题】

1. 瘾疹的病因病机有哪些重要特点？

2. 急性、慢性瘾疹有何异同点？

3. 瘾疹的辨证分型及代表方剂有哪些？

4. 瘾疹发生喉头水肿的处理方法是什么？

【参考文献摘录】

1. 治疗荨麻疹常用药物的作用机制：如荆芥、蝉蜕、苍耳子、苦参、白鲜皮、地肤子等，都具有明显的抗过敏作用，其作用机制是能抑制组胺和慢性反应物（SRS-A）等过敏介质的释放或直接拮抗过敏介质；肉桂能温经散寒，对血管有一定的调节作用，能减少毛细血管的渗出；当归、丹参有活血、养血、降低血管通透性及抗组胺等作用；黄芩清热解毒，具有抗乙酰胆碱作用及能抑制毛细血管通透性增加；甘草有抗炎、抗过敏和皮质激素样作用；茯神、远志、枣仁是镇静安神宁心的药物，有调节神经系统，抑制和维持乙酰胆碱的正常释放；黄芪益气固表，有增强细胞免疫的功能；麻黄有拟肾上腺样效应，有激活腺苷环化酶，促使 cAMP 增高，从而抑制组胺释放等作用。治疗本病药物的药理作用，可能是通过抑制组胺的释放，降低血管的通透性以及增强其免疫功能而取得的。（秦万章. 皮肤病研究. 上海：上海科学技术出版社，1990. 406）

2. 自拟消风抗敏饮：熊氏 1986 年初至 1996 年底自拟消风抗敏饮内服治疗慢性荨麻疹 96 例。治疗组以消风抗敏饮内服，方由荆芥、防风、防己、黄芩、乌梅、五味子、知母、生地各 10g，珍珠母 15g，蝉蜕 3g，生甘草 6g 组成。随症加减：风寒束表证去生地、黄芩，加麻黄 3g，桂枝 9g；风热犯表证加生石膏 18g；肠胃实热便秘者加生大黄 5g，枳实 10g；腹泻加银花炭 12g；肠道有寄生虫加炒使君子 12g（嚼吞），另以槟榔 30g，煎汁冲；血虚风燥加当归、黄芪各 12g；冲任不调加白芍、仙茅、仙灵脾各 10g。连服 10 日为 1 疗程，服药期间停用一切其他疗法。对照组以赛庚啶 2mg，甲氰咪胍 0.4g，每日 3 次内服，服 10 日为 1 疗程。治疗组治愈 37 例（38.55%），好转 50 例（52.08%），未愈 9 例（9.37%），总有效率为 90.63%，皮疹消失平均天数 8.3±4.2 日。对照组治愈 13 例（27.08%），好转 14 例（29.16%），未愈 21 例（43.76%），总有效率为 56.24%，皮疹消退平均（12.5±5.5）日。疗效治疗组明显高于对照组（$P<$ 0.01），皮疹消退时间短于对照组（$P<0.01$）。〔熊学军. 消风抗敏饮治疗慢性荨麻疹 96 例. 中国中医科技，1998.（2）：124〕

3. 在实验条件下测定 50 例慢性荨麻疹患者的血细胞比容、全血比黏度、全血还原黏度、血浆比黏度、红细胞电泳时间、纤维蛋白原：结果表明：慢性荨麻诊患者的上述检查指标者显著性提高。提示对血液流变指标有异常变化的患者，临床上应用降低血液黏度，降低纤维蛋白原，改善微循环的药物治疗是具有一定针对性的方法。作者采用藻酸双酯钠、脉络宁、复方丹参注射液进行治疗，都取得了满意的效果。（韩宝顺. 慢性荨麻疹的血液流变学皮肤性病防治. 南京：江苏科学技术出版社，1994. 10）

第十五节 牛 皮 癣

本病是以皮损肥厚顽硬，如牛皮因而得名。在很多中医外科文献中又有"顽癣"、"摄领疮"之称。本病现代医学称之为神经性皮炎，是一种以皮肤苔藓样变及剧烈瘙痒为特征的常见慢性皮肤病。

【病因病机】《外科证治全书》论癣说："总由风邪湿热侵袭皮肤，郁久化虫"，《外科正宗》顽癣说："皆由血燥风毒克于脾肺二经"；说明本病可由外感风邪引起，亦可血虚风燥、肌肤失养而致。

风湿热邪外侵，蕴阻于肌肤，风热炽盛，凝结不散，气血瘀滞，肌肤失养，而皮肤变厚作痒。

风湿热邪蕴久化热，可耗伤阴液，致使营血不足，血虚生风化燥，皮肤失去营养，而使皮肤增厚、坚硬。若肝血不足，肝失柔养，则肝失疏泄，则有精神和情志的异常。过度紧张，忧愁烦恼，耗血更甚，血虚肌肤失养而使本病进一步加重。

此外，《诸病源候论·摄领疮候》说："摄领疮，如癣之类，生于颈上痒痛，衣领拂着即剧。云是衣领揩所作，故名摄领疮也。"说明局部衣领摩擦、搔抓刺激等，均可诱发本病的发生或使之加剧。

【临床表现】本病多见于中、青年。起病时，患部皮肤往往有瘙痒，而无皮疹发生，经常搔抓或摩擦后，便出现粟粒至绿豆大小之丘疹，顶部扁平，呈圆形或多角形，散在分布，丘疹逐日增多，密集融合成片，搔抓后皮肤逐渐肥厚，皮纹加深和皮嵴隆起，形成苔藓样变。皮损颜色多呈淡红、黄褐或正常皮色，或有色素沉着，有时覆有鳞屑。皮损边界清楚、周围亦可有少数散在的扁平丘疹。自觉症状常为阵发性剧烈瘙痒，夜间尤甚，搔之可不知疼痛；情绪波动时，瘙痒更加剧；搔抓后可出现血痂，经常搔抓可形成皮肤苔藓化，使患者感到剧痒，以致越搔越痒，皮损则进一步加重。皮损表面多数干燥。而无明显渗湿。

本病好发于颈后及两侧、肘窝、腘窝、股内侧、尾骶及腕、踝等部，但其他部位亦可发生。如皮疹不甚广泛或仅限于上述部位时，称局限性神经性皮炎。如皮疹分布广泛，身体多处有皮损的则称之为泛发性神经性皮炎。本病为慢性病程，常多年不愈，治愈后也易复发。

【鉴别诊断】

1. 慢性湿疹：多有糜烂、渗液等急性发病过程，苔藓样变不如神经性皮炎显著，皮损边界也不如神经性皮炎清楚，且皮损多在屈侧。

2. 原发性皮肤淀粉样变：好发于小腿伸侧，为绿豆大小的半球形丘疹，质坚韧，密集成片。

3. 瘙痒症：先瘙痒而后有丘疹，主要皮损有抓痕、血痂、脱屑等，苔藓样变的皮损边界不如神经性皮炎清楚。

【辨证施治】

1. 肝经湿热型：

〔主症〕皮损肥厚，色潮红，瘙痒剧烈伴糜烂、渗出、血痂，伴大便干结、小便黄。苔薄黄或黄腻，脉弦数。

〔证候分析〕风湿热蕴阻肌肤，阻塞经络，使肌肤失养故肥厚。风湿热与气血相搏，故肤色潮红，并瘙痒剧烈。湿热外泛，故渗出、糜烂。湿热内结，故便结、尿黄。

〔治则〕清肝泻热。

〔方药〕龙胆泻肝汤加减。

2. 风湿热蕴型：

〔主症〕皮损呈淡褐色片状，粗糙肥厚，剧烈作痒，夜间尤甚。苔薄白或白腻，脉濡而缓。

〔治则〕疏风清热利湿止痒。

〔方药〕消风散加减。

3. 血虚风燥型：

〔主症〕病程较长，皮肤干燥，皮损色淡或灰白，肥厚粗糙、脱屑，苔藓样变。伴头晕、失眠、瘙痒。舌质淡，苔薄白，脉濡细。

〔治则〕养血祛风。

〔方药〕当归饮子加减

当归　川芎　白芍　生地　何首乌　白蒺藜　秦艽　白鲜皮　胡麻仁

〔方解〕当归、川芎、首乌养血活血，白芍、生地、胡麻仁养阴润燥，白蒺藜、秦艽、白鲜皮祛风止痒。若因精神紧张而病情加剧者，可加珍珠母、代赭石、生牡蛎等镇静潜摄。若失眠者可加夜交藤、五味子等安神。

【外治】

1. 肝经湿热及风湿热型：用三黄洗剂外搽，每日 3～4 次。

2. 血虚风燥型：①2 号癣药水（经验方）外搽，每日 2～3 次。②拔膏疗法。③外搽复方斑蝥酊或百部酊，每日 2～3 次。

【其他治疗】

1. 针灸：泛发者可取穴曲池、血海、大椎、足三里、合谷、三阴交等，隔日针 1 次。

2. 艾灸：小块肥厚性皮损，可用艾灸患处，每次 15～30 分钟，每日 1～2 次。

3. 梅花针：苔藓化明显者，可用七星针在患部叩击，每日 1 次。

4. 封闭疗法：适用于小块肥厚性皮损。

(1) 奎宁局封：用复方奎宁 2mL，加 0.5％普鲁卡因 20mL 稀释后，于皮损下浸润封闭，每周 1 次，每次用药根据皮疹的大小来决定，但复方奎宁用量不宜超过 2mL。在用药过程中，如有硬结形成，需俟其消退后再行注射。

(2) 苯海拉明局封：用苯海拉明 100mg、0.5％普鲁卡因溶液加至 100mL，于皮损下浸润注射，隔日 1 次，每次用量不超过 25mL。

自 学 指 导

本病属于皮肤功能障碍性疾病，中医学文献散记在有关癣病论述之中。本病虽命名牛皮癣，但确与前面学过的头癣、体癣不同，因头癣、体癣为霉菌感染所致。融合成片的圆形或多角形扁平丘疹、瘙痒、皮肤肥厚、皮纹加深、皮脊隆起、苔藓化这些症状是本病的重要特征。

初起多为风湿热蕴阻证，病久则成血虚风燥证。外治：皮损潮红、轻度渗出、糜烂者用三黄洗剂，以清热收敛止痒；而对皮损肥厚、粗糙、苔藓变为主者，则可采用刺激性较强的外用药。

【复习思考题】

1. 牛皮癣有哪些主要临床特征？

2. 牛皮癣的辨证分型及代表方剂是什么？

3. 血虚风燥型的外治法有哪些？

【参考文献摘录】

1. 神经性皮炎患者的脑电图观察：对98例患者做了脑电图观察。检查结果：脑电图变化大多数显示界限性异常和轻度异常脑电图，其脑电图异常率为62.2%，经统计学处理远高于正常人群的异常率（27.4%）（$P<0.01$）。为了阐明神经性皮炎发生于脊椎病变有否内在联系，国内屠善庆等对30例本病患者做了检查。皮损在颈项部与上肢的23例做颈椎侧位片，有异常者18例（78.3%），其中16例皮损分布在该颈椎有异常改变所在相应脊神经支配的皮肤上。皮损在下肢者8例做腰椎侧位片，有异常者6例（75%），其中5例的皮损分布在腰椎有异常改变所在相应脊神经支配的皮肤上。此外，在20例健康者中，颈椎X线表现异常者仅7例（35%）。两组脊椎异常相比，（$P<0.01$），两组有高度显著性差异。因此，作者推测，局限性神经性皮炎的发生，系由于脊椎病变致使相应的脊神经营养功能发生某些障碍，造成其所支配的皮肤发生神经营养功能紊乱而发病。精神因素在神经性皮炎的原因中占主导地位。普遍认为对患者进行心理治疗以及避免"再刺激"是治疗本病的关键。（秦万章. 皮肤病研究. 上海：上海科学技术出版社，1990. 5078）

2. 穴位埋线治疗神经性皮炎：选穴：血海（双）、曲池（双）、阿是穴，将3/0号医用羊肠线剪成2cm左右长的小段，浸泡于75%乙醇中备用，9号穿刺针高压消毒后备用。埋线时在选定的穴位做常规消毒后，将剪好的肠线置入9号穿刺针的针管内，然后快速刺入皮肤下，循经进针到肌肉层内，推动针芯将肠线植入穴位内，缓慢退出针头，按压针孔。结果：46例中痊愈35例，好转11例。〔郑沛仪. 河南中医，1994，14（2）：103〕

3. 在实验条件下检测41例神经性皮炎患者细胞免疫功能，并与健康人做对照：结果显示患者总T细胞、T辅助细胞明显低于正常值，T抑制细胞明显高于正常人组，B细胞高于正常人组（$P<0.001$），表明患者细胞免疫功能存在异常，主要是免疫抑制性增强，且与病情轻重有一定关系。〔刘贞富. 神经性皮炎患者细胞免疫功能测定. 中华皮肤病学杂志，1996，29（1）：56〕

第十六节　皮肤瘙痒症

瘙痒是许多皮肤病共有的一种自觉症状，而皮肤瘙痒症则是指仅有皮肤瘙痒感而无任何原发性皮肤损害的一种主观感觉的疾病。皮肤由于搔抓后，很快出现抓痕、血痂、色素沉着和苔藓样变等继发性损害。有些患者还可以继发毛囊炎、疖、湿疹样皮炎等病变。

现代医学认为本病与某些内部疾病及外界气候刺激因素等有关，属于神经功能障碍性皮肤病，可在情绪忧郁、紧张、焦虑和激动的情况下发病或促使病情加重。

早在《内经》就有"诸痛痒疮，皆属于心"的记载，这里把痛和痒并列。"心主神"说明古人已认识到痛觉和痒觉都与人的心神有关。唐孙思邈《千金方》说："痒证不一，血虚皮肤燥痒……或遍身痒，或头面痒。"这里指出了皮肤瘙痒症与血虚血燥有关，并可发生于身体不同的部位。

【病因病机】风热、湿热之邪蕴阻肌肤，不得疏泄，故皮肤发痒。此外，风热、湿热之邪蕴久，则气血瘀滞，还可化火生燥，以致津血枯涩，肌肤失养。

久病重病耗伤阴血，或湿热之邪内蕴，化燥伤阴，皆可使阴血亏虚，肝失柔养，则肝气疏泄不畅，气机不调，情志异常，产生瘙痒。

【临床表现】根据皮肤瘙痒的范围及部位的不同，本病可分为全身性和局限性两种类型。

1. 全身性皮肤瘙痒病：瘙痒常为阵发性，尤以晚间为重，饮酒之后，情绪变化，被褥温暖及搔抓摩擦等，都可促使瘙痒发作或加重。其程度因人而异，有的轻微，时间也较短暂；有的剧烈，难以忍受，常不断搔抓，甚至皮破血流有疼痛感觉为止。由于剧烈搔抓，往往引起条状表皮剥脱和血痂，亦可有湿疹样、苔藓样变及色素沉着等继发性皮损，有的还可继发感染，发生脓疱疮、毛囊炎、疖等病变。由于瘙痒剧烈，长期不得安眠，可有头痛、精神忧郁及食欲不振等症状。

发生于秋末及冬季，因气温骤冷所诱发的瘙痒病称之冬季瘙痒病；发生于夏季，由温热所诱发的称之为夏季瘙痒病。

2. 局限性皮肤瘙痒病：瘙痒发生于身体的某一部位时，谓之局限性瘙痒病，以肛门、阴囊、女阴等部位最为多见。

（1）肛门瘙痒病：瘙痒局限于肛门及其周围的皮肤，但有时亦可蔓延至会阴、女阴或阴囊皮肤。因搔抓可出现皮肤皲裂、肥厚、苔藓样变或湿疹样变等继发性损害。

（2）阴囊瘙痒病：大都仅局限于阴囊，亦可波及阴茎、会阴及肛门，因搔抓亦可出现苔藓样变或湿疹样变等继发性损害。

（3）女阴瘙痒病：主要发生在大阴唇和小阴唇，但阴阜、阴蒂及阴道黏膜亦常有痒感，因搔抓可继发皮肤肥厚、浸渍，阴道黏膜糜烂等病变。

【辨证施治】

1. 风热血热型：

〔主症〕以青年患者多见，瘙痒病的初起者多属此型。表现为皮肤瘙痒剧烈，遇热更甚，皮肤抓破呈条状血痂，伴口干、心烦、大便干结、小便黄。舌质红，苔薄黄，脉弦数。

〔证候分析〕风热蕴阻肌肤，与气血相搏，故瘙痒，遇热则热邪更甚。热邪内结则口干、心烦、便结、尿黄。

〔治则〕散风清热凉血。

〔方药〕消风散加减。

2. 湿热蕴结型：

〔主症〕皮肤瘙痒发于腰以下，以女阴、阴囊及肛门周围等处多见。局部表现为瘙痒不止，抓破后脂水淋漓，女子伴白带多，口苦，胸胁闷胀，小便短赤，大便不畅。舌红，苔黄腻，脉滑数。

〔证候分析〕湿性趋下，故病多发于腰以下，二阴为湿邪之出口，故湿热下注，以此处多见。出脂水，白带多为湿热下注所致。小便短赤、大便不畅为湿热内结之象。口苦、胸胁闷胀为湿热中阻之征。

〔治则〕清热利湿。

〔方药〕龙胆泻肝汤加减。

3. 血虚肝旺型：

〔主症〕此型多见于老年人，病程较久，发病以秋冬两季为多。皮肤干燥，抓破血迹累累，面色萎黄无华。如情绪波动，可引起瘙痒发作及加重。伴头昏目眩、失眠。舌质红，苔薄，脉细数或弦数。

〔证候分析〕血虚则肝失养，疏泄不利，气机不畅，故每随情绪波动而发作或加剧。再则，血虚则肌肤失养，故皮肤干燥作痒。秋冬寒燥，外燥加重内燥，故血虚者，秋冬发病。

〔治则〕养血平肝、祛风润燥。

〔方药〕当归饮子加减。

【外治】①一般瘙痒可止痒剂酊、百部酊外搽。②皮损有湿疹者可用三黄洗剂外搽。③肛门和女阴瘙痒可用银杏散外扑。④各型瘙痒均可用药浴或熏洗、熏蒸疗法，可用苦参、地骨皮、白鲜皮、百部、蛇床子、地肤子、花椒等煎水作全身熏浴。

【其他治疗】

1. 针刺：取穴曲池、足三里、合谷、三阴交、血海，一次选2～3穴，强刺激，每日1次，10次为1疗程。

2. 对老年性瘙痒病可用性激素治疗，男性患者用丙酸睾丸酮25mg肌内注射、每周2次，或服甲基睾丸酮0.5mg，每日2次。女性患者可服己烯雌酚0.5mg，每日2次，或用黄体酮10mg肌内注射，每日1次。

【预防调理】❶饮食宜清淡，忌饮酒及食辛辣、腥荤等刺激性食物。❷保持大便通畅，有习惯性便秘者应加以纠正。❸避免用搔抓、摩擦或热水烫等方式止痒，避免使用碱性强的肥皂。❹内衣要轻柔宽松，宜穿棉织品或丝织品，而不宜毛织品，以避免内衣对身体皮肤的刺激。

自学指导

皮肤瘙痒病主要由风邪引起，或外感风热之邪，或血虚风燥，一虚一实之风邪是本病辨证应弄清楚的问题。前者治宜散风清热凉血，以祛邪为主，后者治宜补养阴血，以扶正为主。局灶性瘙痒病，初起可辨为湿热下注，法用清热利湿，以祛邪为主，但病久则耗伤气血，故又宜补养阴血。总之，本病新病多为实证，久病多为虚证，故曰："诸痒为虚"。

此外，在辨证施治时，应注意区别瘙痒的不同情况。瘙痒在上半身者，可加羌活、白附子、桑叶、菊花等祛风；在下半身者，加独活、川牛膝、车前子等利湿；瘙痒泛发者，加浮萍、刺蒺藜、白鲜皮、防风等祛风止痒；瘙痒继发滋水糜烂者，加地肤子、茵陈、苦参等利湿止痒；病久顽固性瘙痒者，酌加乌梢蛇、全蝎、蜈蚣、皂刺、鸡血藤等熄风通络止痒。

【复习思考题】

1. 全身性瘙痒病有哪些主要临床特点？局限性瘙痒的好发部位及特点是什么？

2. 瘙痒病的辨证分型及代表方剂是什么？

【参考文献摘录】

1.《疡科纲要·论痒》：外疡发痒，其最普通者，皮肤病为独多……而溯其原因，则不外乎风燥与湿热二者而已。风性善行，袭入肌肤，则走窜四注，故遍体瘙痒，淫淫然如虫蚤之游行于肌表。惟恐风胜则燥，虽搔破血溢，而随破随收，不致化腐……若湿郁生热，流溢肌表，则血浊不清，湿邪流而不去，积湿生热，蕴热生虫，其痒尤烈，而浸淫四窜、黄水频流，最易蚀腐，且多传染。

2. 以针刺治疗皮肤瘙痒症65例：选针风池穴，用2寸毫针向鼻尖部斜刺1.0～1.5寸，以针感传导至前额为宜，然后以1.5寸毫针以30度角向脊柱方向斜刺心俞、膈俞穴0.5～0.8寸；用1.5寸毫针向肘部斜刺内关穴1.0～1.2寸，以有麻胀感向肘部放散为宜，留针30分钟，每日1次，10次为1疗程，疗程间隔3日，2疗程后评效。结果：临床治愈47例，好转14例，无效4例，总有效率93.85%。〔张连生. 中国针灸，1998，18，(2)：74〕

3. 小儿皮肤瘙痒验方：药物组成为黄芩、乌梅、夜交藤各30g，黄柏、连翘、白鲜皮、蝉蜕、赤芍、防风、海桐皮各 20g。每日洗 1 次，1 剂可洗 2 次，每次洗 10～15 分钟，并每日口服 2 次，每次 10～20mL。16 例中痊愈 15 例，好转 1 例。〔张培荣. 河北中医，1996，18（3）：40〕

4. 以针药结合治疗顽固性肛周皮肤瘙痒症 74 例：治疗方法以梅花针轻轻叩打肛周皮肤微出血为度，然后用消毒棉球擦干血迹，再用蛇床子、地肤子、五倍子各 50g，75％乙醇 500mL 浸泡的药液（浸泡 7 日以上）擦洗，每日 2 次。每周叩打 2 次，8 次为 1 疗程，2 个疗程结束后评定疗效。结果 74 例中治愈 58 例，随访 1 年均未复发；好转 15 例，无效 1 例，总有效率为 96.7％，一般 1 个疗程见效。〔沈耀明. 湖南中医杂志，1996，12（2）：27〕

第十七节　风　热　疮

风热疮是一种疹色红如玫瑰，脱屑如糠秕的急性自限性皮肤病。亦称风癣。其特点是初发多在躯干部先出现玫瑰红色母斑，上有糠秕状样鳞屑，继则分批出现较多形态相仿而较小子斑。相当于西医的玫瑰糠疹。

【病因病机】过食辛辣炙煿或情志抑郁化火，导致血分蕴热，热伤阴液而化燥生风，复感风热外邪，内外合邪，风热凝滞，郁闭肌肤，闭塞腠理而发病。

【临床表现】好发于青年和中年人，以春秋季多见。基本皮损最先在躯干或四肢某处出现一个约如指盖或稍大的圆形或椭圆形，淡红色或黄红色鳞屑斑，称为原发斑或母斑，这种母斑易被患者忽视。母斑出现 1～2 周后，即在躯干及四肢近端出现多数与母斑相同而形状较小的红斑，称为子斑或继发斑。皮损横列、椭圆，长轴与皮纹走行一致，中心略有细微皱纹，边界清楚，边缘不整，略似锯齿状，表面附有少量糠秕状细小鳞屑。多数孤立不相融合。子斑出现后，母斑颜色较为暗淡。斑疹颜色不一，自鲜红至褐色、褐黄或灰褐色不等。皮损好发于胸、背、腹、四肢近端、颈部，尤以胸部两侧多见，少数也可见于股上部，但颜面及小腿一般不发生，黏膜偶有累及。患者有不同程度的瘙痒，部分患者初起可伴有周身不适，头痛、咽痛，轻度发热，颈或腋下臖核肿大等全身症状。

本病预后良好，一般约经 4～6 周自然消退，皮肤恢复正常，不遗留任何痕迹；亦有迁延 2～3 个月，甚至更长一些时间才痊愈。愈后一般不复发。

【鉴别诊断】

1. 紫白癜风：多发于胸背、肩胛等处。皮损为黄豆到蚕豆大小的斑片，微微发亮，先淡红或赤紫，将愈时呈灰白斑片。

2. 圆癣：一般损害数目不多，虽呈环形，但中心有自愈倾向，四周有丘疹、小水疱等。

3. 白疕：皮损为红斑上堆集较厚的银白色鳞屑，搔抓后有点状出血，病程较长，且易复发。

【辨证施治】

1. 风热蕴肤型：

〔主症〕发病急骤，皮损呈圆形或椭圆形淡红斑片，中心有细微皱纹，表面少量糠秕状鳞屑，伴心烦口渴、大便干、尿微黄。舌红，苔白或薄黄，脉浮数。

〔治则〕疏风清热止痒

〔方药〕消风散加减。瘙痒甚者，加白鲜皮、地肤子。

2. 风热血燥型：

〔主症〕斑片鲜红或紫红，鳞屑较多，瘙痒较剧，伴有抓痕血痂。舌红，苔少，脉弦数。

〔治则〕凉血清热，养血润燥。

〔方药〕凉血消风汤。血热甚者，加水牛角。

【外治】

1. 用5%～10%硫黄膏外涂，或三黄洗剂、2号癣药水（经验方）外搽，每日3～4次。

2. 苦参片30g、蛇床子30g、川椒12g、明矾15g，煎汤外洗患处。

【预防调理】❶注意皮肤清洁卫生，避免外邪侵袭，忌用热水烫洗。❷保持心情舒畅，不食辛辣及鱼腥发物。

自 学 指 导

本病主要临床特点是圆形或椭圆形淡红或黄褐色斑片，其长轴与皮纹一致，自觉瘙痒。辨证为风热蕴肤型，治宜疏风清热止痒，用消风散；风热血燥型，治宜凉血清热，养血润燥，方用凉血消风汤。本病有一定的自限性，各种治疗方法的目的均为减轻症状，缩短疗程。但临床上每多发现本病因失治或治疗不当，演变成并发泛发性湿疹，其治疗方法，当参考湿疮一节。

【复习思考题】

1. 风热疮的母斑多发生在哪个部位？

2. 风热疮皮损一般不发生在哪些部位？

3. 本病的病因病机及其辨证施治各是什么？

【参考文献摘录】

1. 玫瑰糠疹辨证分型经验举隅：①血热风盛型：躯干及四肢出现钱币大小红色丘疹，上附糠秕状鳞屑，瘙痒剧烈，口渴，舌红苔黄，脉滑数。治宜清热凉血，疏风止痒。方用生地30g，丹皮12g，黄芩、栀子、花粉、石膏、牛蒡子、蝉蜕、苦参、防风、生甘草各10g。水煎服。②阴虚肤燥型：皮疹色淡红，肌肤干燥，口干舌红，苔少，脉细数。治当养阴清虚热润肤，消风止痒。方用生地30g，玄参、麦冬各15g，花粉、地骨皮、知母、白蒺藜、防风各10g，白鲜皮、地肤子各12g。水煎服。③气虚血瘀型：皮疹暗红色，鳞屑较薄，微痒，面色淡白，身倦乏力，少气懒言，舌淡暗，脉沉涩。治宜益气活血，祛瘀疏风。方用黄芪、丹参各30g，当归、党参各15g，赤芍、桃仁、红花、牛膝、防风、生甘草各10g，白蒺藜12g，水煎服，一般3剂好转，5～6剂痊愈。〔马建国. 中医药信息，1990，7（4）：36〕

2. 犀角地黄汤加味治疗迁延性玫瑰糠疹：方药：生地30g，白芍12g，丹皮10g，银花30g，桑叶15g，紫草10g，白鲜皮12g。每日1剂，水煎服。犀角粉每日3g，分2次冲服。治疗8例，1周后痊愈1例，2周后痊愈3例，3周后痊愈4例。〔李耕田. 山东中医杂志，1990，9（5）：50〕

3. 中西医结合治疗玫瑰糠疹66例：方法：桑白皮、地骨皮、生地、白鲜皮、白蒺藜、白茅根各15g，黄芩、玄参、赤芍各10g，生甘草、桔梗各6g。随证加减，西药同服抗组胺剂及维生素，外搽5%硫黄霜，经过治疗12例均获痊愈。〔胡霜红. 岭南皮肤性病杂志，1997，19（3）：28〕

第十八节 白 疕

白疕，因皮疹处抓之脱落白色糠秕状鳞屑，鳞屑抓脱后，基底部有点滴状出血，如匕首所刺之状，因而得名。白疕是一种以红斑以主，伴白色鳞屑的慢性炎症性皮肤病，现代医学称之为银屑病，亦称牛皮癣。本病多发于青壮年，男性略多于女性。本病发病率较高，因其性质顽固，易于复发，病程较长，故对患者的身体健康和精神影响很大，所以本病是皮肤科重点研究和防治的疾病之一。

【病因病机】《外科大成》论白疕说："白疕，肤如疹疥，色白而痒，搔起白屑，俗呼蛇风，风邪客于皮肤，血燥不能营养所致。"然而风邪客于皮肤，有外感之风，亦有内生之风。引起血燥的原因也不外肝肾亏损，冲任失调；或素有湿热内壅，壅久化热，耗伤阴血；情志内伤，久病重病等耗伤气血等，均可致使营血亏虚，而血虚化燥生风。

1. 外感风寒风热之邪：风寒风热之邪侵入肌肤，以致肌肤营卫失和、气血不畅，瘀滞于肤表而瘀滞化热，故有丘疹、红斑；瘀滞不通，而失去气血柔养，故起白色鳞屑。

2. 湿热蕴结：机体素染湿热之邪，或过食膏粱厚味，湿热内生，因而湿热蕴结，外不能宣泄，内不能导利，蕴久化热，可耗伤气血，血虚则肌肤失养。再则，湿热之邪阻滞于肌表，引起气血运行障碍而发生本病。

3. 情志内伤：思虑、抑郁过度，耗伤气血，或气机不畅致气血瘀滞，皆可导致肌肤失养；抑郁过度还可产生气郁，气郁可化火，火热之邪客于肌肤而发生本病。

4. 肝肾不足，冲任不调：肾为先天之本，肝肾同源，冲任为肝肾所主。肝肾不足，可由先天禀赋不足而致，亦可由后天供养不足及调摄不慎，房室不节等引起。肝藏血，肾藏精，精血可互相转化，精血耗伤，则营血不足，而使肌肤失养，化燥生风而成本病。

5. 毒入营血，气血两燔：外感邪毒蕴久化热，湿热化燥皆可生燥热火毒，或内外调治不当，引动火热毒邪，而热毒入于营血，出现气血两燔症。症见皮肤发红灼热及毒邪内陷脏腑引起的严重全身症状。

上述病因可单独为病，但往往是多种原因合而致病，形成复杂的病因病机。本病性质顽固，反复发作，病久使气血耗伤，则血虚风燥肌肤失养更明显突出，而形成慢性迁延性的病程。

【临床表现】根据本病的临床表现的特征，一般可分为寻常型、脓疱型、关节炎型及红皮病型四种类型，其中以寻常型为多见。

1. 寻常型：好发于四肢伸侧，头皮、发际、骶部，亦可见于指（趾）部、龟头等部位。大多急性发病，初起为米粒至黄豆大红色丘疹或斑丘疹，以后可逐渐扩大或融合斑片；边界清楚，周围有炎性红晕，基底部浸润明显；表面覆盖多层干燥的银白色鳞屑，轻轻刮除表面鳞屑，而渐露出一层淡淡发亮的半透明薄膜，此种现象称之为"薄膜现象"。再刮薄膜，即可见到呈筛状的点状出血，称之为点状出血现象或"滴露现象"。这几方面是本病的主要临床特征。

寻常型虽然有上述特征，但是其皮疹的形态可表现为多种形式。如损害为粟粒至绿豆大小的丘疹，呈点滴状分布全身者，称滴状银屑病；如损害较大，呈圆形，状如钱币者，称银币状银屑病；如损害扩大，互相融合，形成地图状者，称地图状银屑病；如损害数目较多，分布范围较广泛，甚至波及全身者，称泛发性银屑病；如损害发生于头皮、眉和耳部，并且具有脂溢性皮炎和本病的特征者，称脂溢性皮炎样银屑病。

因其病变部位不同而又可有不同的临床表现。如头皮部的皮疹，呈暗红色，其上覆盖较厚的鳞屑，把头发簇成束状，但不脱发。面部的皮疹可呈小片红斑，类似脂溢性皮炎。在甲板上的损害呈点状凹陷，甲板不平，同时失去光泽，有时呈甲癣样改变。在口腔黏膜上的损害呈灰白色环形斑片。在龟头上呈光滑干燥性红斑，上有细薄的白色鳞屑。在腋窝腹股沟女性乳房下等皱襞部，皮损为红斑而无鳞屑，由于摩擦及多汗，可呈湿疹样变。在小腿前侧多年反复发作的皮损，可有浸润、肥厚、伴苔藓样变。在掌跖部的皮损，为境界明显的角化斑片，有时可因皮损较厚而引起皲裂。

病程经过缓慢，反复发作，大部分病人到冬季症状加重或复发，至春季减轻或消失。有少数病人的症状在夏季加重，而冬季减轻或消失。病程较久者季节特点不明显，其病程一般可分为三期：

(1) 进行期：新皮疹不断出现，旧皮疹不断扩大，鳞屑厚积、红斑明显，痒感较剧。而且因摩擦、外伤针刺，正常皮肤也可引起皮疹的发生，这种现象又称之为"同形反应"。

(2) 静止期：病情保持静止和稳定，即基本上无新疹出现，旧疹也不见消退。

(3) 消退期：炎症浸润逐渐消退，鳞屑减少，皮疹缩小变平，皮疹周围出现白色晕轮，而达到临床痊愈。

2. 脓疱型：本型在临床上较少见，一般发于掌跖部，皮疹系红斑上有针头到粟粒大小的脓疱。疱壁不易破裂，1~2周后可自行干涸，结褐色痂。痂脱落后，可出现小片鳞屑，剥除后可出现小出血点，以后又可在鳞屑下出现成群的新脓疱，以致在同一块斑上可见脓疱和结痂。皮损有疼痛和瘙痒，脓疱脓液培养阴性。严重者可泛发全身。伴发热、关节疼痛、全身不适等症状。

3. 关节炎型：又称银屑病性关节炎，除具有典型的皮损外，病人还可发生类风湿关节炎症状，其关节症状往往与皮肤症状同时加重或减轻。大小关节均可累及，亦可见于脊柱，但手腕及足等小关节多见；受累关节可红肿、疼痛，重者大关节可积液。附近的皮肤也带红肿，关节的活动渐渐受限制，长久以后，关节可以强直。可合并发热等全身症状。

本型常和脓疱型并存，脓疱的指(趾)甲损害常和关节症状相平行，同时加重或减轻。

4. 红皮症型：这是较少见的一种严重的银屑病，多见于成人。常因银屑病在急性进行中的某些刺激因素，或外用刺激性较强的或不适当的药物等引起，少数可由寻常型银屑病自行演变而成。本型的临床表现为剥脱性皮炎，表现为弥漫性皮肤潮红、紫红，甚至肿胀，大量脱屑。发生于手足者，常呈整片的角质剥脱，仅有少数片状皮肤正常。此时，银白色鳞屑及点状出血等银屑病特征往往消失。指(趾)甲混浊肥厚、变形。甚至引起甲剥离而脱落。患者常伴发热、恶寒、头痛等全身症状，常迁延数月或更长时间。

【鉴别诊断】

1. 脂溢性皮炎：发生于头面部的应与脂溢性皮炎区别。脂溢性皮炎，损害边缘不十分鲜明，基底部淡红，鳞屑少而呈油腻性，带黄色，刮除后不呈点状出血；好发于头皮及颜面部；无束状发，而常伴脱发。

2. 慢性湿疹：多发生于肢体的屈侧有剧烈的瘙痒，鳞屑少，不呈银白色，抓之无出血点，有皮肤肥厚，苔藓样变及色素沉着等同时存在。

3. 玫瑰糠疹：本病皮损好发于躯干及四肢的近端，为多数椭圆形小斑片，其长轴沿肋骨及皮纹方向排列，鳞屑细小而薄，病程仅四周，消退后不易复发。

此外，发于颜面部的应与盘状红斑狼疮鉴别，银屑病的指(趾)甲损害应与甲癣鉴别，银屑病红皮症型应与药物性皮炎的剥脱性皮炎鉴别，其鉴别详见有关章节。

【辨证施治】

1. 风寒阻滞型：

〔主症〕皮损红斑不鲜，鳞屑色白较厚，抓之易脱，皮损多冬季加重或复发，夏季减轻或消失。伴畏寒、关节酸痛、轻微瘙痒。苔薄白，脉濡缓。

〔证候分析〕风寒之邪客于肌肤，致使营卫失和，气血运行不畅，而有红斑，因热邪不甚，故斑色淡红。瘀滞不通，肌肤失养，故有鳞屑。冬季时令严寒，故寒邪侵犯更甚，而病情加重。风寒之邪阻滞关节，故有关节疼痛。

〔治则〕祛风散寒，活血通络。

〔方药〕桂枝汤加减

桂枝　白芍　麻黄　苍耳子　防风　白鲜皮　当归　鸡血藤　甘草　大枣

〔方解〕桂枝、麻黄、苍耳子、防风祛风散寒解表，桂枝、白芍调和营卫，当归、鸡血藤活血祛风通络，白鲜皮祛风止痒。全方驱散寒邪，宣通经络，畅行血液。若关节疼痛，可加秦艽、威灵仙、川乌、草乌；上肢关节疼痛，可加桑枝、羌活；下肢关节疼痛者，加独活、川牛膝。

2. 风热血燥型：

〔主症〕皮损泛发潮红、灼热，点状出血明显，瘙痒剧烈，鳞屑多，或者症状在夏季加重。皮损随情绪的激动而加剧。伴怕热、口干口苦、舌燥、心烦易怒、大便干、小便黄。舌质红，苔黄，脉弦滑。

〔证候分析〕各种致病因素蕴久皆可化热，热毒入血，而成血热证。热迫血妄行，故皮损红斑，甚至有灼手感及点状出血，血热生风，故瘙痒剧烈。热甚耗伤阴血，肌肤失养故鳞屑多。夏季时令暑热，热邪为患猖獗，故病情夏天加剧。肝气不疏，气郁化火，故情绪激动而肝火加重血热证，而皮损增多。恶热、口干、心烦、大便干、小便黄等为内热之征。

〔治则〕清热解毒，凉血活血。

〔方药〕白疕一号加减或凉血地黄汤加减

生槐花　紫草　赤芍　白茅根　生地　丹参　鸡血藤　大青叶　板蓝根　甘草　苦参

〔方解〕生槐花、紫草、赤芍、白茅根、生地、丹参、鸡血藤活血凉血；血热可以生风，凉血活血也可治风，故不仅红斑可消退，且瘙痒亦能排除；大青叶、板蓝根、苦参、甘草清热解毒。口苦、烦躁可加栀子、黄芩之类泻火除烦。口干加玄参，大便秘结加大黄，小便黄加泽泻、车前草。

3. 热毒挟湿型：

〔主症〕有典型的红斑、鳞屑，红斑上有脓疱。主要发生在掌跖部。伴发热、口渴、胸闷纳呆、尿黄、大便秘结。舌质红，苔黄腻，脉弦滑。

〔证候分析〕湿热壅积化火化毒，湿热火毒之邪蕴阻于肌肤不得宣泄，故发红斑及脓疱。发热、口渴、尿黄、便结为热甚。胸闷、纳呆为湿阻。

〔治则〕清热解毒、利尿通络。

〔方药〕五味消毒饮合萆薢渗湿汤加减

公英　银花　野菊花　地丁　萆薢　薏苡仁　黄柏　泽泻　丹参　丹皮　鸡血藤　车前子

〔方解〕方中公英、银花、野菊花、地丁、黄柏清热解毒，萆薢、薏仁、泽泻、车前子渗利湿邪，丹参、丹皮、鸡血藤活血通络。若热毒甚可去甘寒清热1～2味，加苦寒直折火热之邪的黄连、栀子、黄芩、龙胆草1～2味。大便秘结加生大黄、厚朴以泻热通便。皮损色红者，可去丹参加生地，加强凉血清热消斑。

4. 火毒炽盛型：

〔主症〕颜色鲜红或暗红，肿胀、灼热、大量脱屑、皮损泛发全身。伴壮热、口渴、便干、溲赤。舌质红绛，无苔，脉弦滑数。

〔证候分析〕火毒炽盛蕴结肌肤，入于营血、迫血妄行，故红斑遍体。火热燎灼，故皮损灼热。火热煎灼，肌肤失养，故大片脱屑。壮热口渴、便干、溲赤为热毒入里，耗伤阴津所致。舌苔红绛为火热煎耗营阴引起。

〔治则〕凉血解毒、清热护阴。

〔方药〕清营汤加减

生地　赤芍　丹皮　玄参　麦冬　银花　连翘　地丁　生石膏　知母　竹叶　甘草

〔方解〕生地、赤芍、丹皮、石膏、知母清热凉血消斑，玄参、麦冬、生地养阴清热，银花、连翘、地丁、竹叶、甘草清热解毒。若热毒内犯脏腑，则应根据所犯脏腑而选加药物，如心火盛加黄连、犀角、莲子心、生玳瑁，肺火甚加黄芩、花粉，肝胆火炽则加龙胆草、栀子等。

5. 风湿阻络型：

〔主症〕有红斑、鳞屑等典型的皮肤损害，伴关节红肿、疼痛、活动不利或弯曲畸形，发热，纳减。舌质淡，苔白腻，脉弦滑。

〔证候分析〕风湿之邪蕴阻肌肤，气血运行受阻，故有红斑、鳞屑性皮损。风湿之邪客于骨节经络，壅遏不通，故关节红肿疼痛，久则伤坏筋骨，故活动不利及畸形。

〔治则〕祛风除湿、活血通络。

〔方药〕独活寄生汤加减

秦艽　防风　威灵仙　当归　川芎　鸡血藤　独活　桂枝　蚕砂

〔方解〕秦艽、桂枝、白芍、威灵仙、独活、蚕砂祛风除湿；当归、鸡血藤、川芎活血行瘀，血行风自灭。若合并毒热甚，关节红肿疼痛，应加土茯苓、黄柏等解毒利湿。

6. 血虚风燥型：

〔主症〕病情稳定，皮损红斑减轻，鳞屑减少，瘙痒不甚；无新的皮损出现，但皮肤干燥；在关节伸侧处的皮损要有皲裂；伴头晕眼花、面色㿠白。舌苔薄白、质淡，脉濡细。

〔证候分析〕久病耗伤阴血，此时虽然热邪已退，但血虚肌肤失养，则风燥症可见，故皮肤干燥，关节伸侧皮肤可有皲裂。红斑减轻，鳞屑减少，无新皮疹出现为热毒衰退。头晕、眼花、面色㿠白，为阴血亏虚所致。

〔治则〕养血滋阴润燥。

〔方药〕白疕二号加减或四物合消风散加减

当归　鸡血藤　丹参　麦冬　生地　玉竹　白鲜皮　钩藤　党参　白术

〔方解〕当归、丹参、鸡血藤补血活血，麦冬、生地、玉竹滋阴清热，党参、白术补气以生血，阴血充足，肌肤失养致风燥自除。辅以白鲜皮、钩藤祛风止痒，若痒甚尚可加僵蚕或乌梢蛇研末吞服。

7. 瘀滞肌肤型：

〔主症〕病程较长，多年不愈，反复发作。皮损肥厚粗糙，颜色暗红，经久不退。女性患者伴月经量少，有血块。舌苔薄，舌有瘀斑，脉涩或细缓。

〔证候分析〕风湿热邪久蕴肌肤，致使肌肤长期气血不畅，蕴阻日久，则经络瘀滞不通，气血瘀滞，肌肤失养，则肥厚粗糙。气血瘀滞不散，故皮损颜色暗红。

〔治则〕行气活血化瘀。

〔方药〕白疕三号加减或桃红四物汤加减

丹参 当归 三棱 莪术 桃仁 红花 陈皮 枳壳 鸡血藤 白花蛇舌草

〔方解〕丹参、当归、鸡血藤养血活血，三棱、莪术、桃仁、红花活血破瘀，白花蛇舌草化瘀解毒，陈皮、枳壳行气通滞。本方破瘀散滞为主，使肌肤瘀滞通畅，加以养血活血之药，荣润肥厚粗糙之肌肤。若有毒热瘀结，尚需加土茯苓、蜂房等与白花蛇舌草共同化瘀解毒。若瘙痒甚，可加白鲜皮或吞服乌梢蛇药末。若伴月经不调者，可加益母草调经。

8. 肝肾不足：

〔主症〕皮损红斑色淡，鳞屑不多，颜色灰白，伴有腰酸肢软，头晕耳鸣。男性患者可伴阳痿、遗精。女性患者可伴有月经不调，怀孕时皮疹消失或减轻，产后皮疹出现或加重，则又属肝肾不足引起冲任不调。苔薄白、舌胖，边有齿印，脉濡细。

〔证候分析〕肝肾不足，则阴精阳气皆不足，血虚故皮疹色浅；精血亏则腰酸肢软，头晕耳鸣；阳气不足，则阳痿遗精；精血不足则冲任失养，而有月经不调；产后出现皮疹或加重，为耗血所致。

〔治则〕补益肝肾、调摄冲任。

〔方药〕二仙汤合四物汤加减

仙茅 仙灵脾 菟丝子 巴戟天 当归 白芍 熟地 川芎 紫河车 夜交藤 白鲜皮

〔方解〕仙茅、仙灵脾、菟丝子、巴戟天温养肾阳；熟地、紫河车、白芍、当归补肝肾之精血，此阴阳同补，互相滋生；当归、川芎活血行瘀；夜交藤、白鲜皮祛风止痒。

【外治】外用药使用原则，在急性期不宜用刺激性强的药物，应从低浓度开始，用药前最好用热水肥皂洗涤，或枯矾药浴，以使除去鳞屑，而增强外用药疗效。①进行期和红皮病可用普连膏或黄连膏外搽。②静止期用5%～10%硫黄软膏外搽。③慢性肥厚性皮损，可用10%硫黄软膏或20%～30%黑豆馏油软膏或雄石膏外搽，或外搽二号癣药水（经验方）。④枯矾药浴：枯矾120 g，野菊花240 g，芒硝500 g，煎水淋浴或浸泡，除红皮症外其他各型都可配合使用。⑤小面积皮损可用肤疾宁药膏外贴。

【其他疗法】本病急性期可用双黄连注射液静脉点滴。慢性期皮损肥厚而静止可静脉滴注复方丹参注射液，若发展为红皮症型可静脉滴注清开灵注射液。各型还可选服青黛丸、火把花根片、雷公藤多苷片等。

【预防调理】❶忌食辛辣、鱼虾、羊肉、狗肉等发物及酒类。❷急性期或红皮病型，不宜用刺激性强的药物。❸平时使用外用药应以低浓度开始，用药前用热肥皂水或中药煎液洗涤病灶，以除去鳞屑。

【现代研究进展】

一、临床方面

1. 抗感染复方：近年来，很多学者认为银屑病与病毒或细菌感染有关，因此采用中药抗感染的复方来治疗银屑病，取得了良好的效果。如天津医学院采用银屑1号治疗银屑病255例，其配方主要是紫草、赤芍、槐花、生地、茅根、银花、大青叶、黄芩、甘草等。北京铁路医院用紫草合剂（紫草、连翘、赤芍、甘草、红花、莪术、乌梅）治疗78例，有效率80.8%；北京中医学院采用白花蛇舌草、蒲公英、紫草、青黛、赤芍、苦参、土茯苓等治疗40例，其中38例有效。此类复方对急性泛发性滴状银屑病效果好。

2. 抗表皮细胞增殖复方：这是根据银屑病属于表皮细胞过度增殖的原理，在西药抗肿瘤的启发下，选用抗肿瘤有效的中草药，如石见穿、半枝莲、白花蛇舌草、山豆根（广豆根）、菝葜、丹参之类组方，治疗银屑病，也取得了满意的疗效。

3. 活血化瘀治疗：根据银屑病的临床表现与气血瘀滞理论的结合而提出，如上海秦万章采用三棱、莪术、六月雪、狼毒、丹参、乳香、没药等药，共治疗801例，有效率在50%～85%。吴良章等综合抗感染、活血化瘀治则用复方抗银剂（金刚藤30g，板蓝根15g，半枝莲15g，白花蛇舌草15g，丹参、红花、三棱、莪术各9g，白术15g，合欢皮9g），每日1剂，30剂为1疗程，平均治疗41日，治疗50例银屑病，痊愈38例，显效10例，无效2例。

4. 单味、单药治疗：袁兆庄用青黛压成片剂，每片0.5g，每次4～6片，每日2次，同时口服胃舒平，每次2片，每日2次。四川中医研究所等用靛玉红治疗银屑病取得良好效果。此外，尚有梧桐叶、洋金花、紫草、板蓝根、牛西西等单味药制成的注射剂治疗银屑病的报道。

二、实验研究方面

通过对采用活血化瘀治疗的银屑病患者治疗前后，观察其微循环的变化，血液流变学的检查、环核苷酸测定等，发现治疗后甲皱皮肤毛细血管变化明显好转或恢复正常，血液流变学有明显改善，cAMP/cGMP比值基本恢复正常。中国医学科学院对靛玉红治疗银屑病的机制作了进一步研究。认为银屑病表皮细胞增速分化与cAMP/cGMP的比率降低有关，经研究证明靛玉红可以恢复升高治愈区表皮细胞的cAMP/cGMP比率；广安门医院对使用克银方治疗银屑病前用透射及扫描电镜进行观察，发现经中药治疗后表皮细胞的超微结构有明显变化。

自 学 指 导

白疕现称银屑病或牛皮癣，是一种以红斑为主，伴白色鳞屑的慢性炎症性皮肤病。典型的红斑、鳞屑性皮损，有白色鳞屑，发亮的薄膜及点状出血等几个方面是本病的诊断要点。但其皮损的形态多种多样，有点滴状、钱币状、地图状、脂溢性皮炎样等等不同的症状。而且在不同的部位又有不同的临床表现。掌握了本病的上述特点及临床表现，对本病就有个基本的概念和认识。要进一步明确本病的临床变化过程，就要熟悉本病临床分期，其临床过程可分为进行期、静止期、消退期三期。掌握这三期的临床表现对于治疗有很大的意义。特别是外治，当进行期红斑严重时，就必须应用性质清凉，具有保护作用的外用药膏外搽。若搽刺激过强的药物则可引起红皮症或加重病情变化。静止期及消退期就可以用刺激性较强、效果较好的外用药，以祛除鳞屑，剥除角质，使皮损早日痊愈。

本病还有一些特殊变化的类型，包括脓疱型、关节炎型，除具有上述临床特征外，分别有脓疱及关节样病变；而红皮症型则为外用刺激强或治疗不当引起，或直接由寻常型发展而来，因为全身皮肤发红、大量脱屑，所以典型的红斑、鳞屑性皮损就不明显，此型应与药物性皮炎型相鉴别。

银屑病是一个病因病机十分复杂的疾病。现代医学从感染因素、遗传因素、代谢障碍、内分泌、免疫诸方面进行很多探讨。但至今尚未有明确的结论。本节根据国内中医皮肤病学者的临床经验，结合现代医学的一些知识，把本病的病因病机分为外感风寒风热之邪、湿热蕴结、情志内伤、肝肾不足、冲任不调及毒入营血、气血两燔五个方面。根据这些病理机制确立了八个证型及治则。辨证施治虽然复杂，但是可以把风寒型、血热型、热毒夹湿型、火毒炽盛型、风湿阻络型归于银屑病的急性期或进行期，血燥型、血瘀型归于慢性银屑病稳定期，而把肝肾不足型归于反复发作的银屑病，如此地把辨证和辨病结合起来辨证施治。

银屑病性质顽固，易于复发，病程长，对患者健康和精神情绪影响很大，目前国内外尚没有能够达到彻底治愈本病的方法，所以本病是皮肤病攻关的重点之一，中药治疗银屑病有一定的临床疗效，且效果较稳定，并很少有副作用，但也不能完全防止复发。故有待于我们进一步深入研究探讨。

【复习思考题】

1. 寻常型有哪些主要的临床特点？
2. 脓疱型、关节炎型、红皮型有哪些主要临床特点？
3. 本病的辨证施治分几型？各型的代表方剂是什么？
4. 本病的外治原则及各种证型外用药应如何选择应用？

【参考文献摘录】

1. 脉络宁注射液治疗 42 例寻常型银屑病：脉络宁注射液 20mL 加 10％葡萄糖注射液（或生理盐水）500mL，静脉滴注，每日 1 次，14 日为 1 疗程。观察 1 疗程无变化停药定为无效，有效未愈者继续治疗，最长者进行 4 个疗程。剧痒者配合赛庚啶口服，皮肤干裂重者给凡士林油膏外用。皮损全退为痊愈，皮损消退 70％以上者为显效，皮损消退 30％以上者为有效，治疗后皮损无改善者为无效。对照组采用复方丹参注射液 10mL 加 10％葡萄糖注射液（生理盐水）500mL 静脉滴注。治疗结果：治疗组有效病例用药 3～7 日即见效，对照组多于治疗组 10 日见效。治疗组中病程 1 年以上 12 例，总有效 11 例，占 92％；对照组 25 例中，病程 1 年以上 12 例，总有效 17 例（85％），20 年以上 5 例总有效率占 80％。〔王冬梅．中华皮肤科杂志，1992，（5）：31〕

2. 凉血愈风汤和复方丹参注射液治疗银屑病：方药组成：生地、生槐花、苦参、白鲜皮各 30g，土茯苓 50g，白蒺藜 20g，皂角刺 12g，威灵仙 15g，全蝎（研末吞服）3g，蛇蜕（研末吞服）5g，复方丹参注射液 20mL 加入生理盐水 500mL 稀释后静脉滴注，每日 1 次。均以 15 日为 1 疗程。共治疗 87 例，包括寻常型 75 例，红皮病型 4 例，总有效率为 97.7％。治愈病例中复发 5 例（6.9％）。〔张祥德．中华皮肤科杂志，1997，30（2）：136〕

3. 银屑解毒散治疗银屑病：药物：槐花 3g，大青叶、黄柏、紫草各 9g，山豆根、僵蚕各 6g，白花蛇 5 条，丹参 12g，甘草 2g，加工成细粉，分 3g 包装，每日服 3 次，每次 3g 饭后开水冲服。总有效率为 98.9％。治疗结果表明：多数患者随着临床症状和体征的改善血液黏度明显降低，甲皱微循环状态显著改善近期疗效较为满意，远期疗效较为稳定。个别患者有口干、头昏、胸闷、心慌、恶心、便溏等轻微不适，不影响治疗，减量后缓解或消失。〔陈新贤．四川中医，1998，16（2）：30〕

4. 银屑病患者微循环检查结果及活血化瘀药的应用：银屑病患者 245 例，正常人对照 23 例。皮肤毛细血管镜检，甲皱襞处有半数病例视野较为模糊，40％的病血管祥较短，变化最明显的是毛细血管形态弯曲不规则，部分病例有出血点。总的来看，甲皱襞消退时甲皱襞皮肤毛细血管也有好转。用血细胞比容、全血黏度、全血还原黏度、血浆比黏度、红细胞电泳时间、纤维蛋白原、红细胞沉降及血沉方程 K 值等指标检查，共查 24 例银屑病患者，发现部分病例血细胞比容升高，全血比黏度升高，红细胞电泳时间延长，血浆比黏度降低等异常。经活血化瘀治疗后均有明显改变。应用放射性同位素碘化钠局部皮肤半清除时间测定法，对 38 例银屑病按不同皮损进行了治疗前后的测定，结果银屑病新发皮疹，提示局部血流量增加；慢性增厚性皮损，提示局部血流量减少；经活血化瘀药物治疗后皮损好转，表现为色素减退斑或色素沉着斑时，局部皮肤血流量逐渐接近正常。活血化瘀是对银屑病病变局部的血液循环进行调整，从而达到治疗目的。另外，采用蛋白竞争结合分析法测定环磷腺苷（cAMP）、采用放射免疫分析法测定环磷鸟苷（cGMP），共测定正常人 25 例、银屑病 25 例。结果；银屑病患者 cAMP 的含量下降非常明显，cGMP 含量水平明显升高，cAMP/cGMP 比值较对照组明显下降，显示本病有 cAMP 和 cGMP 的代谢失调，而活血化瘀治疗后则基本恢复正常。(秦万章. 皮肤病研究. 上海：上海科学技术出版社，1990. 338)

第十九节　面　游　风

面游风，因生于发内及面、耳、乳、项部，初起微痒，久生白屑，迭迭飞起，脱之又生，因而得名。本病相当于现代医学的"脂溢性皮炎"，是发生于皮脂溢出部位的一种渗出性皮炎，通常自头部开始向下蔓延至面、项等脂溢部位。本病以成人及新生儿多见。

【病因病机】《医宗金鉴·论面游风》说："由平素血燥，过食辛辣厚味，以致阳明胃经湿热受风而成。"可见本病多因内蕴湿热、外感风邪而成。

由于过食肥甘厚味之品、辛辣炙煿之味，以致脾胃运化失常、湿热内生，加之外感风邪，风湿热邪蕴结肌肤而成；或由于平素阴血不足，肌肤失养，加之风热之邪外侵，风燥热邪蕴阻肌肤而成。

《外科证治全书》论面游风说："湿热甚者浸黄水，风燥盛者干烈。"说明因湿热为主引起的主要症状是表面为湿性皮损，而风燥所致者则为干性皮损。

【临床表现】病变往往局限或开始于头皮，症状加重时可向面部、耳部、腋窝、上胸部等处蔓延，以多皮脂、多毛、多汗部位容易发病。初发的皮损表现为毛囊周围红色小丘疹，随后丘疹互相融合成大小不等的黄红色斑片，境界清楚，其上覆有油腻性鳞屑、痂皮。这是本病的基本特点，如头部轻型损害为片状灰白色糠秕状鳞屑，基底稍红，轻度瘙痒可称为干性型；重者表现为油腻性、鳞屑性的图状斑片，可伴有渗出和厚痂，并可有臭味，甚至全头部覆有油腻性厚痂，可称为湿性型。

前额、耳后部损害常由头部蔓延而来，呈黄红色的斑片；额部可有灰白色鳞屑或黄痂，耳后部可有糜烂、黄厚痂或皲裂。眉部表现为白色鳞屑或黄痂，基部潮红；鼻唇沟和鼻翼损害多呈暗红色油腻性斑片。

躯干部的损害为圆形、椭圆形或不成形的黄红色或淡红色油腻性斑片，境界清楚，可散在分布也可融合成片，或倾向中心痊愈而形成环状或多环状损害。

皮损扩展可侵犯全身，成为湿疹样皮损，甚至发展为红皮病。病情缓慢，伴有不同程度的瘙痒，头皮损害常可引起脱发，面部皮损常与痤疮、酒糟鼻并发。

【鉴别诊断】

1. 头部银屑病：颜色较鲜红，表面附有多层银白色鳞屑，损害处头发呈束状，但不脱发，多数病人有冬重夏轻现象，身体其他部位常有同样损害。

2. 湿疹：有一定好发部位，无油腻性鳞屑及油性痂皮，皮疹为多形性，常有水疱、渗出，境界不清楚，瘙痒剧烈。

3. 体癣：皮损数目少不对称，呈中心痊愈、周围扩展的炎性环，鳞屑不呈油腻状。

【辨证施治】

1. 血虚风燥型：

〔主症〕皮损干燥有糠秕状鳞屑、瘙痒，头发干枯无光泽，伴有脱发。舌质红，苔薄白干，脉弦细。

〔证候分析〕阴血不足，血燥肌肤失养加之外感风热之邪，以致风燥热邪蕴阻肌肤，故有干燥性鳞屑。发为血之余，阴血不足故发枯，头发失养故脱落。

〔治则〕养血润燥，疏风清热。

〔方药〕祛风换肌丸或当归饮子加减

何首乌　当归　胡麻仁　生地　川芎　花粉　威灵仙　苦参　刺蒺藜

〔方解〕首乌、当归、胡麻仁、生地、川芎养血祛风，乃治风先治血；生地合花粉养阴清热；苦参清热止痒；威灵仙、刺蒺藜祛风止痒。

2. 湿热蕴结型

〔主症〕皮损有红斑，表面有糜烂、渗液或黄色油腻性痂皮，味腥而黏，可伴胸闷、口苦、纳差、大便结、小便赤，舌红、苔黄腻，脉濡数。

〔证候分析〕湿热内蕴，外泛肌肤，故有糜烂、渗出、油腻性皮损。湿热内阻，气机不利，故有胸闷、纳差。湿热内结故便结、尿赤。

〔治则〕清热利湿，通腑导滞。

〔方药〕龙胆泻肝汤加减。

【外治】

1. 油腻多，用颠倒散化水外洗或外搽，亦可用透骨草 30g，皂角刺、侧柏叶各 60g 煎水外洗，3 日洗 1 次。

2. 头屑多或干燥性皮损，用白屑风酊外搽，或用王不留行 60g、苍耳子 30g、明矾 9g 煎水洗头。

3. 结痂多，可用 5% 硫黄软膏外搽，1 日 2～3 次

【预防调理】❶少食油腻，多食蔬菜、瓜果，保持大便通畅。❷忌食辛辣刺激物，如烟、酒、浓茶、咖啡等。❸不用刺激过强的肥皂洗涤。

自 学 指 导

红色小丘疹、黄红色斑片、油腻性鳞屑或痂皮是本病的共同特点，而不同的患病部位又有不同的特点。若以干燥鳞屑，头发干枯、脱落为主要特征者为干性脂溢性皮炎，多由血燥风热引起；若皮损以糜烂、渗出、油腻为主，则为湿性脂溢性皮炎，多由湿热蕴结引起。发生于头皮的应与头部银屑病鉴别，发生于躯干的应与体癣鉴别。此外油腻、糜烂的皮损尚应与湿疹区别。学习中必须把这些疾病的特点联系起来比较，使前后知识连贯起来，以加深对这些疾病的认识。

【复习思考题】

1. 白屑风有何共同特征？

2. 头部的白屑风的特点是什么？应与什么病区别？如何区别？

3. 风热血燥型与湿热蕴结型各有何主症？

【参考文献摘录】

1. 王益谦治疗脂溢性皮炎三法：①活血祛风。适用于瘀血阻于皮里肉外，新血不能养肤。药用：当

归、川芎、白芍、熟地各 9g，桃仁 10g，红花 6g，柴胡 6g，火胡麻 12g；②清心滋水，化湿止痒。适用于肾水不足，心火炽盛证。药用川连 15g，生甘草 9g，地肤子 12g，白僵蚕 9g，白鲜皮 9g，野菊花 9g；③升阳散火，固表润燥。适用于元气不足，卫表不固。药用党参 30g，炒白术 10g，炙甘草 6g，白芍 9g，防风 9g，升麻 6g，柴胡 6g，葛根 12g。〔曹彦. 江苏中医，1997，18（1）：17〕

2. 清痒汤舒肤特内外合治老年头皮脂溢性皮炎 60 例：治疗方法：①治疗组内服清痒汤：防风、藁本、白芷各 9g，蒲公英、地肤子各 30g，僵蚕 15g，全蝎 6g，白鲜皮 12g，丹皮 9g，蜈蚣 1 条（研末兑服），每日 1 剂，加水 500mL，浸泡 15 分钟，煎至 150mL 滤出，二煎滤液混匀，分早、中晚服；外擦舒肤特擦剂，每日 2 次；②对照组用希尔生洗剂外洗，每周 2 次；外擦皮康王霜，每日 1 次；口服迪敏片 60mg，每日 2 次，连用 2 周停药。结果治疗组显效 52 例，有效 8 例，总有效率 100%，对照组显效 10 例，有效 13 例，总有效率 74.9%。〔龚一云，等. 云南：中医中药杂志，1999，20，（1）：9〕

3. 复方酮康唑酊治疗头皮脂溢性皮炎 65 例：药物的配制及方法：复方酮康唑酊：酮康唑 2g，水杨酸 3g，樟脑 1g，氯霉素 0.75g，溶于 1.29mol/L 乙醇中，配制成 100mL。对照组用药去除酮康唑外，其他成分与治疗组处方相同。治疗组和对照组分别外擦上述两种药物，每日 2 次，连用 3 周，均不用其他内服药物，每周复诊 1 次，记录疗效，4 周后进行疗效评定，治疗结果：治疗组痊愈 10 例，显效 46 例，有效 9 例，总有效率为 100%；对照组痊愈 6 例，显效 24 例，总有效率 88.3%。〔李绍逵，等. 安徽医科大学学报，1998，33（6）：481〕

第二十节　粉刺（痤疮）

粉刺以生丘疹疙瘩如刺，破出白色粉汁而得名。又有"肺风粉刺"、"肺风酒刺"及"面疮"等名称。现代医学称本病为寻常痤疮，是一种毛囊皮脂腺的慢性炎症。本病好发于青春发育期的男女，青春期过后，大多自然痊愈或减轻。

【病因病机】《外科大成》论肺风酒刺说："肺风由肺经血热郁滞不行而生酒刺也。"说明肺经积热上冲颜面、熏蒸肌肤，致使局部血热蕴阻，气血瘀滞而生红斑、丘疹、疙瘩。此外，颜面部系阳明经循行部位，若过食辛辣炙煿肥甘厚腻之品，使湿热内生，而气机不利，升降失调，湿热结于内，不能下达，反而循经上逆颜面，蕴阻肌肤而成本病。

【临床表现】初起损害多为黑色粉刺，用手挤后，有一米粒样白色脂浆排出，皮疹顶端可出现小脓疱，破损或吸收后遗留暂时性色素沉着或小凹状瘢痕。少数严重的患者，尚可见蚕豆至指甲大的结节或囊肿，囊肿又可化脓，形成脓肿，破溃后常形成窦道或瘢痕等。各种损害大小深浅不等，往往以其中一二种损害表现为主，并常伴有油性皮脂溢出，皮损颜色淡红或紫红，严重者可呈橘皮色脸。发病部位以颜面为多，亦可见于胸背上部及肩胛处，胸前、颈后、臀部等处亦可发生。常对称分布，自觉稍有瘙痒或疼痛。病程缠绵，往往此起彼伏，新疹不断继发，有的可迁延数年或十余年，但一般在青春期后大多数病人均能自然痊愈或症状减轻。

【鉴别诊断】

1. 酒糟鼻：多见于壮年，皮疹分布以鼻准、鼻翼为主，两颊前额处可发生，绝不累及其他部位。无黑头粉刺，患部潮红，充血，常伴有毛细血管扩张。

2. 职业性痤疮：常发生于接触煤焦油、石蜡、机油的工人。丘疹密集，伴毛囊角化，面部、手背肘、膝部都可发生。

【辨证施治】

1. 肺经风热型：

〔主症〕颜面肤色潮红、微热，以黑头粉刺多见，偶有脓疱。脉数，舌质红，苔微黄。

〔证候分析〕肺脏积热，循经上冲颜面，与气血相搏，故颜面肤色发红，并起黑头粉刺，热壅积久成毒，便化成脓疱。

〔治则〕宣肺清热。

〔方药〕枇杷清肺饮加减

枇杷叶　焦山栀　连翘　赤芍　桑白皮　黄芩　生地　野菊花　生槐花　蛇舌草

〔方解〕枇杷叶、桑白皮、黄芩、栀子清泄肺热，连翘、野菊花、蛇舌草清热解毒，生槐花清泄大肠热，赤芍、生地凉血活血，清热消斑。若皮脂溢出多，加薏苡仁、白术等健脾利湿。痒甚加苦参利湿止痒。大便秘结加生大黄泻热通便。结节囊肿难消者，为湿痰凝结，可加夏枯草、海藻、牡蛎清热化痰，软坚散结。口干唇燥甚者，为胃热甚，可加玄参、麦冬、花粉等养阴清热。月经不调者，加当归、白芍、益母草等活血调经。

2. 湿热蕴结型：

〔主症〕皮疹结节红肿疼痛，颜面皮肤出油多，伴有便秘、溲赤、纳呆、腹胀。苔黄腻，脉滑数。

〔证候分析〕肠胃湿热外泛肌肤，形成丘疹结节；郁而化热，故红肿疼痛。湿热煎迫，故油腻外溢。湿热内结，故便秘、溲赤。湿热中阻，故纳呆、腹胀。

〔治则〕清热利湿通腑。

〔方药〕茵陈蒿汤合黄连解毒汤

茵陈　生栀子　生大黄　薏苡仁　泽泻　白茅根　连翘　公英　生地　石膏　知母　白花蛇舌草

〔方解〕生栀子、大黄清泄肠热，生地、石膏、知母清胃热，连翘、公英、蛇舌草清热解毒，茵陈、薏苡仁、泽泻、白茅根清热利湿。总之达到脏腑洁而肌肤营卫昌，湿热除而皮脂敛。

3. 痰湿凝结型：

〔主症〕皮疹结成囊肿，或有纳呆，便溏。舌淡胖，苔薄，脉滑。

〔治则〕健脾化痰渗湿。

〔方药〕海藻玉壶汤合参苓白术散加减。

【外治】①颠倒散洗剂外搽、每日3～5次。②三黄洗剂外搽。

【预防调理】❶经常用温水玉容香皂（含制白附子、白芷、半夏、僵蚕、柿叶等成分）洗涤颜面。❷禁止用手挤压皮疹。❸忌食或不食油腻及辛辣食物，多吃新鲜蔬菜、水果，保持大便通畅。

自 学 指 导

学习本病应重掌握临床表现。本病不仅发生于颜面，而且又可播及胸、背、臀等部位。特征是大小不等的丘疹、结节、黑头粉刺，或皮疹顶端有小脓疱，伴皮肤油腻或潮红或暗红，及散布小凹坑状瘢痕等皮损表现。辨证施治分二型，肺热型以其皮损发红、焮热为主要临床特征，而肠胃湿热型的主要临床表现是皮肤油腻、便秘、腹胀、纳呆。

学习本病应把酒糟鼻、白屑风（皮脂溢出症）一起联系对照，加以比较，加以区别。

【复习思考题】

1. 本病的临床主要特征有哪些?

2. 肺经风热型与肠胃湿热型主症及代表方剂是什么?

3. 预防调理应注意哪些方面?

【参考文献摘录】

1. 痤疮的发病机制:目前认为,皮脂腺发育和皮脂的分泌直接受雄激素支配。初分泌的皮脂为脂类混合物,但无脂肪酸。皮脂毛囊中存在三组微生物,均能分解脂肪而产生游离脂肪酸,以痤疮棒状杆菌为首要。此外,游离脂肪酸的产生还有其他原因,如反映可能分泌脂酶。以上过程导致表皮游离脂肪酸增高,刺激毛囊引起炎症;进而毛囊壁破裂,剥脱的角化细胞、游离脂肪酸、痤疮棒状杆菌逸入真皮引起毛囊周围深部炎症。(张军,等. 现代皮肤性病学进展. 合肥:安徽科学技术出版社,1997. 452)

2. 中药"复方桑黛"面膜治疗寻常性痤疮临床观察:治疗方法:治疗组于治疗前用粉刺针清除粉刺内容物,蒸汽蒸面5分钟,用维生素B₆霜行美容按摩后,将"复方桑黛"面膜药粉(桑白皮、青黛、黄芩、黄柏、枇杷叶、菊花、栀子、生石膏、白花蛇舌草、槐花、当归、丹参各10g,夏枯草4.5g。混合研粉备用)加入医用淀粉适量,温开水调成糊状,均匀覆盖于面部皮损处,厚度1.5~2mm,45分钟至1小时后取消,清水洗净。对照组治疗前处理方法同上,患部涂以复方灭滴灵霜(主要成分为洗必泰、灭滴灵、氯霉素、己烯雌酚),均1次/日,共2周。治疗结果:治疗组痊愈34%,显效47%,总有效率81%;对照组痊愈22.7%,显效38.6%,总有效率61.3%。〔陈卫红. 福建中医药,1998(5):32〕

3. 耳尖放血结合倒膜治疗痤疮30例临床观察:治疗方法:先将患者双耳轻揉数分钟,至双耳郭微红,用75%乙醇棉球消毒两耳尖部,用消毒的7号注射针头在耳郭竖形折叠线与耳轮的交点处(耳尖穴)快速刺入,以刺出血而不损伤耳部软骨为度。然后轻轻挤压,用乙醇棉球擦拭出血处,约挤出6~8滴血后,再用消毒干棉球按压即可。每次双侧耳尖均要入血,每周1次,4次为1个疗程。在耳尖入血后,做中药倒膜面膜,先涂面膜霜,配方为硫黄粉0.5g,白芷粉2g,当归粉0.5g,按该比例将中药细粉调入霜基质中。然后面部按摩10分钟,再做石膏倒膜,30分钟后揭膜,擦净面部。每周1次,4次为1个疗程。结果痊愈18例,总有效率为期不远100%。耳尖放血者,面部新发皮疹明显减少或不发。〔张理梅. 四川中医,1995,(5):49〕

第二十一节 酒 糟 鼻

酒糟鼻俗称红鼻子,因鼻色紫红如酒糟而得名。损害特点为颜面部尤是鼻部发生潮红,并伴发丘疹、脓疱及毛细管扩张。本病多见于中年男性或嗜酒之人,

【病因病机】《素问·热论》说:"脾热病者,鼻先赤。"《诸病源候论·酒齄鼻候》记载:"此由饮酒,热势冲面,而遇风冷之气相搏所生,故气冲鼻面而生,赤疱币币然也。"说明本病的发生与饮食不节、肺胃积热及外感风寒等有关。饮食不节,嗜醇酒辛辣炙煿,致使湿热内生,而肺胃积热上冲颜面、鼻部,并复感风寒之邪,风寒湿热之邪阻滞,血瘀凝结而成本病。

【临床表现】皮损好发于颜面部,主要是鼻尖、鼻翼两侧,尚可延及两颊、额及颏部,病情发展可分为三期:

1. 红斑期:多发于颜面部,特别是鼻部。红斑初为暂时性,在刺激性饮食后,或外界

温度突然改变，以及精神兴奋时红斑更为显著，日久红斑可持续不退，并有毛细血管扩张。

2. 丘疹脓疱期：病情继续发展，则在红斑的基础上成批地出现痤疮样丘疹脓疱，此时对毛细血管损害更为明显。

3. 鼻赘期：本病的晚期，由于鼻部结缔组织增殖，致使鼻尖部肥大，形成结节性隆起，其表面凸凹不平，皮脂腺口明显扩大，压挤有白色黏稠皮脂分泌物溢出，毛细血管显著扩张。

【辨证施治】

1. 肺胃积热型：

〔主症〕鼻部、颜面中部毛细血管扩张产生红斑性皮损，刺激性饮食及精神兴奋后红斑更明显，伴口渴、便结。舌红，苔黄，脉滑数。

〔证候分析〕肺开窍通鼻，足阳明胃经起于鼻旁，其旁行入目内眦，下行环口绕唇。肺胃热上冲，故鼻及颜面中部起红斑。刺激饮食多为辛辣炙煿、醇酒之类，入胃俱能化热；精神兴奋能引动心肝之火，故皆能使红斑加剧。

〔治则〕宣泄肺胃之热。

〔方药〕枇杷清肺饮合玉女煎加减

枇杷叶　桑白皮　黄芩　黄连　山栀　生石膏　知母　生地　川牛膝　桔梗　菊花　生甘草

〔方解〕枇杷叶、桔梗、桑白皮、黄芩、菊花宣清肺之积热，生石膏、知母、生地清泻胃热，黄连清心热，山栀清肝胆之热，川牛膝清胃热，引热下行，不使热邪上冲。甘草泻火解毒，调和诸药。若红斑出现痤疮样丘疹脓疱时，为肺胃热毒炽盛，可加银花、紫花地丁、白花蛇舌草等清热解毒，此外应加重黄芩、黄连、栀子的用量。

2. 热毒蕴结型：

〔主症〕在红斑上出现痤疮样丘疹、脓疱，毛细血管扩张明显，局部灼热，口干，便秘。舌红绛，苔黄。多见于丘疹期。

〔治则〕凉血清热解毒。

〔方药〕凉血四物汤合黄连解毒汤加减。

3. 气滞血瘀型：

〔主症〕鼻尖部皮损浸润肥厚、暗红或紫红，出现大小不等的结节性隆起，妇女可有月经来潮前皮损加重。舌质暗红或有瘀斑，脉弦。

〔证候分析〕肺胃热上冲，复感外邪，蕴结于鼻面，致使经络阻塞、气血瘀滞。瘀血、浊气积滞，故鼻尖部赘生结节，颜色暗红或紫红。

〔治则〕清热凉血，活血祛瘀。

〔方药〕凉血五花汤合通窍活血汤

玫瑰花　凌霄花　鸡冠花　红花　赤芍　归尾　川芎　生地　大黄　白花蛇舌草　连翘

〔方解〕玫瑰花、凌霄花、鸡冠花、赤芍、生地凉血活血，红花、大黄、归尾、川芎、蛇舌草活血化瘀，蛇舌草合连翘解毒散结。若赘结经治不散，可加蒲黄、五灵脂、枳壳等。女子月经前皮损加重者可加益母草、香附。

【外治】

1. 颠倒散洗剂外搽，每日3～4次。

2. 密陀僧 600g 研末，蜜调如糊每晚敷 1 次，次晨以水洗去。

3. 红斑明显者可外搽黄连膏。

【其他治疗】

1. 患处可用七星针轻刺，每日 1 次。

2. 穴位注射疗法，用 0.25％普鲁卡因注射液在两侧迎香穴各注入 0.5mL，2 日 1 次，连续 10 次，效果不佳时可加印堂穴。

自 学 指 导

本病是颜面中部、鼻部发生红斑，及鼻尖部赘生结节为特点的疾病。临床分红斑期、丘疹脓疱期及鼻赘期，由肺胃积热复感风寒、血瘀凝滞而成。辨证施治分肺胃积热型、热毒蕴结型、气滞血瘀型。学习本节应和前面的白屑风、后节的粉刺加以比较，这三个病虽然都发生于颜面部，但本病以鼻部红斑、结节为主；白屑风分布范围较广泛，不发生毛细血管扩张；粉刺皮损除侵犯面部以外，胸背部也常累及，并有典型的黑头粉刺，鼻部常不受侵犯。

【复习思考题】

1. 酒糟鼻临床表现分几期？各有哪些重要特征？

2. 酒糟鼻辨证施治分几型？各型代表方剂是什么？

【参考文献摘录】

1. 中西医结合治疗酒糟鼻 200 例：治疗方法：①中药方剂组成：桑白皮、枇杷叶、生地、石膏、银花各 15～20g，黄芩、赤芍各 10g，黄连、甘草各 6g。大便干燥、口干苦、舌苔厚黄，加大黄 6g（后下），黄柏 9g；舌质淡红有齿痕者，加党参、白术、茯苓各 12g；舌光少苔者，加玉竹、沙参各 10g；鼻尖肥大者加炒山甲、桃仁各 15g 等。随症加减。上方剂煎汤内服，每晚 1 剂，15 剂为 1 疗程，2 个疗程进行观察，服药期间禁辛辣饮食。②西药疗法：口服四环素 0.25g，每日 4 次，（原文如此。四环素可改用美尔力——编者注。）维生素 B_6 20mg，每日 3 次；灭滴灵 0.2g，每日 3 次，15 日为 1 疗程，2 个疗程观察疗效。中西医结合治疗组白天服西药，每晚加服中药 1 剂。对照组只服西药治疗。两组患者均外涂复方硫黄洗剂，每日 2～3 次。治疗结果：中西医结合治疗组 200 例，治愈 87 例，有效 98 例，无效 15 例，有效率 92.5％；西药治疗组 150 例，治愈 35 例，有效 63 例，无效 52 例，有效率 65.3％。〔韩秀君，等. 河北中西医结合杂志，1997，6（5）：801〕

2. 用磨削切割疗法辅以中药治疗酒糟鼻疗效观察：治疗方法：（1）手术方法：患者平卧，常规皮肤消毒，铺巾，1％奴夫卡因加适量肾上腺素做鼻部浸润麻醉，采用牙科台钻带动特制钢刺磨头，转速为 1200 转/分钟。先将鼻头及鼻翼双侧明显扩张的树枝状毛细血管以及异常增生的鼻赘磨削至大致正常鼻形，然后用特制三锋刀与鼻部呈 45℃进行十字形快速弹拨法切割，以便将树枝状的毛细血管及异常增生的鼻赘进一步切成细小颗粒状，直至鼻形满意并有弹性阻滞感时为止，创面以温生理盐水纱布加压止血，术毕，用氯霉素油纱布敷盖 8～10 层，无菌纱布包扎固定。术后常规应用抗生素预防感染，4～5 日后，揭去多层外敷纱布，仅留紧贴创面的油纱布，让其自然脱落。（2）中药治疗：术后为巩固疗效，给予自拟酒糟鼻方。方用枇杷叶、桑白皮、黄芩、丹皮、赤芍各 10g，紫草 9g，知母 10g，生山楂 9g，五味子 10g，红花 6g，石膏 30g，甘草 6g。每日 1 剂，连服 10 日为 1 疗程。加减：皮肤特别油腻，加侧柏叶；脓疱较明显者，加野菊花、公英；酒后加重者，加制大黄；大便秘结干燥者，加生大黄、麻仁；食辣椒后加重者，加黄连。治疗结果：经过 6 个月至 1 年，判定其疗效。疗效判定标准：①治愈：红斑、扩张的毛细血管、鼻赘均消失。②有效：红斑、扩张的毛细血管、鼻赘基本消失。③无效：红斑，扩张的毛细血管、鼻赘无明显改善。疗效结果：红斑期23例，治愈20例（87%），有效2例（8.7%），无效1例（4.3%）；丘疹脓疱期42例，治愈32例（76%），有效8例（19%），无效2例（4.7%）；鼻赘期35例，治愈26例（74%），有效8例（22%），无效1例（2.8%）。〔陈光明，等．福建中医药，1999，30（3）：16〕

3. 针灸治疗酒糟鼻16例：治疗方法：①体针取穴：素髎、少商、肺俞、脾俞、胃俞、大肠俞。操作：素髎、少商二穴用三棱针点刺放血3滴。其余背俞穴切取双侧，用75%乙醇皮肤消毒后，用三棱针刺破皮肤，再将4号火罐，吸出血液0.5～1mL，留罐10分钟，去罐后擦干净血迹。②耳针取穴：耳尖、神门、肝、胆、肺、胃、三焦、内分泌。操作：用75%乙醇在耳轮和耳内进行严格皮肤消毒，先用三棱针在耳尖穴点刺放血3滴，其余各穴用消毒后的揿针埋入耳穴，然后用0.6cm×0.6cm的方块胶布固定，两耳交替使用，隔两日治疗1次，留针期间，嘱病人每早晚按压耳内各穴位，直至微痛为度。③疗程：每周治疗2次，1个月为1个疗程，疗程间不休息。治疗结果：本组16例，痊愈8例，好转6例，无效2例，总有效率为87.5%，其中1个疗程痊愈5例，好转4例，2个疗程痊愈3例，好转2例。〔熊华．湖南医学杂志，1994，5（1）：46〕

第二十二节　油　风

本病因突然头发脱落，脱发处的头皮平滑光亮，状如涂油，故名油风。俗称"鬼剃头"。现代医学称"斑秃"，为一种头部突然发生局限性斑状秃发。本病可发生于任何年龄，常在过度劳累、睡眠不足或受到精神刺激后发生。

【病因病机】《外科正宗》论油风说："油风乃血虚不能随气血营养肌肤，故毛发根空，脱落成片……此皆风热乘虚袭入，风盛而血燥，毛囊空虚，无血营养，故成片脱落。"此外，发为血之余，发之华赖肾之精，故因情志伤肝，劳累损伤心脾，房劳伤肾，皆可损精耗血，而致精血亏虚，毛发失养。

王清任《医林改错》说："皮里肉外血瘀阻塞血路，新血不能养发，故为脱落"，又说"无病脱发，亦是血瘀"。说明头部肌肤气血瘀滞，致使毛发失养，亦是脱发的重要原因。

【临床表现】本病多发于青壮年，头皮突然出现圆形、椭圆形的秃发斑，数目不等，大小不一。脱发处头皮平滑光亮，无任何自觉症状，常被别人发现，出有少数病人在秃发区可以看到红斑与浮肿。少数患者头发可全部脱光，叫全秃。严重者眉毛、胡须、腋毛、毳毛也完全脱落，则叫普秃。

本病的病程可持续数个月至数年，大多能自愈，但也有反复发作或边长边脱的现象。新发开始生长时，往往纤细柔软，呈灰白色，类似毳发，以后渐变粗变黑，最后恢复正常。本病应与面游风、白秃疮、肥疮鉴别。

【辨证施治】

1. 血热风燥型：

〔主症〕突然脱发呈圆形或椭圆形，局部稍有痒感，头发干燥，伴有头晕、目眩、失眠。舌质淡红、苔薄，脉细数。

〔证候分析〕发为血之余，头发靠血柔养，血虚则头发失养故干燥。血虚肌肤失养，则风邪乘虚而入，风盛血燥、毛根动摇故脱落；头昏、目眩、失眠皆为血虚所致。

〔治则〕养血祛风。

〔方药〕神应养真丹加减

当归 川芎 白芍 天麻 羌活 生地 菟丝子 木瓜 旱莲草 女贞子 夜交藤 合欢花

〔方解〕当归、川芎、白芍、生地养血凉血，旱莲草、女贞子、合白芍养阴，菟丝子补肾固精，此精血同补，使之互相促进，互相生化；羌活、木瓜祛风通络，夜交藤、合欢花安神而养真气。

2. 气滞血瘀型：

〔主症〕脱发病程较长或突然脱发，伴有头痛或胁肋疼痛，病变处或有外伤血肿史，夜难安眠。舌质暗紫或有瘀斑，脉沉涩。

〔证候分析〕气血瘀滞则经络阻塞，则精血灌注养发受阻，故发生脱发。不通则痛，故头痛，胸胁疼痛。

〔治则〕理气活血通络。

〔方药〕通窍活血汤加减

赤芍 川芎 桃仁 红花 鸡血藤 枳壳 柴胡 葱白

〔方解〕赤芍、川芎、桃仁、红花、鸡血藤活血化瘀通络，枳壳、柴胡行气活血，冰片、白芷、葱白通阻塞之经络。

3. 气血两虚型：

〔主症〕多在病后或产后，头发呈斑块状脱落，并呈渐进性发展，由小而大，毛发稀疏枯槁，触摸易脱。伴唇白、心悸、气短懒言、倦怠乏力。舌淡，脉细弱。

〔治则〕益气补血。

〔方药〕八珍汤加减。

4. 肝肾不足：

〔主症〕脱发经久不愈，甚至全秃成普秃，或边脱边长。所长之发纤细柔软。伴头晕、失眠、耳鸣、目眩、腰腿酸痛或遗精盗汗。苔少，舌质淡，脉细弱。

〔证候分析〕肝藏血，肾藏精，发为血之余，肾之华在发，若肝肾亏损，则精血亏虚，头发失荣则脱落。头晕、耳鸣、目眩、腰痛皆肝肾不足所致，又精血不足，则相火旺盛，故遗精、盗汗。遗精、盗汗又可耗伤精血，而成恶性循环。

〔治则〕补益肝肾。

〔方药〕七宝美髯丹加减

何首乌 菟丝子 枸杞子 茯苓 补骨脂 党参 白术 当归 女贞子 桑葚 熟地

〔方解〕首乌、熟地、当归补血，菟丝子、补骨脂、白术补脾肾精气，女贞、桑葚、枸杞子补肝肾阴精，此精气血同补，可促使精气血互相生化，而精血旺盛，则头发能生。

【外治】①头皮发痒、脱发较重，用海艾汤煎水，用毛巾热敷患处，每日2～3次。②鲜生姜块外搽。③5％～10％斑蝥酊外搽。

【其他治疗】

1. 成药验方：养血生发丸每日9克，分数次口服；当归片每次服5片，每日3次。

2. 七星针疗法：用七星针在病损区轻巧叩打，刺激皮肤以不出血为好，隔日1次。

自 学 指 导

油风的病因病机包括血虚受风，毛发动摇；精血亏损，头发失养；及瘀血阻滞、毛发失养等三方面。发为血之余、肾之华在发，所以头发靠精血柔养。然血靠脾土生，藏于肝，故脱发与肝脾肾三脏关系密切。精血耗损的原因包括劳累损伤，情志忧思郁结耗伤等方面。但既已亏损，则应先补其虚，以养精血生头发。外擦药应以刺激性酊剂为主，但浓度不宜过高，否则易于发泡，而使肌肤溃烂。

【复习思考题】

1. 本病的病因病机包括哪些方面？

2. 什么叫全秃？什么叫普秃？

【参考文献摘录】

1. 中药内服外擦、辨证治疗斑秃 764 例：①脾虚湿困型：治宜健脾祛湿，行气通络，养血生发。药用茯苓（连皮）、桂枝尖、生白术、制首乌、白鲜皮、苦参、路路通、甘草等。②肾虚血燥型：治宜补肾滋阴，养血安神，通络生发。药用当归、生地黄、枸杞子、桑葚、白茯苓、川芎、柏子仁、制首乌、路路通、甘草等。③气血虚损型：治宜益气健脾，养血补肾，通络生发。药用生黄芪、白茯苓、当归、熟地黄、制首乌、桑椹子、漂白术、广陈皮、炙甘草、柏子仁等；或用当归 30g，黄芪 20g，生姜 15g，连皮鲜羊肉 250g，清炖，熟后加适量食盐，食肉服汤。外用生发酊。治愈 345 例，显效 219 例，有效 122 例，无效 78 例，总有效率为 89.8%，治愈时间最短者 29 日，最长者 212 日，平均为 74 日。〔严肃云. 新中医，1998，（10）：35〕

2. 生发灵治疗斑秃 123 例：生发灵药物组成：补骨脂 20g，旱莲草 10g，斑蝥 2 个，红花 5g，川椒 10g，干姜 10g，70% 乙醇 200mL，共浸泡 1 周备用。治疗方法：用生发灵涂擦患处，每日 3～5 次，1 个月为 1 疗程，治疗结果：痊愈 87 例，显效 31 例，无效 5 例，有效率为 95.93%，一般 1～2 个疗程显效，3～5 个疗程痊愈。〔陈升东. 河南中医，1990，（3）：23〕

3. 穴位注射加外擦药物治疗斑秃 40 例：治疗方法：维生素 B_{12} 穴位注射，第一次取曲池（双），第二次取足三里（双），每穴位 0.5mL，两组交替使用，对照组用维生素 B_1 肌内注射，每次 1mL，两组均隔日 1 次，同时外擦复方钨酸钠洗剂，10 次为 1 疗程，治疗 3 个疗程。结果：40 例中治疗组痊愈 22 例，好转 12 例，无效 6 例，总有效率 90%；对照组痊愈 18 例，好转 7 例，无效 15 例，总有效率 63%，治疗组疗效优于对照组（$P<0.01$）。〔何慧英. 浙江中医学院学报，1990，14（3）：48〕

第二十三节 猫 眼 疮

猫眼疮相当于现代医学的"多形性红斑"，是一种急性炎症性皮肤病，皮损以红斑为主，并有丘疹、水疱等多形性损害，在古代文献中，本病曾有"雁疮"、"寒疮"等名称。《医宗金鉴》论猫眼疮说："此证一名寒疮，每生于面及遍身。由脾经久郁湿热、复被外寒凝结而成。初起形如猫眼，光彩闪烁，无脓无血，但痛痒不常，久则近胫"，生动地描写了本病的临床特征。本病好发于春秋季节，女性多于男性。

【病因病机】本病由机体禀赋不耐、内蕴湿热、外感风寒等因素引起。

1. 湿热内蕴：脾胃湿热或机体久染湿热邪毒，蕴结于内，皆可外发，湿热阻滞肌肤与气血相搏，故起红斑、丘疹、水疱等多形损害。

2. 外感风寒：风寒之邪入侵、搏结于肌肤，气血运行受阻，气滞血瘀，而形成暗红斑损害等。

此外，内蕴湿热之体，复感风寒风热之邪，内外二邪搏结于肌肤，则皮损症状更严重。再则，风湿热壅结又可化热、化火成毒，形成火毒蕴结的病机。火毒燎灼，则红斑和水疱又可发生溃烂等见症；火毒内攻则产生全身症状。

本病还与药物反应及食鱼虾过敏有关。

【临床表现】常有发热、头痛、倦怠、食欲不振、肌肉关节疼痛等前驱症状。皮损可呈红斑、丘疹、水疱、紫癜、风团等多形损害。根据皮肤特点临床可分为三型。

1. 斑疹-丘疹型：初起为水肿性红斑或淡红色扁平丘疹，圆形，稍隆起，对称分布于手背、前臂、足背、踝部等处。典型的红斑中央略凹陷，其颜色较边缘部略深，呈暗红色或紫红色，有时中央为一水疱，形成特殊的虹彩状，形如猫眼状。此型黏膜受损轻，有自觉轻度瘙痒，无显著全身症状。

2. 水疱-大疱型：此型以集簇或散在性水疱、大疱为主要损害，大疱发生于红斑基础上或具有红晕，有时为血疱。此型常有黏膜损害和显著的全身症状。口腔黏膜和口唇可发生充血、糜烂、丘疹和水疱。外阴、包皮、尿道口、阴唇、阴道黏膜亦可发生潮红、丘疹、糜烂和溃疡，还可侵犯眼角和巩膜。伴关节疼痛、发热、血尿和蛋白尿等。

3. 重症型：突然起病，伴高热、头痛、乏力，皮损为水肿性红斑、水疱、大疱、血疱和瘀斑等。广泛地分布于身体各处。黏膜损害严重，口腔、鼻、咽、眼、尿道、肛门和呼吸道黏膜广泛累及，发生大片糜烂和坏死，出现严重的毒血症状和内脏损害。短时间进入衰竭状态，可发生虚脱、昏迷和抽搐等。

【鉴别诊断】

1. 冻疮：见于冬季，病变在皮肤露出部，黏膜无损害，手掌、足底也很少发病，有疼痒感，并遇热加剧，皮色暗红或青紫。

2. 药物性皮炎：药物性皮炎的多形红斑样皮损，症状类似，但本病常有药物过敏史。

【辨证施治】

1. 寒湿阻络型：

〔主症〕红斑呈暗红，指（趾）肿胀、皮肤温度偏低，伴恶寒、肢冷、腹痛、便溏。苔薄白，脉濡缓。本型每因气候寒冷、潮湿时发作或加重，在天气转暖时症状减轻或消失。

〔证候分析〕气候变冷时寒邪势厥、风寒之邪易于侵入，壅滞于肌肤，与气血相搏，营卫不和，气滞血瘀，故见暗红色斑及肿胀。寒邪凝结，阳气受阻，使肤温降低，肢冷。寒邪侵入胃肠，脾阳受损，则有腹痛、便溏等证。天暖寒散，故症状能减轻或消失。

〔治则〕祛风散寒，和营化湿。

〔方药〕当归四逆汤合桂枝汤

当归　桂枝　干姜　羌活　防风　白术　苍术　细辛　红枣　炙甘草

〔方解〕羌活、防风、细辛、白术、苍术祛风散寒除湿，当归、桂枝和营散瘀，苍术、干姜、甘草、粳米健脾温中散寒。如此配方，则内外寒邪皆可祛除，营卫调和、气血通畅，则红斑消失。

2. 湿热蕴结型：

〔主症〕红斑呈鲜红色，并有较多的水疱，有黏膜损害；伴发热、咽痛、口干、关节酸痛、便秘、溲赤。苔薄黄或黄腻，脉滑数。此型发病不分季节和气候冷热。

〔证候分析〕此型发病不分季节，多由湿热内蕴，外发于肌肤而成。湿热蕴阻则气血运行受阻，溢于肌肤为红斑水疱。咽痛、关节痛为湿热兼感风邪所致。口干、便秘、溲赤为湿热内结。

〔治则〕清热利湿，解毒散结。

〔方药〕茵陈蒿汤合消风散。

3. 火毒型：

〔主症〕皮损为水肿性红斑、水疱、大疱、血疱等。广泛分布于黏膜，并且糜烂和坏死。伴高热、头痛、咽干喉痛、胸痛、尿少、尿赤等严重的全身症状。舌红苔黄，脉滑数。此型为重型性多型红斑。

〔证候分析〕湿热蕴久化火生毒，火毒外燎肌肤则有红斑、水疱并糜烂等皮损；火毒内攻脏腑，故有胸痛、咳嗽、尿少、尿赤等内脏损害症状；高热、咽干、苔黄、舌红皆内热甚。

〔治则〕凉血清热解毒。

〔方药〕犀角地黄汤加减。

【外治】①皮肤红斑、水疱、破溃、糜烂者，可用马齿苋水剂湿敷，后用青黛膏外涂，1日 3～4 次。②黏膜糜烂者用青吹口散外吹，1 日 4～5 次。

【其他治疗】西药治疗，重症型应用大剂量皮质激素治疗，氢化可的松每日 300～400mg，并适当选用抗生素预防和控制继发感染。

【预防调理】❶首先除去可疑病因，如控制感染、停用可疑致敏药物。❷风寒型者宜注意保暖，避免冷水、冷风等刺激。❸忌食鱼、虾、蒜、葱等发物。

自 学 指 导

学习本节主要掌握本病的临床特征，是以红斑为主，并有丘疹、水疱、大疱、糜烂、紫癜等多形损害。临床分为斑疹-丘疹型、水疱-大疱型、重症型。其中以全身泛发皮损，而且有严重的黏膜损害及内脏脏器的损害。辨证论治分三型，其中火毒型（即重症型）除辨证施治外，尚应配合激素及抗生素的应用，以避免脏器组织的严重损害。

【复习思考题】

1. 多形红斑临床表现有哪些特点？

2. 多形红斑的辨证分型及治则方药各是什么？

3. 风寒型患者调理方面应注意什么？为什么？

【参考文献摘录】

1. 益气活血法治疗寒冷性多形红斑 43 例：皮疹呈多形性，以指（趾）部多见，亦有见于面颊部及大腿、臀部者。患者脉多濡缓，舌苔薄白，手足湿冷，属气虚血瘀之证，方用黄芪 20g，当归 10g，生地、茜草各 30g。除 2 例中断治疗，3 例无效以外，服药 3～4 周，32 例痊愈，6 例显效。〔杨月琴. 浙江中医杂志，1989，24（12）：548〕

2. 自拟消斑合剂治疗多形红斑 21 例：方药：苍术、苦参各 15g，知母、荆芥、防风、当归、炒牛蒡子、蝉蜕、威灵仙各 10g，煅石膏、生地、银花、何首乌各 12g，黄柏、黄连各 8g，石菖蒲 6g，甘草 3g。

每日1剂，水煎早晚温服。伴发热者给退热药及抗生素外，全部使用消斑合剂。结果：全部治愈，治愈时间最短5日，最长25日。〔李兆苓. 湖北中医杂志，1996，18（2）：6〕

3. 自拟方治疗多形性红斑265例：基本方：防风、白芷、羌活、当归、丹参、藁本各15g，荆芥20g，甘草10g。水煎服，每日1剂。随症加减。对照组35例用抗组胺药物，外用炉甘石洗剂等治疗，结果：治疗组265例，治愈265例，总有效率为100%。对照组35例治愈25例，显效5例，无效5例，总有效率为85.7%。两组治愈率相比有非常显著性差异（P＜0.01）。〔裴翚. 实用中西结合杂志，1998，11（6）：562〕

第二十四节　瓜藤缠

本病相当于现代医学的"结节性红斑"，是一种由于真皮脉管和脂膜炎症所引起的结节性皮肤病，好发于下肢小腿的伸侧，为对称性鲜红色结节性损害，压痛明显。好发于青年女性，春秋季节多见。《医宗金鉴》论述本病说："此证生于腿胫，流行不定，或发一二处，疮顶似牛眼……若绕胫而发，即名瓜藤缠，结核数枚，日久肿痛……"

【病因病机】本病为机体素有湿热内蕴，加之外感寒湿之邪，湿热下注，而结聚成结节；瘀滞不通，不通则痛；局部凝结，瘀久又可化热，故局部有红斑，肌肤发热。

【临床表现】发病初起低热，伴全身不适及轻微的肌肉关节疼痛。皮损突然发生，为对称性、疼痛性结节。结节大小如豌豆或枣大，一般结节高于皮面，皮肤紧张，周围水肿，表面热，自觉疼痛或压痛。皮损颜色为鲜红逐渐转变为紫红色；结节持续几天或几星期，慢慢吸收消退，一般不发生溃疡，但可反复再发。慢性者病情可持续数年，而且皮下结节可逐渐增多，有轻度压痛，亦不发生溃疡。本病多发于20～40岁的妇女，男性少见，多发于小腿伸侧。

【鉴别诊断】

1. 硬结性红斑：秋冬季易发病，起病缓慢。结节好发于小腿后侧下1/3处，病程更为慢性，系红紫硬节，疼痛较轻，易溃破而发生溃疡，愈合留有瘢痕。

2. 变应性血管炎：皮损为多形性，可有红斑、丘疹、斑丘疹、瘀斑、结节、溃疡、瘢痕等，疼痛较轻，反复发作，病程较长。

3. 麻风：亦可见结节性红斑损害，但尚有其他麻风症状，可查到麻风杆菌。

【辨证施治】

1. 湿热蕴阻型：

〔主症〕起病急骤，伴低热；关节疼痛，纳食欠佳，皮损红肿灼热；结节胀痛，压之更明显；大便干，小便黄。舌质微红，苔微黄腻，脉弦数。

〔证候分析〕湿热壅遏卫表，故有低热。湿热壅结肠胃，故纳差、便干。湿热下注，经络阻塞、气血瘀滞，故结节疼痛及关节疼痛。证属湿热下注，气血瘀滞。

〔治则〕清热利湿，活血通络。

〔方药〕凉血五根汤加减

紫草根　茜草根　白茅根　板蓝根　忍冬藤　鸡血藤　黄柏　苍术　泽泻　车前草

〔方解〕紫草、茜草、白茅根凉血活血，合鸡血藤、忍冬藤活血通络散结。黄柏、苍术、板蓝根、忍冬藤清热解毒，泽泻、车前草利湿清热。若发热重者，为湿热在阳明气分，应加生石膏；关节疼痛者，可加秦艽、豨莶草以祛风散湿；结节疼痛明显加红花、赤芍。本型亦可应用萆薢渗湿汤合桃红四物汤加减。

2. 寒湿入络型：

〔主症〕结节反复发作、持续数年不愈，结节及关节遇寒疼痛加剧。伴纳食减少、大便软、小便清长。舌质红，苔薄白，脉细缓。

〔证候分析〕湿热久恋、损伤脾气，脾不运化、湿热内生，加之外感寒湿之邪，使寒湿凝结更甚，故畏寒肢冷。脾阳不足，故失健运，而纳食减、大便溏软。

〔治则〕温经散寒，健脾燥湿。

〔方药〕当归四逆汤合三炒丸加减

当归 桂枝 鸡血藤 独活 木瓜 苍术 茯苓 薏苡仁 秦艽 大枣 黄柏 川牛膝

〔方解〕桂枝、独活、木瓜、秦艽温经散寒，合当归、鸡血藤活血散结止痛；苍术、茯苓、薏苡仁、大枣健脾除湿。寒湿之邪，内除外散，则经络通畅，结节则能消散。若有畏寒、肢冷、大便溏等，为阳气虚弱，可加制附子或干姜等温散寒邪。

【外治】结节可外敷金黄膏，或冲和膏。

【其他治疗】可加服大黄䗪虫丸、散结灵、小金丹。

自 学 指 导

本病是常见的下肢皮下结节病之一。由湿热下注、寒湿凝滞而引起。结节一般持续几天或几星期，慢慢消退；但亦有呈慢性病程者，反复发作，可持续数年。一般文献报道用活血化瘀法治疗，然而本病引起气血凝滞的原因是湿热或寒湿凝滞，故除了应用活血化瘀治疗外，着重应针对病因，应用清热利湿、温经散寒通络等治疗方法。这样才能达到祛除病因，宣通瘀阻、活血散结目的。

【复习思考题】

1. 结节性红斑有何临床特点？
2. 本病与多形红斑有何症状区别？

【参考文献摘录】

1. 中西医结合治疗结节性红斑：湿热型用金银花、白花蛇舌草、鸡血藤各 15g，连翘 12g，生地、赤芍、当归、黄柏、防己各 10g，丹参 20g。气滞血瘀型用当归、贝母、桃仁、木瓜、黄柏、苍术各 10g，丹参 20g、鸡血藤、牡蛎各 15g，红花 6g，牛膝 12g。热盛加金银花，关节及结痛者加秦艽、延胡，气虚加党参、黄芪，便秘加大黄。每日 1 剂，水煎服，15 日为 1 疗程。并用反应停 150mg，维生素 E 300mg，病重者加用强的松 30mg，均为 1 日量。结果：痊愈 16 例，显效 9 例，有效 3 例，无效 2 例，总有效率 93%。〔戴迭勤. 广西中医药，1994，(4)：17〕

2. 活血除湿汤（当归、川芎、乳香、没药、茜草、羌活、木瓜、苍术、黄柏、威灵仙、牛膝、生甘草）治疗 47 例结节性红斑：药汁 1～2 煎早晚分服，3 煎温洗，湿敷皮疹处 20 分钟，结果治愈 36 例，显效 11 例，疗程在 21～30 日。〔谢勇. 江苏中医，1994，(4)：19〕

3. 中西医结合治疗 150 例结节性红斑：单用中药的 34 例，基本方为当归、川芎、生地、牛膝、丹参、桂枝、赤芍、鸡血藤、路路通；单用西药 24 例，用消炎痛、妥拉苏林等；中西医结合治疗的 92 例，结果中西医结合组，中药组和西药组分别治愈 38、10 和 4 例，显效 33、12 和 6 例；进步 21、8 和 9 例，无效 0、4 和 5 例，以中西医结合组疗效最为显著。〔车乃增．陕西中医，1998，(6)：252〕

第二十五节 红蝴蝶疮

红蝴蝶疮相当于西医的"红斑狼疮"，属于结缔组织疾病，是一种自身免疫性疾病。多发于 15～40 岁的女性患者。可分为盘状红蝴蝶疮和系统性红蝴蝶疮。前者损害主要局限于皮肤，后者除皮肤损害外，同时还有全身症状和多脏器损害。

【病因病机】现代医学认为本病的发病机制可能是在遗传基础上，由于某些外因作用，机体免疫调节功能紊乱，破坏了耐受性，使机体对自身组织产生免疫反应，结果造成组织损伤和生理功能障碍。

《赵炳南临床经验集》认为本病是由于先天禀赋不足；或因七情内伤，劳累过度；或因房事失节，以致阴阳气血失于平衡，气血运行不畅，气滞血瘀，经络阻塞为本病的内因。外受热毒是本病的条件。热毒入里燔灼气血，瘀阻经脉，伤于脏腑，蚀于筋骨则可以发生全身性系统性损害。

全国一些著名的皮肤外科专家也基本一致地认为，本病是由于禀赋不足，而肝肾亏损，但亦可因疾病、劳累、失血等，使精血耗伤。又肾气一亏，肺气先绝，而皮肤腠制不固密，在日光曝晒等外因作用下，邪毒可以内侵入里，与内热相合，以致热毒炽盛；外可阻滞肌肤之脉络，内可损伤脏腑，或热毒燔灼营血，或热盛动风，而引起本病的急性发作。正邪相搏，正气胜热邪，而邪热渐退，热毒炽盛之症因而消除；但热毒之邪能耗伤气阴，故可出现气阴两虚的症状。以上主要为系统性红蝴蝶疮的发病机制。而盘状红蝴蝶疮，则主要由于肝气郁结，以致气血凝滞，而出现盘状红斑性损害。

在发病的过程中，热毒炽盛，热邪势必耗阴，则阴液更伤；但久之则形成阴损及阳，以致脾肾阳虚。脾虚，土不制水，则水湿泛滥；肾阳虚，则膀胱气化不利，开阖无权，必致寒水射肺，或水气凌心。

综上所述，禀赋不耐，肝肾不足，精血亏损是本病之本；热毒炽盛，气阴两伤，水湿泛滥是病之标；所以在疾病过程中症状往往虚实交替相见，症状变化多端。

【临床表现】

1. 盘状红蝴蝶疮：皮损主要发生在面部，亦可发生在耳壳、头皮、手背、口唇、颈背等处。皮损特点为持久性盘状红斑。初为红色或淡红色、黄豆大小，境界清楚的斑片；皮疹逐渐扩大，边缘又略隆起呈盘状，中心部分消退，有色素减退及轻度萎缩；损害表面有粘着性鳞屑，剥离鳞屑，可见其下扩张的毛囊，状如筛孔，剥下的鳞屑下面有角质栓，状如钉板。若皮损发生于鼻梁或面颊者，典型者常呈蝴蝶状。发生于黏膜上的损害，一般为灰白色的小片糜烂，周围有紫色红晕，并有瘙痒和烧灼感。

慢性病程，少数病例皮损可自行消退，愈后留下色素减退的萎缩性瘢痕，头皮则形成萎缩性脱发区。容易复发，有的在日晒或过度劳累后加剧，或转变成系统性红蝴蝶疮。少数经久不愈的陈旧损害，因局部用药不当或各种慢性刺激，可发展成为鳞状细胞癌。

2. 系统性红蝴蝶疮：系统性红蝴蝶疮的临床表现多种多样。初发可仅单个器官受累，如皮肤、关节、肾脏，或多系统同时受累。全身症状有发热而查不出原因。但本病常见皮肤及关节的损害为最初症状。

（1）全身症状：

1）发热：90%以上的患者有不规则发热，以低热为多，疾病恶化时常有高热，甚至可达40～41℃，伴畏寒、头痛等症状。

2）关节痛：约90%患者有关节症状。好侵犯四肢大小关节，有时出现风湿性或类风湿性关节炎症状。关节症状往往是本病的最早表现，甚至在长时间内为惟一表现。

3）肾脏损害：狼疮性肾病是系统性红蝴蝶疮最常见和最严重的内脏损害，约75%的患者可见到各种肾炎的表现，肾脏损害可出现于本病任何阶段，临床表现为肾炎或肾病综合征。肾炎时，尿内出现红细胞、蛋白及管型。肾病综合征时，全身浮肿、大量蛋白尿。早期肾功能正常，后期可出现尿毒症和高血压，常死于肾功能衰竭。

4）心血管系统：约见于1/3的患者，以心包炎为多，可有心包积液；心肌炎亦为常见，可有心内膜炎。心包炎时，患者感心前区不适，气急、心前区可听到心包摩擦音。心内膜炎症波及瓣膜（多为二尖瓣）时，心前区常听到收缩期杂音。心肌受损时，可产生心动过速、奔马律、心脏扩大，最后导致心力衰竭。心电图有相应改变，如心包膜或心肌受损呈低电压，ST段变化，T波倒置，P-R间期延长。此外，有时还可伴发血栓性静脉炎、血栓闭塞性脉管炎。

5）呼吸系统：主要表现为间质性肺炎和干性或渗出性胸膜炎，出现咳嗽、多痰、呼吸困难、发绀、胸痛等症状。

6）消化系统：约见于40%患者，胃肠道任何部位均可受累。临床症状包括食欲不振、恶心、呕吐、腹痛、腹泻、呕血、便血等慢性肝炎样表现。

7）神经系统：主要表现为情绪变化和精神分裂症。情绪变化轻者为抑郁状态，重者为痴呆，精神症状多变，常为可逆性。神经症状主要表现为癫痫发作，其次为颅神经损害，可突然发生，常见为失明，外眼运动异常，视神经乳头变化、单侧眼睑下垂，同侧偏盲等。此外，可有偏瘫、痉挛、截瘫、脊髓炎、脑膜炎等。

8）其他：半数患者有局部或全身淋巴结肿大，质地柔软，一般不痛。此外约1/4患者有视网膜病变。

（2）皮肤变化：约80%患者有皮损，一般呈广泛性分布。初起时多在面部，主要分布于两颊、鼻梁、前额、下颌、耳缘等处，或四肢同时发生。损害为大小不等、不规则的水肿性红斑，颜色鲜红或紫红，边缘清或不清。鼻柱和面颊的损害常融合成蝶形。在掌跖、四肢大小关节面、肩胛、上臂、臀部等易受摩擦的部位，可见压之不褪色的水肿性红斑，其上可发生坏死，干燥后结成厚痂。皮疹发生在指甲根周围者为紫红色斑片，高热时红肿光亮，时隐时现。发生在口唇者，多为下唇部位红斑性唇炎的表现。皮损严重者可全身泛发多形性红斑、紫红斑、水疱等；口腔、外阴黏膜有糜烂、溃破；头发可逐渐稀疏、脱落。部分患者可有典型的盘状红斑性狼疮的皮疹。红斑消退时常遗留色素沉着或脱色性斑片。

部分患者手部遇冷时有雷诺现象，常为本病的早期症状，有少数病人在整个病程中始终没有皮疹表现，故皮疹并非本病诊断之必备条件，临床上应予以注意。

（3）实验室检查：

1）贫血：血常规呈中度贫血，血红蛋白和红细胞减少。

2）白细胞减少：一般低于 $4 \times 10^9/L$，以淋巴细胞为主，严重者嗜酸性白细胞减少或消失。

3）血小板减少：可发生血小板减少性紫癜，有抗血小板抗体。

4）血沉增快：病变活动期可明显加快，缓解期恢复正常，但也有临床症状控制后血沉仍不下降者。

5）血清蛋白：白蛋白降低，球蛋白和总蛋白增加，蛋白电泳显示 γ 球蛋白明显增高，有时 α 球蛋白和纤维蛋白原增多。

6）红斑狼疮细胞试验：本试验对于系统性红斑狼疮诊断价值很大，75%～90%活动性系统性红斑狼疮患者为阳性，随病情好转阳性率下降。部分病人临床症状已明显好转而狼疮细胞试验仍为阳性。使用过激素的患者，其阳性率低。

7）尿常规：尿中有蛋白及红细胞、白细胞和管型。

8）肝功能：约半数病人肝功能不正常。

9）抗核抗体试验：免疫荧光抗核抗体或抗核因子试验，阳性率可高达 90% 以上，其滴度高者对本病诊断意义较大。

10）血清补体测定：约 75%～95% 的系统性红斑狼疮患者血清总补体值下降。分补体 C_1、C_4、C_3、C_2 及 C_6 均下降，下降的程度和系统性红斑狼疮的活动性一致。

【鉴别诊断】

1．风湿性关节炎：关节肿胀明显，可出现风湿结节及环形红斑；抗风湿因子大多阳性，无系统性红斑狼疮特有的皮损，红斑狼疮细胞及抗核抗体检查阴性，对光线敏感。

2．类风湿关节炎：关节疼痛，多累及小关节，可有关节畸形，类风湿因子大多阳性，无红斑狼疮特有皮损改变，查不到红斑狼疮细胞。

3．皮肌炎：多于面部开始，皮损为紫蓝色水肿性红斑伴有血管扩张，多发性肌炎症状明显，尿肌酸含量异常。

【辨证施治】

1．热毒炽盛型：

〔主症〕皮损为水肿性鲜红色斑片，或有瘀点、瘀斑、血疱，甲下及眼结膜出血点，伴高热、烦躁、热度持续不退和神昏谵语、抽搐、肌肉酸痛、关节疼痛。舌质红绛或紫暗，脉洪滑或洪数。

〔证候分析〕热毒炽盛，故高热不退、口渴；热邪内扰营血，迫血妄行，灼伤络脉，故皮肤红斑、瘀斑、甲下及眼结膜有出血点；热扰心神，故神昏、谵语；热毒阻滞肌肉关节，不通则肌肉酸痛、关节疼痛。

〔治则〕凉血清热解毒。

〔方药〕犀角地黄汤合黄连解毒汤

犀角　生地　赤芍　丹皮　玄参　花粉　银花　白花蛇舌草　黄连　黄柏　栀子

〔方解〕犀角、生地、赤芍、丹皮凉血清热，生地、玄参、花粉养阴清热，因热毒最易耗阴，故救阴。银花、白花蛇舌草清热解毒。凉血则能消斑，清热凉血则心神自宁，热毒解则阻滞除，而关节肌肉疼痛消除。若出血甚者，加侧柏叶，或加银花炭、生地炭，以凉血清热止血。热甚动风抽搐者，加羚羊角、勾藤、珍珠母；神昏谵语者，加服安宫牛黄丸或紫雪丹。

2. 阴虚火旺型：

〔主症〕斑疹暗红，伴有不规则发热或持续低，手足心热，心烦无力，自汗盗汗，面浮红，关节痛，足跟痛，月经量少或闭经。舌红苔薄，脉细数。

〔治则〕滋阴降火。

〔方药〕六味地黄汤合大补阴丸、清骨散。

3. 气阴两伤型：

〔主症〕高烧后持续低热不退，皮损红斑不退，颜色鲜艳。伴手足心热、心烦、咽干口渴、多汗、肢软乏力、少气懒言、面色不华、视物不清、头昏耳鸣、头发脱落稀疏、关节疼痛、月经不调。舌质红，苔薄，脉细数而软弱。

〔证候分析〕热毒炽盛，故高热，高热必耗气伤阴。阴伤，故阴虚生内热，而低热心烦，手足心热；气耗，则痿软乏力；气阴两亏，故面色不华、视物不清、头昏耳鸣、头发脱落。此时热毒虽减，但气虚则力不足以运动其血亦可成瘀成滞，故仍有红斑及关节疼痛。阴血亏，则肌肤关节失养，亦可引起关节疼痛。气阴亏，冲任损，故月经不调。

〔治则〕养阴益气、活血通络。

〔方药〕生脉散加味

生地　麦冬　人参　生黄芪　沙参　石斛　五味子　当归　丹参　鸡血藤

〔方解〕以生地、麦冬、沙参、石斛益阴，耗阴得补则虚热可除；人参、生黄芪补耗散之气，气旺则瘀滞可通；五味子敛阴止汗；丹参、当归、鸡血藤补血活血，通瘀滞之经络。

4. 脾肾阳虚型：

〔主症〕面色无华，眼睑、下肢浮肿，胸胁胀满，腰膝酸软，面热肢冷，口干不渴，尿少或尿闭。舌淡胖，苔少，脉沉细。

〔治则〕温肾壮阳，健脾利水。

〔方药〕附桂八味丸合真武汤加减，重症者用参附汤。

5. 脾虚肝旺型：

〔主症〕皮肤紫斑，胸胁胀满，腹胀纳呆，头昏头痛，耳鸣失眠，月经不调或闭经。舌淡暗或有瘀斑，脉细弦。

〔治则〕健脾清肝。

〔方药〕四君子汤合丹栀逍遥散加减

太子参　炒白术　茯苓　淮山　九香虫　当归　白芍　柴胡　黄芩　甘草　郁金　益母草　秦艽　漏芦　首乌藤

6. 气滞血瘀型：

〔主症〕红斑暗红、胁部胀痛，右侧为甚，胃纳不佳，恶心呕吐，腹胀便溏，肝脾肿大，压痛明显，肝功能不正常，或颜面部呈盘状蝶形斑块久不消散。伴月经不调或痛经等症，尿赤。舌质暗红或有瘀斑，苔薄微黄，脉涩、弦数。

〔证候分析〕阴精亏损，热毒炽盛，热毒壅滞于肝胆，使肝气不疏；肝气郁结而肝脾肿大；肝气横克脾土，故呕恶腹胀、便溏、热毒壅结故尿黄。热毒阻滞颜面肌肤气血运行，故红斑不退。热毒壅结，肝失疏泄，故月经不调并痛经。

〔治则〕疏肝理气活血，清热解毒通络。

〔方药〕逍遥散合血腑逐瘀汤加减

柴胡　枳壳　当归　赤芍　川楝子　郁金　桃仁　红花　秦艽　漏芦　白花蛇舌草　连翘　鬼箭羽

〔方解〕柴胡、枳壳、川楝子、郁金疏肝理气散结，当归、赤芍、鬼箭羽、桃仁、红花活血通络散瘀，秦艽、漏芦、白花蛇舌草、连翘清热解毒通络。若颜面红斑颜色红加鸡冠花、玫瑰花凉血消斑；胁肋疼痛加白芍、丹参、枸杞子等养肝柔肝止痛；肝脾不和，恶心、呕吐、便溏，加白术、茯苓、谷芽、神曲；月经不调者加益母草、泽兰。

【外治】颜面部蝶形红斑及身体其他部位水肿性红斑，可用曲安奈德（去炎松）或肤轻松软膏合黄连皮炎膏各半混匀外搽。

【其他治疗】

1. 西药治疗：

（1）糖皮质激素：剂量视病情轻重而异，轻型病例每日泼尼松 20～40mg，较重者每日 40～80mg，分次口服。病情危重者用大量，必要时用氢化可的松、地塞米松静脉点滴。维持量一般为泼尼松每日 7.5～20mg。

（2）免疫抑制剂：常用硫唑嘌呤和环磷酰胺。硫唑嘌呤嘌呤剂量为 2.5mg／（kg·d），环磷酰胺量为 1～4mg／（kg·d）。

2. 中成药：八珍丸、六味地黄丸、二至丸、秦艽丸、金匮肾气丸、大补阴丸、归脾丸、逍遥丸、火把花根片、雷公藤多苷片等可辨证选用以配合治疗。

【预防调理】①增强机体抵抗力，注意营养及维生素补充，忌食辛辣刺激品。②避免日晒，对日光敏感者尤应注意。③防止劳累，急性发作者应卧床休息。④避免受凉感冒用其他感染。⑤节制房事及生育。

【现代研究进展】近40年来国内学者研究，陆续发现多种具有免疫抑制、抗炎的中药

1. 雷公藤：雷公藤古称莽草，为卫矛科雷公藤属植物雷公藤（Tripterygium Wilfordi-iHook．f）全根或去皮根木质部分入药。性味苦、辛、凉，有大毒。功效：祛风除湿，消肿止痛，通经活络，解毒杀虫。据研究雷公藤的主要成分为雷公藤总苷，目前其剂型较多，临床仍以雷公藤总苷应用较多。

雷公藤对各型红斑狼疮有明显的疗效。上海、云南用雷公藤治疗系统性红斑狼疮的总有效率为 70%～91.2%，轻型可单用本药，重型合用激素。其疗效具体表现为关节疼痛、发热、乏力等改善，皮肤损害消退，受损的肝、肾等内脏功能好转，全血系统包括白细胞上升至正常，血色素及血小板上升，红细胞沉降率及粘蛋白下降，红斑狼疮细胞转阴，抗核抗体滴度下降或转阴，补体值上升，免疫球蛋白及 T 细胞、B 细胞功能好转等。

雷公藤为剧毒药物，文献记载若 1 日误服去皮根 30g，每次服用 15g 即有中毒的可能。若用其嫩芽，1 次口服 7 个即有致死者。故使用必须认真掌握适应证，不可滥用，治疗前应常规作心、肝、肾功能和血象检查，有异常者暂不宜用。由于本品中毒量和治疗量非常接近，使用中应选择最优剂型，并严格掌握用量，严密观察，以及早发现毒副反应或中毒现象，及时处理，防止中毒事故。

发现中毒现象，可采用洗胃、催吐以尽量减少毒物吸收；饮浓茶或蛋清以保护胃黏膜；输液、对症支持疗法等。同时可采用甘草汁或绿豆甘草汤内服以解毒。

2. 昆明山海棠：为与雷公藤同科属植物 T. hypoglucum（levl）Hufch 其临床功效与雷公藤相似。本品对系统性红斑狼疮皮疹及关节酸痛有较好的疗效。

3. 青蒿素及其制剂：青蒿素即从黄花蒿（Arfemieia annual）提取的有效抗疟成分。青蒿我国古代即已用以治疗"日晒疮"，近代研究用青蒿素及其制剂治疗盘状红斑性狼疮取得满意疗效。据庄国康报道，共观察 68 例，基本消退率达 60%，总有效率为 90%，经 3 年追踪观察，其复发率为 10%，治疗后对盘状红斑性狼疮患者皮损进行超微结构观察，发现本品对皮损中血管内皮细胞、组织细胞内的副粘病毒网状结构都有促其消退作用。

自学指导

红斑狼疮分盘状红斑狼疮及系统性红斑狼疮。前者以皮肤损害为主，主要发生在面部，呈蝴蝶状盘状红斑；亦可发生耳壳、头皮、手背、口唇等处；有的转化为系统性红斑狼疮，有的可变化为皮肤癌。

系统性红斑狼疮为多器官、多系统同时受累，临床表现多样。虽然症状复杂，难以诊断，但又有如下基本要点：

（1）常以皮肤及关节损害症状为最初症状。

（2）手足遇冷有青紫现象，即雷诺征，常为本病早期症状。

（3）约80%有皮损，一般呈广泛性分布，为大小不等、不规则的水肿性红斑。

（4）内脏损害，主要侵犯肾、心血管及肝脏，狼疮性肾病是本病最常见和最严重的内脏损害。

此外，结合理化检查，全面分析病情，才能得到正确的诊断。

根据红斑狼疮的临床表现及病情发生发展的变化，一般可分为热毒炽盛型（相当于系统性红斑狼疮急性期）、气阴两伤型（相当于系统性红斑狼疮缓解期）、气血瘀滞型（相当于红斑狼疮肝病及盘状红斑狼疮），这种分型辨证施治是把辨证与辨病结合起来。但必须指出系统性红斑狼疮，特别是病久累及内脏者，须按照脏腑辨证，分型论治，并注意随证加减。

在系统性红斑狼疮急性发病期，如中药控制有困难，应当配合激素或免疫抑制剂进行中西医结合治疗，以进一步提高疗效。

【复习思考题】

1. 盘状红斑狼疮与系统性红斑狼疮各有哪些临床表现？有何重要诊断要点？

2. 应如何把辨证与辨病结合起来施治红斑狼疮？

3. 红斑狼疮预防调理应注意哪些方面？

【参考文献摘录】

1. 论系统性红斑狼疮之阴精亏损：文章认为本病的发病与阴精亏损密切相关。共举作者经验4例。一例为月经不调、失血过多；二例为自幼多病；三例为久病诱发；四例为遗传而致肾精气亏损，均与阴精亏损有关。经标本兼治均获较好效果。

作者认为：自身免疫性疾病红斑狼疮，是在阴精亏损的基础上，在阴阳失去平衡的条件下，产生"阴胜则阳病，阳胜则阴病"的自身"阴阳更胜之变"。故应该自始至终"谨阴阳之所在以调之"，而达到"以平为期"的治疗目的。(喻文球. 论系统性红斑狼疮之阴精亏损. 世界科学出版社, 1999, 164)

2. 结缔组织病患者内脏器官雷诺现象的研究：一般认为雷诺现象（RP）主要见于手足等肢端部位。近年来，有人怀疑RP不仅累及肢端，有可能还是一种系统性病。在肢端发生RP的同时，心、肺、脑、肾等内脏器官可能也会发生RP，并可能对所在脏器造成损害。结缔组织病（CTD）患者RP发生率高，又常发生多脏器的损害。已知肢端反复发生RP可使局部发生溃疡、萎缩、硬化以至坏疽，但内脏器官若发生RP能否对所在脏器的损害尚不清楚……器官组织缺血较长时间后，虽然得到了血液再灌注，但并不一定会使缺血造成的损害减轻，有时往往会加重损伤，甚至能使可逆性损伤转为不可逆性。这种因缺血后再灌注引起的操作叫缺血-再灌注损伤，在心、脑、肾器官都可发生。RP的过程是小动脉暂时性痉挛、组织缺血继而血流量重新灌注缺血组织过程。因而 RP 也可能存在缺血-再灌注损伤。肢端 RP 可引起局部的损伤，内脏器官发生 RP 也可能会引起脏器的损伤。〔李明，等. 中国皮肤性病学杂志，1994，(2)：128〕

3. 中西医结合治疗系统性红斑狼疮疗效观察：中药组药用川桂枝 3g，制川乌、制草乌、炒荆芥、炒防风、淫羊藿、伸筋草各 9g，玄参 9～12g，甘草 3～4.5g，随症加减。西药组治以糖皮质激素为主，配合应用免疫抑制、转移因子并对症治疗。中西药组同用以上两组的治疗方法。每组各 30 例，均以半年为 1 疗程，结果：3 组分别显效 19、18、21 例，有效 9、9、8 例，无效 2、3、1 例，总有效率为 93.33%、90%、96.67%；组间比较均无明显差异（$P < 0.05$）。对关节痛、皮肤红斑的疗效以中药组最好，对发热最好；降低血沉、IgG，升高血小板，消除尿蛋白，降低尿素氮，改善肾功能方面以中药组最好；降低血沉、IgG，升高血红蛋白、C_3、CH_{50} 方面以西药组最好；在升高白细胞，降低抗-d3-DNA 抗体、CIC、尿素氮方面以中西药组最好。〔丁济南. 中西医结合杂志，1992，12 (1)：40〕

第二十六节　天　疱　疮

天疱疮是一种慢性、复发性、大疱性皮肤病，多见于成人。其特征是在皮肤或黏膜上出现松弛性大疱。中医学文献中亦有"天疱疮"的记载，如《医宗金鉴》描写火赤疮、天疱疮的症状是："初起小如芡实，大如棋子，燎浆水疱，色赤者为火赤疮，若顶白根赤，名天疱疮"。说明本病是一种以水疱为主要特征的皮肤病，其中若在红斑上的水疱为火赤疮，相当于现代所称的红斑性天疱疮，若在正常皮肤上起疱发病的，则称天疱疮，此类似寻常性天疱疮。此外《诸病源候论》记载的王烂疮、洪烛疮，也类似于本病。

【病因病机】《外科秘录》论天疱疮："天疱疮……乃毒结于皮毛，而不入于营卫……此疱乃肺气虚而火毒结于肺，因肺气虚而患之也。"《外科正宗》论天疱疮："天疱者，乃心火妄动，脾湿随之……上体者风热多于湿热……下肢者湿热多于风热。"说明本病系内因心火脾湿外泛，外因感受风湿热邪而发病。

心火旺盛，随气血运行，外泛肌肤，毒于皮毛，与气血相搏，故起红斑水疱；或脾经湿浊外溢肌肤，水湿结滞于皮毛，或外感风湿暑热之邪，伏结于肌肤，不得宣达而发本病。此外，湿热火毒之邪，又可耗伤气阴，故病久则可造成气阴两伤，病情迁延不愈。

【临床表现】根据本病临床表现的不同，可将本病分为寻常型、落叶型、增殖型和红斑型四种，这四型天疱疮往往又可以相互转化。

1. 寻常型天疱疮：在外观正常的皮肤上，少数在红斑基础上，突然发生豌豆到蚕豆大小水疱，有时有鸡蛋大。水疱圆形或不规则型，疱壁多薄而松弛，早期水疱液黄色澄清，无红晕，以后混浊含有血液。疱壁易破溃形成糜烂结痂，外观颇以脓疱疮，糜烂处很易出血，很少有自愈倾向，自觉疼痛、微痒。尼氏征阳性，即在病人外观正常的皮肤上，如用手指向下按压，可使表皮剥离。大疱和糜烂可发于全身任何部位，但以头面、颈、胸背、腋下、腹股沟等处比较多见。1/2 患者水疱可初发于口腔，也可以在口腔和皮肤同时发生。此外，亦可以侵犯鼻、咽喉、眼结膜、肛门、尿道、阴道、子宫颈、龟头等处黏膜。

皮损可在数周内泛发全身，也可以局限于一至数处达数月之久，反复发作，慢性病程，可伴有发热、不适等一般性全身症状。

2. 增殖型天疱疮：本型是寻常型天疱疮的一个异型，常发生在寻常型天疱疮控制后。常侵犯口腔、鼻腔、阴唇、龟头、肛门等处黏膜。黏膜大疱极易破裂形成糜烂面，而引起剧痛。皮损多发于头面、腋下、胸背、阴股部等处，初起是松弛水疱，极易破裂，形成糜烂面和蕈样乳头状增生。损害表面有浆液或脓液渗出，结污秽厚痂，有腥臭。病初有发热、乏力、周身不适，有时有高热等全身症状。病变时轻时重，往往持续多年。

3. 落叶型天疱疮：皮损好发于头面、躯干，初期局限性，对称性分布，逐渐扩大，最后泛发全身。基本损害为在外观正常的皮肤或红斑上，发生松弛性大疱，疱壁极薄，迅速破裂，形成红色、湿润微肿的糜烂面。浆液渗出形成黄褐色、油腻性叶状结痂，痂皮中心附着，边缘游离，痂下湿润，有腥臭。有时水疱不明显，患部皮肤充血、肿胀，表皮浅层游离形成糜烂及叶状结痂。有时不发生水疱，患处皮肤潮红、肿胀及叶状痂皮，类似剥脱性皮炎，尼氏征强阳性。

自觉瘙痒或灼痛，可有畏寒、发热。起病多急剧，时好时坏，持续多年，预后较差。

4. 红斑型天疱疮：本型在临床较常见，皮损好发于头部、前额、鼻、两颊、耳壳，有时胸背部、腋窝、腹股沟也可被侵犯。早期损害为局限性红斑，也可以出现松弛性水疱、油腻性赤痂，外观上很类似红斑性狼疮。一般没有黏膜损害，即使有也较轻微。

自觉症状瘙痒，全身症状不明显，病程较长，预后较好。

【辨证施治】

1. 热毒炽盛型：

〔主症〕发病急骤，症见红斑、水疱、皮损灼热，伴身热、口渴欲饮、烦躁不安、大便干结、小便黄。舌质红绛，苔少而干，脉弦数。

〔证候分析〕热毒之邪炽盛，迫血妄行，故有红斑；毒热与气血相搏，故起水疱；热在气分，故身热烦躁、口渴欲饮；热结肠道故大便干结、小便黄。

〔治则〕清热凉血解毒。

〔方药〕解毒泻心汤加减

黄连　黄芩　山栀　石膏　知母　赤芍　白茅根　天花粉　甘草　生地

〔方解〕黄连、黄芩、山栀、甘草泻火解毒，石膏、知母清热泻火，合生地、花粉、赤芍养阴凉血。白茅根凉血又可利尿清热。若大便秘结，加生大黄釜底抽薪；若发热高、烦躁甚，尚可加犀角解热清心；灼痛加地骨皮、丹皮，凉血活血止痛。

2. 心火脾湿型：

〔主症〕皮损以大疱为主，有口舌糜烂，渗液；伴胃呆纳滞、发热心烦、小便短赤、大便干结。舌苔黄腻，脉濡数。

〔证候分析〕心主神志，心火甚则心烦；心移热于小肠，则小便短赤；舌为心之苗，心火甚则口舌糜烂；脾湿外泛亦可有糜烂、渗液；脾为湿困，则胃纳呆滞；湿热之邪壅结肌肤，故起水疱，并有糜烂、渗出。

〔治则〕泻心凉血，理脾利湿。

〔方药〕清脾除湿汤加减

白术　赤茯苓　山栀　麦冬　生地　黄芩　连翘　甘草梢　枳壳

〔方解〕白术、赤茯苓、枳壳健脾行气除湿，山栀、生地、麦冬清泻心热，木通、甘草梢导热从小便而出。高热者加生石膏、知母清泻热邪，口腔糜烂甚者加藏青果、金果榄解毒利咽，水疱糜烂严重加茵陈清热利湿。

3. 阴液耗伤型：

〔主症〕皮损以脱屑、叶状结痂、水疱不断出现为主，病程较久。伴汗出、口渴、咽干、烦躁不安、倦怠无力、大便干结。舌质红，苔少，脉细数。

〔证候分析〕因热毒炽盛，耗伤阴津，肌肤失养则脱屑及有叶状结痂；毒热壅结不解，故水疱不断出现；阴液耗伤，故有口渴、烦躁、大便干结等症；阴伤则内热甚，故烦躁；伤阴亦能耗气，故倦怠乏力。

〔治则〕益阴清热解毒。

〔方药〕滋燥养营汤加减（经验方）

生地　当归　白芍　甘草　秦艽　黄芩　玄参　银花　公英　生黄芪

〔方解〕生地、当归、白芍、玄参补养阴血，黄芩、银花、公英、甘草清热解毒，生黄芪益气生津，秦艽解毒通络。若气虚明显尚需加西洋参加强益气，出汗多、烦躁加五味子、麦冬敛汗生津除烦。

【外治】①水疱大时宜在消毒情况下把疱液抽干。②红斑、干燥、脱屑、结痂搽甘草油或紫草油。③糜烂时，外用祛毒油膏、或青黛油膏。④黏膜糜烂用锡类散或冰硼散。

【其他治疗】皮质类固醇激素是目前治疗天疱疮的最有效的药物，也是广泛性、严重性天疱疮患者治疗的首选药物。皮质类固醇激素治疗天疱疮，应尽量做到早期治疗、足量控制、正确减量。

一般皮损中度至广泛性的天疱疮患者，初治控制量为强的松每日 60～90mg，复治控制量强的松每日 90～120mg，皮损继发感染时，在使用大剂量激素时，加用有效的抗生素。如皮损渐渐好转，则应继续用药 2～3 周，若皮损基本控制或消退后，可逐渐减量。开始减量可快些，以后要慢些、少些，维持量在 10～15mg。

【预防调理】❶注意补充营养、休息、低盐饮食。❷大疱糜烂、渗液，要注意保护创面，预防继发感染。❸忌食辛辣、腥荤发物。

自 学 指 导

天疱疮是大疱性皮肤病的代表病，是一种疑难皮肤病症。根据本病临床表现不同，可分为寻常型、增殖型、落叶型四个类型。辨证施治可分为毒热炽盛型，心火脾湿型及阴液耗伤型。虽然可以用中医辨证施治治疗天疱疮，但是病情较严重的天疱疮，最好采用中西医结合治疗，或先以皮质类固醇激素控制病情，然后配合使用中药。

【复习思考题】

1. 天疱疮的临床分型及其各型临床特点是什么？

2. 天疱疮的辨证分型及代表方剂是什么？

3. 天疱疮应怎样进行外治处理？

【参考文献摘录】

1. 发病机制研究：较多的证据说明本病是一种自身免疫性疾病。①皮损处棘细胞间有免疫球蛋白沉积，即天疱疮抗体存在；②患者血清中存在天疱疮抗体，其滴度与临床活动性一致；③血透疗法除去天疱疮抗体可产生短期临床上缓解；④患有寻常型天疱疮的母亲所生的新生儿，其天疱疮在几周内可达到缓解，说明天疱疮抗体可通过胎盘转移；⑤将高滴度天疱疮抗体患者的血清或 IgG，多次反复注射于兔的皮内，可产生表皮棘细胞松解；⑥将天疱疮抗体阳性的血清加入组织培养表皮层的培养剂中，就可产生棘细胞松解，其程度与血清量及抗体滴度相一致；⑦使用免疫抑制剂治疗明显有效。

一些实验表明，蛋白酶与天疱疮患者棘细胞松解密切相关。当患者的血清在体外与正常皮肤培养物一起孵育时，抗体结合于表皮细胞间区域，这一现象与天疱疮的病理变化很相似，此与上述实验中，蛋白酶抑制剂与天疱疮抗体同时加入，就不发生棘突松解现象。这一结果说明天疱疮抗体结合到棘细胞上，活化表皮细胞使表皮细胞分泌蛋白酶，改变细胞间质，不再粘合在一起，形成棘突细胞松解，而未见细胞毒作用于表皮细胞。Hashimoto 发现天疱疮抗原与天疱疮抗体结合，可使表皮细胞产生大量的纤维蛋白溶酶原激活因子，将纤维蛋白溶酶原转变为纤维蛋白溶酶(一种丝氨酸类蛋白分解酶)，后者可能导致棘突细胞松解。

用热处理的天疱疮病人血清，补体已经破坏，加入上述实验模型中，仍能引起棘细胞松解，说明大疱的形成不一定需要补体活化。疱液中补体消耗，仅为继发现象。但补体在发病过程中作用也不能完全被否定。其原因是：①皮损处有补体成分存在；②疱液中补体成分活性下降；③应用体外白细胞黏附技术，天疱疮病人血清与正常人表皮共同培养可见白细胞移动和黏附现象，这过程需补体参与。至少，在某些情况下，补体可以加重由天疱疮抗体所引起的病理现象。〔翁孟武，等. 免疫皮肤病学基础与临床. 上海：上海科学技术文献出版社，1996：306〕

2. 中西医结合治疗天疱疮 30 例：中医辨证分为 3 型施治：①热毒炽盛，气血两燔型：用清营解毒汤加减：生玳瑁（或水牛角）、白茅根、生石膏、大青叶、生地炭、地丁、莲子心、生栀子、花粉、黄连、甘草。②湿毒内蕴，脾虚湿盛型：用清脾除湿汤加减：山药、扁豆、生薏米、萆薢、生枳壳、芡实、茵陈、黄芩、茯苓皮、冬瓜皮、马齿苋、车前子。③热毒伤津、气阴两伤型：用养阴解毒汤加减：沙参、石斛、元参、天麦冬、生黄芪、生地、银花、花粉、蒲公英、丹皮、连翘、黄连。可酌用激素、抗生素，并外用药物对皮损进行局部治疗。结果：痊愈 18 例，显效 9 例，死亡 3 例，疗程 18～21 日，实验室检查指标治疗后均有改善。文章认为：天疱疮在急性暴发期，激素仍为必选药物，且需足量，配合中药则激素的治疗用量可略低。大剂量较长时间使用激素，不良反应和合并症常为威胁患者生命的主要原因，因配合中药治疗可使用激素用量减少，且可加速激素的递减速度，常有利于降低死亡率。严重患者单纯使用中药很难控制病情发展。侵犯面积较大的患者，感染不可避免，早期合理有针对性地选用抗生素非常必要。中医治疗必须随病情辨证论治，方能进一步提高疗效，预防合并症的发生，特别对提高机体抗病能力有重要意义。〔张志礼. 中西医结合杂志，1985，5（3）：155〕

3. 鲜无花果叶煎水外洗治小儿天疱疮 10 余例：方法：采鲜无花果叶适量，洗净后煎水用药棉或细软布擦洗患处，每日 3～5 次，一般第 2 日见效，3～5 日即痊愈，无不良反应。〔余诗域. 新中医，1987，19（10）：33〕

第二十七节　淋　病

淋病是由淋病双球菌引起的泌尿生殖系统化脓性炎性疾病。属中医淋、淋浊的范畴。淋病主要通过性交传染，也可经血行播散。临床有 5%～20% 的男性或 60% 以上的女性感染后表现为无症状的带菌者。其特点是以尿频、尿急、尿道刺痛或尿道溢脓，甚至排尿困难为主要临床表现。

【病因病机】由宿娼恋色或误用秽浊湿热之邪污染之器具，湿热秽浊之气由下焦前阴窍入侵、阻滞于膀胱及肝经，局部气血运行不畅，湿热熏蒸，精败肉腐，气化失司所致。湿热秽浊之气久恋，一则伤津耗气，一则阻滞气血，久病及肾，导致肾虚阴亏，肾失温煦，瘀结内阻，病程日久，形成本虚标实，由实致虚，虚实夹杂之证。

【临床表现】潜伏期为1~14日，多为2~5日，女性不易确定，有症状者可能已感染10日。根据发病特点等可分为无合并症淋病与有合并症淋病、无症状与有症状淋病、急性与慢性淋病和播散性淋病等。男性无合并症淋病主要表现为尿频、尿急、尿痛、尿道口溢脓，脓液呈深黄色或黄绿色，入夜常有阴茎痛性勃起，此时多为急性前尿道症状；急性前尿道炎2周后，约有60%的患者转为急性后尿道炎，常见尿意窘迫，尿频，以排尿终末时尿痛或疼痛加剧为特征的尿痛、急性尿潴留等，偶有终末血尿出现，经过1~2周症状逐渐消失。若淋球菌隐伏于尿道腺体、尿道隐窝则病程转为慢性，常持续2个月以上，且多侵犯前列腺、精囊腺、睾丸，引起这些器官的淋病性炎症改变，成为其主要合并症。慢性淋病症状轻微，表现为尿道刺痒、灼热，轻度尿痛及排尿无力，尿流变细，尿后余沥，多数患者晨起尿道口有分泌物及其结痂。未经治愈的慢性淋病性尿道炎，约5~10年后可发生尿道狭窄。

女性无合并症淋病，常见的有急性宫颈炎、急性尿道炎、急性前庭大腺炎。急性宫颈炎表现为子宫颈红肿、糜烂、黄绿色分泌物，伴外阴部刺痒及烧灼感，偶有下肢及腰痛；急性尿道炎表现为尿道口红肿脓性分泌物，伴尿频、尿急、尿痛，急性前庭大腺炎表现为腺体开口处红肿、剧痛、溢脓，严重者可形成脓肿。这三处的炎症反应常可同时并存。若淋球菌潜伏于子宫颈腺、尿道旁腺、前庭大腺深处，则可反复发作，引起上述器官的慢性炎症，表现为下腹坠胀、腰痛、白带增多等症。若炎症涉及盆腔等处，则并发盆腔炎、输卵管炎、子宫内膜炎等，偶可继发卵巢脓肿、盆腔脓肿、腹膜炎等。幼女淋菌性外阴及阴道炎表现为外阴红肿、灼痛、阴道及尿道有黄绿色脓性分泌物等。

急、慢性淋病及其并发症常成为男女不育不孕的主要原因。播散性淋病常出现淋菌性关节炎、淋菌性败血症、脑膜炎、心内膜炎及心包炎等。其他部位的淋病主要有新生儿淋菌性结膜炎、淋菌性咽炎、淋菌性直肠炎等。

辅助检查：包括涂片、细菌培养、药敏试验等。涂片取材于尿道或宫颈分泌物，在多形核白细胞内找到革兰阳性双球菌即可作出诊断。慢性淋病者，取前列腺液涂片，以提高检出率，女性患者以培养法检查确诊；培养法是诊断的重要佐证；药敏试验指导选择抗生素。

【鉴别诊断】非淋菌性尿道炎：与淋病相同，有冶游史及明显性传播接触史。但其潜伏期长，多为7~12日；尿道分泌物少或无，质稀薄；尿痛，排尿困难轻或无；无全身症状；分泌物涂片无细胞内革兰阳性双球菌。

【辨证施治】

1. 湿热毒蕴型（急性淋病）：

〔主症〕尿道口红肿，尿急、尿频、尿痛，淋沥不尽，尿液混浊如脂，尿道口溢脓。严重者尿道黏膜水肿，附近淋近巴结红肿疼痛。女性宫颈充血、触痛，并有脓性分泌物，或前庭大腺红肿热痛等。可有发热等全身症状。舌红，苔黄腻，脉滑数。

〔治则〕清热利湿，解毒化浊。

〔方药〕龙胆泻肝汤加土茯苓、萆薢等。

2. 正虚毒恋型（慢性淋病）：

〔主症〕小便不畅，短涩，淋沥不尽，腰酸腿软，五心烦热。酒后或疲劳易发，食少纳差，女性带下多。舌淡或有齿痕，苔白腻，脉沉细弱。

〔治则〕滋阴降火，利湿祛浊。

〔方药〕知柏地黄丸加土茯苓、萆薢等。

3. 毒邪流窜型（伴有合并症者）：

〔主症〕前列腺肿痛，拒按，小便溢浊或点滴淋沥、腰酸下坠感。女性有下腹部隐痛、压痛，外阴瘙痒，白带多，或有低热等全身不适感。舌红，苔薄黄，脉滑数。

〔治则〕清热利湿，解毒化浊。

〔方药〕龙胆泻肝汤加土茯苓、红藤、鹿含草等。

4. 热毒入络（淋病性败血症）：

〔主症〕小便灼热刺痛，尿液赤涩，下腹痛，头痛高热，或寒热往来，神情淡漠，面目浮肿，四肢关节酸痛，心悸烦闷。舌红绛，苔黄燥，脉滑数。

〔治则〕清热解毒，凉血化浊。

〔方药〕清营汤加土茯苓、草薢、白花蛇舌草、鱼腥草等。

【外治】可选用土茯苓、地肤子、苦参、芒硝各30g煎水外洗局部，每日3次。

【其他疗法】

1. 青霉素类：普鲁卡因青霉素G 480万U，1次肌内注射；氨苄西林（氨苄青霉素）3.5g，1次口服或肌内注射，并加服丙磺舒1.0g。

2. 喹诺酮类：诺氟沙星（氟哌酸）800mg，1次口服，或800mg每日2次；氧氟沙星（氟嗪酸）400mg，1次口服，或每日2次，共服10日。

3. 选用复方新诺明、四环素、强力霉素等以上诸药应连续用药7日。

4. 大观霉素（淋必治）2.0g，1次肌内注射；头孢三嗪（菌必治）250mg，1次肌内注射，急性期且为初次感染者，给药1～2次即可，慢性淋病应给药7日以上。

【预防与调理】❶加强精神文明建设，净化社会风尚，禁止嫖娼卖淫。❷外出便前便后洗手，注意寝具卫生。❸夫妇双方同时治疗。❹忌烟酒及辛辣之品。❺及时、足量、规则用药，治疗后一定要做细菌学检查。

自 学 指 导

淋病属中医淋、淋浊的范畴。主要通过性交传染，潜伏期多为2～5日，临床特征是尿频、尿急、尿道刺痛溢脓，甚至排尿困难。本病应与非淋菌性尿道炎相鉴别。本病辨证分别为湿热毒蕴（急性淋病）、正虚毒恋（慢性淋病）、毒邪流窜（伴有合并症者）和热毒入络（淋病性败血症），各症分别用龙胆泻肝汤、知柏地黄丸、清营汤，选加土茯苓、草薢、红藤、白花蛇舌草、鱼腥草等。并可根据情况选用青霉素类、喹诺酮类、大观霉素、头孢曲松和复方新诺明、四环素、强力霉类等，须及时、足量、规则用药。

【复习思考题】

1. 淋病的特点是什么？

2. 什么是播散型淋病？

3. 怎样诊断急性淋病？

4. 无合并症淋病怎样辨证施治？

【参考文献摘录】

1. 中西医结合治疗急性淋病：栀子12g，黄柏、木通、萹蓄、瞿麦、石菖蒲、王不留行各10g，滑石

24g，石韦、蒲公英各 20g，泽泻 15g，甘草 3g。便秘去泽泻，加生大黄；尿痛甚加琥珀末；发热去石菖蒲，加知母；苔黄腻去泽泻，加黄连；血尿去王不留行，加小蓟；下腹痛去泽泻，加川楝子。每日 1 剂，水煎服。并用解淋汤：金钱草、苦参各 30g，白鲜皮、银花、龙胆草。肌内注射：环丙沙星 0.5g，强力霉素 0.1g，每日 2 次口服。结果：治疗 7 日，两组分别显效（症状消失，尿常规正常，淋球菌涂片阴性）164 例、107 例，好转 0 例、30 例，无效 0 例、27 例，有效率 100%、83.54%（P<0.01）。〔蔡子鸿，等. 实用中医药杂志，1995，11（2）：25〕

2. 淋病丸的应用及实验研究：治疗方法：淋病丸由木通、木香、泽泻、大黄、海金沙、猪脊髓、人参等组成，每剂 15g，制成颗粒状，每日 1 剂，睡前服，小儿酌减，10 日为 1 个疗程，治疗 4～15 日。结果：治疗急性淋病 138 例，均痊愈。其中，25 例 3 年后随访，未见复发。实验结果表明：淋病丸对淋球菌有明显抑制作用，对耐青霉素 G 球菌亦有效，可提高小鼠细胞和体液免疫机能，无毒性反应。〔俞秀廉，等. 淋病丸治疗急性淋病临床疗效及实验研究. 中药药理与临床，1994，10（2）：44〕

3. 毒淋汤治疗慢性淋病：组方：黄柏、萹蓄、瞿麦各 10g，革薢 20g，土茯苓、野菊花、鱼腥草、地丁草、马鞭草各 30g，赤芍、当归各 15g。每日 1 剂，水煎服，10 日为 1 个疗程。对照组用大观霉素（淋必治）2g，肌内注射，每日 1 次，3 日为 1 个疗程。结果：中药治疗组（48 例）、西药对照组（30 例）分别治愈 45 例、22 例，无效 3 例、8 例，治愈率 93.8%、73.3%（P<0.05）。〔李元方，等. 毒淋汤治疗慢性淋病 48 例报告. 中医杂志，1995，36（4）：234〕

第二十八节 梅 毒

梅毒是由苍白螺旋体引起的慢性性传播疾病。中医文献又称"广疮"、"霉疮"、"杨梅疮"等。其特点是临床表现极为复杂，几乎可侵犯全身各器官，造成多种器官的损害，危害性极大，主要通过性交传染，且可通过胎盘传染至下一代。

【病因病机】梅毒的传染主要通过以下不同的途径，即精化传染、气化传染及胎传染毒。精化传染主要是与梅毒患者性接触，精泄时毒气乘肝肾之虚入里；气化通过接吻、哺乳、接触患者污染的衣服用具等接触秽毒，毒气循脾肺二经传入；胎中染毒是禀受母体之毒而发。一旦受邪，则邪聚累于五脏。毒气外发于皮毛、玉茎，内伤于骨髓、关窍、脏腑，变化多端，证候复杂。

【临床表现】梅毒根据传染途径的不同，可分为先天梅毒（胎传梅毒）和后天梅毒。先天梅毒根据年龄可分为早期先天梅毒（小于 2 岁），早期有传染性，晚期无传染性；后天梅毒根据病程、症状及传染性可分为早期梅毒和晚期梅毒。早期梅毒包括一期（硬下疳）、二期及早期潜伏梅毒，病期在 2 年以内，传染性强；晚期梅毒包括三期和晚期潜伏梅毒，病期多在 2 年以上。早期梅毒有传染性，晚期梅毒无传染性。三期梅毒除皮肤损害之外，内脏（尤其是心血管系统）、骨髓及中枢神经系统可被累及，虽无传染性，但对组织器官的破坏性很强，若重要器官受损，则可危及生命。

根据梅毒损害的多样性特点，可分为以下几种不同的类型。

1. 疳疮（硬下疳）：为一期梅毒的主要表现，多发生在不洁性交的 3 周左右，常出现在男女生殖器、肛门、口唇及乳房等部位。皮损为单个圆形，稍高出皮面，边界清楚，触之坚韧，不痛不痒，约 1cm 大小的损害，若破溃可形成四周坚硬凸起，中间凹陷、基底平坦无脓水的溃疡面。约在 3～8 周内自然消失，不留痕迹或仅留轻度萎缩性瘢痕。

2. 横痃：是一期梅毒伴随疳疮而发的腹股沟淋巴结肿大，在胯腹部一侧或两侧可出现初起形如杏核，渐大如鸡卵，色白坚硬不痛，皮核不相亲，很少破溃的肿块，可存在数月或数年，经治疗后迅速消退。

3. 杨梅疮：是二期梅毒的主要表现。一般发生在感染后的 10 周左右。早期可先出现发热、头痛，骨节酸痛、咽喉肿痛等症，2~3 日后，皮疹出现，全身症状消失。损害常由胸部开始，而后渐及腰腹、四肢屈侧，颜面及颈部，最后是手部。皮疹早期为直径约 0.5cm 大小的圆形或椭圆形淡红色斑，各个独立，不融合；亦可进一步出现丘疹、鳞屑性丘疹及脓疱疹等。掌跖可见脱屑性斑疹，黏膜可出现黏膜斑，外阴及肛门可发生扁平湿疣，头发可呈虫蛀样脱落，浅表臀核肿大。不经治疗可持续 1~2 个月，抗梅毒治疗后迅速消退。

4. 杨梅结毒：是三期梅毒的主要表现。常出现在梅毒感染的后期，以结节性皮疹或黏膜、骨骼树胶样肿为典型表现。亦可出现眼部损害，尤以口腔、鼻、舌、唇的损害为多见。由于内脏受损，特别是心血管系统受损，可见单纯性主动脉炎、主动脉瓣闭锁不全、主动脉瘤；神经系统受损可见梅毒性脑膜炎、麻痹性痴呆、脊髓痨等。

5. 小儿遗毒：早期胎传梅毒，多发生于产后 3 周至 3 个月内。患儿消瘦，皮肤干枯，生活力差，貌似老人，常有轻度发热。皮疹与二期梅毒基本相同。口角放射性皲裂及瘢痕是其特有表现。面部常呈脂溢性，可出现骨及肝脾的损害，死亡率高。晚期胎传梅毒多发生于 2 岁以后，其临床表现除前额圆凸、胡氏齿、桑葚齿、马鞍鼻、口腔周围皮肤放射性皲裂、梭状指等永久性损害外，若仍有活动性损害，还可见实质性角膜炎、神经性耳聋、肝脾肿大、树胶肿、骨膜炎等。

6. 隐性梅毒：又称潜伏梅毒，是指感染梅毒后，未经治疗或治疗剂量不足，临床未出现相应症状或体征，而梅毒血清反应阳性，且排除内脏损害的患者，则有 20% 的患者可有发生二期复发性损害的可能，一般不具传染性。

辅助检查：暗视野显微镜螺旋体检查为早期梅毒检查的主要方法；梅毒血清试验，常用的有用于临床筛选的性病研究实验玻片试验（VDRL）、血清不加热反应素玻片试验（USR）及定量的用于诊断的荧光螺旋体抗体吸收试验（FTA-ABS）和梅毒螺旋体血凝试验（TPHA）等；脑脊液检查，包括细胞计数、总蛋白测定、VDRL 试验及胶体金试验，主要用于神经梅毒的诊断及疗效和预后的判断。

【辨证施治】

1. 肝经湿热型：

〔主症〕外生殖器及肛门或乳房等处有单个质坚韧丘疹，四周焮肿，患处灼热，腹股沟部有杏核或鸡卵大，色白坚硬之肿块，或出现胸、腹、腰、四肢屈侧及颈部杨梅疹、杨梅痘或杨梅斑。伴口苦纳呆、尿短赤、大便秘结。苔黄腻，脉弦数。

〔治则〕清肝解毒，利湿化斑。

〔方药〕龙胆泻肝汤加土茯苓、牡丹皮、赤芍药。

2. 痰瘀互结型：

〔主症〕疳疮色呈紫红，四周坚硬突起，或横痃质坚韧，或杨梅结呈紫色结节，或腹硬如砖，肝脾肿大。舌淡紫或暗，苔腻或滑润，脉滑或细涩。

〔治则〕祛瘀解毒化痰散结。

〔方药〕二陈汤合消瘰丸加土茯苓、桃仁、红花、夏枯草。

3. 脾虚湿蕴型：

〔主症〕疳疮，疮面淡润，或结毒遍生，皮色褐暗，或皮肤水疱，滋流黄水，或腐肉败脱，久不收口。伴筋骨酸痛、胸闷纳呆、食少便溏、肢倦体重。舌胖润，苔腻，脉滑或濡。

〔治则〕健脾化湿，解毒祛浊。

〔方药〕芎归二术汤。

4. 气血两虚型：

〔主症〕病程日久，结毒溃面肉芽苍白，脓水清稀，久不收口。面色萎黄，伴头昏眼花、心悸怔忡、气短懒言。舌淡，苔薄，脉细无力。

〔治则〕补气养血，扶正固本。

〔方药〕十全大补汤。

5. 气阴两虚型：

〔主症〕病程日久，低热不退，皮肤干燥，溃面干枯，久不收口，发枯脱落。伴口干咽燥、头晕目眩、视物昏花。舌红，苔少或花剥苔，脉细数无力。

〔治则〕益气养阴，补肾填精。

〔方药〕生脉散合大补阴丸加土茯苓、地骨皮、菊花、银柴胡；脊髓痨者，加服地黄饮子。

以上各证除辨证施治外，还可选用传统的祛梅治疗，以清血解毒，如土茯苓合剂、升丹合剂、五宝散、小金丹等。

【外治】

1. 疳疮：可选用鹅黄散，每日3次；掺于患处；珍珠散，每日3次；若腐肉不净者，可用猪脊髓调搽。

2. 横痃：未溃时选用冲和膏，用醋、酒各半调成糊状，外敷患处，每日2次；破溃时先用五五丹掺在疮面，外盖玉红膏，每晚换药1次；腐脓已尽时，再用生肌散、玉红膏换药。

3. 杨梅结毒：可参照横痃外治方法。若毒聚于巅顶，头痛如劈，可用碧云散搐鼻、取嚏。

【其他疗法】西药驱梅治疗参照1989年卫生部防疫司提出的梅毒治疗方案，简述如下：

1. 早期梅毒：（包括一、二期及病期在2年以内的潜伏梅毒）普鲁卡因青霉素G80万U，肌内注射，每日1次。青霉素过敏者，可选用红霉素0.5g或四环素05g，口服，每日4次，连续服药15日。肝肾功能不好者慎用。

2. 晚期梅毒：普鲁卡因青霉素G80万U，肌内注射，连续用药15日，可间隔2周，给第2疗程治疗；苄星青霉素G240万U，每周1次，连续3次。青霉素过敏者，可选四环素、红霉素0.5g，口服，每日4次，连续30日为1疗程。

心血管梅毒、神经梅毒、妊娠期梅毒、先天梅毒的治疗方案，可参照以上方法进行。另外驱梅疗法，一旦确诊为梅毒，就要及早实施，并要足量、连续、保证疗程规则用药。

【预防与调理】❶强化精神文明建设，净化社会风尚，禁止嫖娼卖淫，加强性病防治。❷早诊断，早治疗，坚持查出必治，治必彻底的原则，并建立随访追踪制度。❸做好孕妇胎前检查，对梅毒患者要避孕或及早中止妊娠。❹夫妇双方共同治疗。

梅毒又称广疮、霉疮、杨梅疮。主要通过精化（性交）传染，亦可气化传染和胎传染毒。梅毒几乎侵犯全身各器官，造成多器官损害，危害性大。根据损害多样性特点，分为疳疮（硬下疳）、横痃、杨梅疮、杨梅结毒、小儿遗毒和急性梅毒等不同类型。肝经湿热、痰瘀互结、脾虚湿蕴、气血两虚和气阴两虚各证，分别选方龙胆泻肝汤、二陈汤合消疬丸、芎归二术汤、十全大补汤和生脉饮合大补阴丸加减。并须同时运用西药驱梅治疗，首选药物为普鲁卡因青霉素和苄星青霉素。

【复习思考题】

1. 早期梅毒检查的主要方法是什么？
2. 早期梅毒如何诊断？
3. 什么叫硬下疳？什么叫横痃？
4. 如何进行梅毒的辨证施治？
5. 如何进行西药驱梅治疗？

【参考文献摘录】

1. 内治与外治结合治疗梅毒：①内服托毒汤：银花、土茯苓各 45g，蒲公英 30g，生黄芪、薏苡仁、赤小豆各 20g，龙胆草、马齿苋、苍耳子、皂刺各 10g，大风子仁 3g，车前子 15g（另包）。水煎服，每日 1 剂，分 2 次煎服。伴下疳阴疮或龟头溃烂者加孩儿茶 3g，脾虚血亏者加党参、白术、当归各 10g，肾阴或肾精不足者加淫羊藿、五味子、菟丝子各 10g，毒在胸腹部者加桔梗 12g，毒在腹下者加牛膝 12g。②外洗盐汁石硇液：煅石膏 100g，硇砂 10g，大青盐 2 000g，包心白菜 5 000g。取包心白菜去根洗净，切成 3cm 厚的片断，将青盐末分层撒在菜体上，加盖密封腌 1 周，压榨取汁，再将硇砂与石膏粉加入搅匀即可，冷藏备用，外洗，每日 2～3 次。结果：治疗梅毒 59 例，其中早期梅毒 42 例，痊愈 38 例，有效 2 例，无效 2 例；晚期梅毒 17 例，痊愈 13 例，有效 2 例，无效 2 例。〔柏选正，等. 托里攻毒法治疗梅毒 59 例. 陕西中医，1991，（12）6：252〕

2. 中西医结合治疗梅毒：①对Ⅰ期和Ⅱ期早发现梅毒采用苄星青霉素每侧臀部各 120 万 U 肌内注射，共 240 万 U，每周 1 次，共 2 次；对Ⅱ期复发梅毒连用 3 周。对青霉素过敏者可用红霉素或四环素，每日 2g，连用 15 日。②中药驱梅汤：土茯苓、马齿苋各 60g，忍冬藤、半枝莲、黄柏、滑石各 30g，萆薢、苦参各 15g，生甘草 6g。水煎服，每日 1 剂，15 日为 1 疗程。结果：治疗早期梅毒 30 例，效果满意。〔马竞玉，等. 早期梅毒 30 例临床报道. 陕西中医学院学报，1991，（2）：33〕

第二十九节　尖锐湿疣

尖锐湿疣是人类乳头瘤病毒引起的好发于皮肤黏膜交界处的软赘生物。主要经性接触传染，也可自身接种及非性接触途径感染。是世界性高发性传播疾病。属中医"臊瘊"的范畴。

【病因病机】系由人乳头瘤病毒（HPV）感染所致，由性传播。性滥交或房事不节，秽浊不洁，感受秽浊之毒，毒邪蕴聚，酿生湿热，湿热下注皮肤黏膜而发赘疣。

【临床表现】潜伏期1~12个月，平均3个月。男性多在阴茎龟头、冠状沟、系带；女性多在阴唇、阴蒂、宫颈、阴道和肛门；同性恋者常见肛门和直肠。亦有尿道、膀胱、输尿管、口唇、乳头、脐窝、腋下受累的报告。基本损害为淡红、灰色或淡褐色乳头状、菜花状、鸡冠状、蕈状柔软赘生物，表面分叶或呈棘刺状，湿润，有分泌物浸渍可呈灰白色、污灰色或红色，触之易出血。部分患者可有疼痛及瘙痒，继发感染分泌物增多，可伴有恶臭。妊娠期或其他原因导致局部分泌物增多时，疣体可迅速增大。有报告认为4.7%~10.2%的宫颈尖锐湿疣及5%的外阴尖锐湿疣可发展为癌。

辅助检查：确诊依靠组织病理学检查。

【鉴别诊断】

1. 假性湿疣：又称女阴尖锐湿疣样丘疹，好发于青壮年。皮疹只局限分布在两侧小阴唇内侧面，表面为淡红色或红色绒状、鱼子状、息肉状密集小丘疹，丘疹大小相近，触之有颗粒感及柔软感，表面潮湿，一般无自觉症状，或有轻度瘙痒感。

2. 扁平湿疣：为梅毒的常见皮肤损害，疣体较大，表面扁平，略高出皮肤，界清，质韧，潮湿，基底不窄，可找到梅毒螺旋体，梅毒血清试验阳性。

3. 阴茎珍珠状丘疹：多见于青壮年，为冠状沟部珍珠状半透明小丘疹，呈球状、圆锥状或不规则状，色白或淡黄、淡红，沿冠状沟排列一行或数行，或包绕一周，无自觉症状。

【辨证施治】

1. 湿毒下注型：

〔主症〕外生殖器或肛门等处出现疣状赘生物，色灰或褐或淡红，质地柔软，表面秽浊潮湿，触之易出血，恶臭。伴小便色黄或不畅。苔黄腻，脉滑或弦数。

〔治则〕利湿化浊，清热解毒。

〔方药〕萆薢化毒汤加黄柏、苦参片、土茯苓、大青叶。

2. 火毒炽盛型：

〔主症〕外生殖器或肛门等处出现疣状赘生物，色淡红，易出血，表面有大量秽浊黄白分泌物，恶臭，瘙痒，疼痛。伴小便色黄而少、口渴欲饮、大便干结。舌红，苔黄，脉滑数。

〔治则〕清火解毒，化浊利湿。

〔方药〕黄连解毒汤加苦参片、萆薢、土茯苓、大青叶。

【外治】

1. 疣体小而分散者：可在局麻下刮除疣体，外涂银灰散或青黛散，或用鸦胆子油或五妙水仙膏点涂疣体，疣体清除后并用土茯苓、大青叶、百部、苦参片、明矾各30g，煎水熏洗，每日2次，每次15~20分钟。洗浴后外搽六一散或青黛散，保持疣体干燥。

2. 疣体较大的损害：可在局部浸润麻醉下，行手术切除，压迫止血，创面可涂撒银灰散以收敛止血。或采用激光，利用激光高温使病变组织气化。或采用高频电灼直接烧灼疣体。疣体清除后，继用中药洗浴，撒以青黛散等以保持局部干燥。

【其他疗法】根据病情可选用10%~25%的足叶草酯、1%~5%氟尿嘧啶、30%~50%三氯醋酸、3%~5%酞丁胺及0.5%~8%秋水仙碱、5%无环鸟苷、0.25%疱疹净等在病损表面涂敷，但要注意保护正常皮肤黏膜。

【预防与调理】❶保持清洁卫生，特别是外生殖器部位的洁净干燥。❷禁止嫖娼卖淫，力戒多性伙伴生活。❸外出注意寝具卫生。❹夫妇双方同时治疗。

自 学 指 导

本病属中医瘙瘊的范畴。主要经性接触传染，潜伏期 1～12 个月，平均 3 个月。临床以外生殖器、肛门、直肠等皮肤黏膜交界处出现疣状赘生物为特征。需与假性湿疣、扁平湿疣、阴茎珍珠状丘疹相鉴别。治疗以外治为主，疣体小而分散者，拟中西药物同时外治；疣体较大者，拟手术、激光、高频电灼等清除疣体。

【复习思考题】
1. 尖锐湿疣好发部位有哪些？
2. 如何诊断尖锐湿疣？
3. 尖锐湿疣外治方法有哪些？

【参考文献摘录】
1. 中西医结合治疗尖锐湿疣：马齿苋 45g，板蓝根 30g，白芷、桃仁、露蜂房、香附、三棱、莪术、皂刺各 10g，木贼草、薏苡仁各 15g，细辛 12g。水煎后先熏后浸泡，每日 1 次，每次 15～20 分钟。再涂除疣液（25% 5-FU 注射液 10mL，板蓝根注射液 4mL）于表面，周围涂红霉素软膏保护，每日 3 次。结果：治疗尖锐湿疣 50 例，均愈。〔陈笃铭. 皮肤病与性病，1995，17（4）：44〕
2. 消疣汤：板蓝根 30g，龙胆草、黄芩、栀子、生地、木通、泽泻、车前子各 15g，当归 10g，柴胡 12g，甘草 6g。先用 CO_2 激光将可见的疣组织烧灼去除赘生物全部，再用消疣汤每日 1 剂分 2 次煎服，药渣再煎至 200mL 坐浴，每日 2 次，共 2 周。对照组 50 例单用 CO_2 激光治疗。两组病例均每 1 个月复查 1 次，共 3 次。结果：中西医结合治疗组 50 例均愈，对照组无效 6 例，两组 1 次及总治愈率比较均有显著性意义（$P<0.01$，$P<0.05$）。〔沈美玉. 消疣汤结合 CO_2 激光治疗尖锐湿疣 50 例. 中国中西医结合杂志，1996，16（2）：116〕

第三十节　艾滋病一般知识介绍

艾滋病又名"获得性免疫缺陷综合征"，是 20 世纪 80 年代初才被人们认识的一种传染病，临床表现主要为条件致病性感染或发生恶性肿瘤。由于艾滋病出现颇晚，中医文献无自己的病名。自从 1981 年 6 月美国疾病控制中心首先报道洛杉矶发现 5 名男性同性恋者患不能解释的卡氏肺囊虫肺炎，且同时发现 26 例男性同性恋者患卡波济肉瘤这一当时并不知确切原因的艾滋病报道以来，至 1990 年 5 月 31 日为止，世界卫生组织发表的全世界艾滋病病例报告情况为艾滋病病人增至 263 051 例。美洲是艾滋病的高发区，尤以美国为甚，但 1996 年底已呈稳态，非洲仍是处于继续流行的严重状况，而亚洲后来居上，感染人数正在迅猛增加，特别是泰国、印度。泰国的感染已从高危人群扩散到一般人群，据估计已占成人总数的 2%。我国自 1983 年通过血液制品传入境内以来，由血液传播到吸毒传播已发展为性接触传播三者并存的状态，近年来我国艾滋病的发病有逐年上升趋势。因此，本病是我们的研究和防治重点。

【病因病机】艾滋病是由于艾滋病毒（HIV）侵犯人体而所致，艾滋病毒（HIV）相当于中医"瘟疫"之毒、"疫疠"之毒。艾滋病这种疫疠不是以呼吸道、消化道这些常见途径传播，而是通过性接触、血液及其制品、母婴接触及垂直传播传染的，又具有特殊性。由于肾藏精，主生殖，主骨生髓通于脑，是先天之根，元气之所在，人的一身之根本，卫气之所依，营气之所系，合其他脏腑及肌肤皮毛共司卫外固内之作用。大凡由性接触传染者，多为嫖娼、同性恋、肛交、滥交伐精纵欲者，其肾精处匮乏状态易为邪毒之所入；而凡吸毒者均用兴奋致幻之品，令人异常亢奋，性欲亢进（暂时），心神恍惚，不能自恃，为燥烈耗气伤精之品，久则致人形容消瘦、精力减退、性功能降低，呈肾精亏乏状态，易为邪毒之所犯。至于输血等亦为气血之不足，挟邪毒之血液补充而为病。总之，应抓住邪毒侵袭、正气不足，正气渐虚、邪气渐盛这样的基本病因病机。"瘟疫"和"虚劳"并存共处是其特点。"瘟疫"是艾滋病毒，"虚劳"是由邪毒入侵渐至的五脏六腑，特别是肾、肺、脾、心、肝五脏的损伤，气血津液的耗竭。其病机为邪盛与正虚共存、夹杂，但终至正气衰竭，阴阳离决。由于其病程迁延，变化多端，涉及多个系统和多种感染，中医审症求因辨证较为复杂。

1. 肺肾两虚：肺为娇脏，易受外邪，风热毒邪耗灼肺金，则肺阴亏虚，日久损及于肾；加之房劳过度，淫欲无度，耗伤肾阴，则肺肾之阴愈亏。

2. 脾胃虚弱：脾胃为后天之本，气血生化之源，瘟邪淫毒损伤正气，致气血无以生化，脾胃失运，胃失受纳和腐熟水谷，则常发生腹泻、纳呆诸症。

3. 脾肾两亏：脾为后天之本，肾为先天之本。瘟邪淫毒伤人日久，常可造成先天、后天均失养，气血阴阳俱损，则病势愈重，危及生命。

4. 气虚血瘀：气为血帅，气行则血行，气虚则血行不畅，血脉痹阻。瘟邪淫毒损伤肺、脾、肾诸脏，首先损伤各脏之气，以致出现气虚无力推动血液运行，气虚血瘀的病理表现。瘀血阻滞，又反过来影响气血生化，出现气虚与血瘀的恶性循环。各脏腑之气亏损，则滋生痰、湿、寒、热等，与瘀血相搏，则渐生肿瘤。

5. 窍闭痰蒙：疾病后期，各脏腑功能失调，气血阴阳亏损，各种病理产物（如痰浊、瘀血、邪热）聚积，正不胜邪，邪盛正衰，痰热邪毒内陷心包，蒙闭清窍，则出现本虚标实之危重情况。

【临床表现】

1. 临床分期：

1）潜伏期与窗口期：潜伏期指从感染 HIV 到出现艾滋病症状和体征的时间，一般从 6 个月至 8 年，最长可达 14 年以上，最短 6 日（输血形成急性感染）。"窗口期"是指感染 HIV 到抗体形成的时间，平均约 45 日（2～8 周）。

2）急性感染期：多数人感染后初期无任何症状和体征，少数患者在感染后 3～4 周出现急性 HIV 感染的临床表现，但症状轻微，常被忽略。其症状和体征是非特异性的，包括发热、淋巴结肿大、咽炎、皮疹、肌瘤或关节痛、腹泻、头痛、恶心等，白细胞总数正常，其中单核细胞增多，淋巴细胞比例轻度降低，血小板减少。此时 HIV 血清抗体仍为阴性。症状持续 2～3 周自行缓解，此后进入一个长短不等的健康无症状潜伏期。

3）无症状 HIV 感染（AC）：患者无症状，仅少数可有持续全身淋巴结肿大，CDT_4 淋巴细胞正常，CD_4/CD_8 比值正常，血清抗 HIV 抗体阳性。

4）艾滋病相关综合征（ARC）：患者发热、乏力、盗汗、腹泻，伴体重下降，全身表浅淋巴结肿大，血清抗 HIV 抗体阳性，CD_4T 淋巴细胞数下降至 $(0.2～0.4) \times 10^9/L$。

5）完全型艾滋病（AIDS）：患者血清抗 HIV 抗体阳性，CD_4T 淋巴细胞数明显下降，低于 $0.2 \times 10^9/L$，伴有各种机会性感染和恶性肿瘤。

2. 实验室检查：实验室检查就临床诊断来讲，主要是检测 HIV 和 HIV 抗体。

（1）HIV 检测：常用的有：①细胞培养分离病毒；②检测 HIV 抗原；③检测逆转录酶；④检测病毒核酸等。由于操作复杂，价格昂贵，未做常规筛选之用。

（2）HIV 抗体检测：这类方法是确定有否 HIV 感染的最简便方法，但高危人群若为阴性应在 2 个月后复查。常用方法有：①酶联免疫吸附法（ELISA）；②间接免疫荧光法（IIF）；③明胶颗粒凝集试验（PA）；④免疫 EP 迹检测法（WB 法）；⑤放射免疫沉淀试验（RIP）。其中前三种用于筛查，后两种用于确诊。

3. 诊断：我国艾滋病诊断标准：

（1）艾滋病病毒抗体阳性，又具有下述任何一项者，可确诊为艾滋病病人：①近期内（3～6 个月）体重减轻 10% 以上，且持续发热达 38℃ 1 个月以上；②近期内（3～6 个月）体重减轻 10% 以上，且持续腹泻（每日达 3～5 次）1 个月以上；③卡氏肺囊虫肺炎（PCP）；④卡波济肉瘤（KS）；⑤明显的霉菌或其他条件致病菌感染。

（2）若抗体阳性者体重减轻、发热、腹泻，症状接近上述第 1 项标准且有以下任何 1 项时，可为实验室确诊艾滋病病人：①CD_4/CD_8（辅助/抑制）淋巴细胞计数比值 <1，CD_4 细胞计数下降；②全身淋巴结肿大；③明显的中枢神经系统占位性病变的症状和体征，出现痴呆、辨别能力丧失或运动神经功能障碍。

【鉴别诊断】艾滋病应与原发性免疫缺陷病、继发性免疫缺陷病、特发性 CD_4T 淋巴细胞减少症、自身免疫性疾病、中枢神经系统疾病及假性艾滋病综合征等相鉴别。

【辨证施治】艾滋病为近期发现的新病，过去文献无有涉及，目前中医治验亦十分有限，故其辨证施治是从症状分析中得来。

1. 肺肾阴虚型：

〔主症〕多见于以呼吸系统症状为主的艾滋病早、中期患者。尤以卡氏肺炎-肺孢子虫肺炎、肺结核较多见。可出现发热、咳嗽，无痰或少量黏痰，或痰中带血，气短胸痛，动则喘促，全身乏力，消瘦，口干咽痛，盗汗，周身可出现淡红色皮疹，伴轻度瘙痒。舌红少苔，脉沉细小数。

〔治则〕滋补肺肾，解毒化痰。

〔方药〕百合固金汤合贝母瓜蒌散加减

百合　北沙参　旱莲草　女贞子　阿胶　黄芩　芦根　川贝母　全瓜蒌　生黄芪　太子参　五味子　虎杖　夏枯草

2. 脾胃虚弱型：

〔主症〕多见于以消化系统症状为主者。可见腹泻久治不愈，腹泻呈稀水状，少数夹有脓血和黏液，里急后重不明显，可有腹痛。此外，并见发热，消瘦，全身乏力，食欲不振，恶心呕吐，吞咽困难或腹胀肠鸣，口腔内鹅口疮。舌淡有齿痕，苔白腻，脉濡细。

〔治则〕培补脾胃、理湿解毒。

〔方药〕补中益气汤合真人养脏汤加减

生黄芪　当归　白芍　甘草　诃子　炒白术　陈皮　升麻　党参　柴胡　土茯苓　茵陈　田基黄　猫爪草

3．脾肾亏虚型：

〔主症〕多见于晚期患者，预后较差。症见发热或低热，形体极度消瘦，神情倦怠，心悸气短，头晕目眩，腰膝酸痛，四肢厥逆，食欲不振，恶心，呃逆频作，腹泻剧烈，五更泄泻，毛发枯槁，面色黄白。舌淡或体胖，苔白，脉沉细无力。

〔治则〕温补脾肾、益气回阳。

〔方药〕右归丸加减

制附子　熟地　山萸肉　淮山　茯苓　猪苓　炒白术　肉桂　泽泻　法半夏　厚朴　神曲　生甘草

4．气虚血瘀型：

〔主症〕以卡波济肉瘤多见。或见于其他恶性肿瘤。症见全身乏力、气短懒言，面色黄白，纳差。四肢躯干出现多发性肿瘤，瘤色紫暗，易于出血，全身淋巴结肿大。舌质暗淡，舌苔白，脉沉细无力。

〔治则〕补气化瘀、活血清热。

〔方药〕补阳还五汤合犀角地黄汤加减

生黄芪　川芎　赤芍　当归　水牛角　丹皮　生地　黄连　黄柏　山慈姑　猫爪草　鹿含草　紫草

5．窍闭痰蒙型：

〔主症〕出现中枢神经病症的晚期垂危者。发热头痛，恶心呕吐，神志不清；或神昏谵语，项强惊厥，四肢抽搐；或伴癫痫及呈痴呆状。舌苔黄腻，脉细或滑数。

〔治则〕清热化痰开窍。

〔方药〕安宫牛黄丸、紫雪丹、清开灵开窍豁痰。窍开后则大补气阴，方选生脉饮加减。

6．除以上辨证施治外，尚可结合现代中药药理研究应用以下中药治疗：

(1) 增强巨噬细胞吞噬能力的中药：人参、西洋参、太子参、黄芪、白术、灵芝、茯苓、当归等。

(2) 促进抗体生成，提高淋巴细胞转化作用的中药：肉桂、附子、仙茅、仙灵脾、锁阳、菟丝子。

(3) 延长抗体存活的中药：麦冬、玄参、沙参、鳖甲、鸡血藤、阿胶、女贞子等。

(4) 抗艾滋病毒中药：猪苓、夏枯草、生甘草、七叶莲、田基黄、猫爪草、土大黄等。

【预防调理】

1．对接触艾滋病的医务人员、实验室工作人员、作尸检者及承办殡仪者其预防措施与乙型肝炎的预防相似。包括如下几点：

(1) 防止可能有艾滋病传染性材料污染的器械刺伤或割破，避免开放性皮肤伤口与艾滋病传染性材料接触。处理可能有艾滋病传染材料时，应戴手套和穿工作服，操作程序中可产生气溶胶时，应戴口罩和风镜。

(2) 最好用一次处理的针头或针管。反复使用的注射器，用前应消毒。吸取患者体液或给实验动物注射传染性材料时，应用针头固定的注射器或针头针管合一的注射器。

(3) 任何可能有传染的材料在工作结束时应进行消毒。

(4) 患者血液和其他标本上应贴有"小心血"、"小心AIDS"的标签，标本溶器外面被污染时，应用消毒剂（次氯酸钠液等）清洗。

（5）污染物品在送处理前，应放入有明显标签的密封口袋内。可燃烧物品应焚毁。可再次使用物品，按对乙型肝炎病毒污染物处理办法处理。透镜仪器在给艾滋病人使用后应消毒。

（6）工作结束，脱下工作服后及离开实验室前应洗手。

2．对一般人而言预防需注意六点：

（1）避免接触艾滋病人分泌物、血液及排泄物。

（2）不用未消毒针头及针管。

（3）能不输血时尽量不输血，接受输血时对供血者应严格检查，血液制品要经过严格检查。

（4）杜绝同性恋及静脉药瘾。

（5）患艾滋病妇女或处于艾滋病感染高危状态的妇女应避免妊娠。

（6）加强国境检疫。

3．在当今尚无确实有效的治疗方法时，艾滋病患者的护理就显得越发重要。艾滋病是一种首先耗伤人体正气的疾病。调摄气机，调整阴阳，顾护脾胃是护理的关键。在护理中，可以发挥中医"气功"、"食疗"、"针灸"等优势，同时要正确对待患者与带病毒者，给他们以温暖、关怀和战胜病魔的勇气。

自 学 指 导

艾滋病是由于艾滋病毒（HIV）侵犯人体所致，这病毒相当于中医"疫疠"之毒，是通过性接触、血液及其制品、母婴接触及垂直传播传染的。

中医药治疗艾滋病由于实践经验颇为不足，疗效不能确定，各种疗法（包括本书所载辨证论治内容）均带有很大的探索性。由于本病对患者的严重威胁和对社会的极大危害，必须认真学习与研究。

掌握本病的临床分期诊断，熟悉本病有关实验室检查及其本病的预防措施，及时了解和学习有关的研究动态。

【复习思考题】

1．艾滋病病毒的传播途径有哪些？如何预防？

2．艾滋病急性感染期有哪些症状与体征？

3．艾滋病诊断标准有哪些？

4．如何预防艾滋病？

〔喻文球〕

第十五章　外科其他疾病与周围血管疾病 ━━━━━━

【目的要求】

1. 了解：①大面积烧伤病理变化及系列并发症的原因；②冻疮的定义、特点和分类；③破伤风特点及发病情况；④褥疮病因病机；⑤股肿的辅助检查；⑥脱疽定义及发病情况。

2. 熟悉：①烧伤的诊断及临床表现；②冻疮的病因病机；③破伤风的预后及危重性；④臁疮病因病机；⑤褥疮的护理；⑥青蛇毒的病因病机。

3. 掌握：①烧伤的局部处理常规及综合治疗；②冻疮的诊断及治疗；③破伤风的诊断、预防及治疗；④臁疮的诊断及治疗；⑤褥疮的辨证施治及外治；⑥青蛇毒诊断及治疗；⑦股肿的诊断和治疗；⑧脱疽的病因病机及治疗。⑨肠痈的诊断及辨证施治。

【教学时数】

面授 6 学时，自学 12 学时。

第一节　烧　伤

　　烧伤是由于火焰、热水、热气、热油或其他高温液体、闪光、放射能、电能或化学物质（如强酸、强碱）等作用于身体表面所引起的损伤。烧伤在古代文献中称"烫火伤"。早在晋《肘后备急方》中就有"烫火灼伤用年久石灰敷之，或加油调"和"猪脂煎柳白皮成膏外敷"的记载。南齐《刘涓子鬼遗方》中也有"火烧人肉坏死，宜用麻子膏外敷"。隋《诸病源候论》中说："凡被汤火烧者，初慎勿以冷物及井下泥、尿泥及蜜淋拓之。其热气得冷却，深搏至骨，烂人筋也。所以人中汤火后，喜挛缩者，良由此也。"已认识到烧伤创面污染后能造成火邪搏至于骨及烂筋的严重后果。唐《外台秘要》首先创用胶类（质）药物外用，"遍封疮上"以结成药痂保护创面，并观察到某些创面可以"一封之后，此至痂落亦不痛"，达到痂下愈合的目的。明代医家对烧伤的辨证施治已有一定经验，如薛己《正体类要》云："若发热作渴、小便赤涩，用四物加山栀、连翘、甘草养阴血以消毒。若患处肉未死而作痛，用四君加芎、归、山栀、连翘、甘草健脾胃以消毒。若患处死肉已溃而不收敛，用四君加芎、归、黄芪健脾胃以生肌。如未应，加炮姜。若小儿患之，或目窜头摇等证，用四君加芎、归、山栀健脾胃以清木。"李梴《医学入门》云："汤泡火烧疮，初时宜强忍痛……使热不能出，烂入筋骨。后用寒水石七两，黄柏、黄连、黄芩、山栀、大黄、赤石脂各一两，甚者加冰片少许为末，酒调或鸭子清调敷，或陈玉丹亦好。"总结了对烧伤感染外治的经验。王肯堂在《证治准绳》中首次提到了破伤风与烧伤的关系。清代由于温病学说的影响，对烧伤的病因病机、预后判断以及治疗方法，均有进一步的提高。陈士铎在《外科秘录》中云："汤烫疮……轻则害在皮肤，重则害在肌肉，尤甚者害在脏腑。"又云："火烧疮，遍身烧如黑色者难救，或烧轻而不致身黑者，犹可疗也，然而皮肉焦卷，疼痛难熬，有百计千方用之而不验者，以火毒内攻，而治之不得法也。故治火烧之症，必须内外同治，则火毒易解。"提出了危重烧伤的主要致死原因为火毒内攻，以及内外同治对重症烧伤的治疗上的重要性。

【病因病机】烧伤的常见原因有热力烧伤（火焰、沸水、蒸汽）、化学烧伤（强酸、强碱、毒气等）、电力烧伤（触电、闪电伤等）、放射能烧伤（深度 X 线、原子能等），皆可致人体体表"皮塌肉烂"，或"皮焦肉卷"而成疮。本病由火热所伤，从局部的病损来说，轻者伤及皮肤，重者损及肌肉，甚则焦骨烂筋；从其全身反应而言，轻度的损害并不导致明显的全身症状，而损伤重者，由于热毒炽盛，则引起全身阴阳、气血、津液及脏腑功能发生变化。其病理演变主要反应如下：

本病之初，由于热毒的侵袭，皮肉先受其害，经脉损伤，其气阻滞，络脉瘀阻，则可见局部红、肿、热、痛，或瘀斑，或出血点，或有焦痂等，即为"瘀"象。倘若瘀热蕴结，或感外邪，则可因"热胜肉腐"而酿脓；严重者还可侵于营血、入于脏腑而致疮毒内陷。

火热燔灼，最易消灼津液，又易耗损阳气，或因创面津脂淋漓，故本病每致津液亏损或气阴两伤，甚至还可由阴损及阳，出现阳脱之候。

本病后期，由于机体长期正邪相争，虽火毒已解，但正气已伤，且创面生长又有赖于脾土健运和气血旺盛，故"虚"又是该期的主要矛盾。

总之，本病以局部病损而言，伤而致瘀，热胜肉腐是其主要病理变化；从全身反应分析，气阴耗伤，阴损及阳与热毒内攻是其病理变化的主要环节。

【临床表现】

1. 烧伤面积的计算：

（1）手掌法（图 15-1）：伤员五指并拢时手掌的面积，占其全身体表面积的 1%。此法计算简单，常用于小面积或散在的烧伤计算。

（2）中国九分法（图 15-2）：将全身体表面积分为 11 个 9 等分，如头、面、颈部为 9%，双上肢为 $2 \times 9\% = 18\%$，躯干前后包括外阴为 $3 \times 9\% = 27\%$，双下肢包括臀部为 $(5 \times 9\%) + 1\% = 46\%$。

（3）儿童烧伤计算法：在各个不同年龄期的婴儿和儿童，身体各部体表百分比亦不同，年龄越小，头部相对体表面积越大，而下肢体表面积越少。其他部位相比，体表面积与成人大致相同。计算公式如下：

头颈面部：9+（12 - 年龄）= ？%

双下肢：41 -（12 - 年龄）= ？%

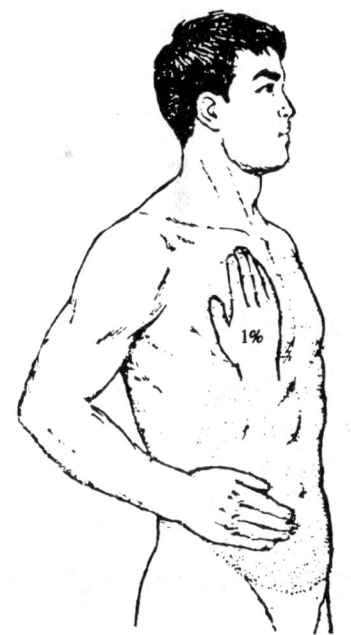

图 15-1　手掌法

2. 烧伤深度计算法：烧伤深度一般采用三度四分法，即Ⅰ度、Ⅱ度（又分浅Ⅱ度、深Ⅱ度）和Ⅲ度烧伤（图 15-3）。分类要点如表 15-1。

3. 伤情分类：烧伤严重程度除取决于烧伤面积、深度之外，尚与烧伤部位、原因、体质、年龄和并发症等各种因素有密切关系。判断烧伤的严重程度可分为五类：

（1）轻度烧伤：总面积在 10%（儿童 5%）以下的Ⅱ度烧伤。

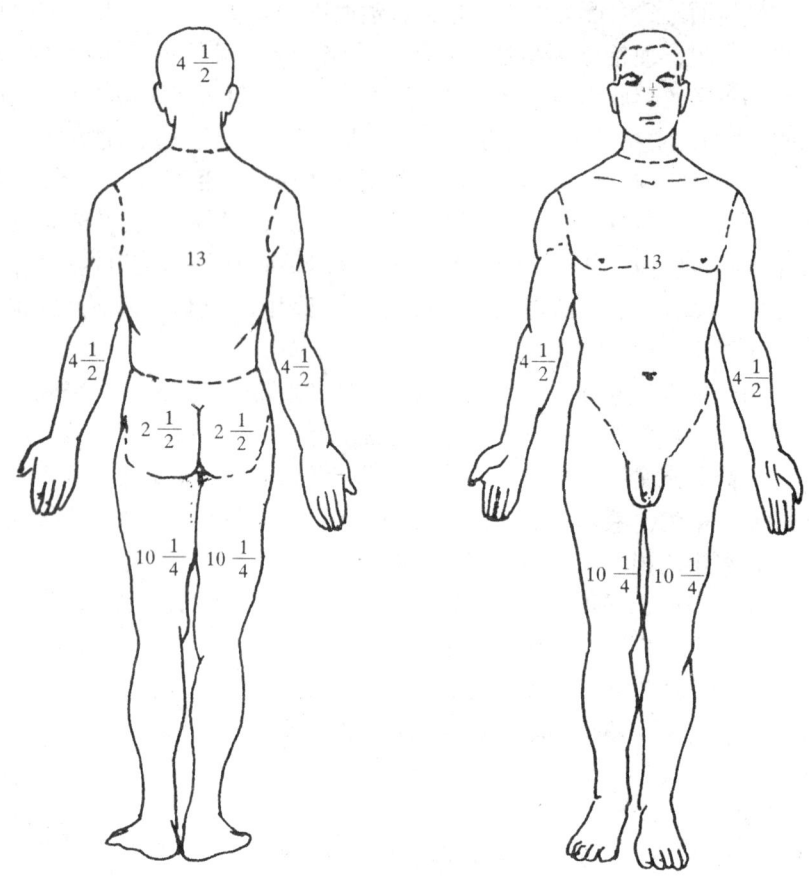

图 15-2　中国九分法

表 15-1　烧伤深度的判定标准

分度	深度	创面表现	创面无感染时的愈合过程
Ⅰ度（红斑）	达表皮角质层	红、肿、热、痛，感觉过敏，表面干燥	2～3 日后脱屑痊愈，无瘢痕
Ⅱ度（水疱）			
浅Ⅱ度	达真皮浅层，部分生发层健在	剧痛，感觉过敏，有水疱，基底部呈均匀红色，潮湿，局部肿胀	1～2 周愈合，无瘢痕，有色素沉着
深Ⅱ度	达真皮深层，有皮肤附件残留	痛觉迟钝，有水疱，基底苍白，间有红色斑点，潮湿	3～4 周愈合，可有瘢痕
Ⅲ度（焦痂）	达皮肤全层，甚至伤及皮下组织、肌肉和骨骼	痛觉消失，无弹力，坚硬如皮革样，蜡白、焦黄或炭化，干燥。干后皮下静脉阻塞如树枝状	2～4 周焦痂脱落，形成肉芽创面，除小面积外，一般均需植皮才能愈合，可形成瘢痕和瘢痕挛缩

（2）中度烧伤：总面积在 11%～30%（儿童 6%～15%）的Ⅱ度烧伤，或面积在 10%（儿童 5%）以下的Ⅲ度烧伤。

（3）重度烧伤：总面积在 31%～50% 或Ⅲ度烧伤在 11%～20%，小儿总面积在 15%～25% 或Ⅲ度烧伤面积在 5%～10%。

烧伤面积虽不及31%，但有下列情况则属重度烧伤：①全身情况较差或已有休克；②合并有其他严重的创伤或化学中毒；③重度呼吸道烧伤；④头面颈、手、会阴烧伤。

（4）严重烧伤：总面积在51%～80%（儿童26%～40%），或Ⅲ度面积在21%～50%（儿童11%～25%）。

（5）特重烧伤：总面积在80%以上（儿童40%以上），或Ⅲ度面积超过50%（儿童25%）的。

4．临床病程：一般可分为三个过程：

（1）休克期：烧伤后48小时内，这段时间称为休克期。凡小儿烧伤面积大于5%，或成人烧伤面积大于10%，就应警惕休克的发生。休克是由于剧烈疼痛刺激及大量体液丧失而引起的。由于烧伤区域内毛细血管扩张和通透性的增加，大量血浆样液体渗出

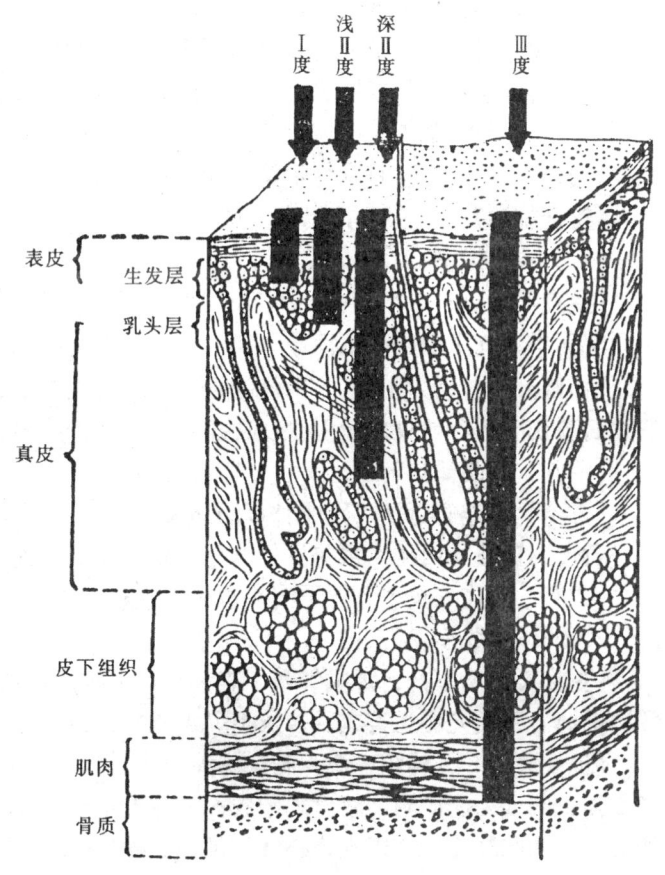

图15-3 烧伤深度示意图

创面和组织间隙，伤后最初8小时渗出最快，此时可丧失50%以上的血浆，因而血液浓缩，有效血循环量下降，发生休克。这时局部或全身出现反应性水肿，创面出现水疱和大量液体渗出，口干、尿少、烦躁不安，甚至出现皮肤苍白、神疲肢冷、血压下降、脉微细而数等津伤气脱、亡阴亡阳之危候。

（2）感染期：烧伤后皮肤的防御功能被破坏，体液大量丢失，机体各系统脏器受到不同程度损害，全身抵抗力下降，因而细菌易于入侵，自伤后开始至创面愈合的整个过程，都有感染的可能性，尤其在体液回收及焦痂溶解期间，最易发生败血症。一般在伤后10日内（水肿回收期）及伤后3～4周（溶痂期），感染发生率最高。其致病菌多是绿脓杆菌和金黄色葡萄球菌。

（3）修复期：烧伤创面的修复与烧伤的深度和感染程度有密切关系。浅Ⅱ度无感染的，一般在2周以内可迅速愈合；深Ⅱ度烧伤，在良好暴露下可痂下愈合，一般脱痂以后，依靠残留的上皮细胞生长逐渐愈合；如处理不当，并发感染，可变成Ⅲ度创面，延长愈合时间。Ⅲ度烧伤需待焦痂脱落或早期焦痂切除后，肉芽创面多需植皮。

5．重症判识：此外，对重症伤员，辨舌苔与脉象，有一定的重要性。

（1）辨舌苔：初期舌质多淡红，或有浮浊苔；火毒内攻则舌红苔黄而干；阴津损耗则舌

多光绛，甚则起芒刺。病情好转则舌苔渐生，舌红转淡；体力渐复时，正常舌苔也渐出现。故舌苔变化，对观察病情变化和判断预后有一定的帮助。

（2）辨脉象：烧伤的脉象，一般是洪大弦数，尤以数脉居多，即使在治愈后往往还可持续一个较长时间，随着气阴恢复后才逐渐缓和。如合并全身化脓性感染时，脉数更甚，如由数疾之脉转沉迟时，这是脉症不符，为病情趋向恶化。

【辨证施治】

1. 火热伤津型：

〔主症〕发热，口干引饮，便秘，尿短而赤，唇红而干。舌苔黄或黄糙，或舌光无苔、舌质红而干，脉洪数或弦细而数。

〔证候分析〕火为阳邪，"阳盛则热"，故见发热、尿短而赤、舌苔黄或黄糙，脉洪数。热盛必耗伤阴液，故见口干引饮、便秘、唇红而干、脉细数等症。

〔治则〕养阴清热解毒。

〔方药〕黄连解毒汤、银花甘草汤加减

黄连　黄芩　山栀　银花　甘草　石斛　麦冬　连翘

〔方解〕黄连、黄芩、栀子清热泻火，银花、连翘、甘草清热解毒，石斛、麦冬养阴。

2. 阴伤阳脱型：

〔主症〕体温不升，呼吸气微，表情淡漠，神志恍惚，嗜睡，语言含糊不清，四肢厥冷，汗出淋漓。舌面光剥无苔或舌苔灰黑，舌质红绛或紫暗，脉微欲绝，或脉伏不起。

〔证候分析〕气属阳，津为阴；阴津在内，得阳气之守；阳气在外，为阴津之使。今阴津亏损，阳气无所固附，故出现阳脱，如体温不升、汗出淋漓等；气主温煦，阳气虚而不达四肢，则四肢厥冷；心阳虚，心气不足，心神失养，故神志恍惚、嗜睡、表情淡漠；阳气虚脱，血脉失于鼓动，故脉微细欲绝。

〔治则〕扶阳救逆，固护阴液。

〔方药〕参附汤合生脉散、四逆汤加减

红参、附子、五味子、麦冬、西洋参等。若冷汗淋漓者，加煅龙骨、煅牡蛎。

〔方解〕红参、附子回阳救逆，西洋参、麦冬、五味子益气养阴生脉，加煅龙牡收敛回涩。

3. 火毒内陷型：

〔主症〕壮热烦渴，躁动不安，口干唇焦，大便秘结，小便短赤。舌苔黄或黄糙，或焦干起刺，舌质红或红绛而干，脉弦数等。若热毒传心，可见烦躁不宁、神昏谵语；若热毒传肺，可见呼吸气粗、鼻翼扇动、咳嗽痰鸣、痰中带血；若热毒传肾，可见尿闭浮肿或血尿；若热毒传肝，可见痉挛抽搐、头摇目窜；若热毒传脾，可见腹胀便秘，或有便溏黏臭而频，或有呕血便血。

〔证候分析〕火毒炽盛，则壮热；热盛伤阴，则大便秘结、小便短赤。火热攻心，扰乱神明，故烦躁、神昏谵语；热毒传肺，肺失宣降，故喘促咳嗽，热伤肺络，故痰中带血；热毒传肾，热伤血络故尿血；热伤肾气，膀胱气化不利，故尿闭浮肿；热毒传肝，热极生风，故痉挛抽搐、头摇目窜；热毒传脾，运化失司，故腹胀便秘；脾失于升清降浊，清气下泄则腹泻，浊气上逆则呕吐。

〔治则〕清营凉血解毒。

〔方药〕黄连解毒汤合犀角地黄汤加减

黄连　黄芩　栀子　黄柏　水牛角　丹皮　生地　银花　生甘草　赤芍

〔方解〕黄连、黄芩、栀子、黄柏泻火解毒，银花、甘草清热解毒，水牛角、丹皮、生地、赤芍清热凉血。若热毒传心者，加清心开窍之品，用安宫牛黄丸或紫雪丹；若热毒传肺者，加清肺化痰之品，如生石膏、贝母、鱼腥草、桑白皮等；若热毒传肾者，尿少或尿闭，加车前子、淡竹叶、白茅根、猪苓，血尿加大小蓟、白茅根、琥珀等；若热毒传肝者，加平肝熄风之品，如羚羊角、钩藤、龙齿、石决明等；若热毒传脾而腹胀便秘者，加大黄、玄明粉、枳实、厚朴、大腹皮、莱菔子等。

4. 气血两伤型：

〔主症〕低热或不发热，形体消瘦，面色无华，神疲乏力，食欲不振，夜卧不宁，自汗、盗汗，创面皮肉难生。苔薄白或薄黄，舌淡红或胖嫩，舌边齿印，脉细数或濡缓等。

〔证候分析〕烧伤后期，热毒渐退，故低热或不发热；但气血两伤，不能善体荣面生新，故形体消瘦，面色无华，神疲乏力，创面皮肉难生。气虚脾弱，运化失权，故食欲不振；舌质淡、苔薄白，脉虚数或濡缓均是气血两伤之象。

〔治则〕调补气血。

〔方药〕八珍汤加减

生地　白芍　当归　川芎　人参　茯苓　白术　甘草　黄芪

〔方解〕人参、黄芪、白术补气；当归、白芍、生地、川芎补血活血，茯苓健脾益气，甘草调和诸药。

5. 脾胃虚弱型：

〔主症〕面色萎黄，形体虚弱，四肢无力，食少纳呆，胸脘痞塞，或吐或泻。舌质淡，苔白腻，脉濡细无力。

〔证候分析〕脾胃虚弱，运化不健，故食少纳呆；脾胃虚弱，升降失调，清浊不分，故胸脘痞塞，或吐或泻；纳食不佳，营养自少，故面色萎黄，形体虚弱，四肢乏力；舌质淡、苔白腻，脉濡细无力均是脾胃虚弱之象。

〔治则〕调理脾胃。

〔方药〕参苓白术散加减

党参　白术　扁豆　陈皮　甘草　法半夏　茯苓　神曲　砂仁　山药　薏苡仁　莲子肉　石斛

〔方解〕党参、白术、扁豆、茯苓、莲子肉、山药、薏苡仁健脾益气，陈皮、法半夏、神曲、砂仁等行气和胃健脾，石斛补养胃阴。

【外治】创面是一系列严重变化的根源，故创面的正确处理是很重要的。必须保持创面清洁，预防和控制感染。深Ⅱ度创面，争取和促进痂下愈合，减少瘢痕形成；Ⅲ度创面，早期保持焦痂完整干燥，争取早期切痂植皮，缩短疗程。

1. 清创术：应严格遵守无菌技术操作，烧伤早期创面应简单清创，应注意既清除创面渗物又尽量减少刺激。清创时，需先给予镇静止痛剂，然后用37℃左右的消毒生理盐水或2%黄柏溶液，或温银花甘草汤液淋洗，使创面洁净。并以纱布轻柔地抹去污染物及异物。小水疱可不必刺破，大水疱则应予破开，并修去失去活力的表皮。创面用消毒纱布吸干后，创周皮肤用0.1%新洁尔灭液或75%乙醇消毒。

2. 包扎疗法：四肢及小面积烧伤，冬天无保暖设备的地方，小儿或准备上送的伤员，清创后可用清凉膏或凡士林纱布或地榆粉、大黄粉各等分，麻油调敷，盖3～5层纱布及外加厚棉垫，用绷带作均匀压力包扎。对手指烧伤应分开包扎，2日后换外层敷料，使创面保持干燥，1周后换药。

3. 暴露疗法：主要是使创面迅速干燥，表面结成一层干痂，以减少病原菌在创面繁殖和保护创面。适用于头、面、会阴部烧伤，大面积烧伤或有较多感染的创面，以及在炎热季节的伤员。其方法是在清创后，将伤员暴露于空气清洁的隔离室的无菌床上，保持室温在25～28℃，在创面干燥结痂。并可在创面上用药，促使创面迅速形成干痂。

4. 浸浴法：将全身或局部浸泡在药液中，如虎地煎液（虎杖、地榆）或等渗盐水等，每日1次，隔日或更长时间1次，浸泡半小时，或1～2小时不等。浴水温以高于伤员体温2℃为宜，浴后须用无菌巾吸干身上余水。出浴后常有短暂体温升高的现象。本法有清洁创面、减少创面细菌和毒素，促进焦痂分离，引流痂下积脓，对感染重的肉芽创面亦可作植皮前的准备。

5. 焦痂处理：干焦痂细菌不易生长，应将湿焦痂进行干燥，把易感染的不利因素转化为不易感染的有利因素。无感染的焦痂，面积在10%～20%以内，应争取伤后2～7日内将焦痂切除，立即植皮；面积较大者可分期分区小块切除和植皮，或边促进脱痂植皮。对于手部深Ⅱ度烧伤，可在48小时以后早期削痂或切痂植皮，保护手的功能，避免瘢痕挛缩。

【其他治疗】

1. 休克的防治：

（1）补液治疗：由于烧伤早期渗出量大多有一定规律，故可事先作出一定估计，以指导临床实践。一般补液公式为：

伤后第一个24小时每1%烧伤面积（Ⅱ、Ⅲ度）每公斤体重补胶体和电解质液量1.5 mL（小儿2.0 mL），另加水分需要量2000 mL（小儿依年龄或体重计算），胶体和电解质液量的比例一般为0.5:1，严重深度烧伤可为0.75:0.75。补液速度：伤后8小时补入总量的一半，另一半于以后16小时补入。能口服者尽量口服。

伤后第二个24小时的胶体和电解质液量为第一个24小时的一半，水分仍为2 000 mL。

【举例】烧伤面积为40%，体重50 kg，则第一个24小时的补入总量为40×50×1.5＋2 000＝5 000 mL，其中（如果胶体和电解质液体按0.5:1），胶体为40×50×0.5＝1 000 mL，电解质液为40×50×1＝2 000 mL，水分为2 000 mL；第二个24小时胶体为1 000/2＝500 mL，电解质液为2 000/2＝1 000 mL，水分仍为2 000 mL。

调节补液量的主要临床指标有：①尿量：成人要求每小时30～40 mL，小儿每小时15～25 mL。休克期内要求连续记录每小时尿量、并测尿比重、酸碱平衡等；②微循环状况：肢端温暖、毛细血管充盈良好、足背动脉搏动有力为补液适中的表示；③伤员的神志；④血压与心率、脉搏、中心静脉压；⑤呼吸；⑥血细胞比容。

（2）维持良好的呼吸功能：休克时，特别是伴有呼吸道烧伤者，气体交换功能多受抑制，严重者可并发急性呼吸功能衰竭。因此，维持良好的呼吸功能是防治烧伤休克的重要措施，头颈部深度烧伤水肿或呼吸道发生呼吸困难时，应及时施行气管切开术，不要犹豫。

（3）镇静、镇痛药物的应用：烧伤后的剧烈疼痛是对中枢神经系统的恶性刺激，使用镇痛、镇静药对休克的防治有一定的作用。

（4）其他药物治疗：经过上述积极治疗措施后，休克仍未得到应有的控制时，应考虑给其他药物，包括强心药物、血管活性药、肾上腺皮质激素等。

2．合理使用抗生素：既不在病情不需要时盲目滥用，也不应在需要强有力的抗生素时犹豫不决，延误病情。应用原则是：及时用、用强药、用足量、尽早停。

3．针灸疗法：在治疗过程中，对某些尿闭、昏厥、虚脱等症状，可以配合针灸治疗。

（1）尿闭：取穴水分、中极、关元、肾俞、膀胱俞、三阴交、阴陵泉、太溪、水道。轻刺少留针。

（2）昏厥：取穴水沟、百会、劳宫、中冲、中脘（轻刺）、内关、足三里、合谷。留针1小时。

（3）虚脱：宜用灸法。取穴百会、关元、足三里、中脘、气海。

【预防调理】❶加强工、矿或机关的安全生产的宣传教育，必须严格遵守操作规程。❷正确使用液化石油气，防止爆炸起火。❸各工矿中应备有烧伤急救包，平时消毒后折叠包扎备用。❹家庭中日用品，如热水瓶、粥锅、汤锅、火盆等需放置在适当的地方，勿被小儿弄翻而引起烧伤。小孩洗澡时，必须在浴盆中先倒入冷水，然后再加热水。

【现代研究进展】烧伤湿润暴露疗法在烧伤临床上的应用（肖摩、谢尔凡供稿）

徐荣祥氏于20世纪80年代创立烧伤湿润暴露疗法。其依据是：皮肤烧伤后具有在原位自身启动干细胞再生的能力；若提供必要的环境和条件，可使深度烧伤创面依靠干细胞的启动、激活、增殖、分化，进而复制皮肤、修复创面。使用徐氏自创的维持干细胞生长所需生理环境的外用中药制剂"湿润烧伤膏"进行以湿润暴露为主要方式的疗法，经长期大量的临床应用，取得良好疗效，已引起国内外广泛关注。

湿润烧伤膏涂布在烧伤创面上，创面温度使分隔在框架内部的油液渗入坏死组织，与其发生水解、酶解、酸败、皂化等生化反应，并可为创面残存的有活力的细胞提供所需的营养物质。反应后的油液经酯化反应失去亲脂性被排出表面，而新鲜的药膏继续渗入烧伤组织，使坏死组织由表入里地被液化排出，不致损伤残存的组织细胞；同时，药膏所构成的生理湿润环境，使残存的组织细胞在原位转化为干细胞，进而增殖、分化、组织组合，最终形成皮肤器官创面的修复。湿润烧伤膏具有：①止痛作用，药膏可达到迅速止痛和全疗程基本无痛的效果。②减轻组织损伤的作用，药膏能迅速阻止烧伤组织进行性坏死，挽救虽已损伤但仍具活性的组织，使原本可能发展为损伤较深的创面减轻为较浅的创面。③预防和控制感染的作用，药膏可防止细菌侵入，创面细菌能及时清除，并可降低细菌毒性和侵袭力；此外，由于改善创面血液循环和营养代谢，故可增强局部免疫功能。④防止或减少瘢痕形成的作用，大量临床实践证明：只要技术操作正确、用药恰当，绝大多数深Ⅱ度烧伤创面将无瘢痕愈合，少部分瘢痕也平整、光滑、柔软有弹性。对浅Ⅲ度烧伤（伤及表皮和全层真皮，但皮下组织存活），在该方法和药物治疗下也能促使新皮肤的再生。

一、局部治疗方法

1．应用此疗法应遵守的原则：伤后用药愈早愈好；创面充分暴露；避免刺激或损伤创面组织；始终保持创面被湿润烧伤膏完全覆盖；保持创面生理湿润，不干燥、不浸渍。

2．早期：尽量不使用任何消毒剂、盐水等清洗创面，但是化学烧伤或创面很肮脏者则例外。清洗过的创面需用消毒干纱布轻轻蘸干。如有水泡，可穿刺放水，保持水泡皮完整，去除已经破损、脱落的水泡皮。用压舌板将药膏直接涂在创面上，也可以戴上消毒手套用手指涂药，涂药厚度为0.5～1.0mm。创面保持充分暴露。每6小时换药1次。换药前先用消毒干纱布或纸巾贴敷于创面，然后从切线方向揭开，将残留药物及渗出物蘸净，也可用压舌板轻轻将其刮除，然后涂药。伤后4～5日去除所有水泡皮和创面腐皮。注意动作轻柔，避免创面疼痛、出血。不可用消毒剂、盐水清洗或用纱布来回擦拭创面。

Ⅲ度烧伤早期，如果患者全身情况平稳，应使用特殊设计的"耕耘刀"纵横交错划开焦痂，然后立即涂用湿润烧伤膏，以松解坏死组织对深部有生机组织的压迫，改善局部血液循环，也有利于药膏渗入创面深部。

3. 液化期：较深创面在一周左右可见坏死组织被药物液化生成白色代谢物逐渐排出，不要误认为是感染。在每次换药前，可用压舌板轻柔刮除创面液化物和残留药物，再用消毒干纱布或纸巾清洁创面，然后涂上药膏，厚度应小于1mm。一般每4小时换药1次，但若见创面上覆盖物由棕黄色药膏变成白色液化物时，则须及时换药。大约再过1周，坏死组织可排净。此时烧伤创面也开始再生修复，所以操作应特别轻柔，避免损伤新生组织。

4. 修复期：继续按上法治疗，但涂药量要减少，厚约0.5mm，每6～8小时换药1次。

5. 康复期：初愈合的创面，还需继续使用湿润烧伤膏进行康复性治疗2～3周，以利于皮肤生理功能、结构、外观色泽等的恢复。可用温水清洗创面，然后像擦护肤油一样涂用少量湿润烧伤膏，厚度小于0.5mm，每日早晚各1次。注意不要过度擦洗刚愈合的皮肤，并避免阳光直射。

6. 包扎：一般情况下，本疗法要求创面充分暴露，但若因面积较小且其部位不易暴露的创面，或天气寒冷无条件保温，或婴幼患儿不配合治疗等情况，也可予以包扎。先涂药约2～3mm，再用消毒敷料包扎，每12小时更换一次。换药时也要将残留药物和代谢物小心沾净，然后涂药。注意包扎不可太紧，要避免创面受压、干燥、疼痛。

二、大面积烧伤的全身治疗

本疗法与中医药其他疗法很大的不同之处在于能有效治疗大面积严重烧伤，因此掌握本疗法必须同时掌握由皮肤热损伤导致全身危重状况的处理方法。徐氏根据本疗法的特点，对大面积烧伤的治疗方案加以调整。其要点为：

1. 保护心脏功能：凡烧伤面积超过50%（Ⅲ度超过10%）者，入院后常规给予西地兰0.2mg + 25%葡萄糖溶液50 mL静脉注射，每日1次。以后酌情增减用量和次数。48小时后心脏功能无异常变化者可停用。如仍有异常则需继续使用，直至心脏功能恢复正常。

2. 保护肾脏功能：中、大面积烧伤入院后，即刻静脉点滴1%普鲁卡因100mL + 25%葡萄糖溶液100mL + 苯甲酸钠咖啡因0.5g + 维生素C 1.0g，每日1次。如休克症状明显或尿量明显减少，可增加1～2次。严重无尿的病人可连续滴注，直至排尿。

3. 补充血容量：

（1）补液成分：晶体液（等渗盐水或5%葡萄糖盐水与胶体液（1/2血浆 + 1/2代血浆）之比为1∶1。有条件者，胶体液可用3/4血浆、1/4全血；无条件者可用代血浆代替。

（2）补液量化：应按"缺多少补多少"的原则。经验公式为：

$$每日液体入量(mL) = \frac{生理需水量(2\,000\sim2\,500mL) + x\%烧伤面积\times1.0mL\times kg(体重)}{mL\,尿量(小时)/kg(体重)}$$

该公式适用于伤后48～72小时内，主要调整指标是尿量。只要保证每小时每千克体重尿量不少于1mL，不论成人还是小儿，此公式皆适用。但还应根据患者的具体情况确定输入液体的种类及总量，若有休克应分析原因，酌情处理。

（3）输液速度：在伤后第一个24小时中，前12小时应输入当天总量的1/2或3/5，后12小时输入总量的1/2或2/5。第二个24小时可均衡输入。第三个24小时应根据尿量和休克症状决定输液量和速度。

4. 常规抗感染治疗：凡烧伤总面积>20%（儿童>10%）的患者均需进行常规抗感染治疗，即无论有无感染表现，伤后即刻静脉滴注一种或多种广谱高效抗生素。对创面大而深者，应用抗生素的强度越大。伤后7日左右停用全部抗生素。

5. 对症抗感染治疗：主要针对继发性感染。首先要有明确的感染指征，不能在不具备感染指征的情况下滥用抗生素。对症抗感染的指征是：体温>39℃或<36℃；心率>140次/min；外周血中性粒细胞有中毒颗粒。其治疗要点是：应用广谱、高效、无肾毒性的一种或多种抗生素；并随时监测感染症状和白细胞中毒性颗粒情况。如感染指征消失，则追加一次剂量后停用。同时需注意查找有无感染灶，行痂下细菌培养计数和血培养，以帮助诊断和调整抗生素。必要时输新鲜全血或血浆。

6. 创面液化期的平衡调节治疗：包括体液平衡调节、体温平衡调节、心率-呼吸-体温三联综合征治疗、多脏器功能的保护性治疗等。大面积烧伤在创面液化期较易出现心率＞120次/min，体温＞39℃，呼吸＞30次/min，患者表现呼吸急促、神志恍惚，有明显缺氧体征，创面变暗或呈褐色，类似于败血症或脓毒症的表现，此称为心率-呼吸-体温三联综合征：发病特点是有明显的发病史，发病前病情较平稳。发病机制初步认为是由于精神疲劳和睡眠严重不足，导致心脏劳累而产生的心力衰竭反应。应立即强心治疗，给予西地兰0.2～0.4mg＋50%葡萄糖液50 mL静脉缓慢推注。如果效果不明显，再考虑并发感染，不可立即按暴发型败血症治疗。多脏器功能的保护性治疗原则是：检查休克期的各治疗方案所产生的后果，了解各治疗方案对将来器官功能的影响；停用所有对心、肾、肝等脏器损害或不利影响的药物；停用或禁止使用不利于蛋白质合成的药物；保障热能供给，减轻或阻止超高分解代谢；增加临时性使用的保肝、保肾、保护消化道的药物。

7. 营养和代谢支持：休克期过后即应进食，尽可能经消化道营养，不足部分可静脉补充。一般伤后1周内着重供给能量；1周后至创面液化期结束，能量和蛋白质均衡供给；修复期则以蛋白质供给为主。

自 学 指 导

烧伤是平时和战时常见病、多发病，如处理不当或不及时，轻者可致功能障碍，重者致残、致死，不可等闲视之。

烧伤的伤情判断和烧伤面积计算甚为重要。一般而言，烧伤的严重程度与烧伤面积和深度有密切关系。要准确判断烧伤深度，就必须熟知皮肤及其附件的解剖关系。还必须掌握烧伤深度的鉴别和转归。

掌握烧伤的临床特点，在整个临床过程中，由于各个时期的主要矛盾不同而显示出阶段性。休克期、感染期、修复期三个过程，必须深入理解。在此基础上才能掌握烧伤休克的防治及其他综合处理。

掌握好常见五证型的辨证施治，发挥中医在烧伤治疗中的优势，并掌握好局部处理的常规。

【复习思考题】

1. 烧伤面积如何估计？
2. 烧伤伤情如何判断？
3. 烧伤的临床表现？
4. 烧伤辨证施治分型及代表方剂？
5. 烧伤的综合治疗及局部处理常规？

【参考文献摘录】

1. 中药I号烫伤油治疗烧伤68例：本方由麝香、猪（狗）胆汁、冰片、鱼肝油组成。先将麝香、冰片分别研末，用1～2层纱布松松包扎麝香末，悬挂于装有鱼肝油的烧瓶中，然后加入冰片与猪（狗）胆汁，搅匀，密闭。压力灭菌器灭菌30分钟，冷却，2～3日即可使用。直接外搽创面。治疗68例，总有效率为95.5%，3例效差。〔马文熙，等．上海中医杂志，1982（6）：30〕

2. 复方虎杖膏：本方由虎杖375g，黄柏300g，乳香、没药、白芷、防风、当归、生地各250g，紫草40g，冰片25g，凡士林3 000g组成。先将凡士林加热除水至100℃，加入乳香、没药，然后加入其他药（冰片除外），炸至不起泡沫、药材成黄色时，过滤去渣，待冷后加冰片，调匀即成。使用时，先制成油纱布，消毒后，再包扎创面，每日或隔日换药 1 次。经治 18 例病人，全部治愈，最大面积为 19%。〔朱思源．复方虎杖膏治疗化学性Ⅰ度烧伤．江苏医学（中医分册），1979，（4）：25〕

第二节 冻 疮

冻疮是人体遭受低温侵袭所引起的全身性或局部性损伤。明朝对冻疮的病因、病机和症状就有较详细的描述。如《外科启玄·冻疮》："受其寒冷，致令面耳手足初痛次肿，破出脓血，遇暖则发热，亦有元气弱之人，不奈其冷者有之。"《外科正宗》说："肌肉寒极，气血不行，谓之死患也。初起紫斑，久则变黑，腐烂作脓者，以碧玉膏主之，生肌敛口。"这是对本病一般症状的描述。《外科秘录·冻疮》说："冻疮，犯寒风冷气而生者也，贫贱人多生于手足，富贵人多犯于耳面，先肿后痛，痛久则破而成疮，北地严寒，尤多此症，更有冷极而得者，手足十指，尚有坠落者。"《医宗金鉴》载"此证由触犯严寒之气，伤及皮肉著冷，以致气血凝结，肌肉硬肿，僵木不知痛痒。……若暴冻即著热，或进暖屋，或用火烘汤泡，必致肉死损形，轻则溃烂，重则骨脱筋连。"这是对重症冻疮描述，并指出如处理不当，可加重病情。

本病相当于现代医学的冻伤。

【病因病机】皮肤肌肉遭受严寒侵袭，尤其在潮湿刮风情况下更易发生，常因受冻时间过久，或严寒冬季，静坐少动，气血运行不畅，以致气血凝滞发为本病。正如《外科正宗》："冻疮乃天时严冷，气血冰凝而成。"

若平素体虚，或病后失养，或肌劳过度，或鞋袜过紧，感受严寒之后则更易致病。

此外，暴冻着热或暴热着冻，亦能促使本病发生。如《石室秘录》："肌肤受冷，骤用火烘，乃成冻疮。"

【临床表现】

1. 全身性冻疮：有严重的冷冻史。初起时寒战，体温逐渐降低，患者出现疼痛性发冷，知觉迟钝，疲乏，肌张力减退，麻痹，步履蹒跚，视力或听力减退，意识模糊，幻觉，嗜睡，不省人事，瞳孔散大，对光反应减弱，脉搏细弱，呼吸变浅等，逐渐陷入僵硬和假死状态，如不及时救治，易致死亡。

2. 局部性冻疮：主要发生于手背、足跟、耳部、面颊和鼻尖等身体末梢部位和暴露部位，多呈对称性。轻者初起在受冻部位皮肤先呈苍白，继则红肿，或有硬结、斑块，边缘嫩红，中央青紫，自觉灼痛、麻木，暖热时自觉灼热、瘙痒、胀痛。重者则有大小不等的水疱或肿块，皮肤呈灰白或暗红，或转紫色，疼痛剧烈，或局部感觉消失，如出现紫血疱，破后则出现糜烂或溃疡、流水、流脓，收口缓慢，约 1～2 个月或至天暖方愈。

根据冻疮的情况，可将其分为Ⅲ度：

Ⅰ度（红斑性冻疮）：皮肤从白变成红色，出现明显的红肿，自觉疼痛或作痒。

Ⅱ度（水疱性冻疮）：早期有红肿，继而出现大小不一的水疱，有不同程度的疼痛。

Ⅲ度（坏死性冻疮）：轻者累及全层皮肤，并延及皮下组织，在伤后 3～7 日出现水疱，可延及整个肢体或全身，活动受限制，病变部位呈紫黑色，周围水肿，并有明显疼痛。重者肌肉、骨骼都有冻伤，呈干性坏疽，患部感觉和功能完全丧失，2～3 周后出现冻伤组织与健康组织的分界线。如有染毒腐溃，可呈湿性坏疽。可伴有发热、寒战等全身症状，甚至合并内陷而死亡。

【鉴别诊断】

1. 类丹毒：多见于肉类和渔业的工人，虽在手指和手的背面出现深红色的肿胀，痛而痒，但有游走性，一般2周左右自行消退，不会溃烂。

2. 多形红斑：多发生在手、足背面，手掌、足底和面部，皮疹为红斑、水疱，典型的为虹膜状红斑，常伴有发热、关节痛等症状。

【辨证施治】

1. 阴盛阳衰型：

〔主症〕四肢厥冷，恶寒蜷卧，极度疲乏，昏昏欲睡，呼吸微弱。苔白，脉沉微细。

〔证候分析〕阳气虚衰，肢体失去温煦，加上寒冷侵袭，局部气血运行不畅，气血瘀滞，故见四肢厥冷、恶寒倦卧；阴盛阳衰，阴气闭塞于内，阳气隔绝于外，荣卫之气结滞凝涩不复流通，故见极度疲乏、昏昏欲睡、呼吸微弱；苔白、脉沉微细为阴盛阳衰之象。

〔治则〕回阳救逆，温通血脉。

〔方药〕四逆加人参汤加减

人参　干姜　附子　甘草　当归　红花

〔方解〕人参、附子回阳救逆，干姜、附子散寒，当归、红花温通血脉，甘草调和诸药。

2. 血虚寒凝型：

〔主症〕形寒肢冷，局部疼痛，喜暖，舌淡而暗。苔白，脉沉细。

〔证候分析〕血虚则肌肤失去濡养，加上寒冷侵袭，局部气血运行不畅，气血凝滞，故见形寒肢冷、局部疼痛喜暖；舌淡而暗、苔白、脉沉细为血虚寒凝之象。

〔治则〕补养气血，温通血脉。

〔方药〕人参养荣汤加减

人参　白术　黄芪　炙甘草　茯苓　当归　熟地　陈皮　五味子　远志　白芍　桂枝　细辛　大枣

〔方解〕人参、白术、黄芪、茯苓、大枣补气，当归、白芍、熟地、五味子补血，桂枝、细辛散寒通脉，陈皮健脾行气导滞，远志养心安神，甘草调和诸药。

3. 气血两虚型：

〔主症〕头晕目眩，少气懒言，四肢倦怠，面色苍白或萎黄，疮口不敛。舌淡苔白，脉细弱或虚大无力。

〔证候分析〕气血亏虚，疮口肌肉生长乏源，故疮口不敛；气虚血亏，故全身伴头晕目眩、少气懒言、四肢倦怠、面色苍白或萎黄；舌淡、苔白、脉细弱或虚大无力均为气血两虚之象。

〔治则〕补养气血。

〔方药〕八珍汤加减

党参　白术　茯苓　黄芪　当归　川芎　熟地　白芍　桂枝　红花

〔方解〕党参、白术、茯苓、黄芪益气，当归、白芍、熟地、川芎补血活血，桂枝、红花散寒通络。

4．瘀滞化热型：

〔主症〕发热口干，患处暗红微肿，疼痛喜冷；或患处红肿灼热，溃烂腐臭，脓水淋漓，筋骨暴露。舌暗红，苔黄，脉数。

〔证候分析〕寒凝血瘀日久化热，热邪郁阻於肌肤，局部经络不畅，故见患处暗红微肿、疼痛喜冷，或患处红肿灼热；热邪外蒸，伤津耗液，故见发热口干；热胜肉腐则局部溃烂腐臭、脓水淋漓、筋骨暴露；舌暗红、苔黄、脉数为瘀滞化热之象。

〔治则〕清热解毒，活血止痛。

〔方药〕四妙勇安汤加减

玄参 当归 银花 甘草 紫花地丁 蒲公英 制乳香 制没药

〔方解〕银花、紫花地丁、蒲公英、生甘草清热解毒，玄参解毒养阴，当归养血活血，制乳、没活血止痛。

【外治】

1．外洗方：

（1）适用Ⅰ～Ⅱ度冻伤：桑枝90g，甘草30g。水煎后温洗或浸泡患处，每日2次。

（2）紫草30g，每次煎水温洗，每日2次。

（3）冬瓜皮、茄秧、茄根各30g，艾叶15g，桂皮10g，煎水温洗。

（4）无花果叶60g，煎水温洗，每日1～2次。

2．外敷药：局部外洗后用红油膏、白玉膏、冻疮膏或蜂蜜、猪油按7：3混合成油膏外敷包扎。

3．Ⅲ度冻疮处理：未溃破时，局部先用肥皂水或等渗盐水冲洗，再用75％乙醇涂患处及周围皮肤后包扎。破溃后，局部感染者，可用马齿苋煎水外洗，后用红油膏掺入八二丹外敷；腐脱新生时，用红油膏掺生肌散外敷，必要时可植皮。

【其他治疗】严重的全身性冻疮患者，必须立即采取急救措施。这部分患者应迅速脱离寒冷的环境，首先脱去冰冻潮湿的衣着鞋袜，必要时还应施行人工呼吸和抗休克治疗等各种对症处理。对冻僵患者还要进行快速复温，即把患者浸放在38～42℃温水中20分钟或更长时间，一直到指（趾）甲床出现潮红、神志清楚后10分钟左右，移出擦干并继续保暖。冻伤肢体复温，把受冻部位的肢体放在38～42℃温水，30～60分钟，使受冻部位皮肤温度恢复到接近正常，皮肤颜色呈现红色或紫红色时即可。此外，应给予热饮料，必要时静脉输入温溶液（不超过37℃），如葡萄糖、右旋糖酐40（低分子右旋糖酐）等，以纠正血液循环障碍和血糖不足，维持水与电解质平衡，并供给热量。患者已进入温暖环境，可以饮少量酒，以助周围血管扩张。早期复温过程中，严禁用雪搓、火烤、冷水浴等。

【预防调理】❶在日常生活中进行耐寒锻炼，如冷水洗脸、洗足等。❷在寒冷环境中工作的人员应注意防寒保暖。❸在寒冷环境中静止时间不宜过长，经常作适当运动，增进血液循环，使气血流通。❹受冻后，不宜立即着热或用火烘烫熨，以防溃烂成疮。

自 学 指 导

临床特征：轻者局部肿胀麻木，痛痒青紫，或起水疱，甚则破溃成疮；重者发生肢体坏死，甚至导致四肢僵直或僵死。根据冻疮的情况，可将其分为三度。即Ⅰ度（红斑性冻疮）、Ⅱ度（水疱性冻疮）、Ⅲ度（坏死性冻疮）。

辨证施治以温阳散寒通脉为重点,但在后期,出现瘀滞化热时,则宜清热解毒,活血止痛。

冻疮的发生是寒冷侵袭及气血凝滞所致。当病后或平素气血衰弱,身体缺乏锻炼,耐寒性差,处于疲劳、饥饿、创伤失血,长时间静止不动和肢体上止血带时间过长等情况下,受到寒冷的侵袭,容易导致局部血循障碍,气血运行不畅,以致气血瘀滞,组织缺氧形成冻疮。冻疮是寒冷低温所致的损伤,与烧伤相反,但同时均属物理性损害。可以互相借鉴,有利于深入理解。

【复习思考题】

1. 冻疮的病因病机有何特点?

2. 冻疮有哪些临床表现?

3. 冻疮如何辨证论治?

4. 冻疮有哪些外治方法?

【参考文献摘录】

1. 冻疮膜剂治疗冻疮:药物组成及配制:黄明胶50g,甘草15g,甘油12.5%。将明胶颗粒放入容器内,先用冷蒸馏水浸泡1小时,然后加热溶解,顺次加入甘草液、甘油及少量防腐液,最后加蒸馏水至500mL备用。用法:用药时先将药瓶放入80~90℃热水中,待瓶内药剂溶解,形成一层薄膜(勿破坏其膜层),每日涂2~3次,晚上睡前涂1次,效更佳。用此膜治疗冻疮249例,4日内痊愈者78例,占31.33%;1周内痊愈者32例,占13.25%;1周内显效者99例,占31.76%;1周内进步者38例,占15.26%;1周内无效者1例,占0.4%。总有效率99.6%。〔戴维雄. 湖南中医杂志,1986,(1):45〕

2. 夹竹桃粉剂治疗冻伤:取夹竹桃绿叶,于60~70℃低温烘干,研末过筛,装瓶备用。临用时将其粉0.5g放盆内,用热开水1瓶冲开、拌匀,待水温至40~50℃时,将患部放入浸泡半小时以上,如水温降至25~30℃以下时,可添加热水,不必再加药末。每晚睡前浸泡1次,连续用7日。浸泡后用毛巾轻轻擦干。本品有大毒,切忌误入口中。经治400余例,皆有良效。〔李志如. 新中医,1975,(6):48〕

第三节 破伤风

破伤风是指皮肤破伤、风毒之邪乘虚侵入而引起发痉的疾病。破伤风之病名,首见于唐代蔺道人《仙授理伤续断秘方》。然而关于破伤风的诊断治疗,早在南北朝《刘涓子鬼遗方》中已有记载:"治金疮弓弩所中,闷绝无所识,用琥珀散方:琥珀适量研末,童子尿冲服。"隋·巢元方《诸病源候论》对破伤风的病因病理分析透彻,并对破伤风的主要症状认识深刻,如"夫金疮痉者,此由血脉虚竭,饮食未复,未满月日,荣卫伤穿,风气得入,五脏受寒则痉。其状口急背直,摇头马鸣,腰为反折,须臾大发,气息如绝,汗出如雨。"宋《太平圣惠方》对破伤风病名的释义甚详:"夫刀箭所伤……或新有损伤……毒牙风邪从外所中……致身体强直,口噤不开,筋脉拘挛……此皆损伤之处,中于风邪,故名破伤风也。"古文献中,本病有许多不同的名称。外伤所致者,又称金创痉;产后发生者,称产后痉;新生儿断脐所致者,称脐风撮口。历代医家对本病的诊治有较详细的记载,其中《医宗金鉴》对破伤风的证治载有16方之多。

现代医学认为本病是由于破伤风杆菌自伤口侵入，在人体内繁殖，分泌毒素，作用于肌肉神经而发病。现代医学亦称"破伤风"。

【病因病机】本病的成因，一要具备有或曾有过开放性伤口，包括创伤和溃疡；二要有感染特殊风邪或能引动内风的病邪两方面的因素。

1．金疮创伤，风邪入侵：由于开放性创伤，腠理不密，风邪乘虚而入，由表入里，邪入经络，甚至内侵脏腑而发病。

2．溃疡失于调理，病邪内犯：溃疡外治不当，一方面使特殊邪毒经疮面有内犯之机，另一方面，由于溃疡失治，热郁闭于里，不得外透，内外合邪而发痉。

3．风毒入内，为患日久，使脏腑失和，气血失调，致正气虚弱，又加风毒炽盛，使筋脉拘急，可严重影响脏腑功能活动而危及生命。

【临床表现】

1．潜伏期：潜伏期一般在10日左右，短者可1～2日，长者半月至2个月不等。脐带感染的多在5～7日发病，故称为五日风或七日风。潜伏期越短，病情越严重，预后亦越差。

2．前驱期：患者常有乏力、头晕、头痛、咀嚼乏力、反射亢进、局部疼痛、肌肉有牵拉感、搐搦和强直；或伤口干陷无脓，周围皮肤暗红，创口疼痛，烦躁不安等。

3．发作期典型症状：

(1) 肌肉强直性痉挛：首先从头面部开始，进而延展至躯干、四肢。初咀嚼肌酸痛、紧张，而后出现面肌强直性痉挛，引起张口困难，牙关紧闭，口角向外上方向牵引，前额皱纹，双眉举起，说话不便，呈苦笑面孔。继而颈背腰部肌肉强直性痉挛，呈现颈项强直，头向后仰，痉挛继向四肢伸延，呈现全身性肌肉强直时，患者不能坐起，头后仰不能前屈，出现角弓反张状态。膈肌和肋间肌痉挛，可出现呼吸困难，甚至窒息。直肠和膀胱肌痉挛，可引起便秘和尿潴留。

(2) 发作性抽搐：病情严重者，在肌肉强直性痉挛中又出现全身肌肉阵发性抽搐，呈自发性阵发性发作，在抽搐间歇期患者的肌肉也呈强直状，为本病抽搐的特点。光亮、声音、风吹、饮水、触动、床铺振动等均可引起抽搐发作，抽搐每次可持续数分钟或数十分钟。患者面色苍白，口唇青紫，汗出淋漓，流涎，口吐白沫，牙齿有摩擦声，呼吸气促。持续性肌肉强直，疼痛，阵发性抽搐，致使患者十分痛苦。发作期间患者可发热，白细胞增高。

4．非典型发作症状：非典型发作者，仅出现破伤部位局部的肌肉强直，如头部、上肢或下肢有破伤染毒者，仅头部、上肢或下肢肌肉紧张强直，不延至全身。

5．常见并发症：

(1) 肺部并发症：肺炎和肺不张最为常见，多由于喉头痉挛、呼吸不畅、支气管内分泌物郁积和长期卧床所致。

(2) 呼吸窒息：是呼吸肌突然完全痉挛和喉头痉挛所致。

(3) 酸中毒：开始是呼吸性酸中毒，由于长期喉头痉挛、呼吸不畅所引起。氧气吸入大为减少，而另一方面却因强烈的肌痉挛而消耗巨大能量，代谢变得很旺盛，迫切需要大量氧气。患者于是陷入严重的缺氧状态，糖类、脂肪发生缺氧性代谢分解不全，大量乳酸和丙酮聚集，从而造成代谢性酸中毒。

此外，由于突然和强烈的肌痉挛可以引起肌肉撕裂、出血、骨折、脱位、便秘和尿潴留。

【鉴别诊断】

1. 化脓性脑膜炎：与破伤风一样出现颈项强直、角弓反张表现。但化脓性脑膜炎无阵发性抽搐，呈现头痛剧烈，发热较高，喷射性呕吐，易发嗜睡昏迷，脑脊液检查有大量白细胞。

2. 狂犬病：有被犬、猫咬伤皮肉破伤史，但狂犬病患者呈兴奋、恐惧状，看见水或听到水声，便发生吞咽肌肉痉挛，被称为"恐水病"。可因膈肌收缩产生大声呃逆，如犬吠声。

3. 下颌关节炎、齿龈炎、扁桃体炎及咽喉炎：亦可有张口困难或牙关紧闭，但同时并有局部疼痛，早期有发热等全身症状，全身其他肌群没有紧张性收缩。

【辨证施治】

1. 风毒在表型：

〔主症〕轻度吞咽困难和牙关紧闭，周身拘急，抽搐较轻，痉挛期短，间歇期较长。苔薄白，脉数。

〔证候分析〕风为阳邪，善行数变，循血入肝，引起肝风内动，出现吞咽困难、牙关紧闭、周身拘急；风毒在表，病情尚轻，故抽搐较轻、痉挛期短、间歇期较长；苔薄白、脉数为风毒在表之象。

〔治则〕祛风镇痉。

〔方药〕玉真散合五虎追风散加减

白附子　防风　白芷　生南星　天麻　羌活　蝉衣　僵蚕　全蝎　甘草

〔方解〕防风、白芷、羌活、僵蚕、全蝎、白附子、蝉衣、生南星祛风通络、化痰解痉，天麻滋补肝肾、熄风止痉，甘草调和诸药。

2. 风毒入里型：

〔主症〕角弓反张，频繁而间歇期短的全身肌肉痉挛，高热，面色青紫，呼吸急促，痰涎壅盛，胸腹满闷，腹壁板硬，时时汗出，大便秘结，小便不通。舌红绛，苔黄糙，脉弦数。

〔证候分析〕风毒由表入里传肝，肝风内动，病情加重，故见角弓反张、频繁而间歇期短的全身肌肉痉挛；风毒入里，化热化燥，故见高热、面色青紫、时时汗出、大便秘结、小便不通；风毒入内，为患日久，使脏腑失和，气血失调，故可见呼吸急促、痰涎壅盛、胸腹满闷、腹壁板硬；舌红绛、苔黄糙、脉弦数为风毒在表之象。

〔治则〕祛风止痉，清热解毒。

〔方药〕木萸散加减

天麻　吴萸　木瓜　防风　蝉衣　胆南星　全蝎　朱砂　猪胆汁　僵蚕　蒺藜　甘草

〔方解〕南星、白附子、僵蚕祛风化痰止痉，防风、白蒺藜、蝉衣疏散风邪，导热外出，天麻、全蝎熄风解痉，吴萸辛温散邪通络，木瓜酸收止痉，朱砂、猪胆汁清热解毒、化痰止痉，甘草调和诸药。

【外治】伤口处理，目的是改变局部环境，使破伤风杆菌不易生长繁殖，以杜绝毒素来源。凡已污染的伤口甚至已愈合的原发伤口，均应彻底清创，清创应在局麻下进行，将所有的坏死组织、异物及碎屑等彻底清除。闭合的脓腔应敞开、伤口应暴露，不可缝合。并用氧化剂如高锰酸钾、双氧水等溶液冲洗和湿敷伤口。清创前可在伤口周围注射破伤风抗毒素5 000～1万U，或在注射破伤风抗毒血清治疗后进行清创。

外疡者必须作切开引流，至创口出脓后，改用七三丹、生肌玉红膏；脓尽新生，则用生肌散、生肌白玉膏。

【其他治疗】

1. 破伤风抗毒素的应用：一经确诊，应尽早使用破伤风抗毒素。抗毒素的剂量首次应大，以后视病情需要酌情减少，第一次用 5 万～10 万 U，加于 500～1 000mL 生理盐水或 5%葡萄糖溶液中缓慢静脉滴注。以后视病情变化，可每日由静脉或肌内注射 1 万～2 万 U，连续用 7 日。抗毒素注射前应作过敏试验，以免发生过敏反应。皮试阳性者应作脱敏注射。并应用青霉素以抑制破伤风杆菌生长。新生儿破伤风，可用破伤风抗毒素 5 000～1 万 U，青霉素 3 万～5 万 U，加入 0.5%普鲁卡因溶液 10mL 做脐周封闭。

2. 镇痉：使用镇痉药可以使患者安定，减少对外界刺激的敏感性，而使痉挛不发或少发，使病人较长时间处于安静或睡眠状态，则治愈的可能性大为增加。一般可用 10%水合氯醛，每次口服 10～15mL 或 30～40mL 灌肠，4～6 小时 1 次。巴比妥类药物，如苯巴比妥 0.1～0.2g，肌内注射。或地西泮 5～10mg，口服，每日 3～4 次；或 10mg 静脉注射。抽搐特别严重时可用 10%～25%硫酸镁溶液 10mL 肌内或静脉注射，在紧急时可肌内或静脉滴注 2.5%硫喷妥钠，每次 0.5～1g，溶于 5%葡萄糖溶液 500～1 000mL 中缓慢滴注，用药时应密切观察，以防发生呼吸抑制。

冬眠疗法：效果较好，常用冬眠Ⅰ号（氯丙嗪 50mg、异丙嗪 50mg、哌替啶 100mg），或冬眠合剂Ⅱ号（Ⅰ号中氯丙嗪改为乙酰普吗嗪 20mg，其他相同），每次 1/3～1/2 剂量，每 4～8 小时肌内注射 1 次，或 1 个剂量加入 5%葡萄糖盐水 500mL 中缓慢静脉滴注，成人每日可用 1～2 个剂量。

3. 支持疗法：应给患者以高碳水化合物、高蛋白质等高热量、高营养饮食，用大量维生素特别是维生素 B 和维生素 C，以及足够的水分和电解质，并注意纠正酸碱平衡失调，必要时可输新鲜血或血浆。如患者不能进食，可采用鼻饲或静脉高营养疗法。

4. 针刺治疗：

(1) 牙关紧闭：取穴下关、颊车、合谷、内庭。

(2) 角弓反张：取穴风府、大椎、长强、承山、昆仑。

(3) 四肢抽搐：取穴曲池、外关、合谷、后溪、风市、阳陵泉、申脉、太冲。

【预防调理】❶创口早期清创，特别是污染或较深的创口。❷常规使用破伤风抗毒素，在创口有污染时，早期肌注破伤风抗毒素 1 500U。❸患者隔离，环境安静，避免光、声、振动，注意口腔及皮肤护理，注意营养的摄入。

自学指导

1. 临床特点：有皮肉破伤史，有一定潜伏期，全身肌肉强直性痉挛，阵发性抽搐，伴发热，但神志清醒，多因并发症死亡。本病应与化脓性脑膜炎、狂犬病、下颌关节炎、齿龈炎、扁桃体炎及咽喉炎相鉴别。

2. 临床治疗：破伤风的发生和发展过程相当快，必须坚持中西医结合治疗，采取综合措施。中医以熄风、解毒、镇痉为大法，可按风毒在表、风毒入里两证进行辨治。西医治疗包括消除毒素来源、中和游离毒素、控制和解除痉挛、积极防治并发症。

【复习思考题】

1. 破伤风的临床表现主要有哪些?

2. 破伤风辨证施治分几型,代表方剂是什么?

3. 破伤风现代医学治疗方法有哪些?

4. 破伤风如何预防?

【参考文献摘录】

1. 中西医结合治疗破伤风150例:

(1) 中医方药:①熄风汤:蝉衣、白附子、天麻、防风、南星、白芷、川芎、细辛,水煎至200mL,分两次早晚温服。②止痉散:蜈蚣、全蝎、僵蚕,烘干共为细粉。每服2~6g。用熄风汤之煎液或黄酒、温开水冲服。

(2) 西医治疗:①破伤风抗毒素:每日10万U,静脉滴注,连用3~5日。②抗生素。③对症治疗。治疗结果:共治150例,治愈137例,治愈率91.3%;死亡13例,死亡率8.7%。〔马健民. 山东中医杂志,1983 (2):23〕

2. 天麻注射液治疗破伤风:作者用天麻注射液治疗轻型破伤风34例,其中男性31例,女性3例。每次用量1.2g。间隔2~6小时用1次。用药后15分钟到120分钟显效;病人安静,抽搐次数减少,对电刺激敏感性降低,有的出现睡眠状态。使用中没有任何不良的反应。作者将天麻注射液与苯巴比妥钠的镇静效果作了对比:对意识清楚的轻型病人,用钾离子直流电测仪观察其敏感性。共作104次,结果表明:①两药的镇静作用之数据在60分钟和90分钟时有显著性差异。按时间顺序给出两药的时程曲线,天麻注射液的曲线要低于苯巴比妥。故天麻注射液有一定镇静作用。②在对比观察中没有发现本药有任何副作用。〔何树尧. 陕西新医药,1981,(1):45〕

第四节 臁疮

臁疮是指发生于小腿下部的慢性溃疡。《外科启玄》称之为"裤口疮"、"裤口毒"、"裙边疮"。又因其患病后长年不敛,愈后又每易因碰伤而复发,故俗称"老烂脚"。《疡医大全》:"夫臁疮者,皆由肾脏虚寒,风邪毒气外攻三里之旁,灌于阴交之侧,风热邪气流注,两脚生疮,肿烂疼痛,臭秽,步履艰难,此疮生于臁骨为重,以其骨上肉少皮薄,故难得愈也。"《医宗金鉴》中说:"臁疮当分内外廉,外廉易治内难痊。外属三阳湿热结,内属三阴虚热缠,法宜搜风除湿热,外贴三香夹纸饯。"对本病的病因、治疗、预后等作了简要的叙述。本病的特点是溃疡发生前患部有长期皮肤瘀斑、粗糙表现,溃疡发生后疮面经久不能愈合,或溃疡愈合后易因损伤而复发。

现代医学认为本病是在下肢静脉曲张基础上继发小腿慢性溃疡。

【病因病机】

1. 多由于经久站立或负担重物,劳累耗伤气血,中气下陷,而致下肢血气运行无力,造成下肢血流瘀滞,肌肤失养及血流瘀滞,湿盛于下。

2. 由于皮肤损伤复染毒邪,毒邪化热,湿热蕴结于下而成。

【临床表现】患者有长期站立工作史,并患有静脉曲张者,以中老年多见。溃疡好发于小腿下 1/3 处。踝骨上端内外侧，而以内侧多于外侧。依据发病过程的临床表现，可分为三期。

1. 溃疡前期：患者因长期站立及下肢浅静脉曲张而出现小腿下段肿胀，内踝上方或外踝上方皮肤出现红褐色或青紫色瘀斑，皮色渐趋淡青色。皮肤出现脱屑、粗糙、色素沉着，趋近苔藓样变，局部可有轻度瘙痒感。

2. 溃疡期：苔藓样变的皮肤渐出现裂隙，可有渗出及结痂，患部如遇损伤易发生溃破、糜烂、渗出，若并发感染，溃疡面出现脓液、坏死组织，周围皮肤红肿，坏死与溃疡扩大到一定程度，溃疡边界渐稳定，界限大小固定，周围红肿可消退，遗有色素沉着及皮肤营养障碍表现。溃疡面初期坏死组织及脓液不断增多，有恶臭味，伴有疼痛；待坏死组织脱落，脓性分泌物可减少，出现浆液性分泌物，溃疡面可呈灰白色、淡红色、鲜红色不等。溃疡深度可在皮下组织层或深至胫骨骨膜外层。溃疡可经久不愈，多发生于小腿下 1/3，内侧多于外侧。

3. 溃疡愈合期：若溃疡周围皮肤黑褐、粗糙、色素沉着逐步改善，溃疡面干净，出现鲜红色，溃疡可渐愈合形成瘢痕。但周围皮肤仍干燥、粗糙、脱屑、色素沉着等，如遇损伤仍会复发。

【鉴别诊断】

1. 小腿结核性溃疡：多有其他部位的结核病史，皮损初为褐色丘疹，中央坏死，溃疡较深，呈潜行性，溃疡边缘呈锯齿状，溃疡内流出稀薄脓液，周围皮色紫暗，长期难愈。疮面分泌物涂片检查结核杆菌阳性，亦可培养出结核杆菌，有助于鉴别。

2. 小腿癌性溃疡：可为原发性皮肤癌，可由臁疮经久不愈，恶变而来。疮口状如火山，边缘卷起，不规则，质硬，呈浅灰白色，溃疡面易出血。溃疡面活体组织切片病理检查有助于诊断。

【辨证施治】

1. 湿热下注型：

〔主症〕疮面色暗，或上附脓苔，脓水浸淫，秽臭难闻，四周漫肿灼热，伴有湿疹，痛痒时作，甚者恶寒发热。苔黄腻，脉数。

〔证候分析〕湿热下注，阻遏经络，营卫不畅，气血凝滞，故疮面色暗，或上附脓苔；湿热蕴结于臁部，故脓水浸淫，秽臭难闻，四周漫肿灼热；复感外邪，风、热、湿毒相聚，故发湿疹，痛痒时作；湿热郁蒸，故恶寒发热；苔黄腻、脉数均为湿热下注之象。

〔治则〕清热利湿，和营消肿。

〔方药〕三妙散合萆薢渗湿汤加减

萆薢　黄柏　车前子　苍术　川牛膝　茯苓　丹皮　滑石　通草　泽泻　川芎　赤芍

〔方解〕萆薢、黄柏、车前子、苍术、茯苓、丹皮、滑石、泽泻清热利湿消肿，川芎、赤芍活血和营消肿，川牛膝引药下行。

2. 脾虚湿盛型：

〔主症〕病程日久，疮面色暗，黄水浸淫，患肢浮肿，纳食腹胀，便溏，面色萎黄。舌淡，苔白腻，脉沉无力。

〔证候分析〕脾虚湿盛，湿邪阻络，气血运行不畅，气滞血瘀，故疮面色暗；水湿聚集，故黄水浸淫，患肢浮肿；脾失健运，故纳食腹胀，便溏，面色萎黄；舌淡、苔白腻、脉沉无力均为脾虚湿盛之象。

〔治则〕健脾利湿。

〔方药〕参苓白术散合三妙散加减

党参　茯苓　白术　扁豆　陈皮　法半夏　苍术　黄柏　薏苡仁　砂仁　灸甘草

〔方解〕党参、茯苓、白术、扁豆、砂仁、薏苡仁、陈皮、法半夏健脾祛湿，黄柏、苍术燥湿，灸甘草调和诸药。

3. 气血两虚型：

〔主症〕溃烂经年，腐肉已脱，起白色厚边，疮面肉色苍白，四周肤色暗黑，板滞木硬。舌淡紫，苔白腻，脉细涩。

〔证候分析〕久病耗伤气血、中气下陷，下肢气血运行无力，血流瘀滞，肌肤失养，故溃烂经年，腐肉已脱，起白色厚边；气虚则疮面肉色苍白；气虚血瘀，故四周肤色暗黑，板滞木硬；舌淡紫、苔白腻、脉细涩均为气虚血瘀之象。

〔治则〕益气活血祛瘀。

〔方药〕补阳还五汤加减

桃仁　红花　川芎　白芍　当归　黄芪　地龙　甘草　川牛膝

〔方解〕桃仁、红花、川芎、地龙活血祛瘀通络，黄芪、当归、白芍益气养血活血，甘草调和诸药，川牛膝引药下行。

【外治】

1. 疮面有腐肉，用红油膏、九一丹外敷；疮面肉芽始长时，用白玉膏、生肌散外敷，每日 1 次。疮面周围有湿疮者，改用青黛膏。疮面脓性分泌物多时，可用 10% 黄柏溶液湿敷。疮面出血时掺桃花散，若出血不止者，宜予结扎止血。

2. 缠缚疗法：用药同上，再用阔绷带缠缚患处和整个小腿，隔 1～2 日换药 1 次。

3. 胶布包扎法：将胶布剪成宽为 2cm，长为小腿周径一圈半的胶布若干条。先用等渗盐水清洗患部，将胶布包扎在小腿自溃疡面上缘 2cm 处开始，第二条胶布宽度的一半贴在第一条胶布上，另一半贴在疮面上，如叠瓦状把疮面封住，直到超过疮面下缘 2cm 处为止。包扎须稍用力，使胶布的中段正贴疮面。若分泌物少，可每周更换 1 次；若分泌物多而腥臭，3～4 日换 1 次。伴有湿疮或对胶布过敏的患者，不适宜用本法。此外，治疗必须至疮面全部愈合方能停止，否则疮面又会迅速扩大。

【其他治疗】下肢静脉曲张者，可行大隐静脉高位结扎及剥脱术。

【预防调理】❶患下肢静脉曲张者，宜尽早治疗，注意保护患肢，避免破损，如抓伤碰破、蚊虫叮咬等，宜穿弹力袜。❷宜抬高患肢，减少走动以利静脉回流，减少水肿，促使溃疡早日愈合。❸局部慎用腐蚀性强的药物，以免损伤筋骨。

自 学 指 导

1. 临床特点：多发于小腿中下 1/3 交界处的前内外侧，溃疡发生前患部皮肤瘀斑、粗糙，溃疡形成后经久不愈，易于复发。本病的发生多因下肢静脉曲张不愈，复因局部皮肤破损染毒所致。

2. 临床治疗：臁疮是下肢静脉曲张的一种并发症，应采取中西医结合综合治疗，促进疮面早日愈合。治疗中应注意：①辨证论治内服中药治疗为主，初期宜清热利湿消肿，溃疡愈合期宜健脾益气养血；②疮面换药很重要，应辨证换药；③严重感染者，适当配合抗生素治疗；④疮口久不愈合或反复溃破者，可行大隐静脉高位结扎及剥脱术；⑤疮口愈合后，患肢宜用弹力绷带或医用弹力袜保护，避免外伤，以防复发。

【复习思考题】

1. 臁疮的病因病机是什么？

2. 臁疮的临床症状有哪些？

3. 臁疮如何辨证施治？

【参考文献摘录】

1. 圣芳膏治疗臁疮230例：治疗方法：全蝎尾10g，蜈蚣10g，僵蚕15g，橡皮粉5g等。将上药各研极细末（150目筛子过筛），后共研数分钟，装瓶密封备用。用1∶1 000的新洁尔灭溶液清洁疮口，严重者用三黄洗剂（黄连、黄柏、大黄）湿敷15分钟，后外敷圣芳膏散于疮面，覆盖无菌纱布或油布，绷带加压固定，一般每7日换药1次。治疗期间禁忌生冷、辛辣刺激性食物。结果：230例中，痊愈229例（99.6%），显效1例。〔许永新. 上海中医药杂志，1995，(3)：18〕

2. 加味海浮散治疗臁疮60例：治疗方法：加味海浮散：制乳香（去油）、大黄粉、海螵蛸。取上药各等份共研细末，撒于患部，外盖纱布，每日1次。疮面如有脓苔、脓水浸淫、秽臭难闻者，先用五五丹粉撒于疮面提脓祛腐，待脓液干净后改用加味海浮散调浓绿茶叶水外敷。溃疡疮面紫暗、皲裂，用加味海浮散调蛋黄油外敷。腐肉已脱，起白色厚边，疮面肉色苍白，用加味海浮散加桂七散（肉桂6g，田三七10g）调麻油外敷。每次用药前均用黄柏苦参汤（黄柏30g，苦参60g）熬液清洗疮面。治疗结果：治愈30例，好转26例，未愈4例，总有效率93.3%。〔许赞斌，等. 福建中医学院学报，1996，(4)：21〕

3. 珠矾散治疗下肢溃疡50例：治疗方法：珠矾散组成：三七20g，枯矾、冰片、珍珠各10g，按比例混合研细，过200目筛，装瓶备用。应用方法：常规乙醇消毒溃疡四周皮肤，生理盐水清洁疮面，再以干棉球拭净。将珠矾散撒敷伤口之上，根据疮面大小决定用药多少，一般2～4g/cm²，药粉不宜过厚，以遮盖为度，忌用敷料包扎。用药初期有腐物脱落，分泌物渐增，待有新生肉芽，则可见一层药痂覆盖疮口，故勿需包扎；下次换药时，去掉药痂，清洗疮口，换敷新药即可，1～2次/日。对有合并症者，配合清热解毒、活血化瘀、通络利湿之品内服，如银花、连翘、蒲公英、紫花地丁、赤芍、赤苓皮、泽泻等，7～10剂。结果：痊愈48例，好转2例，总有效率100%，治愈率96%。〔赵明利，等. 中医杂志，1993，(9)：551〕

第五节 褥 疮

褥疮是指长期卧床不起的患者，由于躯体的重压与摩擦而引起的皮肤溃烂。因久着席褥而生疮，故又名"席疮"。《疡医大全·席疮门主论》说："申斗垣曰，席疮乃久病著床之人，压擦磨破而成，上而背脊，下而尾闾，当用马勃软衬，庶不致损而又损，昼夜呻吟也，病人但见席疮，死之徵也。""心法曰，席疮乃大病后，久而生眠疮也，乃皮肉先死不治。"对褥疮的成因、发病部位、治疗，言之甚详。褥疮多见于半身不遂、下肢瘫痪、久病卧床不起、长时间昏迷的患者。好发于易受压和摩擦的部位，如骶尾部、髋部、足跟部、脊背部。轻者经治疗护理可以痊愈，重者溃烂，渗流滋水，经久不愈。

本病现代医学亦称为褥疮。

【病因病机】

1. 内因：由于久卧伤气，气虚而血行不畅，出现久病气血亏虚。

2. 外因：躯体重量对躯体着褥点的压迫，以及躯体着褥点部位的摩擦挤压而致受压部位气血失于流畅，造成局部肌肤失养而坏死肉腐，形成疮疡。

【临床表现】初起受压迫部位皮肤出现暗红，渐趋暗紫，迅速变成黑色坏死皮肤，疼痛或不痛，坏死皮肤与周围形成明显分界，周围肿势平塌散漫。进而坏死皮肤与正常皮肤分界处渐液化溃烂，形成环周状溃烂区，滋水、腐烂自环周向坏死皮肤下方扩大，使死皮脱落，形成巨大溃疡面。溃疡初呈腐烂状，有脓液，有坏死脓臭味，可深及筋膜、肌层、骨膜，后腐烂组织逐渐脱落，出现红色肉芽，疮面深至骨的部位，肉芽组织出现缓慢。若创面干净，肉芽组织鲜红，周围皮肤生长较快，褥疮可望愈合。若坏死腐烂组织蔓延不止，溃疡面日渐扩大，周围肿势继续发展，溃疡面有绿色或脓水腥臭稀薄，或如粉浆污水，而患者又体弱形瘦，预后较差。

【辨证施治】

1. 气滞血瘀型：

〔主症〕局部皮肤出现褐色红斑，继而紫暗红肿，或有破溃。苔薄，舌边有瘀紫，脉弦。

〔证候分析〕年老体弱，气血不足，久卧伤气，气虚血行不畅，受压部位气血失于流畅，气血瘀滞，故局部皮肤出现褐色红斑；郁久化热，故继而紫暗红肿，或有破溃；苔薄、舌边有瘀紫、脉弦均为气滞血瘀之象。

〔治则〕理气活血。

〔方药〕血府逐瘀汤加减

柴胡　桃仁　红花　枳壳　赤芍　当归　生地黄　川牛膝　甘草

〔方解〕桃仁、红花、赤芍、当归活血祛瘀，生地黄养血滋阴活血，柴胡、枳壳行气理气，甘草调和诸药。

2. 蕴毒腐溃型：

〔主症〕褥疮溃烂，腐肉及脓水较多，或有恶臭，重者溃烂可深及筋骨，四周漫肿，伴有发热或低热，口苦且干，形神委靡，不思饮食。舌红苔少，脉细数。

〔证候分析〕气滞血瘀，郁而化热，加之潮湿及粪便污染，湿热毒邪蕴结于肌肤，故褥疮溃烂，腐肉及脓水较多，或有恶臭；毒邪壅盛，故溃烂可深及筋骨，四周漫肿；湿热蕴蒸，故发热或低热，口苦且干；湿热毒邪日久不去，伤及脏腑，脾胃俱败，故形神委靡，不思饮食；舌红苔少、脉细数均为热毒伤阴之象。

〔治则〕益气养阴，利湿托毒。

〔方药〕生脉散、透脓散合萆薢渗湿汤加减

人参　麦冬　五味子　山甲　皂角刺　白芷　萆薢　黄柏　车前子　茯苓　滑石

〔方解〕人参、麦冬、五味子益气养阴，山甲、皂刺、白芷托毒排脓；萆薢、黄柏、车前子、茯苓、滑石清热利湿。

3. 气血两虚型：

〔主症〕疮面腐肉难脱，或腐肉虽脱，新肌色淡，愈合缓慢，伴面色㿠白，神疲乏力，纳差食少。舌淡，苔少，脉沉细无力。

〔证候分析〕久病耗伤气血，气血两虚，无力托毒外出，故疮面腐肉难脱，或腐肉虽脱，新肌色淡，愈合缓慢；血虚则面色㿠白，神疲乏力；气虚病及于脾，脾胃气虚，生化失常，故纳差食少；舌淡、苔少、脉沉细无力均为气血两虚之象。

〔治则〕气血双补，托毒生肌。

〔方药〕托里消毒散加减

人参　川芎　当归　白芍　白术　白芷　黄芪　茯苓　皂角刺、甘草

〔方解〕人参、白术、黄芪、茯苓益气，当归、白芍、川芎活血补血，皂角刺、白芷托毒排脓，甘草调和诸药。

【外治】

1. 初起：红斑未溃者，作局部轻轻按摩，促进气血通畅，并用50%乙醇湿敷，湿敷后外扑滑石粉。

2. 溃腐期：表浅溃腐者，用红油膏掺九一丹外敷，每日2次。如渗液较多者，可用0.5%黄连素溶液或单味清热解毒药，煎液局部湿敷，渗液减少后再用红油膏掺九一丹外敷。如有坏死下积脓者，应作扩创引流术。

3. 收口期：用生肌玉红膏掺生肌散或海浮散外敷，每日2次。或用白糖胶布疗法，将食用的白糖撒在疮面上，用胶布叠瓦式地封闭疮面，外覆盖纱布，然后用绑带包扎，3~5日更换敷料1次。如脓水过多或四周有皮炎发生时，则当改用其他药物。

【预防调理】❶年老、体弱、长期卧床、瘫痪不能自动翻身的患者，应定时更换体位（每2~3小时翻身1次），用热湿毛巾揩洗，及50%乙醇按摩骨骼隆起受压处，每日2次，扑以滑石粉，使皮肤保持干燥；如皮肤原已干燥，且有脱屑者，可改涂少量润滑剂，以免干裂出血。❷患者有大小便失禁、呕吐及出汗等情况，应及时清洁皮肤，并经常保持清洁、干燥；更换衣服、被单，并保持床单柔软、干燥、平整无皱。❸患者显著消瘦者，臀部加放气垫圈；肢体接触处及其他骨骼隆起易受压处，应垫以棉垫或棉圈，避免受压。❹褥疮发生后，更应定时更改体位，并用气垫圈或以麸皮装成布垫，垫于疮的周围。

自 学 指 导

褥疮是指长期卧床不起的患者，由于躯体的重压与摩擦而引起的皮肤溃烂，多见于半身不遂、下肢瘫痪、久病卧床不起、长时间昏迷的患者。好发于骶尾部、髋部、足跟部、脊背部。轻者经治疗护理可以痊愈，重者溃烂、流脓，经久不愈。

本病多是长期卧床不起的重危患者，气血虚衰，治疗中应注意：①结合全身状况，进行辨证论治，内服中药；②根据局部情况，采取合理的外治疗法；③以预防为主，对久病卧床不起的病人，应进行受压部位的皮肤护理，保持皮肤清洁，促进受压皮肤的血液流通，避免褥疮的发生。

【复习思考题】

1. 怎样预防褥疮的发生？

2. 褥疮的临床表现及主要治疗方法有哪些？

【参考文献摘录】

1. 祛腐生肌灵治疗褥疮100例：①祛腐生肌灵药物组成：轻粉、血竭各20g，煅生膏60g，龙骨40g，冰片9g。共研细末，拌匀，装瓶备用。②生肌膏药物组成：当归15g，五倍子、白及、甘草各10g，猪胆汁

2个，黄蜡 60g，香油 500g。制法：将前 4 味药放入香油中浸泡 3～5 日，然后文火煎枯，过滤去渣，再熬至滴水成珠，加入猪胆汁继续煎 3～5 分钟，最后融入黄蜡即成，用时摊于纸上。换药方法：先用无菌干棉球擦净疮口分泌物，将祛腐生肌灵药末均匀撒于疮面上，外贴生肌膏，再用无菌敷料包扎固定。一般每日换药 1 次。若疮面分泌物较多者，每日换药 2 次；接近收口者，隔日换药 1 次。结果：痊愈 95 例，有效 4 例，无效 1 例，临床治愈率为 95%，总有效率为 99%。〔徐林茂. 江苏中医，1992，(8)：16〕

2. 溃疡速愈散治疗褥疮 78 例：溃疡速愈散组成：麝香 1g，孩儿茶、玳瑁、乳香、赤石脂各 30g，冰片 20g，青黛 50g。合研极细粉末，装瓶备用。溃疡用新洁尔灭消毒后，将药粉均匀撒入溃疡面，每日换药 1 次或隔日 1 次。结果：78 例中，治愈 76 例，治愈率为 97.4%。〔刘家磊，等. 辽宁中医杂志，1992，(12)：24〕

第六节　青 蛇 毒

青蛇毒是体表筋脉发生的炎性血栓性疾病。《医宗金鉴·外科心法要诀·青蛇毒》对本病论述较详："此证又名青蛇便，生于小腿肚之下，形长二三寸，结肿、紫块、僵硬，憎寒壮热，大痛不食，由肾经素虚，膀胱湿热下注而成。蛇头向下者，毒轻而浅，急刺蛇头一半寸，出紫黑血，随针孔搽拔疗散；外敷离宫锭，内服仙方活命饮，加黄柏、牛膝、木瓜。亦有蛇头向上者，毒深而恶，急刺蛇头一二寸，出紫黑血，针孔用白降丹细条插入五六分，外贴巴膏。余肿敷太乙紫金锭，内服麦灵丹；侯毒减退，次服仙方活命饮调和之。"本病的特点是体表筋脉（静脉）肿胀灼热，红硬压痛，可触及索条状物。急性者可出现发热、全身不适等症状。

本病现代医学称血栓性浅静脉炎。

【病因病机】湿热毒邪入侵，以致筋脉气血瘀滞，阻塞不畅。有的与静脉注射有关。

【临床表现】本病多见于青壮年，男女均可发病，好发于四肢筋脉（尤多见于下肢），次为胸腹壁等处。由于发病部位不同，临床表现各异。

1. 发于四肢部位者，下肢多于上肢，病初为肢体某一筋脉（静脉）行走区疼痛、压痛，继而红肿灼热，可扪及条索状物。继则疼痛加剧，条索状物延长，焮红灼热。全身可有恶寒发热、周身不适。一般为节段性，经治疗后，红肿热痛可减轻，硬条索物可缩短，约经 2～3 个月治疗硬条索可完全消失。

2. 发于胸腹壁者，表现为疼痛，可扪及纵形索条状压痛区，长 3～5cm 至 20～30cm 不等，长者可涉及胸腹壁，疼痛在胸部屈伸或抬高上肢时加重，压痛明显，索条状肿物位于皮下，质硬，与周围组织及皮肤粘连，拉紧其上下端皮肤可出现凹陷性浅沟。一般无全身症状。

3. 游走性青蛇毒者，多发于下肢。在肢体浅静脉出现节段性硬索条或结节，色红，伴有疼痛，当一处硬索条消退后，其他部位又出现硬索条，呈游走性反复发作，或间歇性游走性发作。发作后可遗有皮下硬索条或皮肤色素沉着。严重者可伴有发热。

另外，下肢浅静脉曲张，或静脉某一部位反复穿刺，或输入高渗糖及酸性药物等刺激后，浅静脉局部可出现红硬痛性肿物，或索条状肿物，有压痛，消退缓慢，一般无全身症状。

【鉴别诊断】红丝疗：主要与本病急性期时作鉴别，红丝疗起病急，伴有高热，患肢的条索状物红热、疼痛更为明显，大多在病变附近有感染病灶或皮肤破损史，消退较快，不会转成慢性。

【辨证施治】

1. 血热瘀结型：

〔主症〕病变局部筋脉红肿热痛，甚或上下游走，肢体活动不利，多伴有发热。舌红苔黄，脉数。

〔证候分析〕湿热之邪外侵，留滞脉络，痹阻不通，故病变局部筋脉红肿热痛；湿热循经络流注，故筋脉红肿，上下游走；湿邪留滞，气血瘀阻，故肢体活动不利；湿热内蕴，故伴有发热；舌红、苔黄、脉数均为湿热之象。

〔治则〕清热凉血，利湿和营。

〔方药〕五味消毒饮合三妙丸加减

银花　连翘　蒲公英　紫花地丁　丹皮　赤芍　生地　苍术　黄柏　车前子　甘草

〔方解〕银花、连翘、蒲公英、紫花地丁清热解毒，生地、丹皮、赤芍和营凉血，苍术、黄柏、车前子清热利湿，甘草调和诸药。

2. 瘀阻脉络型：

〔主症〕局部筋脉硬肿如索条，粘连不移，牵扯不适，或呈多个硬性结节，皮肤褐黑，胫踝水肿。苔薄，舌边有瘀斑，脉沉涩。

〔证候分析〕湿热蕴结，热邪已退，瘀血留于脉中，瘀阻脉络，故局部筋脉硬肿如索条；血瘀日久不化，故粘连不移，牵扯不适；瘀血结聚，故呈多个硬性结节；瘀血阻滞肌肤，故皮色褐黑；瘀久损及脏腑，脾虚水湿不运，故胫踝水肿；苔薄、舌边有瘀斑、脉沉涩均为血瘀之象。

〔治则〕活血化瘀，行气散结。

〔方药〕活血通脉汤加减

当归　赤芍　桃仁　川芎　枳壳　红花　川牛膝　甘草

〔方解〕桃仁、红花、赤芍、川芎、当归活血化瘀，枳壳行气散结，川牛膝引药下行，甘草调和诸药。

【外治】

1. 早期可选用如意金黄散、玉露散等外敷。

2. 后期可用红灵丹油膏外敷；或鸡血藤 60g，桂枝、红花各 30g 等煎水浸泡患肢，每日 1 次。

【预防调理】❶患于下肢者，宜抬高患肢，卧床休息。❷静脉穿刺术后，局部立即用湿毛巾热敷，注射时注意严格消毒，以免外邪入侵。

自 学 指 导

1. 临床特征：体表某一浅静脉走行区肿胀灼热，红硬压痛，可触及索条状肿物。

2. 临床治疗：辨证施治应以活血化瘀疗法贯穿始终。初期局部表现以红肿、疼痛为主，内服中药治疗应清热凉血、活血化瘀，配合清热、消肿止痛外敷药，促使炎症消退。中后期热象已退，主要表现血瘀脉中，故应以活血化瘀、行气散结，以内服中药为主，可以配合复方丹参注射液、脉络宁等静脉滴注。

【复习思考题】

1. 试述青蛇毒的病因病机。

2. 试述青蛇毒的临床症状。

3. 青蛇毒如何治疗？

【参考文献摘录】

1. 中药内外合治血栓性浅静脉炎 300 例：（1）内治法：①活血汤（经验方）：当归、赤芍、红花、丹参、牛膝、地龙各 30g，王不留行 40g，山甲珠 20g。若日久气虚，加黄芪；脾虚，加白术、薏米仁；疼痛，加乳香、没药、延胡索；红肿热，加金银花、玄参。②通络丸 3 号（经验方）：金银花 150g，玄参 100g，当归 60g，红花、丹参、大贝、王不留行各 50g，赤芍、牛膝各 100g，地龙 20g。合研为细末，炼蜜为丸，每丸 5g，早晚各服 1 丸。③通络丸 4 号（经验方）：黄芪 100g，土茯苓 50g，萆薢 30g，木通 10g，地龙、牛膝各 30g，泽泻、红花各 20g，丹参 30g，王不留行 50g，白术 15g，共研细末，炼蜜为丸，每丸重 5g，每日 2 次，每次 1 丸。（2）外治法：①硝黄合剂（经验方）：芒硝 50g，独活、黄柏各 30g，公英 50g，甘草 10g。开水冲后用毛巾热敷局部，日 2 次。②水调散（经验方）：煅石膏 350g，黄柏 500g，共研细末。慢肿硬条不消，用凉开水加醋调敷，每晚 1 次。结果：治愈 180 例，显效 80 例，好转 40 例。〔王景春，等. 辽宁中医杂志，1996，(10)：454〕

2. 中药治疗血栓性浅静脉炎 356 例：①硝矾合剂：芒硝、白矾各 100g。②消炎散：明雄黄、藤黄、白矾各 30g，黄连、黄柏、乳香、没药各 15g，冰片 5g。先将乳香、没药去油，研末，过筛去渣；再将黄连、黄柏研末，过筛去渣，然后将上几味药过筛后的细末与明雄黄、白矾、藤黄混合研成极细末，瓶储备用。用法：先将硝矾合剂加水 2 000mL，共煎取汁，趁热用毛巾热敷患处，直至局部皮肤发红为止；若是急性静脉炎，可用消炎散适量凉开水调成糊状，用棉签涂于患处，不拘次数；若是慢性结节或硬性条索状物，可取消炎散适量，用香油或药用甘油调成膏状敷于患处，3 日 1 换，直至痊愈。结果：356 例中临床治愈 299 例，显效 28 例，有效 21 例，无效 8 例，总有效率 97.7%。〔陈定学，等. 中国中西医结合杂志，1992，(6)：372〕

第七节　股　肿

　　股肿是深部静脉血栓形成和炎性病变引起的局部静脉腔不通和血流淤滞的疾病。其特点是多有长期卧床、产后、腹部手术史，患肢肿胀疼痛，皮温升高，发病以小腿深静脉、股静脉、髂股静脉为最多见，腔静脉及上肢静脉发病极少。血栓易发生脱落，可引起肺梗死或致命的肺栓塞。失治可遗留静脉回流障碍而致肢体肿胀的后遗症。

　　现代医学称本病为下肢深静脉血栓形成（血栓性深静脉炎）。

　　【病因病机】多由久卧、久坐、产后伤气、盆腔手术、外伤等，气血运行不畅，以致瘀血阻于络道，脉络滞塞不通，营血回流受阻溢于脉外，流注下肢而成。

　　【临床表现】多有长期卧床、分娩、腹部或盆腔手术、外伤史，起病较急，主要表现为患肢疼痛肿胀，行走时加剧，发热。深静脉行走区压痛，浅静脉怒张，由于静脉血栓的部位不同，临床上可出现不同的表现。

　　1. 小腿血栓性深静脉炎：初起小腿腓肠肌肿胀疼痛，胫、足水肿，行走时小腿疼痛加剧，局部皮温升高，腓肠肌有压痛。小腿伸直、足用力向背侧屈曲时腓肠肌疼痛加剧（称

Homanis 征阳性），可有低热。

2. **股静脉血栓性静脉炎**：起病肌内侧疼痛，股部肿胀明显，小腿及足部可有轻度肿胀，股静脉行走区有深压痛，全身有发热，甚至高热。

3. **髂股静脉血栓性静脉炎**：起病急，可先出现高热和全身不适，数小时内一侧髂腹部及股部出现肿胀疼痛，皮色发白，甚则发绀，皮温升高，肿胀可自下腹、臀部下至整个患肢，大腿内侧股三角区有明显压痛。慢性期肿胀减轻，肿胀区浅静脉扩张，皮肤增厚，小腿色素沉着。

以上三种情况经积极治疗，1个月左右可出现好转，不会化脓。若突然出现胸痛、咳嗽咳血者，多为血栓脱落出现肺梗塞；若突然剧烈胸痛、呼吸急促、出冷汗则有肺栓塞之可能。若早期治疗不当，血栓机化，可形成静脉回流障碍出现肢体肿胀的后遗症。

【鉴别诊断】下肢痈：初起亦为患肢疼痛、肿胀，逐渐转为红肿，可见患侧胯间臀核肿大，约5~7日酿脓时呈鸡啄样痛，按之应指，穿刺可抽到脓液。全身有恶寒发热等症状。

【辨证施治】

1. **气滞血瘀型：**

〔主症〕髂股静脉病变时，整个下肢肿胀疼痛、皮色苍白或发绀，扪之灼热，腿胯部疼痛固定不移，发热；舌暗或有瘀斑，脉数。小腿深静脉病变时，腓肠肌胀痛、触痛，胫踝肿胀，行走困难，可伴低热；苔白或腻，脉数。

〔证候分析〕术后、久卧或久坐，气血运行不畅，瘀血阻于络道，脉络滞塞不通，营血回流受阻，水津外溢，故整个下肢肿胀疼痛；气滞则皮色苍白，血瘀则皮色发绀；血郁日久则化湿化热，湿热蕴蒸肌肤，故扪之灼热，发热；瘀血与湿邪凝结于腿胯，故腿胯部疼痛固定不移；舌暗或有瘀斑为血瘀之象；脉数为内热之象。若瘀血阻于小腿，故腓肠肌胀痛、触痛；水津外溢，故胫踝肿胀，行走困难；湿热内蕴，故伴低热，脉数；苔白腻为湿邪之象。

〔治则〕理气活血，清热利湿。

〔方药〕通络活血方合三妙散加减

归尾　赤芍　桃仁　红花　王不留行　茜草　泽兰　牛膝　黄柏　苍术　甘草　香附　青皮

〔方解〕归尾、赤芍、桃仁、红花、王不留行、茜草、泽兰活血通络，香附、青皮理气行气，黄柏、苍术清热利湿，甘草调和诸药，川牛膝引药下行。

2. **气虚血瘀型：**

〔主症〕患肢肿胀久不消退，按之不硬而无明显凹陷，沉重麻木，皮肤发紫，皮色苍白，青筋显露，倦怠乏力。舌淡而有齿痕，苔薄白，脉沉而涩。

〔证候分析〕水湿瘀血阻滞日久，或寒湿凝聚，损伤阳气，气不化水，故患肢肿胀久不消退，按之不硬而无明显凹陷，沉重麻木；血瘀阻于脉络，故皮肤发紫，静筋显露；气虚水湿不化，故皮色苍白；气虚则倦怠无力；舌淡而有齿痕、苔薄白、脉沉而涩均为气虚血瘀之象。

〔治则〕益气活血通络。

〔方药〕补阳还五汤加减

桃仁　红花　川芎　赤芍　归尾　黄芪　茜草　泽兰　川牛膝　生甘草　党参

〔方解〕黄芪、党参补气，桃仁、红花、川芎、赤芍、归尾、泽兰活血通络，川牛膝引药下行，生甘草调和诸药。

【外治】熏洗法：适用于中后期血栓性深静脉炎。用熏洗法以活血化瘀和促进侧支循环的建立，达到改善症状、消退肿胀的目的，可选用活血止痛散瘀等方药，煎汤乘热熏洗患肢，每日 1～2 次，每次 30～60 分钟。

【其他治疗】

1. 穴位注射疗法：①丹参注射液穴位注射：取穴足三里、三阴交，丹参注射液 2～4mL，每次 1 穴，每日 1 次，各穴位轮流注射，20～30 次为 1 个疗程。②维生素 B_1 穴位注射：取穴足三里、三阴交，每次取维生素 B_1 100mg，每日 1 次，各穴位更替使用，30 次为 1 个疗程。

2. 蝮蛇抗栓酶注射：取抗栓酶 1U 加入 0.9％盐水 250mL 中静脉滴注，每日 1 次，7 日为 1 个疗程，用药期间定期复查血小板。如患者有牙痕出血、皮下瘀斑或血小板低于正常值时宜暂停使用。

3. 早期发现，并行血栓剥离术，疗效较好。

【预防调理】❶术后（特别是小腹、盆腔和下肢手术）或长期卧床的患者，应在床上抬高下肢（20°～30°），并在床上做下肢活动，争取早期下床活动，促进下肢血液循环。❷在进行下腹、盆腔及下肢手术时，注意保护手术部位的血管，避免血管内膜的损伤。❸下肢静脉插管不宜过久，且避免经周围静脉输入刺激性较强的液体。❹患本病后，前半月应卧床休息，患肢屈曲抬高，发病 1 个月内不做剧烈运动，以防血栓脱落引起肺栓塞等并发症。❺发病后可使用弹力袜，或弹力绷带，促进下肢静脉回流。

自 学 指 导

1. 临床特征：患肢广泛粗肿、疼痛。常因栓子脱落而致肺栓塞。多发于产后、骨折、各种手术后等长期卧床的病人。

2. 临床治疗：下肢深静脉血栓形成发病较急，易留后遗症，应及时进行中西结合治疗。中医辨证分为气滞血瘀和气虚血瘀两型。早期多配合静脉滴注溶栓药尿激酶、蝮蛇抗栓酶；中后期配合灯盏花注射液、脉络宁等。

【复习思考题】
1. 什么叫股肿？股肿是如何形成的？
2. 股肿如何辨证施治？

【参考文献摘录】

1. 活血化瘀法治疗下肢深静脉血栓形成 134 例：采用中医活血化瘀法，方用丹参饮合桃红四物汤加减：丹参 30g，桃仁、红花、当归、川芎、赤芍、鸡血藤各 15g，蒲黄 10g，泽兰叶 10g。若舌红苔黄、脉数、皮温升高或发热者，加银花、公英、黄柏、黄芩之类。水煎服，每日 1 剂。并配合丹参片 4 片，每日 3 次；川芎嗪 150mg，每日 3 次；抗栓丸 2 粒，每日 3 次；5％葡萄糖 500mL 加丹参 20mL 静脉滴注，每日 1 次，14 日为 1 疗程；蝮蛇抗栓酶 1～3U 加入生理盐水 500mL 静脉滴注，每日 1 次；或用川芎嗪 100～300mg，加入 5％葡萄糖 500mL 静脉滴注（或双嘧达莫 25～50mg，每日 3 次）；若体温升高者，可酌情使用抗生素口服或静脉滴注。在整个病程中令患者抬高患肢 45℃。结果：临床治愈 96 例（71.6％），好转 38 例（28.4％），有效率 100％。〔李玉章，等. 宁夏医学杂志，1997，（1）：13〕

2. 利湿活血汤治疗深静脉血栓形成 64 例：以利湿活血汤为主。组成：银花、地丁草、当归、益母草、川牛膝各 30g，苍术、防己、薏苡仁、地龙各 20g，木通、黄柏、丹参、赤芍、水蛭各 15g。每日 1 剂煎服。若热毒甚者，加黄连、大黄、露蜂房各 10g，玄参 30g；偏湿热者，加车前子、泽泻、猪苓、赤小豆各 30g；脾虚湿阻者，去银花、地丁草、黄柏，加党参、茯苓、白术各 30g，枳壳、厚朴各 15g；患肢有静脉结节或硬索状物，持续固定性疼痛或压痛者，加炒穿山甲 10g，皂角刺 15g，三棱、莪术各 20g。同时配服成药溶栓丸 3 号（银花、黄连、乳香、水蛭、地龙、土鳖、乌梢蛇、壁虎），每次 7.5g，每日 2 次；溶栓丸 5 号（乳香、没药、洋金花、田七、延胡索、罂粟壳），每次 7.5g，每晚睡前服 1 次。结果：临床痊愈 31 例，显效 23 例，有效 10 例。〔王洪海. 新中医，1994，（6）：25〕

第八节 脱 疽

脱疽是指发于四肢末端，严重时趾（指）节坏疽脱落的一种慢性周围血管疾病，又称为脱骨疽。脱疽的病名，最早见于南北朝、龚庆宣著的《刘涓子鬼遗方》："发于足指名曰脱疽，其状赤黑，不死，治之不衰，急渐去之，治不去必死矣。"汉·华佗《神医秘传》载："此症发于手指或足趾之端，先痒而后痛，甲现黑色，久则溃败，节节脱落。"并提出应用金银花、玄参、当归、甘草，即四妙勇安汤水煎服治疗。唐·孙思邈《千金翼方》提出了"毒在肉则割，毒在骨则切"的手术原则。明·陈实功《外科正宗》说："夫脱疽者，外腐而内坏也。此因平昔厚味膏粱熏蒸脏腑，丹石补药消烁肾水，房劳过度，气竭精伤……多致阳精煽惑，淫人猖狂，其蕴蓄于脏腑者，终成燥热火症，其毒积于骨髓者，终成疽毒阴疮。"把脱疽的本质及病因病机论述得非常精辟。清·邹五峰《外科真诠》提出了早期内服的顾步汤。清·祁坤《外科大成》详细记载了截肢的手术方法。近十多年来，应用毛披树根有效成分提取物毛冬青甲素，和应用川芎有效成分提取物盐酸川芎嗪为脱疽的治疗提供了新的途径。

本病特点是好发于四肢末节，以下肢多见，初起趾（指）怕冷，苍白，麻木，间歇性跛行，继则疼痛剧烈，日久患趾（指）坏死变黑，甚至趾（指）节脱落。本病相当于现代医学的血栓闭塞性脉管炎和动脉粥样硬化闭塞症。好发于青壮年男子，或老年人。我国北方较南方多见。

【病因病机】主要由于脾气不健，肾阳不足，又加外受寒冷，寒湿之邪入侵而发病。脾气不健，化生不足，气血亏虚，内不能壮养脏腑，外不能充养四肢。脾肾阳气不足，不能温养四肢，复受寒湿之邪，则气血凝滞，经络阻塞，不通则痛，四肢气血不充，失于濡养则皮肉枯槁，皮色苍淡。若寒邪久蕴，则郁而化热，患部可红肿，热盛肉腐为脓。热入血分可致高热。若寒邪极盛，广泛血凝而脉络不通，则肢节失荣枯竭而坏疽。若正气虚不能抗邪，坏疽高热持续日久，可出现形体消瘦、乏力倦怠、精神疲惫；不思饮食、高热神昏等危重证候。

总之，本病的发生以脾肾亏虚为本，寒湿外伤为标，而气血凝滞，经脉阻塞为其主要病机。此外，本病的发生与长期吸烟、外伤等因素也有一定关系。

【临床表现】血栓闭塞性脉管炎多发于寒冷季节，以 20～40 岁男性多见；常先一侧下肢发病，继而累及对侧，少数患者可累及上肢。动脉粥样硬化闭塞症多发于老年人（50 岁以上）。根据疾病发展过程，临床分为三期。

一期（局部缺血期）：患肢末端发凉，怕冷，麻木，酸痛，间歇性跛行，每行走 500～

1 000m后觉患肢小腿或足底有酸胀疼痛感而出现跛行，休息片刻后症状缓解或消失，再行走同样或较短距离时，患肢酸胀疼痛出现。随着病情的加重，行走的距离越来越短。患足可出现轻度肌肉萎缩，皮肤干燥，皮色变灰，皮温稍低于健则，足背动脉搏动减弱，部分患者小腿出现游走性红硬条索（游走性血栓性浅静脉炎）。

二期（营养障碍期）：患肢发凉，怕冷，麻木，酸胀疼痛，间歇性跛行加重，出现静息痛，夜间痛甚，难以入寐，患者常抱膝而坐。患足肌肉明显萎缩，皮肤干燥，汗毛脱落，趾甲增厚，且生长缓慢，皮肤苍白或潮红或紫红，患侧足背动脉搏动消失。

三期（坏死期或坏疽期）：二期表现进一步加重，足趾紫红肿胀，溃烂坏死，或足趾发黑，干瘪、呈干性坏疽。坏疽可先为一趾或数趾，逐渐向上发展，合并感染时，则红肿明显，患足剧烈疼痛，全身发热。经积极治疗，患足红肿可消退，溃疡可愈合，坏疽局限。若坏疽发展至足背以上，则红肿疼痛难以控制，病程日久，患者可出现疲乏无力、不欲饮食、口干、形体消瘦，甚则壮热神昏。

根据肢体坏死的范围，将坏疽分为三级：一级坏疽局限于足趾或手指部位，二级坏疽局限于足跖部位，三级坏疽发展至踝关节及其上方。

本病发展缓慢，病程较长，常在寒冷季节加重，治愈后又可复发。

【鉴别诊断】

1. 糖尿病性坏疽：患者有糖尿病多饮、多食、多尿等症状，化验尿糖阳性，血糖增高，局部为湿性坏疽，发展迅速，范围较大，如不及时控制炎症，易至毒邪内陷。

2. 雷诺病（肢端动脉痉挛证）：多见于青年女性，上肢较下肢多见，好发于双手，每因寒冷和精神刺激双手出现发凉苍白，继而发绀、潮红，最后恢复正常的三色变化（雷诺现象），患肢动脉搏动正常，一般不出现肢体坏疽。

【辨证施治】

1. 寒湿阻络型：

〔主症〕患趾（指）喜暖怕冷，麻木，酸胀疼痛，多走疼痛加剧，稍歇痛减，皮肤苍白，触之发凉，趺阳脉搏动减弱；舌淡，苔白腻，脉沉细。

〔证候分析〕脾肾阳虚，感受寒湿之邪，内外相合，则患肢喜暖怕冷，皮肤苍白；寒湿阻络，阳气不能外达于四肢末端，则麻木酸胀，触之发凉；寒湿内阻，气血不行，多走时气血更加瘀滞不达，故疼痛加剧；寒湿阻络，则趺阳脉搏动减弱；舌淡、苔白腻、脉沉细为阳虚寒盛之象。

〔治则〕温阳散寒，活血通络。

〔方药〕阳和汤加减

麻黄 熟地 白芥子 炮姜炭 肉桂 鹿角胶 川芎 赤芍 红花 甘草

〔方解〕麻黄、肉桂、鹿角胶、炮姜炭、白芥子温阳散寒，川芎、赤芍、红花、熟地活血通络，甘草调和诸药。发于上肢加片姜黄，发于下肢加川牛膝。

2. 血脉瘀阻型：

〔主症〕患趾（指）酸胀疼痛加重，夜难入寐，步履艰难；患趾（指）皮色暗红或紫暗，下垂更甚，皮肤发凉干燥，肌肉萎缩，趺阳脉搏动消失。舌暗红或有瘀斑，苔薄白，脉弦涩。

〔证候分析〕寒邪凝滞，阳气不布，气血瘀滞，则患肢酸胀疼痛；入夜阳气内闭，故疼痛加剧；气血瘀滞，肢末失养，则步履艰难，皮肤干燥发凉，肌肉萎缩；气血瘀阻脉络，则趺阳脉搏动消失；气血瘀阻，则患趾（指）皮色暗红或紫暗，舌暗红或有瘀斑；弦脉主痛、涩脉主瘀滞。

〔治则〕活血化瘀，通络止痛。

〔方药〕桃红四物汤加减

桃红　红花　熟地　赤芍　归尾　川芎　炮山甲　地龙　制乳香　制没药　甘草

〔方解〕桃仁、红花、熟地、赤芍、归尾、川芎活血化瘀，炮山甲、地龙、制乳没通络止痛，甘草调和诸药。

3. 湿热毒盛型：

〔主症〕患肢剧痛，日轻夜重，局部肿胀，皮肤紫暗，浸淫蔓延，溃破腐烂，肉色不鲜；身热口干，便秘溲赤。舌红，苔黄腻，脉弦数。

〔证候分析〕气血瘀滞，郁久化热，或湿热入侵，湿热蕴结，则患肢剧痛，局部肿胀，皮色紫暗，浸淫蔓延，溃破腐烂，肉色不鲜；热盛伤阴，则身热口干，便秘溲赤；舌红、苔黄腻、脉弦数为湿热毒盛之象。

〔治则〕清热利湿，活血化瘀。

〔方药〕四妙勇安汤加味

银花　玄参　当归　甘草　蒲公英　赤芍　丹皮　丹参　石斛　苍术　黄柏　川牛膝

〔方解〕金银花、蒲公英清热解毒，当归、丹参活血通络，赤芍、丹皮凉血散瘀，玄参、石斛泻火养阴，苍术、黄柏清热利湿，生甘草清热解毒并调和诸药，川牛膝引药下行。

4. 热毒伤阴型：

〔主症〕皮肤干燥，毳毛脱落；趾（指）甲增厚变形，肌肉萎缩，趾（指）呈干性坏疽；口干欲饮，便秘溲赤。舌红，苔黄，脉弦细数。

〔证候分析〕病邪郁久化热，热毒内盛伤阴，阴虚失养，则皮肤干燥，毳毛脱落，趾（指）甲增厚变形，肌肉萎缩；热毒内盛，阴虚失养，则趾（指）呈干性坏疽；阴虚则口干欲饮，便秘溲赤；舌红、苔黄、脉弦细数均为阴虚内热之象。

〔治则〕清热解毒，养阴活血。

〔方药〕顾步汤加减

黄芪　石斛　人参　川牛膝　银花　甘草　菊花　蒲公英　紫花地丁

〔方解〕黄芪、人参、石斛益气养阴，银花、菊花、蒲公英、紫花地丁清热解毒，甘草调和诸药，川牛膝引药下行。

5. 气虚两虚型：

〔主症〕病程日久，坏死组织脱落后疮面久不愈合，肉芽组织暗红或淡而不鲜；倦怠乏力，不欲饮食，面色少华，形体消瘦。舌淡，少苔，脉细无力。

〔证候分析〕病久不愈，气血两虚，肢体失养，则疮面久治不愈，肉色不鲜、形体消瘦；气血亏虚，则倦怠乏力；脾气亏虚，则不欲饮食；舌淡、少苔、脉细无力乃气血两虚之象。

〔治则〕补益气血。

〔方药〕八珍汤加减

黄芪　党参　白术　茯苓　白芍　熟地　当归　川芎　甘草

〔方解〕黄芪、党参、白术、茯苓补气，白芍、当归、熟地、川芎养血活血，甘草调和诸药。

【外治】

1. 未溃者：可选用冲和膏、红灵丹油膏外敷；或用毛披树根100g，水煎，待温后，浸泡患肢，每日1～2次；或当归15g、桑枝30g、威灵仙15g、苏木30g，水煎熏洗，每日1次。此外，可用附子、干姜、吴茱萸等份研粉，蜜调，敷于患肢涌泉穴，如发生药疹即停用；亦可用红灵酒少许揉擦（按摩）患肢足背、小腿，每次20分钟，每日2次。

2. 已溃：溃疡面积小者，可用毛披树根煎水浸泡后，外敷生肌玉红膏保护伤口；溃疡面积较大，坏死组织难以脱落者，可用"蚕食"方式清除坏死组织。具体要求和措施有：

（1）先将患肢放平，避免下垂。

（2）外用冰片锌氧油（冰片2g、氧化锌98g）软化创面硬结痂皮。

（3）经上述处理后，患肢的炎症、肿胀逐渐消退，坏死组织开始软化，即可分期分批清除；疏松的先除，牢固的后除；坏死的软组织先除，腐骨后除；彻底的清创术必须待炎症完全消退后才可施行。

【其他治疗】

1. 手术疗法：

（1）坏死组织清除术：待坏死组织与健康组织分界形成、近端炎症控制后，可行坏死组织清除，骨断面应略短于软组织断面。

（2）坏死组织切除缝合术：坏死组织与健康组织分界形成，近端炎症消退，血运改善，可取分界近端切口，行趾（指）切除缝合术或半足切除缝合术。

（3）截肢术：坏疽延及足背及踝部，可行小腿截肢术。坏疽发展至踝以上，可行高位截肢术。脱疽在经中药治疗患肢血运改善后施术，可以降低截肢平面。

（4）植皮术：面积较大的溃疡，创面干净，血运较好，可行邮票植皮法植皮，以缩短创面愈合时间。

2. 针灸疗法：取足三里、阳陵泉、三阴交、承山、曲池、合谷、内关、肩髃等穴，每次取2～4穴。交替进行，每日1次。

3. 剧烈疼痛的处理：脱疽最主要的自觉症状就是疼痛，严重者剧痛以至彻底难眠，因此有效的止痛治疗成为治疗脱疽的重要措施，除使用哌替啶等止痛药物外，可选用以下止痛方法。

此外，持续硬膜外麻醉：在病室内，常规实施低位硬膜外麻醉，最好只麻醉患肢，可持续麻醉2～3日，能消除疼痛，改善患肢肿胀，对全身情况的改善和实施手术均能起到良好的作用。

4. 单方验方：

（1）每日用毛冬青（毛披树根）100～200g煎水400mL，分2次口服。

（2）复方丹参注射液2～4mL肌内注射，每日1～2次；或复方丹参注射液20mL加入10%葡萄糖溶液500mL中，静脉滴注，每日1次，2～4周为1个疗程。

【预防调理】❶禁止吸烟，少食辛辣烧烤及醇酒之品。❷冬季户外工作时，注意保暖，鞋袜宜宽大舒适，每日用温水泡洗双足。❸避免外伤。❹患侧肢体运动锻炼，可促进患肢侧支循环。方法是，患者仰卧，抬高下肢45°～60°20～30分钟，然后两足下垂床沿4～5分钟，同时两足及足趾向下、上、内、外等方向运动10次，再将下肢平放4～5分钟，每日运动 3 次。坏疽感染时禁用。

<h1 style="text-align:center">自 学 指 导</h1>

1. 脱疽主要临床特征是四肢末端缺血、坏疽，严重者趾（指）脱落。主要病机为素体脾气不健，肾阳不足，又加外受寒冻，寒邪侵袭而发病。脱疽相当于西医的血栓闭塞性脉管炎和闭塞性动脉硬化症。血栓闭塞性脉管炎多发于 20～40 岁的青壮年男性，闭塞性动脉硬化症多发于 50 岁以上的中老年患者。

2. 临床治疗思路：血栓闭塞性脉管炎与闭塞性动脉硬化症，二者均为周围血管疾病，轻症可单用中、西药治疗，重症应中西医结合治疗。中医以辨证论治为主，配合静脉滴注活血化瘀药物，以建立侧支循环，改善肢体血运；血管闭塞范围局限者，可考虑手术与介入疗法。轻度坏疽并感染者，应配合抗菌药物，待炎症控制，血运改善，分界清楚，可行坏死组织切除术；严重坏疽者，应采取截肢术。

【复习思考题】

1. 试述脱疽的病因病机。

2. 根据疾病发展，脱疽如何分期？

3. 脱疽内治怎样辨证论治？

4. 脱疽如何预防调护？

【参考文献摘录】

1. 辨证论治血栓闭塞性脉管炎 112 例：

(1) 内服法：①阴寒型，扶正温阳、散寒通脉。药用当归 15g，鹿角胶 10g，麻黄、干姜、白芥子、肉桂各 9g，乌药 12g。若脚趾冰冷，加黄芪 20g，附子、苍术各 10g；肤色暗淡，加坤草 20g，鸡血藤、地龙各 10g。②血瘀型，活血化瘀、通络止痛。药用当归、玄参各 30g，牛膝、坤草各 15g，薏苡仁 30g，乌药 12g，丹参 15g，木通 12g，山甲、红花、蛴螬各 10g，两面针根 20g。若寒湿下注，脚趾肿胀，加赤芍、泽泻、黄柏各 10g；滞胀不通，加槟榔、丝瓜络各 10g。③热毒伤阴型，养阴活血、解毒镇痛。药用当归、玄参、金银花、公英、地丁各 30g，黄芪 15g，牛膝、赤芍各 10g，生地 20g，延胡索、红花各 12g，乳香、没药各 9g，知母 10g。若久未敛口，加川贝、白芨各 10g。

(2) 外治法：溃面见脓物稍多，溃口较鲜，气味恶臭，银黄纱条放患处，再用纱布敷料涂上生肌玉红膏，包裹之，每 1～2 日换药 1 次即可。结果：临床治愈 52 例，显效 38 例，有效 22 例。〔魏汉民，等. 辽宁中医杂志，1992，(9)：37〕

2. 中药内外兼治血栓闭塞性脉管炎 100 例：本文所述血栓闭塞性脉管炎缺血期。按中医分型为脉络寒凝证，证见患肢发凉、麻木、酸胀或疼痛，间歇性跛行，患肢局部皮肤温度下降，皮肤颜色苍白或苍黄，中、小动脉搏动减弱或消失。舌质淡紫，舌苔白润，脉弦紧。内治温经散寒、活血通络。药用熟附子、干姜、水蛭、桃仁、红花各 10g，地龙、穿山甲、甘草各 15g，丹参、川牛膝各 20g，细辛 5g，壁虎 7.5g，蜈蚣 2 条。每日 1 剂，水煎两次口服。配合熏洗疗法外治，组方原则同内服方，药用附子、川椒、伸筋草、桂枝各 30g，虻虫 15g，红花、炮姜、毛冬青、乳香、没药各 20g，每日 1 剂。适用于患部位熏洗的容器，将药物加适量水，武火煮沸，文火慢煎 20 分钟。趁势将病损部放于盛药容器之上，使蒸气直达患处，周围空隙以布单包绕严密。待水接近体温时，即以药水浸洗患处。每日 1～2 次，每次 1～2 小时。结果：100 例患者中，痊愈 52 例，显效 24 例，好转 20 例，无效 4 例，总有效率为 96%。〔薛广成，等. 中医药学报，1995，(3)：44〕

3. 大龙散外用治疗动脉硬化性闭塞症 112 例：治疗组所用大龙散是以地龙、野菊花、当归等药组成，研细混匀。用时将散剂均匀撒敷患处，以纱布包扎，每日换药 1 次。每次换药注意按常规换药，常规消毒，必须用棉棒将被创面分泌物浸湿的药物除净，再均匀敷以大龙散药粉。渗出液多的疮口多撒大龙散覆盖。对照组以一般换药，用 2％庆大霉素溶液纱布条湿敷。15 日为 1 疗程，连续用药 3 个疗程判断疗效。结果：治疗组痊愈者达 57.1％，总有效率为 95.5％；对照组痊愈仅占 10％，总有效率为 66.7％。治疗组疗效显著优于对照组（P＜0.01）。〔郑彬彬. 中医杂志，1994，(8)：487〕

〔王万春〕

第九节　肠　痈

肠痈是常见的外科急腹症疾病，相当于西医学"急性阑尾炎"。早在《内经》一书中就有肠痈的论述，汉·张仲景《金匮要略》论"肠痈之为病，其身甲错，腹皮急，按之濡，如肿状，腹无积聚，身无热，脉数，此为肠内有痈脓，薏苡附子败酱散主之"。"肠痈者，少腹肿痞，按之即痛如淋，小便自调，时时发热自汗出，复恶寒，其脉迟紧者，脓未成，可下之，当有血；脉洪数者，脓已成，不可下也，大黄牡丹皮汤主之。"描述了肠痈的症状诊断及治疗方法，其大黄牡丹皮汤至今仍为临床治疗肠痈的有效方剂。明·陈实功《外科正宗》论肠痈说："由来有三，男子暴急奔走，以致胃传送不能舒利，败血浊气壅遏而成者，一也；妇人产后，体虚多卧，未经起坐，又或坐草艰难，用力太过，育后失逐败瘀，以致停积肠胃而成者，二也；饥饱劳伤，担负重物，致伤脾胃，又或醉饱房劳，过伤精力，或生冷并进，以致气血乖违，湿动痰生，肠胃痞塞，运化不通，气血凝滞而成者，三也。"指出可因瘀血凝滞，剧烈运动，产后败瘀，不慎起居等因素，都可能引起肠痈。

【病因病机】　由于饮食不节（暴饮暴食、嗜食膏粱厚味、恣食生冷）；或劳倦过度；或暴急奔走、跌扑损伤；或暴怒忧思；或寒温不适；或胎前产后（胎热内生、瘀血不尽）；或肠道寄生蛔虫等种种因素，均能导致气滞血瘀，胃肠功能受损，传化不利，运化失职，糟粕积滞，生湿生热，败血浊气壅遏而成肠痈。其总的病机不外乎气滞、血瘀、湿阻、热壅。

气滞血瘀，不通则痛，故初起有走窜不定的气滞痛（转移性腹痛）和后来固定于右下腹的瘀血作痛。肠胃受损，传化不利，腑气不降，胃气上逆则恶心、呕吐。湿阻中焦，脾失健运则食欲不振。热结于里则便秘、便燥、小便短赤、脉数、苔黄，久热则肉腐，肉腐而成脓。

如果邪盛正虚则可出现很多变证，热与食相结可出现痞、满、燥、实、坚的热结阳明证（麻痹性肠梗阻）；瘀热相搏则右下腹出现肿块（阑尾包块或脓肿）；湿热下迫大肠则腹泻如痢，湿热下注膀胱则小便频数如淋（盆腔脓肿）；热深不能外达，壅闭于内则出现热深厥深的厥证（感染性休克）。

西医学认为，急性阑尾炎是由于全身调节机制障碍和抗病能力低下，阑尾功能紊乱，血运障碍和阑尾腔梗阻，致使腔内粪便之细菌繁殖，对抗病能力低下的阑尾黏膜发生损害而引起感染发炎，继则化脓、坏疽，甚至穿孔。如全身和局部抗病能力较强，则在病变延及浆膜或发生穿孔时，能使之局限而成脓肿；如抗病能力不足，则穿孔破溃后肠内容物及细菌进入腹腔，而发生腹膜炎，此时全身中毒及感染症状明显；有的可伴有肠麻痹；少数严重者出现中毒性休克。

【临床表现】

1. 症状:

(1)腹痛:腹痛是急性阑尾炎最常见且最显著的症状。典型的腹痛多起始于上腹或脐周围,经过数小时到24小时左右,转移至右下腹部,这种腹痛部位的转移是急性阑尾炎的特点。约70%～80%的病人有此典型症状。但少数病人,无典型的转移性腹痛,初起时为全腹痛,或开始即在右下腹,有时甚至腰部、会阴部、腹股沟部、大腿部等部位疼痛,但最后一般都出现右下腹的固定性腹痛。腹痛初起并不剧烈,常为阵发性疼痛,但逐渐加重、呈持续性。腹痛的性质与程度,因阑尾炎不同病理类型而异。单纯性阑尾炎多呈隐痛或钝痛,一般程度较轻;化脓性、梗阻性阑尾炎多呈阵发性剧痛或胀痛,梗阻严重而化脓轻者也可有阵发性绞痛;坏疽性阑尾炎开始多呈持续性跳痛。在腹痛进展过程中突然减轻,并无腹膜刺激的体征,是阑尾腔梗阻解除或炎症消退的征象;如腹膜刺激的体征仍然存在或加重,是阑尾已发生坏死或穿孔。

(2)胃肠道症状:常有轻度恶心呕吐,多出现在发病之初,吐出物多为食物。并常伴有纳呆、便秘或腹泻等症状。

(3)全身症状:初期可有头晕、头痛、倦怠无力等前驱症状。炎症发展可出现发热、尿黄、口干等病象。单纯性阑尾炎体温一般在37～38℃;化脓性或坏疽性阑尾炎可在38～39℃;少数坏疽性阑尾炎可有寒战高热,体温高达40℃以上。

2. 体征:

(1)脉象:脉弦或弦紧,化热后脉象转数,弦数、洪数或滑数。

(2)舌苔:最多见的是薄白或白腻苔,舌质淡红,化热后,舌苔转黄,热甚者可出现黑焦燥苔。

(3)压痛:为最常见而且最重要的体征。压痛部位决定于盲肠及阑尾的位置。临床上常用的体表解剖定位点有二:一为麦氏点,即右髂前上棘与脐连线上的中、外1/3交界处;一为兰兹点,即左右髂前上棘连线的右1/3与中1/3交界点。上述两点的正确解剖部位在诊断上并非十分重要,更重要的是在右下腹有一个范围局限的压痛点,即使患者自觉腹痛尚在上腹部或脐周围时,检查时常可发现右下腹有一个范围局限的压痛点。如有时因胚胎发育过程中肠道旋转异常,盲肠和阑尾可处于异常位置,或高至肝下,或低到盆腔内,也可能在腹中线。又如妊娠期膨大的子宫把阑尾推向上向后,压痛部位均可随之而异。如盆腔位阑尾炎,压痛点可在腹股沟韧带下段内上侧;盲肠后位阑尾炎,压痛点可在右腰部。压痛的敏感程度与病人的耐受性、炎症轻重、阑尾位置有关,老年人较青年人耐受性大;炎症越重压痛越明显,阑尾位置浅表压痛越重;身体肥胖及腹部肌肉发达的患者,或发炎的阑尾位于腹腔深处时,压痛可能不显著。在这种情况下,可采用以下几种特殊引发压痛的检查方法以帮助诊断:

1)反跳痛:用手指在阑尾部位渐次重压,然后迅速抬手放松,若此时病人感到该区腹内剧烈疼痛,即为反跳痛阳性,表示炎症已累及壁层腹膜受刺激的一种表现。

2)腰大肌刺激征和腰大肌试验:当阑尾炎症波及腰大肌时,常使右侧髋关节呈屈曲状态(缩脚肠痛);病员取左侧卧位,将其右下肢向后方过度伸展时,引起右下腹疼痛。多见于盲肠后位阑尾炎。

3）闭孔肌试验：病人平卧，右腿屈曲并内旋髋关节，如能引起腹痛加剧，则表示盆腔位阑尾炎，并靠近闭孔肌肌膜。

4）直肠指检：当阑尾位置较低而在盆腔位时，直肠指检可发现直肠前壁右侧有触痛。

5）盲肠逆行充气试验：用左手按压右下腹，右手逆行挤压结肠，而出现右下腹疼痛，为盲肠逆行充气试验阳性。提示阑尾有炎症。

（4）腹肌紧张：当壁层腹膜受到炎症影响后，由于腹壁肌肉反射性收缩所致。单纯性阑尾炎早期无明显的腹肌紧张，而严重化脓性坏疽性阑尾炎可出现腹肌紧张。老年人或多产妇女，身体肥胖者，因腹壁肌肉松弛或薄弱，肌肉紧张不易发现。触觉过敏者，年轻妇女或小儿容易出现假性腹肌紧张。因此有时需要多次反复检查，并与左侧对比，才能确定腹肌紧张真正程度。

【鉴别诊断】

1. 急性胃肠炎：急性胃肠炎有呕吐、腹泻、腹痛、腹部压痛等症状和体征，这几点和急性阑尾炎相似，有时给诊断带来一定困难。但一般急性胃肠炎常有饮食不洁的病史，且多以吐泻为主，吐泻先于腹痛，或重于腹痛，腹痛部位不局限于右下腹，腹痛时有排便感，排便后腹痛可暂时缓解。腹部压痛范围较广，多在脐周围，一般无腹肌紧张，肠音有阵发性亢进。大便化验可有脓细胞。

2. 胃和十二指肠溃疡急性穿孔：胃和十二指肠溃疡穿孔后，由于胃肠内容物和腹腔渗液可沿升结肠流至右下腹，引起右下腹触痛和腹肌紧张，有时被误诊为急性阑尾炎。但急性阑尾炎腹痛开始时为阵发性逐渐加重，而胃和十二指肠溃疡穿孔开始即为持续性剧痛，伴有轻度休克现象。并有肝浊音界消失和气腹。

3. 子宫外孕破裂：右侧宫外孕破裂出血量少时，主要表现为右下腹腹膜刺激症状，很似急性阑尾炎。但本病患者有月经过期或近期有不规则小量阴道出血史。腹痛多发生在下腹部，可伴有会阴部重坠感，腹痛发生前可有患侧盆腔内酸痛感。腹痛较剧烈，痛为持续性疼痛，阵发性加剧，并可牵涉到肩部。腹部检查下腹有轻度压痛，但无局限性压痛点。妇科检查阴道内有血液，阴道后穹窿穿刺吸出血液，即可确定诊断。

4. 右侧输尿管结石：输尿管结石疼痛性质为绞痛，剧烈难忍，并多向会阴部及大腿内侧放射，腹部检查体征不明显，一般无消化道症状，但叩击肾区可引起显著疼痛。尿液镜检有大量红细胞，腹部X线摄片约有90%可显示输尿管结石阴影。

【辨证施治】

1. 瘀滞型：

〔主症〕此型相当于急性单纯性阑尾炎或其他各类阑尾炎及阑尾周围脓肿炎症消散的后期：转移性右下腹痛，腹痛呈持续性或阵发性加剧，伴有脘腹胀闷、恶心、嗳气、纳呆、大便秘结、小便清或黄。右下腹有压痛或反跳痛，腹肌紧张不明显，有时可扪及局限的肿块，体温在38℃以下，血白细胞计数正常或稍高。舌质正常，苔薄白，脉弦紧或细涩。

〔治则〕清热利湿，通下祛瘀。

〔方药〕大黄牡丹皮汤加减

生大黄　厚朴　枳实　丹皮　红藤　蒲公英　白花蛇舌草　鱼腥草　虎杖　玄胡索　川楝子

2. 湿热型：

〔主症〕此型相当于化脓性阑尾炎、急性阑尾炎并发局限性腹膜炎及阑尾周围脓肿。腹痛及右下腹压痛加剧，腹膜刺激症状明显，并出现反跳痛，腹肌紧张或局限性肿块（包块或脓肿），但不超出右下腹部一个象限，无扩散趋势。湿重于热则微热，腹胀痛不剧，口渴不欲饮，大便溏而不爽，小便短少，舌质微红，苔薄黄腻，脉弦滑数；热重于湿则体温38℃以上，血白细胞计数明显升高，腹痛剧，拒按明显，口干欲饮，大便秘结，小便短赤。舌质红，苔黄腻，脉弦滑数。

〔治则〕攻里通下，化湿解毒。

〔方药〕薏苡附子败酱散合锦红汤加减

生大黄　厚朴　枳实　芒硝　生薏苡仁　红藤　败酱草　蒲公英　白花蛇舌草　黄柏
车前草　桃仁　川楝子

3. 热毒型：

〔主症〕此型相当于急性阑尾炎并发局限性或弥漫性腹膜炎，已形成的阑尾周围脓肿有扩散趋势；或由腹膜炎引起的肠麻痹，盆腔脓肿、感染性休克等并发症：腹痛剧烈，腹膜炎征象可遍及全腹，有弥漫性压痛，反跳痛及腹肌紧张。热毒伤阴者，有高热或恶寒发热，持续不退，时时汗出，烦渴欲饮，面红目赤，唇干口臭，呕吐不食，两眼凹陷，大便多秘结或似痢不爽，小便短赤或频数似淋。脉弦滑数或洪大而数，舌质红绛而干，苔黄厚干燥或黄厚腻。

〔治则〕清热解毒，攻里通下。

〔方药〕黄连解毒汤合锦红汤加减

生大黄　厚朴　红藤　丹皮　蒲公英　白花蛇舌草　黄柏　黄连　败酱草　生薏苡仁
枳壳

若热甚伤阴、口渴者，加生地、石斛、天花粉。热毒伤阴损阳，发热不高，体温反低，肢冷自汗，脉沉细数者，加制附子、炮干姜、炒白术，生大黄改为制大黄。

【外治】

1. 大蒜、芒硝：适用于各期阑尾炎。大蒜、芒硝各30g，共捣成糊状，在右下腹衬一层凡士林油纱布后，敷上大蒜芒硝糊，敷2小时后取下，改敷金黄膏或玉露膏，每日更换1次。大蒜、芒硝外敷，可引起皮肤发红，甚至起水泡，需注意观察。

2. 金黄膏或玉露膏：适用于阑尾脓肿或包块。取上述药膏一种外敷于右下腹，每日1次，有个别病人在敷药后可引起过敏性皮炎，重者需停敷。

3. 皮硝：适用于阑尾周围脓肿。取皮硝60g，外敷肿块处，1日1换。

4. 针刺：针刺疗法对急性单纯性阑尾炎和轻型化脓性阑尾炎可用针刺作为主要疗法，对其他各类阑尾炎多为辅助疗法。

主穴：阑尾穴，上巨虚，足三里。

配穴：热高痛甚加曲池、内庭；恶心、呕吐加内关、中脘；剧痛加天枢。

手法：强刺激，每日2~4次，每次留针30分钟，或强刺激2~3分钟，不留针。

【其他疗法】

1. 对于急性化脓性、坏疽性阑尾炎，或急性阑尾炎穿孔并发弥漫性腹膜炎者，应选择手术治疗。

2. 可配合使用抗生素或中药清开灵、双黄连注射液等。

【预防调理】 ❶避免饮食不节和食后剧烈运动，纠正便秘，及早治疗肠道感染及肠寄生虫病。❷发病初期应卧床休息，化脓期卧床取半卧位。❸忌食生冷不消化食物，一般宜从半流质到软食，再到普食。

【现代研究进展】中医通里攻下法在腹部外科中的应用（吴咸中院士供稿）

急性腹部外科疾病常出现肠道梗阻、腹腔感染及血运障碍等病理损害，从中医辨证来看多属里、实、热证，故中医通里攻下法有广泛的适用范围。

一、分类及适应证选择

1. 寒下法：根据《内经》"热者寒之"的原则，选用苦寒泻下的药物，以治疗里实热证，如大多数急性肠梗阻、腹腔内炎性疾病等。代表方剂为大承气汤（大黄、枳实、厚朴、芒硝）。

2. 温下法：根据《内经》"寒者热之"的原则，使用温散泻下药物，以治疗有寒实见证的腹部外科病人，如胆道蛔虫病、胃肠道功能紊乱等。代表方剂有巴豆散（单味巴豆）及三物备急丸（大黄、巴豆霜、干姜片）等。

3. 峻下法：亦称峻下逐水法，该法使用峻猛的药物，引起强烈的腹泻，使积聚在体内的水分从大便排出。代表方剂有大陷胸汤（大黄、芒硝、甘遂）及甘遂通结汤（甘遂末、桃仁、赤芍、牛膝、厚朴、木香、大黄）等。

4. 润下法：润下药物多为植物种仁或果仁，具有润便滑肠的作用，适用于年老体弱或病后伤津的病人。代表方剂有麻子仁丸（火麻仁、熟大黄、厚朴、炒枳实、赤芍、炒杏仁）及五仁润肠丸（桃仁、杏仁、柏子仁、松子仁、郁李仁、陈皮）等。

二、几类疾病的治疗概况

1. 急性肠梗阻：凡无血运障碍的单纯性机械性肠梗阻、动力性肠梗阻及堵塞性肠梗阻均可选用中药治疗。根据寒热虚实的不同及病因病机的差异，选用不同的方剂。凡肠腔积液不多、热结里实明显者，首选大承气汤加减；凡肠腔积液多有水饮内停见证者，首选甘遂通结汤；病轻或体弱者，宜采用温下、润下或攻补兼施。在中药治疗过程中应积极采用全身支持疗法，如补充液体、纠正酸碱平衡失调，安放胃肠减压使上消化道保持空虚，以利于中药发挥作用等。

根据天津南开医院及天津市肠梗阻协作组的大组、多个中心合作观察，已证明中医通里攻下法有良好的疗效。在全部急性肠梗阻中，约有70%～80%可选用中西医结合非手术治疗，其中80%左右的病人可以解除梗阻，手术治疗病人占20%～30%（包括早期手术及中转手术），病死率在3%左右。

2. 急性腹腔炎性疾病：通里攻下与其他治则联合应用已取得良好疗效。在腹腔炎症的早期应与行气活血治则配合；待炎症继续发展，已出现瘀久化热或热腐成脓的表现时，应在清热解毒的基础上，重用通里攻下药物，以泄实热及消癥结；在胆胰系统感染，特别是在并发黄疸的病人，通里攻下法应与清热利湿药物同用，可收到良好的疗效。近年来，南开医院等单位已报告了中西医结合治疗急性腹膜炎、急性重症胰腺炎及急性重症胆管炎的中西医结合治疗经验。在这些疾病的治疗中，通里攻下法发挥了重要的作用。

3. 肠屏障保护作用：在多种严重疾病、外伤及手术打击下，肠屏障功能受到损害，肠腔内细菌及内毒素移位，进而引起多脏器功能障碍综合征（MODS）。近几年来的临床观察及实验研究已经证明，通里攻下药物具有保护肠屏障及抑制细菌/内毒素移位的作用。在MODS的情况下，通里攻下药物亦表现出拮抗有害细胞因子及对重要脏器的保护作用。南开医院在340例MODS的治疗中，45例为西医治疗组，295例为中西医结合治疗组，前者病死率为33.33%，后者为16.22%，加用通里攻下法的中西医结合治疗组明显优于西医对照组。

4. 腹部损伤的治疗：对于无消化道穿孔的腹部外伤，采用通里逐瘀治疗，往往可减轻病人痛苦及缩短恢复时间。

5. 通里攻下法在围手术期及特殊检查前的应用：近几年来已将通里攻下法应用于围手术期。南开医院等的观察表明，术后早期服用通里攻下药物，可使术后病人肠鸣音恢复时间、开始排气、排便时间及进食时间明显提前，缩短了病人术后恢复时间，亦有利于减少并发症的发生。作为特殊检查前的肠道准备，通里攻下药物已用于 X 线消化道检查及结肠镜检查，效果良好，病人痛苦少，在部分医院已列为常规准备方法。

三、通里攻下法作用机制的研究

通里攻下在临床广泛应用的同时，也开展了相当深入的实验研究，其作用机制已逐步得到说明。

1. 增强与调整胃肠道运动功能：通过实验研究摸清了不同方剂与药物对胃肠平滑肌运动功能的影响特点；也阐明了调整的途径，既有直接的局部作用，也有通过神经及体液（消化道激素）的调节，为开发中药胃肠动力调节药提供了一些依据。

2. 对腹腔脏器血流量的影响：这是一个重要发现，通过血流量的改善有利于器官保护，有利于胃肠运动功能的恢复，也有利于降低毛细血管的通透性，从而可减少炎性渗出，促进腹膜的吸收及炎症的消散。

3. 保护肠屏障，缩小内毒素池，抑制肠道细菌/内毒素移位：这一作用机制的揭示，使张仲景对大承气汤作用的经典阐述，特别是关于"急下存阴、釜底抽薪"的表述得到现代科学的说明。

4. 在 MODS 情况下对机体的保护作用：除了通过肠屏障保护作用实现治疗作用外，下法药物还通过拮抗细胞因子、清除自由基及调整免疫机制等方面发挥对机体的保护作用。

人们对通里攻下法的临床应用及作用机制已取得了明显的进展，但对该法的研究还需要进一步深入下去。很可能通过下法的深入研究，为中西医结合提供一个有利的切入点及结合点，使中西医结合不断深入，日臻完善。

自 学 指 导

本病典型的腹痛多起始于上腹或脐周围，经数小时或 24 小时左右，转移至右下腹部。转移性腹痛是本病的特点。麦氏点和兰兹点压痛为本病重要体征。本病分单纯性、化脓性、梗阻性、坏疽性等类型。辨证施治分瘀滞型、湿热型、热毒型，总的治疗原则为通下祛瘀、解毒利湿，根据病程、病情、证型不同，治疗各有侧重。

【复习思考题】
1. 依据疼痛的特点和演变，如何来诊断肠痈？
2. 热毒型肠痈有哪些临床病理转化？如何辨证施治？

〔喻文球〕

【目的要求】

1. 了解我国毒蛇分布概况、蛇毒的理化性质。

2. 熟悉常见毒蛇生态，各种蛇毒致病特点，蛇伤一般诊断要点，蛇伤危重症的抢救。

3. 掌握蛇毒的体内过程及传变方式，十种主要毒蛇咬伤中毒症状，蛇伤常规处理及辨证施治。

【教学时数】

面授 2 学时，自学 4 学时。

第一节　概　　论

目前已知我国的蛇类有 173 种，其中毒蛇 48 种，华南地区较多，主要出没于山林、田野、海边等处。毒蛇咬伤在我国南方地区比较常见，是一种危害较大的灾害性外伤性外科疾病。

我国用中草药防治蛇咬伤有丰富的经验，大量散布在民间，由父子或师徒相传。近二十年来大力发掘民间验方，开展科学研究，初步创立了一套行之有效的防治措施，季德胜蛇药片、上海蛇药、广州蛇伤药散、南通蛇药、湛江蛇药散等蛇药先后问世，一些蛇科专书也相继出版，蛇咬伤的学术理论已发展到了一个新的阶段。

一、我国毒蛇的分布概况

毒蛇咬伤在我国南方多见，但毒蛇在全国范围内均有分布。根据目前已知的毒蛇分布资料，我国各地区造成蛇伤危害的主要毒蛇种类，大致可作如下划分。

1. 长江以北广大地区：主要毒蛇为蝮蛇，但在湖北北部及河南南部尚有尖吻蝮、烙铁头及竹叶青，新疆西部尚有草原蝰。

2. 西南地区：指四川盆地及其周围山区，云贵高原及横断山脉地区。主要毒蛇为蝮蛇、尖吻蝮及烙铁头。

3. 华中地区：指长江中下游沿岸，向南达南岭山脉。在平原、丘陵地区主要为蝮蛇、眼镜蛇及银环蛇，在山区主要为尖吻蝮及竹叶青等。

4. 华南地区：指南岭山脉及其以南地区，包括台湾省及海南岛，此外尚有云南南部，贵州南部南盘江及红河流域河谷低地。主要毒蛇有眼镜蛇、银环蛇、金环蛇和眼镜王蛇、蝰蛇、尖吻蝮、烙铁头、竹叶青等。

5. 青藏高原及南海诸岛：青藏高原西部的羌塘高原没有毒蛇。墨脱县境喜马拉雅山南域曾发现蝰亚科烙铁头属的山烙铁头、墨脱竹叶青等。南海诸岛除沿海有海蛇外，岛屿上没有陆生毒蛇。

二、常见毒蛇生态简介

我国的毒蛇，危害较大且能致人死亡的有 10 种，神经毒者有银环蛇、金环蛇、海蛇、血循毒者有蝰蛇、尖吻蝮蛇、竹叶青蛇和烙铁头蛇，混合毒者有眼镜蛇、眼镜王蛇和蝮蛇。各种毒蛇的形态不同，但有的毒蛇在外形上彼此相似，或与某些无毒蛇容易混淆。因此准确地鉴别蛇种，掌握其生态习性和活动地区，对防治毒蛇咬伤有一定的意义。一般来说毒蛇的体表特征是：头呈三角形，尾短而钝，身体斑纹色彩鲜明。我国主要毒蛇见图 16-1。

（一）银环蛇

〔地方名〕白节蛇、白菊花、寸白蛇、银包铁、银报应、节节乌、毛巾蛇、金钱白花蛇、银脚带、四十八节等。

〔特征〕头比颈大，呈椭圆形，背脊微隆起，尾末端尖细，蛇体有黑白相间的横纹带，但腹侧中断，全长 60～120cm。

〔生态习性〕银环蛇是平原和丘陵地带常见的一种毒蛇，栖于平原及山脚多水之处。白天多潜伏在田埂边或墙脚下洞穴中、乱石堆下。晚上活动，捕食鱼、蛙或其他蛇类，间或吃鼠类；进食后，常停在路上，深夜或黎明前才返回洞内，因此在田野的路上常可看到它。秋末中午或阵雨后的白天也出来活动。每年 4～11 月为活动季节，立冬到清明前后为冬眠期。

（二）金环蛇

〔地方名〕金脚带、金报应、金蛇、黄金甲、黄节蛇、铁包金等。

〔特征〕背脊显著隆起，尾末端钝圆而略扁。头背黑色。有"Λ"形黄纹斜达颈侧；躯干和尾部有黑黄相间的宽环纹环绕周身。全长一般在 100 cm 左右。

〔生态习性〕湿热地带的平原或山地的丛林中，近水域的塘边，溪沟边，高处平爽的岩石穴中和住宅附近，都是它的活动场所。黄昏时出洞。

（三）海蛇

我国有 15 种海蛇，分布于北起辽宁，南至海南岛、广西沿海、台湾岛沿海、南海诸岛。

〔特征〕尾侧扁如桨，躯干后部亦略侧扁；腹鳞大多退化，不发达甚至消失。

〔生态习性〕海蛇在陆地上行动极为困难，仅腹鳞仍较发达的扁尾蛇属在陆地上行动较方便，它们经常到海岛沿岸沙滩上，洞穴中、草丛中、岩礁间活动或曝晒太阳。

（四）蝰蛇

〔地方名〕金钱蝰、百步金钱豹、金钱斑、黑斑蝰、圆斑蝰等。

〔特征〕头背均为起棱小鳞，吻端圆宽，吻棱明显，鼻孔大，体粗尾短，全长 90～120cm。背面棕褐色；头部有"X"形浅色纹；躯干部有三行醒目的紫棕色大圆斑，圆斑外缘镶有黄色边，正中一行圆斑较大，两侧圆斑较小，与正中交错排列；腹面灰白。

〔生态习性〕生活在平原、丘陵或山区，主要栖息在开阔的田野中，茂密的林木区极少发现此种毒蛇。蟠蜷成圈，行动迟缓，袭击时躯干前部先向后屈，再猛然离地面向前射击样冲去咬住目的物，并有咬住不放的现象，幼蛇性更凶猛。活动范围一般多在丘陵地带，炎热时多在荫凉通风处，秋收时可到稻田中，9～10 月间人被咬的机会较多。

（五）竹叶青蛇

〔地方名〕青竹蛇、焦尾巴、刁竹青、红眼蜻蜓、金线连等。

〔特征〕背面纯绿、腹面略浅，尾背及尾尖焦红色。最外一行背鳞色白，浅黄或红白各半，形成体侧纵线纹，前方可达颈或眼前后。全长 70～90cm。

〔生态习性〕适应于树栖生活。在海拔 400～2 320m 山区阴湿溪边、杂草灌木丛和竹林中或溪边岩石上经常有这种毒蛇。昼夜都出来活动，夜间更为频繁。它们吊挂或缠在溪边的

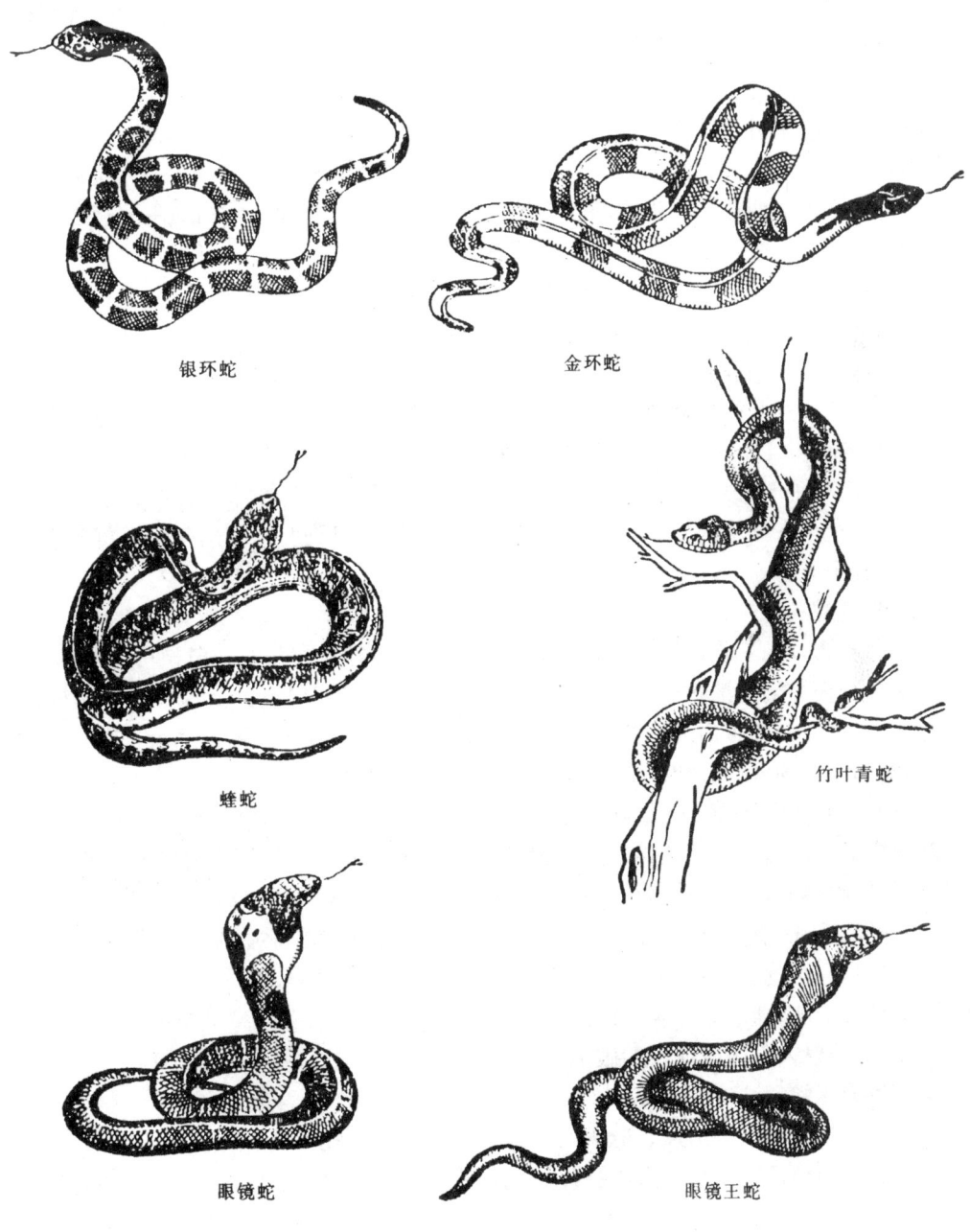

银环蛇　　　　　　　　金环蛇

蝰蛇　　　　　　　　竹叶青蛇

眼镜蛇　　　　　　　　眼镜王蛇

图 16-1　常见毒蛇

树枝上，体色与栖息环境的背景均为绿色。它们也常盘曲在石头上，头向着溪流，若受惊扰，就缓缓向水中游去。

（六）尖吻蝮蛇

〔地方名〕五步蛇、五步龙、蕲蛇、祁蛇、白花蛇、百步蛇、棋盘蛇、盘蛇、翘鼻蛇等。

〔特征〕头大，三角形，吻端有一翘起的吻突。头背棕黑，头侧土黄色，二色截然分明。体背棕褐色为主或稍带绿色。背面有20个左右规则的大方形斑，方斑由左右两侧大三角形斑在背中线合拢形成，偶尔也有交错排列的。斑纹边缘色深，腹面乳白色，咽喉部有排列不规则的小黑点。腹鳞中央和两侧有大黑斑。

〔生态习性〕在海拔100~200m的小山丘到1 300m的林木繁盛的山区，溪涧沟边岩石下或杂草中，村宅附近和柴禾堆内均可发现它的踪迹。阴雨天较活跃，晴朗白天少有活动，隐蔽在阴暗处，凌晨或黄昏时出洞。色斑与落叶光暗投影相衬，不易被发现。经常在落叶堆中或瀑布边岩石上盘曲成团，头则昂起不动，颤动其尾。若有物体移动，头即随之转动。有扑火习性，见到火光会主动攻击；当人畜迫近时，会骤然袭击。

（七）烙铁头蛇

〔地方名〕金钱斑、野猫种、吊树猫、蕲蛇盖、龟壳花蛇、笋壳斑、老鼠蛇等。

〔特征〕头长为头宽的1.5倍以上，与颈区分明显。背面棕褐或灰褐色，背中央约有50个以上镶有浅黄边的紫棕色斑块。眼至口角后有一黑褐色细纵纹，其上缘红褐色。腹面黑褐色，每一腹鳞有2~4个紫灰色斑块。全长70~100cm。

〔生态习性〕一般栖息在海拔200~1 400m的山区灌木林、竹叶、溪边、住宅附近阴湿的环境中，常盘伏在柴堆内。多在晚间活动，偶尔在白天见到。常利用树洞、竹洞作越冬场所，不主动袭击人。

（八）眼镜蛇

〔地方名〕膨颈蛇、吹风蛇、五毒蛇、蝙蝠蛇、琵琶蛇、犁头蛇、白颈乌、万蛇等。

〔特征〕背面棕褐或黑褐色，颈部背面有白色圈纹，状如眼镜，当颈部扁平扩展时相当明显，故称眼镜蛇。颈腹面有一黑色宽横纹，在其前方两侧各有一黑色点斑。躯、尾背面常有均匀相间的白色细横纹，幼蛇的特别明显。全长100~200cm。

〔生态习性〕在海拔30~1 250m的平原，丘陵、山区的灌木丛或竹林中，溪沟鱼塘边，稻田、公路和住宅附近均可遇到此毒蛇。主要是白天出来活动。夏季暴雨后经常爬进住房内觅食鼠类。天气闷热时多在黄昏出洞。最活跃的季节是5~6月及11月，每日上午10时到下午2~4时是最活跃的时间。大雪到惊蛰为冬眠期，此期也偶有出洞晒太阳的。眼镜蛇有一突出的活动方式，当它受到激惹时，体前段1/4至1/3竖起，略向后仰，躯干最前部向两侧扩展，呈扁平状；头平直向前，随竖起的躯干前部摆动，并发出"呼呼"声；有时毒液可喷射达1~2m远；如果喷出的毒液射入眼内或体表的破损处，也会引起中毒症状，故应加以注意。

（九）眼镜王蛇

〔地方名〕过山标、过山风、麻骨乌、大饭匙倩、山万蛇、扁颈蛇、大眼镜蛇等。

〔特征〕背面黑褐，前半身有由鳞片黑色边缘构成的波状墨横纹，后半身及尾背由于黑色网纹显著，其间的黑褐色部分呈现为窄横纹。此种波状黑横纹及黑褐窄斑，在躯、尾背面共有40~50个。腹面咽喉部黄色有黑斑。颈部扁而宽。全长300~400cm。

〔生态习性〕生活在平原至海拔2 000m左右的高山林木中，常在溪塘附近，隐匿在岩缝或树洞内。与眼镜蛇一样，前段身体也能竖起作扩展扁平状。白天活动，主要捕食其他蛇类。以落叶堆成巢窝。性凶猛，为毒蛇中体型最大的一种。

（十）蝮蛇

〔地方名〕土虺蛇、土公蛇、七寸子、狗屎蝮、白花七步倒、草上飞等。

〔特征〕背面灰褐到深褐，头背有一深色"Λ"形斑；颈部有一黑纹，其上缘有一相当醒目的白色纹，上唇缘色浅；躯干背面斑纹变异很大，或有两排镶黑的深褐圆斑；有的左右交错排列，相连成绞链状斑；或有深浅相同波状横斑；或有分散不规则的斑点；体侧有一列棕黑斑点；腹面灰白到灰褐色，杂有黑斑。

〔生态习性〕在平原、丘陵、山区或城镇郊区、田野、溪沟边、坟墓乱石堆下、杂草丛中经常遇到此蛇。夏秋两季分散到稻田、菜园、路旁活动，黄昏时候，尤其是热天，从晚上8时到次日凌晨活动频繁；天冷时则为中午12点到下午2时，雨后常爬到树上。

自 学 指 导

毒蛇咬伤是一种严重危害人民健康的灾害性外伤性疾病，我们必须认真掌握有关蛇伤知识及急救和治疗措施，并把它作为中医外科的一个重要的医疗内容；发扬不耻下问、虚心好学的精神，向民间学习，并结合中医学和现代科学，加以整理和提高。有关毒蛇的生态，除了掌握书本理论外，还应该向民间蛇医、老农学习，也可以到集市卖蛇场所看实物。

【复习思考题】

1. 毒蛇共同的体表特征是什么？
2. 10 种毒蛇各有哪些生态习性？

第二节　毒理与病理

掌握蛇毒的性质及其作用于人体所致的病理反应，进入人体的体内过程和传变方式，对于根据病理反应的临床症状作出恰当的诊断，并且根据其体内过程和传变规律作出相适应的处理有非常重要的意义。

一、蛇毒的一般理化性质

蛇毒是一种复杂的蛋白质混合物，含有多种毒蛋白；新鲜毒液黏稠、透明或淡黄色；含水65%，相对密度（比重）1.030～1.080；加热65℃以上，容易破坏；新鲜蛇毒呈弱酸性，腥苦味；与空气接触易生泡沫，在常温下24小时变性，冰箱内保存15～30日毒性不变，干燥蛇毒保持原毒力25年以上。而眼镜蛇毒虽经100℃加热15分钟，仍能保持部分毒力，非经久煮，不能破坏。凡能使蛋白质沉淀、变性的强酸、强碱、氧化剂、还原剂、消化酶及重金属盐类，均能破坏蛇毒。

二、蛇毒的有毒成分

蛇毒主要成分是神经毒、血循毒和酶，各种成分的多少或有无，随着蛇种而异。

（一）神经毒（风毒）

主要是阻断神经肌肉的接头引起弛缓型麻痹，终至周围性呼吸衰竭，引起缺氧性脑病，肺部感染及循环衰竭，若抢救不及时则可导致死亡。

神经毒作用有两种表现，一种作用于运动神经末梢的突触前及突触后部位，主要抑制运动终板上的乙酰胆碱受体，使肌肉内的神经介质——乙酰胆碱不能发挥其原有的除极作用，从而导致横纹肌松弛。故在临床上银环蛇咬伤危重型病人，其所致的呼吸麻痹恢复较慢。眼镜蛇毒是另一种作用，对乙酰胆碱受体的功能无影响，但有抑制运动神经末梢释放介质的作用，这种呼吸麻痹的病人，用新斯的明有一定的疗效。

因为神经毒主要是产生肌肉运动障碍，如舌肌运动障碍产生语言困难咽，缩肌运动障碍产生吞咽困难，眼外肌运动障碍产生眼球运动迟钝及复视，胸肌、肋间肌和膈肌运动障碍发生呼吸麻痹。这些症状从中医的角度看来，是属于风邪阻络症状，故中医将神经毒命名为"风毒"。

（二）血循毒（火毒）

血循毒的种类很多，成分复杂，血循毒对心血管和血液系统产生多方面的毒性作用。

1. 心脏毒：毒性极强，可损害心肌细胞的结构及功能。高浓度的心脏毒能引起离体的蛙心收缩期停跳，低浓度的反能兴奋，此毒素对哺乳动物心脏有极强的毒害作用，发生短暂兴奋后转入抑制，心搏动障碍，心室纤颤，心肌坏死，最后死于心力衰竭。

2. 出血毒素：是一种血管毒，作用于细胞的粘合物质，使其通透性增加，而形态仍然完整，没有损害细胞作用。如尖吻蝮蛇、蝰蛇等含有出血毒素，可以引起广泛性血液外渗，导致显著的全身出血，甚至肺、心、肾、肝、脑实质出血而致死亡。

3. 溶血毒素：有直接和间接溶血因子，间接溶血因子为磷脂酶A，把卵磷脂水解分出脂肪酸而成溶血卵磷脂。直接溶血因子在眼镜蛇、蝰蛇的蛇毒中，能直接溶解红细胞，直接与间接溶血因子有协同作用，近年来研究证明直接溶血因子与心脏毒是同一物质。

因为血循毒能引起局部肿胀，进而坏死；引起全身性出血及溶血等严重症状，中医认为热毒壅滞则肿，热胜则肉腐，热迫血妄行则出血、衄血，故将血循毒命名为"火毒"。火毒内陷，传入心包，可出现闭、脱危重之症。

（三）酶

蛇毒中含有各种酶，使蛇毒的致病作用更为复杂。根据国内外资料，已查明蛇毒中含的酶有二十五种左右，我们这里只简单介绍四种酶。

1. 蛋白质水解酶：多种蛇毒均含有此种酶。它可损害血管壁内皮细胞，增加管壁的通透性，导致血浆外渗，组织水肿，局部肌肉坏死，甚至深部组织溃烂。此酶亦相当中医的火毒。

2. 磷脂酶A：其毒性作用是间接溶血作用，它使卵磷脂转变为溶血卵磷脂而致溶血，所引起的溶血症是极为严重的。磷脂酶A也可促成产生溶血卵磷脂而损及神经组织，或直接协助蛇毒中的神经毒或心脏毒进入神经组织中，结果表现出严重的外周神经症状。此酶还可以使毛细血管通透性增加而引起出血。并可释放组胺、5-羟色胺、肾上腺素、缓动素等，间接干扰心血管系统的功能。此酶的毒性作用相当于中医的风火毒。

3. 透明质酸酶：多数蛇毒中含有此酶。它能溶解细胞与纤维间质（结缔组织间的透明质酸酶凝胶），破坏结缔组织的完整性，促使蛇毒从咬伤局部向其周围迅速扩散、吸收。此酶亦相当中医的火毒。

4. 三磷酸腺苷酶：可以破坏三磷酸腺苷，而减少体内能量供给，影响体内神经介质、蛋白质的合成，导致各系统的生理功能障碍。此酶相当于中医的风火毒。

三、蛇毒的体内过程

毒蛇咬人时，其毒液通过具管或具沟的毒牙注入皮下组织。蛇毒主要由淋巴吸收再进入血液循环分布全身。分子较小的神经毒素等也可直接进入血液循环吸收。完好的皮肤沾染了蛇毒是没有危险的，因为蛇毒不能穿透完好的皮肤被吸收。完好的黏膜蛇毒不能穿透，但经过蛇毒作用发生炎症反应可以通过蛇毒。蛇毒还可以通过原来有炎症、有破损或有溃疡的黏膜。

蛇伤早期局部蛇毒比较集中，浓度较高，又借助于其中的透明质酸酶使之易于扩散。穿透、迅速吸收。但以后由于蛇毒扩散至周围组织与组织蛋白非特异性结合，游离蛇毒的扩散梯度也降低，故在局部以较缓慢的速度吸收，如急救时作了伤肢结扎则蛇毒在局部停留时间更会延长。这说明了早期结扎、扩创、吸吮排毒及注射解毒药物要及早进行。

蛇毒在体内的分布，一般认为肺、肾、心和局部淋巴结含量较多，中枢神经系统极少，并认为这可能与器官血流量、蛇毒吸收通路及血脑屏障阻挡有关。有关实验证明蛇毒与其靶细胞的特异性结合非常牢固。蛇毒吸收后在血液循环中存在较多而且较久，这可能是蛇毒在血中与血浆蛋白结合而停留较久。

蛇伤早期游离的蛇毒可流经肾脏通过肾小球过滤排泄，而且还可以通过肝脏和网状内皮系统进行体内解毒。多数学者认为，人和动物消化腺体分泌物能破坏蛇毒，在肝脏有解毒作用，而且可以从小便排出约 70% 的毒素。

四、中医对蛇毒体内传变过程的认识

中医认为蛇毒系风、火二毒。风者善行数变；火者生风动血，耗伤阴津。风毒偏盛，每多化火；火毒炽盛，极易生风。风火相煽，则邪毒鸱张，必客于营血或内陷厥阴，形成严重的全身性中毒症状。

当毒蛇咬伤人体后，风火邪毒壅滞不通则痛则肿；风火之邪化热腐肌溶肉，故局部溃烂。风火相煽，蛇毒鸱张，正不胜邪，则邪毒内陷。毒热炽盛，内传营血，可耗血动血，于是有溶血、出血的症状；火毒炽盛，最易伤阴，阴伤而热毒炽盛；热极生风，又有神昏谵语、抽搐等见症。若邪毒内陷厥阴，毒入心包，可发生邪毒蒙闭心包的闭证，或邪热耗伤心阳的脱症。总之风、火毒邪均为阳热之邪，具有发病急、变化快、病势凶险的特点，其传变规律与温病近似，故辨证施治可借助于温病学理论为指导。

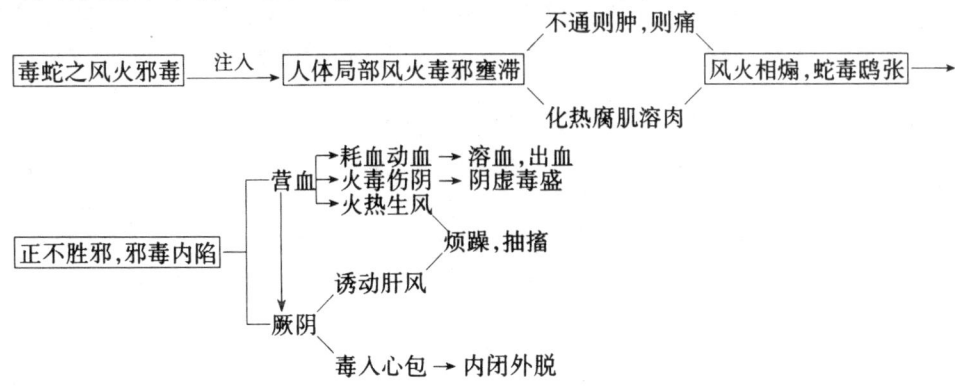

自 学 指 导

我国民间有许多治疗蛇咬伤的办法，是劳动人民在长期的实践中总结出来的也是有一定疗效的，但仍需继续提高。

蛇毒的有毒成分是研究蛇咬伤病理的理论基础。毒蛇的种类虽然很多，但不外是含神经毒类、含血循毒类及含混合毒类三大类型。此外各类型的蛇毒还含有各种酶。神经毒是阻断神经肌肉接头引起弛缓型麻痹，产生肌肉运动障碍，以至呼吸衰竭及循环衰竭。这些症状类似中医风邪阻络，故命名为"风毒"。血循毒对心血管和血液系统产生多方面的毒性作用，这些临床表现相当于中医火热毒热的症状，故命名为"火毒"。还有毒蛇所含的蛇毒既有神经毒又有血循毒，具备了风毒和火毒的综合症状，西医命名为"混合毒"，中医则命名为"风火"二毒。混合毒的毒理与病理在文中虽未阐述，学习时可把神经毒与血循毒两者结合起来理解。关于蛇毒中所含的酶，有的具有风毒症状特点，有的具有火毒特点，有的具有风火二毒的特点，学习时必须灵活掌握。

蛇毒侵入人体在体内的过程，是蛇毒的病理过程；即从局部的风火毒邪壅滞到客于营血、陷于厥阴的中医传变过程，可以用中医的温病学理论作为辨证施治的指导。掌握蛇毒的体内过程、传变规律，对于开展中西医结合治疗毒蛇咬伤有极其重要的意义，所以是本节的重点，要求必须掌握。

【复习思考题】

1. 蛇毒具有哪些理化性质？
2. 神经毒、血循毒的致病机制如何？各有哪些临床特点？
3. 扼要叙述蛇毒的体内过程。
4. 机体有哪些排解和解毒功能？
5. 风、火二毒在体内的传变过程如何？

【参考文献摘录】

关于蛇毒血循毒的探讨：

1. 血循毒（火毒）的一般毒理病理，其病理过程为：①腐败肌肤；②火毒攻心，可致心肌损伤、心力衰竭与神志障碍；③迫血妄行，可致血液广泛外渗与休克；④耗血动血，由于广泛性的血栓形成与出血，可引起多脏器功能障碍以至衰竭与出血性休克；⑤火毒夹暑湿，在炎热潮湿条件下，可致发热、胸闷、腹胀、烦躁、二便不利等暑湿入侵的表现；⑥火毒夹风热，兼有创口感染或呼吸道感染，引起内扰心神、诱动肝风等病理变化。

2. 血循毒（火毒）在体内的传变过程，表现为卫气营血传变与三焦传变。①卫气营血传变：卫分证为初起的局部肿胀，也可能有轻度发热。气分证为局部脓血污水和高热、口渴、便秘、烦躁、尿赤等，还可有脏腑功能障碍。营血分证是危重阶段，症状凶险且复杂多样，如热伤营阴、热扰心神、蒙闭心包、热伤血络、血热动风等。②三焦传变，多见于火毒挟暑湿。在上焦可致肺气宣发与肃降失司。在中焦为脾胃运化与气机升降失常。在下焦为水液代谢障碍及大便不畅等。〔喻文球. 蛇毒血循毒的中医理论与临床研究. 中国蛇学杂志，1997，10（3）：40〕

第三节 诊 断

毒蛇咬伤多属于急诊，必须迅速作出包括蛇属那种、毒属何类的诊断，以便制定出正确的治疗方案，否则就贻误病人的救治时机，造成严重的后果。毒蛇咬伤的诊断需要详细地问诊，观察局部情况及全身症状，参考必要的理化检查，进行综合分析，才能得出较为正确的诊断。

一、一般问诊

（一）病史

1. 咬伤的时间：询问病人被蛇咬伤的具体日期，至来诊有多少小时，以估计蛇毒侵入人体浅深。

2. 咬伤的地点及蛇之形态：根据不同蛇类活动的地点结合患者所诉蛇之形态，可以基本上判断蛇之所属，如能将打死的蛇拿来就诊，诊断依据则更为可靠。

3. 咬伤的部位：注意把蛇伤部位与其他因皮炎、疖肿、外伤的皮损区别开来。一般病人神志清楚，问清部位不难，但如病人神志不清，或有些蛇咬伤局部症状不明显则往往难判清部位，以致局部处理的部位不准确，故应特别注意。此外还应了解局部伤口在自救互救过程中，作过什么方式的处理。

4. 宿因：应着重询问是否有各系统的慢性疾病史，特别应询问是否有肝炎、肾炎、高血压、心脏病等。若合并这些疾病往往预后不好。

（二）对全身症状的询问

毒蛇咬伤不久，病人常主诉有头晕、困倦及全身不适等感觉。若病情加重的病人，还常诉说全身筋骨酸痛、视物模糊、胸闷、心悸、腹痛等情况。对全身症状的询问，要按系统进行。要特别注意全身中毒症状出现的时间，并应着重询问大、小便是否通畅。还应该结合三大常规检查，血液生化检验来判断全身中毒损害情况。

二、临床表现

（一）局部表现

被毒蛇咬伤后，患部一般有较粗大而深的毒牙痕，而无毒蛇伤的牙痕则小而排列整齐（图16-2）。患部如被污染或经处理，则牙痕常难辨认。神经毒的毒蛇咬伤后，局部不红不肿，无渗液，微

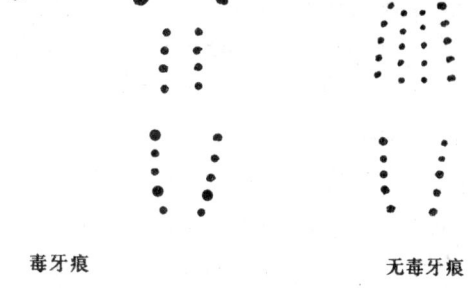

毒牙痕　　　　　　无毒牙痕

图16-2 蛇咬伤的牙痕

痛，甚至麻木，常易被忽视而不及时处理，但所导向的淋巴结肿大和触痛。血循毒的毒蛇咬伤后，伤口剧痛、肿胀、起水疱，所属淋巴管、淋巴结发炎，有的伤口坏死形成溃疡。混合毒的毒蛇咬伤后，即感疼痛，逐渐加重，有麻木感，伤口周围皮肤迅速红肿，可扩展整个肢体，常有水疱；严重者，伤口迅速变黑坏死，形成溃疡，所导向淋巴结肿大和触痛。

（二）全身表现

神经毒的毒蛇咬伤主要表现为神经系统受损害，多在咬伤后 1～6 小时出现症状。轻者有头晕、出汗、胸闷、四肢无力，严重者出现瞳孔散大、视物模糊、语言不清、流涎、牙关紧闭、吞咽困难、昏迷、呼吸减弱或停止、脉象迟弱或不齐、血压下降，最后呼吸麻痹而死亡。

血循毒的毒蛇咬伤主要表现为血液系统受损害，有寒战发热，全身肌肉酸痛，皮下或内脏出血（尿血、血红蛋白尿、便血、衄血和吐血），继而可以出现贫血、黄疸等；严重者可出现休克、循环衰竭。

混合毒的毒蛇咬伤主要表现神经和血循环系统的损害，有头晕头痛，寒战发热，四肢无力，恶心呕吐，全身肌肉酸痛，瞳孔缩小，肝大，黄疸，脉象迟或数；严重者可出现心功能衰竭及呼吸停止。

三、几种主要毒蛇咬伤的中毒症状

（一）含神经毒（风毒）的毒蛇

1. 银环蛇：病人于晚上被咬伤者居多。

【局部表现】一般有 2 个针尖样大的牙痕，牙痕间距 0.8～1.5cm。伤口出血少许，若咬得不深亦有不出血的。咬伤后 10 分钟左右，伤口周围有如蚊叮样疼痛，微痒，麻木感。局部皮肤不红，不肿。往往容易误认为无毒蛇或其他毒蛇咬伤，因此必须特别引起足够的重视。

【全身表现】一般在咬伤 1～4 小时才出现。有头晕、眼花、畏光、头痛、胸闷、气促、恶心、呕吐、腹痛、喉头不适、全身肌肉疼痛、四肢乏力、舌活动不灵、张口困难等症状。如延误了处理时间，多数病人病势迅速恶化，出现喉痛、牙关紧闭、视物模糊、眼睑下垂、流涎、肌肉松弛、肠鸣音减弱，但神志清楚。严重者则有瞳孔散大，对光反射迟钝，失声，呼吸变快变浅，全身瘫痪；也有出现抽搐或肌肉跳动；甚至肌肉强直的现象。垂危时则出现昏迷，呼吸变慢变浅而不规则或抽泣状呼吸。口唇及四肢发绀，眼球固定，对光反射消失，呼吸停止，但心跳存在。若能及时抢救坚持做人工呼吸，尚有挽救希望；否则，最后可因心脏传导阻滞而致循环衰竭、血压持续下降、心跳停止而死亡。

2. 金环蛇：病人于晚上被咬伤者居多。中毒症状与银环蛇咬伤基本相似，但发病的潜伏期较长些，病程发展亦较缓慢而长。

【局部表现】一般有牙痕 2 个，牙痕间距比银环蛇咬伤的宽。被咬伤后，局部伤口不流血或仅出血少许，局部不痛或有轻微疼痛，伤口周围有轻微红肿，部分病人约 30 分钟后局部皮肤可检查到有局限性鸡皮样疙瘩。

【全身表现】基本与银环蛇咬伤相似，但其症状出现和发展一般规律比银环蛇咬伤稍慢。主要症状有全身不适、胸闷，全身肌肉、骨骼、关节出现阵发性疼痛，喉头不适，牙关紧闭，失声，全身肌肉瘫痪。若治疗不及时，则出现呼吸困难。严重者最后可因呼吸麻痹及循环衰竭而致死，但一般较银环蛇咬伤病人死亡的时间晚得多。

3. 海蛇：海蛇咬伤主要发生于海上或海边，一般是渔民在捕鱼作业时被混杂于鱼群中的海蛇所伤。各种海蛇咬伤的症状基本相似。

【局部表现】除被咬时有瞬时刺痛外，伤口只有麻木感。伤口附近没有急性炎症反应，不红不肿，无痒无痛，病人常麻痹大意而延误诊疗时机。

【全身表现】常于被咬伤3～5小时后才出现明显的全身中毒症状。其毒性主要是对横纹肌的损害，引起横纹肌纤维坏死，并释放出大量肌红蛋白及钾盐。临床表现为全身肌肉松弛性瘫痪，腱反射减弱或消失，眼睑下垂，视力模糊，口不能张，面无表情，吞咽、语言、咳嗽等动作均感困难，呼吸慢而浅。在横纹肌完全瘫痪前常有短时的肌张力增强，腱反射亢进，肢体强硬。由于呼吸抑制，病人感觉胸前有压迫感，严重时唇、甲发绀，瞳孔散大。但病人神志仍清醒，感觉无异常，循环功能亦维持良好。严重缺氧时血压可短期上升。由于横纹肌纤维破坏放出大量肌红蛋白及钾离子，前者经肾排泄，尿呈深褐色，严重者可堵塞下肾单位引起急性肾功能衰竭；后者抑制心脏，严重者可引起高血钾性心力衰竭。死亡多在伤后第二、第三日。死亡的原因可能为呼吸麻痹、急性肾功能衰竭或心力衰竭。病人如能度过危险期而痊愈，则其肌张力能缓慢恢复，约经数月才能完全恢复正常。肾功能损害有时难以完全恢复。

（二）含血循毒（火毒）的毒蛇

1. 蝰蛇：被蝰蛇咬伤后发病急，症状严重，来势凶猛。由于毒性作用持久，故病程亦较长。白天和晚上均有被咬伤者。

【局部表现】一般有2个较大的牙痕。被咬伤后伤口立即感到剧痛，并逐渐加剧，局部出血不止，并有皮下出血，形成大片瘀斑。伤肢肿胀；并迅速向外蔓延，严重者可肿至躯干。个别伤口附近有水、血疱，并常发生局部组织坏死和溃烂。

【全身表现】由于全身广泛性出血，在中毒初期即出现血尿，并从伤肢直至远端部位均有因皮下出血而形成散在性的大片瘀斑，继而有齿龈出血、鼻衄、结膜下出血、呕血、便血、咯血、血尿，经期妇女阴道流血过多等症状。心脏因散在性出血引起心功能变化，可出现心律不齐，传导阻滞，血压持续下降。病人因失血失水过多，时感烦渴，表情淡漠或烦躁不安，面色苍白，手足厥冷，脉细数，尿少，尿闭，蛋白尿及管型尿，瞳孔散大，休克，以至昏迷。此外，偶因脑出血而导致昏迷、惊厥等现象。再者，因溶血作用而出现贫血及黄疸。可因急性肾功能衰竭和急性循环衰竭而死亡。如能及时治疗和合理处理，渡过危险期后，恢复亦较慢。局部损伤愈合更晚。愈后部分病人可有伤肢挛缩、伤肢运动障碍，淋巴液郁积肿胀等后遗症。

2. 竹叶青：不论白天或夜晚均有被竹叶青咬伤者。

【局部表现】常见有针尖样牙痕2个，牙痕间距0.5～1.2cm。被咬伤后数分钟出现肿胀，并迅速向外蔓延。伤口剧烈灼痛，持续不息，极难忍受。局部出血不多，但很快出现血性水疱，常伴有附近淋巴结肿痛，严重者患肢上端可见瘀斑。若治疗不当，可致局部坏死或溃烂。

【全身表现】一般不严重。部分病人可有头痛、头晕，眼花，嗜睡、恶心、呕吐、胸痛、腹痛、腹胀、食欲不振、黏膜出血、吐血、便血等。重者可出现言语不清，疼痛厉害者有时可致休克。一般因竹叶青排毒量较少，毒性也较弱，所以病人死亡率亦较低，但如果咬伤头部、颈部，若治疗不当，也有造成生命危险的可能，故仍不可麻痹大意。

3. 尖吻蝮：

【局部表现】通常可看到2个较大的牙痕，牙痕间距较宽，常在1.5～3.5cm。伤口出血较多，被咬伤后数分钟即感伤口有剧烈灼痛。并持续不止，难以忍受，但极少出现麻木感，局部肿胀严重为本种蛇伤的另一特征，被咬伤后数分钟即开始出现，并逐渐加重而向外蔓延，可扩展至躯干部。伤口附近常有较多较大的水、血疱形成，而且有较大较深的局部组织溃烂坏死现象，常伴有淋巴结肿痛。

【全身表现】很快出现，而且来势凶猛。常见全身不适、畏寒、发热、心悸、胸闷、气促、视力模糊。严重者可出现烦躁不安、谵语、呼吸困难。由于全身产生广泛性的皮下、五官、内脏等出血，可出现从伤肢直至全身的散在性出血性紫癜，牙龈、鼻、眼出血和吐血、大小便出血等现象。最后出现血压下降、心律紊乱、尿少或尿闭、神志不清、口唇发绀、手足厥冷、休克以至昏迷。严重者死于急性循环衰竭和肾功能衰竭。经抢救治愈后，部分病人可有伤肢肌肉萎缩、挛缩。死骨脱出等后遗症。

4. 烙铁头：烙铁头蛇毒的毒性作用与竹叶青近似，但较强。

【局部表现】可见牙痕2个，并有渗血。一般症状与竹叶青咬伤相似。伤肢疼痛似烙，极难忍受。伤口周围红肿，有时可见水、血疱或瘀斑，常伴有附近淋巴结肿痛。

【全身表现】与竹叶青咬伤基本相似，但较为严重。常见有头痛、头晕、眼花、恶心、呕吐、视物模糊、嗜睡。严重者可出现五官出血、吐血、大小便出血、意识蒙眬、血压下降、四肢冰冷、休克以至昏迷。因急性肾功能衰竭和急性循环衰竭而致死。

（三）含混合毒（风、火二毒）的毒蛇

1. 眼镜蛇：

【局部表现】咬伤后伤口即感疼痛，且渐加重，范围迅速扩大。局部常见2个牙痕，牙痕间距1.1~1.9 cm。伤口流血不多，很快闭合变黑，周围皮肤迅速呈现红肿。伤口中心有麻木感，并迅速向近心端蔓延，甚至躯干。局部常有水疱或血疱及组织坏死，如不及时治疗，局部易成溃疡，经久不愈。

【全身表现】一般在咬伤后约2~6小时出现全身症状。病人感困倦、胸部闷胀、心悸、恶心、呕吐、腹痛，全身不适、畏寒、发热，体温高达39~40℃，肌肉无力、步态蹒跚、懒言，发音不清楚，舌麻木，咽肿喉痛、吞咽困难，肺部有啰音，全身淋巴结肿大。随着病情的发展可出现牙关紧闭，呼吸困难，瞳孔缩小，口吐白沫。血压先升后降，最后发生休克。严重者终因急性循环衰竭及呼吸麻痹而死亡。如果能度过这一危险期，绝大多数患者均能转危为安，症状逐渐好转而痊愈。痊愈后个别病人可有伤肢肌肉萎缩、挛缩、功能障碍等后遗症。

2. 眼镜王蛇：眼镜王蛇咬伤的中毒症状与眼镜蛇咬伤的中毒症状很相似。但由于眼镜王蛇性情凶猛，主动袭人紧咬不放，所以注毒量远较眼镜蛇多。因此中毒发展迅速，中毒死亡率较高，一般多在1~2小时内死亡，文献记载有在3分钟内致死者。

【局部表现】一般可见较大而深的牙痕2个，牙痕间距较宽，常不小于1.9 cm。首先局部感到剧痛，并逐渐发生红肿等急性炎症，但很少发生水疱、血疱和坏死，局部常出现淋巴管炎及淋巴结肿痛。

【全身表现】一般在咬伤后半小时内病人即自觉头晕、头痛、四肢乏力、困倦思睡，继而流涎、呕吐、言语障碍、吞咽困难、视力模糊、呼吸抑制、心跳微弱、血压剧烈持续下降、神志不清、手足厥冷、出汗、以致休克。最后出现发绀、昏迷、抽搐，最终可因急性循环衰竭及呼吸麻痹而死亡。

3. 蝮蛇：

【局部表现】一般有牙痕2个，深而清晰，伤口有刺痛及麻木感。局部压痛明显，患肢稍活动则疼痛加剧。伤口周围有明显的肿胀，并向整个伤肢蔓延，一般2~4日达到最高峰，少数严重者可蔓延至同侧的胸、腹部。伤口出血不多，常有少量黄色黏液渗出。伤口附近皮肤可出现程度不同的瘀斑，牙痕周围有时可见水、血疱。少数病人亦可有局部组织坏死现象。

【全身表现】常于伤后1~6小时出现全身反应。眼睑下垂、视力模糊、复视是早期中毒的特征之一。较重者可出现吞咽困难、颈项强直、张口困难、胸闷、全身肌肉酸痛、患肢活动障碍、皮下出现紫癜、呼吸急促、心跳加快、血压下降、心律紊乱、尿少或无尿，尿常常出现酱油样颜色。若治疗不及时，则可因休克、呼吸麻痹、急性肾功能衰竭而致死亡。

四、中毒程度及预后的估计

蛇毒对机体所造成的损害和它的毒性强度及其注入机体的毒量有着密切的关系。即蛇毒毒性愈强或注毒量愈多，则对机体所造成的损害愈严重。凡毒蛇咬伤后仅有局部反应或一般全身反应，而未出现全身中毒的典型症状或体征者，可作为轻型蛇伤；凡局部症状明显并出现全身中毒的典型症状或体征者，可作为中型蛇伤；凡局部症状明显并出现全身中毒严重的典型症状或体征者可作为重型蛇伤，而有危象出现者可作为危型。但也应注意某些特殊情况，如有的蛇伤虽无明显的局部症状，只有典型的全身中毒严重症状或危象出现的病人，亦应作为重型或危型蛇伤。反之，如有的蛇伤虽未出现典型的全身中毒症状，但咬伤的部位是在头颈部而局部症状严重，发展又较迅速者，亦应视为重型蛇伤。

蛇毒进入人体对机体产生中毒的程度，与机体状况关系很大。如病人体质健壮，中毒症状往往较轻，预后也较好。如年老体弱病人、孕妇、妇女月经期、小儿或肝肾功能减退的病人，或在被蛇咬伤后，精神过度紧张，每因紧张而活动过多，致使蛇毒被吸收增快增多，这类病人所产生的中毒症状就可能较重，治疗效果和预后也较差。

自 学 指 导

掌握好毒蛇咬伤的一般临床表现及各种毒蛇咬伤的中毒症状，结合详细地问诊、望诊，是能够判断蛇属何种、毒属何类，并可以判断中毒之浅深、预后之好坏。以便我们在治疗蛇咬伤的过程中，采取积极的措施，及时正确地处理。

【复习思考题】
1. 结合第二节毒理及病理，问咬伤时间及宿因有什么意义？
2. 神经毒、血循毒、混合毒的毒蛇咬伤后全身与局部的症状各有哪些不同特点？
3. 银环蛇、尖吻蝮、眼镜蛇咬伤后全身与局部各有哪些症状特征？

第四节 治 疗

毒蛇咬伤的治疗，主要包括局部常规处理，中医辨证施治和危重症的抢救等。蛇毒侵入人体后，很快即扩散到全身而出现中毒症状，正确的局部处理可以排毒减毒而减轻中毒症状。蛇毒在体内传变，出现气营血分症状等，进行认真的中医辨证施治，可达到解毒、抑毒、保护机体正气，促进机体正气抗毒能力，使之朝康复方向转化。一旦出现危重急症，抓住抢救时机，采取中西医结合的有效抢救措施，亦往往能转危为安。如果上述治疗方法不正确，不及时，则可造成危及生命的后果。

一、局部常规处理

毒蛇咬伤的局部常规处理，是指咬伤后，在短时间内采取的紧急措施。包括早期结扎、扩创排毒、烧灼、针刺、火罐排毒、封闭疗法、局部用药等。

1. 早期结扎：被毒蛇咬伤后，应即用柔软的绳子或布带，或就近拾取适用的植物藤或茎叶等，在伤口上方超过一个关节，结扎松紧度以能阻断淋巴和静脉血的回流，但不妨碍动脉血流为宜。此后每隔15～20分钟放松1～2分钟，以免肢体因缺血而坏死。在应用有效的蛇药30分钟后，可去掉结扎。结扎后即可用清水、冷开水、肥皂水等冲洗伤口，以洗去周围粘附的毒液。

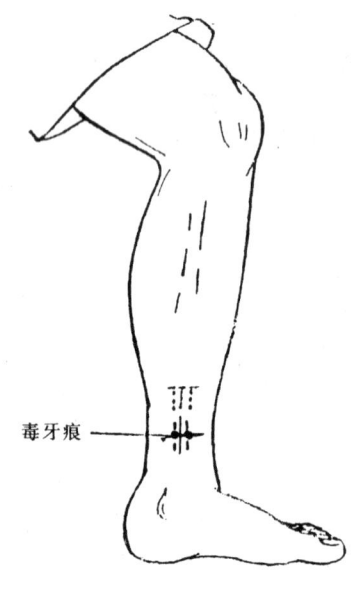

毒牙痕

图 16-3　毒蛇咬伤伤口切开排毒法

2. 扩创排毒：在常规消毒后，沿牙痕作纵行切开1.5 cm，深达皮下或作"十"字切口，如有毒牙遗留应取出，同时以1∶5 000高锰酸钾溶液，或过氧化氢溶液（双氧水）反复多次冲洗，使蛇毒在伤口被破坏，促进局部排毒，以减轻中毒。但必须注意，凡尖吻蝮蛇、蝰蛇、蝮蛇咬伤后，若伤口流血不止，且有全身出血现象，则不宜扩创，以免发生出血性休克。

3. 烧灼、针刺、火罐排毒：在野外被毒蛇咬伤以后，可即用火柴头5～7个，放在伤口上点燃烧灼1～2次，以破坏蛇毒。

出现肿胀时，可于手指蹼间（八邪穴）或足蹼间（八风穴），皮肤消毒后用三棱针或粗针头，与皮肤平行刺入约1 cm，迅速拔出后将患肢下垂，并由近心端向远端挤压以排除毒液，但被蝰蛇、尖吻蝮蛇咬伤时应慎用，以防出血不止。

民间还常用拔火罐的方法，以吸去伤口的血性分泌物，达到减轻局部肿胀和蛇毒的吸收作用。

4. 封闭疗法：毒蛇咬伤后应及早应用普鲁卡因溶液加地塞米松局部环封，其方法是在0.25%～0.5%普鲁卡因溶液中，加入地塞米松5mg或氢化可的松50～100mg，在伤口周围与患肢肿胀上方3.3cm（1寸）处作深部皮下环封。

如果血循毒中毒局部肿胀迅速，还可采用10%～15%二乙胺四乙酸二钠4mL加入0.25%普鲁卡因溶液80～100mL中在肢体的肿胀上方1～2cm处环封，每日或隔日1次，以抑制蛇毒中蛋白水解酶的活性，防止或减轻局部组织坏死。

胰蛋白酶能直接破坏蛇毒，对多种毒蛇咬伤有效。其方法是：胰蛋白酶2 000U加0.5%普鲁卡因5～20mL，在牙痕中心及周围注射达肌肉层或结扎上端进行套式封闭，根据病情，12～24小时后重复注射，个别病人发生荨麻疹过敏反应，可用异丙嗪25mg肌内注射。

5. 局部用药：经排毒方法后，可用1∶5 000呋喃西林溶液或用高锰酸钾溶液湿敷伤口，保持湿润引流，以防创口闭合。同时可以用鲜草药外敷。外敷草药可分为两大类，一是引赤发泡草药，如生南星、野芋、鹅不食草等，可选1～2种捣烂，外敷伤处周围，以引起局部充血、发疱，借以拔毒外出，但对创口已溃烂者不宜使用。另一类是清热解毒的草药，如半边莲、马齿苋、七叶一枝花、八角莲、蒲公英、芙蓉叶等，适应于肿胀较重者，可选择1～2种捣烂，敷于伤口周围肿胀部位。

敷药时不可封住伤口，以免妨碍毒液流出，并要保持药料新鲜，避免发生局部感染。如寻找草药不方便，还可以用内服的蛇药片捣烂水调外涂。对已有水、血疱者，可先用消毒注射器吸出渗出液，然后再以呋喃西林溶液或雷佛奴尔液湿敷。

二、辨证施治

根据毒蛇咬伤的毒理及病理和症状，可以把毒蛇咬伤分为风毒型、火毒型、风火毒型、蛇毒内陷型四个证型进行辨证施治。

（一）风毒型

〔主症〕局部伤口不红不肿不痛，仅有皮肤麻木感；全身症状有头昏、眼花、嗜睡、气急；严重者呼吸困难、四肢麻痹、张口困难、眼睑下垂，神志模糊甚至昏迷。舌苔薄白，舌质红，脉弦数。

〔证候分析〕蛇毒之风毒侵入机体，风毒阻络，故皮肤有麻木感，并有肌肉麻痹、眼睑下垂；风毒上扰，故有头昏、眼花；风毒内闭，故有呼吸困难、神志模糊、嗜睡及昏迷等；若引动内风则有抽搐、张口困难等见症。

〔治则〕活血通络，驱风解毒。

〔方剂〕活血祛风解毒汤（经验方）

当归　川芎　红花　威灵仙　白芷　防风　僵蚕　七叶一枝花　半边莲　紫花地丁

〔方解〕方中当归、川芎、红花活血通络，此治风先治血，血行风自灭。威灵仙、白芷、防风、僵蚕祛风通络，七叶一枝花、半边莲、紫花地丁解毒通络。若早期应加车前草、泽泻、木通等利尿排毒；若大便不畅加生大黄、厚朴通便泄毒；若咬伤在下肢加独活，咬伤在上肢加羌活加强祛风通络，并作引经用；若视物模糊，瞳孔散大，加青木香、菊花；若动风抽搐则加蜈蚣、蝉衣、全蝎等搜风镇惊。

（二）火毒型

〔主症〕局部肿痛严重，常有水疱、血疱或瘀斑，严重者形成局部组织坏死。全身症状可见恶寒、发热、烦躁、咽干口渴、胸闷心悸、肋胀胁痛、大便干结、小便短赤或尿血。舌苔黄、舌质红、脉滑数。

〔证候分析〕蛇之火毒侵入人体，壅滞于局部，经络阻塞，气血瘀滞，不通则痛则肿；热毒炽盛。故有瘀斑、水疱、血疱；热胜则肉腐，故局部组织坏死溃烂；火毒与正气交争，故症见恶寒、发热；热毒传于气分，故症见发热、口渴、烦躁；毒热内结，充斥三焦，则有胸闷心悸、肋胀胁痛，大便干结、小便短赤等症。

〔治则〕泻火解毒，凉血活血。

〔方剂〕龙胆泻肝汤合五味消毒饮加减

龙胆草　栀子　黄芩　黄柏　生地　赤芍　丹皮　银花　地丁　公英　七叶一枝花

〔方解〕龙胆草、栀子、黄柏、黄芩苦寒直折，泻火解毒，清泄三焦之火毒；生地、赤芍、丹皮清热，凉血活血，亦可护阴化斑、银花、地丁、公英、半边莲、七叶一枝花清热解毒。若高热、汗出，口渴，加生石膏、知母、以清泄气分热邪；若大便秘结，加生大黄泻下热结；若小便短赤、血尿，加白茅根、茜草、车前草、泽泻等利尿止血；若热甚伤津，口干、口渴，加花粉、玄参、麦冬，以生津止渴、若发斑、吐血、衄血，加犀角以加强凉血化斑解毒；若烦躁抽搐，加羚羊角、钩藤以凉肝熄风；若局部肿胀甚，加赤小豆、冬瓜皮、泽泻以利水消肿；若火毒夹湿，症见头晕、头重、困倦、胸闷、腹胀、欲呕，加茵陈、木通、泽泻、藿香、蔻仁等利湿、化湿。

（三）风火毒型

〔主症〕局部红肿较重，一般多有创口剧痛，或有水疱、血疱、瘀斑、瘀点或伤处溃烂。全身症状有头晕、头痛、眼花、寒战发热、胸闷心悸、恶心呕吐、大便秘结、小便短赤；严重者烦躁抽搐，甚至神志昏聩。舌苔白黄相兼，后期苔黄，舌质红，脉弦数。

〔证候分析〕蛇之风火毒邪侵入机体，壅阻局部，故肿胀疼痛，并溃烂、起疱；风火之毒上攻，故见头晕、头痛、眼花等症；寒战发热为邪正交争；邪毒充斥三焦，故见胸闷心悸、恶心呕吐、大便秘结、小便短赤；热甚风盛，故有烦躁抽搐；邪毒内闭，故神志昏聩。

〔治则〕清热解毒，凉血熄风。

〔方剂〕黄连解毒汤合五虎追风散加减

黄连　黄芩　栀子　黄柏　蝉衣　僵蚕　全蝎　防风　生地　丹皮　半边莲　七叶一枝花

〔方解〕蛇伤火毒之邪，充斥气分、弥漫三焦，故以黄连解毒汤清气分之热，解三焦之火毒；蝉衣、僵蚕、全蝎、防风祛风、通络；生地、丹皮凉血活血；半边莲、七叶一枝花清热解蛇毒，若吞咽困难，加玄参、山豆根、射干以清热利咽；若胸闷、呕逆，加竹茹、法夏以降逆止呕；若烦躁不安或抽搐，加羚羊角、钩藤、珍珠母，以镇静、安神、熄风；大便秘结加生大黄；小便短赤或尿闭加车前草、白茅根、泽泻；瞳孔缩小，视物模糊，加青木香、菊花；神志昏聩加服安宫牛黄丸。

（四）蛇毒内陷型

〔主症〕毒蛇咬伤后，失于及时正确的治疗而出现高热，躁狂不安，惊厥抽搐或神昏谵语。局部伤口由红肿突然变为紫暗或紫黑，肿势反而消减。舌质红绛，脉细数。

〔证候分析〕因失治，致使蛇毒不能及时外泄。蛇毒内陷营血，传入心包，故症见高热、躁狂、惊厥抽搐、神昏谵语。局部紫暗、紫黑,肿势反消减,属蛇毒入里内陷之象。

〔治则〕清营凉血解毒。

〔方药〕清营汤加减

犀角　生地　玄参　竹叶　银花　连翘　麦冬　半边莲　七叶一枝花　紫花地丁

〔方解〕犀角、生地清热凉血，配银花、连翘、半边莲、七叶一枝花、紫花地丁清热解毒；竹叶、麦冬清心泻火；又热盛易伤津液，故用玄参、生地、麦冬养阴生津。若神昏谵语、痉厥抽搐，加服安宫牛黄丸或紫雪丹，以清心开窍，镇惊。若正气耗散，正不胜邪，导致心阳衰微，出现面色苍白，淡漠神昏，汗出肢冷，则宜用参附汤，以益气回阳。

三、抗蛇毒血清治疗

抗蛇毒血清又名蛇毒抗毒素,有单价和多价两种。抗蛇毒血清特异性较高,效果确切,应用越早,疗效越好。但对脑、心、肾等实质性器官已发生器质性改变时,则难以奏效。使用剂量多少,应根据该血清的效价和该种毒蛇排毒量来决定。一般应大于中和排毒量所需要的剂量。如使用抗蝮蛇毒血清,一般注射 1 安瓿(10mL)即可,视病情也可以酌情增加。小孩用量与成人相等,不能减少。但都必须先做过敏试验,抽抗蛇毒血清 0.1mL,用等渗盐水 1.9mL 稀释,皮内注射 0.1mL,15 分钟后,无红晕蜘蛛足者为阴性。阳性者可按脱敏法处理。

四、危重症的抢救

蛇毒引起呼吸麻痹、循环衰竭和急性肾功能衰竭等严重合并症,除上述常规处理、辨证施治外,还必须采取下列措施及时抢救。

(一)呼吸麻痹的处理

一旦出现气促、呼吸困难、表浅而快等症状,应立即给氧,并可使用呼吸中枢兴奋药,常用尼可刹米、洛贝林、二甲弗林(回苏灵)、哌甲酯(利他林)等。如因缺氧引起脑水肿,可选用 20% 甘露醇或 25% 山梨醇按 1～3g/kg,分次快速静脉滴入;严重者每 4 小时 1 次,以后根据病情酌情延长;也可用速尿 40mg 加入 50% 葡萄糖溶液 40mL 内静脉推注,每日 2～4 次,或与甘露醇交替使用。此外肾上腺皮质激素可减轻毛细血管通透性,减少血浆外渗,从而减轻脑水肿;可给地塞米松 10mg,以后每 6 小时 5mg,加入 50% 葡萄糖液中推注,或氢化可的松 100～500mg 加入 10% 葡萄糖溶液中静脉滴注,一般应用 2～3 日即可停药。如若出现酸中毒症状,可立即用 5% 碳酸氢钠 200mL 静脉推注,以后根据二氧化碳结合力情况应用。针刺人中、内关、足三里、百会等穴,亦可促进呼吸功能的恢复,必要时可行气管切开术。

(二)中毒性休克的处理

休克的早期,在辨证施治的同时,应采用适当补液、维持水电解质平衡、给氧、保暖及镇静等支持疗法。有效血容量减少时,可快速补充适量等渗葡萄糖盐水或 10% 葡萄糖液。严重失血时,除适当补液外,还应输血。微循环障碍或衰竭,可应用右旋糖酐,早期常用中分子右旋糖酐,中、晚期选用低分子右旋糖酐;同时可使用肾上腺皮质激素。当出现大而深呼吸时,应考虑为酸中毒,即应用缓冲溶液,常用 5% 碳酸氢钠,成人首量 4～5mL/kg,以后根据二氧化碳结合力计算用量。

多数休克患者,经过上述治疗,休克不难恢复,部分患者由于休克时间较长而严重,出现微循环障碍或衰竭,此时单纯纠正血容量尚不能获效,应在纠正酸中毒的基础上,酌情配合血管活性药物的应用。目前趋向在补充血容量之后,选用扩血管药物如多巴胺等,以解除小动脉痉挛,使组织血液灌注量增加。必要时血管收缩药物如间羟安(阿拉明)、去甲肾上腺素等,与扩血管药物联合应用。

中医辨证施治方面,休克早期常属气阴两虚,可用生脉散;晚期亡阳,可用独参汤、参附汤或四逆汤加减。

(三)急性肾功能衰竭的处理

被含血循毒及混合毒的毒蛇咬伤后,引起急性肾功能损害较为多见,此种损害大多为功能性障碍,如不及时纠正,则可发生肾小管坏死,形成急性肾功能衰竭。

早期肾功能衰竭可选用 20% 甘露醇 100mL 或呋塞米(速尿)60mg 加入 50% 葡萄糖 20mL 内,静脉推注;当尿量增多时,可重复使用。严重时可应用利尿合剂。肾上腺皮质激素有抑制抗利尿激素的作用，及有增加利尿和调节水电解质平衡的效果，因此亦可选用。人工透析疗法是治疗急性肾功能衰竭的有效措施之一，一般较常用血液透析法。低分子右旋糖酐、能量合剂等有保护和促进肾组织修复的作用。可根据情况选用。此外还应该注意纠正血钾、预防和治疗并发感染等。

(四) 心力衰竭的处理

心力衰竭一旦诊断成立，轻症时，可用氨茶碱 0.25g 加入 25% 葡萄糖液 20mL，静脉缓注。严重时可用洋地黄制剂，如毛花苷丙 0.4mg 加入 50% 葡萄糖液 20mL 中，静脉缓注。此外根据病情给予吸氧，应用促进心肌代谢的药物（如三磷酸腺苷、辅酶 A、肌苷等）还应该注意纠正血钾及酸中毒。

【现代研究进展】毒蛇咬伤多脏器衰竭的中西医结合治疗

一、蛇伤肾功能衰竭

【发病机制】除现有理论外，应着重强调：蛇毒引起溶血，溶解的血细胞可堵塞肾小球动脉，导致滤过停止。蛇毒还直接损害肾组织。肾小管损害后，小管腔原尿反流扩散肾间质，造成间质水肿，加重肾损害。蛇毒的细胞毒素破坏肌肉，肌球蛋白释放，从血液流经肾脏，导致肾小管阻塞。

【治疗】

1. 肾衰早期：如出现血红蛋白尿则提示进入肾衰早期，碱化尿液用 5% 碳酸氢钠 200mL 静脉滴注，地塞米松 20mg 加入 10% 葡萄糖液 250mL 中静脉滴注。扩溶、化栓应用低分子右旋糖酐 500mL 静脉滴注；复方丹参注射液 10～20mL 加入 5% 葡萄糖液中滴注。

2. 肾衰尿少或尿闭：上述措施可继续应用。要特别注意控制输液量，每日在 1 000～1 500mL 内。防治高钾：一旦高钾出现，应用 10% 葡萄糖酸钙或正规胰岛素。利尿：呋塞米（速尿）静脉推注。20mg 起点，15～30 分钟无尿，再翻倍应用，最大量可一次性应用 320mg，也可以静脉滴注。

3. 辨证施治：

(1) 肾衰早期应用麻黄连翘赤小豆汤加减：麻黄 10g，连翘 20g，赤小豆 30g，蝉衣 20g，地龙、防风各 10g，半边莲 30g，七叶一枝花 20g，车前草 10g，栀子 6g。

(2) 肾衰少尿或无尿，五苓散加减：茯苓 15g，土茯苓 30g，萆薢 15g，泽泻 10g，肉桂面 5g（冲服），炒白术 10g，益母草 20g，穿山甲 10g，石韦 30g，海金沙 10g，半边莲 20g，车前草 10g。

(3) 无尿用疏凿饮子：泽泻 10g，赤小豆 20g，商陆 6g，羌活 10g，大腹皮 15g，椒目、木通、秦艽、槟榔各 10g，茯苓皮、半边莲各 30g，益母草 20g。

(4) 肾衰后期多尿为脾不统摄、气虚不运所致，用归脾汤合补中益气汤加减。生黄芪 30g，炒白术、陈皮各 10g，升麻、柴胡各 6g，太子参 30g，炙甘草、茯苓、广木香各 10g，阿胶 15g（另炖），七叶一枝花 30g，萆薢 20g。

4. 人工肾：血透是治疗蛇伤肾衰的有效方法。但即使进行血透疗法，仍可参考上述中药治疗。有的蛇伤肾衰患者，血液呈高凝状态，我们在进行这类病人的血透时，往往造成血透管血凝、阻塞，使血透不成功。

二、蛇伤呼吸衰竭

【发病机制】以往多认为是神经毒作用于呼吸肌与神经接头处，阻断了神经递质对肌肉的效应而产生呼吸麻痹。现有学者认为有时蛇毒也可进入大脑屏障作用呼吸中枢。再者其他继发因素，如脑水肿、酸中毒等对呼吸亦有影响。

【治疗】

1. 持续有效给氧，保持呼吸道通畅。使用高灵敏度人工呼吸机，注意人机对抗。避免液体负荷过重。当每小时尿量小于 50mL，尽管临床症状不明显，都有可能输液过量，应该应用利尿脱水疗法。避免输入过多白蛋白，以免白蛋白漏到肺泡，加重肺间质水肿。使用中枢兴奋剂，洛贝林、尼可刹米交替注射，或各 10 支加入 10% 葡萄糖液 250mL 中静脉滴注。兴奋平滑肌应用新斯的明，兴奋横纹肌用加兰他敏。口服六神丸可芳香开窍，起到兴奋呼吸的作用。

2. 蛇伤呼衰中药处方组成是：促进胸廓运动，用小陷胸汤宽胸开结：法夏 10g，瓜蒌 15g，黄连 6g；兴奋膈肌用三拗汤：麻黄 10g 起宣发作用，杏仁 10g 起肃降作用，杏仁又可兴奋呼吸中枢。解神经毒用青木香 10g，全蝎 3g，蜈蚣 2g，七叶一枝花 15g，茜草 10g。

三、蛇伤循环衰竭

【发病机制】蛇毒血循毒作用心血管和血液系统，发生溶血、出血、凝血。其中心脏毒毒力最强。心脏毒的毒害一般从左心室开始，最后导致心脏整合功能失调。右心室向肺排血相对多于左心向全身排血，又由于蛇毒作用于肺血管黏膜可造成渗出至肺组织，左心受损又可导致肺瘀血，况且临床输液治疗蛇伤很难定量，诸因毒都可造成肺水肿。因此，这类心衰应用洋地黄疗效不佳。

有关蛇伤弥散性血管内凝血（DIC）机制研究认为，由于蛇毒作用，血管内促凝物质出现，血液凝血系统被激活，导致 DIC 发生。随后，可继发凝血因子和血小板消耗及纤溶系统激活，纤维蛋白酶溶解亢进而造成出血。这就是所谓的耗血动血过程。应该指出的是蛇毒促凝物质有直接促凝和间接促凝物质两种。直接促凝物质类似凝血酶作用，促凝作用短暂而不稳定，可出现假性 DIC 或类 DIC，往往凝血和出血相继出现。此类 DIC 应用肝素治疗不但无效而且有害。间接促凝物质有蛋白质水解酶、细胞毒素、心脏毒、膜毒，由于造成血管内皮受损组织坏死、红细胞崩解、组织因子释入、胶原暴露，激活凝血的内源系统、外源系统而形成 DIC，此类 DIC 应用肝素至少治疗有效。

【治疗】

1. 心肌损害：大剂量应用维生素 C，应用 1,6-磷酸果糖、能量合剂。激毒治疗，地塞米松每日 10～20mg。输氧，纠正酸中毒。

2. 血压下降：参脉注射液 40mL 加入 10% 葡萄糖液 250mL 中静脉滴注或使用升压药，如间羟安、多巴胺。山莨菪碱能对抗缺氧导致的内源性儿茶酚胺引起的肺血管痉挛，降低心脏后负荷及肺动脉压，减低肺阻力，减轻心脏前负荷。一般可 1 日 20mg 静脉滴注。

自 学 指 导

毒蛇咬伤的治疗，关键是要了解蛇毒之所属及毒入人体所致之伤，以便治疗得法、抢救有方。如蛇咬伤初期，知其毒主要在局部，采取局部的常规处理诸方法，可达到加强局部排毒、阻止蛇毒吸收，并且在局部破坏蛇毒等作用。

辨证施治虽可遵循温病学规律，但必须考虑蛇毒之伤、毒理的特殊性；因而分辨风毒、火毒、风火毒，再辨蛇毒内陷。施治始终注意到解毒，加减应用有效的解蛇毒的中草药，并注意通利，促使蛇毒从二便中排出，此即民间经验，所谓"治蛇不泄，蛇毒内结；二便不通，蛇毒内攻"，是故使蛇毒有出路也。

抗蛇毒血清的应用，亦是以毒攻毒，只要诊断准确，应用及时，则能获确切疗效。

一般经上述处理，则可获效；但因失治或蛇毒毒性太强，出现严重的危重证，则除上述常规处理、辨证施治外，还必须采取适当的现代医学抢救方法。本节扼要地叙述了呼吸麻痹、中毒性休克、急性肾功能衰竭及心力衰竭的抢救方法，可以作为抢救毒蛇咬伤危重证的一般原则，但具体应用之时，尚应该参考有关专书，以更能得到细致的方法。

【复习思考题】

1. 局部常规处理包括哪些方法，根据毒理及病理的知识，你认为各种方法应如何选择使用?

    2. 四证型辨证施治的方药有何异同? 为什么?

    3. 呼吸麻痹与中毒性休克应该采取哪些救治措施?

〔喻文球〕

一扫光（《外科正宗》）苦参 黄柏 烟胶各500g 枯矾 木鳖肉 大枫子肉 蛇床子 点红椒 潮脑 硫黄 明矾 水银 轻粉各90g 白砒15g，共研细末，熟猪油112g，化开，入药搅匀，作丸如龙眼大，瓷瓶收储。

〔功用〕杀虫止痒。治白秃疮、疥疮、白屑风等证。

〔用法〕搽擦疮上。

一号癣药水（经验方）土槿皮 大枫子肉 地肤子 蛇床子各300g 硫黄150g 白鲜皮300g 枯矾1 250g 苦参300g 樟脑150g 50%乙醇20 000mL。将土槿皮打成粗末，大枫子肉捣碎，硫黄研细，枯矾打松，用50%乙醇温浸，第一次加8 000mL，浸2日后，倾取清液，第二次再加6 000mL，再浸2日，倾取清液。第三次加6 000mL，去渣取液，将3次浸出之药液混合，再以樟脑用95%乙醇溶解后，加入药液中，俟药液澄清，倾取上层清液备用。

〔功用〕杀虫止痒，治鹅掌风、脚湿气、圆癣等病。

〔用法〕搽擦患处，每日3～4次；有糜烂者禁用。

一号扫风丸（经验方）大枫子1 750g 苡仁荆芥各240g 苦参 白蒺藜 小胡麻 苍耳子 防风各120g 白花蛇30g 苍术 白附子 桂枝 当归 秦艽 白芷 草乌 威灵仙 川芎 钩藤 木瓜 菟丝子 肉桂 天麻 川牛膝 何首乌 千年健 青礞石（制） 川乌 知母 栀子各60g，共为细末，水泛成小丸，干燥后待用。

〔功用〕祛风，利湿，杀虫。治初期轻型麻风。

〔用法〕成人初用6g，每日2次。3日后如无呕吐、恶心等反应，可每次加1.5g，至第8日后每日服3次。

一煎散（《医宗金鉴》）当归尾 穿山甲 生甘草 桃仁 皂角刺各6g 黄连5g 枳壳 槟榔 天花粉 台乌 赤芍 生地 白芷各3g 玄明粉 大黄各10g 红花2g

〔功用〕行气活血，泻热解毒，治肛门周围痈疽。

〔用法〕水煎服。

二陈汤（《和剂局方》）陈皮 半夏 茯苓 甘草

〔功用〕燥湿化痰，用于疮疡痰浊凝结之证。

〔用法〕水煎服。

【附】二陈丸 即上方诸药，共研细和匀，以姜汁泛丸。

〔功用〕同二陈汤。

〔用法〕每日服6～9g，用温开水送下。

二妙散（丸）（《丹溪心法》）苍术180g（米泔水浸） 黄柏180g（酒炒）研为细末，水煮面糊为丸，如梧桐子大。

〔功用〕清热化湿。治湿疮、臁疮等证，肌肤焮红，作痒出水，属于湿热内盛者。

〔用法〕每服9g，用淡盐汤送下。

二白散（《外科大成》）生南星 贝母等份，共研细末。

〔功用〕化痰散结，消肉瘤、痰核。

〔用法〕鸡子清和米醋调敷。

二至丸（《证治准绳》）女贞子 旱莲草

〔功用〕调摄冲任，用于白疕、红斑性狼疮、油风、冲任不调者。

〔用法〕水煎服。

二矾汤（《外科正宗》）白矾 皂矾各120g 孩儿茶15g 侧柏叶250g

〔功用〕杀虫止痒，用于鹅掌风。

〔用法〕水煎，浸泡。

二黄枯痔钉（经验方）黄柏　大黄各 30g　白及 90g。将黄柏、大黄、白及磨成极细粉末。加入适量开水搅匀，在玻璃板上，用手工搓成头尖底大钉状药条，长约 3～4cm，底面直径 1～2mm。阴干装瓶密封，高压消毒后备用。

〔功用〕清热解毒，使痔核坏死脱落。

〔用法〕插入痔核内。

二号癣药水（经验方）米醋 10 000g　百部　蛇床子　硫黄各 240g　土槿皮 300g　白砒 6g　斑蝥 60g　白国樟 36g　轻粉 36g（或加水杨酸 330g，冰醋酸 100mL，醋酸铝 60g），先将白砒、硫黄、轻粉各研细末，再同其余药物和米醋浸在瓶中或缸中，俟一周后使用。

〔功用〕杀虫止痒，治鹅掌风。

〔用法〕外搽，每日 1～2 次。亦可浸用，约浸 20 分钟；有糜烂者禁用。

二仙汤（经验方）仙茅　仙灵脾（淫羊藿）当归　巴戟　知母　黄柏

〔功用〕调摄冲任，用于瘾疹冲任不调者。

〔用法〕水煎服。

二味拔毒散（《医宗金鉴》）明雄黄　白矾共研细末。

〔功用〕拔毒消肿，治红肿痛痒性皮肤病。

〔用法〕水调外搽。

二青散（《医宗金鉴》）青黛　黄柏　白敛　白薇各 30g　青露（即芙蓉叶）90g　白及　白芷　水龙骨　白鲜皮各 30g　天花粉 90g　大黄 120g　朴硝 30g

〔功用〕清热解毒，化瘀消肿，治红肿阳毒。

〔用法〕共研细末，用醋、蜜调敷。

二子消毒散（《医宗金鉴》）土茯苓 240g　猪板油 60g　杏仁　僵蚕　蝉蜕各 7 个　牛膝　荆芥　防风各 3g　皂荚子 7 个　金银花 9g　肥皂子 7 个　猪牙皂荚 1 条

〔功用〕解毒消疮，治梅毒、疳疮。

〔用法〕水煎服。

七三丹（《经验方》）熟石膏 21g　升丹 9g，共研细末。

〔功用〕提脓祛腐，用于流痰、附骨疽、瘰疬、有头疽等证，溃后腐肉难脱、脓水不净者。

〔用法〕掺于疮口上，或用药线蘸药插入疮中，外用膏药或油膏盖贴。

七宝美髯丹（《邵应节方》）制首乌 1 000g　牛膝　补骨脂　茯苓　菟丝子　当归身　枸杞子各 400g，分制后，共研细末，炼蜜为丸。

〔功用〕补肾元，乌须发。

〔用法〕每日 3 次，每次 9g，空腹，淡盐汤或开水送下。

八珍汤（《正体类要》）人参　白术　茯苓　甘草　当归　白芍　地黄　川芎

〔功用〕补气补血，用于疮疡、皮肤病之属于气血两虚者。

〔用法〕水煎服。

八宝丹（《疡医大全》）珍珠 3g　牛黄 1.5g　象皮琥珀　龙骨　轻粉各 4.5g　冰片 0.9g　炒甘石 9g 研极细末。

〔功用〕生肌收口，用于溃疡脓水将尽，阴证、阳证都可用。

〔用法〕掺于患处。

八二丹（经验方）熟石膏 8 份　升丹 2 份，各研极细末，和匀。

〔功用〕提脓祛腐，用于溃疡脓流不畅、腐肉难脱。

〔用法〕掺于疮面，或制成药线插入瘘管，外用膏药或油膏盖贴。

八正散（《局方》）木通　瞿麦　车前子　萹蓄　滑石　炙甘草　山栀子　大黄

〔功用〕清利湿热、通淋排石，用于泌尿系结石、前列腺肥大等属于湿热者。

〔用法〕水煎服。

九一丹（《医宗金鉴》）熟石膏 9 份　升丹 1 份，各研极细末，和匀。

〔功用〕提脓祛腐，用于溃疡、瘘管流脓未尽者。

〔用法〕掺于疮面，或制成药线插入疮口或瘘管。

九华膏（经验方）滑石 600g　月石 90g　龙骨 120g　川贝 18g　冰片 18g　朱砂 18g，共研细末，放凡士林油中调匀使成 20% 的软膏，冬季可适当加入香油。

〔功用〕消肿止痛、生肌润肤，用于内、外痔发炎及内痔术后。

〔用法〕外用。

九黄丹（经验方）制乳没各 6g　川贝 6g　石

膏 18g　红升 9g　腰黄 6g　朱砂 3g　炒月石 6g　冰片 0.9g，各研极细末，和匀。

〔功用〕提毒拔脓，祛瘀祛腐，止痛平胬。治一切痈疽已溃，脓流不畅，肿胀疼痛者。

〔用法〕将药粉掺于患处，用膏药或油膏纱布盖之。

十全大补汤（《医学发明》）党参　白术　茯苓　炙甘草　当归　川芎　熟地黄　白芍　黄芪　肉桂

〔功用〕补气补血，用于疮疡气血虚弱，溃疡脓液清稀者。

〔用法〕水煎服。

【附】十全大补丸　即上方共研末和匀，炼蜜为丸。

〔功用〕同十全大补汤。

〔用法〕每日服 9g，用温开水送下。

人参养荣汤（《局方》）党参　白术　炙黄芪　炙甘草　陈皮　肉桂心　当归　熟地黄　五味子　茯苓　远志　白芍　大枣　生姜

〔功用〕补益气血，宁心安神，用于疮疡溃后气血虚弱，久不收敛者。

〔用法〕水煎服。

丁桂散（经验方）公丁香　肉桂各 30g，共研细末。

〔功用〕温化痰湿，散寒止痛。

〔用法〕掺膏药或油膏内敷贴患部。

三白散（《医宗金鉴》）铅粉 30g　轻粉 15g　煅石膏 9g

〔功用〕清热解毒，治漆疮。

〔用法〕共研末，用韭菜汁或茶水调搽。

三香膏（《医宗金鉴》）轻粉　乳香　松香各等份。

〔功用〕解毒敛疮，治臁疮。

〔用法〕共研末，麻油调稠，用夹纸一面，以针密刺细孔，将药夹于纸内。先以葱汤煎洗患处，将药纸有针孔一面对疮贴之，3 日 1 换。

三妙丸（《医学正传》）苍术 180g　黄柏 120g（酒炒）牛膝 60g，共研细末，面糊为丸。

〔功用〕清热化湿，用于湿疮、臁疮等证，属于湿热内盛者。

〔用法〕每服 9g，淡盐汤送下。

三黄洗剂（经验方）大黄　黄柏　黄芩　苦参各等份　共研细末。上药 10～15g，加入蒸馏水 100mL，医用石炭酸 1mL。

〔功用〕清热、止痒、收涩，用于急性皮肤病、疖病等有红肿焮痒渗液者。

〔用法〕临用时摇匀，以棉花蘸药汁搽患处，每日 4～5 次。

三品一条枪（《外科正宗》）白砒 45g　明矾 60g　明雄黄 7.2g　乳香 3.6g，将砒、矾两药研成细末，入小罐内，煅至青烟尽白烟起，片时，约上下通红，住火，放置一宿，取出研末，约可得净末 30g。再加雄黄、乳香两药，共研成细末，厚糊调稠，搓条如线，阴干备用。

〔功用〕腐蚀，治瘰疬、痔疮、肛瘘等。

〔用法〕将药条插入患处，外以膏盖护之。

三石散（经验方）制炉甘石　熟石膏　赤石脂各 90g，共研细末。

〔功用〕收涩生肌，用于皮肤病滋水浸淫者。

〔用法〕麻油或凡士林调搽患处。

大补阴丸（《丹溪心法》）黄柏　知母　熟地黄　龟板

〔功用〕养阴清热，用于红斑性狼疮、阴茎癌肝肾阴虚者。

〔用法〕水煎服。

大黄牡丹汤（《金匮要略》）大黄　牡丹皮　桃仁　冬瓜仁　芒硝

〔功用〕清热祛瘀、通下，用于肠痈（急性阑尾炎）、急性腹膜炎。

〔用法〕水煎服。

大分清饮（《类证治裁》）茯苓　猪苓　泽泻　木通　山栀　车前子　枳壳

〔功用〕清利湿热，治疗精浊、溺浊、水疝。

〔用法〕水煎服。

大承气汤（《伤寒论》）生大黄（后下）　枳实　厚朴　芒硝（冲服）

〔功用〕泻热攻下，用于疮疡、皮肤病、急腹症里热实证。

〔用法〕水煎服。

大黄䗪虫丸（《金匮要略》）大黄　䗪虫　干漆（煅）　甘草　赤芍　生地　黄芩　桃仁　杏仁　虻虫　水蛭　蛴螬

〔功用〕破血、软坚、化瘀，治结节性红斑等气滞血凝之症。

〔用法〕每服 3g，每日 2～3 次。

土茯苓合剂（经验方）土茯苓 180g 银花 60g 连翘 30g 生甘草 30g

〔功用〕清热解毒。用于梅疮解毒治疗。

〔用法〕上药为 1 剂，分 5 日煎服完，25 日为 1 疗程。

土槿皮酊（经验方）土槿皮粗末 10g 80% 乙醇 100mL，按渗漉法制成即可。

〔功用〕杀虫止痒，治鹅掌风、脚湿气、紫白癜风等病。

〔用法〕搽擦患处，每日 3～4 次；手足部糜烂或皲裂者禁用。

小儿化湿汤（经验方）苍术 陈皮 茯苓 泽泻 炒麦芽 六一散

〔功用〕健脾化湿。用于婴儿湿疹渗液多者。

〔用法〕水煎服。

小金片（经验方）马钱子（制）216g 地龙 234g 全虫 117g 制附子 234g 姜半夏 225g 五灵脂 225g 制没药 117g 制乳香 126g，共研细末和匀，加辅料（粘合剂）轧制成片，每片含生药量 0.3g。

〔功用〕破瘀通络、祛痰化湿、消肿止痛，用于流痰、瘰疬、瘿、附睾结核、肿瘤等疾病。

〔用法〕成人每日服 2 次，每次 4 片，用温开水送下。儿童减半。孕妇忌服。

小金丹（《外科全生集》）白胶香 45g 草乌头 45g 五灵脂 45g 地龙 45g 马钱子（制）45g 乳香（去油）22.5g 没药（去油）22.5g 当归身 22.5g 麝香 9g 墨炭 3.6g，各研细末，用糯米粉和糊打千捶，待融和后，为丸，如芡实大，每料约 250 粒左右。

〔功用〕同小金片。

〔用法〕每服 1 粒，每日 2 次，陈酒送下，孕妇忌服。

千捶膏（经验方）蓖麻子肉 150g 嫩松香粉 300g（在冬令制后研末） 轻粉 30g（水飞） 东丹 60g 银朱 60g 茶油 40g（冬天需改为 75g），须在大伏天配制。先将蓖麻子肉入石臼中捣烂，再缓入松香末，俟打匀后，再缓入轻粉、东丹、银朱，最后加入茶油，捣数千捶成膏。

〔功用〕有消肿止痛，提脓祛腐之功，用于一切阳证，如痈、疽（有头）、疖、疔等。

〔用法〕隔水炖烊，摊于纸上，盖贴患处。

【附】千捶膏简易制法：上方去茶油、嫩松香（不需研末）增为 360g，蓖麻子肉改为蓖麻子油 90g。制：先将蓖麻子油和嫩松香一并入砂锅内，炖烊后，离火，以木棒不断搅匀，约 5 分钟，稍冷，再缓入银朱、东丹，搅匀，最后缓入轻粉，搅匀成膏，用文火保温，摊于纸上，当时一次摊好备用。

千金散（经验方）煅白矾 6g 制乳香 制没药 轻粉 飞朱砂 赤石脂 炒五倍子 煅雄黄 醋制蛇含石各 15g，共研细末。

〔功用〕蚀恶肉、化腐，用于一切恶疮顽肉死腐不脱者，以及千日疮、鸡眼、痔瘘等证。

〔用法〕用药粉掺入患处，或黏附在纸线上，插入疮中。

万灵丹（《医宗金鉴》）茅术 240g 何首乌 羌活 荆芥 川乌 乌药 川芎 甘草 川石斛 全蝎（炙） 防风 细辛 当归 麻黄 天麻各 30g 雄黄 18g，共研细末，炼蜜为丸，朱砂为衣，每丸 9g。

〔功用〕解表发汗，祛风理湿，温通经络。用于附骨疽风寒湿邪型初起，恶寒发热，筋骨疼痛，以及麻风初起，麻木不仁等证。

〔用法〕每次 1 丸，葱头、豆豉煎汤或温酒送下。

马勃膏（经验方）马勃 20g 凡士林 80g 马勃研末高压消毒后，用凡士林调成油膏。

〔功用〕生肌收口。

〔用法〕敷贴患部。

马齿苋合剂（经验方）马齿苋 30g 大青叶 15g 紫草 10g 败酱草 10g 桃仁 10g 红花 10g 赤芍 10g。

〔功用〕清热解毒，活血化瘀。

〔用法〕水煎服。

五味消毒饮（《医宗金鉴》）金银花 野菊 紫地丁 天葵子 蒲公英

〔功用〕清热解毒，用于疔疮疖肿、毒虫、毒蛇咬伤等。

〔用法〕水煎服。

五神汤（《外科真诠》）茯苓 金银花 牛膝 车前 紫花地丁

〔功用〕清热利湿，用于委中毒、附骨疽、痔、肛周脓肿等由湿热凝结而成者。

〔用法〕水煎服。

五仁汤（世医得效方）杏仁　柏子仁　郁李仁　瓜蒌仁　火麻仁

〔功用〕润肠通便，用于内痔属于燥热便秘者及痞结型肠梗阻等。

〔用法〕水煎服。

五五丹（经验方）熟石膏　升丹各 15g，共研细末。

〔功用〕提脓祛腐，用于流痰、附骨疽、瘰疬等证，溃后腐肉难脱，脓水不净者。

〔用法〕掺于疮口中，或用药线蘸药插入，外盖膏药或油膏，每日换药 1～2 次。

五宝散（《医宗金鉴》）钟乳石 12g（如乳头下垂，敲之易碎，似蜻蜓翅者方真）　朱砂 3g　珍珠 6g（豆腐内煮，半柱香时取出）冰片 3g　琥珀 6g，各研极细、和匀，用药 6g，另加飞罗面 24g，再研和匀，瓷罐密收。

〔功用〕清凉解毒，治杨梅疳疮结毒及婴儿湿疮。

〔用法〕每用土茯苓 150g，水 3 碗，煎至 2 碗，滤去渣，分作 3 次，每次加五宝散 0.3g 和匀，日用 3 次；儿童减半；婴儿服 1/3。如鼻子腐烂，每日于土茯苓内加辛夷 9g 煎服，以引药上行。忌海腥、牛、羊、鹅肉、酒、煎炒等。

五倍子汤（《疡科选粹》）五倍子　朴硝　桑寄生　莲房　荆芥各 30g。

〔功用〕消肿止痛、收敛止血，用于痔疮脱肛等。

〔用法〕煎汤熏洗患处。

五倍子散（《医宗金鉴》）用五倍子大者一个，凿一孔，将阴干车前草揉碎，填入五倍子内，用纸塞孔，湿纸包，煨片时，取出待冷去纸，研为细末。每药末 3g 加轻粉 0.9g，冰片 0.15g，共研极细。

〔功用〕收敛收涩，用于内痔坚硬疼痛难忍者。

〔用法〕干搽痔上。

五妙水仙膏（经验方）五倍子　石碱　生石灰等制成软膏剂。

〔功用〕消炎解毒，祛腐生新，收敛杀菌。

〔用法〕外用，有特发性疤痕疙瘩史者慎用或忌用。

五虎追风散（《晋南史全恩家传方》）蝉衣　胆南星　天麻　全蝎　僵蚕共研细末。

〔功用〕祛风镇痉。用于破伤风。

〔用法〕每次 3～6g，每日 2～3 次，也可水煎服。

五子衍宗丸（《摄生众妙方》）枸杞子 240g　菟丝子 240g（酒蒸、捣饼）　五味子 60g（研碎）　覆盆子 120g（酒洗，去目）　车前子（扬净），各药俱选道地精新者，焙、晒干，共为细末，炼蜜为丸，如梧桐子大。

〔功用〕填精补髓，益肾种子。治肾虚腰痛尿后余沥、遗精早泄、阳痿不育。

〔用法〕每空心服 90 丸，上床时 50 丸，白沸汤或盐汤送下，冬月用温酒送下。

五苓散（《伤寒论》）白术 9g　桂枝（或肉桂）6g　猪苓 12g　泽泻 12g　茯苓 15g

〔功用〕健脾，化气，利水，通淋。

〔用法〕研末冲服，或煎水服。

六一散（《伤寒标本》）滑石 60g　甘草 10g

〔功用〕清暑利湿。

〔用法〕每服 9g，或入汤剂包煎。

六神丸　处方略。

〔功用〕内服有解毒、消肿之功，治痈疽、疔疮、流注、无名肿毒、时邪疫毒、白喉、喉风、喉痛、乳蛾等。外敷有退肿、止痛之功，但不能过多，因刺激表皮、有腐蚀之弊。

〔用法〕每服 10 粒，温开水送下，日服 3 次；儿童减半；婴儿服 1/3。孕妇忌服。外敷以开水或陈酒烊化，敷患处。

六应丸（《经验方》）珍珠 10g　牛黄 15g　蟾酥 10g　腰黄 20g　冰片 5g　公丁香 40g，共细末，泛芥子大丸。

〔功用〕解毒、消炎、退肿、止痛，用于乳蛾、疔、痈、疮疡、咽喉炎症，以及虫咬等。

〔用法〕成人每次 10 粒，儿童每次 5 粒，婴儿每次 2 粒，每日 3 次。外用不拘多少，以冷开水或醋调敷患处。

六军丸（《外科正宗》）蜈蚣（去头足）　蝉衣　全蝎僵蚕（炒，去丝）　夜明砂　穿山甲　各等份，研末，神曲糊丸，如粟米大，朱砂为衣。

〔功用〕疏通经络、破瘀消肿，治疗肿块坚硬的瘰瘤。

〔用法〕每次 9g，饭后服，酒送下。

六味地黄丸（《小儿药证直诀》）熟地 240g

山萸肉　干山药各 120g　丹皮　白茯苓　泽泻各 90g，上药为末，糊丸如梧桐子大。

〔功用〕补肾水、降虚火。

〔用法〕每日服 9g，淡盐汤送下，或水煎服。

【附一】桂附地黄丸（即八味地黄丸，附桂八味丸）即六味地黄丸加肉桂、附子。

〔功用〕温补脾肾，治命门火衰，脾肾两虚。

【附二】知柏八味丸（即知柏地黄丸）即六味地黄丸加知母、黄柏。

〔功用〕有养阴清热、泻火利湿之功。

六磨汤（《世医得效方》）槟榔　沉香　木香　乌药　大黄　枳壳

〔功用〕理气止痛、通腑清热。用于气滞腹痛，大便秘涩而有热者。

〔用法〕各磨汁半盏，和匀温服。

丹栀逍遥散（《内科摘要》）逍遥散加丹皮、栀子各 3g。

〔功用〕疏肝健脾，和血调经。用于肝脾血虚，化火生热者。

〔用法〕水煎服。

少腹逐瘀汤（《医林改错》）小茴香 1.5g　干姜 3g　延胡索 3g　当归 9g　川芎 3g　官桂 3g　赤芍 6g　蒲黄 9g　五灵脂 6g

〔功用〕活血祛瘀，温经止痛。

〔用法〕水煎服。

木萸散（经验方）木瓜　吴萸　防风　全蝎　蝉衣　天麻　僵蚕　胆南星　藁本　桂枝　蒺藜　朱砂　雄黄　猪胆汁

〔功用〕祛风化痰，清热解毒。用于破伤风。

〔用法〕水煎服。

木香流气饮（《医宗金鉴》）当归　白芍　川芎　紫苏　桔梗　枳实　乌药　陈皮　半夏　茯苓　黄芪　防风　青皮　大腹皮　槟榔　枳壳　泽泻　甘草　木香

〔功用〕行气化滞，消肿散结。

〔用法〕水煎服。

开郁散（《洞天奥旨》）柴胡　当归　白芍　白术　茯苓　香附　郁金　天葵草　全蝎　白芥子　炙甘草

〔功用〕舒肝解郁，化痰散结，用于治疗乳癖、乳痈、乳癌等。

〔用法〕水煎服。

开关散（《卫生宝鉴》）皂荚 6g　细辛 0.9g

研为细末。

〔功用〕开关通窍，治口噤不开，气息不通。

〔用法〕每用少许，吸入鼻中即醒。

太乙膏（《外科正宗》）玄参　白芷　归身　肉桂　赤芍　大黄　生地黄　土木鳖各 60g　阿魏 9g　轻粉 12g　柳槐枝各 100 段　血余 30g　东丹 1 200g　乳香 15g　没药 9g　麻油 2 500g，陈东丹外，将余药入油煎。熬至药枯，滤去渣滓，再加入东丹，充分搅匀成膏。

〔功用〕消肿清火，解毒生肌。用于一切疮疡已溃或未溃者。

〔用法〕隔火炖烊，摊于纸上，随疮口大小敷贴患处。

止痛如神汤（《医宗金鉴》）秦艽　桃仁　皂荚子　苍术　防风　黄柏　当归尾　泽泻　槟榔　熟大黄

〔功用〕清热、祛风、利湿，用于痔核肿胀疼痛者。

〔用法〕水煎服。

止痒扑粉（经验方）绿豆 50g　氧化锌 5g　樟脑 1g　滑石粉加至 100g，将绿豆、氧化锌、滑石粉研细后，再加入樟脑，研匀即成。

〔功用〕清热、收涩、止痒，治夏季皮炎、痱子等。

〔用法〕干扑患处，每日 3～5 次。

双柏散（经验方）侧柏叶　大黄各 60g　黄柏　薄荷　泽兰各 30g，共研细末。

〔功用〕活血祛瘀、消肿止痛，用于疮疡初起红肿热痛，腹腔炎症包块、静脉炎等。

〔用法〕水、蜜调制外敷。

化斑解毒汤（《医宗金鉴》）升麻　石膏　连翘（去心）　牛蒡子（研炒）　人中黄　黄连　知母　玄参

〔功用〕清热解毒，治内发丹毒。

〔用法〕加用竹叶 20 片，水煎服。

化坚二陈丸（《医宗金鉴》）陈皮　半夏各 30g　白茯苓 45g　生甘草　川黄连各 10g　炒白僵蚕 60g，共研细末，荷叶煎汤泛丸，如梧子大。

〔功用〕化痰散结，治体表各种痰核。

〔用法〕每服 6g，每日 3 次，白开水送下。

化癌汤（《疡医大全》）人参　黄芪　忍冬藤　当归　白术　茜草根　白芥子　茯苓

〔功用〕调补气血、健脾化痰，用于治疗乳癌及其他癌症气血不足者。

〔用法〕水煎服。

化毒散（《医宗金鉴》）生大黄 穿山甲 当归尾 白僵蚕 蜈蚣，共研末。

〔功用〕活血化瘀 破散毒结。

〔用法〕每服 6g，温酒调下，1 日 2 次。

升阳除湿汤 升麻 柴胡 防风 泽泻 苍术 猪苓 神曲 麦芽 陈皮 甘草

〔功用〕升阳除湿健脾。

〔用法〕水煎服。

升丹（《医宗金鉴》）水银 30g 火硝 120g 白矾 30g 雄黄 朱砂各 15g 皂矾 18g，用升华方法制成，它的纯粹成分是氧化汞。《医宗金鉴》、《疡医大全》、《外科真诠》等书所用升丹的组成大致相同。（现在一般采用小升丹，附方于后。）先将白矾、皂矾及火硝研碎，入大铜勺内，加火酒一小杯烊化，一干即起研细。另外将水银、朱砂及雄黄共研细末，以不见水银星为度，再入硝矾一起研匀。取阳城罐用纸筋泥搪一指厚，阴干，不使生裂纹，搪泥罐子泥亦可用，如有裂纹，以罐子泥补之，无裂纹方可入前药。罐口以铁油盏盖定，加铁梁盏，上下用铁丝扎紧，用棉纸蘸蜜，塞罐口缝间，外用煅石膏细末调醋封固，加炭火使盏热固定，置罐于铁架上，用木炭火煅炼三炷香（约 3 小时）。第一炷香宜用底火（就是火焰限于罐底），如火大则汞先飞上。第二炷香，宜用大半罐火，以毛笔沾冷水时时刷擦铁盏。第三炷香，使火焰平罐口，用毛笔沾冷水时时刷擦，勿使盏干。在升炼时可予以盐卤汁调罐子稀泥，用毛笔蘸泥水，糊刷罐口周围，勿使泄气。如罐上有绿烟喷出，是汞外走现象。三炷香尽，去火冷定，开看盏上有红色或黄色升丹，约 18g 重，刮下，研极细，装罐备用。

〔功用〕提脓祛腐。

〔用法〕掺疮口中，亦可用药线蘸药插入，一般用熟石膏稀释成九一丹、八二丹、七三丹、五五丹应用。

【附】小升丹（三仙丹） 水银 30g 白矾 24g 火硝 21g

〔功用〕同升丹，力较逊。

〔用法〕同升丹。

牛蒡解肌汤（《疡科心得集》）牛蒡子 薄荷 荆芥 连翘 山栀 丹皮 石斛 玄参 夏枯草

〔功用〕祛风清热、化痰消肿，用于头面颈项疮疡，风火痰热所致者。

〔用法〕水煎服。

牛皮癣膏药（经验方）

（1）雄黄 硫黄 洋樟 枯矾 明矾各 60g 红矾（红砒）30g

〔制法〕共研细末。

〔用法〕将药粉均匀掺在膏药上。

（2）荆芥 防风 苦参 斑蝥 白芷 甘草 大黄 当归 槟榔 鹤虱 瓦松 花椒 生地 茴香 番木鳖 蛇床子 全蝎 蝉衣各 60g 蜈蚣 12 条 红矾 30g 土槿皮 巴豆 苍术各 60g

〔制法〕以上各药用麻油 5 000mL，春浸 5 日，夏 3 日，秋 7 日，冬 10 日，熬煎去渣，滴水成珠，再将熟油秤准，每 500mL 熟油加炒透广丹 240g（冬天改为 180～210g），收膏。

〔功用〕杀虫、止痒、润肤、治牛皮癣。

〔用法〕将膏摊在布上，随患处大小敷贴，贴 7 日为 1 次，3 次为 1 疗程。在第 1 次敷贴时，将①方药粉均匀地撒在膏药上，烘热贴上，第 2、3 次不撒药粉。

〔按〕在第 1 次敷贴后，皮肤会高起一小片，作痒；第 2 次敷贴，痒较轻；第 3 次敷贴，不痒，皮肤平复。

乌梅丸（《伤寒论》）乌梅 9g 桂枝 6g 细辛 6g 干姜 10g 当归 4g 制附子 6g 蜀椒 4g 黄柏 6g 黄连 16g 人参 6g 按上比例配伍，乌梅肉用醋浸一宿，打烂，余药分研、和匀，和入梅肉打匀，蜜丸。

〔功用〕安蛔，治胆道蛔虫、蛔虫性肠梗阻等。

〔用法〕每服 9g，空腹白汤下，每日 1～3 次。亦可以常用量作汤剂煎服。

乌梢蛇片（经验方）乌梢蛇研粉，加适量赋形剂，轧片，每片含生药 0.3g。

〔功用〕祛风止痒。

〔用法〕成人每日 2～3 次，每次 5 片，温开水送下。

水晶膏 糯米 100g 置 15% 苛性钾液 250mL 中，浸泡 24 小时后捣烂成透明药膏。

〔功用〕软化浸润，腐蚀角质。用于鸡眼、胼胝、寻常疣等。

〔用法〕用胶布保护周围健康皮肤，然后将药膏厚涂患处，最后用胶布覆盖包扎，3 日换 1 次，直至皮损脱落。

止痒酊（广东省中医院方）蛇床子　百部各25g，50%乙醇100mL，浸泡24小时过滤即成。

　　〔功用〕止痒杀虫，治神经性皮炎、瘙痒症等。

　　〔用法〕直接外搽。

　　天麻钩藤饮（《杂病证治新义》）天麻　钩藤　石决明　山栀子　黄芩　川牛膝　杜仲　益母草　桑寄生　夜交藤　茯苓

　　〔功用〕平肝潜镇，用于皮肤病血虚肝旺者。

　　〔用法〕水煎服。

　　水杨酸酊剂　5%水杨酸5g，75%乙醇加至100mL，调匀即成。

　　〔功用〕止痒、杀真菌。

　　〔用法〕每日外搽3～4次。

　　水杨酸软膏　5%水杨酸5g　凡士林95g，调匀即成。

　　〔功用〕杀真菌、止痒、软化角质。

　　〔用法〕每日外搽3～4次。

　　水澄膏（《医宗金鉴》）朱砂　白及　白蔹　五倍子　郁金　雄黄　乳香

　　〔功用〕解毒，收敛溃疡。

　　〔用法〕上药共为细末，以米醋调浓，以厚纸摊贴。

　　内疏黄连饮（《医宗金鉴》）槟榔　木香　栀子　连翘　薄荷　黄芩　黄连　甘草　桔梗　大黄　当归　白芍

　　〔功用〕清火解毒、除里热，治痈疽里热实者。

　　〔用法〕水煎，饭前服。

　　内消瘰疬丸（《疡医大全》）夏枯草240g　玄参150g　青盐150g　海藻　贝母　薄荷　花粉　海蛤粉　白蔹　连翘　熟大黄　生甘草　生地黄　桔梗　枳壳　当归　硝石各30g，共研细末，酒糊丸。

　　〔功用〕化痰、消坚、止痛，治瘰疬。

　　〔用法〕每服9g，温开水送下。

　　玉露散（经验方）芙蓉叶，研成极细末。

　　〔功用〕凉血、清热、退肿，用于疮疡阳证。

　　〔用法〕可用麻油、菊花露、银花露或凡士林调敷患处。

　　【附】玉露油膏　凡士林8/10，玉露散2/10，调匀成膏。

　　玉枢丹（王孟英《霍乱论》）山慈姑60g　五倍子60g　千金子霜30g　雄黄23g　朱砂23g　红芽大戟45g　麝香6g　共为细末，糯米汤调，制成锭剂。

　　〔功用〕解毒辟秽、活血消肿，治霍乱痧胀、瘟疫喉风、癫狂痛疽、蛇犬咬伤等。

　　〔用法〕内服，每服0.6g，捣碎冲服。外用，醋磨调整患处。

　　玉真散（《外科正宗》）生南星　白芷　防风　羌活　天麻　白附子各等量，共研为细末。

　　〔功用〕祛风镇痉，用于破伤风。

　　〔用法〕每次3～6g，热酒调服，亦可煎服。

　　玉女煎（《景岳全书》）石膏　熟地　麦冬　知母　牛膝

　　〔功用〕清胃滋阴。

　　〔用法〕水煎服。

　　玉屏风散（《丹溪心法》）防风　黄芪各30g　白术60g，共研细末。

　　〔功用〕益气固表止汗。

　　〔用法〕开水送服，每日2次，每次6～9g，也可按原方用量比例酌减煎服。

　　四逆汤（《伤寒论》）附子　干姜　甘草

　　〔功用〕回阳救逆，温中止泻。

　　〔用法〕水煎服。

　　四妙散（《外科精要》）炙黄芪　当归　金银花　炙甘草

　　〔功用〕托里排脓，用于疮疡肿痛、排脓不畅。

　　〔用法〕水煎服。

　　四苓散（即《伤寒论》五苓散去桂枝）白茯苓　泽泻　猪苓　白术

　　〔功用〕利水渗湿，治疮疡湿邪内蕴，小便不利者。

　　〔用法〕水煎服。

　　四物汤（《局方》）熟地黄　归身　白芍　川芎

　　〔功用〕养血补血，用于疮疡血虚之证。

　　〔用法〕水煎服。

　　四君子汤（《局方》）人参　茯苓　白术　炙甘草

　　〔功用〕补元气、益脾胃，用于疮疡中气虚弱、脾失运化者。

　　〔用法〕水煎服。

　　四物消风饮（《医宗金鉴》）生地黄　当归　荆芥　防风　赤芍　川芎　白鲜皮　蝉蜕　薄荷　独活　柴胡　红枣

〔功用〕养血祛风，用于瘾疹、牛皮癣等血虚风燥者。

〔用法〕水煎服。

四海舒郁丸（《疡医大全》）青木香15g　陈皮　海蛤粉各6g　海带　海藻　昆布　海螵蛸各60g，共研细末为丸。

〔功用〕理气解郁、软坚消肿，治气瘿。

〔用法〕日服1～2次，水、酒送下均可，每服9g。

四妙勇安汤（清《验方新编》）玄参　当归　金银花　甘草

〔功用〕和营止痛、清热解毒，用于热毒型血栓性闭塞性脉管炎。

〔用法〕水煎服。

四黄散、膏（经验方）黄连　黄柏　黄芩　大黄　乳香　没药各等量，共为细末为散剂，或以散剂加凡士林调为膏。

〔功用〕清热解毒、活血消肿，用于阳证疮疡。

〔用法〕散剂：水或银花露调敷患处。

膏剂：将油膏摊纱布上敷患处。

四七汤（《和剂局方》）半夏　茯苓　苏叶　厚朴　生姜　大枣

〔功用〕行气化痰。

〔用法〕水煎服。

四逆加人参汤（《伤寒论》）甘草　干姜　附子　人参

〔功用〕温阳益气。

〔用法〕水煎服。

失笑散（《和剂局方》）五灵脂　蒲黄各等份

〔功用〕活血，行瘀，止痛。

〔用法〕散剂，每次6～12g，包煎。

白降丹（《医宗金鉴》）朱砂　雄黄各6g　水银30g　硼砂15g　火硝　食盐　白矾　皂矾各45g，先将雄黄、皂矾、火硝、明矾、食盐、朱砂研匀，入瓦罐中，微火使其烊化，再和入水银调匀，待其干涸。然后用瓦盆一只，盆下有水，即以盛干涸药料的瓦罐覆盆中，四周以赤石脂和盐卤层层封固，再以炭火置于倒覆的瓦罐上，如有空隙漏气处，急用赤石脂盐卤加封，约过三炷香（约3小时）即成。火冷定后开看，盆中即有白色晶片的药粉。

〔功用〕腐蚀、平胬，治溃疡脓腐难去，或已成瘘管，肿疡成脓不能自溃，疣、痣、瘰疬等证，外敷消散药物效果不显者。

〔用法〕疮大者用0.15～0.18g，小者0.03～0.06g，以清水调涂疮头上；亦可和米糊为条，插入疮口中，外盖膏药。

白驳片（经验方）紫草50g　真降香50g　草河车50g　白药子50g　白薇50g　苍术20g　海螵蛸35g　红花50g　桃仁50g　生首乌50g　龙胆草20g　刺蒺藜750g　甘草35g　共为细末，制成片，每片重1g。

〔功用〕能散风、清热、活血，治白驳风。

〔用法〕每次服10g，每日2次，温开水送下。

白屑风酊（经验方）蛇床子40g　苦参片40g　土槿皮20g　薄荷脑10g　将蛇床子、苦参片、土槿皮共研成粗粉，先用75%乙醇80mL，将药粉渗透，放置6小时后，然后加入75%乙醇920mL，依照渗漉分次加入法，取得酊剂约100mL（不足之数可加入75%乙醇补足），最后加入薄荷脑即成。

〔功用〕祛风止痒，治白屑风。

〔用法〕搽擦患处，每日3～5次；有糜烂者禁用。

白玉膏（经验方）（即生肌白玉膏）熟石膏9份　制炉甘石1份。熟石膏研粉，加入制炉甘石和匀，以麻油少许调成膏，再加凡士林使成70%的软膏。

〔功用〕润肤、生肌、收敛，用于溃疡腐肉已尽，疮口不敛者。

〔用法〕将膏少许匀涂纱布上外敷，并可掺其他生肌药粉于药膏上，效果更佳。

生肌散（经验方）制炉甘石15g　滴乳石9g　滑石30g　血珀9g　朱砂3g　冰片0.3g，研极细末。

〔功用〕生肌收口，用于痈疽溃后、脓水将尽者。

〔用法〕掺疮面上，外盖膏药或药膏。

生肌玉红膏（《外科正宗》）当归60g　白芷15g　白蜡60g　轻粉12g　甘草36g　紫草6g　血竭12g　麻油500mL。先将白芷、当归、紫草、甘草四味，入油内浸3日，大勺内慢火熬微枯，细绢滤清，复入勺内煎滚，入血竭化尽，次入白蜡，微火化开。用茶盅四个，预炖水中，将膏分作四处，倾入盅内，候片时，下研细轻粉，每盅3g搅匀。

〔功用〕活血祛腐、解毒镇痛、润肤生肌，用于疮疡溃后脓水将尽、烫伤、肉芽生长缓慢者。

〔用法〕将膏匀涂纱布上，敷贴患处，并依溃疡局部情况，可掺提脓、祛腐药于膏上同用，效果更佳。

生脉散（《内外伤辨惑论》）孩儿茶　麦冬　五味子

〔功用〕益气养阴，用于疮疡、烧伤、皮肤病、前列腺肥大气阴两虚者。

〔用法〕水煎服。

生精种子汤（《医学正印种子编》）沙苑蒺藜　川续断　菟丝子　山茱萸　芡实　莲须　覆盆子　甘枸杞子

〔功用〕生精种子。治梦遗滑泄，阴精亏损之不育症。

仙方活命饮（《医宗金鉴》）穿山甲　皂角刺　当归尾　甘草　金银花　赤芍　乳香　没药　天花粉　陈皮　防风　贝母　白芷

〔功用〕消肿散结、活血祛瘀，用于痈疽肿疡、腹腔炎症包块等。

〔用法〕水煎服。

瓜蒌牛蒡汤（《医宗金鉴》）瓜蒌　牛蒡子　天花粉　黄芩　陈皮　生栀子　皂角刺　金银花　青皮　柴胡　甘草　连翘

〔功用〕清肝经邪热，用于乳痈初起。

〔用法〕水煎服。

右归丸（《景岳全书》）熟地黄8份　淮山药4份　山萸肉3份　枸杞子4份　菟丝子4份　杜仲4份　鹿角胶4份　当归3份　附子2～6份　肉桂2～4份，上药按比例称足。共为细末，炼蜜为丸。

〔功用〕补益肾阳，治疮疡、皮肤病属肾阳不足者。

〔用法〕口服，每日1～2次，每次9g，亦可水煎服。

左归丸（《景岳全书》）熟地黄8份　淮山药4份　山萸肉4份　枸杞子4份　菟丝子4份　鹿角胶4份　龟板胶4份　牛膝3份，上药按比例称足。共为细末，炼蜜为丸。

〔功用〕滋补肾阴，用于疮疡、皮肤病属肾阴不足者。

〔用法〕口服，每日1～2次，每次6g，或水煎服。

代抵当汤（《证治准绳》）大黄　归尾　生地　炮山甲　芒硝　桃仁　肉桂

〔功用〕攻逐瘀血，治膀胱蓄血引起的癃闭。

〔用法〕水煎服。

龙胆泻肝汤（李东垣方，录自《古今医方集成》）龙胆草　栀子　黄芩　柴胡　生地黄　泽泻　当归　车前子　木通　甘草

〔功用〕泻肝胆湿热、实火，用于湿疹、丹毒、足癣继发感染、接触性皮炎、蛇丹、肝脓肿、肛周脓肿及急腹症里热证者。

〔用法〕水煎服。

【附】龙胆泻肝丸　即上方诸药，共研细末和匀，以水泛为丸。

〔功用〕同龙胆泻肝汤。

〔用法〕每日服9g，分2次吞，用温开水送下。

加味归脾丸（《医宗金鉴》）香附　人参　酸枣仁（炒）　远志（去心）　当归　黄芪　乌药　陈皮　白术（土炒）　贝母（去心）各30g　木香　炙甘草各10g　上药共研细末，合欢皮120g　煎汤泛丸。

〔功用〕益气养血、解郁化痰，治气瘿、气瘤。

〔用法〕每服10g，饭后开水送下。

加味五苓散（《类证治裁》）猪苓　茯苓　白术　各30g　泽泻24g　茴香12g　肉桂5g　共研粗末。

〔功用〕温阳化气利水，主治水疝。

〔用法〕每用12g，加盐2g，水煎服，每日3次。

归脾汤（《济生方》）人参　白术（土炒）　黄芪（炒）各6g　当归身3g　炙甘草1.5g　茯神6g　远志（去心）3g　枣仁（炒研）6g　青木香1.5g　龙眼肉6g　生姜3片　大枣2枚

〔功用〕养心健脾、益气补血，治岩、乳痰等疮，久溃不敛、气血两亏、心脾衰弱、心烦不寐者。

〔用法〕水煎服。

【附】归脾丸　即上方诸药按上比例配方除龙眼肉、生姜、大枣外，共研细末和匀，另将龙眼肉、生姜、大枣煮。入药末共捣，和丸。

〔功用〕同归脾汤。

〔用法〕每日服9g，用温开水送下。

甘露消毒饮（《温热经纬》）滑石　茵陈　黄芩　石菖蒲　木通　川贝　射干　连翘　薄荷　白蔻仁　藿香

〔功用〕化浊利湿，清热解毒。

〔用法〕水煎服。

甘草油　甘草10g　植物油100mL，文火煎至焦枯，过滤备用。

〔功用〕清除油垢，润泽皮肤。用于干燥脱屑性

皮肤病，或作赋形剂调药外用。

〔用法〕外搽。

北庭丹（《医宗金鉴》）硇砂　人中白　瓦上青苔　瓦松　溏鸡矢。用倾银罐 2 个，对合，装药于肉，封口，再以盐泥外涂，炭火煅三炷香，待冷开罐，取药，加麝香、冰片 1 份，共研细末。

〔功用〕清热消肿止痛。治舌菌。

〔用法〕用磁针刺破舌菌，点丹少许，盖以蒲黄。

平胬丹（《外科诊疗学》）乌梅肉（煅存性）月石各 4.5g　轻粉 1.5g　冰片 0.9g 研极细末。

〔功用〕腐蚀平胬，治疮疡有胬肉突出，障碍排脓，用之可使胬肉平复。

〔用法〕掺疮口上，外盖膏药。

必效散（《医宗金鉴》）川槿皮 120g　海桐皮大黄各 60g　百药煎 42g　巴豆（去油）5g　斑蝥 1 个　雄黄　轻粉各 12g

〔功用〕杀癣止痒。

〔用法〕共研细末，水调外搽。

石珍散（《医宗金鉴》）轻粉　煅石膏各 30g 黄柏末　青黛各 9g

〔功用〕去火毒，收敛水疱溃烂。

〔用法〕共研细末，撒在糜烂面上。

石韦散（《普济方》）石韦　瞿麦　车前子　木通　冬葵子　赤茯苓　榆白皮　滑石　甘草

〔功用〕清热、利尿、化石、排石，治石淋。

〔用法〕水煎服。

皮脂膏（经验方）青黛　黄柏各 6g　煅石膏烟膏各 60g（即土法烟熏烘硝牛皮后烟汁结成的残留物质），共研细末，和匀，以药末 60g 加凡士林240g，调匀成膏。

〔功用〕清热杀虫止痒。用于湿疮、肛门瘙痒病。

〔用法〕外搽患处。

皮癌净（河南鹿邑县人民卫生防治院）红砒3g　指甲　头发各 1.5g　大枣去核 1 枚　碱发面30g。将红砒研细末，再与指甲、头发同放入去核枣内，用碱发面包好，放入桑皮炭中，煅烧成灰，研细末，备用。煅烧时注意：①煅烧时须细心观察，轻轻翻动药团，使其煅烧均匀；但不能用力过大，以防破碎。②煅烧时，见药团冒出白烟，臭气；烟过后，药团表面出现黄色小点，都是正常现象。③煅成的药团当疏松如炭，轻敲辄碎，其色乌亮。如

敲开药团，见枣内有红赤色细丝、指甲、头发未分开，不易破碎者，为未煅好。

〔功用〕祛腐解毒，用于治疗鳞状上皮癌。

〔用法〕将药末直接撒于瘤体疮面上；或用麻油调成 50% 的糊剂，涂于瘤体创面上，每日或隔日 1次。

皮肤外洗一方（江西中医学院附属医院方）苦参　生大黄　地榆　明矾　马齿苋　鱼腥草

〔功用〕清热除湿，用于渗出较多的皮肤病。

〔用法〕水煎外洗或湿敷。

皮肤外洗二方（江西中医学院附属医院方）艾叶　苦参　生大黄　千里光　苍耳子

〔功用〕祛风止痒，用于干性瘙痒性皮肤病。

〔用法〕水煎外洗。

冲和膏（《外科正宗》）紫荆皮（炒）150g　独活 90g　赤芍 60g　白芷 30g　石菖蒲 45g，研细末。

〔功用〕疏风、消肿、活血祛寒，治疮疡阴阳不和、冷热相凝者。

〔用法〕葱汁、陈酒调敷。

【附】冲和油膏　用凡士林 8/10，冲和散 2/10，调匀成膏。

〔用法〕摊纱布上，敷患处。

安宫牛黄丸（《温病条辨》）牛黄　郁金　犀角　黄芩　黄连　栀子　雄黄　朱砂 30g　梅片麝香各 7.5g　珠粉 15g，研极细末，炼蜜为丸，每丸 3g，金箔为衣，以蜡护之。

〔功用〕清心解毒，宣窍安神，用于疔疮走黄及疮疡神昏谵语、狂躁痉厥之热盛者。

〔用法〕每服 1 丸。脉虚者，人参汤送下；脉实者，银花薄荷汤送下。病重、体实者，每日 3 次。

西黄醒消丸（《外科全生集》）西黄 0.9g　麝香 4.5g　乳香　没药各 30g。先将乳香、没药各研细末，再加西黄、麝香共研；用煮烂黄米饭 30g，入药粉捣和为丸，如莱菔子大，晒干忌烘。

〔功用〕清热解毒、和营消肿，治岩、瘰疬等证。

〔用法〕每日服 3～9g，用温开水或陈酒送下。

芋艿丸（经验方）香梗芋艿（拣大者），不拘多少。将芋艿切片晒干，研细末，用陈海蜇（漂淡）、大荸荠煎汤泛丸。

〔功用〕消痰、软坚、化毒、生肌，用于瘰疬。

〔用法〕每服9g，陈海蜇、荸荠煎汤送下；或白汤下。

导赤散（《小儿药证直诀》）木通　生地　生甘草　竹叶

〔功用〕清热利水，用于湿热型前列腺肥大。

〔用法〕水煎服。

异功散　人参　白术　茯苓　炙甘草　陈皮

〔功用〕健脾益气、行滞。

〔用法〕日服1剂，水煎取汁，分2次服。

血府逐瘀汤（《医林改错》）当归　生地黄　桃仁　红花　枳壳　赤芍　柴胡　甘草　桔梗　川芎　牛膝

〔功用〕活血祛瘀、通络止痛，用于脱疽、白疕急腹症血瘀者。

〔用法〕水煎服。

先天大造丸（《医宗金鉴》）人参　白术（土炒）　当归身　白茯苓　菟丝子　枸杞　黄精　牛膝各60g　补骨脂（炒）　骨碎补（去毛微炒）　巴戟肉　远志（去心）各30g　广木香　青盐各15g　丁香9g。以上共研细末，熟地12g酒煮捣膏，仙茅浸去赤汁、蒸熟去皮捣膏；何首乌去皮，黑豆同煮，去豆捣膏；胶枣肉捣膏；肉苁蓉去鳞并内膜，酒浸捣膏各60g。紫河车一具白酒煮烂，捣膏。将药末与膏共合一处，炼蜜为梧子大丸。

〔功用〕补气血，壮筋骨，治流痰溃后脓稀难敛、气血两亏者。

〔用法〕每日服70丸，空腹温酒或开水送下。

阳和汤（《外科全生集》）熟地黄　白芥子　炮姜炭，麻黄　甘草　肉桂　鹿角胶（烊化冲服）

〔功用〕温阳通脉，散寒化痰，用于流痰，附骨疽和脱疽的虚寒型。

〔用法〕水煎服。

阳和解凝膏（《外科全生集》）鲜牛蒡子　根叶梗1.5kg　鲜白凤仙梗　川芎各120g　川附桂枝　大黄　当归　肉桂　草乌　地龙　僵蚕　赤芍　白芷　白蔹　白及　乳香没药各60g　续断　防风　荆芥　五灵脂　木香　香橼　陈皮各60g　苏合油120g　麝香30g　菜油5kg。白凤仙熬枯去渣，次日除乳香、没药、麝香、苏合油外余药俱入锅煎枯，去渣滤净，称准分量，每500g油加黄丹（烘透）210g，熬至滴水成珠，不粘指为度，撤下锅来，将乳香、没药、麝香、苏合油加入搅和，半月后可用。

〔功用〕温经和阳、行气活血、祛风散寒、化痰通络，用于疮疡阴证、乳癖等。

〔用法〕置铜杓中加热烊化，摊布上，贴患处。

阳毒内消散（《药蔹启秘》）麝香　冰片各6g　白及　南星　姜黄　炒甲片　樟冰各12g　轻粉　胆矾各9g　铜绿12g　青黛6g，研极细末。

〔功用〕活血、止痛、消肿、化痰、解毒，适用于一切阳证肿疡。

〔用法〕掺膏药上敷贴。

阴毒内消散（《药蔹启秘》）麝香3g　轻粉9g　丁香6g　樟脑12g　腰黄9g　良姜6g　肉桂3g　川乌　炒甲片各9g　胡椒3g　制乳没各6g　阿魏（瓦上炒去油）9g　牙皂6g，研极细末。

〔功用〕温经散寒、消坚化痰，用于一切阴证肿疡。

〔用法〕掺膏药上敷贴。

防风通圣散（《宣明论方》）防风　荆芥　连翘　麻黄　薄荷　川芎　当归　白芍（炒）　白术　山栀　大黄（酒蒸）　芒硝各15g　石膏　黄芩　桔梗各30g　甘草60g　滑石90g，共研细末。

〔功用〕解表通里、疏风清热、化湿解毒，治疮疡肿毒、肠风痔瘘、瘾疹等。

〔用法〕每服6~12g，每日2~3次；亦可水煎服。

托里消毒散（《医宗金鉴》）人参　川芎　当归　白芍　白术　金银花　茯苓　白芷　皂角刺　甘草　桔梗　黄芪

〔功用〕补益气血、托毒消肿，用于疮疡体虚邪盛、脓毒不易外达者。

〔用法〕水煎服。

托里透脓汤（《医宗金鉴》）人参　白术　山甲　白芷　升麻　当归　甘草　黄芪　皂角针　青皮

〔功用〕滋补气血，托里透脓，用于肿疡脓成不溃者。

〔用法〕水煎服。

回阳玉龙膏（《外科正宗》）草乌　军姜各90g　赤芍　白芷　南星各30g　肉桂15g，研细末。

〔功用〕温经活血、散寒化痰，用于疮疡阴证。

〔用法〕热酒调敷，亦可掺于膏药内贴之。

【附】回阳玉龙油膏　凡士林8/10，回阳玉龙散2/10，调匀成膏。

如圣金刀散（《外科正宗》）松香210g　生白

矾枯矾各 45g，研极细末。

〔功用〕收敛、收涩、止血、治金疮出血不止。

〔用法〕掺于患处，纱布扎紧。

竹叶黄芪汤（《医宗金鉴》）人参　黄芪　石膏（煅）　半夏（炙）　麦冬　白芍　川芎　当归　黄芩　生地　甘草　竹叶　生姜　灯心

〔功用〕滋阴生津清热，治有头疽、阴液不足、热甚口渴者。

〔用法〕水煎服。

竹叶石膏汤（《伤寒论》）竹叶 15g　石膏 30g　半夏 9g　麦门冬 15g　人参 5g　甘草 3g　粳米 15g

〔功用〕清热生津，益气和胃。

〔用法〕水煎服。

芎归二术汤（《外科正宗》）白术　苍术　川芎　归身　人参　茯苓　米仁　皂角刺　厚朴　防风　木瓜　木通　甲片（炒）　独活各 1 钱　银花 2 钱　甘草　精猪肉 100 克　土茯苓

〔功用〕健脾养血，祛风解毒。用于杨梅结毒，已成未成，筋骨疼痛，步履艰辛，及溃后腐肉臭败，不能生肌收敛者。

〔用法〕水煎服。

灰皂散（经验方）新出窑石灰　楠皂自然水（石碱）、黄丹（京丹）。楠皂不拘量，放在房内通风的地方，使其自行吸收空气中的水分，慢慢溶化出液体，即叫自然水。溶多少，取多少，用玻璃瓶装好备用。

〔功用〕有腐蚀性作用，能使痔核发生干性坏死。

〔用法〕用时先取石灰粉（不拘量）放于小杯中，加上黄丹少许，调匀后，加入楠皂自然水，调成糊状，不宜过硬，也不宜过稀，调成后稍等几秒钟，将药涂于痔核面上。因此药调成糊状后，会很快变成干硬，如发现过于干硬时，可立即加入一些楠皂水调匀，使保持一定的稀度，所以必须随调随用。如果调好后超过 10 分钟以上，便会失去效力。

红油膏（经验方）凡士林 300g　九一丹 30g　东丹（广丹）4.5g　先将凡士林烊化，然后徐徐将两丹调入，和匀成膏。

〔功用〕有防腐生肌作用，治溃疡不敛以及烫伤、创伤等创面较大者。

〔用法〕将药膏匀涂纱布上，敷贴患处。

【附】红油膏纱布　将纱布剪成 6cm×12cm 大小，约 20～30 块左右，用红油膏 60～90g，共同放置于铝质饭盒内，经高压蒸汽消毒备用。

〔功用〕同上。

〔用法〕按疮面大小，剪贴患处。

红灵丹（经验方）雄黄　乳香各 18g　煅月石 30g　青礞石 9g　没药 18g　冰片 9g　火硝 18g　朱砂 60g　麝香 3g。除冰片、麝香外，共研细末，最后加冰片及麝香，瓶装封固，不出气，备用。

〔功用〕活血止痛、消坚化痰，用于痈疽未溃及初、中期阴茎癌。

〔用法〕掺膏药或油膏上，敷贴患处。

【附】红灵丹油膏　红灵丹 45g　凡士林 300g 先将凡士林烊化冷却，再将药粉徐徐调入，和匀成膏。

〔功用〕活血止痛、消坚化痰，用于痈疽未溃及初、中期阴茎癌。

〔用法〕将油膏涂于纱布上贴之，每日换药 1 次。

红灵酒（经验方）当归 60g　红花 30g　川椒 30g　樟脑 15g　肉桂 60g　细辛 15g　干姜 30g。取 95% 乙醇 100mL，浸泡 7 日去渣备用。

〔功用〕活血、消肿、止痛，用于脱疽、冻疮等。

〔用法〕外涂患处或蘸药揉擦。

红藤煎剂（经验方）红藤　地丁　乳香　没药　连翘　大黄　玄胡　丹皮　甘草　银花

〔功用〕通腑清热、行瘀止痛，治急性阑尾炎。

〔用法〕水煎服。

百部酊（经验方）百部 10～25g　75% 乙醇 100mL，每日振荡数次，1 周后去渣备用。

〔功用〕祛风杀虫止痒，用于瘙痒性皮肤病。

〔用法〕直接外涂皮损处。

当归四逆汤（《伤寒论》）当归　桂枝　芍药　细辛　甘草　木通　大枣

〔功用〕温经散寒、养血通脉，适用于血虚寒凝、手足寒冷或青紫，受寒后更甚；或冻疮初起未溃者。

〔用法〕水煎服。

当归饮子（《外科正宗》）当归　川芎　白芍　生地　防风　白蒺藜　荆芥　何首乌　黄芪　甘草

〔功用〕养血祛风，用于血虚风燥型的瘾疹、湿疹、牛皮癣、白屑风等。

〔用法〕水煎服。

当归补血汤（《内外伤辨惑论》）黄芪 30g 当归（酒炒）6g

〔功用〕补气生血。用于大失血后、面色萎黄、神倦乏力，或有低热、脉虚无力、疮疡溃后脓血过多等各种血虚证。阴虚火旺者忌用。

〔用法〕水煎服。

地黄饮子（《宣明论》）地黄 巴戟 山茱萸 苁蓉 肉桂 附子 茯苓 远志 菖蒲 麦冬 五味子 石斛 薄荷 生姜 大枣

〔功用〕补肾精，开心窍。

〔用法〕水煎服。

冰狮散（《医宗金鉴》）硇砂0.6g 大田螺（去壳，线穿晒干）5枚 冰片0.3g 白砒（面裹煨熟，去面用砒）3.6g。将螺肉切片，用白砒研末，再加硇砂共研细，以稠米汤糊搓成捻子，瓷瓶收储。

〔功用〕腐蚀解毒。

〔用法〕用时将药捻插入针孔，外用纸糊封，贴核上勿动，10日后四边裂缝，其核自落。

羊蹄根散（《医宗金鉴》）羊蹄根（即土大黄）24g 枯白矾6g，各研细末，和匀。

〔功用〕杀虫，收涩，止痒。用于牛皮癣。

〔用法〕用醋调搓患处，每日1～2次。

辛夷清肺饮（《外科正宗》）辛夷 黄芩 山栀 麦冬 百合 石膏 知母 甘草 枇杷叶 升麻

〔功用〕疏风清肺，用于热疮。

〔用法〕水煎服。

补中益气汤（《东垣十书》）黄芪3g 人参0.9g 炙甘草1.5g 归身 橘皮 升麻 柴胡各0.6g 白术0.9g

〔功用〕补中益气，治疮疡元气亏损，肢体倦怠、饮食少思。

〔用法〕水煎服。

【附】补中益气丸 即上方共研细末和匀，用生姜、大枣煎汤泛丸。

〔功用〕同补中益气汤。

〔用法〕每日服9g，用温开水送下。

补阳还五汤（《医林改错》）生黄芪 当归尾 赤芍 地龙 川芎 桃仁 红花

〔功用〕补气、活血，通络，适用于中风半身不遂，截瘫下半身痿废等。

〔用法〕水煎服。

补骨脂酊25%（经验方）补骨脂25g 75%乙醇100mL，每日振荡数次，1周后去渣备用。

〔功用〕祛风止痒，用于白癜风、斑秃等。

〔用法〕直接外涂皮损处，每日1～2次。

沙参麦冬汤（《温病条辨》）沙参 玉竹 生甘草 冬桑叶 麦冬 生扁豆 天花粉

〔功用〕甘寒生津、清养肺胃，用于肺胃阴虚、咽干口渴、舌红者。

〔用法〕水煎服。

泻热汤（《外科全生集》）黄连 黄芩 连翘 当归尾 木通 生甘草

〔功用〕苦寒泄热，治脱囊、阴囊破烂、热盛毒盛者。

〔用法〕水煎服。

阿魏消痞膏（《景岳全书》阿魏膏）羌活 独活 玄参 官桂 赤芍 穿山甲 生地 两头尖 大黄 白芷 天麻 红花各15g 木鳖10枚去壳 乱发一团 槐柳桃枝各15g。上药用麻油1 120g 煎药至黑去渣，入发再煎，至发化，入黄丹收膏，以软硬适中为度。取阿魏 芒硝 苏合油 乳香 没药各15g 麝香9g 细末，入膏，退火，摊布上。

〔功用〕祛风活血、消肿止痛、化痞散结。

〔用法〕将膏药烘热贴患处，7日1次。

两仪膏（《中华人民共和国药典》）党参120g 熟地240g以上两味，酌予切碎，分次水煎取煎出液，至味去，去滓。将煎出液过滤合并。用文火浓缩成清膏，另加蜂蜜120g，收膏，即得。

〔功用〕补气益血。

〔用法〕每服6～9g，每日1～3次，用温开水冲服。

何首乌酒（《医宗金鉴》）何首乌120g 当归身 当归尾 穿山甲（炙） 生地 熟地 虾蟆各30g 侧柏叶 松针 五加皮 川乌（汤泡去皮）草乌（汤泡去皮）各12g 将药入夏布袋内，扎口，用黄酒10kg，同药袋入坛内，封固。

〔功用〕滋营消毒。用于麻风稍露虚象者。

〔用法〕按患者酒量大小，时时饮之，以醺醺然作汗为度。避风。

芩连二母丸（《医宗金鉴》）黄芩 黄连 知母 贝母（去心） 当归（酒炒） 白芍（酒炒） 羚羊角（镑） 生地 熟地 蒲黄 地骨皮 川芎各30g，生甘草4.5g 共为细末，侧柏叶煎汤，面糊为丸，如梧桐子大。

〔功用〕抑火滋阴、养血凉血、安敛心神、调和血脉，用于血瘤。

〔用法〕每服 70 丸，灯心煎汤送下。

附子理中汤（《三因方》）附子　人参　干姜　白术　炙甘草

〔功用〕温补脾肾，用于疮疡及附睾结核脾肾阳虚、神疲纳呆、便泄肢冷者。

〔用法〕水煎服。

附桂八味丸（见六味地黄丸）

纸裹药线　取上好广皮纸，裁成宽约 2cm，中间裹以枯痔散粉少许，捻成线条备用。

〔功用〕腐蚀，治瘘管、赘瘤、血栓闭塞性脉管炎等证。

〔用法〕挂线或结扎患处。

苁蓉片（经验方）苁蓉研粉，加适量赋形剂，轧片，每片含生药 0.3g。

〔功用〕补肾助阳。

〔用法〕成人每日 2～3 次，每次 5 片，温开水送服。

抗银片（经验方）狼毒　血箭愁。先将狼毒研成细粉，血箭愁煎成流浸膏，将狼毒粉放入血箭愁流浸膏内，搅拌成颗粒状，轧片，每片含狼毒 12.5mg，血箭愁 25mg。

〔功用〕活血解毒，治松皮癣。

〔用法〕成人每日 3 次，每次 2 片，服药期间如有恶心呕吐等反应则停药，连服 2 周后检血白细胞，如总数下降至 4.0×10^9/L 以下者则停药。

苍肤洗剂　苍耳子　地肤子　土槿皮　蛇床子　苦参　百部　枯矾

〔功用〕燥湿润肤，杀虫止痒。治慢性湿疹、手足癣等。

〔用法〕煎水外洗。

苍耳草膏（经验方）苍耳草不拘多少，于小暑节采取，连枝带叶，洗去泥土，切细晾干。以水煎 2 次，去渣滤净，再煎，浓缩为流膏，瓷瓶密储。

〔功用〕杀虫祛风。用于麻风，不论初起病重，眉毛脱落，皮肤紫斑，麻木，肌肉痛痹等证均可应用。

〔用法〕每次 1 匙，每日 3 次，开水冲下。

青黛散（经验方）青黛 60g　石膏 120g　滑石 120g　黄柏 60g，研细末，和匀。

〔功用〕收湿止痒、清热解毒，用于皮肤病、焮肿痒痛出水者。

〔用法〕干掺，或麻油调敷患处。

【附】青黛散油膏　青黛散 75g　凡士林 300g 调匀成膏。

〔功用〕收湿止痒、清热解毒，用于皮肤病、焮肿痒痛出水者，兼有润肤作用。

〔用法〕将药膏涂于纱布上贴之，或蘸药搽擦患处，或再加热烘疗法。

青吹口散（经验方）煅石膏　煅人中白各 9g 青黛 3g　薄荷 1g　黄柏 2g　川连 1.5g　煅月石 18g 冰片 3g。先将煅石膏、煅人中白、青黛各研细末，和匀，水飞（研至无声为度），晒干，再研细，将其余五味各研细后和匀，用瓶装，封固不出气。

〔功用〕清热、解毒、止痛，用于乳头破碎、口腔炎等。

〔用法〕洗漱净口腔，用药管吹于患处，或搽患处。

【附】青吹口散油膏　青吹口散 6g　凡士林 30g，先将凡士林烊化冷却，再将散徐徐调入，和匀成膏。

〔功用〕同青吹口散。

〔用法〕将油膏涂于纱布上贴之，每日换药 2～3 次。

青蛤散（《医宗金鉴》）蛤粉（煅）30g　青黛 10g　石膏（煅）30g　轻粉　黄柏末各 15g

〔功用〕清热解毒，化湿收敛。

〔用法〕麻油或茶水调搽。

青蒿鳖甲汤（《温病条辨》）青蒿　鳖甲　生地　知母　丹皮

〔功用〕养阴清热，用于疮疡、肛瘘、肛周脓肿、急腹症等属于阴虚内热者。

〔用法〕水煎服。

苦参汤（《疡科心得集》）苦参 60g　蛇床子 30g　白芷 15g　金银花 30g　菊花 60g　黄柏 15g 地肤子 15g　大菖蒲 9g

〔功用〕祛风除湿、杀虫止痒，用于瘙痒性皮肤病。

〔用法〕水煎去渣外用，临用时可加猪胆 4～5 枚。

苦参子膏（经验方）苦参子仁 90g（研细）凡士林 210g　调匀成膏。

〔功用〕轻度腐蚀，治肉疙瘩。

〔用法〕按病变大小，敷贴患处。

苦参地黄丸（《医宗金鉴》）苦参（切片、酒浸湿，蒸晒 9 次为度，炒黄为末，筛净）500g 生地 120g（酒浸一宿，蒸热，捣烂，和入苦参末内）炼蜜为丸，如梧桐子大。

〔功用〕利湿解毒，治内痔便血属于饮酒湿热所致者。

〔用法〕每服 9g，开水或温酒送下，每日 2 次。

苦参酒（《朱仁康临床经验集》）苦参 310g 百部 野菊花 凤眼草各 90g 樟脑 125g。将前 4 味药装入大口瓶内，加入 75% 乙醇（或白酒）5000mL，泡 7 日后去渣，加樟脑溶化后，备用。

〔功用〕灭菌止痒。用于脂溢性皮炎、皮肤瘙痒症、单纯糠疹、玫瑰糠疹等。

〔用法〕用毛笔刷外涂，每日 1～2 次。

金匮肾气丸（《金匮要略》）熟地 山药 山萸肉 丹皮 茯苓 泽泻 附子 肉桂，共研细末，糊丸如梧桐子大。

〔功用〕温补脾肾。用于命门火衰，脾肾两虚证。

〔用法〕每日 9g，淡盐汤送下或水煎服。

金锁固精丸（《医方集解》）沙苑蒺藜 芡实各 60g 炙龙骨 煅牡蛎各 30g，共研细末，连肉煮粉糊丸。

〔功用〕固肾涩精。用于肾虚遗精、白浊。

〔用法〕每次 10g，每日 2～3 次，空腹淡盐汤送下。

金铃子散（《素问·病机气宜保命集》）金铃子 玄胡各 30g，共研细末。

〔功用〕行气疏肝，活血止痛。

〔用法〕每次 9g，酒或开水送下。

金黄散（《医宗金鉴》）大黄 黄柏 姜金 白芷各 2 500g 南星 陈皮 苍术 厚朴 甘草各 1 000g 天花粉 5 000g，共研细末。

〔功用〕清热除湿、散瘀化痰、止痛消肿，用于疮疡阳证。

〔用法〕可用葱、酒、油、蜜、菊花露、银花露、丝瓜叶等捣汁调敷。

【附】金黄油膏 凡士林 8/10，金黄散 2/10，调匀成膏。

〔功用〕同金黄散。

〔用法〕纱布摊敷患处。

知柏地黄丸（《医宗金鉴》）（又名知柏八味丸，见六味地黄丸）

侧柏叶酊（经验方）二甲亚砜 100g 920 片 100 片（每片 20mg），侧柏叶乙醇浸出液加到 10 000 mL（取生侧柏叶 2 500g，用 60% 乙醇渗漉到 10 000 mL 即成）。无 920 片，不用也可。

〔功用〕凉血清热止痒，治白驳风。

〔用法〕每日搽擦患处 3～4 次。

炉甘石洗剂 炉甘石 10g 氧化锌 5g 石炭酸 1mL 甘油 5mL，水（或饱和石灰水）加至 100mL。

〔功用〕消炎止痒，用于无渗出的急性瘙痒性皮肤病。

〔用法〕充分摇匀后，直接外涂，亦可加入 5% 硫黄或 1% 冰片或薄荷等。

硼酸洗剂 硼酸 3～4g，水加至 100mL。

〔功用〕消炎、渗湿、止痒，用于皮炎、急性湿疹，及化脓性皮肤病糜烂、渗出较多者。

〔用法〕冷湿敷或热湿敷。

枇杷清肺饮（《医宗金鉴》）人参 枇杷叶 甘草 黄连 桑白皮 黄柏

〔功用〕疏风清肺，用于粉刺、酒糟鼻等。

〔用法〕水煎服。

参附汤（《世医得效方》）党参 熟附子

〔功用〕回阳救逆，用于休克阳气将脱、四肢厥冷、气短呃逆、喘满汗出、脉微细者。

〔用法〕水煎服。

参苓白术散（《和剂局方》）党参 茯苓 白术 山药 炙甘草 扁豆 莲子肉 薏苡仁 桔梗 砂仁

〔功用〕健脾渗湿，用于脾虚型湿疹、脓疱疮等。

〔用法〕水煎服。

抵当汤（《伤寒论》）水蛭（熬） 虻虫（熬，去翅足） 桃仁（去皮尖） 大黄（酒浸）

〔功用〕逐瘀峻剂，用于瘀结实证。

〔用法〕水煎服。

宝鉴当归四逆汤（《类证治裁》）归尾 附子 茴香 官桂 柴胡 白芍 延胡 川楝子 茯苓 泽泻

〔功用〕温肾散寒、行气利水，主治水疝。

〔用法〕水煎服。

和营散坚丸（《外科正宗》）归身 熟地 人参 白术 茯神 香附 橘红 贝母 南星 酸枣

仁　远志　柏子仁　丹皮　龙齿　芦荟　沉香　朱砂，上药共为细末，炼蜜为丸，如梧桐子大，朱砂为衣。

〔功用〕益气养血，宁心安神，行气开郁，化痰散坚。

〔用法〕每日服 10g，饭后以合欢皮煎汤送下。

没药丸（《医宗金鉴》）桃仁　乳香　没药　川芎　川椒　当归　赤芍　自然铜　共研末，用黄蜡 100g，火化开，入药末，不住手搅，丸如弹子。

〔功用〕和营祛瘀，散寒止痛。治中、下石疽。

〔用法〕每服 1 丸，以开水或陈酒将药化开，煎至 1.5g，乘热服下。

青蒿苡仁汤（《常见皮肤病中医治疗简编》）青蒿　藿香　佩兰　地骨皮　黄柏　大青叶　公英　苦参　银花　生苡仁

〔功用〕利湿清署，治夏令皮炎等。

〔用法〕水煎服。

泻心汤（《金匮要略》）黄连　黄芩　大黄

〔功用〕清热解毒。

〔用法〕水煎服。

泻热汤（《外科全生集》）黄连　黄芩　连翘　当归尾　木通　生甘草

〔功用〕苦寒泄热。用于脱囊阴囊溃烂属热盛毒盛者。

〔用法〕水煎服。

治疣方（经验方）灵磁石　紫贝齿　代赭石　生牡蛎　桃仁　山慈姑　白芍　地骨皮　黄柏

〔功用〕活血通络，平肝潜镇。用于疣而皮疹广泛者。

〔用法〕水煎服。

治瘰方（经验方）熟地 12g　首乌 6g　杜仲 6g　赤芍 9g　桃仁 9g　红花 9g　丹皮 9g　赤小豆 9g　白术 9g　牛膝 9g　穿山甲 3～6g

〔功用〕养血化瘀。用于疣而皮疹广泛者。

〔用法〕水煎服。饮酒者每煎加白酒 30mL 冲服，连服至脱落为止。

虎挣散（经验方）马钱子 500g　穿山甲　川附子各 60g。马钱子用清水浸 15 天，夏季每隔 1 日换水 1 次，冬季用温水浸之，换水 1 次，刮净皮毛。切成 0.3cm 厚细条，投香油锅中，煎至油沫净，再煎数滚，透心黄脆，再放入黄土内，炒拌至土粉有油气，入筛内，筛去油土，再换土粉炒，如是 3 次，油净，取出，将马钱子研细。穿山甲以砂土炒松脆，研细。川附子用水浸 3 日，每日换水 1 次，晒干，再研细。以上三味合研细末。

〔功用〕通经络，和营卫，健脾胃，消肿止痛。用于附骨疽、流痰。

〔用法〕根据年龄病情和体质用药。成人 0.3～0.6g，饭后 1 小时，黄酒送服。虚弱者酌减。孕妇忌服。

疯油膏（经验方）轻粉 4.5g　东丹 3g　飞辰砂 3g　上药研细末，先以麻油 120g 煎微滚，入黄蜡 30g 再煎，以无黄沫为度，取起离火，再将药末渐渐投入，调匀成膏。

〔功用〕润燥、杀虫、止痒，治鹅掌风、牛皮癣、慢性湿疹等皮肤皲裂、干燥作痒者。

〔用法〕涂擦患处，或加热烘疗法，疗效更好。

神灯照法方（《医宗金鉴》）朱砂　雄黄　血竭没药各 6g　麝香 1.2g，共为细末。

〔功用〕活血消肿、解毒止痛，用于痈疽轻症，7 日前后照之，未成者自消，已成者自溃，不起发者即起发，不腐者即腐。

〔用法〕每用 0.9g，红棉纸滚药搓捻，长约 20cm，麻油浸透，用时燃点烟熏患处。

神应养真丹（《外科正宗》）当归　川芎　白芍　天麻　羌活　熟地　木瓜　菟丝子

〔功用〕养血祛风，用于油风。

〔用法〕水煎服。

神应瓜蒌散（《寿世保元》）瓜蒌　酒洗当归　甘草　乳香　没药

〔功用〕活血化瘀、理气止痛，用于治疗乳痈、痈疽肿痛。

〔用法〕水煎服。

神功内托散（《外科正宗》）当归　白术　黄芪　人参　白芍　茯苓　陈皮　附子　穿山甲（炒）木香　甘草　川芎　煨姜　大枣

〔功用〕温补托毒。治疮疡气血两亏，阳气亦衰，不能化脓外出者。

〔用法〕水煎服。

神应消风散（《医宗金鉴》）白芷　全蝎　人参各 30g　共研细末。

〔功用〕扶正散风。用于早期麻风。

〔用法〕每次 6g，勿食晚饭，次日空心温酒送下。

枯痔散（经验方）白砒 6g　白矾 60g　月石 6g　雄黄 6g　硫黄 6g　先将上列各药分别研成细末，除硫黄外，其他各药混合，装入砂罐内，将罐用纸封闭，中间剪一直径 1.5cm 大的小孔。将砂罐置于炭火上煅制，不久即有黄烟从小孔中冒出，罐内也发出大小不均的响声。待黄烟变为青烟，烟量渐少，罐中声响均匀后（即罐中药物全部溶化时），再从小孔中放入硫黄粉末，并将火力略为减小。待罐中声响消逝，青烟出尽后，将砂罐取下，俟冷，倒出，置阴凉处退尽火毒，约 2 个月后，研成粉末，即可应用。

〔功用〕腐蚀，用于内痔，使内痔枯萎脱落。

〔用法〕将药粉掺涂患处。

枯痔钉（经验方）红砒　明矾　朱砂　雄黄　没药。

第一步：取红砒 0.3g　明矾 0.6g（捣碎），混合均匀后，置瓦壶内，四面用炭火烘，火力须猛，约烧 2～3 小时（黑烟消逝，白烟出现即可）将瓦壶取出，待冷却后，即可得雪白的明矾与砒的化合物。

第二步：①明矾与砒的化合物 4 份，朱砂 1 份，雄黄 2 份，没药半份；②米饭（干米计算）8 份（煮成糊状）。把①项的四种成分先混合，捣碎，研成均匀粉末，并取出一成，与②项的米糊二成混合调匀，如太干可和开水，至可能搓成铁钉状的药锭，经过阴干或烘干，即可使用。

〔功用〕腐蚀痔核。

〔用法〕在距齿线上 0.3～0.5cm 处，沿肠壁纵轴成 25°～35°方向旋转插入黏膜下痔核中心，一般深约 1 cm。插钉多少按痔核大小而定，一般每痔 1 次插 4～6 根，间距 0.3～0.5cm，应使钉外露 1mm，才能保持固定和防止插口出血。

枯痔液（经验方）明矾（硫酸铝钾）6g　石炭酸（酚）1g　黄连 2g　普鲁卡因 1g　枸橼酸钠 1.5g　甘油 20mL　蒸馏水加至 100mL。

〔功用〕使内痔硬化或坏死脱落。

〔配制方法〕

（1）将黄连用蒸馏水洗净，煎熬三次合并过滤备用，得溶液①。

（2）将酚溶液加于甘油中得溶液②。

（3）取适量的蒸馏水加热将明矾溶于水中，再加入枸橼酸钠及普鲁卡因，得溶液③。

（4）将溶液②缓缓不断加热搅拌下加入溶液③，

得溶液④。

（5）最后将溶液①与④合并加蒸馏水至全量过滤，再用 3 号玻璃球滤过，装瓶封口，普通蒸汽消毒 30 分钟备用。

溶液应呈金黄色透明液体，pH 3.5。

〔用法〕注射于痔核内。

珍珠散（经验方）煅白石脂 9g　煅石决明 75g　煅龙骨 15g　煅石膏 60g　麝香 1.5g　冰片　煅珍珠各 3g，共研极细末，装瓶备用。

〔功用〕生肌收敛。用于痈疽溃后久不收口者。

〔用法〕撒于疮面，外贴膏药。

养阴清肺汤（《重楼玉钥》）大生地 6g　麦冬 5g　生甘草 2g　玄参 5g　贝母 3g　丹皮 3g　薄荷 2g　炒白芍 3g

〔功用〕养阴清肺，用于石瘿。

〔用法〕水煎服。

活血止痛散（经验方）　透骨草　川楝子　当归　片姜黄　乳香　威灵仙　川牛膝　羌活　白芷　苏木　五加皮　红花　土茯苓　川椒

〔功用〕舒筋活血，消肿止痛。用于股肿。

〔用法〕水煎熏洗患处。

活血化坚汤（《外科正宗》）　防风　赤芍　归尾　天花粉　金银花　贝母　川芎　皂角刺　桔梗　僵蚕　厚朴　五灵脂　陈皮　甘草　乳香　白芷

〔功用〕活血祛瘀，化坚消肿。用于瘰疬及瘿瘤，痰核等肿疡初起未溃胀者。

〔用法〕水煎服。

活血通脉汤（经验方）　当归 30g　赤芍　土茯苓各 90g　桃仁 60g　金银花　川芎各 30g，共研细末，水泛小丸。

〔功用〕活血化瘀，清热散结。

〔用法〕每次 3～6g，每日 3 次，水煎服。

活血散瘀汤（《医宗金鉴》）　当归尾　赤芍　桃仁（去皮尖）　大黄（酒炒）　川芎　苏木　丹皮　枳壳（麸炒）　瓜蒌仁　槟榔

〔功用〕有活血逐瘀之功。用于瘀血流注及委中毒等证。

〔用法〕水煎服。

济生肾气丸（《济生方》）　熟地　山药　山萸肉　丹皮　茯苓　泽泻　附子　肉桂　车前子　川牛膝　共研细末，糊丸如梧桐子大。

〔功用〕温补肾阳，化气行水。

〔用法〕每日 9g，淡盐汤送下或水煎服。

复方斑蝥酊（经验方） 斑蝥十二个 全虫十六个 乌梅肉 30g 皮硝 12g 75% 乙醇 480mL，共浸泡 10 日滤过备用。

〔功用〕杀虫止痒，剥脱上皮。适用于神经性皮炎等肥厚型慢性瘙痒性皮肤病。

〔用法〕外搽。

复方土槿皮酊（经验方） 10% 土槿皮酊 40mL（土槿皮粗末 10g，80% 乙醇 100mL，按渗漉法制成），苯甲酸 12g、水杨酸 6g 75% 乙醇加至 100mL（将苯甲酸、水杨酸加乙醇适量溶解，再加入 10% 土槿皮酊混匀，最后将乙醇加至尽量）。

〔功用〕杀虫止痒，治鹅掌风、脚湿气等病。

〔用法〕笔蘸药水，搽患处。

养血润肤饮（《简明中医皮肤病学》） 生地 熟地 当归 黄芪、天冬 麦冬 桃仁 红花 花粉 黄芩 升麻

〔功用〕养血润肤，滋阴生津。治银屑病血燥型及皮肤瘙痒症。

〔用法〕水煎服。

枸橘汤（《外科全生集》） 枸橘 川楝子 秦艽 陈皮 防风 泽泻 赤芍 甘草

〔功用〕疏肝理气、化湿清热，治子痈睾丸肿痛。

〔用法〕水煎服。

茵陈蒿汤（《伤寒论》） 茵陈蒿 山栀子 大黄

〔功用〕清利湿热，用于湿热型的粉刺、白屑风、急性胆囊炎、胆石病等。

〔用法〕水煎服。

荆防败毒散（《摄生众妙方》） 防风 柴胡 前胡 荆芥 羌活 独活 枳壳 炒桔梗 茯苓 川芎 甘草 薄荷

〔功用〕疏风散寒，用于风寒型瘾疹、疮疡初起有表证者。

〔用法〕水煎服。

药制丝线（《外科正宗》）芫花 15g 壁钱 6g 丝线 9g。先将芫花、壁钱加水 2 碗，煎至 1 碗去渣，再加入丝线文火煎至水干，将线阴干备用。

〔功用〕腐蚀，用于瘘管。

〔用法〕挂线或结扎患处。

咬头膏（经验方） 铜绿 松香 乳香 没药 生木鳖 蓖麻子（去尖） 杏仁各 3g 巴豆 6g 白矾 0.3g，捣成膏，为丸如绿豆大。

〔功用〕有腐蚀之功，治疮疡已成脓而不能自破者。

〔用法〕每用 1 粒，放于膏药上，贴于疮疡中心。

独活寄生汤（《千金方》） 独活 寄生 秦艽 防风 细辛 当归 芍药 川芎 干地黄 杜仲 牛膝 党参 茯苓 甘草 肉桂心

〔功用〕养血通络，去风湿。

〔用法〕水煎服。

香贝养荣汤（《医宗金鉴》） 香附 贝母 白术 党参 茯苓 陈皮 川芎 熟地黄 当归 桔梗 甘草 生姜 大枣

〔功用〕养血补气、理气化痰，用于瘰疬、乳癌等日久体虚、气滞痰凝之证。

〔用法〕水煎服。

祛风换肌丸（《外科正宗》） 威灵仙 石菖蒲 何首乌 苦参 牛膝 苍术 大胡麻 天花粉各 60g 甘草 川芎 当归各 30g 共为细末，陈酒和为丸。

〔功用〕养血润燥，治白屑风。

〔用法〕每服 6g，白开水送下。

海浮散（《外科十法》） 制乳香 制没药各等量共研极细末。

〔功用〕生肌、止痛、止血，用于疮疡溃后脓毒将尽、乳癌溃破等。

〔用法〕将药粉掺于患处，外盖油膏。

海藻玉壶汤（《医宗金鉴》） 海藻 陈皮 贝母 连翘 昆布 半夏（制）青皮 独活 川芎 当归 甘草 海带

〔功用〕化痰、消坚、开郁，用于肉瘿、石瘿。

〔用法〕水煎，饭前后服。

消风散（《外科正宗》）当归 生地 防风 蝉蜕 知母 苦参 胡麻 荆芥 苍术 牛蒡子 石膏 甘草 木通

〔功用〕疏风清热去湿，用于湿疹、接触性皮炎、牛皮癣之属于风热者。

〔用法〕水煎服。

消疬丸（《外科真诠》） 玄参 牡蛎（煅）川贝等份 米糊为丸，如梧桐子大。

〔功用〕软坚化痰，治阴虚火旺所致之瘰疬。

〔用法〕每服 9g，温开水送下。

消痔散（经验方） 煅田螺 30g 煅咸橄榄核

30g　冰片 1.5g

〔功用〕消痔退肿止痛，用于内痔脱出、直肠脱垂。

〔用法〕共研细末和匀，用油调敷患处。

【附】消痔膏　即用凡士林 8/10，消痔散 2/10，调匀成膏。

〔功用〕同消痔散。

〔用法〕搽患处，纱布盖贴。

消化膏（北京中医医院方）　炮姜 30g　红花 24g　白芥子　南星各 18g　生半夏　麻黄　黑附子各 21g　肉桂 15g　红芽大戟 6g　红娘虫 2.4g　芝麻油 2 400mL。以上诸药用麻油炸枯后，每 480mL 油加入樟丹（夏季 255g，冬季 225g）熬成膏，每 480g 药膏加麝香 4.8g、藤黄粉 30g 混匀外用。

〔功用〕回阳散寒，活血消肿。治痰核、瘰疬久不消散的结块等。

〔用法〕将药膏熔化后，摊于布或纸上外贴患处。

消风导赤汤（《医宗金鉴》）　牛蒡子　黄连　白鲜皮　生地　赤苓　薄荷　银花　灯心　木通　甘草

〔功用〕清热解毒、祛风利湿，用于传染性红斑、疱疹样皮炎、婴儿湿疹等。

〔用法〕水煎服。

消核丸（《类证治裁》）　盐水炒橘红　赤茯苓　熟大黄　连翘各 30g　黄芩　山栀各 24g　半夏　元参　牡蛎　花粉　桔梗　瓜蒌各 21g　僵蚕 15g，共研末，蒸饼为丸。

〔功用〕清热化痰、软坚消肿，治疗皮肤痰核、瘰疬。

〔用法〕每服 10g，每日 3 次。

消痔灵注射液（中医研究院广安门医院方）　五倍子（鞣酸）0.25g　明矾（硫酸铝钾）4g　枸橼酸钠 1.5g　低分子右旋糖酐 10mL　甘油 10mL　三氯叔丁醇 0.3g，蒸馏水加至 100mL，灭菌备用。

〔功用〕收敛固涩、止血消炎，用于各期内痔及血管瘤。

〔用法〕以 1%普鲁卡因稀释成 1:1 浓度，作痔上动脉区，洞状静脉区注射；以 2:1 浓度作痔区黏膜下层，痔区黏膜固有层注射。

消瘤二反膏（《外科大成》）　甘草　大戟　芫花　甘遂　各等份　共研细末。

〔功用〕化痰散结，治肉瘤、痰核。

〔用法〕醋或姜汁调敷。

润肠汤（《证治准绳》）　当归　甘草　生地黄　火麻仁　桃仁

〔功用〕养血清热润肠，用于疮疡阴虚内虚、肠燥便结者。

〔用法〕水煎服。

烟熏法

【附】烟熏散（经验方）　苍术 45g　松香 60g　大枫子 150g　五倍子 75g　苦参　黄柏　防风各 45g　白鲜皮 15g　鹤虱 60g，共粗末。

〔功用〕杀虫止痒，用于牛皮癣、慢性湿疹等。

〔用法〕取草纸两张，上置药物 6g，卷成纸条，点火将烟熏于患处，每次 10～15 分钟。用药量多少可依据癣疮范围大小而决定，一般 12g（6g 约能燃 10 分钟），每日 2 次。温度的标准，可依据患者耐受程度而定。

调元肾气丸（《医宗金鉴》）　生地（酒煎捣膏）120g　山萸肉 60g　山药（炒）60g　丹皮 60g　白茯苓 60g　泽泻 30g　麦冬（去心捣膏）30g　人参 30g　当归身 30g　龙骨（煅）30g　地骨皮 30g　知母 15g　黄柏（盐水炒）15g　砂仁（炒）9g　木香 9g　鹿角胶 120g　蜂蜜 120g。除鹿角胶、蜂蜜外，其余各药共研细末，另用鹿角胶、老酒化调，加蜂蜜，同煎至滴水成珠，和药末为丸，如梧桐子大。

〔功用〕补益肾气、散肿破坚，用于骨瘤。

〔用法〕每服 80 丸，空心温酒送下。忌萝卜、酒、房事。

香砂六君子汤（《时方歌括》）人参　茯苓　白术　炙甘草　制半夏　陈皮　木香　砂仁

〔功用〕健脾理气，主治脾胃气虚，寒湿阻滞中焦，症见脘腹胀痛、嗳气纳呆、呕吐、泄泻等。

〔用法〕水煎服。

除湿胃苓汤（《医宗金鉴》）苍术　厚朴　陈皮　猪苓　泽泻　赤茯苓　白术　滑石　防风　山栀子　木通　肉桂　甘草　灯心

〔功用〕清热燥湿、理气和中，用于蛇丹、湿疹等胃肠症状明显者。

〔用法〕水煎服。

前列腺汤（经验方）丹参　泽兰　赤芍　桃仁　红花　乳香　没药　王不留行　青皮　川楝子　小茴香　白芷　败酱草　蒲公英

〔功用〕活血化瘀、行气导滞，用于慢性前列腺炎，以瘀滞见症为主者。

〔用法〕水煎服。

扁平疣外洗方（成都中医研究所方）鲜马齿苋 30g（干者加倍） 苍术 蜂房 白芷各 9g 细辛 6g 蛇床子 12g 苦参 陈皮各 15g

〔功用〕清热解毒、治扁平疣。

〔用法〕加水煎浓汁，待温，以药汁洗擦病变处，最好擦破表皮，微微觉痛。

举元煎（《类证治裁》）人参 白术 黄芪 甘草 升麻 姜 枣

〔功用〕益气升阳，治脱肛、狐疝、遗溺等。

〔用法〕水煎服。

除湿胃苓汤（《医宗金鉴》）苍术 厚朴 陈皮 猪苓 泽泻 赤茯苓 白术 滑石 防风 山栀子 木通 肉桂 甘草 灯心

〔功用〕清热燥湿，理气和中。用于蛇丹、湿疮等胃肠症状明显者。

〔用法〕水煎服。

凉膈散（《局方》）薄荷 连翘 栀子 竹叶 黄芩 甘草 大黄 芒硝

〔功用〕清热通里，用于溃疡病急性穿孔中期。

〔用法〕水煎服。

凉血地黄汤（《外科大成》）细生地 当归尾 地榆 槐角 黄连 天花粉 生甘草 升麻 赤芍 枳壳 黄芩 荆芥

〔功用〕清热凉血，用于内痔出血、血栓痔属于血热妄行者。

〔用法〕水煎服。

凉血四物汤（《医宗金鉴》）当归 生地 川芎 赤芍 黄芩 赤茯苓 陈皮 红花 甘草 生姜 五灵脂

〔功用〕活血祛瘀，用于酒糟鼻。

〔用法〕水煎服。

凉血五花汤（《赵炳南临床经验集》）红花 鸡冠花 凌霄花 玫瑰花 野菊花

〔功用〕凉血解毒。治颜面红斑性皮肤病。

〔用法〕水煎服。

凉血五根汤（《赵炳南临床经验集》）白茅根 瓜蒌根 茜草根 紫草根 板蓝根

〔功用〕凉血解毒、活血散结。治结节性红斑等

下肢皮肤病。

〔用法〕水煎服。

健脾除湿汤（《简明中医皮肤病学》）生苡米 生扁豆 山药 芡实 枳壳 萆薢 黄柏 白术 茯苓 大豆黄卷

〔功用〕健脾除湿利水，适应慢性、亚急性湿疹，下肢溃疡，脂溢性脱发等。

〔用法〕水煎服。

益胃汤（《温病条辨》）沙参 麦门冬 细生地 玉竹 冰糖

〔功用〕养胃益阴。用于疮疡、皮肤病属胃阴不足者。

〔用法〕水煎服。

脂溢洗方（《朱仁康临床经验集》）苍耳子 王不留行各 30g 苦参 15g 明矾 9g 煎水半盆。

〔功用〕收敛止痒。用于面游风。

〔用法〕洗前剪短头发，反复洗头，每日 2 次，每次 15 分钟。

海艾汤（《外科正宗》）海艾 菊花 薄荷 防风 藁本 藿香 甘松 蔓荆子 荆芥穗各 6g

〔功用〕散风，止痒，护发。用于油风等。

〔用法〕煎汤待温蘸洗之。

桃花散（《医宗金鉴》）白石灰 250g 大黄片 45g，白石灰用水泼成末，与大黄片同炒，以灰变红色为度，去大黄，将石灰筛细备用。

〔功用〕止血，用于疮口出血。

〔用法〕掺于患处，纱布紧扎。或凉水调敷。

桃花汤（《伤寒论》）赤石脂 干姜 粳米

〔功用〕温中，涩肠，止痢。

〔用法〕每日 1 剂，水煎取汁，分 2 次服。

桃红四物汤（《局方》）地黄 当归 芍药 川芎 桃仁 红花

〔功用〕养血，活血，祛瘀，用于疮疡皮肤病，脱疽之属于血瘀者。

〔用法〕水煎服。

桂麝散（《药奁启秘》）麻黄 15g 细辛 15g 肉桂 30g 牙皂 9g 生半夏 24g 丁香 30g 生南星 24g 麝香 1.8g 冰片 1.2g，研极细末。

〔功用〕温化痰湿，消肿止痛，用于疮疡阴证未溃、乳癖等。

〔用法〕掺膏药内贴之。

桂枝汤（《伤寒论》）桂枝 白芍 炙甘草 生姜 大枣

〔功用〕疏散风寒,调和营卫,用于风寒型瘾疹。

〔用法〕水煎服。

桂枝加当归汤（经验方）桂枝　白芍　炙甘草　生姜　大枣　当归

〔功用〕养血和营、温经通络,用于脱疽、冻疮等。由于营血不足,寒湿凝滞者。

〔用法〕水煎服。

顾步汤（《外科真诠》）黄芪　石斛　当归　牛膝　紫花地丁　党参　甘草、金银花、蒲公英、菊花

〔功用〕益气养阴,和营清热,用于脱疽热毒型。

〔用法〕水煎服。

夏枯草膏（《丸散膏丹集成》）夏枯草740g　当归　白芍（酒炒）　玄参　乌药　象贝（去心）炒僵蚕各15g　昆布　桔梗　陈皮　川芎　甘草各9g　酒炒香附30g　红花6g　上药共入砂锅内,水煎浓汁,布滤去渣,将汁复入砂锅内,文火熬浓,加白蜜240g,再熬成膏备用。

〔功用〕养血、软坚、化痰,用于瘰疬。

〔用法〕每日服1～2匙,开水冲后温服。

桑柴火烘法（《医宗金鉴》）新桑树根数根

〔功用〕助阳消肿散坚,化腐生肌止痛,治痈疽溃而不腐、新肉不生、疼痛不止者。

〔用法〕取桑树根劈条,长30cm,大如指粗,将柴条一头燃后吹灭,用火向患处烘片时,火尽宜再换。每次用3～4条,每日烘2～3次。

桑菊饮（《温病条辨》）桑叶　菊花　杏仁　桔梗　甘草　薄荷　连翘　芦根

〔功用〕疏风清热,用于风热型瘾疹。

〔用法〕水煎服。

柴胡清肝汤（《医宗金鉴》）生地　当归　白芍　川芎　柴胡　黄芩　山栀　天花粉　防风　牛蒡子　连翘　甘草

〔功用〕清肝解郁,治痈疽疮疡,由肝火而成者。

〔用法〕水煎服。

脏连丸（《证治准绳》）黄连240g（研净末）公猪大肠（肥者一段,长36cm）将黄连末装入大肠内,两头以线扎紧,放砂锅内,下煮酒1 250mL,慢火熬之,以酒干为度。将药肠取起,共捣为泥。如嫌湿,再晒1小时许,复捣为丸,如梧桐子大。

〔功用〕清化大肠湿热,用于内痔实证者。

〔用法〕每服3～9g,每日2次。

通络活血方（《朱仁康临床经验集》）归尾　赤芍药　桃仁　红花　香附　青皮　王不留行　茜草　泽兰　牛膝

〔功用〕活血祛瘀、通经活络,主治结节性红斑、硬红斑、下肢结节病。

〔用法〕水煎服。

通窍活血汤（《医林改错》）赤芍　川芎　桃仁　红花　老葱　生姜　红枣　麝香　黄酒

〔功用〕活血化瘀,用于血瘀所致的酒糟鼻、白癜风、油风等。

〔用法〕水煎服。

通气散坚丸（《医宗金鉴》）人参　桔梗　川芎　当归　花粉　黄芩（酒炒）　枳实（麸炒）　陈皮　半夏（制）　白茯苓　胆星　贝母（去心）　海藻（洗）　香附　石菖蒲　甘草(生)各30g　研为细末,荷叶煎汤为丸,如豌豆大。

〔功用〕宣肺调气、化痰散结,用于气瘤。

〔用法〕每服3～6g,饭前用灯心、生姜煎汤送下。

逍遥散（《局方》）柴胡　白芍　当归　白术　茯苓　炙草　生姜　薄荷

〔功用〕疏肝解郁、调和气血,用于乳癖、失荣、瘰疬、粉刺、油风等之属于肝气郁结者。

〔用法〕水煎服。

逍遥蒌贝散　柴胡　当归　白芍　茯苓　白术　瓜蒌　贝母　半夏　南星　生牡蛎　山慈姑

〔功用〕疏肝理气、化痰散结,主治乳癖、瘰疬、乳癌初起等。

〔用法〕水煎服。

热烘疗法（经验方）

〔功用〕润燥止痒,用于鹅掌风、皲裂疮、慢性湿疹、牛皮癣等皮肤干燥、瘙痒之症。

〔用法〕依据病情,先将相应的药膏涂于患部,须均匀极薄,然后用电吹风烘（或灯烘）患部,每日1次,每次约20分钟,视皮肤部位大小可适当增减时间。烘后即可将所涂药膏擦去。

透脓散（《外科正宗》）当归　生黄芪　炒山甲　川芎　皂角刺

〔功用〕透脓托毒,用于痈疽诸毒内脓已成,不易外溃者。

〔用法〕水煎服。

真武汤（《伤寒论》）茯苓　芍药　生姜　白术

附子

〔功用〕温补脾肾，用于脾肾阳虚的红斑性狼疮。

〔用法〕水煎服。

氧化锌油 氧化锌 20～30g 花生油加至100mL。

〔功用〕收敛止痒，用于渗出、糜烂较轻的急性、亚急性皮肤病变。

〔用法〕调匀外涂。

清营汤（《温病条辨》）犀角（磨粉冲服） 生地 玄参 竹叶心 金银花 连翘 黄连 丹参 麦冬

〔功用〕清营解毒、泄热养阴，用于有头疽、发颐、丹毒、药疹、红斑性狼疮、急腹症等热入营分、邪毒内陷者。

〔用法〕水煎服。

清骨散（《证治准绳》）银柴胡 鳖甲 炙甘草 秦艽 青蒿 地骨皮 胡黄连 知母

〔功用〕养阴清热，用于流痰溃久、骨蒸潮热者。

〔用法〕水煎服。

清暑汤（《外科全生集》）连翘 花粉 赤芍 甘草 滑石 车前 金银花 泽泻 淡竹叶

〔功用〕清暑、解毒、利尿，用于暑疖、脓疱疮等。

〔用法〕水煎服。

清肝芦荟丸（《医宗金鉴》）当归 生地（酒浸捣膏） 白芍（酒炒） 川芎各60g 黄连 海粉 牙皂 甘草节 昆布 芦荟（酒洗）各15g 共为细末，神曲糊丸，如梧桐子大。

〔功用〕清肝解郁、养血舒筋，治筋瘤。

〔用法〕每服80丸，食前后服之，白滚水下。

清凉甘露饮（《外科正宗》）犀角（可用广犀角或丹皮、赤芍代） 银柴胡 茵陈 石斛 枳壳 麦冬 甘草 生地 黄芩 知母 枇杷叶

〔功用〕有清热凉血之功，治茧唇高突坚硬，或破损流血，或积热生痰，或渴证久作等证。

〔用法〕水煎服。

清凉膏（《医宗金鉴》）（即清凉油乳剂） 风化石灰500g 清水1 000mL 将石灰（陈者佳）与水搅浑，待澄清后，吹去水面浮衣，取中间清水。每水1份加麻油1份，调匀，装瓶备用。

〔功用〕清热润肤，用于烫伤初期、皮肤潮红或有水疱者。

〔用法〕涂伤面，每日数次。有脓腐者，可加少许九一丹摇匀涂。

清瘟败毒饮（《疫疹一得》）生石膏 生地黄 犀角 黄连 栀子 桔梗 黄芩 知母 玄参 连翘 甘草 丹皮 鲜竹叶

〔功用〕清热凉血解毒，用于接触性皮炎、药物性皮炎、红斑性狼疮而热毒炽盛者。

〔用法〕水煎服。

清脾除湿饮（《医宗金鉴》）赤苓 白术 苍术 黄芩 生地 麦冬 栀子 泽泻 生甘草 连翘 茵陈 玄明粉 灯心 竹叶 枳壳

〔功用〕清脾利湿，清热解毒。

〔用法〕水煎服。

清肝解郁汤（《外科正宗》）当归 川芎 白芍 生地 陈皮 半夏 香附 贝母 茯神 青皮 远志 桔梗 苏叶 栀子 木通 生甘草

〔功用〕清肝解郁，行滞散结。用于一切忧郁气滞，乳结肿硬，不疼不痒，久之渐渐作痛之症。

〔用法〕水煎服。

蛋黄油（经验方）煮熟鸡蛋黄3～4枚，放入锅内用火文煎熬，炸枯去渣存油备用。

〔功用〕润肤生肌。用于乳头破碎、奶癣等病。

〔用法〕外搽患处。

梅花点舌丹（《外科全生集》）没药 硼砂 熊胆 乳香 血竭 葶苈 大冰片 沉香各3g 蟾酥 麝香各6g 破大珍珠 朱砂 牛黄各9g，各制细末，以人乳化开蟾酥，入药末和捣为500丸，如绿豆大，金箔为衣。

〔功用〕清热解毒，消肿止痛。用于疔毒恶疮、无名肿毒、痈疖红肿、咽喉肿痛。

〔用法〕每次1丸，和葱白打碎，酒吞，盖暖取汗，每日3次。或用醋化开，外敷患处。

密陀僧散（《外科正宗》）硫黄 雄黄 蛇床子各6g 石黄 密陀僧各3g 轻粉1.5g，共为细末。

〔功用〕祛风、杀虫、止痒，用于白癜风、花斑癣、腋臭等。

〔用法〕直接外扑或醋调等搽擦患处。

蛋黄油（经验方）煮熟鸡蛋黄3～4枚，放入

锅内用文火煎熬，炸枯去渣存油备用。

〔功用〕润肤生肌，治乳头破碎、奶癣等病。

〔用法〕外搽患处。

黄连膏（《医宗金鉴》）黄连 9g 当归 15g 黄柏 9g 生地 30g 姜黄 9g 麻油 360g 黄蜡 120g。上药除黄蜡外，浸入麻油内，1 日后，用文火熬煎至药枯，去渣滤清，再加入黄蜡，文火徐徐收膏。

〔功用〕润燥、清热、解毒、止痛，用于疮疡阳性者。

〔用法〕摊纱布上，外敷疮面。

黄连油（经验方）黄连素片 2g 麻油 100mL。将黄连素片研细，加入麻油中调匀即成。

〔功用〕清热润燥止痒，治湿疹、唇风等病。

〔用法〕外搽患处，每日 3～4 次。

黄连解毒汤（《外台》引崔氏方）黄连 黄芩 黄柏 山栀

〔功用〕清热解毒，用于疮疡阳证、烧伤、药疹、虫咬皮炎及急腹症里热证者。

〔用法〕水煎服。

黄连阿胶汤（《伤寒论》）黄连 黄芩 芍药 鸡子黄 阿胶

〔功用〕滋阴清火，养心安神。

〔用法〕上五味，以水六升先煮三物取二升去滓；纳胶烊尽，小冷；纳鸡子黄，搅令相得温服七合，每日三服。

黄连皮炎膏（喻文球方）黄连 苦参 黄芩 栀子 有效成分提取液，十八醇单甘脂硬脂酸 吐温-60 凡士林 尼泊金等共同乳化成膏霜。

〔功用〕清心泻火，解毒止痒。外治各类无渗出性红斑、丘疹、皮炎。

〔用法〕外搽患部。

黄柏溶液 2%～10%（经验方）黄柏片 10～50g 硼酸 1.5～7.5g 黄柏片浸于 500mL 蒸馏水中，经 48 小时，过滤，入 500mL 盐水瓶中，隔水煮沸 30 分钟。再加无菌蒸馏水补足 500mL，趁热加入硼酸，使彻底溶解，侯冷。

〔功用〕清热解毒，用于痈疽疮疡溃后、脓腐不脱、疼痛不止、疮口难敛者。

〔用法〕将药液洗涤疮口；或以消毒纱布浸渍，作湿敷用。

黄柏搽剂（经验方）黄柏溶液（1∶1）625g 麻油 1 250g 单硬脂酸甘油酯 30g 十二烷磺酸钠 15g 吐温-80 50g 尼泊金 2g 纯水加至 2 000mL。

取硬脂酸甘油酯、尼泊金放入麻油中，十二烷磺酸钠、吐温-80 放入黄柏溶液中，两者分别置水浴上加热使溶，并控制温度，油相至 60℃水相至 55℃，然后将水相一次加入油相中，迅速猛烈振摇直至冷却，添加适量水使至全量。

〔注〕可根据气温变化，将处方中的乳化剂作适当调整。

〔功用〕清热解毒，润肤止痒，治一切皮肤病糜烂、结痂、渗液不多者。

〔用法〕以毛笔蘸药后搽患处，每日 3～4 次。

黄芩清肺饮（《证治准绳》）黄芩 栀子

〔功用〕清肺泄热，用于前列腺肥大肺热者。

〔用法〕水煎服。

黄芪汤（《金匮翼》）黄芪 陈皮 火麻仁 白蜂蜜

〔功用〕益气润肠，用于气虚便秘证。

〔用法〕水煎服。

黄芪桂枝五物汤（《伤寒论》）黄芪 芍药 桂枝 通草 炙甘草 细辛 大枣

〔功用〕温经、活血利痹。

〔用法〕水煎服。

祛湿散 大黄面 黄芩面 寒水石面各 30g 青黛 3g

〔功用〕清热解毒，收敛止痒。治有轻度渗出糜烂的皮炎、湿疹。

〔用法〕直接撒布或用植物油调敷。

理中丸（汤）（《伤寒论》）党参 90g 干姜 60g 白术 90g 炙甘草 30g，共研末，水泛为丸。

〔功用〕温中健脾。

〔用法〕每日 2 次，每次 4.5g，用温开水送下。汤剂按常用量，水煎服。

麻风溃疡膏（经验方）陈石灰 枯矾 杨树皮炭各 60g 熟松香 600g 象皮粉 90g 蜂蜡 30g 血余炭 60g 白芷粉 30g 黄芪粉 60g 甘草粉 30g 龟板炭 60g 大枫子仁 600g 当归粉 180g 麻油 450g 猪油 600g，共研细粉，麻油煎沸后，将诸药入油中拌匀，再入猪油搅匀成糊状，装入瓶内密封备用。

〔功用〕祛腐生肌，杀虫攻毒，消肿止痛。用于麻风足底溃疡。

〔用法〕敷于溃疡面，每日 1 次。

麻黄汤（《伤寒论》）麻黄 桂枝 杏仁 甘草

〔功用〕发汗解表，宣肺平喘。

麻黄桂枝各半汤（《伤寒论》）桂枝　白芍　生姜　大枣　甘草　麻黄　杏仁

〔功用〕散风祛寒、调和营卫。

〔用法〕水煎服。

蛇床子洗剂　威灵仙　蛇床子　当归　土大黄　苦参　葱头

〔功用〕消风祛湿，杀虫止痒。

〔用法〕煎水外洗。

银杏散（《外科正宗》）杏仁（去皮尖）　轻粉　水银（铅制）　雄黄，共研细末。

〔功用〕杀虫止痒。治会阴作痒及会阴内外生疮等症。

〔用法〕每用1.5g，枣肉一枚和丸，布包塞入阴中，留线在外，小便时取出，便后重入，1日1换。

银翘散（《温病条辨》）连翘　银花　牛蒡子　苦桔梗　薄荷　鲜竹叶　荆芥　淡豆豉　生甘草　鲜芦根

〔功用〕疏风清热，用于疮疡、皮肤病等属于风热者。

〔用法〕水煎服。

银花甘草汤（《外科十法》）金银花　甘草

〔功用〕清火解毒，用于疮疡热毒、烧伤等。

〔用法〕水煎服，亦可煎剂外用，用于洗涤感染创面。

萆薢化毒汤（《疡科心得集》）萆薢　归尾　丹皮　牛膝　防己　木瓜　苡仁　秦艽

〔功用〕清热利湿。用于湿热所致疮疡。

〔用法〕水煎服。

萆薢分清饮（《医学心悟》）川萆薢　石菖蒲　黄柏　茯苓　车前子　莲子心　白术

〔功用〕清热化湿，治膏淋、白浊。

〔用法〕水煎服。

萆薢渗湿汤（《疡科心得集》）萆薢　苡仁　黄柏　茯苓　丹皮　泽泻　滑石　通草

〔功用〕清热利湿，用于下肢丹毒、湿疮、药疹及足癣继发化脓性感染等。

〔用法〕水煎服。

滋阴除湿汤（《外科正宗》）川芎　当归　白芍　熟地　柴胡　黄芩　陈皮　贝母　知母　地骨皮　泽泻　甘草　干姜

〔功用〕滋阴除湿、化痰通络，用于附睾结核初起。

〔用法〕水煎服。

普济消毒饮（《东垣十书》）黄芩（酒炒）　黄连（酒炒）　甘草（生）　玄参　连翘　板蓝根　马勃　牛蒡子　薄荷　僵蚕　升麻　柴胡　桔梗　陈皮

〔功用〕清热解毒、疏风消肿，用于疮疡阳证及颜面丹毒、发颐等。

〔用法〕水煎服。

琥珀黑龙丹（《外科正宗》）琥珀　血竭各30g　京墨　炒五灵脂　海带　海藻　南星（姜汁拌炒）各15g　木香10g　麝香3g，共研细末，炼蜜为丸，每丸重3g金箔为衣。

〔功用〕破瘀消肿，化痰软坚。用于各种肿瘤。

〔用法〕每次1粒，每日2～3粒，黄酒送服。

锡类散（《金匮翼》）青黛30g　象牙屑15g　牛黄1.5g　人指甲1.5g　珍珠0.9g　冰片0.9g　各研细粉，混匀成散。

〔功用〕解毒化腐。用于口疮、口糜、咽喉糜烂肿痛。

〔用法〕将药粉吹入患处。

雄黄软膏（经验方）雄黄10g　氧化锌10g　羊毛脂30g，凡士林加至100g

〔功用〕杀虫，止痒。用于手足癣、白疕及慢性皮肤病变。

〔用法〕外涂。

硫黄膏5%～20%（经验方）硫黄5～20g　75%乙醇适量，凡士林加至100g

〔功用〕杀虫，止痒，祛脂。用于疥疮、脓疱疮、癣病等。

〔用法〕外涂。

紫金锭（即玉枢丹）

紫雪丹（《和剂局方》）黄金　寒水石　石膏　滑石　磁石　升麻　玄参　甘草　水牛角　羚羊角　沉香　丁香　朴硝　硝石　辰砂　木香　麝香

〔功用〕清热镇惊。用于内外烦热不解、发斑、发黄、瘴毒、疫毒及小儿惊风，疮疡内陷、疔毒走黄、神识昏迷等症。

〔用法〕每次0.9～1.5g，每日3次。病重者每次可增至3g，温开水送下。

【附】紫雪散（上海中药一厂）羚羊角　水牛角

麝香　朱砂　公丁香　沉香　玄参　升麻等

〔功用〕清热镇惊。用于瘟热不解、重感伤寒、咽痛口渴、小儿急热惊风、疮疡内陷、疔疮走黄、神识昏迷等症。

〔用法〕每次 1.5～3g，每日 2～3 次，温开水送服。孕妇忌服。小儿遵医嘱服用。

紫色消肿膏　紫草15g　升麻30g　贯众6g　赤芍30g　紫荆皮15g　当归60g　防风15g　白芷60g　红花　羌活　荆芥　儿茶　神曲各15g，共研细末，每30g 药末加血竭粉3g　山奈粉6g　乳香、没药各12g　凡士林120g 调匀备用。

〔功用〕活血化瘀、消肿止痛。治慢性丹毒、结节性红斑等。

〔用法〕外敷患处。

紫草油（经验方）紫草100g　黄芩50g　麻油450g，共熬煎过滤。

〔功用〕凉血解毒。治红斑性皮肤病。

〔用法〕外搽。

紫蓝方（北京中医医院方）紫草　板蓝根　马齿苋　苡仁　红花　赤芍　大青叶

〔功用〕解毒消疣，治各类疣症。

〔用法〕水煎服，同时可局部外洗。

黑虎丹（《外科诊疗学》）灵磁石（醋煅）4.5g　母丁香　公丁香（炒黑）各3g　全蝎7只约4.5g（炒）　僵蚕7只约2.1克（炒）　炙甲片9g　炙蜈蚣6g　蜘蛛7只（炒炭）　麝香1.5g　犀牛黄0.6g　冰片3g　共研细末。

〔功用〕消肿提脓。用于痈、疽、瘰疬、流痰等，溃后脓腐不净；亦可用于对升丹有过敏者。

〔用法〕掺少许在疮头上，外盖太乙膏，隔天换药1次。

黑退消（经验方）生川乌　生草乌　生南星　生半夏　生磁石　公丁香　肉桂　制乳没各15g　制松香　硇砂各9g　冰片　麝香各6g。上药除冰片、麝香外，各药研细末后和匀，再将冰片、麝香研细后加入和匀，用瓶装置，不使出气。

〔功用〕行气活血，祛风逐寒，消肿破坚，舒筋活络。用于疮疡阻证未溃者。

〔用法〕将药粉撒于膏药或油膏上敷贴患处。

黑色拔膏棍（北京中医医院方）

群药类：鲜羊蹄根梗叶（土大黄）大枫子　百部　皂角刺各60g　鲜凤仙花　羊蹄躅花　透骨草　马钱子　苦杏仁　银杏　蜂房　苦参子各30g　山

甲　川草乌　全蝎　斑蝥各15g　金头蜈蚣15 条

药面类：白及面30g　藤黄面　轻粉各15g　硇砂面9g

〔制法〕香油3 840mL、生桐油960mL，放入铁锅内，浸泡"群药"后，文火炸至深黄色，离火后过滤，再将药油置武火煎炼至滴水成珠，然后下丹，每480mL 药油加樟丹300g、药面90g、松香60g。

〔功用〕杀虫、除湿、止痒、软化浸润、剥脱上皮、破瘀软坚、止痛。治带状疱疹后遗神经痛、神经性皮炎、录常疣、鸡眼、甲癣等一切肥厚型角化型皮肤病。

〔用法〕加温外贴患处。

鹅黄散（《外科正宗》）石膏（煅）　黄柏（炒）　轻粉各等份，研为细末。

〔功用〕清热提毒。用于梅毒溃烂成片，脓秽多而疼甚者。

〔用法〕干掺烂处，每日 2～3 次。

鹅掌风浸泡方（经验方）大枫子肉　花椒各9g　皂荚　土槿皮各15g　地骨皮6g　藿香18g　白矾12g　鲜凤仙花9g　米醋1kg

〔功用〕杀虫止痒。用于手足癣。

〔用法〕将药浸入米醋内24 小时，煎沸待温，将药汁放入塑料袋内，将患手（足）伸入袋中扎住，浸6～12 小时，隔日将药汁煎沸待温再浸，共浸3～4 次，浸泡后 7 日内不宜用碱水、肥皂水洗手（足），如有皲裂者暂缓使用。

脾约麻仁丸（《伤寒论》）大黄　厚朴　杏仁　白芍　麻仁　枳实

〔功用〕润肠通便，清热化湿。用于湿热燥结所致肛裂等。

〔用法〕水煎服，亦可制成丸剂。

犀角地黄汤（《千金方》）犀牛角　生地黄（捣烂）　牡丹皮　芍药

〔功用〕凉血、清热解毒。用于疮疡、药疹、红斑性狼疮、烧伤、脓毒败血症、急腹症等热入营血，热毒炽盛者。

〔用法〕水煎服。

犀黄丸（《外科全生集》）西黄0.9g　麝香4.5g　乳香　没药各30g　先将乳香、没药各研细末，再加西黄、麝香共研；用煮烂黄米饭30g，入药粉捣和为丸，如莱菔子大，晒干忌烘。

〔功用〕清热解毒，和营消肿。用于岩、瘰疬等。

〔用法〕每日 3～9g，温开水或陈酒送下。

隔灸（隔蒜、姜、豆豉饼、附子饼灸法）它是捣药成饼或切药成片，上置艾炷燃烧，而不直接着肤施灸的一种灸法。

〔功用〕隔蒜、姜灸和豆豉饼灸均有辛香行气散邪之功，能治疮疡初起、毒邪壅滞之证。附子饼灸有温阳、祛寒、活血之功，能治疮疡气血俱虚、风邪寒湿凝滞之证。

〔用法〕用大蒜、生姜切成薄片，或捣烂作饼；或用豆豉捣烂作饼；或用附子研末，以黄酒调和作饼，均约厚 3mm，按疮顶上，铺艾于其上而灸之。一般痈疽，每日灸 3～5 壮；流痰、附骨疽、瘰疬，灸 20～30 壮。倘片饼已干熟，则可另换后再灸之。如已有疮孔，勿覆其孔上，但于四周灸之。总之，凡痛者灸至不痛，不痛者灸至痛为度。灸后仍可应用外敷药物，并宜注意饮食起居等，加意调养。凡疔疮实热阳证，或患在头面、颈项、接近咽喉、肾俞穴、手指等部，均不宜灸。

散肿溃坚汤（《薛氏医案》）柴胡　升麻　龙胆草　黄芩　甘草　桔梗　昆布　当归尾　白芍　黄柏　葛根　黄连　三棱　木香　瓜蒌根

〔功用〕清肝经湿热，活血软坚。

〔用法〕水煎服。

葱归溻肿汤（《医宗金鉴》）独活　白芷　当归　甘草各 9g　葱头 7 个

〔功用〕疏导腠理、通调血脉，用于痈疽初肿时。

〔用法〕以水三大碗，煎至汤醇，滤去渣，以棉帛沾汤热洗，如凉再易之。

普连膏　黄芩面 10g　黄柏面 10g　凡士林 80g，共混匀。

〔功用〕清热除湿，消肿止痛。治疖、湿疹、皮炎等。

〔用法〕直接外搽。

痤疮洗剂（经验方）沉降硫黄 6.0g　樟脑酯 10.0g　西黄芪胶 1.0g，石灰水加至 100mL。

〔功用〕减少皮脂溢出，消炎。用于痤疮。

〔用法〕外搽，每日 3～4 次。擦药前先用热水、硫黄肥皂洗涤患部。

疏肝溃坚汤（《医宗金鉴》）夏枯草　僵蚕（炒）　香附子（酒炒）　石决明（煅）　当归　白芍（醋炒）　陈皮　柴胡　川芎　穿山甲（炒）　红花　片姜黄　生甘草　灯心

〔功用〕有舒肝解郁、行瘀散坚之功，治上石疽等证。

〔用法〕水煎，空腹热服。

雷火神针灸（《外科正宗》）蕲艾 9g　丁香 1.5g　麝香 0.6g。将后两药与蕲艾揉和，用纸卷成筒如指粗，塞入药艾备用。

〔功用〕祛风、散寒、化湿、温通经络，用于阴证疮疡。

〔用法〕临用时以萧山纸七层平放患处，点着雷火针，在纸上捺紧，待不痛起针。病重者再针熨 1 次。7 日后灸疮再发，即收效。

解毒洗剂（《许履和外科医案医话集》）20％黄柏（或黄连）水 100mL　白矾　雄黄各 6g　甘油 10mL 混合而成。

〔功用〕清热解毒、燥湿止痒。

〔用法〕摇匀，外搽患处。

解毒泻心汤（《医宗金鉴》）荆芥　防风　牛蒡子　黄连　黄芩　栀子　知母　生石膏　木通　玄参　六一散

〔功用〕散风清热，燥湿止痒。

〔用法〕水煎服。

新六号枯痔注射液（经验方）氯化钙 12g　氯化铵 3g，加注射用水至 100mL。

上配方调匀→溶解→过滤（3 号细菌漏斗过滤）→分装（可分装为 5mL、10mL、100mL 等不同规格）→消毒（普通蒸气消毒 1 小时或煮沸消毒 0.5 小时）备用。

〔功用〕使内痔坏死脱落。

〔用法〕注射于痔核内。

暖肝煎（《景岳全书》）当归 6～9g　枸杞 9g　小茴香 6g　肉桂 3～6g　乌药 6g　沉香 3g　茯苓 6g　生姜 3～5 片

〔功用〕暖肝温肾，行气止痛。用于肝肾阴寒。

〔用法〕水煎服。

锦红汤（经验方）红藤　蒲公英　生大黄　制川朴

〔功用〕清热解毒、行气通腑、活血消肿，治急性阑尾炎。

〔用法〕水煎服。

煤红膏（经验方）京红粉 30g　利马锥 4g（炼

丹后剩下锅底的药粉）　白蜡 4g　凡士林加到 100g，共研极细，凡士林、白蜡烊化后加入药粉，调匀成膏，即为 30% 的京红粉膏，然后再依需要调制成不同浓度的煤红膏。①5% 煤红膏：京红粉膏 95g，煤焦油 5g。②10% 煤红膏：京红粉膏 90g，煤焦油 10g。③15% 煤红膏：京红粉膏 85g，煤焦油 15g。

〔功用〕杀虫止痒，软坚祛鳞屑，化腐生肌。用于银屑病、慢性湿疮、神经性皮炎。

〔用法〕先洗浴除去鳞屑，然后外搽煤红膏，扑以滑石粉，1～2 日换药 1 次；由低浓度开始，根据皮损消退情况，可采用较高浓度的煤红膏。

〔按〕京红粉为含汞制剂，同时需注意不可大面积用药，防止汞中毒反应。

祛风类

豨莶丸（经验方）豨莶草、不拘多少，用黄酒拌，九蒸九晒，研细粉，炼蜜为丸，如梧桐子大。

〔功用〕祛风胜湿，治白驳风等证。

〔用法〕每服 9g，空腹陈酒或开水送下。

槐角丸（《和剂局方》）槐角 500g　地榆　当归　防风　黄芩　炒枳壳各 250g，共研末，炼蜜为丸。

〔功用〕清肠止血，驱湿毒，主肠风下血、肛门肿聚、痒痛。

〔用法〕每日 1～2 次，每次 9g，吞服或水煎服。

槐角地榆丸（《外科大成》）槐角炒黄 125g　地榆炒黑　地黄炒焦　炒黄芩　炒荆芥各 62.5g　枳壳 46g　当归尾 31g，为末，炼蜜为丸，梧桐子大。

〔功用〕清肠止血。用于痔漏肿痛出血者。

〔用法〕每次 9g，空腹，白开水送下，每日 2 次。

碧云散（《医宗金鉴》）鹅不食草 30g　川芎 30g　细辛 6g　辛夷 6g　青黛 3g，研成细末，和匀。

〔功用〕祛风清热。用于鼻渊流浊涕及鼻塞头痛者。

〔用法〕搐鼻中。上药时，口中含清水一口。

漱口方（经验方）风化硝　白矾　食盐各 3g

〔功用〕清热祛痰，杀虫解毒。

〔用法〕加水 200mL，煎开待凉，临用时，将煎成的药汁少许，加以 1/2 温开水，吹药前漱涤咽喉口腔。

养阴类

增液汤（《温病条辨》）玄参　麦冬　生地黄

〔功用〕养阴增液，用于疮疡、皮肤病阴液受损者。

〔用法〕水煎服。

熨风散（《疡科选粹》）羌活　防风　白芷　当归　细辛　芫花　白芍药　吴茱萸　官桂各 3g　研成细末。

〔功用〕温经祛寒、散风止痛，用于流痰、附骨疽等。

〔用法〕取赤皮葱连须 240g，捣烂，同药末和匀，醋炒热，布包，热熨患处。

颠倒散洗剂（经验方）硫黄　生大黄各 7.5g　石灰水 100mL。将硫黄、大黄研极细末后，加入石灰水（将石灰与水搅浑，待澄清后，取中间清水）100mL　混合即成。

〔功用〕活血祛瘀，用于粉刺、酒皶鼻、白屑风等。

〔用法〕外搽患处，每日 3～4 次。

薏苡附子败酱散（《金匮要略》）薏苡　附子　败酱草

〔功用〕温化利湿，排脓，治急性阑尾炎脓已成，而有伤阳肢冷自汗者。

〔用法〕水煎服。

蝮蛇酒（经验方）

(1) 以 60°高粱烧酒 1 000mL 放入大的活蝮蛇 1 条，醉死，浸泡，再加人参 15g，封塞后，置于冷藏处，3 个月后取酒应用。每日 1～2 次，每次 5～6mL。

(2) 以 60°高粱烧酒 100mL，用滤离器引取活蝮蛇毒液入酒中，1 个月后取酒应用。每日 1～2 次，每次 2～3mL。

(3) 以 60°高粱烧酒 5 000mL，放入大的活蝮蛇 1 条，醉死，浸泡，封塞后，置藏于马溺处，经 1 年后取出使用。每日 1～2 次，每次 10～15mL。

(4) 用本地产之黄酒（12 度）2 000mL，泡鲜活蝮蛇 1 条，加入人参 15g 使活蛇于酒中多次分泌毒液。浸泡 3 个月后，取酒应用。每日入睡前服 1 次，每次服 5mL 就寝发汗。

(5) 将蝮蛇 1 条杀死，置于干燥箱中，干燥 12 小时后，研成粉末，浸泡于 60°高粱烧酒 500mL 内。

浸泡 1~3 个月后，取酒应用。

〔功用〕祛风化湿，解毒定惊。用于麻风，肌肉麻痹不仁、筋脉拘急、皮肤燥痒或破烂者。

〔用法〕每日 2 次，每次 5~10mL。或取蛇粉 5g，用黄酒 100mL 次送下。若兼血虚生风之证，宜配用补益剂。

蟾酥丸、蟾酥膏（《外科正宗》）蟾酥 6g（酒化）轻粉 1.5g 麝香 枯矾 寒水石（煅）制乳香 制没药 铜绿 胆矾各 3g 雄黄 6g 蜗牛 21 个 朱砂 9g，上药各为末，先将蜗牛研烂，加蟾酥，方入其他药末捣匀，丸如绿豆大。亦可作饼、作条外用。

〔功用〕有祛毒、发汗之功。外敷有化腐、消坚之能。内服治疔疮初起。

〔用法〕每次 3 丸，用葱白嚼烂，包药在内，取热酒 1 杯送下，被盖卧，出汗为效。重证可再进 1 服。孕妇忌服。外用：条，可插入疮口中；饼，可盖贴疮口上。

蟾酥合剂（经验方）酒化蟾酥 腰黄 铜绿 炒绿矾 轻粉 乳香 没药 枯矾 干蜗牛各 3g 麝香 血竭 朱砂 煅炉甘石 煅寒水石 硼砂 灯草灰各 1.5g，各研细末，和匀。蟾酥另以烧酒化开为糊，徐徐和入药末，混合研匀，晒干，研成极细末，收贮听用。

〔功用〕祛毒、消肿、化腐。用于疔疮、白喉、走马牙疳等证。

〔用法〕在红肿初起时，用上药（也可用煅石膏为赋形剂，成为 30%~50% 蟾酥合剂）以烧酒调涂患处，外敷贴太乙膏。至红肿消失，腐肉与健康组织起一裂缝时，改用 10% 蟾酥合剂（即上药 1 份，煅石膏 9 份）。至腐肉脱落阶段，再改用 5% 蟾酥合剂（即上药 1 份，煅石膏 9 份，煅炉甘石 5 份，海螵蛸 5 份）。亦可用吹药器将药喷入口腔、咽喉患处。

熨风散（《疡科选粹》）羌活 防风 白芷 当归 细辛 芫花 白芍药 吴茱萸 官桂各 3g，研成细末。

〔功用〕温经祛寒，散风止痛。用于流痰、附骨疽等。

〔用法〕取赤皮葱连须 240g，捣烂，同药末和匀，醋炒热，布包，热熨患处。

橘叶散（《外科正宗》）橘叶 柴胡 陈皮 川芎 山栀 青皮 石膏 黄芩 连翘 甘草

〔功用〕解郁和胃、清热解毒，治肝气郁滞的乳痈，内吹、外吹均宜之。

〔用法〕水煎服。

橘核丸（《济生方》）橘核（炒） 海藻（洗） 昆布（洗） 海带（洗） 川楝子（打炒） 桃仁各 30g 厚朴（去皮姜汁炒） 木通 枳实（麸炒） 延胡索（炒） 桂心 木香各 15g 共为细末，酒糊为丸，如梧子大。

〔功用〕疏肝行气、散瘀消肿、软坚利水、主睪丸硬肿、阴囊肿大。

〔用法〕每日 2 次，每次 60 粒，空腹，淡盐汤送下。

藿香正气散（《局方》）藿香 紫苏 白芷 桔梗 白术 厚朴 半夏曲 大腹皮 茯苓 陈皮 甘草

〔功用〕芳香化湿、疏散表邪，和中。

〔用法〕水煎服。

醒消丸（《局方》）乳香（去油）30g 没药（去油）30g 麝香 4.5g 雄精 15g。先将乳香、没药、雄精三味各研称准，再合麝香共研，煮烂黄米饭 30g，入药末，捣为丸，如莱菔子大，晒干，忌烘。

〔功用〕和营通络、消肿止痛，治痈、流注等证。

〔用法〕每服 3~6g，热陈酒送下或温开水送下；儿童减半；婴儿服 1/3。一般连服 7 日后，停药 3 日。孕妇忌服。

藤黄膏（经验方）生藤黄粉 白蜡各 120g 麻油 500g，先将麻油煮沸，入白蜡熔化，加入藤黄粉调匀，收储备用。

〔功用〕解毒生肌。用于各种溃疡。

〔用法〕薄摊纱布上，贴溃疡上，1 日 1 换。

螵蛸丸（《类证治裁》）桑螵蛸（炙）30 个 鹿茸（酥炙） 炙黄芪各 90g 煅牡蛎 赤石脂 人参各 60g，研末，山药糊丸。

〔功用〕温补肾阳、固涩膀胱，治老人小便失禁。

〔用法〕每次 5g，每日 2 次。

糠锌油（经验方）糠馏油 5.0g 氧化锌 50g

花生油 50g

〔功用〕止痒、消炎、减少渗出。

〔用法〕外搽，每日 3~4 次。

磨风丸(《医宗金鉴》) 豨莶草　牛蒡子（炒）麻黄　苍耳草　川芎　当归　荆芥　蔓荆子　防风车前子　威灵仙　天麻　何首乌　羌活　独活各 30g　共研细末，酒打面糊为丸，如梧桐子大。

〔功用〕祛风，利湿，杀虫。用于早期麻风。

〔用法〕每次 6~9g，每日 2 次，温酒送下。

癣症薰药（经验方）苍术　黄柏　苦参　防风各 9g　大枫子　白鲜皮各 30g　松香　鹤虱草各 12g　五倍子 15g　共碾粗末，用较厚的草纸卷成纸卷，或碾成细面做成药香。

〔功用〕除湿祛风，杀虫止痒，软化浸润。治神经性皮炎、慢性湿疹及其他慢性肥厚性瘙痒性皮肤疾患等。

〔用法〕直接用粗末撒在炭火盆上燃烧发烟而熏患处，每日 2 次，每次 15~30 分钟。

模拟试题（一）

一、单项选择题（每题1分，共25分）

1. 中医外科成为独立的专科是在（　　）
   A. 夏代　　B. 商代　　C. 周代　　D. 秦代　　E. 汉代

2. 世界上最早用含碘食物治疗甲状腺疾病记载于（　　）
   A.《神农本草经》　　B.《金匮要略》　　C.《诸病源候论》　　D.《肘后备急方》　　E.《刘涓子鬼遗方》

3. 最先提出"五善七恶"学说的是（　　）
   A.《圣济总录》　　B.《太平圣惠方》　　C.《千金方》　　D.《外台秘要》　　E.《肘后备急方》

4. 我国第一部论述梅毒的专著是（　　）
   A.《疡科纲要》　　B.《霉疮秘录》　　C.《疡医大全》　　D.《外科正宗》　　E.《外科证治全生集》

5. 分别代表三大学派的著作是（　　）
   A.《外科正宗》、《外科枢要》、《外科理例》
   B.《外科证治全书》、《外科全生集》、《外科启玄》
   C.《外科全生集》、《疡科心得集》、《外科理例》
   D.《疡科纲要》、《外科正宗》、《外科全生集》
   E.《疡科心得集》、《外科全生集》、《外科正宗》

6. 辨证用药明显受到八纲辨证影响的代表著作是（　　）
   A.《医宗金鉴·外科》　　B.《外科正宗》　　C.《疡科心得集》　　D.《外科证治全生集》
   E.《疡医大全》

7. 以病因命名的疾病是（　　）
   A. 白癜风　　B. 麻风　　C. 鹅掌风　　D. 破伤风　　E. 烂疗

8. 按一般规律而言，疮疡酿脓期的发热常在（　　）
   A. 37.5～38℃之间　　B. 37℃以下　　C. 38～39℃之间　　D. 40℃以上　　E. 以上都不是

9. 下列哪种疾病在初起时宜"散风清热，化痰消肿"（　　）
   A. 有头疽　　B. 颈痈　　C. 瘰疬　　D. 臀痈　　E. 流痰

10. 火陷和干陷的治疗都可使用（　　）
    A. 清营汤　　B. 黄连解毒汤　　C. 安宫牛黄丸　　D. 紫雪丹　　E. 生脉饮

11. 蛇肚疗的患指关节表现为（　　）
    A. 伸直　　B. 过伸　　C. 内收　　D. 屈曲　　E. 外展

12. 与瘰疬发病无关的脏腑是（　　）
    A. 心　　B. 肺　　C. 肝　　D. 肾　　E. 脾

13. 某女，20岁，左乳腺外上方圆形肿块，质地坚实，表面光滑，活动度好，边界清楚，肿块无疼痛感，应诊断为（　　）

    A. 乳发　　B. 乳痈　　C. 乳核　　D. 乳癖　　E. 乳痨

14. 以下哪项不是瘿病的病因病机（　　）

    A. 肝郁气滞　　B. 痰火郁结　　C. 冲任失调　　D. 气虚血瘀　　E. 血虚风燥

15. 清热化痰法治疗瘿痈的代表方剂是（　　）

    A. 逍遥散　　B. 柴胡清肝汤　　C. 桃仁四物汤　　D. 右归饮　　E. 海藻玉壶汤

16. 在乳岩的辅助检查中，可帮助确诊的方法是（　　）

    A. 钼靶X线摄片　　B. B型超声波扫描检查　　C. 活组织病检　　D. 乳腺红外线扫描检查

    E. 医生的触诊检查

17. 下列损害中哪项不是原发性皮损（　　）

    A. 风团　　B. 痂　　C. 疱疹　　D. 结节　　E. 斑疹

18. 慢性皮肤病见皮肤肥厚、皲裂、苔藓样变，宜用（　　）

    A. 软膏　　B. 溶液　　C. 粉剂　　D. 洗剂　　E. 油剂

19. 下列皮肤病哪个不属于真菌病（　　）

    A. 头癣　　B. 花斑癣　　C. 奶癣　　D. 体癣　　E. 股癣

20. 周身起红色风团，遇热加剧，舌红苔薄黄，脉浮数，应选（　　）

    A. 桂枝汤　　B. 防风通圣丸　　C. 逍遥散　　D. 黄连解毒汤　　E. 二仙汤

21. 三期梅毒主要表现哪项不正确（　　）

    A. 虫蛀样脱发　　B. 鳞屑性丘疹　　C. 脓疱疹　　D. 横痃　　E. 扁平湿疣

22. 齿线的生理分界哪项是错误的（　　）

    A. 齿线以上属脊神经支配，齿线以下属植物神经支配

    B. 齿线以上是黏膜，齿线以下是皮肤

    C. 齿线以上淋巴液回流主要至内脏淋巴结，齿线以下回流至腹股沟淋巴结

    D. 齿线以上是痔内静脉丛，齿线以下是痔外静脉丛

    E. 齿线以上是直肠，齿线以下是肛管

23. 肛肠病人术后尿潴留的治疗哪项是错误的（　　）

    A. 安慰病人，改善紧张情绪　　B. 针刺气海、关元等穴　　C. 八正散中药内服　　D. 局麻药物长强穴封闭　　E. 导尿

24. 透光试验阳性是诊断哪一疾病的简单方法（　　）

    A. 子痈　　B. 囊痈　　C. 子痰　　D. 水疝　　E. 狐疝

25. 脱疽的治疗原则是（　　）

    A. 清热解毒，活血化瘀　　B. 活血通络，散寒止痛　　C. 清热凉血，疏通经络　　D. 温阳通脉，祛寒化湿　　E. 以上都不是

二、多项选择题（每题1分，共15分）

1. 《疡科心得集》中，用于治疗疔疮走黄的方剂是：（　　）

    A. 防风通圣散　　B. 紫雪丹　　C. 犀角地黄汤　　D. 至宝丹　　E. 龙胆泻肝汤

2. 以下哪些症状是由经脉阻塞导致的：（　　）

    A. 肿　　B. 痛　　C. 痒　　D. 脓　　E. 麻木

3. 下列哪两个之间有包含和被包含的关系：（　　）

    A. 锁喉痈　　B. 发颐　　C. 流注　　D. 发　　E. 红丝疔

4. 瘰疬的病因病理有：（　　）

    A. 情志不畅，肝气郁结；　　B. 气滞伤脾，脾失健运；　　C. 肝郁化火，下烁肾阴；　　D. 肺肾

阴亏，阴亏火旺；　　E. 毒邪攻心，蒙闭心包。

5. 瘿病的病理变化以什么多见：（　　）

  A. 气滞　　B. 寒湿　　C. 痰凝　　D. 血热　　E. 血瘀

6. 流注的特点有：（　　）

  A. 发于肌肉深部　　B. 漫肿疼痛，皮色如常　　C. 好发于四肢肌肉丰厚之处　　D. 此处未愈，他处又起　　E. 反复发作不成脓

7. 筋瘤常用的治法有：（　　）

  A. 外敷中药　　B. 针刺　　C. 弹性绷带绑扎　　D. 中药内服　　E. 手术

8. 骨瘤的特点是：（　　）

  A. 坚硬如石　　B. 推之不移　　C. 生长缓慢　　D. 紧贴于骨　　E. 疙瘩隆起

9. 乳岩常用的治疗方法为：（　　）

  A. 手术切除　　B. 放射疗法　　C. 化学疗法　　D. 内分泌辅助治疗　　E. 针灸

10. 慢性皮肤病常见临床表现有：（　　）

  A. 脱发　　B. 红肿热痛　　C. 糜烂渗出　　D. 苔藓样变　　E. 指（趾）甲病变

11. 蛇串疮的诊断要点有：（　　）

  A. 有前驱症状　　B. 密集成群的小水疱　　C. 单侧发生排成带状　　D. 剧烈疼痛　　E. 极少复发

12. 白疕的临床表现是：（　　）

  A. 红斑期、丘疹期　　B. 渗出糜烂型　　C. 红斑上有鳞屑　　D. 抓后出血、结痂　　E. 有薄膜现象和露滴现象

13. 便血的疾病有哪些：（　　）

  A. 内痔　　B. 血栓外痔　　C. 肛裂　　D. 肛周脓肿　　E. 息肉痔　　F. 直肠癌　　G. 脱肛

14. 判断烧伤伤情，其轻症是指：（　　）

  A. 烧伤面积在 10% 以下　　B. 面积在 10% 以上　　C. 烧伤面积在 9%　　D. Ⅱ度烧伤　　E. Ⅲ度烧伤

15. 破伤风的中医治疗原则是：（　　）

  A. 熄风镇痉　　B. 滋水涵木　　C. 清热解毒　　D. 疏风通络　　E. 平肝潜阳

三、填空题（每空 1 分，共 10 分）

1. 高锦庭的_____在辨证用药上明显受到_____的影响。

2. 《外科正宗》透脓散由川芎、当归、_____及_____和皂角刺组成。

3. 疮疡从外感受者_____，因脏腑蕴毒而内发者_____。

4. 乳核血瘀痰凝型，治宜_____，方用_____。

5. 药物性皮炎的发生与药物的_____及其_____无关。

四、名词解释（每题 3 分，共 15 分）

  1. 脱肛——

  2. 苔藓样变——

  3. 疳——

  4. 瘰痹——

  5. 内陷——

五、问答题（每题 5 分，共 15 分）

1. 如何理解陈实功说"疮全赖脾土"？

2. 疮疡中期切开排脓的目的是什么？

3. 为什么肛门病术后可出现尿潴留？

1. 论述使用升丹的注意事项。
2. 肝肾不足所致皮肤病病因病机及症候是什么？

模拟试题（二）

一、单项选择题（每题 1 分，共 25 分）

1. 我国出现外科医生的记载最早见于（　　）
   A.《内经》　　B.《五十二病方》　　C.《山海经》　　D.《周礼》　　E.《神农本草经》

2. 我国现存的第一部外科专著是（　　）
   A.《内经》　　B.《五十二病方》　　C.《刘涓子鬼遗方》　　D.《难经》　　E.《诸病源候论》

3. 最先应用葱管作导尿器械的记载于（　　）
   A.《肘后方》　　B.《千金方》　　C.《金匮要略》　　D.《伤寒论》　　E.《刘涓子鬼遗方》

4. 我国第一位论述梅毒是（　　）
   A. 王肯堂　　B. 陈实功　　C. 陈世铎　　D. 陈司成　　E. 薛己

5. 提出"治外必本诸内"的学术思想是（　　）
   A. 薛己　　B. 张景岳　　C. 王洪绪　　D. 陈实功　　E. 汪机

6. 专论应用膏药外治法著作的作者是（　　）
   A. 吴师机　　B. 余听鸿　　C. 顾世澄　　D. 叶天士　　E. 龚庆宣

7. 按传染性命名的疾病是（　　）
   A. 疫疔　　B. 破伤风　　C. 流注　　D. 烂疔　　E. 人中疔

8. 以下表现属于逆证（　　）
   A. 疮疡初起疮顶平塌、根脚散漫、不痛不热
   B. 疮疡初起疮顶高突、根脚不散、灼热疼痛
   C. 疮疡疮面红活鲜润、新肉易生、疮口易敛
   D. 疮疡溃后脓稠黄白、色鲜不臭，肿消痛减
   E. 疮疡顶高根收、皮薄光亮、易脓易腐

9. 丹毒发于胸腹者夹有（　　）
   A. 肝火　　B. 风热　　C. 湿热　　D. 痰热　　E. 风湿

10. 流痰初起内治以（　　）
    A. 温经通络　　B. 散寒化痰　　C. 滋补肝肾　　D. 补托为主　　E. 扶正祛邪并重

11. 走黄内治用方（　　）
    A. 清营汤合黄连解毒汤　　B. 托里清毒散合五味消毒饮　　C. 犀角地黄汤加减　　D. 托里消毒散合附子理中汤　　E. 五味消毒饮合黄连解毒汤、犀角地黄汤

12. 三陷证中预后最差的是（　　）
    A. 胃阴伤败型　　B. 正虚邪盛型　　C. 邪盛热极型　　D. 阴阳两竭型　　E. 毒入营血型

13. 某女，30，左侧乳房疼痛，以胀痛为主，肿块形态不规则，质地中等，表面光滑，活动良好，应诊断（　　）
    A. 乳发　　B. 乳痛　　C. 乳核　　D. 乳癖　　E. 乳痨

14. 瘿病的治疗方法不包括（　　）
    A. 理气解郁　　B. 清热凉血　　C. 养血祛瘀　　D. 化痰软坚　　E. 调和冲任

15. 化痰软坚治疗瘿病的代表方（　　）
    A. 柴胡清肝汤　　B. 右归饮　　C. 海藻玉壶汤　　D. 桃红四物汤　　E. 逍遥散

16. 茧唇的发病常与哪些因素有关（　　）
    A. 嗜好辛辣之品　　B. 嗜酒　　C. 使用唇膏等化妆品　　D. 天气干燥　　E. 长期吸烟，尤其是使用烟斗或烟嘴

17. 下列皮损中哪项不是继发性皮损（　　）
    A. 皲裂　　B. 鳞屑　　C. 糜烂　　D. 结节　　E. 苔藓样变

18. 具有杀死真菌、止痒，适用于手足癣、牛皮癣的是（　　）
    A. 粉剂　　B. 洗剂　　C. 油剂　　D. 软膏　　E. 酊剂

19. 疥疮的好发部位是（　　）
    A. 皮肤皱褶处　　B. 头面部　　C. 肘膝关节　　D. 掌跖部　　E. 颈项部

20. 下列哪项与结节性红斑关系最为密切（　　）
    A. 红斑上有鳞屑　　B. 苔藓样变　　C. 疼痛性结节、不溃破　　D. 溃疡、糜烂　　E. 结节、溃疡

21. 男性淋病临床表现哪项不正确（　　）
    A. 尿频、尿急、尿痛　　B. 尿道口溢脓　　C. 阴囊出现褐红色结节　　D. 继发不育　　E. 有性传播史

22. 内痔的母痔区是指齿线上的（　　）部位。
    A. 截石位 3、7、11 点　　B. 截石位 3、6、9 点　　C. 截石位 2、5、7 点　　D. 膝胸位 3、9、12 点　　E. 左侧卧位 3、7、11 点

23. 直肠指诊如触摸到带蒂的结节状物，应首先考虑（　　）
    A. 直肠癌　　B. 直肠黏膜下脓肿　　C. 直肠息肉　　D. 前列腺炎　　E. 子宫颈癌

24. 具有神经毒的毒蛇是（　　）
    A. 眼镜蛇　　B. 蝰蛇　　C. 尖吻蝮蛇　　D. 银环蛇　　E. 蝮蛇

25. 引起褥疮的直接原因是（　　）
    A. 半身不遂　　B. 下肢瘫痪　　C. 长期昏迷　　D. 重压与摩擦　　E. 气血虚弱

二、多项选择题（每题 1 分，共 15 分）

1. 王洪绪《外科证治全生集》公开的家传秘方有：（　　）
   A. 阳和汤　　B. 安宫牛黄丸　　C. 犀黄丸　　D. 醒消丸　　E. 小金丹

2. 下列同属于消法的有哪些：（　　）
   A. 清热　　B. 通里　　C. 温通　　D. 和营　　E. 养胃

3. 有头疽阴虚之体局部症状：（　　）
   A. 疮形平塌，根盘散漫　　B. 疮色紫滞，不易化脓腐脱　　C. 脓水清稀带灰绿　　D. 疼痛剧烈　　E. 疮口易成空壳

4. 流注初起内治用黄连解毒汤合五神汤加减，由疖疗引起的加：（　　）
   A. 生地　　B. 丹皮　　C. 桃仁　　D. 红花　　E. 苡米仁

5. 丹毒病因病理中有特殊联系的是：（　　）
   A. 新生儿丹毒　　B. 挟有肝火　　C. 抱头火丹　　D. 内热火毒　　E. 挟湿热

6. 含碘的药物有：（　　）
   A. 海带　　B. 昆布　　C. 黄药子　　D. 海藻　　E. 海金砂

7. 肉瘤的外治可外敷：（　　）
   A. 二白散　　B. 消瘤二反膏　　C. 金黄膏　　D. 黑退消　　E. 阳和解凝膏

8. 舌菌发病与哪几个脏腑有关：（　　）
   A. 心　　B. 肝　　C. 脾　　D. 肺　　E. 肾

9. 皮肤病常见的自觉症状有：（　　）

A. 瘙痒　　B. 风团　　C. 抓痕　　D. 疼痛　　E. 血痂

10. 淋病的临床特征有：（　　）

A. 外阴黏膜出现或群水泡　　B. 潜伏期7～21天　　C. 可查到梅毒螺旋体　　D. 尿道口溢脓
　E. 早期外阴部出现疳疮

11. 下列哪几项是系统性红斑狼疮的预防措施：（　　）

A. 避免劳累，节制生育　　B. 不宜使用刺激强外用药　　C. 饮食营养　　D. 避免接触热疮患者
　E. 保持皮肤清洁干燥

12. 结节性红斑临床表现：（　　）

A. 对称出现小腿伸侧　　B. 疼痛性结节　　C. 结节易化脓　　D. 手足发疳　　E. 有结核病灶

13. 以下两种关系密切，为因果关系的疾病是：（　　）

A. 痔　　B. 肛裂　　C. 肛周脓肿　　D. 直肠癌　　E. 肛瘘

14. 破伤风发作典型症状：（　　）

A. 肌肉强直性痉挛　　B. 苦笑面容　　C. 角弓反张　　D. 肌肉阵发性抽搐　　E. 颈项强直

15. 下列哪两种疾病都有尿频症状：（　　）

A. 精癃　　B. 精浊　　C. 水疝　　D. 脱囊　　E. 子痈

三、填空题（每空1分，共10分）

1. _____的《外科全生集》，创立了以_____为主的辨证论治法则。

2. 外科疾病的发生，以_____和_____最为常见。

3. 髂窝流注成脓约_____个月，髋关节流痰化脓约在得病后_____个月以上。

4. 乳疬是发生于_____或_____的乳房异常发育性疾病。

5. 急性湿疮应与_____鉴别，慢性湿疮应与_____鉴别。

四、名词解释（每题3分，共15分）

1. 齿线——

2. 点状出血现象——

3. 疳——

4. 肾岩翻花——

5. "0"号疗法——

五、问答题（每题5分，共15分）

1. 为什么说"痈疽原由火毒生"？

2. 如何理解"治蛇不泄，蛇毒内结；二便不通，蛇毒内攻"？

3. 何为复杂性肛瘘？

六、论述题（每题10分，共20分）

1. 尖锐湿疣与假性湿疣、扁平湿疣、阴茎珍珠状丘疹如何鉴别？

2. 明清时代中医外科三大学派，各派主要学术观是什么？

模拟试题（三）

一、单项选择题（每题1分，共25分）

1. 中医外科形成一个粗具规模的学科是在（　　）

A. 商代　　B. 周代　　C. 汉代　　D. 两晋　　E. 南北朝

2. 我国第一个运用全身麻醉进行剖腹术的是（　　）

A. 淳于意　　B. 葛洪　　C. 华佗　　D. 陈实功　　E. 扁鹊

3. 用疯狗脑敷治疯犬咬伤，开创免疫疗法治狂犬病的先例是（　　）

A. 华佗　　B. 张仲景　　C. 孙思邈　　D. 葛洪　　E. 巢元芳

4. 创造"玉真散"治疗破伤风的是（　　）

A. 陈实功　　B. 汪机　　C. 王洪绪　　D. 王肯堂　　E. 薛已

5. 创立以阴阳为主辨证论治法则的是（　　）

A.《外科全生集》　　B.《外科正宗》　　C.《外科大成》　　D.《诸病源候论》　　E.《医宗金鉴,外科心法要诀》

6. 世界上最早应用砷剂治疗梅毒的记载见于（　　）

A.《疡科纲要》　　B.《证治准绳·疡科》　　C.《疡医大全》　　D.《外科启玄》　　E.《徽疮秘录》

7. 按形态命名的疾病是：（　　）

A. 黄水疮　　B. 丹毒　　C. 鹅掌风　　D. 翻花疮　　E. 烂疔

8. 疮疡成脓时，其疼痛表现为（　　）

A. 痛无定处，走注甚速　　B. 皮色不变，酸痛　　C. 灼热疼痛，遇冷痛减　　D. 肿势急胀，痛无定时，如有鸡啄　　E. 皮色青紫而胀痛

9. 流注初起时可用黄连解毒汤合（　　）

A. 银翘散　　B. 五神汤　　C. 托里消毒散　　D. 八珍汤　　E. 龙胆泻肝汤

10. 不是疮疡后期常用的方剂是（　　）

A. 四君子汤　　B. 四物汤　　C. 六味地黄汤　　D. 附桂八味丸　　E. 透脓散

11. 下列哪些疾病初起时一般是不使用金黄膏或玉露膏（　　）

A. 疖、蝼蛄疖、多发性疖、红丝疔、丹毒　　B. 手足部疔疮　　C. 颈痈　　D. 手发背和足发背　　E. 无头疽、发颐、流注

12. 髂窝流注时患肢表现为（　　）

A. 外旋　　B. 内收　　C. 外展　　D. 过伸　　E. 屈曲

13. 某女，30 岁，右乳偏上方出现一个结节肿块，边界不清，质地不坚，推之可活动，压痛不明显，皮肤不红，应诊断（　　）

A. 乳发　　B. 乳痈　　C. 乳核　　D. 乳癖　　E. 乳痨

14. 痰火郁结型瘿痈的内因是（　　）

A. 肝胃蕴热　　B. 阴虚内热　　C. 外感风热　　D. 风温袭肺　　E. 心火上炎

15. 以下那种不是治疗瘿病的含碘植物药（　　）

A. 海带　　B. 黄药子　　C. 海藻　　D. 昆布　　E. 海蛤壳

16. 肾岩翻花是指发生在（　　）

A. 肾脏的恶性肿瘤　　B. 睾丸的恶性肿瘤　　C. 阴茎的恶性肿瘤　　D. 会阴部的恶性肿瘤　　E. 阴囊皮肤恶性肿瘤

17. 皮肤病剧痒难忍，浸淫，如虫蚁游走，具有传染性，病因为（　　）

A. 风　　B. 湿　　C. 热　　D. 虫　　E. 毒

18. 急性皮肤病有明显糜烂、渗出时，外用药为（　　）

A. 洗剂　　B. 溶剂　　C. 软膏　　D. 酊剂　　E. 粉剂

19. 湿疮一般分为（　　）

A. 进行期、静止期　　B. 红斑期、水疱期　　C. 寻常型、特殊型　　D. 麻疹型、猩红热型　　E. 急性期、亚急性期、慢性期

20. 下列哪项不是白疕的特征（　　）

A. 红斑鳞屑　　B. 好发四肢屈侧　　C. 薄膜现象　　D. 束状发　　E. 甲板点状凹坑

21. 下列哪项不是尖锐湿疣的特点（　　）

A. 又称性病疣　B. 多发于外阴及肛周　C. 乳头状或菜花状赘生物　D. 易继发感染　E. 梅毒血清试验阳性

22. 肛门指诊的禁忌证是（　　）

A. 直肠息肉　B. 混合痔　C. 肛裂　D. 肛瘘　E. 直肠癌

23. 对有便血、排便习惯改变的人，首先应进行的检查是（　　）

A. 直肠指诊　B. 乙状结肠镜检查　C. 纤维结肠镜检查　D. 钡灌肠透视　E. 超声波检查

24. 用中国九分法计算烧伤面积，哪项不正确（　　）

A. 头面部为9%　B. 左上肢为9%　C. 右上肢为9%　D. 躯干前后包括外阴部为28%

E. 双下肢包括臀部为46%

25. 破伤风的典型症状是（　　）

A. 张口困难　B. 角弓反张　C. 苦笑面容　D. 颈项强直　E. 肌肉强直性痉挛

二、多项选择题（每题1分，共15分）

1. 明清时代中医外科学术流派具有代表性著作是：（　　）

A.《疡科心得集》　B.《医宗金鉴·外科心法》　C.《外科理例》　D.《外科证治全生集》

E.《外科正宗》

2. 多血少气之经是：（　　）

A. 足阳明胃经　B. 手少阳三焦经　C. 手厥阴心包经　D. 足太阳膀胱经　E. 足厥阴肝经

3. 与头疽病变有密切关系的是：（　　）

A. 病变部位　B. 患者年龄　C. 邪毒轻重　D. 病程转归　E. 病程分期

4. 痈的特点有：（　　）

A. 发于皮肉之间，局部光软无头。

B. 红肿热痛，范围在6～9cm

C. 发病迅速，易肿，易脓，不易收口

D. 一般不会损伤筋骨

E. 一般不会引起陷症

5. 可以用金黄膏和玉露膏治疗的有：（　　）

A. 锁喉痈　B. 臀痈　C. 手发背　D. 足发背　E. 发颐

6. 石瘿的远处转移常致（　　）

A. 股骨　B. 颅骨　C. 胸骨　D. 椎骨　E. 盆骨

7. 以下属于西医的皮脂腺囊肿的是：（　　）

A. 肉瘤　B. 脂瘤　C. 气瘤　D. 脓瘤　E. 胶瘤

8. 岩症常用的治疗法则是：（　　）

A. 清热解毒　B. 活血祛瘀　C. 化痰散结　D. 疏肝理气　E. 扶正补虚

9. 皮肤病的原发性损害有：（　　）

A. 糜烂　B. 丘疹　C. 结节　D. 鳞屑　E. 风团

10. 下列哪些是急性湿疮的特点：（　　）

A. 对称见于肘窝、腘窝及手部小腿　B. 红斑、丘疹、水疱多形性损害　C. 瘙痒　D. 易转成慢性　E. 搔抓后有点状出血

11. 风热疮的主要临床表现有：（　　）

A. 易复发　B. 轻度传染　C. 玫瑰红色鳞屑　D. 先有母斑后有子斑　E. 红斑中心有自愈倾向

12. 一期梅毒的特征是：（　　）

A. 疳疮　B. 扁平湿疣　C. 假性湿疣　D. 横痃　E. 神经病变

13. 直肠癌早期症状：（　　）
　　　A. 便血　　B. 黏液便　　C. 排便习惯改变　　D. 里急后重　　E. 肿瘤
14. 精癃的临床特点是：（　　）
　　　A. 排尿困难　　B. 尿潴留　　C. 血尿　　D. 脓尿　　E. 乳糜尿
15. 含有神经毒的毒蛇是：（　　）
　　　A. 金环蛇　　B. 眼镜蛇　　C. 海蛇　　D. 蝮蛇　　E. 银环蛇

三、填空题（每空 1 分，共 10 分）
1. 我国第一部论述梅毒的专著是明代_____的_____。
2. 凡外疡发于多气少血之经，在治疗时注重_____及_____。
3. 病变的骨端具有_____和_____可作为附骨疽早期诊断依据。
4. 乳痈、乳发等病应及时彻底治疗，以防_____损伤乳络，而形成_____。
5. 尖锐湿疣潜伏期_____个月，平均_____个月。

四、名词解释（每题 3 分，共 15 分）
1. 肛裂——
2. 薄膜现象——
3. 痞——
4. 茧唇——
5. 走黄——

五、问答题（每题 5 分，共 15 分）
1.《内经》曰"汗之则疮已"，《伤寒论》曰"疮家不可汗"，二者有无矛盾？为什么？
2. 注射法治疗脱肛的机制是什么？
3. 乳房疾病检查方法有哪些？

六、论述题（每题 10 分，共 20 分）
1. 试述外科疾病的致病因素与其发病部位的一般规律。
2. 血虚风燥所致皮肤病的病因病机及证候是什么？

参考答案

模拟试题（一）

一、单项选择题

1. C   2. D   3. A   4. B   5. E   6. D   7. D   8. C   9. B

10. C   11. D   12. A   13. C   14. E   15. B   16. C   17. B   18. A

19. C   20. C   21. E   22. A   23. C   24. D   25. B

二、多项选择题

1. BCD   2. ABE   3. AD   4. ABCD   5. AC   6. ABCD   7. CDE   8. ABDE   9. ABCD   10. ADE   11. ABCDE   12. CE   13. ACEF   14. AD   15. AC

三、填空题

1. 《疡科心得集》，温病学派

2. 生黄芪，穿山甲

3. 轻，重

4. 疏肝活血、化痰散结，逍遥散合桃红四物汤

5. 剂量，药理作用

四、名词解释

1. 指直肠黏膜、肛管、直肠全层和部分乙状结肠向下移位，脱出肛门外。

2. 为皮肤增厚粗糙、皮纹加宽、增深、干燥、局限性边界清楚的大片或小片损害。

3. 凡黏膜发生浅表溃疡，呈凹形有腐肉而脓液不多者。

4. 是颈前结喉两侧的炎性肿块性疾患，相当西医亚急性甲状腺炎。

5. 如生疔毒或除疔疮以外其他疮疡，因正不胜邪，毒不外泄，反陷于里，客于营血，内传脏腑，即称内陷。

五、问答题

1. 脾胃化生气血，气血与外科疾病发生及预后关系密切；外科惯用苦寒清热药，过用则损害脾胃；脾胃运化水谷精微，也运化药物而发挥疗效；脾主肌肉，肌肉皮肤患病与之有关，生肌长肉、收口愈合也与之有关。

2. 防止脓毒扩散，减少组织坏死，避免走黄内陷发生，使毒随脓排，促进腐去新生。

3. 肛门神经支配为体神经系统的阴部内神经的分支，分布至提肛肌、外括约肌、肛管及肛周皮肤。另外，膀胱颈部的肌肉也受阴部神经支配，因此，肛门疾病或手术可引起小便困难、尿潴留等。

六、论述题

1. ①升丹为汞制剂，属刺激药品，凡对升丹过敏者，应禁用；②病变在脸部者，宜慎用；③对大面积创面宜慎用，以防吸收过多而导致汞中毒；④升丹越陈越好，可使药性缓和而减少疼痛；⑤根据脓腐的不同阶段，升丹与熟石膏配伍成各半丹、七三丹、九一丹等，可辨证使用。

2. 肝藏血、肾藏精，肝肾不足可产生：血虚不养肝、爪失所荣，则指（趾）甲肥厚干枯；肝虚血燥，筋气不营；则生疣目；肝经怒火郁血，可致血痣。如肾精血不足，则发失所养，故毛发易于枯脱。肾虚黑色上泛，则面生黧黑。

    凡肝肾不足致皮肤病，大多呈慢性过程，皮损干燥、肥厚、粗糙、脱屑，或伴脱发、色素沉着，指（趾）甲变化，或生疣目、血痣等。且病情的发生、发展同患者生长、发育、妊娠、月经不调等有关。可兼有头晕目眩、耳鸣、面部烘热、腰膝酸软、失眠多梦、遗精、舌红少津苔少或光剥，脉细等，此为

肝肾阴虚。若兼面色淡白、怕冷、四肢不温，腰膝酸软、头昏、耳鸣、阳痿、舌质淡白、舌体胖，边有齿印，脉沉细等，此为肾阳不足。

模拟试题（二）

一、单项选择题

1．D　2．C　3．B　4．D　5．E　6．A　7．A　8．A　9．A　10．A　11．D　12．D　13．D　14．B　15．C　16．E　17．D　18．E　19．A　20．C　21．C　22．A　23．C　24．D　25．D

二、多项选择题

1．ACDE　2．ABCD　3．ABD　4．AB　5．AD　6．ABCD　7．ABDE　8．AC　9．AD　10．BD　11．AC　12．AB　13．CE　14．AC　15．AB

三、填空题

1．王洪绪，阴阳　　2．热毒，火毒　　3．1，6~12　　4．男女儿童，中老年男性　　5．接触性皮炎，牛皮癣

四、名词解释

1．直肠黏膜与肛管皮肤之间形成一条不整齐的交界线。

2．继薄膜现象之后，继续刮去薄膜，局部见有点状出血。

3．皮肤浅在性起丘疹、疱疹，破后糜烂的病统称为疮。

4．发生于阴茎龟头部的岩，因阴茎属肾且溃后如翻花之状得名。

5．瘰疬未化脓之时，以细银针横向贯穿结块，可通电加温，也可不加温，5日1次，5次为1疗程。

五、问答题

1．①病因确实以热毒、火毒常见；②六淫外感，蕴久化火；③饮食不节或嗜食膏粱厚味、辛辣炙煿，可成湿热火毒；④情志可化火；⑤肝肾阴虚，虚火毒邪内生。

2．肝肾是人体重要解毒、排毒器官。蛇伤早期70%的蛇毒可以经肾脏从尿液排出。蛇伤中晚期，蛇毒虽与靶细胞结合，但仍可通过网状内皮系统和肝脏进行解毒排毒，并通过大便排出体外，所以通利二便对于蛇伤的解毒排毒意义很大。

3．①在肛门内、外有三个以上的开口；②管道穿通两个以上间隙；③管道多而支管横生；④管道绕肛门而生，形如马蹄者。以上均为复杂性肛瘘。

六、论述题

1．①尖锐湿疣：淡红、灰白或淡褐色乳头状、菜花状隆起，基底较细，梅毒血清反应阴性。　②假性湿疣：好发于青壮年双侧小阴唇的内侧面，皮损为红色、淡红色、绒状、鱼籽状、息肉状密集小丘疹，大小相似，触之有颗粒感及柔软感，表面潮湿，无自觉症状，或轻度瘙痒，无传染性。　③扁平湿疣：为二期梅毒的临床表现，疣体较大，扁平、高出皮面，界清，质韧、潮湿，基底不窄，可找到梅毒螺旋体，梅毒血清反应阳性。　④阴茎珍珠状丘疹：多见于青壮年男性，在冠状沟部珍珠状半透明小丘疹，呈球状，圆锥状或不规则状，色白或淡黄、淡红，沿冠状沟排列一行或数行，或包绕一周，无自觉症状。

2．①陈实功《外科正宗》重视脾胃论及脏腑辨证，内治与外治并重，善于应用外治法及手术疗法，创造了治疗肿瘤的阿魏化痞膏外贴"列症最详、论治最精"。　②王洪绪《外科全生集》，创立了以阴阳为主的辨证论治法则，把外科疾病分为阴阳两大类，主张"以消为贵，以托为贵"，反对滥用刀针，善治阴证，公布了家传秘方：阳和汤、醒消丸、犀黄丸等。　③高锦庭《疡科心得集》，提出人体上、中、下三部辨证方法，治疗用药受温病学说影响，用犀角地黄汤、紫雪丹、至宝丹等治疗疮走黄，以心得论病，各

病均列有病例佐证。

模拟试题（三）

一、单项选择题

1. B　2. C　3. D　4. B　5. A　6. E　7. C　8. D　9. B　10. E　11. A
12. E　13. E　14. A　15. E　16. C　17. D　18. B　19. E　20. B　21. E
22. C　23. A　24. D　25. E

二、多项选择题

1. ADE　2. CDE　3. AD　4. ABDE　5. ABCDE　6. BCDE　7. BD　8. ABCDE
9. BCE　10. ABCD　11. CD　12. AD　13. ABC　14. AB　15. ACE

三、填空题

1. 陈司成，《霉疮秘录》　2. 行气，养血　3. 深压痛，叩击痛　4. 脓毒内蓄，乳漏　5. 1～12, 3

四、名词解释

1. 指肛管的皮肤全层裂开，并形成溃疡的炎性疾病。

2. 是指刮去白疕皮损上的鳞屑，见有淡红色半透明的薄膜。

3. 皮肤的汗疹称为痱。

4. 生于口唇部肿块，形如蚕茧，为唇部恶性肿瘤。

5. 如疔疮火毒炽盛，早期失于治疗，未能及时控制毒势，走散入营，内攻脏腑，称走黄。

五、问答题

1. 无矛盾。《内经》指疮疡邪毒在表，可应用发汗解毒药物，使毒随汗解而治愈。《伤寒伤》指严重的脓疡病人、大失血病人等不能应用发汗解表，以免重伤津液。

2. 使用的药物为硬化剂，将药液注入直肠黏膜下层，或直肠周围造成化学性炎症，使分离的直肠黏膜与肌层，或直肠与周围组织粘连固定。

3. 包括望诊和触诊。望诊观察乳房的位置、大小及外形是否对称，皮肤色泽是否改变，有无红肿、凹陷、橘皮样变、湿疹样变，乳头有无畸形、内陷、抬高，乳晕皮肤有无渗出结痂，乳头有无溢液。触诊主要检查乳房有无肿块，查明肿块的位置、数目和大小、形状、质地，查肿块表面、边缘状况及活动度，查肿块有无触痛。此外还可以进行乳房钼靶X线检查、彩超检查及病理活检等。

六、论述题

1. ①凡发于人体上部（头面、颈项、上肢）的，多因风温、风热所致，因风邪犯上，热性上炎。
②凡发于人体中部（胸、腹、腰背）的，多因气郁、火郁所致，高锦庭认为肝胆居于人体中部，故多气郁、火郁。
③凡发于人体下部（臀、腿、胫足）的，多因寒湿、湿热所引起，因为湿性趋下。

2. 血虚风燥是为慢性皮肤病所出现病理现象。是由于长期瘙痒，寝食不安，一或脾胃虚弱，饮食减退，以致不能从食物中吸收精华，化生血液，造成血虚风燥。由于血虚不能营养肌肤，肤失濡润，血虚生风生燥，引起皮肤干燥、粗糙、脱屑、瘙痒等病症。又血虚可使护卫不固，腠理不密，易致风、热、湿等病邪乘虚侵袭肌肤，发生多种皮肤疾患。

血虚不能滋养肝脏，则常使虚阳上亢，肝火易于妄动。由血虚风燥而引起的皮肤病，其病程长，皮损干燥、粗糙、肥厚、脱屑、作痒，很少糜烂流水，可伴头昏目眩，面色苍白，苔薄，脉濡细。

图书在版编目（CIP）数据

中医外科学 / 喻文球主编. — 长沙：湖南科学技术出版社，2010.6（2025.8重印）
全国高等中医药院校成人教育教材
ISBN 978-7-5357-0319-4

Ⅰ. ①中… Ⅱ. ①喻… Ⅲ. ①中医外科学－成人教育：高等教育－教材 Ⅳ. ①R26

中国版本图书馆 CIP 数据核字(2010)第 124989 号

全国高等中医药院校成人教育教材

中医外科学

委托修订：国家中医药管理局人事教育司
主编单位：江西中医学院
主　　编：喻文球
出 版 人：潘晓山
责任编辑：张碧金　黄一九　石　洪
出版发行：湖南科学技术出版社
社　　址：长沙市芙蓉中路一段416号泊富国际金融中心
　　　　　http://www.hnstp.com
邮购联系：本社直销科　0731-84375808
印　　刷：湖南省汇昌印务有限公司
　　　　　（印装质量问题请直接与本厂联系）
厂　　址：长沙市望城区丁字湾街道兴城社区
邮　　编：410299
版　　次：2010 年 6 月第 3 版
印　　次：2025 年 8 月第 39 次印刷
开　　本：787mm×1092mm　1/16
印　　张：33
字　　数：799 千字
书　　号：ISBN 978-7-5357-0319-4
定　　价：55.00元